KB128293

제2판

환자안전

개념과 적용

대한환자안전학회

박영사

편 찬 위 원

편찬위원장: 이상일(대한환자안전학회 고문)
편 찬 위 원: 박성희(대한환자안전학회 국제협력이사)
박태준(대한환자안전학회 홍보이사)
이순교(대한환자안전학회 재무이사)
이　원(대한환자안전학회 총무이사)
이재호(대한환자안전학회 회장)
최지은(대한환자안전학회 연구이사)
황정해(대한환자안전학회 간행이사)

집 필 진

(가나다순)

강선주, 구홍모, 김석화, 김소윤, 김수경, 김윤숙, 김은경, 김정은, 김지인, 김철규, 문석균, 박병주, 박성희, 박인영, 박태준, 서보영, 선욱, 손은선, 송명희, 안신애, 염호기, 옥민수, 윤정이, 이남주, 이미진, 이상일, 이순교, 이승은, 이원, 이의선, 이재호, 장승경, 장해나, 정수연, 정연이, 조수영, 조은주, 최성경, 최윤경, 홍상범, 황정해, 황지인

| 개정판 서문

2015년 환자안전법이 제정되면서 우리나라에서도 환자안전에 대한 사회적 관심이 증가하게 되었고, 이러한 사회적 요구에 부응하기 위하여 대한환자안전학회 임원진들을 중심으로 공동 집필 작업을 통하여 2016년 이 책의 초판을 발간한 바 있습니다. 초판 발간 당시 준비 기간이 충분하지 못하여 여러모로 부족한 점이 있었지만, 이 책은 그간 환자안전 분야에 관심을 가진 학부 및 대학원 학생을 위한 교과서 또는 환자안전 전담인력과 진료 현장의 실무자를 위한 참고서로 유용하게 사용되어 왔습니다. 대한민국학술원에서도 이 책의 가치를 높게 평가하여 자연과학 부문 ＜2017 대한민국학술원 우수학술도서＞로 선정한 바 있습니다.

초판 발간 이후 시간 경과에 따라 환자안전에 관련된 연구와 개선 활동을 통하여 새로운 지식과 정보가 축적되고 있어서, 대한환자안전학회에서 이 책의 개정판을 발간하기로 하였습니다. 개정판에서는 환자안전 분야의 최신 지견을 반영할 수 있도록 기존 장들의 내용을 수정 보완하였고, 새로운 내용을 다루는 5개의 장을 추가하였습니다.

개정판도 초판과 동일하게 제1부 환자안전 개념과 발전 동향, 제2부 의료분야별 환자안전 관리, 제3부 환자안전 개선방안의 틀을 유지하였습니다. 제1부는 이 책의 서론에 해당하는 부분으로 환자안전의 개념을 소개하고 국내외에서의 환자안전 제도 및 정책의 발전 과정을 간략하게 기술하고 있습니다. 제2부는 환자안전의 주요 영역별로 환자안전 현황과 개선의 접근법을 다루고 있으며, 개정판에서는 중환자실, 응급의료, 마취 및 진정 분야의 환자안전을 다루는 3개 장이 추가되었습니다. 제3부는 특정 진료 영역이 아닌 조직 또는 사회적 수준에 관련된 환자안전 개선의 주요 이슈들을 다루고 있으며, 개정판에서는 팀워크와 환자안전연구를 다루는 2개 장이 새롭게 만들어졌습니다.

이 책은 3부 23장으로 구성되어 있으나, 모든 독자들이 이 책의 처음부터 끝까지 통독을 할 필요는 없다고 생각합니다. 환자안전을 처음 접하는 독자들이라면 제1장(환자안전의 개념적 이해), 14장(환자안전문화 구축), 16장(팀워크), 18장(환자안전사건 소통하기), 20장(임상위험관리), 21장(환자안전사건 보고시스템 활성화)을 우선 읽어보기를 권하며, 환자안전의 기본 개념에 익숙한 분들은 각자 관심이 있는 부분을 선택하여 읽으면 좋을 것입니다.

바쁘신 일정에도 불구하고 개정판의 원고 수정 보완 작업에 적극적으로 참여하여 주신 집필진과 편찬위원회 위원들의 노고에 깊이 감사드립니다. 어려운 여건에도 불구하고 초판에 이어 개정판의 발간을 기꺼이 맡아주신 박영사 안상준 대표님과 정성스러운 편집으로 가독성이 높은 책을 완성해주신 편집인 김민조 님께도 감사의 마음을 표하고 싶습니다.

끝으로 이 책의 발간에 수고하신 분들과 함께 이 책이 우리나라 환자안전 수준의 개선에 유익한 자료로 널리 활용되기를 기대합니다.

2023년 1월

편찬위원회 위원 일동

| 초판 발간사

우리 대한환자안전학회는 2008년 환자안전연구회로 시작한 이후 짧은 기간 동안 많은 발전과 함께 우리나라 환자안전수준을 향상시키기 위하여 노력해왔습니다.

2016년 7월 29일 환자안전법의 시행으로 환자안전에 대한 국민들의 관심이 증가하면서 보건의료인뿐만 아니라 보건의료계열 학생, 관련 분야 업무종사자 등을 대상으로 환자안전의 개념과 적용방법에 대한 충실한 교육을 제공할 필요성이 높아졌습니다. 특히 환자안전은 모든 보건의료종사자가 기초지식, 행동과 태도 등을 알아야 하며, 보건의료전문가, 보건의료기관 관리자 등 직위에 따라 또는 임상분야에 따라 환자안전과 관련하여 요구되는 지식이나 행동, 태도 등에 차이가 존재합니다. 따라서 보건의료기관에 종사하는 자의 경우에는 환자안전과 관련하여 전반적인 개념 및 기초지식뿐만 아니라 자신의 업무와 관련된 환자안전 관리에 대하여도 폭넓은 지식을 갖추어야 합니다. 이와 같은 수요를 충족시킬 수 있는 환자안전에 관한 학술도서의 편찬이 절실히 요구되어, 대한환자안전학회에서 '환자안전: 개념과 적용'을 발간하게 되었습니다.

본 저서는 총 3부로 구성하였습니다. 제1부는 환자인전의 개념 및 국내외 현황에 대한 내용으로, 환자안전의 개념, 국제적 동향, 국내 법제도 등 환자안전에 관하여 기본적으로 알아야 할 개념 및 현황에 대한 내용을 다루고 있습니다. 제2부는 의료분야별 환자안전관리로 진단, 시술, 약물안전, 감염관리, 기타합병증, 의료기기 안전 등 분야별로 환자안전에 관한 내용을 분류하여 저술하였습니다. 특히 보건의료기관 종사자들이 자신의 해당 분야별 환자안전과 관련된 내용을 학습하기 쉽도록 장을 분류하였고, 분야별로 환자안전과 관련되는 부분들을 중심으로 저술하여 실제 임상에서 종사하는 보건의료인들이 환자안전과 관련하여 문제의식을 가지고 있는 부분들에 대한 궁금증을 해소하고 포괄적인 지식을 습득할 수 있도록 구성하였습니다. 제3부는 환자안전 개선방안에 대한 내용으로 환자안전문화 구축, 신속대응시스템, 의료정보기술 활용, 환자안전사건 보고활성화, 환자 및 보호자의 참여, 환자안전교육 등으로 구성되어 있습니다.

이 책이 발간되기까지 수고해 주신 이상일 편찬위원장님과 김소윤 총무이사님, 이재호 학술이사님을 비롯하여 정연이, 이순교, 박태준, 이남주 편찬위원님, 저술에 직접 참여해주신 학회 이사님들과 이원 편집간사, 장승경 간사에게 진심으로 감사드립니다. 그리고 짧은 기간에 집중적으로 애써서 적기에 본 교과서가 출판될 수 있도록 지원해주신 박영사 안종만 대표님과 관계자들께도 감사의 마음을 전합니다.

'환자안전: 개념과 적용'의 발간을 통해 환자안전을 학습하고자 하는 보건의료인들의 요구를 충족시키고, 나아가 우리나라 환자안전수준의 향상 및 효과적인 환자안전관리체계 구축에 실질적으로 기여하기를 기대합니다.

2016년 12월

대한환자안전학회 회장 박병주

| 초판 축사

대한보건협회의 22개 회원학회 중 하나인 대한환자안전학회에서 '환자안전: 개념과 적용'이라는 교재를 출판한 것을 진심으로 축하합니다.

환자안전과 의료의 질 향상은 국제적인 화두입니다. 우리나라에서는 그동안 보건의료의 질 향상을 위해 많은 노력을 기울여왔고, 대한보건협회도 보다 안전한 사회를 만들기 위하여 힘써왔습니다. 2015년 우리나라에도 환자안전법이 제정되어 2016년 7월 29일부터 시행되고 있습니다. 우리나라를 안전한 사회로 만드는데 핵심적으로 중요한 분야인 환자안전 분야에서 역량을 갖춘 전문가들의 양성이 필요한 시점에서, 이 책은 환자안전 분야의 전문가가 되기를 희망하는 보건의료인 및 보건의료 관련 전공 학생들에게 훌륭한 길잡이가 될 것이라고 생각됩니다. 그 결과로 우리나라의 환자안전 활동이 국제적으로 인정받을 수 있는 수준으로 활성화되기를 기대합니다.

대한환자안전학회는 대한보건협회의 회원학회로 참여하면서 환자안전 개선을 위한 연구를 통한 과학적 근거를 생성하여 보건복지부에서 우리나라 환자안전 수준을 향상시키기 위한 보건정책을 수립하는데 필요한 자료로 제시하고 있는 것으로 알고 있습니다. 또한 2016년 7월부터 시행되는 환자안전법을 우리나라 의료환경에 효과적으로 정착시키기 위하여 노력하고 있는 것으로 알고 있습니다. 대한환자안전학회 회장이자 대한보건협회 회장인 박병주 회장, 편찬위원장 이상일 부회장을 비롯하여 이 책을 저술하신 모든 저자들께 감사드립니다. 대한보건협회도 국민들이 더 안전하게 진료를 받을 수 있는 사회를 만드는데 기여할 수 있도록 적극 노력할 것입니다.

다시 한 번 '환자안전: 개념과 적용' 출판을 진심으로 축하합니다.

감사합니다.

2016년 12월

대한보건협회 명예회장 권이혁

| 초판 축사

안녕하십니까. 대한병원협회 회장 홍정용입니다.

먼저 대한환자안전학회의 '환자안전: 개념과 적용' 출판을 진심으로 축하합니다.

과거 질병치료 위주로 운영되던 '병원'에서 오늘날은 보다 건강한 삶을 살 수 있도록 돕는 '병원'으로 변화하고 있으며, 우리나라는 높은 수준의 의료기술과 함께 전반적인 의료서비스도 세계적인 수준을 유지하고 있습니다. 그럼에도 불구하고 환자가 병원에서 100% 안전하다고 확신할 수 없는 상황이 벌어지고 있습니다. 병원에서 있어서 환자안전의 중요성이 점점 더 강조되고 있지만 여러 가지 요인들로 인해 여전히 환자안전이 취약한 의료기관들이 존재합니다. 하지만 환자안전 문제가 발생했을 때 이를 어느 개인 의료인의 문제나 잘못으로 돌리기보다는 의료시스템의 문제로 간주해 원인을 파악하고 개선하려는 노력이 필요합니다. 즉 보건의료계의 노력과 국민들의 인식을 전환하는 등 사회전체의 변화와 노력이 요구된다고 하겠습니다.

2016년 7월 29일 환자안전법이 시행됨에 따라 환자안전사고 보고학습시스템 운영, 환자안전 전담인력 배치 등 환자안전을 위한 다양한 노력이 이루어지고 있습니다. 우리 대한병원협회에서도 환자안전전담인력 교육을 위해 환자안전교육위원회 구성 및 운영, 환자안전교육프로그램 개발, 환자안전교육을 위한 강사양성 등 환자안전을 위한 활동을 적극적으로 수행하고 있습니다.

'환자안전: 개념과 적용'은 환자안전에 대한 개념부터 시작해 각 분야별 환자안전 관리에 대한 내용, 환자안전의 향상을 위한 방안까지 환자안전에 대한 전반적인 내용을 심도 있게 다루고 있습니다. 때문에 환자안전 전담인력에 신규로 배치된 환자안전 분야의 입문자부터, 이미 오래 전부터 임상에서 환자안전 분야에 종사해 온 의료진에 이르기까지 모두에게 도움이 될 책이라고 생각합니다.

다시 한 번 대한환자안전학회의 저서 출판을 축하하는 동시에 출판에 참여하신 환자안전 전문가들의 노고를 치하합니다. 아울러 이 책이 우리나라 환자안전의 향상을 위해 크게 기여하길 기원합니다.

감사합니다.

2016년 12월

대한병원협회 회장 홍정용

| 초판 축사

안녕하십니까. 대한의사협회 회장 추무진입니다.

대한환자안전학회의 '환자안전: 개념과 적용' 출판을 진심으로 축하드립니다.

아울러 우리나라의 환자안전을 위해 노고를 아끼지 않으시는 대한환자안전학회 박병주 회장님과 '환자안전: 개념과 적용'의 편찬위원장을 맡으신 이상일 부회장님을 비롯하여 저자로 참여하신 모든 분들께 존경과 감사의 마음을 전합니다.

2016년 7월부터 시행된 환자안전법과 함께 이 책이 우리나라 환자안전 수준의 향상에 크게 기여할 것이라고 믿습니다. 특히 대한환자안전학회는 우리나라 환자안전의 발전을 위해, 다양한 방법을 연구하고 실천하는 전문가들이 모여 2008년 환자안전연구회로 출범한 후 2015년 대한환자안전학회로 성장하며 환자안전에 대한 최신정보를 제공해 온 점, 지면을 빌려 거듭 감사드립니다.

우리나라 의료는 짧은 기간에 괄목할만한 수준으로 성장했음에도 불구하고 여전히 환자안전과 관련한 다양한 문제로 인해 낙담할 때가 많습니다. 특히 환자안전과 관련된 문제는 환자들에게도 피해를 줄 뿐만 아니라 의료인에게도 부정적인 영향을 미치게 됩니다.

이 책은 환자안전에 대한 개념 및 국내외 현황 등 총괄적인 내용은 물론 분야별 환자안전관리에 대한 내용과 개선방안까지 다루고 있어 환자안전에 대하여 배우고자 하는 학습자들의 요구를 충족시키고, 나아가 우리나라 환자안전 향상 및 안전 체계 구축에 기여할 것으로 기대되고 있습니다.

대한의사협회는 보건의료제도 및 체계 개선, 관련 법령의 제정 및 개정 등을 위한 연구 활동, 대국민 건강증진사업, 교육프로그램 개발 연구 및 시행 등을 통해 올바른 보건의료제도 구축을 위해 노력하고 있습니다. 또 의료윤리와 의료인의 전문성 강화, 전문가로서의 사회적 책임 등을 강조하고 있으며, 환자안전과 관련해서도 환자안전법에 대한 사이버강좌 등 회원들의 인식을 높이기 위한 노력을 기울이고 있습니다.

모든 의료인은 환자안전법 시행으로 발생하는 또 다른 변화에 따른 대비와 준비가 요구되고 있는 시점에서 대한환자안전학회의 '환자안전: 개념과 적용' 출판은 환자안전을 증진하고자 하는 의료인들에게 큰 도움이 될 것으로 보입니다.

다시 한 번 대환환자안전학회의 '환자안전: 개념과 적용' 출판을 축하드리며, 대한의사협회도 우리나라 환자안전이 향상될 수 있도록 최선의 노력을 기울이겠습니다.

감사합니다.

2016년 12월

대한의사협회 회장 추무진

| 초판 축사

안녕하십니까. 대한간호협회 회장 김옥수입니다.

환자안전사고에 대한 국가 차원의 체계적 관리시스템 구축을 위한 환자안전법이 올해 7월부터 시행되고 있습니다. 법 시행에 발맞추어 대한환자안전학회에서 환자안전관리방법 가이드라인 제시를 위한 '환자안전: 개념과 적용'을 출판하게 된 것을 축하드립니다.

간호사는 환자의 가장 가까운 곳에서 환자의 안전을 책임지는 의료인이며, 간호인력 배치수준 및 숙련도와 환자안전의 연관성은 많은 연구들을 통해 확인되었습니다. 또한 환자안전법 시행으로 200병상 이상의 의료기관에서는 환자안전위원회와 전담인력 배치가 요구되므로 간호사의 역할은 더욱 중요해졌습니다. 환자안전에 대한 사회적 관심과 교육 요구도가 높은 현 시점에 학술도서가 출판되는 것은 매우 시의적절하다고 생각합니다.

대한환자안전학회는 2008년 출범하여 연구모임과 학술대회를 통해 최신 지견을 나누어왔습니다. 이번에 '환자안전: 개념과 적용'의 발간은 환자안전의 개념, 국내외 동향에 대한 고찰뿐만 아니라 실무에서 적용이 가능한 분야별 환자안전관리에 대한 내용을 심도 있게 다루고 있어 환자안전 전담인력으로 신규 배치될 입문자와 실무자에게 매우 유용한 지침서가 될 것입니다.

이번 도서 발간이 환자안전에 대한 체계적 관리체계를 구축하고 환자안전을 보장하여 궁극적으로 국민의 건강을 증진시키는 밑거름이 되기를 기원합니다. 출판을 위해 애쓰신 박병주 회장님, 편찬위원장 및 학회 환자안전 전문가 여러분께 감사 인사를 드리며 대한환자안전학회의 무궁한 발전을 기원합니다. 대한간호협회도 환자안전을 위해 최선의 노력을 다하겠습니다.

감사합니다.

2016년 12월

대한간호협회 회장 김옥수

| 초판 축사

안녕하십니까. 대한민국의학한림원 회장 정남식입니다.

먼저 대한환자안전학회의 '환자안전: 개념과 적용' 출판을 진심으로 축하합니다. 그리고 우리나라의 환자안전 수준을 향상시키기 위하여 애쓰시는 대한환자안전학회 박병주 회장님께 감사드립니다. 대한환자안전학회의 환자안전 전문가들을 중심으로 환자안전 관련 저서를 출판하기 위하여 수고하신 편찬위원장 이상일 부회장님께도 감사드립니다.

미국 의학한림원(Institute of Medicine, IOM)에서 1999년 'To err is human'이라는 제목의 보고서를 발간한 후 미국 정부와 의료계에서는 환자안전에 관한 인식이 획기적으로 변하는 패러다임의 변화가 이루어졌습니다. 우리나라에서도 김종현 군이 의료사고로 사망한 것을 계기로 환자안전법이 제정되고 시행되기까지 많은 분들의 수고가 있었습니다. 그러나 지금까지의 노력만큼 중요한 것이 환자안전법이 시행되고 난 후의 노력이라고 생각됩니다. 개별 의료인 및 의료기관에게 많은 노력이 요구되는 만큼, 협회나 학회, 국가 차원에서의 적절한 지원도 반드시 필요하리라고 봅니다. 그러한 지원 노력 가운데 이와 같은 저서의 출판은 가장 바람직한 형태라고 생각됩니다.

'환자안전: 개념과 적용'은 환자를 돌보는 의료인들의 요구를 충족시킬 수 있을 것으로 기대됩니다. 환자안전에 관한 개념 및 국내외 발전과 같은 이론적인 부분부터 실무에서 적용 가능한 분야별 환자안전관리, 환자안전 개선방안까지 환자안전에 대한 포괄적인 내용을 다루고 있기에 환자안전과 관련된 업무를 담당하게 될 사람뿐만 아니라 의사와 간호사는 물론 보건의료계에 종사하는 모든 분들에게 꼭 필요한 책이라고 생각합니다.

앞으로 환자안전법이 추구하는 목적을 원활히 달성할 수 있도록 보건의료계의 원로들로 구성된 대한민국의학한림원도 적극 지원하도록 하겠습니다.

감사합니다.

2016년 12월

대한민국의학한림원 회장 정남식

Contents

제1부 환자안전 개념과 발전 동향

제1장 환자안전의 개념적 이해 _ 이상일

1 환자안전의 중요성 ········ 5
2 주요 개념 ········ 6
2.1 환자안전 _ 6
2.2 위해사건 _ 6
2.3 중대사건 _ 6
2.4 오류 _ 7
2.5 근접오류 _ 8
2.6 사건 분석 _ 9
3 환자안전 개선 활동의 대두 배경 ········ 10
4 환자안전 문제의 규모 ········ 11
4.1 기존 연구들 _ 11
4.2 우리나라의 문제 규모 추정 _ 12
5 환자안전에 영향을 미치는 요인 ········ 13
6 환자안전사건 발생의 이해 ········ 14
7 우리나라의 환자안전 활동 ········ 16
8 참고문헌 ········ 17

제2장 환자안전의 국제 동향 _ 김수경

1 환자안전에 관한 국제적 논의 ··· 23

1.1 개요 _ 23

1.2 세계보건기구의 환자안전 사업 _ 24

2 주요국의 환자안전체계 ··· 29

2.1 미국 _ 29

2.2 영국 _ 39

3 참고문헌 ··· 48

제3장 국내 법 제도 소개 _ 이미진 · 김소윤 · 이상일 · 구홍모 · 이원

1 환자안전 관련 국내 법 체계 분류 ··· 53

2 환자안전사건 예방에 관한 국내 법 제도 ··· 53

2.1 보건의료기관 관련 법 · 제도 _ 53

2.2 보건의료인 관련 법 · 제도 _ 57

2.3 의약품 및 의료기기 관련 법 · 제도 _ 58

3 환자안전사건 파악에 관한 국내 법 제도 ··· 58

3.1 「환자안전법」 _ 59

3.2 의료기관 감염관리 _ 68

3.3 혈액안전 관리 _ 69

4 환자안전사건 대응에 관한 국내 법 제도 ··· 69

4.1 당사자 간 합의 _ 70

4.2 한국소비자원을 통한 피해구제 및 조정 _ 70

4.3 법원을 통한 조정 _ 72

4.4 한국의료분쟁조정중재원을 통한 조정 및 중재 _ 73

4.5 의료소송 _ 75

5 참고문헌 ··· 76

제2부 의료분야별 환자안전관리

제4장 진단과정과 진단오류 _ 염호기

1 환자안전과 진단오류 ········· 83
2 진단과정의 이해와 진단오류의 개념 ········· 84
2.1 진단과정의 이해 _ 84
2.2 진단오류의 개념 _ 84
3 진단과정의 이해 ········· 85
4 진단오류의 빈도 ········· 87
5 진단오류의 원인 ········· 87
5.1 인지적 원인 _ 88
5.2 체계적 원인 _ 88
5.3 무과실(no fault) 원인 _ 89
5.4 과잉진단(overdiagnosis) _ 89
6 진단오류 근본원인분석 ········· 89
7 진단오류의 예방 ········· 90
7.1 진단 추론의 향상과 진단오류 감소 _ 91
7.2 진단환경개선 _ 92
8 참고문헌 ········· 93

제5장 수술 및 침습적 시술 _ 김석화 · 선욱

1 침습적 시술과 환자안전 ········· 97
2 침습적 시술과 연관된 위해사건의 원인 ········· 98
2.1 미흡한 감염관리 _ 99
2.2 소홀한 환자 관리 _ 99
2.3 의료인이 시술 전후 효과적인 의사소통에 실패한 경우 _ 101
2.4 시술 환자 치료 개선을 위한 확인절차: 지침, 규정, 점검표 _ 102
3 교육내용 ········· 108
3.1 다른 환자, 부위, 시술을 줄이기 위해 어떠한 확인 절차를 따라야 하는가 _ 108

3.2 위험 및 오류를 줄이는 수술실 내 기법(타임아웃(Time－out), 브리핑/디브리핑, 주의 사항 전달) _ 109
3.3 교육과정으로서 사망 및 이환 사례 집담회 참여 _ 110

4 사례연구 ······ 111
4.1 위해사건이 발생한 수술의 사례 _ 111
4.2 경고에도 불구하고 다른 쪽 콩팥을 제거한 사례 _ 112
4.3 수술 전 예방적 항생제의 사용을 규정에 따라 사용하는 데 실패한 사례 _ 112
4.4 다른 쪽의 치아 수술 및 낭종 추출한 사례 _ 113
4.5 옥시토신 사용에 대한 의사소통의 실패 사례 _ 114

5 도구 및 자료 ······ 115

6 참고문헌 ······ 116

제6장 국가적 약물안전감시체계 _ 정수연 · 박병주

1 약물안전관리의 중요성 ······ 121

2 국가적 약물안전관리 현황 ······ 122
2.1 미국의 약물감시체계 _ 122
2.2 유럽의 약물감시체계 _ 124
2.3 일본의 약물감시체계 _ 125

3 우리나라 약물안전관리체계 ······ 126
3.1 의약품재평가제도 _ 127
3.2 의약품재심사제도 _ 127
3.3 품목갱신제도 _ 128
3.4 위해성관리계획 _ 129
3.5 자발적부작용신고제도 _ 129
3.6 한국의약품안전관리원의 역할 _ 130

4 참고문헌 ······ 139

제7장 의료기관 내 의약품안전관리 _ 윤정이 · 손은선

1 환자안전에 대한 의약품관리의 중요성 ··· 143

2 의료기관 내 의약품관리 현황 ··· 144

2.1 국내 현황 _ 144

2.2 국외 현황 _ 144

3 의약품사용오류의 분류 ··· 146

4 의약품 사용단계별 위험 ··· 147

4.1 의약품 처방 _ 147

4.2 의약품 조제 _ 149

4.3 의약품 투약 _ 149

4.4 모니터링 _ 149

5 의약품사용의 위험요인 ··· 150

5.1 환자 _ 150

5.2 의료진 _ 150

5.3 작업장 _ 151

5.4 의약품 _ 151

5.5 기타 _ 151

6 의약품 안전 관리방법 ··· 151

6.1 의약품 관리 _ 152

6.2 의약품 처방 _ 152

6.3 의약품 조제 _ 153

6.4 의약품 투약 _ 155

6.5 모니터링 _ 155

7 의약품사용오류 예방 ··· 156

7.1 임상의사결정시스템과 처방감사 _ 156

7.2 약제자동화 업무 _ 156

7.3 약물조정(medication reconciliation) _ 157

7.4 임상약사 활동 _ 157

7.5 안전한 약물사용 정책수립 _ 158

8 참고문헌 ··· 160

제8장 감염관리 _ 김지인 · 강선주

1 국내감염관리 실태 ········· 165
1.1 감염관리조직 설치 _ 165
1.2 감염관리조직 구성요소 _ 165
1.3 감염관리실태 변화 _ 166
1.4 감염관리전문가 활동 _ 166
2 감염관리와 환자안전 ········· 167
2.1 문제의 영향력 _ 168
2.2 경제적 부담 _ 169
2.3 국제적 대응 _ 169
2.4 주의지침 _ 170
3 의료관련 감염의 이해 ········· 172
3.1 의료관련 감염 개요 _ 172
3.2 의료관련 감염에 취약한 환자 _ 173
3.3 의료관련 감염의 예방을 위한 5가지 우선순위 _ 173
3.4 결핵 _ 181
3.5 효과적인 멸균 절차 활용 _ 182
3.6 예방적 항생제 사용 _ 182
4 환자안전을 위한 감염관리 실무 ········· 182
4.1 손 위생을 포함한 표준주의지침 실천 _ 183
4.2 B형 간염 백신 _ 185
4.3 감염에 노출된 경우의 조치 _ 185
4.4 사례 연구 _ 187
5 참고문헌 ········· 189

제9장 의료 관련 기타 합병증 _ 황지인 · 김철규

1 낙상 ········· 194
1.1 낙상 현황 _ 194
1.2 낙상의 정의 _ 194
1.3 낙상 위험 평가 _ 195
1.4 낙상 예방 활동 _ 196
1.5 관련 자료원 _ 199

2 욕창 ……… 200
2.1 욕창 현황 _ 201
2.2 욕창의 정의 및 분류 체계 _ 201
2.3 욕창 위험 평가 _ 202
2.4 욕창 예방을 위한 활동 _ 203
2.5 관련 자료원 _ 205
3 정맥혈전색전증 ……… 206
3.1 정맥혈전색전증 현황 _ 207
3.2 정맥혈전색전증 위험 요소 _ 208
3.3 정맥혈전증 예방 _ 209
4 참고문헌 ……… 212

제10장 의료기기 안전관리: 인간-기계 인터페이스 오류의 개선 _ 박태준 · 김수경

1 의료기기 안전문제의 특성 ……… 219
1.1 의료기기 _ 219
1.2 의료기기 안전문제 _ 219
1.3 외국의 의료기기 안전문제 _ 221
1.4 우리나라 의료기기 안전문제 _ 224
2 의료기기 사용오류 ……… 225
2.1 인간-기계 인터페이스의 역사 _ 225
2.2 의료에서의 인간-기계 인터페이스 _ 225
2.3 사람의 인지적 한계 _ 227
2.4 의료기기 사용성 평가의 필요성 _ 229
3 사용성 평가 방법 ……… 229
3.1 사용성이란? _ 229
3.2 의료기기 사용성 평가 기준 _ 230
3.3 의료기관에서 적용할 수 있는 사용성 평가 방법 _ 230
4 정리 및 요약 ……… 239
5 참고문헌 ……… 240

제11장 신속대응시스템 및 중환자실 환자안전 _ 홍상범

1 신속대응시스템의 역사 ······ 245
2 신속대응팀의 필요성 ······ 246
3 신속대응시스템의 구성 ······ 247
3.1 환자 급성악화 인지 부분(Afferent limb) _ 247
3.2 자료 수집, 환자안전 및 질적 향상 _ 250
3.3 관리 및 교육 _ 250
4 신속대응시스템의 임상적 근거 ······ 251
5 신속대응시스템의 성공 전략성 ······ 252
6 국내 병원 문제점 및 발전 방향 ······ 253
7 중환자실에서의 환자안전 ······ 254
7.1 중환자실 환자안전 관련 요소들 _ 254
7.2 중환자 환자안전을 향상시키기 위한 몇 가지 방법들 _ 257
8 참고문헌 ······ 258

제12장 응급의료와 환자안전 _ 이재호 · 이의선

1 응급의료의 특성과 환자안전 ······ 263
1.1 응급의료의 특성과 응급의료체계 _ 263
1.2 우리나라 응급의료체계 _ 263
2 응급의료 관련 국내 법 제도 ······ 267
2.1 「응급의료에 관한 법률」과 환자안전 _ 267
2.2 응급의료기관 평가 _ 268
3 응급의료 오류 현황과 예방을 위한 전략 ······ 269
3.1 응급의료 오류 현황 _ 269
3.2 진단오류와 오류생성조건 _ 273
3.3 응급의료 오류 예방을 위한 전략 _ 277
4 환자안전을 위한 응급의료의 과제 ······ 284
5 참고문헌 ······ 285

제13장 마취와 진정에서의 환자안전 _ 조수영

1 마취분야에서의 환자안전활동의 역사 ········· 293
2 마취와 진정에 따른 위험 ········· 294
2.1 마취와 진정의 종류와 깊이 _ 294
2.2 마취와 진정에 따른 위험 _ 295
2.3 국내 마취관련 환자안전 상황 _ 295
3 마취통증의학분야의 환자안전을 위한 노력 ········· 296
4 마취에서 고려해야 할 환자안전 개념 ········· 297
4.1 약물안전 _ 297
4.2 주의산만 _ 298
4.3 비수술실 마취 _ 298
4.4 체크리스트 활용 _ 299
5 참고문헌 ········· 299

제3부 환자안전 개선방안

제14장 환자안전문화 구축 _ 최윤경 · 이순교 · 정연이

1 환자안전문화의 이해 ········· 307
1.1 조직문화 _ 307
1.2 안전문화 _ 307
1.3 환자안전문화 _ 309
1.4 환자안전문화 관련요인 _ 311
2 환자안전문화의 측정 ········· 312
2.1 환자안전문화 측정 개요 _ 312
2.2 환자안전문화 측정의 실제 _ 313

3 환자안전문화 구축 전략 ··· 317

3.1 리더십 _ 317

3.2 팀워크와 의사소통 _ 318

3.3 근거기반 실무 _ 319

3.4 학습문화 _ 319

3.5 공정문화 _ 320

3.6 환자중심 케어 _ 323

4 참고문헌 ··· 326

제15장 효과적인 의사소통 _ 이남주 · 장해나 · 안신애

1 보건의료에서 의사소통의 중요성 ··· 333

2 효과적 의사소통의 개념과 원칙 ··· 335

2.1 의사소통의 정의 _ 335

2.2 의사소통 과정 _ 335

2.3 의사소통 유형 _ 336

2.4 의사소통 기능 _ 337

2.5 효과적인 의사소통의 표준 _ 337

2.6 의료인 간 의사소통 연구와 의사소통 능력 교육 필요성 _ 338

3 의사소통 방해 요인과 개선전략 ··· 339

4 인수인계 ··· 341

4.1 인수인계와 환자안전 _ 342

4.2 효과적인 인수인계의 구성요소 _ 343

4.3 표준화된 인수인계 _ 343

5 의사소통 향상 방안 ··· 347

5.1 효과적인 의사소통 기술 _ 347

5.2 의사소통 중재 연구 결과 _ 354

6 참고문헌 ··· 356

제16장 팀워크 _ 박인영 · 박태준

1 팀워크의 개념 ········ 363

2 팀워크 훈련 방법: TeamSTEPPS® ········ 365

3 TeamSTEPPS®의 전략과 내용 ········ 366

3.1 팀구조 _ 367

3.2 효과적인 의사소통 _ 368

3.3 리더십 _ 371

3.4 상황 모니터링 _ 372

3.5 상호지원 _ 372

4 요약 및 결론 ········ 374

5 참고문헌 ········ 375

제17장 환자 및 보호자의 참여 _ 황정해 · 김윤숙 · 이승은

1 서론 ········ 379

2 환자 및 보호자 참여와 사전동의 ········ 380

2.1 사전동의의 정의와 원칙 _ 380

2.2 사전동의의 구성요소 _ 380

3 환자참여의 효과적 의사소통 ········ 382

3.1 환자참여를 유도하는 의사소통의 기본틀 _ 382

3.2 환자참여를 돕는 의사소통 도구 _ 383

4 환자 및 보호자 참여전략 ········ 386

4.1 진료 시점에서의 환자 참여 _ 386

4.2 의료 조직 설계 및 거버넌스에의 환자 참여 _ 393

4.3 공공 정책 수립에의 환자 참여 _ 394

5 공유적 의사결정 ········ 394

6 환자참여와 문해력 평가 ········ 396

6.1 환자참여 평가 _ 396

6.2. 환자안전 문해력 평가 _ 396

7 참고문헌 ········ 397

제18장 환자안전사건 소통하기 _ 김은경 · 옥민수 · 최성경

1 환자안전사건 소통하기의 의미 ………… 403
2 의료과오와 환자안전사건 소통하기 ………… 404
3 환자안전사건 소통하기의 중요성 ………… 407
3.1 환자 중심의 관점 _ 407
3.2 윤리적 관점 _ 408
3.3 보건의료기관 중심의 관점 _ 408
4 의료기관의 환자안전사건 소통하기 정책 ………… 409
5 환자안전사건 소통하기의 원칙 ………… 410
6 환자안전사건 소통하기의 절차 ………… 411
6.1 1단계: 환자안전사건 소통하기를 위한 준비 _ 413
6.2 2단계: 준비 팀 구성 _ 414
6.3 3단계: 의료기관의 역할 _ 415
6.4 4단계: 소통 범위의 결정 _ 416
6.5 5단계: 대화 방법의 결정 _ 417
6.6 6단계: 만남 장소의 설정 _ 419
6.7 7단계: 문서화와 기록 _ 419
6.8 요약 _ 419
7 참고문헌 ………… 421

제19장 의료정보기술의 활용 _ 이재호 · 김정은

1 의료정보기술과 환자안전 개요 ………… 427
1.1 보건의료서비스와 의료정보기술 _ 427
1.2 환자안전: 의료정보기술 확산 동력 _ 428
2 의료정보기술과 환자안전 ………… 428
2.1 의료정보기술과 병원정보시스템 개요 _ 428
2.2 의료정보기술은 어떻게 환자안전을 향상시킬 수 있나? _ 430
2.3 의료정보기술관련 오류 _ 439
3 환자안전을 위한 의료정보기술의 요건 ………… 442
3.1 의료정보기술관련 오류보고시스템 _ 443
3.2 환자안전을 위한 의료정보기술의 과제 _ 443
4 참고문헌 ………… 444

제20장 임상 위험관리 _ 박성희 · 송명희 · 조은주

1 개요 ··· 451

2 임상 위험관리의 발전과정 ··· 452

2.1 미국에서의 위험관리 역사 _ 452

2.2 사고보고시스템 _ 453

2.3 보고에 대한 저항 극복하기 _ 454

3 임상 위험관리 과정 ··· 454

3.1 1단계: 위험상황 정하기 _ 456

3.2 2단계: 임상 위험 확인 _ 458

3.3 3단계: 임상 위험 분석 _ 459

3.4 4단계: 임상 위험의 평가와 우선순위 _ 465

3.5 5단계: 임상 위험의 처리 _ 466

4 임상 위험관리를 위한 사례 해결 방법론 ··· 468

4.1 고장유형 및 영향분석 사례 _ 468

4.2 근본원인분석 사례 _ 473

5 임상영역별 위험관리 ··· 479

5.1 마취 영역에서의 위험관리 _ 479

5.2 중환자실 영역에서의 위험관리 _ 481

5.3 소아 및 신생아 영역에서의 위험관리 _ 483

5.4 응급의학 영역에서의 위험관리 _ 485

5.5 외과 영역에서의 위험관리 _ 487

5.6 산과 영역에서의 위험관리 _ 488

5.7 입원병동 영역에서의 위험관리 _ 490

6 참고문헌 ··· 492

제21장 환자안전사건 보고시스템 활성화 _ 이원 · 김소윤 · 문석균 · 서보영

1 환자안전사건 보고 및 보고시스템 ··· 499

1.1 환자안전사건 보고 _ 499

1.2 환자안전 보고시스템 _ 499

1.3 환자안전사건 보고시스템의 분류 _ 503

2 국내 환자안전사건 보고시스템 504
2.1 기관 내부 보고시스템 _ 504
2.2 기관 외부 보고시스템 _ 507
3 환자안전사건 보고 활성화 512
3.1 환자안전사건 보고에 대한 인식 및 보고 현황 _ 512
3.2 보고 장애 요인 및 활성화 방안 _ 513
4 참고문헌 519

제22장 환자안전 교육 및 훈련 _ 김윤숙 · 이재호 · 김소윤 · 장승경

1 개요 525
2 환자안전 교육관리 525
2.1 교육주제 선정 _ 526
2.2 교육방법 _ 526
2.3 교육효과 평가 _ 527
3 환자안전 교육대상 528
3.1 경영진 _ 528
3.2 환자안전 전담인력 _ 529
3.3 환자안전리더 _ 529
3.4 의료진 _ 530
3.5 예비보건의료인 _ 536
3.6 환자 및 보호자 _ 546
4 환자안전교육과 훈련 현황 558
4.1 국내 사례 _ 558
4.2 국외 사례 _ 561
5 참고문헌 572

제23장 환자안전연구 _ 이재호 · 이상일

1 환자안전연구 개요 577
1.1 환자안전연구의 중요성 _ 577
1.2 환자안전연구와 관련된 이슈 _ 578
1.3 환자안전연구 주요 주제와 우선순위 _ 580

2 환자안전연구 유형과 역량 ······ 583
2.1 환자안전연구 유형 _ 583
2.2 환자안전연구 역량 _ 587
3 환자안전연구 윤리와 질 향상 활동 ······ 589
3.1 환자안전연구 윤리 _ 589
3.2 환자안전연구와 질 향상 활동 _ 590
4 국내 환자안전연구 ······ 591
4.1 환자안전연구 우선순위 _ 592
4.2 환자안전연구 정부 지원 _ 593
5 참고문헌 ······ 594

■ 찾아보기 / 598

제1부

환자안전 개념과 발전 동향

제 1 장 _ 환자안전의 개념적 이해
제 2 장 _ 환자안전의 국제 동향
제 3 장 _ 국내 법 제도 소개

제 1 장

환자안전의 개념적 이해

학 습 목 표

▶ 환자안전의 중요성을 설명할 수 있다.
▶ 환자안전의 주요 개념을 정의할 수 있다.
▶ 환자안선에 영향을 미치는 요인을 설명할 수 있다.
▶ 환자안전사건 발생을 시스템적 관점에서 설명할 수 있다.
▶ 우리나라의 환자안전 활동을 설명할 수 있다.

학 습 성 과

- 환자안전의 개선을 위한 활동을 위해서는 환자안전의 중요성에 대한 충분한 이해가 필요하다. 환자안전 활동의 주도자로서 스스로의 동기 부여와 함께 활동하는 사람들과 윤리적 측면, 경제적 측면 및 법적 측면에서 환자안전의 중요성에 대한 이해를 공유할 필요가 있다.
- 환자안전 개선 활동에 참여하기 위해서는 환자안전에 대한 전반적인 이해가 필요하다. 환자안전의 주요 개념, 영향을 미치는 요인과 발생한 사건의 이해에 대한 학습을 통하여, 문제의 원인을 규명하고 개선 방안을 도출하는 데 활용할 수 있어야 한다.
- 우리나라에서 이루어지고 있는 환자안전 활동을 파악하고, 이를 더욱 활성화할 수 있는 방안을 모색할 수 있어야 한다.

빈크리스틴 투약오류로 인한 사망 사고

2007년 당시 6살이던 정종현 군은 한 대학병원에서 급성림프구성백혈병으로 진단을 받고, 항암제 치료를 받기 시작하였다. 2010년 5월 19일 이 환자에게 항암제를 주사하는 과정에서, 소아과 전공의가 정맥으로 투여하여야 하는 빈크리스틴을 다른 주사기에 함께 준비되어 있던 시타라빈으로 오인하여 환자의 척수강 내로 주사하였다. 빈크리스틴 투약오류가 발생한 것을 인지한 의료진들이 여러 가지 사후 조치를 취하였으나, 안타깝게도 정종현 군은 5월 29일 사망하였다.

병원 측에서는 환자의 가족들에게 투약오류 사실을 숨겼고, 가족들이 환자의 사망 원인을 찾기 위하여 노력하던 중 비슷한 사례를 다룬 논문들을 발견하였다. 가족들은 학술지에 발표된 빈크리스틴 투약오류 사례의 증상이 정종현 군의 증상과 일치하는 것으로 보아, 투약오류라는 확신을 가지게 되었다. 학술지에 보고된 사례는 3살의 남자 급성림프구성백혈병 환자에게 빈크리스틴이 척수강 내로 투여되어 환자가 사망한 사례(Kwack et al., 1999)와 9살 여자 환자에게 같은 유형의 투약오류가 발생하여 환자가 사망한 사례(김돈수 외, 2003)가 있었다. 환자의 가족은 이러한 과거의 발생 사례에서 교훈을 얻어, 그 원인을 제거하였더라면 정종현 군이 사망하지 않았을 수도 있었음을 매우 안타깝게 생각하였다. 이들은 동일한 또는 비슷한 사고의 재발을 방지하기 위하여 정부에 탄원서를 제출하여 적절한 노력을 기울여주기를 촉구하였다. 보건복지부가 대한병원협회에 협조 공문을 보내서 빈크리스틴 투약오류 방지에 주의하기를 요청하였다. 정종현 군의 부모님이 환자안전 문제의 재발 방지를 위한 제도를 마련하기 위하여 환자단체연합회와 함께 「환자안전법」의 제정을 위한 서명 운동을 진행하였다.

2012년 10월에 또 다른 대학병원에서 임파종으로 항암제 치료를 받던 40대 여성에게 빈크리스틴 투약오류가 발생하여 환자가 사망하였다. 이 대학병원은 의료기관평가인증원의 인증을 받은 병원으로, 이 사건으로 의료기관 인증에 대한 신뢰가 약화되게 되었다.

세계보건기구(2007)가 회원국들에게 빈크리스틴 투약오류에 대한 경고와 개선 권고안을 제공한 바가 있으나, 정부 당국은 이에 대한 정보를 파악하지 못하고 있었다. 만일 정부 당국이 이 정보를 활용하여 적절한 조치를 취하였다면, 여러 명의 귀중한 생명을 구할 수 있었을 것이다.

2014년 1월에 국회에서 오제세 의원과 신경림 의원이 각각 환자안전 관련 법안을 제출하여 심의를 진행하던 중, 의료사고로 2014년 10월 27일 가수 신해철 씨가 사망하면서 환자안전에 대한 사회적 관심이 크게 증가하였다. 이를 계기로 국회에서 법안 심의가 신속하게 진행되어 2014년 12월 29일 「환자안전법」이 본회의를 통과하게 되었다. 2016년 7월 29일부터 「환자안전법」이 시행되어, 우리나라의 환자안전에 새로운 시대가 열리게 되었다.

1 환자안전의 중요성

환자의 안전은 의료의 질을 구성하는 중요한 요소의 하나로 널리 알려져 있다(Institute of Medicine, 2001). 역사적으로 보면 히포크라테스 시대 이래로 '첫째, 환자에게 해를 입히지 말라(first do no harm)'는 것은 의료제공자의 도덕적 의무로 의료 행위에 있어서 가장 중요한 핵심 원칙이었다. 이는 현대 의료윤리의 4가지 원칙 중 악행금지(non-maleficence)의 원칙과 밀접한 관련이 있다. 이 원칙은 의료제공자가 의도적으로 환자에게 해를 입히는 것을 금지하는 것에 국한되지 않고, 환자를 치유할 목적으로 행한 활동의 결과로 나타나는 위해에까지 적용할 수 있다. 따라서 모든 의료제공자들은 환자에게 발생할 수 있는 모든 위해를 예방하기 위한 노력을 할 도덕적 의무를 가지고 있는 것으로 볼 수 있다(Egan, 2004).

의료 제공 과정 중 환자안전을 확보하지 못하면 위해사건(adverse event)이 발생한다. 이러한 위해사건이 발생하게 되면, 의료사고에 대한 형사 또는 민사상의 법적인 책임에 대한 논란이 발생할 수 있다. 의료사고 발생과 그로 인한 의료분쟁이 증가하게 되면 의료제공자들이 방어진료(defensive medicine)를 하는 경향이 커질 수 있다. 또한 위해사건이 발생하게 되면 환자와 보호자(first victim)뿐만 아니라 의료제공자(second victim)에게도 정신적 상처를 남길 수 있으며(Sey et al., 2013), 위해사건에 간접적으로 노출되는 환자안전 담낭사(third victim)에게도 여러 가지 문제를 유발할 수 있다(Holden & Card, 2019).

환자안전 문제는 의료의 질의 문제를 과다진료(overuse), 과소진료(underuse), 과오진료(misuse)로 분류할 때, 과오진료에 해당한다(Chassin & Galvin, 1998). 환자안전 문제로 인하여 발생하는 비용은 품질 불량 비용(cost of poor quality, COPQ)의 일부로 볼 수 있으며, 환자안전 문제로 인하여 사회적으로 상당한 규모의 경제적 손실이 발생하는 것으로 알려져 있다. 미국의 의학한림원(Institute of Medicine, IOM)에서는 예방 가능했던 위해사건으로 발생한 총 국가 손실 비용(소득 손실, 가사 노동의 손실, 장애 및 보건의료비)이 매년 약 170~290억 달러에 이를 것으로 추정한 바 있다(Institute of Medicine, 2000). 한 연구의 추정치에 따르면 전 세계적으로는 매년 4,270만 건의 위해사건이 발생하고, 이로 인하여 230만 장애보정생존년수(disability adjusted life years, DALYs)에 해당하는 손실이 발생한다고 한다(Jha et al., 2013). OECD 보고서는 위해사건 관련 비용이 병원 지출의 약 15%를 차지하며, 전 세계적인 질병 부담 측면에서 볼 때 환자안전 문제가 14위에 해당한다고 하였다. 또한 이 보고서는 2018년 미국의 의료오류의 경제적 비용이 약 1조 달러로 추정하였으며, 2010년에서 2015년 사이에 미국 병원에서의 환자안전 개선으로 공보험인 메디케어 진료비를 280억 달러 절약한 것으로 추정하였다(Slawomirski et al, 2017).

2 주요 개념

환자안전과 관련된 주요 용어들의 개념을 살펴보면 다음과 같다.

2.1 환자안전

환자안전(patient safety)은 환자의 상태 또는 결과에 초점을 맞추어 정의할 수도 있고, 과정에 초점을 맞추어 정의할 수도 있다. 전자의 방식으로 환자안전을 정의하면 '의료에 의해 발생한 우연한 또는 예방가능한 손상이 없는 상태'로 정의할 수 있다(Wachter, 2012). 후자의 방식으로 환자안전을 정의하면 보건의료 제공 과정 중 '보건의료와 관련된 불필요한 위해의 위험을 수용할 수 있는 최소한의 수준으로 감소시키는 것'으로 정의할 수 있다(WHO, 2010).

2.2 위해사건

위해사건(adverse event, harmful incident)은 이 용어가 포괄하는 범위에 따라 광의 또는 협의로 정의할 수 있다. 위해사건을 '환자에게 위해(harm)를 일으킨 사건'으로 정의하는 경우(WHO, 2009), 광의의 정의에 해당한다. 위해사건을 '의료 제공에 기인하여 환자에게 의도하지 않았던 위해 발생과 관련이 있는 사건'으로 정의하는 경우(Cooper et al., 1978)는 협의의 정의에 해당한다. 과거에는 위해사건을 '의인성 질환 또는 손상(iatrogenesis)'이라는 용어를 사용하여 표현하기도 하였다. 환자안전 활동에서는 위해사건뿐만 아니라 근접오류의 파악도 중요하기 때문에 이들을 모두 포괄하여 환자안전사건(patient safety incident)이라는 용어를 사용하기도 한다(Panesar et al., 2014).

위해사건은 환자에게 나타난 결과를 기준으로 정의한 개념으로, 이 중에는 예방이 가능한 위해사건과 예방이 불가능한(즉, 불가항력적인) 위해사건이 모두 포함되어 있다. 예방이 가능한 위해사건(preventable adverse event)은 오류로 인하여 환자에게 손상을 일으킨 사건으로, 환자안전 활동에서는 이의 감소에 초점을 맞추고 있다. 예방이 가능한 위해사건 중 법률상 '과실(negligence)'의 책임이 있는 경우를 과실성 위해사건(negligent adverse event)이라고 한다.

2.3 중대사건

중대사건(critical incident)은 '바람직한 방식이든 바람직하지 않은 방식이든 의미가 있는 중요한 사건'이다(Cooper et al., 1978). 원래의 정의 중 환자안전에서는 주로 바람직하지 않은 결과가 나타났거나 나타날 가능성이 있는 모든 사건에 주목하고 있다. 모든 결함은 우리에게 개선할 기회를 제공하는 보물이라는 관점에서 심각한 손상을 일으킨 사건이나 근접오류를 분석하여 동일한 또는 유사한 사건의 발생을 방지하기 위한 학습의 기회로 삼는 것이 중요하다.

진료과정 중의 오류로, 사망 또는 영구적인 장애 등 환자에게 결코 일어나지 말아야 할 중대한 손상이 발생한 경우를 일컫는 용어로 2001년 미국의 National Quality Forum이 '결코 일어나지 말아야 할 사건(never event)'이라는 용어를 사용하였으나, 최근에는 이를 대신하여 '보고하여야 할 중대사건(serious reportable event)'이라는 용어를 사용하고 있다. 미국의 의료기관 인증기구인 The Joint Commission(TJC)은 이와 같은 사건을 '적신호 사건(sentinel event)'으로 분류하여 특별하게 관리하고 있다. 이러한 사건들은 대부분 명백한 과실성 위해사건으로 의료제공자에 대한 형사 또는 민사상의 법적인 책임의 추궁과 피해자에 대한 보상이 뒤따르게 된다. 우리나라의 「환자안전법」 제14조에서도 중대한 환자안전사고 발생 시 의료기관의 장이 보건복지부 장관에게 반드시 보고를 하도록 하고 있다.

2.4 오류

오류(error)는 '계획된 일련의 정신적 혹은 물리적 행동들이 우연적인 요소가 개입하지 않은 상황에서 처음 의도한 결과를 달성하지 못하는 모든 상황'으로 정의하고 있다(Reason, 1990). 행위자가 의도하지 않았던 결과를 초래한 경우를 오류라고 하며, 사전에 행위자가 의도를 가지고 있었던 경우인 위반(violation)과 구분하고 있다.

오류는 행동의 수준, 인지의 단계 또는 오류의 유형에 따라서 여러 가지 방식으로 분류할 수 있다. 오류는 행동의 수준에 따라서 작위(作爲)의 오류(error of commission)와 부작위(不作爲)의 오류(error of omission)로 구분한다. 작위의 오류는 하지 말아야 할 행동을 한 것이며, 부작위의 오류는 해야 할 행동을 하지 않은 것이다(Wachter, 2012). 인지의 단계에 따라서는 계획을 잘못 세워 의도한 결과를 달성하지 못한 경우인 기획 단계의 오류(error of planning)와 계획 수립에는 문제가 없었으나 계획대로 행동이 이루어지지 않은 경우인 실행 단계의 오류(error of execution)로 나눌 수 있다(Institute of Medicine, 2000).

오류는 진료 현장에서는 순간적 실수(slip), 깜박 잊음(lapse), 착오(mistake) 등의 유형으로 나타난다.[1)] 순간적 실수와 깜박 잊음은 행동이 의도한 대로 되지 않은 경우에 나타난다. 순간적 실수와 깜박 잊음의 차이는, 전자는 관찰할 수 있으나 후자는 관찰할 수 없다는 점이다. 예들 들어 순간적 실수는 장비에 있는 다른 손잡이를 조작하는 것이고, 깜박 잊음은 환자에게 행해져야 할 진료가 기억의 문제로 제공되지 않은 것이다. 착오란 계

---

1) 오류에 관련된 여러 용어들(error, mistake, slip, lapse 등)에 대한 우리말 용어가 통일이 되어 있지 않아 혼란이 일어나고 있다. 이 책에서는 error가 투약오류(medication error) 등에 이미 널리 사용되고 있어 '오류'라는 용어를 선택하였고, 계획 단계의 잘못이라는 mistake의 어의를 비교적 잘 표현할 수 있다고 생각하여 '착오'라는 표현을 사용하였다.

획한 대로 행동을 하였으나 그 계획 자체가 잘못되었기 때문에 의도한 결과를 얻지 못한 것을 말한다(Institute of Medicine, 2000). 순간적 실수와 깜박 잊음은 도식적 행동(schematic behavior)의 실패로 행동에 관련된 오류(skill-based error)이고, 착오는 의식적 행동(attentional behavior)의 실패로 규칙 또는 지식에 관련된 오류(rule or knowledge-based error)이다(Leape, 1994).

2.5 근접오류

근접오류(near miss)는 발생하였으나 환자에게 도달하지 않은 사건(WHO, 2009) 또는 환자에게 손상을 입히지는 않았으나 손상이 일어날 수 있었던 사건이나 상황(Wachter, 2012)을 말한다. 무해사건(no harm incident)은 사건이 환자에게 도달하였으나 알아차릴 수 있는 위해가 나타나지 않은 경우로 근접오류와 구별된다. 근접오류와 동의어로 '위기일발(close call)'이라는 용어를 사용하기도 한다.[2] 하인리히 법칙에 따르면, 대형사고, 소형 사고와 근접오류의 상대적 발생 빈도가 1 : 29 : 300이라고 한다(김민주, 2008). 따라서 근접오류가 발생하였을 때 이를 간과하지 않고 원인을 분석하여 개선 활동을 한다면 환자안전을 개선하는 데 큰 도움이 될 수 있다.

그림 1-1 위해사건과 오류의 관계

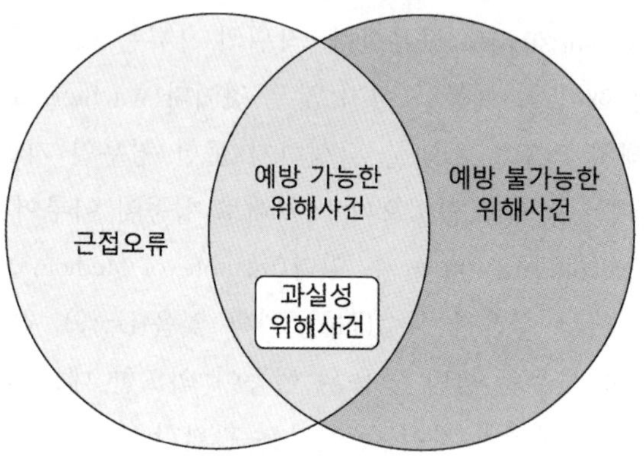

2) 일부에서 near miss를 '아차사고'로 번역하여 사용하고 있으나, 통상적으로 '아차'라는 단어는 '무엇이 잘못되었거나 실수했음을 갑자기 깨달았을 때 내는 말'로 적절한 번역어가 아닌 것으로 생각된다. 또한 환자에게 손상이 일어나지 않았기 때문에 '사고'라는 표현을 사용하는 것은 더욱 부적절하다. 우리말 용어를 사용한다면 오히려 '아휴사건'이 더 적절할 것이다.

그림 1-2 사건 분석의 접근법

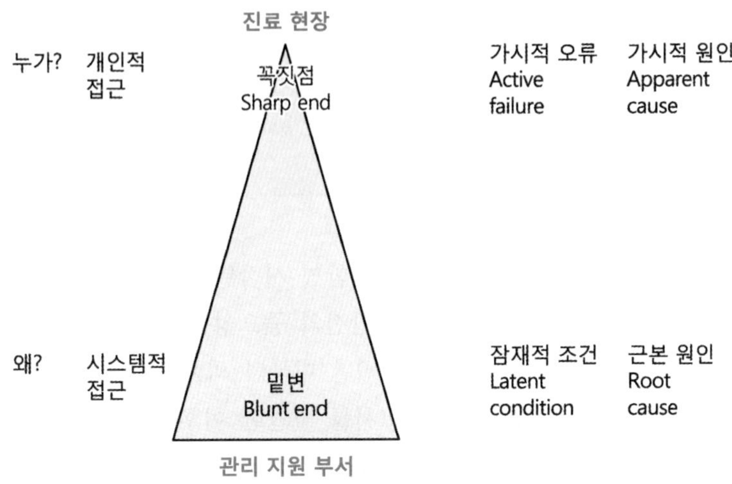

2.6 사건 분석

환자안전에 관련된 문세가 빌생하였을 때 그와 유사하거나 동일한 사건의 재발을 방지하기 위해서는 원인 분석이 필요하다. 문제의 원인 중 겉으로 드러나는 원인을 가시적 원인(apparent cause)이라고 하고, 시스템에 내재해 있는 원인을 근본원인(root cause)이라고 한다.3) 오류발생에 기여하는 요인들을 구분할 때, 환자와의 접점을 삼각형의 꼭짓점(sharp end)으로, 조직 관리상의 의사결정 또는 조직 문화와 같이 간접적으로 환자안전에 영향을 미치는 요인을 삼각형의 밑변(blunt end)에 비유하기 한다. 일선 근무자, 즉 꼭짓점에서 발생하여 쉽게 눈에 보이는 오류를 가시적 오류(active failure)라고 하고, 오류 발생에 기여하거나 일선 근무자들이 환자에게 위해를 일으키게 만드는 조직 또는 설계의 결함으로 겉으로 잘 드러나지 않는 문제들을 잠재적 조건(latent condition)이라고 한다.

가시적 원인, 즉 '누가' 잘못하였나를 찾는 것을 개인적 접근법(person approach)이라고 하며, 근본원인, 즉 '왜' 잘못되었는가를 찾는 것으로 시스템적 접근법(systems approach)이라고 한다. 문제 발생에 기여하는 요인 중 시스템 요인이 차지하는 비중이 80% 정도로 알려져 있으므로 환자안전 향상을 위해서는 시스템적 접근을 통하여 근본원인을 찾아 개선하

3) 환자안전사건의 조사의 목적은 특정 위해사건의 발생에 관련된 가시적 요인과 잠재적 요인을 찾기 위한 것이지만, 근본원인분석이 환자안전사건의 실제 발생에 여러 요인들이 상호 작용을 하면서 기여하는 보다 복잡한 설명을 단순한 선형 인과 관계(linear causation)로 대체하는 경향이 있어서 근본원인이라는 용어가 적절하지 않다는 주장도 있다(Peerally et al., 2017).

는 것이 더 중요하다(Leonard et al., 2004). 가시적 원인에 초점을 맞추면 개선 효과가 미미할 뿐만 아니라, 의료진들이 문제를 감추게 되어 시스템의 취약성이 더 커질 수 있다.

3 환자안전 개선 활동의 대두 배경

환자안전 문제에 대한 관심은 의료 행위와 함께 시작된 것으로, 오래된 기록인 함무라비법전이나 히포크라테스선서 등에서도 환자안전의 중요성을 강조하고 있다. 최근 환자안전이 중요한 사회적 이슈로 대두된 것은 1999년 미국의 의학한림원이 *To Err Is Human: Building a Safer Health System*이라는 보고서를 발간한 이후로 볼 수 있다. 이 보고서에 따르면 미국에서 매년 44,000~98,000명이 병원에서 의료오류(medical error)로 사망하는 것으로 추정하였다(Institute of Medicine, 2000). 이 보고서의 내용이 미국에서 일반인들에게 널리 알려지면서 환자안전에 대한 사회적 관심이 크게 증가하였고, 환자안전이 가장 중요한 보건의료 문제의 하나로 부상되었다.

2000년 영국의 보건부가 *An organization with a memory*라는 제목의 보고서를 발간하였는데, 이에 따르면 영국 National Health Service(NHS) 병원 입원 환자 중 약 10%가 위해사건(연간 850,000건 이상)을 경험하고 있으며, 병원 재원기간 연장으로 인한 비용만으로도 연간 20억 파운드가 소요되는 것으로 추정하였다(Department of Health, 2000). 오스트레일리아, 덴마크, 뉴질랜드, 캐나다 등에서 이루어진 환자안전에 대한 현황 조사에서도 병원 입원환자 10명 중 1명 내외에서 위해사건이 발생하는 것으로 나타나 환자안전이 매우 중요한 보건문제라는 인식이 세계적으로 증가하게 되었다(WHO, 2004).

환자안전 문제가 국민들의 건강을 위협하는 심각한 문제라는 것이 널리 알려짐에 따라 세계보건기구(WHO)가 2002년에 개최된 제55차 세계보건기구 총회(World Health Assembly)에서 회원국들에게 환자안전에 대하여 면밀한 관심을 기울일 것과 환자안전 및 보건의료의 질 개선에 필요한 시스템을 구축하고 강화할 것을 촉구하는 결의안을 채택한 바 있다(WHO, 2002).

그 이후 여러 나라들이 국가 차원에서 환자안전을 개선하기 위한 활동을 체계적으로 수행하기 위하여 새로운 공공 또는 민간 기구들을 설립하거나 기존 기구에 환자안전 개선 업무를 부여하였다. 이러한 기구들의 예로는 미국의 National Patient Safety Foundation(NPSF)(1997), Veterans Administration National Center for Patient Safety(1999), 영국의 National Reporting and Learning System(2003), 캐나다의 Canadian Patient Safety Institute(2003), 덴마크의 Danish

Society for Patient Safety(2001), 호주의 Australian Patient Safety Foundation(1989) 등이 있으며, 이러한 기구들이 환자안전 개선 활동을 활발하게 전개하고 있다.

4 환자안전 문제의 규모

4.1 기존 연구들

미국에서 이루어진 병원 내 위해사건 발생 빈도에 관한 체계적 연구인 Harvard Medical Practice Study가 1991년에 발표되었으나(Brennan et al., 1991; Leape et al., 1991), 당시 보건

표 1-1 병원 내 위해사건 발생 빈도에 관한 기존 연구

국가	저자	조사 대상 기간	입원건수	위해사건 분율 (입원의 %)
미국	Brennan et al., 1991; Leape et al., 1991	1984	30,195	3.7
미국	Thomas et al., 2000	1992	14,052	2.9
오스트레일리아	Wilson et al., 1995	1992	14,179	16.6
영국	Vincent et al., 2001	1999	1,014	10.8
덴마크	Schiøler et al., 2001	1998	1,097	9.0
뉴질랜드	Davis et al., 2002	1998	6,579	11.2
캐나다	Baker et al., 2004	2000	3,745	7.5
일본	Sakaguchi et al., 2005	2002	250	11.5
프랑스	Michel et al., 2007	2004	8,754	6.6*
영국	Sari et al., 2007	2004	1,006	8.7
스페인	Aranaz-Andres et al., 2008	2005	5,624	8.4
네덜란드	Zegers et al., 2009	2006	7,926	5.7
스웨덴	Soop et al., 2009	2006	1,967	12.4
브라질	Mendes et al., 2009	2003	1,103	7.6
튀니지	Letaief et al., 2010	2005	620	10.0
라틴아메리카	Aranaz-Andrés et al., 2011	2007	11,379	10.5
포르투갈	Sousa et al., 2014	2009	1,669	11.1
우리나라	Kim et al. 2022	2019	7,500	9.9

* 재원기간 1,000일당.

의료계와 사회의 큰 주목을 받지 못하였다. 1999년에 미국 의학한림원이 *To Err is Human: Building a Safer Health System*이라는 보고서를 발간한 이후, 다른 나라들에서도 환자안전에 관한 조사가 시행되기 시작하였다. 오스트레일리아(Wilson et al., 1995), 미국(Thomas et al., 2000), 영국(Vincent et al., 2001; Sari et al., 2007), 덴마크(Schiøler et al., 2001), 뉴질랜드(Davis et al., 2002), 캐나다(Baker et al., 2004), 일본(Sakaguchi et al., 2005), 프랑스(Michel et al., 2007), 스페인(Aranaz-Andrés et al., 2008), 네덜란드(Zegers et al., 2009), 스웨덴(Soop et al., 2009), 브라질(Mendes et al., 2009), 튀니지(Letaief et al., 2010), 라틴아메리카(Aranaz-Andrés et al., 2011), 포르투갈(Sousa et al., 2014) 등 여러 나라에서 병원 내 위해사건 발생 현황에 대한 조사가 이루어졌다. 그 결과 환자안전 문제의 발생 규모에 있어 다소의 차이는 있지만 입원 환자 중 약 10% 정도의 환자가 위해사건을 경험한 것으로 나타나고 있다. 우리나라에서 이루어진 조사에서도 위해사건 경험률이 9.9%로(Kim et al., 2022), 환자안전이 심각한 문제라는 점에서는 유사한 양상을 보였다(표 1-1).

외국에서 이루어진 병원 내 위해사건 발생 규모에 대한 연구들을 종합한 체계적 문헌고찰에 따르면, 위해사건 발생 확률은 9.2%(4.6, 12.4),[4] 위해사건 발생 환자의 사망 확률은 7.4%(4.7, 14.2), 위해사건의 예방가능성은 43.5%(39.4, 49.6)이었다(de Vries et al., 2008).

4.2 우리나라의 문제 규모 추정

우리나라에서 이루어진 연구에서는 위해사건 경험자 중 사망자수를 알 수 없어서 환자안전 문제의 규모를 정확하게 파악하는 데 제한점이 있다. 우리나라 병원의 환자안전 문제가 외국과 비슷할 것이라는 가정하에 외국에서 이루어진 연구 결과를 우리나라 입원 건수에 적용하여 보면 문제의 규모를 개략적으로 추정할 수 있다.

건강보험통계연보 상의 2020년 급성기 병원(상급종합병원, 종합병원, 병원)의 입원환자수(진료실인원)는 5,925,168명이었다. 2020년 병원 입원 건수에 de Vries 등(2008)의 체계적 문헌 고찰 결과를 적용하여 보면, 우리나라 급성기 병원에서의 위해사건 발생건수는 545,145건, 위해사건으로 사망하는 환자 수는 연간 40,338명이고 이 중 예방 가능한 사망 환자 수는 연간 17,547명(저추정치 5,047명, 고추정치 51,747명)일 것으로 추정된다.[5)] [6)]

최근 발표된 논문에 따르면 의료오류가 미국에서 3번째로 흔한 사망원인이라고 한다. 이 논문에서는 미국에서 발표된 최근 연구들을 종합하여 미국의 전체 입원환자 중 0.71%가 예방

---

4) 중앙값과 괄호안의 값은 1/4분위수, 3/4분위수를 의미한다.
5) 환자안전 연구에서 일반적으로 예방가능성(preventability) 또는 회피가능성(avoidability)이란 위해사건 또는 사망의 발생이 의료오류(medical error)와 관련이 있을 가능성이 50% 이상인 경우를 뜻한다.
6) 저추정치는 입원건수에 위해사건 발생 확률, 위해사건 발생 환자의 사망 확률과 위해사건의 예방가능성의 1/4분위수를, 고추정치는 3/4분위수를 곱한 것이다.

가능한 위해사건으로 인하여 사망하고 있다고 한다(Makary & Danel, 2016). 이 수치를 우리나라 급성기 병원 입원환자수 추정치(5,925,168명)에 적용하면, 연간 42,068명이 병원 내 위해사건으로 사망하고 있는 것으로 예상할 수 있다. 2020년의 운수사고 총 사망자수가 3,947명라는 점을 고려하여 보면, 환자안전 문제가 국민 건강에 있어 매우 중요한 문제임을 알 수 있다.

5 환자안전에 영향을 미치는 요인

환자안전에는 여러 가지 요인들이 영향을 미치며, 이 요인들을 수준에 따라 환자, 의료진, 단위 병동, 병원, 국가 또는 국제 수준으로 분류할 수 있고, 이를 '안전의 양파(safety onion)'라는 용어로 표현하기도 한다(Woodward et al., 2010).

Vincent 등(2010)은 환자안전에 영향을 미치는 요인을 환자, 업무 및 기술, 개별 의료진, 팀, 작업 환경, 조직 및 경영, 제도 요인의 7가지 수준으로 분류하였고, 이 분류가 비교적 널리 사용되고 있다. 각 요인별로 영향을 미치는 요인들을 정리하면 <표 1-2>와 같다.

표 1-2 환자안전의 수준과 영향을 미치는 요인들

수준	영향을 미치는 요인	
환자	• 환자 상태(복잡성과 중증도) • 성격 및 사회적 요인	• 언어 및 의사소통
업무 및 기술	• 업무 설계와 구조의 명확성 • 검사 결과의 가용성과 정확성	• 프로토콜의 가용성과 사용 • 의사결정 보조 도구
개별 의료진	• 지식 및 기술 • 신체적 및 정신적 건강	• 역량
팀	• 언어적 의사소통 • 감독 및 도움 구하기	• 문서를 통한 의사소통 • 팀 리더십
작업 환경	• 충원 수준 및 기술 구성 • 장비의 설계, 가용성 및 유지 보수 • 물리적 환경	• 업무량 및 교대 양상 • 행정 및 경영상의 지원
조직 및 경영	• 재정적 자원 및 제약 • 정책, 표준 및 목적	• 조직 구조 • 안전 문화 및 우선순위
제도	• 경제적 및 규제적 환경 • 외부 기관과의 연계	• 보건의료 당국

출처: Vincent, C. (2011). The essentials of patient safety. Available at: http://www.iarmm.org/IESRE2012May/Vincent_Essentials.pdf (Accessed Sep. 12, 2022).

의료기관 내에서의 환자안전 개선 활동에서는 업무 및 기술, 개별 의료진, 팀, 작업 환경, 조직 및 경영 수준의 요인들이 주된 관심의 대상이 된다. 국가 수준의 보건의료 정책은 제도 요인의 적절한 조정을 통하여, 개별 의료인이나 의료기관의 환자안전 활동에 간접적으로 영향을 미칠 수 있다.

6 환자안전사건 발생의 이해

인적오류의 전문가인 Reason(2000)은 인적오류에 대한 접근법을 개인적 접근법과 시스템적 접근법으로 분류하고, 시스템적 접근의 중요성을 강조하였다. 그는 우리가 사람 자체를 바꿀 수는 없지만, 사람이 일하는 조건은 바꿀 수 있다는 점을 기억하여야 한다고 주장하였다. 그는 스위스 치즈 모형(Swiss cheese model)을 이용하여 사건 발생을 이해하는 개념틀을 제시한 바 있다. 시스템은 여러 단계들로 구성되어 있는데, 이상적인 상태에서는 각 단계들이 완벽하지만 실제 세계에서는 각 단계에 크고 작은 결함들이 존재하고 있다. Reason은 시스템을 구성하는 각 단계들을 치즈 조각으로, 각 단계에 있는 결함을 스위스 치즈 조각의 구멍으로 비유하였다. 어느 치즈 조각 하나에 구멍이 있다고 해도 보통은 사건이나 사고가 일어나지는 않지만, 여러 치즈 조각에 있는 구멍들이 순간적으로 일직선상에 나란히 배열되는 경우에 잠재적인 위험이 가시적인 사건이나 사고로 연결되게 된다. 환자안전을 개선하기 위해서는 스위스 치즈 조각에 존재하는 구멍들을 찾아서 이를 막거나 크기를 줄이고, 또한 가능하다면 다른 조각들에 있는 구멍들이 서로 엇갈리도록 하여야 한다. 사건 또는 사고가 발생하면 통상적으로는 마지막 치즈 조각(환자와의 접점 단계)에 있는 사람에 초점을 맞추는 경우들이 있는데, 이는 전형적인 개인적 접근법으로 사건 또는 사고의 재발 방지에 별 도움이 되지 않는다.

Vincent(2010)는 Reason의 스위스 치즈 모형과 환자안전에 영향을 미치는 요인을 통합하여 <그림 1-3>과 같은 개념 틀을 제시하였다. 그림의 오른쪽이 삼각형의 꼭짓점(sharp end), 왼쪽이 밑변(blunt end)에 해당한다. 사건의 발생의 인과관계는 잠재적 조건(latent condition)에서 가시적 오류(active failure)의 방향으로 작용한다. 따라서 환자안전에 관련된 문제의 원인을 찾기 위한 조사를 할 때는 이를 고려하여 인과관계의 역방향, 즉 사건에서 가시적 오류, 기여 요인, 조직 및 문화의 방향으로 원인을 규명하고 그에 따라 개선 방안을 찾아야 한다.

안전과학 분야의 발전에 따라 안전을 바라보는 시각과 문제 해결에 사용되는 방법론들도 변화하고 있다. 안전에 대한 접근법이 기술의 시대(age of technology)와 인적요인의 시대(age of human factors)를 거쳐 안전관리의 시대(age of safety management)로 넘어가면서 안전을 바라보는 기본적인 시각에 변화가 나타났다. 안전관리의 시대 이전의 시각을 안전-I, 그 이후의 시각을 안전-II라고 한다. 안전-I에서는 안전을 '잘못되는 일(예 사건, 사고)이 가능한 적은 상태'로 정의하는 반면에, 안전-II에서는 안전을 '잘되는 일이 가능한 많은 상태'로 정의하고 있다. 기존의 환자안전 활동에서는 사건 또는 사고에 초점을 맞추어 환자에게 발생하는 위해를 근절하거나 위해사건의 발생 가능성을 낮추려고 노력하여 왔다. 이러한 방식의 접근은 드물게 발생하는 부정적인 결과(위해)에 초점을 맞추고 있어 위해를 유발하지 않은 더 흔한 긍정적인 결과에서 배울 수 있는 기회를 놓칠 가능성이 있다. 환자안전을 개선하기 위해서는 나쁜 진료를 줄이는 기존의 접근법(안전-I)뿐만 아니라 좋은 진료를 제공하는 접근법(안전-II)에도 관심을 가질 필요가 있다(김대호, 2020; 이상일, 2021).

그림 1-3 환자안전사건 발생의 개념 틀

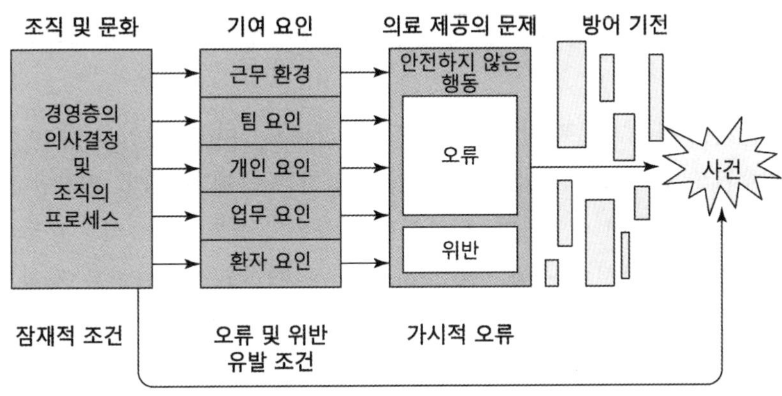

출처: Vincent, C. (2011). The essentials of patient safety. Available at: http://www.iarmm.org/IESRE2012May/Vincent_Essentials.pdf (Accessed Sep. 12, 2022).

7 우리나라의 환자안전 활동

선진국들에 비하여 우리나라는 아직 환자안전 활동이 활발하지 못한 편이다. 2010년에 발생한 빈크리스틴 투약오류로 인한 백혈병 환자 사망 사건이 계기가 되어, 2015년 1월 28일 「환자안전법」이 제정되었고, 2016년 7월 29일부터 시행이 되고 있다. 이 법에서 가장 핵심적인 조항은 국가 차원의 환자안전 보고 학습 시스템을 구축하는 것으로, 이 법의 제정으로 의료기관들이 독립적으로 수행하여 오던 보고 학습 시스템의 교훈을 공유할 수 있는 기반을 마련하게 되었다.

2020년부터는 「환자안전법」에 따라 의료기관평가인증원이 중앙환자안전센터로 지정되었으며, 중앙환자안전센터는 「환자안전법」 제8조의2제2항에 따라 ① 환자안전종합계획의 이행과제 추진, ② 환자안전기준 및 환자안전지표의 개발·보급 지원, ③ 환자안전위원회의 운영 지원, ④ 환자안전 전담인력의 관리 지원, ⑤ 환자안전사고의 접수·검증·분석, ⑥ 환자안전 활동에 대한 연구 등의 사업을 담당하고 있다.

의료인 또는 의료기관들의 환자안전 활동을 지원하는 단체로는 대한환자안전학회, 한국의료질향상학회, 대한환자안전질향상간호사회 등이 있다. 이러한 단체들은 지속적인 학술대회 개최, 연수 교육 실시, 학술지 및 자료집 발간 등의 활동을 통하여 환자안전의 개선에 기여하고 있다.

환자안전 문제는 산발적으로 발생하고 있으며, 피해자들이 그 원인을 알기 어렵고, 사건이 발생한 경우에도 외부에 거의 노출되지 않고 있기 때문에, 아직도 환자안전에 대한 일반 국민들의 사회적 관심이 미약하다. 의료인들의 경우 신뢰도 하락, 의료분쟁의 증가 등에 대한 우려 때문에 환자안전 문제를 이슈화하는 것을 꺼리고 있다. 정부 당국도 환자안전 문제의 심각성을 제대로 인식하지 못하고 있어 이를 개선하기 위한 제도적 측면의 노력도 부족한 실정이다. 또한 우리나라가 가지고 있는 특수 상황 외에도 보건의료의 발전에 따라 환자 진료에 있어 위험성이 증가하고 있으나, 여러 가지 이유로 인하여 환자안전 문제에 대한 대응 능력이 제한되고 있다.

미국의 경우 진료 중의 실수를 이해하는 개념적 모형이 적절하지 않고, 환자안전에 대한 사회의 관심이 높지 않으며, 의료비 지불제도에 안전에 대한 인센티브가 없고, 조직 구조가 분절되어 있는 등의 문제가 있는 것으로 알려져 있다(Wachter, 2004). 우리나라도 이와 같은 문제들을 가지고 있으며, 앞으로 환자안전의 개선을 위해서는 이를 해결하기 위한 적극적인 노력이 필요할 것이다.

8 참고문헌

김대호. (2020). 시스템안전 관점에서의 사고 모형 고찰 – 항공기 사고를 중심으로. *한국항공운항학회지*, 28(2), 63–70.

김돈수, 김용덕, 유철우. (2003). 우발적 뇌척수강 내 Vincristine 주입에 의한 뇌척수신경병증. *대한신경과학회지*, 21(2), 210-212.

김민주. (2008). 하인리히법칙. 서울: 토네이도.

이상일. (2021). 안전과학 패러다임의 전환과 환자안전의 개선. *한국의료질향상학회지*, 27(1), 2–9.

Aranaz-Andrés, J. M. et al. (2008). Incidence of adverse events related to health care in Spain: results of the Spanish National Study of Adverse Events. *J Epidemiol Community Health*, 62(12), 1022-1029.

Aranaz-Andrés, J. M. et al. (2011). Prevalence of adverse events in the hospitals of five Latin American countries: results of the 'Iberoamerican study of adverse events' (IBEAS). *BMJ Qual Saf*, 20, 1043-1051.

Baker, G. R. et al. (2004). The Canadian adverse events study: the incidence of adverse events among hospital patients in Canada. *CMAJ*, 170(11), 1678-1686.

Brennan, T. A. et al. (1991). Incidence of adverse events and negligence in hospitalized patients. results of the Harvard Medical Practice Study I. *N Engl J Med*, 324(6), 370-376.

Chassin, M. R., Galvin, R. W. (1998). The urgent need to improve health care quality. Institute of Medicine National Roundtable on Health Care Quality. *JAMA*, 280(11), 1000-1005.

Cooper, J. B. et al. (1978). Preventable anesthesia mishaps: a study of human factors. *Anesthesiology*, 49(6), 399-406.

Davis, P. et al. (2002). Adverse events in New Zealand public hospitals I: occurrence and impact. *N Z Med J*, 115(1167), U271.

de Vries E. N. et al. (2008). The Incidence and nature of in-hospital adverse events: a systematic review. *Quality and Safety in Health Care*, 17(3), 216-223.

Department of Health. (2000). *An organization with a memory: report of an expert group on learning from adverse events in the NHS chaired by the chief medical officer.* London: The Stationary Office.

Egan, E. (2004). Patient safety and medical error: a constant focus in medical ethics. *Virtual Mentor*, 6(3). doi: 10.1001/virtualmentor.2004.6.3.fred1-0403.

Holden, J., Card, A. J. (2019). Patient safety professionals as the third victims of adverse events. *Journal of Patient Safety and Risk Management*, 24(4), 166–175. doi: 10.1177/2516043519850914

Institute of Medicine Committee on Quality of Health Care in America. (2001). *Crossing the quality chasm: a new health system for the 21st century*. Washington, DC: National Academies Press.

Institute of Medicine Committee on Quality of Health Care in America; Kohn, L. T., Corrigan, J. M., Donaldson, M. S. editors. (2000). *To err is human: building a safer health system*. Washington, DC: National Academies Press, 이상일 역(2010), 사람은 누구나 잘못 할 수 있다: 보다 안전한 의료 시스템의 구축. 서울: 이퍼블릭.

Jha, A. K. et al. (2013). The global burden of unsafe medical care: an observational study. *BMJ Qual Saf*, 22(10), 809-815.

Kim, M. J. et al. (2022). The Korea National Patient Safety Incidents Inquiry Survey. Journal of Patient Safety, 18(5), 382–388.

Kwack, E. K. et al. (1999). Neural toxicity induced by accidental intrathecal vincristine administration. *J Korean Med Sci*, 14(6), 688-692.

Leape, L. L. (1994). Errors in medicine. *JAMA*, 272(23), 1851-1857.

Leape, L. L. et al. (1991). The nature of adverse events in hospitalized patients. results of the Harvard Medical Practice Study II. *N Engl J Med*, 324(6), 377-384.

Leonard, M. et al. (2004). *Achieving safe and reliable healthcare: strategies and solutions*. Chicago, Illinois: Health Administration Press.

Letaief, M. et al. (2010). Adverse events in a Tunisian hospital: results of a retrospective cohort study. *Int J Qual Health Care*, 22(5), 380-385.

Makary, M. A., Daniel, M. (2016). Medical error-the third leading cause of death in the US. *BMJ*, 353, i2139. doi: 10.1136/bmj.i2139.

Mendes, W. et al. (2009). The assessment of adverse events in hospitals in Brazil. *Int J Qual Health Care*, 21(4), 279-284.

Michel, P. et al. (2007). French national survey of inpatient adverse events prospectively assessed with ward staff. *Qual Saf Health Care*, 16(5), 369-377.

Peerally, M. F. Carr S, Waring J, et al. (2017). The problem with root cause analysis. *BMJ Quality & Safety*, 26, 417–422.

Reason, J. (2000). Human error: models and management. *BMJ*, 320, 768-770.

Sari, A. B. et al. (2007). Extent, nature and consequences of adverse events: results of a retrospective casenote review in a large NHS hospital. *Qual Saf Health Care*, 16(6), 434-439.

Schiøler, T. et al. (2001). Incidence of adverse events in hospitals. A retrospective study of medical records. *Ugeskr Laeger*, 163(39), 5370-5378. [Danish]

Seys, D. et al. (2013). Health care professionals as second victims after adverse events: a systematic review. *Eval Health Prof*, 36(2), 135-162.

Slawomirski, L., Auraaen A., Klazinga, N. (2017). The economics of patient safety: Strengthening a value-based approach to reducing patient harm at national level, OECD Health Working Papers, No. 96, OECD Publishing, Paris, https://doi.org/10.1787/5a9858cd-en.

Soop, M. et al. (2009). The incidence of adverse events in Swedish hospitals: a retrospective medical record review study. *Int J Qual Health Care*, 21(4), 285-291.

Sousa, P. et al. (2014). Estimating the incidence of adverse events in Portuguese hospitals: a contribution to improving quality and patient safety. *BMC Health Serv Res*, 14, 311.

Thomas, E. J. et al. (2000). Incidence and types of adverse events and negligent care in Utah and Colorado. *Med Care,* 38(3), 261-271.

Vincent, C. (2010). *Patient safety*, 2nd ed., Oxford: Wiley-Blackwell.

Vincent, C. (2011). The essentials of patient safety. Available at: http://www.iarmm.org/IESRE2012May/Vincent_Essentials.pdf (Accessed Sep. 12, 2022).

Vincent, C., Neale, G., Woloshynowych, M. (2001). Adverse events in British hospitals: preliminary retrospective record review. *BMJ*, 322(7285), 517-519.

Wachter, R. M. (2004). The end of the beginning: patient safety five years after 'to err is human'. *Health Aff (Millwood).* Web Exclusives: W4-534-45.

Wachter, R. M. (2012). *Understanding Patient Safety*, 2nd ed., New York: McGraw Hill.

Wilson, R. M. et al. (1995). The Quality in Australian Health Care Study. *Med J Aust*, 163(9), 458-471.

Woodward, H. I. et al. (2010). What have we learned about interventions to reduce medical errors? *Annu Rev Public Health*, 31, 479-497.

World Health Organization & WHO Patient Safety. (2010) . Conceptual framework for the international classification for patient safety version 1.1: final technical report January 2009. World Health Organization. https://apps.who.int/iris/handle/10665/70882 (Accessed Sep. 12, 2022).

World Health Organization. (2002). Quality of Care: Patient Safety. Fifty-Fifth World Health Assembly WHA 55.18 Agenda item 13.9. Available at: http://apps.who.int/gb/archive/pdf_files/WHA55/ewha5518.pdf. (Accessed Sep. 12, 2022)

World Health Organization. (2004). *World Alliance for Patient Safety: Forward Programme 2005*. Geneva: World Health Organization.

World Health Organization. (2007). Information Exchange System Alert No. 115. 18 July 2007. Available at https://cdn.who.int/media/docs/default-source/pvg/drug-alerts/

da115−−−alert_115_vincristine.pdf?sfvrsn=240a9a21_4 (Accessed Sep. 12, 2022).

Zegers, M. et al. (2009). Adverse events and potentially preventable deaths in Dutch hospitals: results of a retrospective patient record review study. *Qual Saf Health Care*, 18(4), 297-302.

坂口 美佐 外. (2005). 遡及的診療録調査による有害事象の把握に関する研究: 特定機能病院における有害事象の発生頻度と予防可能性の検討. 病院管理, 42(3), 289-299.

제 2 장

환자안전의 국제 동향

학 습 목 표

▶ 환자안전의 국제적 논의 흐름을 이해한다.
▶ 세계보건기구의 주요 환자안전 활동 동향을 습득한다.
▶ 국제적으로 환자안전 활동을 주도한 주요국의 환자안전 정책과 체계를 이해한다.

학 습 성 과

- 현재의 환자안전 활동은 국제적인 논의의 흐름과 국가별 환자안전체계의 이해를 토대로 수행되고 있다. 환자안전의 국제적 활동 동향과 외국의 사례에 대한 학습으로 우리나라 환자안전 정책과 사업 이해의 토대를 마련한다.
- 세계보건기구는 선진국의 환자안전역량을 기반으로 개발도상국 및 중진국 등 각 국가에 특화될 수 있는 환자안전 노력을 견인하기 위하여 다양한 국제협력사업을 추진해왔다. 세계보건기구의 환자안전 활동에 대한 이해를 통해 환자안전의 국제협력과 연대 필요성을 이해하고 협력 활동에 참여할 수 있다.
- 국제적으로 환자안전을 주도해온 미국과 영국의 환자안전정책과 체계의 특성을 이해한다. 이를 통해 우리나라 환자안전 정책과 체계가 갖추어야 할 방향, 구조 및 사업 등에 대한 함의를 찾을 수 있다.

1 환자안전에 관한 국제적 논의

1.1 개요

전세계적으로 환자안전에 관한 논의를 촉발시킨 것이 1999년 미국 의학한림원(Institute of Medicine, IOM)에서 발간한 'To Err Is Human' 보고서임은 명백하다. 이 보고서는 90년대를 통해 의료인이 개별적인 연구를 통해 확인해온 병원 내 부작용 등 안전사건 발생에 관한 연구 및 보고를 토대로 이를 종합하여 개념화하고 보다 안전한 보건의료체계 구축의 필요성을 체계적으로 제시하였다. 이를 통해 미국 내 환자안전체계 구축을 위한 연구와 정책 마련의 기초가 되었을 뿐만 아니라 부작용 보고 등 사건 중심 활동을 '환자안전'으로 개념화하고 여러 나라에서 환자안전을 위한 활동 및 체계 구축의 기초를 제공하였다.

영국은 2000년 보건부가 주도하여 영국 국가보건서비스 내에서 발생하는 위해사건(adverse events)으로부터 배우기에 관한 전문가 집단의 보고서로서 'An organization with a memory' (Department of Health, 2000)을 발간하였다. 이 보고서는 보건부의 Chief Medical Officer(CMO)에 의해 주도되었는데 이를 토대로 영국 보건부는 'Building a safer NHS' (Department of Health, 2001)라는 지침서를 내며 분야별 안전 시스템 구축을 시작하였고, '환자가 최우선(Patient First)' (Department of Health, 2006) 등 후속 조치를 마련하였다.

호주는 미국 의학한림원 보고서 훨씬 이전에 마취와 관련한 사고를 모니터링하는 업무를 중심으로 시작된 비영리 독립기구인 호주환자안전재단(Australian Patient Safety Foundation)에서 환자안전에 관한 활동을 주도하였다. 호주환자안전재단과 주정부 및 연방 정부 그리고 전문가 단체는 1990년대를 관통하며 보건의료 분야 위험 줄이기 활동을 펴나갔다. 그 결과로 전세계적으로 널리 알려진 사고발생관리체계(Advanced Incident Management System, AIMS)가 개발되기도 했다.

세계보건기구(WHO)는 2002년 제55차 세계보건기구 총회(World Health Assembly)를 통해 선진국의 환자안전 관련 통계를 인용하고 저개발국 및 개발도상국의 보다 열악한 상황을 고려할 때 국제적인 노력을 기울여야 할 필요성이 있음을 제기하였다. 환자안전, 부작용 및 관련 사항에 대한 개념화, 보건의료체계 성과 제고 및 질 향상 노력에 있어 가장 중요한 요소로서 환자안전의 강조, 환자안전사건의 특성·분류·측정·보고 및 예방 등을 위한 조치가 필요함을 강조함과 동시에 각 국 지원을 위한 네트워크 구축을 제안하였다. 이를 기초로 2004년부터 세계보건기구의 환자안전사업이 시작되었다. 세계보건기구 환자안전사업은 보건의료 및 환자와 관련한 각종 국제기구의 참여와, 각국의 환자안전과 관련한 활동기구들이 참여하여 환자안전과 관련한 각종 연구, 캠페인, 교육 및 훈련 등을 중심으로 전세계적인 환자안전 협력사업을 추진하고 있다.

1.2 세계보건기구의 환자안전 사업

1.2.1 세계보건기구의 환자안전 인식

세계보건기구는 환자안전을 '보건의료체계의 변화하는 복잡성의 결과로 보건의료 시설에서 발생하는 환자 위해의 증가에 따라 출현하는 분야로서 의료서비스를 제공하는 동안 발생하는 환자에게 발생하는 위험, 오류, 위해를 예방하고 감소시키는 것을 목적으로 하는 것'[1)]으로 규정하고 있다. 이를 위해 세계보건기구는 참여 국가들이 환자안전 정책 및 실행과 관련한 개발을 촉진하고 전세계 환자안전 개선을 위한 주요 동력으로 기능하고자 하고 있다. 세계보건기구는 모두 환자가 언제 어디서든 안전한 보건의료를 받도록 하는 것을 비전으로 하여 전세계적으로 환자안전 개선을 위한 활동을 조정, 촉진, 가속화하고자 한다. 변화를 위한 리더십을 발휘하며 환자안전 관련 지식 및 전문성을 확보·공유하고 관련 국가에서 환자안전과 관련한 조치의 실행을 지원하는 것 또한 중요한 기능이다.

환자안전과 관련하여 세계보건기구가 하는 일은 ① 제72회 세계보건기구총회에서 제시한 '국제환자안전실행계획(Global Patient Safety Action Plan) 2021–2030' 현실화를 위한 리더십과 협력 제공, ② 환자안전의 국제적 우선순위 설정과 '국제 환자안전 과제(Global Patient Safety Challenges)' 고안과 실행 - 현재 제 3차 국제환자안전과제는 '위해없는 투약(Medication Without Harm)', ③ 환자안전 관련 정책, 법규정, 전략 및 계획 마련에 대한 전략적 자문 및 지침 제공, ④ 매년 9월 17일 세계 환자안전의 날(World Patient Safety Day) 기념과 캠페인을 통한 국제 홍보 촉진, ⑤ 환자안전 교육 및 훈련을 통한 환자안전 리더십 및 인적 자원 역량 강화, ⑥ WHO 국제환자안전 네트워크와 여타 국제 지식공유 플랫폼, 기술적 자원 및 도구 개발을 통한 협력과 전략적 파트너십 강화, ⑦ Global Patient Safety Collaborative를 통한 국가 지원과 역량 강화 촉진, ⑧ Patients for Patient Safety 이니셔티브, 환자안전 관련 조직으로부터 환자안전 추진 역량 강화를 통해 환자와 가족 참여 및 권한 확대, ⑨ 환자안전 기준, 지표, 자료수집 및 평가 도구 등의 개발을 통해 환자안전 매트릭스 향상, ⑩ 연구 우선순위 설정, 연구 실행 제고, 환자안전 향상을 위한 디지털 및 혁신

1) Patient Safety is a health care discipline that emerged with the evolving complexity in health care systems and the resulting rise of patient harm in health care facilities. It aims to prevent and reduce risks, errors and harm that occur to patients during provision of health care. A cornerstone of the discipline is continuous improvement based on learning from errors and adverse events. (Available at: https://www.who.int/news–room/fact–sheets/detail/patient–safety (Accessed March 2, 2022)

적 접근 지원, ⑪ 환자안전사건 보고 학습 및 감시 시스템 구축 및 실행을 위한 전략적 지원 제공으로 제시되어 있다.

이러한 사업의 근저에는 환자안전사건의 규모와 사회적 부담에 관한 세계보건기구의 인식이 자리하고 있다. 주요 환자안전사건별 세계보건기구가 인용하여 주장하는 내용을 살펴보면 다음과 같다.

첫째, 안전하지 않은 진료로 인한 부작용 발생은 전세계에서 사망과 불구를 초래하는 10가지 주요 원인 중의 하나이다.

둘째, 소득이 높은 국가에서도 입원환자 10명 중 1명은 병원 진료를 받는 동안 위해를 입는 것으로 추정되는데, 위해를 야기하는 부작용의 약 50%는 예방이 가능하다.

셋째, 안전하지 않은 진료로 인해 매년 1억3천4백만 건의 부작용이 중, 저소득국가 병원에서 발생하며, 그 결과는 2백6십만 건의 사망이다.

넷째, 안전하지 않은 진료로 인한 모든 부작용과 이로 인한 질병부담인 장애보정생존년수(disability adjusted life years, DALYs)의 약 2/3는 중, 저소득국가에서 발생한다.

다섯째, 전세계적으로 10명 중 4명의 환자가 일차의료와 외래진료에서 위해를 입고 있다. 80%의 위해는 예방이 가능하다. 가장 해로운 실수는 진단과 의약품의 처방 그리고 사용과 관련되어 있다.

여섯째, OECD 국가에서 병원 업무와 비용의 15%는 부작용으로 인한 것이다.

마지막으로, 환자 위해 감소를 위한 투자는 상당한 재정적 절감과 더불어 더 중요하게는 보다 나은 환자 결과에 이르게 한다. 예방의 한 예로, 환자참여가 잘 이루어지면 위해로 인한 부담을 15% 이상 감소시킬 수 있다.

위해로 인한 부담은 유형별로 다음과 같이 추정된다.

첫째, 투약오류는 보건의료체계에서 상해와 예방가능한 위해의 주된 원인이며 이로인한 비용은 연간 420억 미국달러 규모로 추정된다.

둘째, 의료관련감염은 입원환자 100명 중 고소득국가는 7명, 중저소득국가는 10명에서 발생하고 있다.

셋째, 안전하지 않은 수술은 약 25%의 환자에서 합병증의 원인이 된다. 연간 약 7백만 명의 수술환자가 상당한 합병증을 경험하며, 그 중 백만명은 수술 중 또는 수술 직후에 사망한다.

넷째, 안전하지 않은 주사는 HIV, B형 및 C형 간염 등 감염을 환자와 직원에게 옮길 가능성이 크며, 이로 인한 장애 또는 사망으로 인한 손실은 920만 생애년(years of life lost)에 달하는 것으로 추정된다.

다섯째, 진단오류는 외래진료를 이용한 성인의 약 5%에서 발생하는 것으로 추정되며, 이중 절반 이상은 심각한 위해를 야기할 가능성이 있다. 대부분의 사람들이 생애 중 진단 오류를 경험할 가능성이 있다.

여섯째, 안전하지 못한 수혈은 부작용과 감염 발생 위험을 노정한다. 21개국 자료 기준 10만 혈액성분 사용 당 8.7건의 심각한 반응이 발생하고 있다.

일곱째, 방사선 조사 오류는 과잉 노출 외에도 잘못된 환자, 잘못된 부위 조사도 발새하고 있다. 30년동안 누적된 발표 자료 검토 시 전체 오류 발생은 1만 치료 코스 당 15건으로 추정된다.

여덟째, 패혈증은 환자 생명을 구하기 충분할 정도로 조기에 진단되기가 어렵다. 항생제 내성이 있는 감염이기가 쉬우며, 발생 정도는 연간 3100만명, 사망은 5백만명으로 추정된다.

아홉째, 정맥혈전은 환자 위해의 가장 일반적이고 예방가능한 원인으로 입원에 기인하는 합병증의 약 1/3을 차지한다. 연간 고소득구가의 경우 390만, 중저소득 국가의 경우 500만 사례가 발생한다.

1.2.2 세계보건기구의 주요 환자안전사업

세계보건기구는 환자안전사업을 시작한 이래 국가유형별로 환자안전 주요 연구영역을 검토하고 우선순위를 매겨 각국의 상태에 맞는 환자안전 노력과, 공동의 환자안전의제를 마련하기 위한 노력을 기울인 바 있다(WHO, 2009). 선진국과 중진국 그리고 개발도상국으로 분류하여 정한 환자안전연구의 우선순위는 <표 2-1>과 같이 제시되었다. 우선순위 결과를 살펴보면 각국의 경제수준에 따라 환자안전연구 우선순위에 차이가 있는데 개발도상국의 경우 의약품이나 혈액 등과 같은 보건의료제품의 안전 확보, 보건의료 인력 역량 부적절, 감염 및 안전하지 않은 주사 행위 등의 우선순위가 높은 것에 비해 선진국의 경우 의사소통 부족, 조직적인 문제, 환자안전 문화 등과 같은 조직 내재적 문제의 우선순위가 높은 것으로 나타났다.

이와 같은 전세계 국가의 상태별로 환자안전 정책이 이루어질 수 있도록 방향설정을 하는 일을 추진하였는데 이는 각국의 상황에 맞게 환자안전을 강화해나갈 수 있도록 정책 의사결정을 지원하기 위한 목적이었다. 이러한 리더십 확보를 위해 세계보건기구는 환자안전에 영향을 주는 요인과 결과를 근거로서 제시하기도 하였다. 이 보고서에는 현재까지 강조되고 있는 환자안전문제의 대부분을 포함하고 있는데 안전하지 않은 의료로 인한 결과, 안전하지 않은 의료에 대한 구조요인 및 과정으로 분류하여 총 23개 분야를 제시하고 있다(World Alliance for Patient Safety, 2008).

표 2-1 세계보건기구의 환자안전연구: 국가유형별 주요 우선순위

	개발도상국	중진국	선진국
1	가짜약 & 기준미달약	부적절한 자격 훈련과 기술	의사소통과 조정 부족
2	부적절한 자격 훈련과 기술	적절한 지식과 전달 부족	잠재된 조직적 실패
3	모성 및 신생아 진료	의사소통과 조정 부족	환자안전 문화 결여와 문책
4	보건의료 관련 감염	보건의료 관련 감염	부적절한 안전 지표
5	안전하지 않은 주사 시술	모성 및 신생아 진료	의약품 및 투약오류로 인한 약물부작용
6	안전하지 않은 혈액 시술	의약품 및 투약오류로 인한 약물부작용	약자 및 노인 진료

출처: WHO Patient Safety A World Alliance for Safer Health Care (2009). Global Priorities for Patient Safety Research-Better knowledge for safer care. Available at: https://www.who.int/publications/i/item/9789241598620 (Accessed March 2, 2022).

표 2-2 안전하지 않은 의료의 결과, 구조 및 절차적 요인

구분	결과 및 요인
안전하지 않은 의료의 결과	• 약물치료로 인한 부작용 • 의료기기로 인한 부작용 및 상해 • 수술 및 마취 오류로 인한 상해 • 보건의료 관련 감염 • 안전하지 않은 주사 시술 • 안전하지 않은 혈액 제품 • 임부 및 신생아 안전 • 노인 안전 • 병원 내 낙상으로 인한 상해 • 욕창
안전하지 않은 의료에 대한 구조 요인	• 조직적 결정 요인 및 내재된 실패 • 구조적 책무: 환자안전 보장을 위한 인증 및 규정 적용 • 환자안전문화 • 훈현, 교육 및 인적 자원 • 스트레스와 피로 • 생산 압력 • 적절한 지식 및 지식 전달 결여 • 의료기기 및 절차(인적 요인과 무관)
안전하지 않은 의료에 대한 과정 요인	• 오진 • 검사 후 관리 부족 • 가짜약 및 기준 미달 약 • 환자안전에 대한 부적절한 조치 • 환자안전에 있어서 환자 참여 결여

출처: WHO World Alliance for Patient Safety (2008). Summary of the Evidence on Patient Safety-Implications for Research. Available at: https://apps.who.int/iris/handle/10665/43874 (Accessed, March 2, 2022).

세계보건기구의 환자안전사업은 크게 연구와 캠페인, 교육 및 훈련, 변화를 위한 실행(측정 도구 및 해결방안 제시), 환자 참여로 분류된다. 이에 더하여 환자안전 확산을 위한 각종 문건 및 보고서 등 정보제공이 활발하게 이루어지고 있다.

환자안전연구는 각국에서 환자안전과 관련한 연구를 촉진하고 연구결과의 확산을 도모하기 위함이다. 환자안전을 위한 새로운 해법의 개발을 위해 필요한 근거를 마련하고, 적절한 도구 및 방법론의 개발, 역량 형성 및 강화 등과 관련한 국제협력사업 추진이 주요 내용이다.

국제적으로 주요한 환자안전 향상 방안은 캠페인을 통하여 강조되고 있다. 초기에 세계보건기구에서 가장 강조하고 있는 캠페인은 감염 예방 및 관리를 위한 '깨끗한 진료는 안전한 진료(Clean Care is Safer Care)' 사업이다. 손 위행 등 모든 국가에서 실천할 수 있는 방안을 중심으로 대대적인 실천사업을 벌인 바 있다. 두 번째로 중요한 캠페인은 수술안전에 관한 것이다. 수술안전에 관해 세계보건기구는 상당한 리더십을 확보하고 있으며 '안전한 수술이 생명을 살린다(Safe Surgery Saves Lives)'를 강조하며 수술 안전 기준을 마련하여 확산하기 위한 노력을 기울여왔다. 수술안전을 위한 점검표를 개발하여 제공하고 있으며, 최근에는 로봇수술과 같은 첨단수술에 대한 프로젝트도 진행하고 있다. 가장 최근에 캠페인 대상이 된 것은 '위해 없는 투약(Medication Without Harm)' 사업이다. 2017년에 시작된 이 캠페인은 현재진행형이며, 2022년 세계환자안전의 날의 주제로도 제시되어 있다.

세계보건기구는 환자안전에 있어서 정책과 리더십을 강조하고 있다. 2016년부터 환자안전에 관한 국제장관회의(Global Ministerial Summit on Patient Safety)를 개최하여 국가별 환자안전 인식 제고와 정책 강화를 도모하고 국가간 및 국제적 연대를 도모하고 있다. 무엇보다 국제적 공동활동 기반으로 2019년부터 세계환자안전의날(World Patient Safety Day)을 제정하고 9월 17일 즈음에 각국이 동시에 관련 행사를 개최하여 공유하도록 권고하고 있다. 세계환자안전의 날은 매년 강조하는 주제가 있다. 첫해인 2019년은 '환자안전: 국제보건 최우선 과제, 안전을 말하자!(Patient Safety: A Global Health Priority - Speak up for safety!)'로 하여 중요성을 강조하였다. 이듬해인 2020년은 전세계가 직면한 COVID-19 팬데믹 사태로 인하여 '의료종사자 안전, 최우선의 환자안전 과제 - 종사자가 안전하면 환자가 안전하다!(Health Worker Safety: A Priority for Patient Safety - Safe helath workers, Safe patients!)'가 슬로건이 되었다. 2021년에는 안전한 출산과 모자보건을 강조하는 '안전하고 존중받는 모성 및 신생아 진료, 안전하고 존중받는 출산(Safe and Respectful Maternal and Newborn Care-Act now for safe and repectful childbirth)'이 제시되었고 2022년 세계환자안전의 날 주제는 현재까지 캠페인이 계속되고 있는 '위해 없는 투약(Medication Without Harm!)이다.

가장 최근의 국제 환자안전 정책 도모 활동은 '국제 환자안전 실행 계획 2021-2030'을 마련한 것이다. 보건의료에 있어서 예방가능한 위험을 제거해나가기 위해 문제의 크기, 성공 사례, 실행 원리, 조치와 실행의 틀, 국가 단위의 실행법, 진척도 측정 및 지속적 발전 목표와의 연계 등을 그 주요 내용으로 하여 각국의 체계적 환자안전 활동 수행의 기반을 제시하고 있다.

2 주요국의 환자안전체계

환자안전의 국제적 동향과 관련하여 본 장에서는 환자안전을 위한 주요국의 노력을 국제적인 영향력과 특성을 고려하여 미국과 영국의 환자안전체계 운영을 중심으로 소개하고자 한다.

2.1 미국

2.1.1 개요

미국은 1999년에 미국 의학한림원이 발간한 *To Err Is Human: Building a Safer Health System* 보고서를 통해 환자안전의 개념을 제시하고 전세계적인 환자안전 흐름을 주도하는 국가로 부상하였다. 보고서는 미국 내에서 의료오류로 인해 연간 4만 4천 명 이상 9만 8천 명 가량이 사망하며 이는 교통사고로 인한 사망이나 유방암으로 인한 사망보다 더 많은 것이라는 충격적인 내용을 제시하였다(Institute of Medicine, 1999). 동시에 의료오류는 예방이 가능하며 잘못된 시스템, 절차, 여건 등에서 기인하는 것이 대부분이므로 자발적 보고 시스템과 표준 개발 등을 통해 이를 해결해나가는 것에 주안점을 두어야 함을 강조하였다. 의료오류의 문제점과 중요성을 파악한 미국정부는 보건의료 연구 및 질 향상 법안(Healthcare Research and Quality Act, 1999)을 근거로 보건의료연구소(Agency for Healthcare Research and Quality, AHRQ)를 설립하여 국가 단위 의료오류 관리 및 질 향상 활동을 강화한 바 있다.

미국 의학한림원의 보고서는 환자안전의 개념을 규정하고 체계를 구축하는 데 크게 기여하였다. 의료오류와 관련한 많은 연구를 통해 의료오류를 개념화한 Lucian Leape 교수는 '미국 환자안전 운동의 아버지'로 지칭되었고 또 다른 전문가인 Donald Berwick 박사는 보건의료향상연구소(Institute for Healthcare Improvement, IHI)를 통해 환자안전을 병원단위의 질 향상 활동과 연계하여 개선해나가는 동력을 마련하였다. 환자안전은 무엇보다 오류를 일으킨 개인의 문제보다 그것이 발생한 체계와 과정을 중시하며 따라서 이를 예방하여 개선하기 위한 활동을 추동하는 데 주안점이 주어진다. James Reason 교수가 항공산업 등의 안전문제 개선에 적용했던 스위스 치즈 모형(Swiss cheese model)이 차용되기도 했다. 이와 같은 개념화와 함께 개선활동을 강조하는 체계 구축을 중심으로 환자안전은 전 세계적으로 제도화되고 강화되어 나갔다고 할 수 있다.

2.1.2 연방 환자안전체계

미국의 환자안전체계는 연방기구인 AHRQ를 정점으로 환자안전기구(Patient Safety Organization, PSO)를 지정하여 자발적 보고체계를 운영해나가는 것을 주요 골격으로 하고 있다. 그리고 주별로 보건의료서비스 제공 시 환자에게 위해가 발생한 경우 보고를 의무화하는 법을 가지고 운영하거나, 환자안전관리체계 구축과 운영을 보험 참여 요건으로 명시하여 권장하고 있기도 하다. 그 외에도 The Joint Commission(TJC)의 병원인증사업으로 추진되고 있는 적신호 사건 보고, 병원별 환자안전사건 발생 정도 파악과 개선을 위한 IHI의 각종 트리거 도구(trigger tools) 적용 등 환자안전과 질 향상 활동의 결합이 활발하다.

1) AHRQ의 환자안전사업 개요

AHRQ는 미국 보건부 산하 12개 기구 중 하나로 의과학 중심 기구인 미국 국립보건원(National Institute of Health, NIH), 미국 질병관리본부(Centers for Disease Control and Prevention, CDC)와는 다른, 보건의료체계의 안전과 질적 수준 향상을 도모하는 기관이다. AHRQ는 국가 보건의료전달체계에 대한 연구에 투자함으로써 미국 보건의료의 안전과 질을 향상할 수 있는 방안에 대한 이해를 높여 보건의료의 발전을 도모하는 것을 주요 사업으로 하고 있다[2]. 주로 연구사업 지원을 통해 보다 안전하고 보다 높은 질적 수준, 접근성, 형평성, 그리고 지불가능성이 보장되는 보건의료를 위한 근거를 산출하고, 보건부 내외 기관들이 이에 대한 이해와 활용을 제고하고 있기도 하다. 그리고 핵심 사업은 보건의료체계연구(health systems research), 진료 향상(practice improvement), 그리고 자료와 분석(data & analytics) 영역으로 분류된다.

AHRQ의 질향상·환자안전센터(Center for Quality Improvement and Patient Safety)는 미국 환자안전정책을 추진해나가는 정점에 있는 조직으로서 환자안전과 더불어 포괄적인 질 향상사업을 주도해나가고 있다. 국가적인 질 향상 전략에 있어서 환자안전은 진료 제공 과정에서 위해를 감소시킴으로써 미국 보건의료를 보다 안전하게 만드는 것이 제1의 우선순위를 차지할 만큼 중요한 영역으로 다루어졌다. 이를 위해 예방 가능한 입원과 재입원의 감소와 더불어 의료와 관련하여 발생하는 부작용의 감소, 부적정하고 불필요한 진료로부터

---

2) Agency for Healthcare Research and Quality: A Profile (2016) (Available at https://www.ahrq.gov/sites/default/files/wysiwyg/cpi/about/profile/ahrq-profile16.pdf, accessed, September 19, 2022)

발생하는 위해 감소가 강조되었다(DoHHS and NQS, 2017).

최근 국가 환자안전 전략은 2020년 IHI가 주도하고 AHRQ 등 27개 기관 및 전문가가 참여한 국가환자안전운영위원회(National Steering Committee for Patient Safety)를 통해 환자안전 향상을 위한 국가 행동계획으로 권고가 이루어지고 있다. 핵심 내용은 다음 <표 2-3>과 같이 요약된다(IHI, 2020).

표 2-3 미국 국가환자안전운영위원회의 환자안전 전략

부문	권고	
문화, 리더십, 거버넌스 (Culture, leadership, gorvernance)	1	안전이 핵심가치로 입증되도록 보장한다.
	2	안전 향상을 위해 역량을 판단하고 자원을 동원한다
	3	안전 정보를 폭넓게 공유하여 투명성을 높인다.
	4	능력에 기반한 거버넌스와 리더십을 실행한다.
환자와 가족 참여 (Patient and family engagement)	5	보건의료전문가의 환자, 가족 및 진료 파트너 참여 역량을 개발한다.
	6	진료 과정에 환자, 가족 및 진료 파트너 참여를 도모한다.
	7	리더십, 거버넌스 및 안전 향상 노력에 환자, 가족 및 진료 파트너를 포함한다.
	8	모든 환자, 가족 및 진료 파트너의 형평성 있는 참여를 보장한다.
	9	환자, 가족 및 진료 파트너를 신뢰하고 존중하는 문화를 증진한다.
직원 안전 (Workforce safety)	10	직원안전을 위한 시스템을 실행한다.
	11	신체적, 정신적 안전과 더불어 복리증진을 위한 환경조성의 책무성을 확인한다.
	12	직원안전 제고를 위한 최우선사업을 개발, 자원조성 및 실행한다.
학습시스템 (Learning system)	13	조직 내, 조직간 학습을 촉진한다.
	14	최선의 실행가능한 안전학습네트워크 개발을 가속화한다.
	15	전문가간 안전 교육과 훈련 촉진 시스템을 개발, 운영한다.
	16	진료과정을 따라 공유되는 안전 목표를 개발한다.
	17	안전에 관한 산업/조직 전반의 지원, 협조 및 렵력을 촉진한다.

출처: The National Steering Committee for Patient Safety. Safer Together – A National Action Plan to Advance Patient Safety. IHI. 2020

연방기구로서 AHRQ가 추진해나가는 주요 환자안전사업은 업무단위 포괄적 안전사업(Comprehensive Unit－based Safety Program, CUSP), 진단안전향상(Diagnostic Safety Improvement), 의료관련감염(Healthcare－Associated Infections, HAIs), 병원유래증상(Hospital Acquired Conditions, HACs), 너싱홈안전사업(Nursing Home Safety Program), 환자안전네트워크(Patient Safety Network, AHRQ PSNet), 환자안전기구사업(Patient Safety Organization (PSO) Program), 환자안전문화조사

(Survey on Patient Safety Culture, SOPSTM)를 중심으로 이루어지고 있다. 이와 함께 국가전략으로도 강조되고 있는 환자와 가족 참여(Patient & Family Engagement), 그리고 질향상지표(AHRQ Quality Indicators)에 포함된 환자안전지표(Patient Safety Indicators, PSI) 등이 제시되어 있다[3]. 이 중에서 지속적으로 추진되어온 환자안전기구 사업, 의료관련감염 관리사업과 함께 최근 강조되는 업무단위 포괄적 안전사업, 환자안전지표, 그리고 진단안전 및 너싱홈안전을 중심으로 소개하고자 한다.

2) 환자안전기구(Patient Safety Organizations, PSO)

환자안전기구는 2005년의 환자안전 및 질 향상 법안(The Patient Safety and Quality Improvement Act of 2005)이 바탕이 된 독립된 외부 전문가로서 환자안전사건 보고, 분석 및 향상 조직으로서 임상전문가 및 공급자 조직의 자발적 보고를 보장한다. AHRQ는 환자안전기구를 공인하고 환자안전데이터베이스 네트워크(Network of Patient Safety Database)를 운영하며 환자안전사건 보고를 위한 '공통양식(common formats)'을 개발하고 공인하여 배포함으로써 실질적인 미국 내 환자안전 보고학습체계 운영의 중심이 되고 있다.

환자안전기구에 참여하는 의료공급자는 활동과 관련하여 연방의 법적 보호인 면책 특권과 기밀(privilege & confidentiality)을 받는다. 또한 환자안전사건 및 근접오류에 이르기까지 보고할 수 있는 공통양식은 각 사건을 임상적·전자적으로 동일한 방식으로 측정하는 방법 제공하여 관련 정보를 지역 단위, 주 단위, 국가 단위로 통합하고 분석하는 것을 가능하게 하는 중요한 도구가 된다. 2022년 현재 AHRQ가 공인하여 목록에 관리되고 있는 환자안전기구는 모두 101개소로서 33개 주에서 참여하고 있다[4].

환자안전기구의 요건은 일차적인 활동이 환자안전 향상과 보건의료 질 향상인 조직이면 되는데, 다만, 의료보험자(health insurance issuer)는 참여가 금지된다. 또한 의료공급자에 대해 인증 평가나 허가를 내주는 기관, 법적이나 규제적인 요건을 통해 보건의료서비스 제공을 관리하는 기관, 그리고 연방이나 주 등의 환자안전보고시스템을 운영하는 기관 등은 일부 부서로만 참여가 가능하다. 2개 이상의 의료공급자와 환자안전 활동 관련 계약이 있어야 하며 지정 시 3년간 자격이 유지된다.

환자안전기구의 설립과 이에 대한 환자안전 활동 및 보고를 활성화할 수 있는 근거는 Affordable Care Act에서 50병상 이상 병원은 환자안전평가체계(Patient Safety Evaluation System)을 두어야 함을 명시하고 있는 것이다. 또한 이러한 환자안전활동은 건강보험 참여

---

3) AHRQ 홈페이지. 사업소개(Programs) 중 Quality & Patient Safety (https://www.ahrq.gov/programs/index.html?search_api_views_fulltext=&field_program_topics=14177, accessed September 19, 2022)

4) AHRQ 홈페이지(https://pso.ahrq.gov/pso/listed, accessed September 19, 2022)

요건이 되고 있는데 2015년부터 환자안전평가체계를 이용하도록 하여 외부 환자안전기구 활용을 독려한다.

3) 의료 관련 감염 관리(Healthcare Associated Infection, HAI)

보건의료관련 감염은 미국에서 환자안전을 위협하는 주요 문제로 국가적인 관심을 끌어왔다. 미국 미국 질병관리본부(Centers for Disease Control and Prevention, CDC)의 국가보건의료안전네트워크(The National Healthcare Safety Network, NHSN)를 중심으로 의료기관의 참여를 독려하며 감염 발생과 개선 정도를 추적하고 있다.

AHRQ는 감염관리를 위한 연구 및 활동에 대한 재정지원과 더불어 2009년 미국 보건부(Department of Health and Human Service)가 마련한 국가주도의 감염관리예방 실행계획[5]에 의거하여 보건의료 관련 감염 관리사업도 수행해왔다. 주요 대상은 중심정맥관감염(Central Line-Associated Bloodstream Infection, CLABSI), 카테터 관련 요로감염(Catheter-Associated Urinary Tract Infection, CAUTI), 수술부위감염(Sugical Site Infection, SSI), 메티실린 내성 황색포도알균(methicillin-resistant Staphylococcus aureus, MRSA) 균혈증, 클로스트리디움 디피실 감염증(C. difficile infection, CDI)이었다. 특히 이들 감염을 종합한 병원 유래증상(Hospital acquired conditions, HAC)은 각종 환자안전사건을 종합한 지표 PSI 90과 함께 점수화되어 Centers for Medicare and Medicaid Services(CMS)의 가치기반구매(value-based-purchasing) 사업 대상이 된다. 이 사업의 결과로 병원유래증상은 2010년부터 2014년 사이에 17%가 감소하고 2014년부터 2017년 사이에는 13%가 감소한 것으로 평가되었다(AHRQ, 2019). 중심정맥관 감염은 중환자실을 중심으로 사업이 추진된 후 병원 전체로 확대되었고 카테터 관련 요로감염은 병원 외에 장기요양 및 요양원으로 확대되었다.

보건의료 관련 감염관리는 항생제 내성관리와 함께 추진될 수밖에 없다. 미국은 2014년 9월에 대통령이 서명한 행정명령(Executive Order)으로서 '항생제 내성세균 극복 사업(Combating Antimicrobial Resistant Bacteria, CARB)'을 추진하고 있다. 국가전략 수립 및 대통령 과학기술자문위원회(President's Council of Advisors on Science and Technology)에 제출된 보고서에 따라 이루어지고 있는데 2015년 첫 번째 실행계획에 제시된 주요 목표는 대성균 출현 지연과 내성 확산 예방, 내성 극복을 위해 국가단일보건의료감시노력 강화, 내성균 분리/분석을 위한 신속하고 혁신적인 진단검사의 개발 촉진이었다. AHRQ는 내성균 출현 및 확산 속도 감소를 위해 핵심기관인 미국 질병관리본부와 공동으로 노력을 기울여왔다. 구체적인 사업으로는 장기요양기관에서 항생제 사용 향상 사업, 요양원 대상 항생제 책임관

5) The National Action Plan to Prevent Health Care-Associated Infections: Roadmap to Ellimination (HAI National Action Plan)

리 지침, 입원환자 C.difficile균 감염 감소를 위한 항생제 관리사업 개발 toolkit, 투석기관에서 항생제 사용 적정화 등이 포함되어 있다. 수술부위 감염(surgical site infection, SSI) 및 기타 수술합병증은 입원 수술과 외래 수술에 모두 적용되고 있다. 이러한 감염관리는 환자안전에 있어서 오래된 주제이면서 여전히 강력한 관리 대상이다. AHRQ에서는 이의 관리를 위해 연구의 연속성을 연구에서부터 시범사업, 실행의 전단계를 모두 측정하여 사업의 효과를 구체적으로 파악하고 있다.

관련 사업과 연구에 투자한 결과는 의료 관련 감염 예방 및 관리에 있어서 향상정도에 대한 연구 방법론 발표, 미국 감염관리학회지 논문 발표, 감염관리와 병원역학회지 논문 발표 등 활발한 학술적 성과로 제시되고 있다. 미국보건부는 의료관련감염사업의 추진 목표와 성과를 홈페이지에 요약하여 제공하고 있다. 2015년을 기초로 하여 2020년까지 개선 목표는 CLASI 50% 감소, CAUTI 25%감소, MRSA 50% 감소, SSI 30% 감소 등이다. 개선 정도 등과 함께 상세 내용은 다음 <표 2-4>와 같다.

표 2-4 미국 급성기병원 의료관련감염 감소 목표와 실적

분야 (자료원)	2015년 기준		
	2016년 달성도	2019년 달성도	2020년 목표
CLABSI (NHSN)	11% 감소	31% 감소	50% 감소
CAUTI (NHSN)	7% 감소	26% 감소	25% 감소
Invasive MRSA (NHSN/EIP)	8% 감소	5% 감소	50% 감소
Hospital－onset MRSA (NHSN)	6% 감소	18% 감소	50% 감소
SSI (NHSN)	8% 감소	42% 감소	30% 감소
Hospital－onset CDI (NHSN)	6% 감소	7% 감소	30% 감소
C difficile 관련 입원 (HCUP)	4% 감소	29% 감소	30% 감소

NHSN: The National Healthcare Safety Network
EIP: Emerging Infections Program of CDC's Healthcare－Associated Infections - Community Interface
HCUP: Healthcare Cost and Utilization Project of AHRQ

출처: Office of Infectious Diaease and HIV/AIDS Policy
(https://www.hhs.gov/oidp/topics/health－care－associated－infections/targets－metrics/index.html)

두 번째 실행계획은 2020년에 발표된 5개년 계획으로 첫 번째 계획의 국가 목표를 유지하면서 새로운 달성 목표를 제시하고 있는데 AHRQ와 관련해서는 의료기관의 책임성 있는 항생제 사용을 도모하기 위한 연구과 실행 지원, 의료관련 감염 예방을 위한 지속적인 지원, 그리고 감염 예방 및 항생제 내성균 출현과 확산 예방 연구 증대를 중심으로 제시하고 있다(Federal Task Force on CARB, October 2020).

4) 업무단위 포괄적 안전사업(Comprehensive Unit-based Safety Program, CUSP)

의료관리감염관리 방법으로도 적용된 CUSP는 환자안전 문화의 정착을 통해 환자안전 문제의 예방과 개선을 도모해나가는 일련의 절차로 구성된 방법론이다. 이 방법은 미국 존스홉킨스대학병원에서 의료사고로 사망한 18개월 여아 조시 킹(Josie King) 사건의 해결과정에서 질 향상 환자안전연구그룹에 의해 개발되었다. AHRQ는 관련 연구를 지원하였다. 환자 위해를 감소시키고 예방하기 위해서는 업무 단위로 환자안전 문화 조성이 필요하다는 인식을 토대로 미시간 주 병원들의 CLABSI를 중심으로 한 의료관련감염 예방 활동을 대상으로 적용한 결과 유의한 감소를 확인하게 되면서 AHRQ와 미국 병원협회의 협력을 통해 전국 병원으로 확산되어 왔다(Pronovost P 등, 2010).

CUSP는 병원 환경을 보다 안전하게 함에 있어서 팀워크 향상, 최선의 임상진료, 안전과학의 결합을 통해 임상팀을 지원하는 것이다. 핵심 CUSP 도구(Core CUSP Toolkit)는 팀 구성(assemble the team), 고위직 임원 참여(engage the senior executive), 안전 과학의 이해(understand the science of safety), 센스메이킹으로 결함 구분(identify defects through sensemaking), 팀워크와 소통 실행(implement teamwork and communication)의 모듈로 구성되며 업무 특성에 따라 유연하게 적용될 수 있다. 이를 통해 나타나는 결과는 직원과 고위직 임원의 참여 제고, 진료부시원들 간 의사소통 향상, 정신적인 모델의 공유, 가능한 위해와 안전을 저해하는 장벽에 대한 지식의 확장, 진료체계에 집중하는 협력 등이다.

CUSP 도구는 항생제 사용 개선, 중환자실 CLABSI, CAUTI 예방, 외래수술센터 안전 향상, 안전한 수술 도모, 인공호흡환자 안전 향상, 병원 CAUTI 감소, 장기요양기관 CAUTI 및 의료관련감염 감소, 중환자실 CLABSI 감소 등 의료관련 감염을 대상으로 하여 개발되어 AHRQ를 통해 제공되고 있다. 그 외 주산기 진료 대상 도구도 제공되며 MRSA 및 수술 진료 관련 도구는 개발이 진행되고 있다.

5) 환자안전지표(Patient Safety Indicators, PSIs)

환자안전지표는 예방가능한 환자안전사건에 대한 정보를 제공하며 주로 수술, 처치, 분만과 관련하여 병원 내에서 발생가능한 합병증과 부작용을 주 대상으로 한다. 일상 진료 수행에 있어서의 향상 여지를 대변하는 지표이며, 병원으로 하여금 병원 내 부작용과 합병증 발생을 평가하고 추가적인 연구가 필요한 문제를 구분할 수 있도록 지원한다[6].

AHRQ는 환자안전지표를 포함한 질지표의 개발목표를 시간 경과에 따라, 혹은 지역별이나 인구별 성과를 모니터링하기 위해 국가 단위, 지역단위, 주 단위 및 병원/영역 단위로 적용 가능한 방법론을 사용하도록 하기 위함이라고 제시하고 있다(AHRQ, July 2022). 지표

6) AHRQ 홈페이지 (https://qualityindicators.ahrq.gov/measures/psi_resources), 2022년 10월 15일 접속)

는 이슈별 외에도 종합지표로서도 측정이 되어 차이를 감지하고 안전에 중요한 분야를 구분하거나 조치의 우선순위를 정하는 등의 의사결정에 활용될 수 있다. 종합지표의 대표적인 것은 PSI 90으로 매년 강조되는 환자안전 분야에 따라 구성이 달라진다. 2022년 AHRQ PSI 90을 구성하는 세부지표는 다음 <표 2-5>와 같다.

표 2-5 2022sus AHRQ PSI 90 종합지표 (Composite Measure) 구성

PSI 90 환자안전 및 부작용 종합 지표
PSI 03 욕창 발생율(Pressure Ulcer Rate)
PSI 06 의인성 기흉 발생률(Iatrogenic Pneumothorax Rate)
PSI 08 병원내 둔부골절이 발생한 낙상(In Hospital Fall with Hip Fracture Rate)
PSI 09 수술후 출혈/혈종 발생률(Postoperative Hemorrhage or Hematoma Rate)
PSI 10 수술후 투석을 요하는 급성신장손상 발생률 (Postoperative Acute Kidney Injury Requiring Dialysis Rate)
PSI 11 수술후 호흡부전 발생률(Postoperative Respiratory Failure Rate)
PSI 12 수술전후 폐색전증/심부정맥혈전증 발생률 (Perioperative Pulmonary Embolism or Deep Vein Thrombosis Rate)
PSI 13 수술후 패혈증 발생률(Postoperative Sepsis Rate)
PSI 14 수술후 상처열개 발생률(Postoperative Wound Dehiscence Rate)
PSI 15 복부골반 우발적 천자/열상 발생률 (Abdominopelvic Accidental Puncture or Laceration Rate)

출처: AHRQ Quality IndicatorsTM. Quality Indicator User Guide: Patient Safety Indicators (PSI) Composite Measures, v2022. AHRQ. July 2022.

AHRQ 환자안전지표는 개별지표와 PSI 90 형태로 미국 공공보험을 관리하는 Centers for Medicare and Medicaid Services(CMS)의 가치기반 구매(value-based purchasing)에 활용되어 왔다(Padula WV 등, 2020). 특히 주요 의료관련감염지표는 상당한 개선 성과를 보인 것으로 보고되고 있다(CMS, 2021).

6) 진단 안전 향상(Diagnostic safety improvement)

진단오류는 모든 형태의 진료에서 발생하고 있으며, 미국 전체 환자 사망의 약 10%와 연관되어 있는 것으로 추정하고 있다. 진단 오류는 미국 의료배상청구의 일차 이유가 되고 있기도 하다. 2016년 9월 보건의료에 있어서 진단 개선을 위한 전문가 회의를 시작으로 AHRQ는 연구에 대한 지원을 강화하고 있다. 연구를 통해 확인한 사항은 외래진단오류는 미국 성인 20명 중 1명의 비율로 영향을 미치고 있으며, 소아과 전문의도 상당한 진단오류를 보고하고 있는데 특히 전자 의무기록은 비만이나 고혈압 진단 간과를 줄이는 것 같으나

진단오류 감소에는 영향이 없다고 보고하고 있다. AHRQ는 진단오류 발생의 계량화, 진단오류 원인 이해, 진단오류로 인한 부작용과 결과간의 연계를 통한 학습 등을 중심으로 연구개발을 지원한다. 2022년은 의회가 AHRQ 연구 지원 재정을 승인하고 진단 과정에서 발생하는 실패 등에 대한 연구를 지원하고 있는데 이에는 진단향상연구센터(Research Centers of Diagnostic Excellence) 설립이 포함되어 있다. 아울러 진단 정확도 증진 연구와 진단의 질 수준 측정 및 계량화, 암진단 향상 등에 관한 연구들이 선정되어 있다.

7) 너싱홈 안전

노인들의 장기요양을 주로 담당하고 있는 너싱홈에서 주요하게 관리되는 환자안전 이슈는 욕창의 예방과 치료, 낙상 예방, 그리고 예방가능한 병원 및 응급실 방문 관리이다. 이들 예방 및 관리 활동을 위해 “정시의 예방(On−Time Prevention)”을 도모하고 있다.

정시의 예방은 전자 의무기록 체계를 바탕으로 주기적인 주단위 보고를 통해 너싱홈 거주자들의 주요 부작용 등 발생 위험을 판단하고 공유하여 임상적인 대처가 조기에 가능하도록 만드는 것을 뜻한다. 적절한 예방을 위한 임상적인 대처는 위험에 대한 정보가 필요시 접근 가능한 환경에서 가능한데 전자 의무기록은 정보의 중앙화를 가능하게 하여 정보공유의 토대를 제공한다. 이에 더하여 정해진 주기적인 위험평가보고는 시의적절한 대처를 가능하게 할 수 있다.

따라서 정시의 예방을 위해서는 대상이 되는 욕창 예방 및 치료, 낙상 및 병원/응급실 방문 위험이 큰 대상자를 구분하는 전자임상보고가 주단위로 업데이트 되는 활동과, 관련 전자 의무기록 프로그램이 이 보고를 위한 사양을 갖추도록 하며, 다학제적 팀이 참여하여 보고에 기반한 케어 계획이 이루어지도록 제시하고 있다. 아울러 정시의 예방을 주관할 주담당자를 훈련하는 것도 함께 권고된다.

8) 기타 환자안전을 위한 관리 도구들

AHRQ는 환자안전 관련 연구 및 활동 지원 외에도 환자안전 문화의 수용성을 높이고 대상을 확대하며 전반적인 진료에 대한 질을 제고하기 위한 활동을 수행한다. 병원과 다양한 의료기관을 대상으로 하는 환자안전문화조사(Surveys on Patient Safety Culture, SOPS™)와 환자안전과 관련한 웹기반의 자원 제공체계인 환자안전 네트워크(Patient Safety Network, AHRQ PSNet)가 그것이다.

환자안전문화조사는 2001년에 병원을 대상으로 시작되어 현재는 의원(medical office), 너싱홈, 지역약국 그리고 외래수술센터까지 대상이 확대되었다. 병원은 팀워크, 인력과 업무량, 조직학습, 오류에 대한 대처, 관리자의 환자안전 지원, 오류에 대한 의사소통, 의사소통의 개방성, 환자안전사건 보고, 환자안전에 대한 병원행정 지원, 핸드오프 및 정보 교환 등 문화에 대한 조사에 더해 보고건수, 환자안전 평점 등이 추가되어 있다.

의원의 경우는 오류에 대한 의사소통, 의사소통 개방성, 표준화, 조직 학습, 환자안전과 질에 대한 인식, 리더십의 환자안전 지원, 환자 진료 추적 및 팔로업, 직원 훈련, 팀워크, 업무압박과 속도 등의 항목으로 문화를 평가한다. 추가적으로는 환자안전 및 질 문제 목록, 정보 교환, 질과 환자안전에 대한 평점 등이 조사된다.

너싱홈은 팀워크, 인력, 절차 순응도, 훈련 및 기술, 실수에 대한 비처벌성 반응, 핸드오프, 사건에 대한 피드백과 의사소통, 의사소통의 개방성, 거주자 안전 향상을 위한 관리자의 기대와 조치, 거주자 안전 인식, 행정 지원, 조직 학습 등을 조사하며 전반적인 평점이 추가된다.

지역약국은 물리적 공간과 환경, 팀워크, 직원 훈련 및 기술, 의사소통의 개방성, 환자 상담, 인력과 업무량/속도, 교대시 처방에 대한 의사소통, 실수에 대한 의사소통, 실수에 대한 반응, 조직학습, 환자안전 인식 등이 조사된다. 추가적으로는 문서화 실수, 환자안전 평점 등이 조사된다.

외래수술센터의 경우 환자정보에 대한 의사소통, 의사소통의 개방성, 인력, 업무부담/속도, 팀워크, 직원 훈련, 조적 학습, 실수에 대한 대응, 행정지원 등이 조사된다. 추가적으로는 니어미스 기록, 환자안전 평점, 수술/처치실에서의 의사소통 등이 조사된다.

조사결과는 자발적으로 AHRQ에 제출되어 데이터베이스를 구축하게 되는데 이를 통해 각 기관은 국가 수준 혹은 유사 기관 수준과 비교할 수 있다. 이러한 비교보고서는 2007년부터 매년 발간되고 있는데 1,000개 이상의 병원들에 대해 분석 결과가 비교정보로 활용되고 있다. 현재 이 조사는 병원을 넘어 통원 진료기관 및 요양원으로 확대되어 관련 의료진과 직원들로 하여금 환자안전문제 영역을 인지하고 변화를 추적 관리하도록 추진되고 있다.

환자안전네트워크는 환자안전에 관한 최신 소식과 기초 자료가 제공되는 국가단위 웹기반 시스템이다. 주요하게 제공되는 사항은 환자안전 관련 최신 뉴스와 도구, 문헌, 행사 등에 대한 주단위 소식, 오류와 관련하여 익명으로 제공되는 사례에 대한 분석과 전문가 의견, 환자안전에 대한 다양한 전문가 의견 및 인터뷰, 주요 환자안전 이슈에 대한 역학적 지식, 그 외 교육과 훈련 관련 정보 등이다.

2.1.3 주 단위 환자안전체계

미국은 AHRQ가 연방단위의 환자안전체계를 구축하여 운영하고 있으며, 주에서는 주법에 따라 각자의 환자안전체계를 운영하고 있다. 우리나라에는 펜실베이니아주의 환자안전국(Patient Safety Authority, PSA) 사례가 널리 알려져 있다.

펜실베이니아 주는 주 내의 병원 및 기타 보건의료기관에서 발생하는 오류와 근접오류를 의무적으로 보고하게 하는 환자안전 보고사업이 운영되고 있다. 이는 모든 환자의 손상을 보고하도록 하고 있는 주의 법률, Medical Care Availability and Reduction of Error (MACRE) Act 2002에 의거한다. 이 법률에는 환자안전국의 설치와 환자안전신용기금, 환자안전계획, 보고 및 고지, 환자안전담당자(patient safety officer), 위원회 그리고 기밀유지와 규정준수 등에 관한 규정이 담겨 있다.

환자안전국은 2004년 펜실베이니아 주 환자안전보고체계(Pennsylvania Patient Safety Reporting System, PA-PSRS)를 구축하여 웹기반으로 운영하고 있다. 법률에 의무보고 대상으로 규정하고 있는 중대한 사건 및 환자안전사건의 보고체계다. 보고는 기관 단위로 환자안전계획에 따라 이루어진다. PA-PSRS에는 2021년 기준 288,882건이 보고되었으며, 시스템이 구축된 이래 누적 보고건수는 2018년까지 총 3,688,381건에 이르러 미국에서 가장 활발한 환자안전 보고체계로 평가된다.

펜실베이니아 환자안전국은 상세한 연례보고서를 발간하여 환자안전사건의 분포와 경향 등에 대한 정보를 제공해왔으나 2019년을 기점으로 상세분석을 연례보고서로 제공하지는 않고 있다. 2018년을 기준으로 보고된 284,349건의 환자안전사건 중 심각한 사건은 8,086건으로 약 3%를 차지하였다. 입원과 관련한 보고가 213,249건인데 가장 빈번하게 보고되는 사건은 시술, 치료 및 검사와 관련 오류 57,120건으로 전체의 26.8%를 차지하였다. 다음으로는 투약오류는 46,775건으로 21.9%, 합병증 31,669건으로 14.9%, 낙상 28,364건으로 13,3% 순이었다(Patient Safety Authority, 2019).

2.2 영국[7)]

2.2.1 개요

영국은 국가보건의료체계를 운영하고 있는 나라로서, 환자안전체계 구축이 정부에 의해 주도되었다. 미국 의학한림원의 'To Error is Human'이 발간된 이듬해, 영국 보건부는 환자안전에 관한 첫 보고서로 'An organization with a memory'를 발간하고 미국, 호주 등의 연구 결과를 외삽하여 영국 NHS 병원에서 발생하는 환자안전사건을 약 850,000건으로 추정하였다. 이 보고서를 토대로 만들어진 당시 노동당 정부의 NHS 개혁안은 환자안전 향상을 도모하는 것을 포함하게 되는데 특히 환자안전사건에 대한 보고 및 분석체계를 구축하는 것이 우선적으로 제안되었다. 이를 토대로 환자안전 전담기구인 국립환자안전청(National Patient Safety Agency, NPSA)을 설립하여 환자안전사건 정보의 수집과 분석, 개선방안 마련을 주도적

7) 본 원고는 한국보건의료연구원에서 수행한 '보건의료기술안전 의제선정과 의사결정 방안연구(2013)' 및 '환자안전체계 구축 기반 연구(2015)'에서 영국에 해당하는 부분을 중심으로 수정·작성하였으며 2015년 이후 동향은 관련 문헌 검색을 통해 보완하였다.

으로 수행하는 체계를 마련하였다. NPSA가 정보수집과 분석을 위해 구축한 국가보고학습시스템(National Reporting and Learning System)은 현재 대부분의 나라에서 운영하고 있는 환자안전보고학습시스템의 원형이라 할 수 있다.

영국은 세계보건기구의 환자안전 활동 활성화에 주도적인 역할을 담당하였으며, 세계보건기구가 수술 안전 체크리스트를 개발하여 제공하자 NHS에서의 사용을 의무화하기도 했다. NPSA는 2012년 그 기능이 NHS로 이관되어 현재에 이르고 있다.

2.2.2 영국 보건부의 주요 환자안전 정책

1) An organization with a memory(2000)

영국 보건부가 영국 국가보건의료체계에 있어서 안전문제를 논의한 최초의 공식적이고도 광범위한 보고는 2000년에 발간한 '기억하는 조직(An organization with a memory)'이다. 보고서는 영국 NHS의 보고 및 정보 시스템을 통해서 단편적이고도 불완전하지만 파악되고 있는 '심각한 실패(serious failure)'에 관한 현황을 문제로 제시하고 있다. 이는 ① 매년 의료기기와 관련한 위해사건으로 약 400명이 죽거나 심각한 손상(seriously injured)을 입는 것, ② 약 10,000명의 사람이 약물과 관련한 심각한 부작용을 경험한다는 것, ③ 약 1,150명의 사람이 자살과 관련하여 정신보건서비스를 받은 적이 있다는 것, ④ 약 28,000건의 병원 임상 진료 관련 환자고충사항이 서면으로 제출되었다는 것, ⑤ 의료인의 태만으로 인한 소송 조정액으로 연간 약 40억 파운드가 NHS에서 발생한다는 것, 그리고 ⑥ 병원 내 감염으로 인한 비용이 연간 약 10억 파운드에 해당한다는 것 등이다. 그리고 호주나 미국에서는 이미 여러 연구를 통해 현황이 파악되어 왔으나 영국은 아직 걸음마 단계라고 자평하고 있다. 외국의 사례를 이용해 추정해보는 영국 NHS 병원 내에서 발생하는 위해사건 수는 연간 전체 입원의 약 10%에 해당하는 약 85만 건으로 추정했다. 이 때문에 발생하는 입원일수 증가만으로도 약 20억 달러의 비용이 지출되는데 이는 직접적인 사람의 손실이나 기타 경제적 비용을 차치한 금액이다(Department of Health, 2000).

이와 같은 심각한 실패의 발생 정도에 더하여 또 다른 문제는, 일부 사안들이 반복해서 발생하고 있다는 것으로, 이는 한번 '발생한 사건에서 교훈을 얻어야 함(the lessons must be learned)'에도 불구하고 이를 실행하지 못하고 있음을 드러내는 것이었다. 특히 일차의료의 문제는 대부분의 NHS 환자들이 이용하고 있음에도 불구하고 이러한 실패들이 잘 알려지지도 않고 있다는 점도 지적되었다.

영국 보건부는 실패로부터 배우고 이를 통해 실패를 예방하고자 하였고, 원인 규명과 더불어 사건으로부터의 교훈과 이에 대한 학습 그리고 학습이 실제 업무에 반영될 수 있도록 학습 문화를 변화시킬 것을 권장하였다. 학습에 있어서 가장 중요한 것은 조직문화이며 열린 보고체계와 균형 있는 분석을 권장하는 안전문화가 조직의 성과를 향상시키기 위한 전략으로 권고되었다. 징벌이 두려워 실수를 가리기에 급급하게 만드는 것을 징벌문화(blame culture)라 부르는데, 영국의 공공보건의료는 여전히 징벌문화에 머물러있다는 자성의 결과였다. 또한 학습이 효과적일 수 있도록 제대로 된 정보를 수집할 수 있는 보고체계가 필수적임을 제시하였다. 특히 보고체계는 실제 발생한 위해사건 외에 사건이 발생할 뻔한 근접오류도 보고할 수 있도록 하는 것을 강조하였다(Department of Health, 2000).

기존의 실패로부터 보다 능동적으로 배우기 위해 NHS는 수많은 지역 및 기관별로 분산되어 있는 보고체계, 질 향상 관련 조사체계, 외부 감사 활동 및 통계 분석 등 제각각 기능하고 있는 정보체계 그리고 관리체계를 모아 보다 통합적인 보고 시스템으로 수정 운영할 것을 제안하였다. 이 보고서는 NHS에서 발생하는 심각한 실패의 유형과 규모 그리고 이로 인한 손실을 불완전하나마 가시화하였다. 그리고 이의 개선을 위해 보다 능동적인 학습을 강조하는 안전 문화(safety culture)를 조직 문화로서 제시하였다. 무엇보다 기존에 분절화되어 운영되던 여러 기관의 기능을 연계하여 통합된 환자안전정보수집체계를 제시하였다.

2) Building a safer NHS for patients(2001)

영국 보건부는 '기억하는 조직'에 이어서 '환자를 위한, 보다 안전한 NHS 만들기(Building a safer NHS for patients)'를 발간하였다(Department of Health, 2001). 이 문건은 부제인 'Implementing an organization with a memory'에 제시된 바와 같이 상대적으로 짧은 실행 분야 및 목표를 중심으로 정보를 제공하는 책자이다. 전세계적으로 고조되고 있는 환자안전에 대한 관심과, 이를 해결하기 위해 구축되고 있는 의료오류 및 위해사건에 대한 보고체계, 그리고 대응책 개발을 위한 노력에 대하여 요약 소개하고 이를 토대로 영국 NHS에 적용할 수 있는 방안을 중심으로 기술하고 있다.

영국 보건부는 환자안전 관련 사고로부터 정보를 수집, 분석하는 새로운 체계의 개발을 도모하였다. 체계는 ① NHS 내 위해사건(adverse events)과 근접오류(near miss)에 대한 정의, ② 위해사건과 유사 실수 조사를 위한 최소 데이터(minimum data)의 공식화, ③ 표준화된 보고 서식 개발, ④ 근본원인분석(root cause analysis) 전문가 양성, ⑤ 여타 기존 위해사건 보고체계로부터 수집되는 정보(의료기기, 약제 반응, 고충처리 보고 자료 등) 확보 및 통합, ⑥ 임상 관리 활동을 통해 이미 진행되고 있던 변화에 더해 NHS 기관 내 보고 문화 및 환자안전 향상을 도모하는 것이다.

영국은 NHS 내에 독립된 기관으로서 국립환자안전청(the National Patient Safety Agency)을 별도로 설립하여 오류로 인한 위험을 감소시키고 환자안전을 증진시키는 핵심 목표를 위해 기능하도록 할 계획임을 밝혔다. 지역 NHS 기구, NHS 직원 및 환자 등으로부터 위해

사건에 관한 정보를 수집하고 분석하는 일, 국내외 관련 기관으로부터 여타 안전 관련 정보를 수집하는 일, 교훈을 얻고 이를 진료 및 서비스 기관 그리고 전달체계를 통해 환류하는 일, 위험이 구분되면 위해를 예방하기 위한 해법을 개발하고 국가적인 목표를 구체화하고 진전 여부를 판단할 수 있는 기전을 설정하는 일 등이 독립된 국립환자안전청이 담당해야 하는 일이었다(Department of Health, 2001). 또한 'An Organization with a Memory'의 권고사항에 따라 심각하게 재발되는 위해사건을 4개의 주요 범주로 분류하고 국가적인 목표에 도달할 수 있도록 조치를 취해나가도록 하였다. 그것은 ① 2001년 말까지 잘못 주입된 척수주사(spinal injection)로 인한 사망이나 마비 발생 환자수를 0으로 감소, ② 2005년까지 산과 및 부인과 분야의 손상 사례 중 소송까지 가는 건수 25% 감소, ③ 2005년까지 처방약 사용에 있어서 심각한 오류 발생수 40% 감소, ④ 2002년까지 병동의 비조립식 병상이나 샤워 레일을 이용한 자살 건수 0으로 감소를 포함하였다.

2.2.3 국립환자안전청(National Patient Safety Agency)

1) 역할

영국은 2001년에 NHS 산하에 NPSA라는 환자안전문제를 담당하는 독립적인 기구를 설립하여 환자안전 활동을 활발하게 전개하기 시작하였다. NPSA의 설립 목적은 ① 정보의 수집과 분석, ② 정보와 관련한 다른 안전에 대한 이해, ③ 교훈을 얻고, 그것을 진료로 다시 피드백 하기, ④ 위해를 예방하기 위한 해결책을 생산하기, ⑤ 국가 목적을 정하기, ⑥ 진척사항을 확인하기 위한 기전을 마련하기 등이다.

NPSA는 환자경험을 보고, 분석, 학습하는 문화를 증진하는 역할로 국가임상평가서비스(National Clinical Assessment Service, NCAS),[8] 국가연구윤리서비스(National Research Ethics Service),[9] 국가 보고 및 학습체계(National Reporting and Learning System, NRLS) 등 3개의 분과로 발전하였다. NRLS는 잉글랜드와 웨일즈 전역에서, 근접오류를 포함한 환자안전사고에 대한 정보를 수집하는 NPSA의 기본 메커니즘으로 2003년에 설립되었다. NRLS는 지역의 공급자 위험관리체계와 연결된 국가적인 환자안전 보고체계이며, 보고체계에 수집된 자료들에 대한 분석과 피드백을 통하여, NHS나 일반 대중들에게 국가적 차원에서 발생하는 위험의 경향이 어떤지에 대한 정보를 제공하였다.

NPSA의 환자안전감시센터(Patient Safety Observatory, 이하 PSO)는 NRLS 데이터 분석을

---

8) National clinical Assessment Service에서는 치과의사, 의사, 약사들 개별 전문직이나 이들의 성과와 관련된 조직이 이 기관과 계약을 맺어 어떻게 하면 성과를 향상시킬 수 있는지 조언을 해주는 역할을 하고 있다.

9) National Research Ethics Service는 연구 참여자의 권리, 안전, 존엄 및 웰빙을 보호하고, 윤리적 연구를 촉진하는 역할을 수행하고 있다.

수행해 왔다. PSO는 NHS가 의료활동을 안전하게 만들도록 지원하기 위해 환자안전문제를 계량화하고, 특징을 나타내고, 우선순위를 매기기 위해 설립되었고, NPSA의 의료 담당자, 환자조직, 임상 과실기관 등 국가정보 및 통계기능과 환자안전 관련 데이터를 보유한 주요 국가기관과 함께 협력해왔다.

NPSA는 설립 이래로 환자안전 전담기관의 역할을 수행하였지만, 2012년 3월 영국 NHS 기관 정비에 따라 환자안전을 위한 핵심 기능인 NRLS의 운영이 Imperial College Healthcare NHS Trust(ICHT)에 위탁되었다. NRLS의 전체 운영 책임기관도 변동이 심하였는데, NHS special health authority, NHS commissioning board를 거쳐 NHS Improvement로 이관되었고 2022년 현재 NHS England에서 관리하고 있다.

2) 국가 환자안전 보고학습 시스템(National Reporting and Learning System, NRLS)

영국 NRLS은 환자안전에 있어서 선구자이며 세계에서 가장 포괄적인 시스템이라고 할 수 있다. 영국 내에서 발생한 모든 환자안전사건은 지역위험관리시스템(Local Risk Management System, LRMS)을 통해 보고가 되어 NRLS 상에서 자료가 정비되고 익명화 되고, 분석된다. 분석된 자료를 토대로 위험 및 위험요소에 대한 정보가 제공되고, 제출된 모든 사건 정보는 위해 및 위험요인의 확인 및 환자의 치료환경 개선을 활동, 지역 수준에서 환자의 안전을 향상시키는 데 도움이 되는 도구 및 지침을 개발하는 데 사용되고 있다.

보건의료인 뿐 아니라 일반 환자 등 모든 사람들이 NRLS에 보고를 할 수 있다. 보고자는 보건의료인(Healthcare staff reporting), GP(GP staff reporting), 마취과 의사(Anesthesia staff reporting), 환자/대중(Patient/public reporting) 등으로 분류할 수 있다. 보고된 사건에 대하여는 비밀을 유지해주고 있다. 전체적으로 자발적 및 익명 보고를 유지하고 있고, 발생한 사건에 대한 보고시한은 정해져 있지 않다.

보고 대상은 위해의 정도와 상관없이 환자안전과 관계된 모든 사건이 대상이 된다. 즉, 환자에게 위해가 가해진, 의도하지 않고, 예상하지 못한 모든 사건(환자안전사건)을 포함하는데, 근접오류 같은 경우도 보고대상에 포함되어 있다.

NPSA 전문가 직원은 임상 자문가와 함께 사건의 특정 유형을 검토한다. 무슨 일이 있었는지, 언제 어디에서 일어났는지, 관련 환자(들)의 특징(예. 연령, 성별, 인종 등), 환자에 대한 결과 그리고 사고에 관련된 직원 등 사건 관련 기본 정보를 수집한다.

하나의 환자안전사건이 발생하면, 대부분의 사건들은 지역 안전 관리 시스템을 통해 전자적으로 NRLS에 제출된다. NRLS에서 자료를 수집하는 방식은 주로 웹을 기반으로 진행하며, E-form으로 부르는 입력 양식을 가지고 있다. NRLS에서는 보고받은 자료를 익명화시켜 표준화한 데이터를 축적한다. 국가 수준에서 수집된 자료의 분석결과들은 홈페이지를 통해 주기적으로 발표되고 있다.

3) 중대한 환자안전사건

영국에서 중대한 환자안전사건(serious incident)은 환자안전사건의 결과가 환자나 가족 그리고 제공자나 직원, 조직에 미치는 결과가 상당하거나 또는 학습 가능성이 지대하여 높은 수준의 대응이 마땅한 위해사건(adverse event)을 말한다. 여기에는 진료로 인해 예상하지 못하거나 예방가능한 사망, 심각한 위해, 중독 등을 초래한 상해가 포함된다.

2010년 4월 1일자로 잉글랜드의 NHS 트러스트에서 모든 심각한 환자안전사건들을 NRLS를 통하여 보고하는 것이 의무화되었다. 또한 이러한 사건은 시스템이나 절차의 약점을 보여주는 것이므로 향후 발생을 예방하기 위하여 그 영향 요인들을 구분하고 발생의 근저에 있는 원인들도 확인할 수 있도록 조사되어야 한다.

영국에서는 심각한 사건들 중, 주로 예방이 가능한 사건들을 Never Event로 정의하여 정책적으로 관리하고 있다. 예방은 강력하고 체계적인 보호조치들이 가이던스나 안전권고사항으로 제공되고 국가적으로 적용 가능하며 모든 보건의료 제공자들이 준수함으로써 가능하다. 따라서 현재 NRLS를 관리하고 있는 NHS는 주기적으로 관련 사건의 목록을 제시하고 정책과 관리 프레임워크를 제공하고 있다.

가장 최근에 제시된 예방가능한 중대사건의 목록은 <표 2-6>과 같다.

2022년 4월부터 8월 5개월간 Never Events는 모두 168건이 보고되었다. 이중 잘못된 부위 수술이 73건으로 가장 많았고, 잘못된 임플란트/인공삽입물 17건, 코위관 및 위장관 삽입 오류 12건, 약물 투여 경로 오류가 9건 순이었다(NHS England, 2022),

발생한 위해사건은 일반적인 사건들과 마찬가지로 LRMS/NRLS 상에서 보고되고, 심각한 사건인지 아닌지의 여부가 결정된다. 심각한 사건이라고 판명나면, 관련기관으로 이관되고, 필요시에는 다른 이해관계자들에게도 통보된다. 심각한 사건은 사건발생부터 48시간 이내에 보건부가 운영하는 체계(Strategic Executive Information System, STEIS)에 보고된다. 중대한 환자안전사건을 다루는 Serious Incident(SI) 시스템은 STEIS의 모듈 중의 하나이다. STEIS는 사용자들이 해당 사건에 책임이 있는 경우는 접근권한의 정도에 따라 보고하고 검토하는 것이 허용된다.

STEIS 상에서 보고가 된 사건들에 대하여 최초의 검토가 이루어지고 경우에 따라 위원에게 제출되고, 조사의 수준이 결정된다. 이후 조사책임자(lead investigator)가 선정되고 팀이 결성되고, 참고자료, 관리계획들이 수립된다. 조사가 진행되면서 정보가 수집되고, 분석되고, 해결책이 생성된 후, 최종 보고서와 행동계획이 제출된다.

위원이 관련 이해당사들과 함께 제출된 최종보고서와 행동계획을 검토하여 조사과정이

표 2-6 Never event 목록(2018, 2022년 수정)

구분	내용
수술	1. 잘못된 부위 수술(wrong site surgery)
	2. 잘못된 임플란트/인공삽입물(wrong implant/prosthesis)
	3. 수술 후 잔류 이물질(retained foreign object post-procedure)
투약	4. 고농도 칼륨 용액 선택 오류(mis-selection of a strong potassium containing solution)
	5. 약물 투여 경로 오류(wrong route administration of medication)
	6. 약어나 잘못된 기기로 인한 인슐린 과다투여(overdose of Insulin due to abbreviations or incorrect device)
	7. 암질환 외 치료 시 methotrexate 과다투여(overdose of methotrexate for non-cancer treatment)
	8. 수면마취 시 고용량 midazolam 선택 오류(mis-selection of high strength midazolam during conscious sedation)
정신건강	9. 샤워시설 관리 실패에 따른 환자 자살 시도(Failure to install functional collapsible shower or curtain rails)
일반	10. 창문 개폐 관리 오류로 인한 추락(falls from poorly restricted windows)
	11. 침대 가로널에 가슴이나 목이 끼는 사고(chest or neck entrapment in bedrails)
	12. 혈액형 맞지 않는 혈액제품, 장기를 이용한 수혈 또는 이식(transfusion or trans-plantation of ABO-incompatible blood components or organs)
	13. 코위관 및 위장관 삽입 오류(misplaced naso-or oro-gastric tubes)
	14. 환자 화상(scalding of patients)
	15. 산소 요구 환자에 의도하지 않은 의료가스 유량계 연결(unintended connection of a patient requiring oxygen to an air flow meter)

출처: NHS Improvement. (2018). Never Events List 2018. Available at: https://www.england.nhs.uk/wp-content/uploads/2020/11/2018-Never-Events-List-updated-February-2021.pdf (Accessed September 20, 2022).

제대로 된 기준을 충족했는지 확인하고 공급자에게 피드백이 이루어진다. 위원은 조사를 종결하고, 행동계획을 점검할 시간단위/메카니즘을 확인하여 행동계획에 기반한 향상 활동이 제대로 이루어지는지 최종 확인한다. STEIS 상에 사건이 보고된 후부터 위원이 사건의 조사를 종결할 때까지 이해관계자들을 참여시키고 지지해야 하며, 정보 공유 및 피드백 기회를 제공해야 한다.

심각한 사건의 처리 과정에 대한 시간의 흐름은 <그림 2-1>과 같다.

그림 2-1 심각한 사건의 처리과정

2일 이내(영업일 기준)

사건 발생

LRMS/NRLS상에서 보고됨

심각한 사건?

아니오 → 지역위험 정책에 맞추어 처리됨 → 관련기관이 관여

불확실 → 위원(commissioner)이 조사하고 토론

관련 이해당사자에게 통보됨

예 → STEIS 상에 보고됨

3일 이내

보고된 사건들에 대한 최초 검토 및 위원에게 제출

조사수준 확정

독립적인 조사를 위해 60일 또는 6개월 소요

수사관장이 선정되고 팀이 결성됨. 참고자료 관리계획들이 수립

조사진행

정보를 수집하고 매핑 → 정보 분석 → 해결책 생성

최종보고서/행동계획 제출

20일

위원이 관련 이해당사들과 함께 제출된 최종보고서와 행동계획을 검토, 조사과정이 제대로 된 기준을 충족했는지 확인, 공급자에게 피드백

계속 진행

위원은 수사를 종결하고, 행동계획을 점검할 시간단위/메카니즘을 확인하여 행동계획에 기반한 향상활동이 제대로 이루어지는지 최종 확인

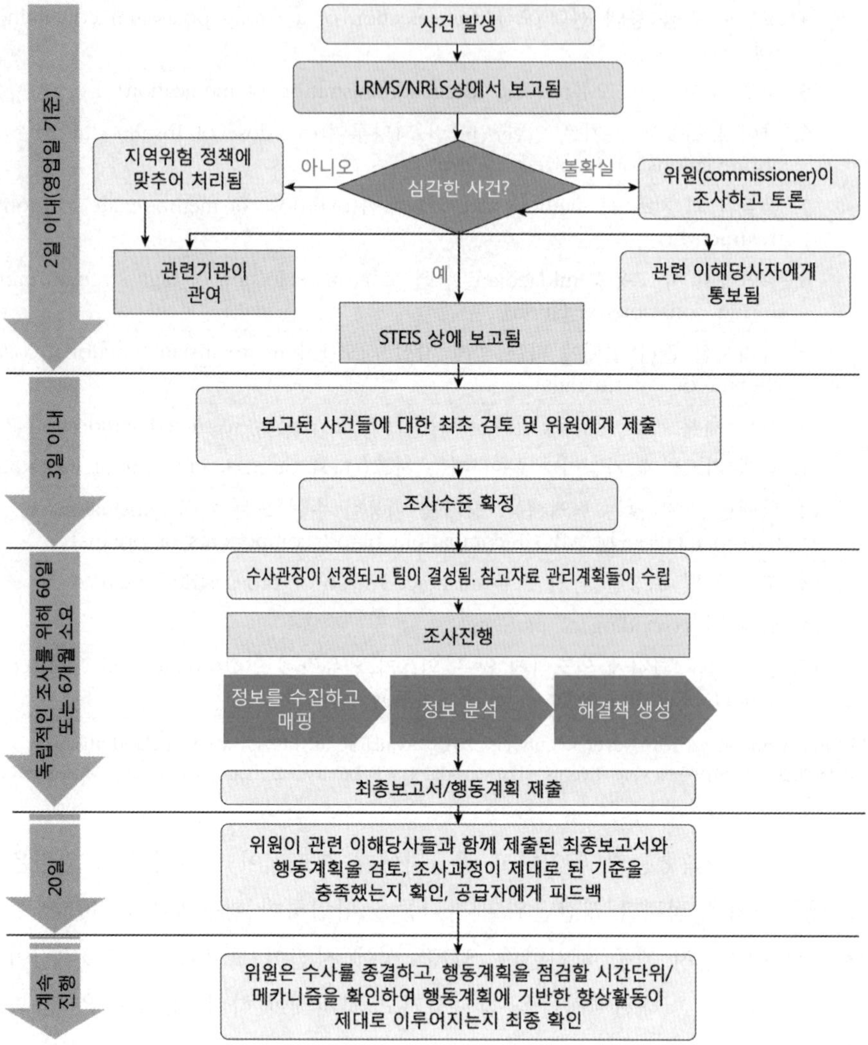

출처: NHS England. (2015). Serious Incident Framework. Available at: https://www.england.nhs.uk/wp-content/uploads/2020/08/serious-incidnt-framwrk.pdf(Accessed October 20, 2022). 김수경 등. (2015)에서 재인용

2.2.4 영국의 환자안전 전략

최근 영국의 환자안전사업은 NHS England에서 주관하고 있다. NHS는 지속적으로 환자안전을 향상시키기 위한 두가지 큰 기초를 다지고 있는데 하나는 환자안전문화이며, 다른 하나는 환자안전시스템이다. 환자안전문화 조성을 위해 지역별로 기존 NHS 직원 조사에 있는 문화측정항목을 사용하고, NHS 공정문화 가이드(Just Culture Guide)를 채택하며, 안전문화 원칙을 조직별로 포함하도록 하고 있다. 환자안전시스템은 적절한 인력 확보, The Care Quality Commission의 모니터링과 감시와 같은 규제, 그리고 디지털 기술의 활용을 강조하고 있다.

그리고 세 가지 전략적 목적을 Insight, Involvement, Improvement의 'Three Is'로 제시하고 있는데 Insight는 다수의 환자안전정보원으로부터 지식을 견인하여 안전에 대한 이해도를 높이는 것, Involvement는 환자, 직원 그리고 동반자들에게 기술과 기회를 제공하여 전 시스템을 통해 환자안전을 향상하는 것, 그리고 Improvement는 가장 중요한 영역에서 효과적이고 지속적인 변화를 가져올 수 있는 사업을 개발하고 지원하는 것을 말한다(NHS, 2019).

Insight를 구성하는 주요 사업 내용은 환자안전정보를 통해 안전문제의 이해를 높이는데 기초가 되는 안전 정도의 측정이다. 또한 환자안전사건으로부터의 학습은 새로운 디지털 시스템의 활용이 기대된다. 실제로 국가보고학습시스템과 중대안전사고정보시스템(Strategic Executive Information System, StEIS)을 대체하여 단일하고 단순한 포털을 통해 일선 직원들이 보다 쉽고 효율적으로 사용할 수 있도록 구축하는 프로젝트가 추진된다. 환자안전사건에 대한 대응을 지원하는 대응 프레임워크도 마련되며 중대사고 프레임워크도 있다. 관련하여 보건의료안전조사국(The Health Safety Investigation Branch)은 전문적인 안전조사원, 조사절차 개발을 통해 근거기반 권고를 제공하고 학습과 안전 향상을 지원한다(NHS, 2019).

Involvement는 파트너로서 참여하는 환자 및 가족을 강조하여 이들이 서비스나 경로 디자인, 안전 거버넌스 및 전략과 정책 수립에 참여하도록 독려한다. 또한 환자안전 교육 및 훈련을 위한 교과목은 Helath Education England와 함께 전문가 교육에 포함하도록 하여 모든 NHS 직원의 교육기회를 보장한다. 각 기관마다 환자안전전문가를 두어 기관별 관련 사업 수행의 주축이 되도록 하는데 주로 질 향상 부서장이나 임상관리 부서장과 같은 중진이 담당하기를 권장한다. 그 외에도 드물게 발생하는 오류를 중심으로 생각하는 Safety Ⅰ으로부터 상시적으로 올바르게 수행되는 것에 집중하는 Safety Ⅱ를 통해 업무 자체에 대한 상세한 이해를 도모하고 있기도 하다(NHS, 2019),

Improvement를 통해서 제시하고 있는 2019~2020년 영국의 국가 환자안전 향상 사업은, 지속적인 환자안전 향상의 대상인 악화와 패혈증 예방, 의약품 안전, 모성 및 신생아 안전, 확인된 치료법의 채택과 확산으로 크게 분류된다. 모성 및 신생아 안전 향상사업은 2017년 약 65만의 출생 중 출생 1,000명당 4.1의 사산과 2.8의 신생아 사망이 발생하는 현황을 토대로 이러한 사망과 질식으로 인한 뇌손상을 2025년까지 50% 감소하는 것을 목표로 수행되고 있다(NHS, 2019),

의약품안전향상사업은 매년 약 2억3천7백만건의 투약오류가 영국에서 일어나고 있음을 토대로 세계보건기구의 국제환자안전 챌린지인 '위해 없는 투약(Medication Without Harm)' 캠페인이 목표하고 있는 2022년까지 50% 줄이기에 따라 개선활동을 추진하고 있다. 주요 대상은 항응고제(anticoagulants) 사용 환자의 이송, 홈케어에서 약물주입, 임상약사의 공유 의사결정 훈련, 마약성진통제 투여를 시작하는 사람들에 대한 임상약사의 지원, 다제약제 사용으로 인한 위험인구 대상 의약품 감사 등이 제시되어 있다.

그 외에도 정신보건 안전 향상사업, 노인인구에서 주로 발생하는 안전 문제, 항생제 내성과 의료관련 감염 관리 등이 추진된다(NHS, 2019).

3 참고문헌

김석화, 김문숙, 김정은, 이상일, 이재호, 정연이 등. (2011). 의료기관의 환자안전활동 지원을 위한 방안 연구 결과보고서. 의료기관평가인증원.

김수경, 김은정, 김영은, 김선경, 최하진, 노현오. (2013). 보건의료기술안전 의제 선정과 의사결정 방안 연구. 한국보건의료연구원.

김수경, 이상일, 이진이, 박정수, 강신희, 고은비 등. (2015). 환자안전체계 구축 기반연구. 한국보건의료연구원.

울산대산학협력단. (2013). 환자안전 증진을 위한 제도적 개선 방안 개발. 질병관리본부.

Agency for Healthcare Research and Quality. (2013). AHRQ Common Formats Description Hospital Version 1.2. AHRQ.

AHRQ Quality IndicatorsTM. Quality Indicator User Guide: Patient Safety Indicators (PSI) Composite Measures, v2022. AHRQ. July 2022. Available at: https://qualityindicators.ahrq.gov/Downloads/Modules/PSI/V2022/PSI_Composite_Measures.pdf (Accessed October 2015, 2022)

AHRQ. AHRQ National Scorecard on Hospital-Acquired Conditions Updated Baseline Rates and Preliminary Results 2014-2017, January 2019. Available at: https://www.ahrq.gov/

sites/default/files/wysiwyg/professionals/quality-patient-safety/pfp/hacreport-2019.pdf (Accessed September 19, 2022)

Center for Medicare and Medicaid Services. (June 2021). 2021 National Impact Assessment of the Centers for Medicare & Medicaid Services (CMS) Quality Measures Report.

Center for Quality Improvement and Patient Safety. (2015). AHRQ's Efforts to Make Health Care Safer. AHRQ.

Department of Health. (2000). "An organization with a memory-Report of an expert group on learning from adverse events in the NHS". Available at: https://webarchive.nationalarchives.gov.uk/ukgwa/20130107105354/http://dh.gov.uk/prod_consum_dh/groups/dh_digitalassets/@dh/@en/documents/digitalasset/dh_4065086.pdf (Accessed September 15, 2022).

Department of Health. (2006). Safety First-A report for patients, clinicians and healthcare managers.

Department of Helath. (2001). Building a safer NHS for patients - Improving medication safety. Available at: https://www.nicpld.org/courses/fp/learning/assets/DHBuildingSaferNHSPatients.pdf (Accessed September 15, 2022).

Federal Task Force on Cambating Antibiotic-Resistant Bacteria. (2020). National Action Plan for Combating Antibiotic-Resistant Bacteria. Available at: https://aspe.hhs.gov/sites/default/files/migrated_legacy_files//196436/CARB-National-Action-Plan-2020-2025.pdf (Accessed September 19, 2022)

NHS England. (2015). Serious Incident Framework. Available at: https://www.england.nhs.uk/wp-content/uploads/2020/08/serious-incidnt-framwrk.pdf(Accessed October 20, 2022).

NHS England. (2022). Provisional publication of Never Events reported as occuring between 1 April and 31 August 2022. Available at: https://www.england.nhs.uk/wp-content/uploads/2022/10/Provisional-publication-NE-1-April-31-August-2022.pdf (Accessed October 20, 2022)

NHS Improvement. (2021). Never Events list 2018. Available at: https://www.england.nhs.uk/wp-content/uploads/2020/11/2018-Never-Events-List-updated-February-2021.pdf (Accessed October 28, 2022)

NHS. (2019). The NHS Patient Safety Strategy - Safer culture, safer systems, safer patients. Available at: https://www.england.nhs.uk/wp-content/uploads/2020/08/190708_Patient_Safety_Strategy_for_website_v4.pdf (Accessed October 20, 2022)

Padula, W. V. Black, J. M. Davidson, P. M. Kang, So Y. Pronovost, P. J. (June 2020). Adverse Effects of the Medicare PSI-90 Hospital Penalty System on Revenue-Neutral Hospital-Acquired Conditions. Journal of Patient Safety, Vol.16, No. 2, pp. e97-e102.

Patient Safety Authority. (2019). Annual Report 2018. Available at: http://patientsafety.pa.gov/PatientSafetyAuthority/Documents/2018%20PSA%20Annual%20Report.pdf (Accessed September 15, 2022)

US Department of Health and Human Services. (2014). National Action Plan for Adverse Drug Event Prevention. Available at: https://health.gov/hcq/pdfs/ade-action-plan-508c.pdf (Accessed October 10, 2022).

World Alliance for Patient Safety. (2008). Summary of the Evidence on Patient Safety-Implications for Research, WHO. Available at: https://apps.who.int/iris/handle/10665/43874 (Accessed March 2, 2022).

World Alliance for Patient Safety. (2008). WHO Global Priorities for Research in Patient Safety(first edition). WHO. Available at: https://www.who.int/publications/i/item/9789241598620 (Accessed March 2, 2022).

제 3 장

국내 법 제도 소개

학 습 목 표

▶ 환자안선 관련 국내 법 체게 및 제도를 설명할 수 있다.
▶ 「환자안전법」에 규정된 환자안전사고 및 환자안전활동에 관한 사항을 설명할 수 있다.
▶ 「환자안전법」에 규정된 환자안전위원회의 구성 및 운영에 관한 사항을 설명할 수 있다.
▶ 「환자안전법」에 규정된 환자안전 전담인력의 자격 및 업무에 관하여 설명할 수 있다.

학 습 성 과

- 환자안전과 관련된 국내 법 · 제도를 이해하여 관련 업무 수행에 활용한다.
- 「환자안전법」에 규정된 내용을 습득하여 의료기관의 환자안전위원회 및 전담인력의 업무 수행에 활용한다.

사례

300병상을 보유하고 있는 병원급 의료기관인 A의료기관은 그동안 의료의 질과 안전의 지속적인 향상을 위하여 이를 담당하는 QI(Quality Improvement)위원회 및 관리실을 운영하며 관련 업무를 전담하는 인력을 운영하고 있었다. 그러나 2016년 7월 29일 「환자안전법」 시행에 따라 200병상 이상의 병원급 의료기관(종합병원의 경우 100병상 이상)은 환자안전 및 질 향상을 위하여 환자안전위원회를 설치·운영하여야 하며, 환자안전사고 정보의 수집·분석 및 관리 공유, 환자안전사고 예방 및 재발 방지를 위한 보건의료인 교육, 환자와 환자 보호자의 환자안전활동을 위한 교육 등을 담당하는 전담인력을 두어야 한다고 규정되어 있다. A의료기관은 QI위원회의 역할이 「환자안전법」에서 규정하고 있는 환자안전위원회의 역할과 중복됨을 확인하여 병행하여 운영하기로 하였으며, 환자안전 전담인력은 새로 선발하여 운영하였다.

1 환자안전 관련 국내 법 체계 분류

Downie 등이 제안한 환자안전법 매트릭스(patient safety law matrix)는 환자안전과 관련 있는 법의 영역들을 사건 예방, 사건 파악, 사건 대응이라는 세 가지 큰 범주로 구분하고 있다(Downie et al., 2006).

첫째, 사건 예방 범주에는 의료시스템에서 불완전한 행위의 위험을 예방하거나 최소화하는 것을 목적으로 하는 법이 포함된다. 환자에게 의료를 제공하는 장소(의료기관), 의료를 제공하는 사람(의료인), 의료 제공에 사용하는 물품(의약품, 의료기기 등)에 관한 내용을 규제하는 법률들이 포함된다. 둘째, 사건 파악 범주에는 의료제공과정에서의 불완전한 행위를 확인하고, 그것의 원인에 대한 사후 조사 또는 분석의 촉진을 목적으로 하는 법이 포함된다. 셋째, 사건 대응 범주에는 사건에 관한 보상 및 분쟁 해결에 관한 내용이 포함된다(옥민수 외, 2015).

이하에서는 환자안전사건을 중심으로 사건의 예방, 파악, 대응이라는 세 가지 범주로 국내 관련 법·제도를 나누어 살펴보고자 한다.

2 환자안전사건 예방에 관한 국내 법 제도

환자안전사건의 예방을 위해서는 의료시스템의 불완전성을 예방하거나 최소화할 수 있는 법·제도가 필요하다. 이하에서는 의료시스템을 구성하는 요소인 보건의료기관, 보건의료인, 의약품 및 의료기기의 규제와 관련된 법·제도를 살펴보도록 하겠다.

2.1 보건의료기관 관련 법 · 제도

2.1.1 보건의료기관 개설 등

「보건의료기본법」은 보건의료기관을 보건의료인이 공중 또는 특정 다수인을 위하여 보건의료서비스를 행하는 보건기관, 의료기관, 약국, 그 밖에 대통령령으로 정하는 기관으로 정의하고 있다(법 제3조제4호). 「의료법」에서는 의료기관의 종류 및 그에 따른 요건(법 제3조, 제3조의2, 제3조의3, 제3조의4, 제3조의5), 개설 및 운영 등에 관한 사항(법 제33조~제47조), 이를 어겼을 때 적용되는 제재 사항 등(법 제59조~제68조, 벌칙은 법 제87조~제92조)을 규정하고 있다. 「약사법」에서는 약국의 개설 등록에 관한 사항(법 제20조)과 약국의 관리의무(법 제21조), 폐업에 관한 사항(법 제22조)과 이를 어겼을 때 적용되는 제재 사항 등(법 제69조~제82조, 벌칙은 법 제93조, 제95조, 제98조)을 규정하고 있다.

2.1.2 의료기관 인증

「의료법」은 의료의 질과 환자안전의 수준을 높이기 위하여 병원급 의료기관에 대한 인증을 할 수 있도록 규정하고 있다(법 제58조제1항). 동법 동조제2항에서는 의료기관 인증 업무는 의료기관평가인증원에서 시행하도록 규정하고 있다(법 제58조제2항, 시행령 제29조제1항). 의료기관 인증기준으로 환자의 권리와 안전, 의료기관의 의료서비스 질 향상 활동, 의료서비스의 제공과정 및 성과, 의료기관의 조직 인력관리 및 운영, 환자만족도를 규정하고 있다(법 제58조의3 제1항). 인증등급은 인증, 조건부인증, 및 불인증으로 구분하며(법 제58조의3 제4항), 인증 유효기간은 4년(다만, 조건부인증의 경우에는 1년)으로 규정하고 있다(법 제58조의3 제5항).

2.1.3 의료질평가지원금

의료질평가지원금(초기에는 '보건의료향상분담금'이라는 명칭을 사용하였음)은 2015년 9월부터 시행되었다. 2014년 3월, 건강보험정책심의위원회에서 선택진료제도의 단계적 축소에 따른 손실보전의 일환으로 의료기관의 질 평가를 바탕으로 등급별 차등 수가를 적용하는 의료질평가지원금 제도를 시행하게 되었다(강희정 외, 2018).

2015년 시행 당시 선택진료비가 주로 발생하던 종합병원을 대상으로 ① 의료의 질과 환자안전, ② 의료전달체계, ③ 공공성, ④ 교육수련, ⑤ 연구개발의 5개 영역에 대한 성과를 평가지표별로 종합적으로 평가하여 보다 우수한 기관에 더 많이 지불하는 인센티브 지불방식을 적용하였다(강희정 외, 2018). 2019년 종합병원의 평가영역은 ① 환자안전, ② 의료질, ③ 공공성, ④ 전달체계 및 지원 활동, ⑤ 교육수련, ⑥ 연구개발로 변경되었다.

2018년 평가 대상에 전문병원이 추가되었으며, 전문병원의 평가영역은 ① 의료 질과 환자안전, ② 공공성, ③ 의료전달체계로 구성되어 있다.

의료질평가지원금과 요양급여 적정성 평가 제도에서 환자안전 평가지표로 분류하고 있는 지표 중 상당수가 '안전' 영역이라기보다는 '효과' 영역에 해당하는 것으로 판단된다. 의료 질 문제 중 과다 진료(overuse) 또는 과소 진료(underuse)와 같이 적절한 진료 방법의 선택에 관련된 지표들은 '효과' 지표로, 의료오류(medical error), 의료관련감염 등과 같이 진료 방법의 선택은 적절하였으나 진료 제공 과정상의 문제인 과오 진료(misuse)에 관련된 지표들은 '안전' 지표로 분류하는 것이 적절하다.

표 3-1 의료질평가지원금의 환자안전 평가지표

종합병원 환자안전 평가지표	전문병원 환자안전 평가지표
▸ 의료기관 인증 ▸ 입원환자당 의사 수* ▸ 입원환자당 간호사 수* ▸ 중환자실* ▸ 신생아중환자실* ▸ 환자안전관리체계 운영 ▸ 수술의 예방적 항생제 사용* ▸ 항생제 처방률* ▸ 음압공조 격리병상 설치 여부 ▸ 감염관리체계 운영 ▸ 주사제 처방률* ▸ 환자안전학습보고체계 운영 여부 ▸ 결핵검사 실시율* ▸ 의약품 중복처방 예방률*	▸ 의사 1인당 환자 수* ▸ 간호사 1인당 입원환자 수* ▸ 의료기관 입원환자 병문안 관리체계 ▸ 간호·간병통합서비스 참여 여부* ▸ 환자안전보고체계 ▸ 감염예방관리체계 ▸ 의약품 중복처방 예방률* ▸ 경력간호사 비율(시범지표)*

출처: 의료질평가지원금 산정을 위한 기준 [시행 2022. 1. 1.] [보건복지부고시 제2021-309호, 2021. 12. 15., 일부개정]
주: '안전'에서 '효과'로 지표 분류의 수정이 필요한 지표를 *로 표시하였음.

의료질평가지원금은 각 평가지표들의 평가점수에 따라 의료기관별로 평가영역의 등급(종합병원의 경우 환자안전, 의료질, 공공성, 전달체계 및 지원활동은 1~5등급, 교육수련 및 연구개발은 1~3등급, 전문병원의 경우 가~다등급)을 산출한다. 영역별 평가등급에 따라 의료기관들에게 건강보험 환자의 진찰료(외래)와 입원료(입원)에 일정한 비용을 추가 산정하여 지급하고 있다. 이러한 의료질평가지원금(환자본인부담금 포함)의 규모는 2019년에는 총 7,000억 원(2015년에는 1,000억 원)이다.

2.1.4 요양급여 적정성 평가

요양급여 적정성 평가는 의료서비스의 질 향상과 비용효과성을 제공하기 위하여 진료비 심사와는 다른 관리 기전으로 2000년 7월 건강보험심사평가원의 업무로 실시되었다(건강보험심사평가원, 2018). 요양급여의 적정성 평가에 대한 규정은 1999년 「국민건강보험법」 제정 당시 신설되었으며, 요양급여의 적정성 평가는 2001년 항생제 처방률 평가 등을 시작으로 급성질환, 만성질환, 암질환, 수혈 등 평가영역을 확대하였으며, 입원기간 중 환자와 의료진 간의 의사소통, 치료과정 설명, 환경 등 환자경험평가까지 도입·확대하였다. 2021년에는 환자안전과 삶의 질을 높일 수 있는 방향에 중점을 두고 치매 평가를 신규 도입하고, 요양병원 평가에 향정신성의약품 투약안전지표를 신설하여 실시하였다(보건복지부 외, 2021).

그림 3-1 요양급여 적정성 평가 개요

○ (적정성평가) 건강보험으로 제공된 진찰·수술 등 의료서비스 전반에 대한 의약학적 및 비용 효과적 측면의 적정성 여부 평가

* (법적근거) 「국민건강보험법」 제63조(심사평가원 업무) 및 제47조제5항(가감지급)

– (평가대상) 암·만성질환 등 35개 항목 대상('21년)

– (평가내용·방법) 진료비 청구명세서, 의료기관 현황자료 등을 활용하여 진료행위의 평가기준* 부합 정도를 측정

* 진료지침 등을 기반으로 외국지표 참고 및 각계 의견을 수렴하여, 진료과정·결과 등의 적정성을 평가하는 평가기준 마련

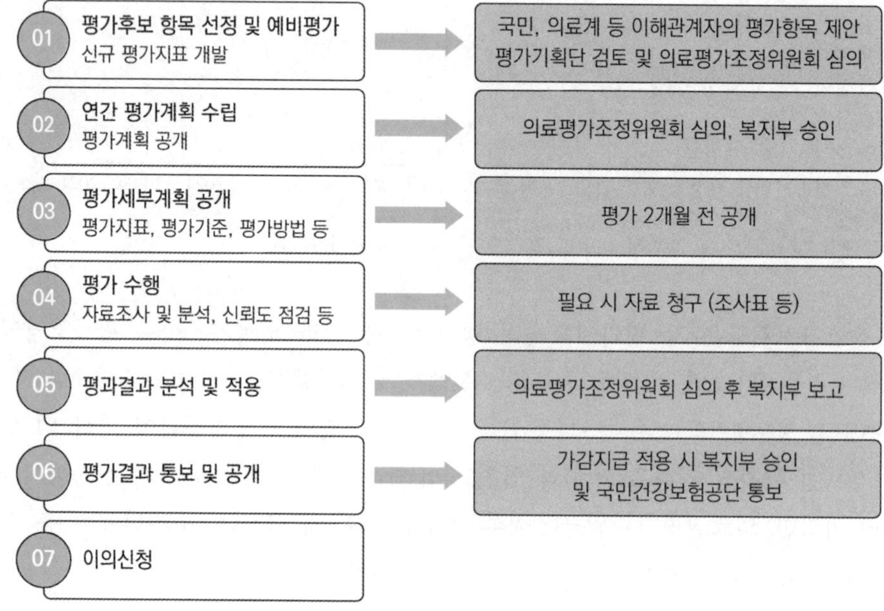

〈요양급여 적정성 평가 절차〉

– (결과활용) 건강보험심사평가원 누리집(www.hira.or.kr)에 의료기관별 평가결과를 공개하여 국민의 알권리 보장, 평가결과를 바탕으로 진료비 가감지급

○ (가감지급) 급성기뇌졸중, 항생제처방률 등 8개 항목*의 적정성평가 결과 상·하위 또는 개선기관에 따라 진료비의 1~5%를 가·감산

* 급성기 뇌졸중, 수술의 예방적 항생제 사용, 약제급여 3개 항목(급성 상기도 감염 항생제 처방률, 주사제 처방률, 약품목수), 혈액투석, 당뇨병, 고혈압

출처: 보건복지부, 건강보험심사평가원. (2021. 1. 18.). "환자안전 및 삶의 질" 중심으로 적정성 평가 강화한다!. 보도자료. URL: https://www.hira.or.kr/bbsDummy.do?pgmid=HIRAA020041000100&brdScnBltNo=4&brdBltNo=10262

건강보험심사평가원 평가정보뱅크(요양급여 적정성 평가 등 의료 질 평가지표들의 정보를 제공하는 정보센터)를 통해 확인한 환자안전 관련 지표는 총 1,886건이었다.(건강보험심사평가원, 2022). 그러나 앞서 기술한 바와 같이, 요양급여 적정성 평가 제도의 지표에서 환자안전 평가지표로 분류되어 있는 지표들 중 상당수가 의료오류(medical error)와 직접적으로 관련된 '안전' 영역의 지표가 아닌 '효과' 영역의 지표(예 수술의 예방적 항생제 사용 등)로 향후 지표 분류를 개선할 필요가 있다.

2.2 보건의료인 관련 법 · 제도

2.2.1 보건의료인 자격과 면허

「보건의료기본법」은 보건의료 관계 법령에서 정하는 바에 따라 자격 · 면허 등을 취득하거나 보건의료서비스에 종사하는 것이 허용된 자로 정의하고 있다(법 제3조제3호). 보건의료 관계 법령으로 자격 · 면허를 규정하고 있는 직종으로는 「의료법」에서 규정하고 있는 의료인으로 보건복지부장관의 면허를 받은 의사 · 치과의사 · 한의사 · 조산사 및 간호사(법 제2조), 시도지사의 자격인정을 받은 간호조무사(법 제80조), 「의료기사 등에 관한 법률」에서 규정하고 있는 의료기사 등으로 보건복지부장관의 면허를 받는 임상병리사, 방사선사, 물리치료사, 작업치료사, 치과기공사 및 치과위생사, 의무기록사, 안경사, 「응급의료에 관한 법률」에서 규정하고 있는 보건복지부장관의 자격을 받은 응급구조사 등이 있다. 각 해당 법률에서는 각 직종의 응시자격과 결격사유, 국가시험, 권리와 의무, 무면허 의료행위 등의 금지, 면허 · 자격 정지 및 취소 등에 관한 내용이 규정되어 있다.

2.2.2 보건의료인의 보수교육

보건의료인의 자질 향상을 위하여 각 해당 법률에서는 보수교육에 관한 사항을 규정하고 있다. 규정하고 있는 내용으로는 보수교육 이수 시간 및 횟수, 실시 기관, 미이수 시의 제재사항 등이 규정되어 있다. 예를 들어, 「의료법」에서는 의료인 각 중앙회에서 회원의 자질 향상을 위하여 필요한 보수교육을 실시하도록 규정하고 있으며, 의료인은 연간 8시간 이상의 보수교육을 받아야 함을 규정하고 있다(법 제30조, 시행규칙 제20조제2항). 의료인은 면허를 받은 후부터 3년마다 실태와 취업상황 등을 보건복지부장관에게 신고해야 하는데, 보수교육을 이수하지 아니한 의료인에 대해서는 신고를 반려할 수 있도록 규정하고 있다(법 제25조).

2.2.3 근무시간 제한

의사가 전문의 자격인정을 받기 위해서는 수련병원 등에서 전공의 수련을 거쳐야 한다. 이때 전공의는 병원에서 노동력을 제공하는 근로자이자 수련을 받는 교육생으로서 이중적인 지위를 갖게 되는데, 이러한 지위의 특수성으로 인하여 전공의의 상당수가 1주일에 100시간 이상을 근무하고 있는 등 수련환경이나 처우가 매우 열악한 상황으로 확인되었다. 이러한 상황은 전공의의 권리 보장 및 전문성을 갖춘 의료인 육성을 저해할 뿐 아니라, 환자에 대한 양질의 의료서비스 제공 측면에도 악영향을 미치고 있다(김승기, 2015). 이러한 문제를 해결하기 위하여 2015년 12월 22일 「전공의의 수련환경 개선 및 지위 향상을 위한 법률(약칭: 전공의법)」이 제정되어 공포되었으며, 2016년 12월 23일 시행되었다.

「전공의법」에서는 전공의의 수련시간을 규정하고 있다(법 제7조). 4주의 기간을 평균하여 1주일에 80시간을 초과하여 수련하지 못하도록 규정하고 있으며, 다만, 교육적 목적을 위하여 1주일에 8시간 연장은 가능하다고 규정하고 있다(법 제7조제1항에서). 또한 연속하여 36시간을 초과하여 수련하지 못하도록 규정하고 있으며, 다만, 응급상황인 경우 연속 40시간까지 수련 가능하며, 연속수련 후 최소 10시간의 휴식시간을 주도록 규정하고 있다(법 제7조제2항, 제3항).

2.3 의약품 및 의료기기 관련 법 · 제도

우리나라의 의약품의 제조, 수입, 취급 등과 관련된 사항은 「약사법」과 「의약품 등의 안전에 관한 규칙」에서 규정하고 있으며, 의료기기의 제조, 수입, 판매 등에 관한 사항은 「의료기기법」에서 규정하고 있다.

3 환자안전사건 파악에 관한 국내 법 제도

환자안전사건의 예방 및 재발방지를 위해서는 의료 제공과정에서의 불완전한 행위를 확인하고, 그것의 원인에 대한 사후 조사 또는 분석의 촉진을 목적으로 하는 법·제도가 필수적이다. 이와 관련된 국내 법으로는 「환자안전법」이 있고, 「의료법」 중 의료기관 감염관리, 혈액안전 관리가 있다.

3.1 「환자안전법」

3.1.1 「환자안전법」의 제정 배경 및 경과

2010년 5월, 의료진의 실수로 정맥으로 주사되어야 할 빈크리스틴과 척수강 내로 주사되어야 할 시타라빈이 바뀌어 주사되는 사건이 발생하였고, 이로 인하여 9세 백혈병 항암치료를 받던 환자가 사망하였다. 이 사건은 언론 보도로 이어져 사회적으로 이슈화가 되었으며, 의약품 사용뿐 아니라 병원감염 등 환자안전을 위협하는 각종 위험으로부터 환자를 보호하기 위한 환자안전에 관한 법률 제정에 관한 논의가 시작되었다. 이후 환자단체를 중심으로 「환자안전법」 제정 청원 운동으로 확산되었다. 이러던 2014년, 세월호 침몰사건이 발생하면서 안전에 관한 국민의 관심이 극대화되었으며, 2014년 유명연예인의 의료사고는 한층 더 환자안전에 관한 국민적 관심과 관련 법률 및 제도의 필요성이 강조되었다.

「환자안전법」이 제정되기 전, 보건의료와 관련된 중대 안전사고에 대한 법령 감시체계로서는 병원감염감시체계, 혈액안전감시체계, 의약품 유해사례 보고관리 시스템이 있었다. 또한 의료기관평가인증원 설립(2010) 및 인증제도 도입으로 의료기관의 질 향상위원회 설치 및 질 향상활동 수행, 위해사건 발생 시 기관 내 보고체계를 인증기준에 포함시켜 개선활동을 수행하도록 하였었다. 그리고 한국의료분쟁조정중재원을 설립(2012)하여 의료사고에 대한 환자 피해구제, 상담·예방 및 의료분쟁에 대한 조정·중재 업무를 수행하도록 하고 있었다.

그러나 보건의료 안전 분야의 종합적인 관리대책이 부재하고 환자안전과 질 향상을 위한 의료기관 인프라가 미흡하였으며, 국가 차원의 환자안전 예방 체계가 구축되어 있지 않은 실정이었다. 의료기관에서 발생한 위해사건 보고·학습 시스템이 구축되어 있지 않아 자발적인 보고 및 이를 통한 의료사고 재발방지가 미흡한 실정이었으며, 환자안전 및 질 향상 활동을 위한 의료기관 내 인프라(전담인력, 규정, 위원회 등)가 부족하여 질 향상 활동에 어려움이 있었다. 더욱이 2014년을 기준으로 보자면 인증제도 시행초기로 인증 받은 의료기관이 전체 병원급 의료기관의 11.3%로 미흡하여, 자율인증의 경우 활용도가 저조한 실정이었다(김대현, 2014).

2014년 1월 17일, 오제세 의원 등이 「환자안전 및 보건의료향상에 관한 법률안」을 발의하였으며, 2014년 1월 28일, 신경림 의원 등이 「환자안전 및 의료 질 향상법안」을 발의하였다. 해당 법률들은 2014년 12월 4일 제329회 국회(정기회) 보건복지위원회 제11차에서 본회의에 부의하지 아니하고 위원회 대안으로 제안하기로 의결하였으며, 2014년 12월 24일 법사위 체계자구심사에서 수정 가결되었고, 2014년 12월 29일 제330회 제3차 본회의에서 원안 가결되었다. 원안 가결된 「환자안전법」은 2015년 1월 16일 정부이송을 거쳐, 2015

년 1월 28일 공포되었고, 2016년 7월 29일 시행되었다.

이후, 환자안전 관련 기본 인프라를 구축 및 통합된 관리체계 운영에 대한 법적 근거와 국가 차원의 중대한 환자안전사고 관리체계 마련의 필요성이 제기되면서 중앙 및 지역환자안전센터 운영, 환자안전사고 실태조사 실시 및 중대한 환자안전사고에 대한 보고를 의무화하는 등의 내용을 골자로 하는 「환자안전법」 일부개정법률안(법률 제16893호)이 국회를 거쳐 2020년 1월 29일 공포되었다. 중대한 환자안전사고 의무보고 제도는 1년간, 이 외 개정사항은 6개월간의 유예기간을 두고 시행되었다.

3.1.2 「환자안전법」 해설

1) 목적

「환자안전법」은 환자안전을 위하여 필요한 사항을 규정함으로써 환자의 보호 및 의료질 향상에 이바지함을 목적으로 한다(법 제1조). 그리고 환자안전에 관한 다른 법률을 제정하거나 개정할 때 이 법에 부합하도록 함으로써(법 제6조) 「환자안전법」이 환자안전에 관한 기본법임을 명시하고 있다.

2) 정의

'환자안전'은 보건의료와 관련된 불필요한 위해의 위험을 허용 가능한 최소한의 수준으로 축소하는 것이라 세계보건기구(WHO)는 정의하고 있다.[1] 「환자안전법」에서는 '환자안전'에 관한 직접적인 정의를 하고 있지 않으나, '환자안전사고'의 정의를 바탕으로 판단하건데, 세계보건기구의 정의와 같은 맥락으로 해석된다. 「환자안전법」에서 사용하는 주요 용어들의 정의는 <표 3-2>와 같다.

표 3-2 「환자안전법」 주요 용어의 정의

용어	정의
환자안전사고	보건의료인이 환자에게 보건의료서비스를 제공하는 과정에서 환자안전에 위해가 발생하였거나 발생할 우려가 있는 사고
환자안전활동	국가, 지방자치단체, 보건의료기관, 보건의료인, 환자, 환자의 보호자 및 관련 기관·법인·단체가 환자안전사고의 예방 및 재발 방지를 위하여 행하는 모든 활동
위해(危害)	사망·질환 또는 장해 등 환자의 생명·신체·정신에 대한 손상 또는 부작용

1) Patient safety is the reduction of risk of unnecessary harm associated with healthcare to an acceptable minimum. An acceptable minimum refers to the collective notions of given current knowledge, resources available and the context in which care was delivered weighed against the risk of non-treatment or other treatment(WHO, 2009).

‘환자안전사고’의 핵심 개념은 환자가 원래 보유하고 있던 질환이나 상태에 의한 것이 아닌 보건의료서비스의 제공으로 인하여 발생한 위해라는 것이다.

환자안전사고와 유사한 개념으로는 「의료사고 피해구제 및 의료분쟁 조정 등에 관한 법률(약칭: 의료분쟁조정법)」에서 정의하고 있는 의료사고가 있다. 「의료분쟁조정법」에서 정의하는 ‘의료사고’란 보건의료인이 환자에 대하여 실시하는 의료행위 등(진단 · 검사 · 치료 · 의약품의 처방 및 조제 등의 행위)으로 인하여 사람의 생명 · 신체 및 재산에 대하여 피해가 발생한 경우를 말한다. ‘의료사고’와 ‘환자안전사고’가 개념상으로는 유사하나 ‘환자안전사고’가 위해가 발생할 우려가 있는 사고까지도 포함하기에 더 포괄적이라 보인다.

3) 환자안전 주체별 책무 등

「환자안전법」의 목적인 환자의 보호 및 의료 질 향상을 위해서는 국가와 지방자치단체, 보건의료기관과 보건의료인, 환자 및 보호자 등 환자안전과 관련된 주체별로의 책무가 명시될 필요가 있다. 「환자안전법」에서는 각 주체별 책무를 다음과 같이 규정하고 있다. 국가와 지방자치단체의 책무를 명시하며(법 제3조), 보건복지부장관이 환자안전종합계획을 5년마다 수립하고 이를 시행하도록(법 제7조) 규정하고 있으며, 이를 위한 환자안전 실태조사를 실시하고 그 결과를 공표할 수 있도록(법 제7조의2) 규정하고 있다. 보건복지부에 국가환자안전위원회를 두어 환자안전에 관한 사항을 심의하여야 하고(법 제8조), 중앙환자안전센터를 지정하여 환자의 보호 및 의료 질 향상 위한 관계 중앙행정기관의 시책을 전담하여 수행하도록 하며(법 제8조의2), 지역환자안전센터와 유기적으로 연계하여 환자안전 사각지대 해소를 위한 지역별 시책을 수행하여야 한다(법 제8조의3). 또한 보건의료기관의 시설 · 장비 · 관리체계, 보건의료인의 환자안전을 위한 준수 사항 등 환자안전기준을 정하여야 하며(법 제9조), 환자안전 및 의료 질 향상과 관련한 수행 정도를 측정 · 점검할 수 있는 평가기준 등을 제시하는 환자안전지표를 개발하여 보급하도록 규정하고 있다(법 제10조).

한편, 보건의료기관의 장과 보건의료인의 책무로서, 환자안전 및 의료 질 향상을 위하여 국가와 지방자치단체의 시책을 따라야 하며, 환자안전사고가 발생하지 아니하도록 시설 · 장비 및 인력을 갖추고, 필요한 의무를 다하여야 하고, 환자안전활동에 환자와 환자의 보호자가 참여할 수 있도록 노력하여야 함을 명시하고 있다(법 제4조). 이에 따라 보건의료기관의 장은 보건복지부장관이 환자안전사고 실태조사를 위하여 필요한 자료를 요청한 경우 정당한 사유가 없으면 그 요청에 따라야 하며(법 제7조의2), 보건의료기관의 장과 보건의료인은 환자안전활동 시 환자안전기준을 준수하여야 한다고 규정하고 있다(법 제9조).

「환자안전법」은 모든 환자는 안전한 보건의료를 제공받을 권리를 가지며, 환자와 환자의 보호자는 환자안전활동에 참여하여야 한다고 명시하고 있다(법 제5조). 이는 환자안전에 관한 기본법으로서의 성격 및 「보건의료기본법」 제6조제1항에서 규정하고 있는 모든 환자는 자신의 건강보호와 증진을 위하여 적절한 보건의료서비스를 받을 권리를 가진다는 환자의 권리에 상응하는 규정이라고 보인다.

4) 환자안전위원회

(1) 환자안전위원회 설치

일정 규모 이상의 병원급 의료기관은 환자안전 및 의료 질 향상을 위하여 환자안전위원회를 설치·운영하도록 하고 있다(법 제11조제1항). 환자안전위원회의 설치가 요구되는 병상규모는 200병상 이상의 병원급 의료기관(종합병원의 경우 100병상 이상)으로 규정하고 있다(시행규칙 제5조). 환자안전위원회는 위원장 1명을 포함한 5명 이상 30명 이하의 위원으로 구성하며 위원장은 해당 의료기관의 장으로 하고, 위원회의 위원은 해당 의료기관의 장이 성별을 고려하여 위촉하며, 위원의 임기는 3년으로 한다(시행규칙 제6조).

(2) 환자안전위원회 운영

환자안전위원회는 정기회의와 임시회의로 구분하여 운영한다(시행규칙 제7조제1항과 제2항). 환자안전위원회 회의는 재적위원 과반수의 출석으로 개의하고, 출석위원 과반수의 찬성으로 의결하며, 위원장이 사고 등 부득이한 사유로 직무를 수행할 수 없을 때에는 위원장이 미리 지명한 위원이 그 직무를 대행한다(시행규칙 제7조제3항과 제4항).

(3) 환자안전위원회 업무

환자안전위원회가 심의하는 업무는 다음과 같다(법 제11조제3항, 시행규칙 제8조).

① 환자안전사고의 예방 및 재발 방지를 위한 계획 수립 및 시행
② 환자안전 전담인력의 선임 및 배치
③ 보건의료기관의 의료 질 향상 활동 및 환자안전체계 구축·운영
④ 환자안전사고의 보고를 한 보고자 및 보고내용의 보호
⑤ 환자와 환자 보호자의 환자안전활동 참여를 위한 계획 수립 및 시행
⑥ 환자안전기준 준수에 관한 사항
⑦ 환자안전지표의 운영에 관한 사항
⑧ 환자안전사고의 보고 활성화에 관한 사항
⑨ 환자안전활동의 교육에 관한 사항
⑩ 그 밖에 환자안전활동의 향상을 위하여 특히 필요한 사항으로서 보건복지부장관이 정하는 사항

5) 환자안전 전담인력

일정 규모 이상의 병원급 의료기관은 환자안전 및 의료 질 향상에 관한 업무를 전담하여 수행하는 환자안전 전담인력을 두어야 한다(법 제12조제1항). 전담인력을 두도록 요구되는 병상규모는 200병상 이상의 병원급 의료기관(종합병원의 경우 100병상 이상)으로 규정하고 있다(시행규칙 제9조제1항).

전담인력의 자격기준은 다음과 같다(법 제12조제1항, 시행규칙 제9조제2항).

① 의사 · 치과의사 · 한의사 · 약사 또는 간호사 면허를 취득한 후 3년 이상 보건의료기관에서 근무한 사람
② 전문의 자격이 있는 사람

전담인력의 배치기준은 다음과 같다(시행규칙 제9조제3항).

① 200병상 이상의 병원급 의료기관(종합병원은 제외한다): 1명 이상
② 100병상 이상 500병상 미만의 종합병원: 1명 이상
③ 500병상 이상의 종합병원: 2명 이상

전담인력이 수행하는 업무는 다음과 같다(법 제12조제3항, 시행규칙 제9조제5항).

① 환자안전사고 정보의 수집 · 분석 및 관리 · 공유
② 환자안전사고 예방 및 재발 방지를 위한 보건의료인 교육
③ 환자와 환자 보호자의 환자안전활동을 위한 교육
④ 환자안전활동의 보고
⑤ 환자안전기준의 준수 점검
⑥ 환자안전지표의 측정 · 점검
⑦ 그 밖에 환자안전 및 의료 질 향상을 위하여 보건복지부장관이 특히 필요하다고 인정하는 사항

의료기관의 장은 전담인력을 배치한 경우에는 해당 연도에는 전담인력을 배치한 날부터 10일 이내에, 그다음 연도부터는 매년 1월 31일까지 전담인력 배치현황서(전자문서로 된 서식 포함)를 보건복지부장관에게 제출하여야 하며, 환자안전 및 의료 질 향상을 위하여 특히 필요하다고 인정하는 경우에는 전담부서를 설치 · 운영할 수 있다(시행규칙 제9조제4항과 제6항).

6) 환자안전활동에 관한 교육

전담인력은 환자안전활동에 관한 교육을 정기적으로 받아야 한다고 규정하고 있으며(법 제13조제1항) 정기 교육 외에 환자안전을 위하여 필요한 경우에는 전담인력이나 보건의료인에게 환자안전활동에 관한 교육을 받을 것을 명할 수 있도록 규정하고 있다(법 제13조제2항). 정기적 환자안전활동에 관한 교육은 대면교육 또는 정보통신기기를 통한 온라인 교육으로 실시하며, 매년 12시간 이상 실시한다. 다만, 전담인력으로 새로 배치된 경우에는 6개월 이내에 대면교육으로 실시하며, 24시간 이상을 이수하여야 한다(시행규칙 제10조제2항).

환자안전활동에 관한 교육에 포함되어야 하는 내용은 다음과 같다(시행규칙 제10조제1항).

① 환자안전 관련 법령에 관한 사항
② 환자안전사고의 정보의 수집·분석에 관한 사항
③ 환자안전기준 및 환자안전지표에 관한 사항
④ 환자안전사고의 예방 및 재발 방지에 관한 사항
⑤ 「보건의료기본법」 제3조제3호에 따른 보건의료인 및 환자와의 소통·협조에 관한 사항
⑥ 환자 및 환자보호자의 환자안전활동에 관한 사항
⑦ 환자안전에 관한 외국의 제도 및 사례에 관한 사항
⑧ 그 밖에 보건복지부장관이 환자안전 및 의료 질 향상을 위하여 필요하다고 인정하는 사항

7) 환자안전사고의 보고

환자안전사고의 보고는 자율보고와 의무보고로 구분된다. 「환자안전법」 제정 당시 자율보고를 토대로 환자안전사고의 보고 체계를 구성하였으나 환자안전사고 발생 실태 파악이 어렵고, 이를 바탕으로 한 환자안전사고 예방 및 재발방지 대책 마련이 미흡하다는 지적이 제기되어 2020년 「환자안전법」의 일부개정으로 200병상 이상의 병원급 의료기관(종합병원의 경우 100병상 이상)에서 중대한 환자안전사고가 발생한 경우 해당 의료기관의 장이 이를 지체 없이 보건복지부장관에게 보고하도록 하는 의무보고체계를 도입하였다.

의무보고에 해당되는 중대한 환자안전사고의 경우는 다음과 같다(법 제14조제2항, 시행규칙 제12조제3항).

① 「의료법」 제24조의2제1항에 따라 설명하고 동의를 받은 내용과 다른 내용의 수술, 수혈, 전신마취로 환자가 사망하거나 심각한 신체적·정신적 손상을 입은 환자안전사고가 발생한 경우

② 진료기록과 다른 의약품이 투여되거나 용량 또는 경로가 진료기록과 다르게 투여되어 환자가 사망하거나 심각한 신체적·정신적 손상을 입은 환자안전사고가 발생한 경우
③ 다른 환자나 부위의 수술로 환자안전사고가 발생한 경우
④ 의료기관 내에서 신체적 폭력으로 인해 환자가 사망하거나 심각한 신체적·정신적 손상을 입은 경우(심각한 신체적·정신적 손상은 1개월 이상의 의식불명), 「장애인복지법 시행규칙」 별표 1에 따른 장애의 정도가 심한 장애인(자폐성장애인은 제외한다)이 된 경우, 그 밖에 이에 준하는 경우로서 보건복지부장관이 심각한 신체적·정신적 손상에 해당한다고 인정하는 경우

「환자안전법」에서는 환자안전사고를 발생시켰거나 발생한 사실을 알게 된 보건의료인이나 환자 등은 보건복지부장관에게 그 사실을 보고할 수 있도록 규정하고 있다(법 제14조제1항). 환자안전사고를 보고할 수 있는 보고자로는 보건의료인, 보건의료기관의 장, 전담인력, 환자, 환자 보호자로 규정하고 있다(시행규칙 제12조제1항). 환자안전사고를 발생시킨 사람이 자율보고를 한 경우에는 「의료법」 등 보건의료 관계 법령에 따른 행정처분을 감경하거나 면제할 수 있도록 규정하고 있다(법 제14조제4항).

환자안전사고의 보고자는 환자안전사고 보고·학습시스템(법 제16조)을 통하여 보건복지부장관에게 제출하여야 하며, 보고자에 따른 보고내용은 <표 3-3>과 같다.

표 3-3 환자안전사고 보고자별 보고내용

보고내용	보건의료인, 보건의료기관의 장, 전담인력	환자, 환자 보호자
사고 발생일시	○	○
사고 발견일시	○	○
보건의료기관 소재지	○	○
보건의료기관 구분	○	○
병상 수	○	×
사고 발생 장소	○	○
관련 직원	○	×
관련 직원 경력	○	×
사고 발생단계	○	×
사고 발견일시	○	×
사고 발견단계	○	×
발견과정	○	×

보고내용	보건의료인, 보건의료기관의 장, 전담인력	환자, 환자 보호자
발견자	○	×
사고 종류	○	○
위해정도	○	×
사고 발생 후 환자에 대한 조치사항	○	×
내부보고 여부	○	×
환자설명 여부	○	×
환자 나이	○	○
환자 성별	○	○
환자 진료과목	○	○
사고발생 진료과목	○	○
내원 시 진단명	○	○
사고 전 환자상태	○	×
보건의료기관 정보	○	×
보고자 정보	○	○
사고내용	○	○
사고원인	○	×
기여요인	○	×
사고예방 및 재발방지를 위한 개선방안	○ (국가와 의료기관별로 구분)	○

8) 환자안전지표 개발 및 환자안전사고 관련 정보의 공유를 위한 자료의 요청

「환자안전법」은 보건복지부장관은 환자안전지표의 개발 및 환자안전사고 관련 정보의 공유를 위하여 국민건강보험공단, 건강보험심사평가원, 한국의료분쟁조정중재원, 한국소비자원, 의료기관평가인증원, 한국보건의료연구원, 한국보건사회연구원, 한국보건산업진흥원 등 그 밖에 보건의료와 밀접한 관련이 있거나 환자안전사고 관련 자료를 보유하고 있는 기관 중 보건복지부장관이 정하여 고시하는 기관의 장에게 요청할 수 있도록 규정하고 있으며 해당 기관의 장은 정당한 사유가 없으면 이에 협조하도록 규정하고 있다(법 제15조, 제15조의2, 시행령 제7조, 제7조의2). 환자안전지표 개발을 위한 자료 및 환자안전사고 관련 자료로는 국민건강보험 및 의료급여 청구 명세 등에 관한 자료, 의료사고 피해구제 및 의료분쟁 조정·중재에 관한 자료, 환자안전 및 의료 질 향상 관련 각종 평가·인증 및 분석 자료, 환자안전사고 정보에 대한 수집·분석 자료, 그 밖에 보건복지부장관이 환자안전지표의 개발 및 환자안전사고 관련 정보의 공유를 위하여 필요하다고 인정하는 자료로 규정하고 있다(시행규칙 제13조, 제13조의2).

9) 환자안전 보고 · 학습시스템 등

「환자안전법」은 보건복지부장관이 환자안전을 위하여 자율보고가 된 환자안전사고에 관한 정보 및 수집한 자료의 조사·연구와 그 공유에 필요한 환자안전사고 보고·학습시스템을 구축하여 운영하도록 규정하고 있다(법 제16조제1항). 보고·학습시스템에 대해서는 18장에 상세히 기술하고 있어, 이하의 내용을 본장에서는 생략하겠다.

또한 「환자안전법」은 환자안전사고가 새로운 유형이거나 환자안전에 중대한 위해가 발생할 우려가 있는 등의 사유가 발생한 경우에는 보건복지부장관이 주의경보를 보건의료기관에 발령하도록 규정하고 있다(법 제16조제2항).

주의경보 발령 사유는 다음과 같다(시행규칙 제14조).

① 환자안전을 해칠 우려가 높은 새로운 유형의 환자안전사고가 발생한 경우

② 환자안전에 중대한 위해가 발생할 우려가 있는 환자안전사고가 발생한 경우

③ 동일하거나 유사한 유형의 환자안전사고가 보고학습시스템에 급격히 증가하는 경우

④ 그 밖에 환자안전을 해칠 우려가 매우 크고 그 영향이 광범위할 것으로 예상되어 주의경보 발령이 필요하다고 보건복지부장관이 인정하는 경우

10) 보고의 비밀 보장 등

「환자안전법」은 보건복지부장관이 보고자의 의사에 반하여 그 보고자의 정보를 공개할 수 없으며, 보고된 환자안전사고가 발생한 보건의료기관의 경우에는 그 보건의료기관의 장의 의사에 반하여 해당 보건의료기관의 정보를 공개할 수 없도록 규정하고 있다(법 제17조제1항). 자율보고가 된 환자안전사고에 관한 정보와 환자안전지표 개발 및 환자안전사고 관련 정보의 공유를 위한 자료 요청을 통하여 수집한 자료는 환자안전사고의 사실관계 확인 후 반드시 개인식별이 가능한 부분을 삭제하도록 규정하고 있다(법 제17조제2항). 환자안전사고의 정보 수집·분석 및 주의경보 발령 등의 업무에 종사하거나 종사하였던 사람은 직무상 알게 된 비밀을 다른 사람에게 누설하거나 직무 외의 목적으로 사용하여서는 아니된다고 규정하고 있으며, 이를 위반할 경우 3년 이하의 징역 또는 3천만 원 이하의 벌금에 처하도록 규정하고 있다(법 제17조제3항, 제18조제1항). 또한 보건의료기관의 장은 해당 보건의료기관에 속한 환자안전사고 보고를 한 보고자에게 그 보고를 이유로 해고, 전보나 그 밖에 신분이나 처우와 관련하여 불리한 조치를 할 수 없도록 규정하고 있으며, 이를 위반한 경우 2년 이하의 징역 또는 2천만 원 이하의 벌금에 처하도록 규정하고 있다(법 제17조제4항, 제18조제2항).

3.2 의료기관 감염관리

병원감염 예방을 위하여「의료법」제47조에서는 일정 규모 이상의 병원급 의료기관의 장은 병원감염 예방을 위하여 감염관리위원회와 감염관리실을 설치·운영하고 감염관리 업무를 수행하는 전담인력을 두는 등 필요한 조치를 하여야 한다고 규정하고 있다. 일정 규모 이상의 병원급 의료기관은 동법 시행규칙 제43조에서 100개 이상의 병상을 갖춘 병원급 의료기관으로 규정하고 있다. 감염관리위원회는 동법 시행규칙 동조제2항에서 감염관리위원회가 병원감염에 대한 대책, 연간 감염예방계획의 수립 및 시행에 관한 사항, 감염관리요원의 선정 및 배치에 관한 사항, 감염병환자등의 처리에 관한 사항, 병원의 전반적인 위생관리에 관한 사항, 병원감염관리에 관한 자체 규정의 제정 및 개정에 관한 사항, 그 밖에 병원감염관리에 관한 중요한 사항을 심의하도록 규정하고 있다. 또한 동법 시행규칙 동조제3항에서는 감염관리실에서 병원감염의 발생 감시, 병원감염관리 실적의 분석 및 평가, 직원의 감염관리교육 및 감염과 관련된 직원의 건강관리에 관한 사항, 그밖에 감염 관리에 필요한 사항을 수행하도록 규정하고 있다. 감염관리실에서 감염관리 업무를 수행하는 사람의 인력기준 및 배치기준은 동법 시행규칙 제46조 및 별표 8의2에서는 감염 관리에 경험과 지식이 있는 의사·간호사·해당 의료기관의 장이 인정하는 사람을 의료기관의 종별 및 병상수에 따라 달리 두도록 규정하고 있다. 다만 150개 이상의 병상을 갖춘 병원, 치과병원 또는 한방병원은 감염관리실에 두는 인력 중 1명 이상은 감염관리실에서 전담 근무하도록 규정하고 있다. 또한 감염관리실에서 근무하는 사람은 동법 시행규칙 제46조제3항 및 별표 8의3에서 규정하는 교육기준에 따라 교육 받도록 규정하고 있다.

2020년 전파력이 강한 COVID-19 확산 사태는 의료관련감염 감시가 실제 법으로 규정된 시기(이미진 외, 2021)로 2020년「의료법」일부개정을 통해 의료관련감염 감시시스템 구축 운영 규정과 의료관련감염 자율보고 규정을 신설하였고,「감염병의 예방 및 관리에 관한 법률」일부개정을 통해 감염병의 관리 및 감염 실태 파악을 위한 실태조사의 실시와 공표에 관한 규정을 개정하였다.

현재까지 운영되고 있는 전국의료관련감염감시체계(Korean Nosocomial Infections Surveillance System, KONIS)는 2006년 7월 의료관련감염관리학회(구 대한병원감염관리학회)와 질병관리청(구 질병관리본부)이 전국의 44개 종합병원과 대학병원의 76개 중환자실을 포함하여 감시를 시작하였다. KONIS는 요로 감염, 혈류감염, 폐렴을 감시대상으로 하고 통일된 진단 기준과 방법을 적용할 수 있도록 업무 규정서(KONIS manual 2006)를 발간하였으며, 자료를 참여병원이 신속하게 확인할 수 있도록 웹 기반의 전산프로그램(web based report and analysis program, KONIS WRAP)을 개발하여 이용하도록 하였다(최영화, 2018).

2022년 기준으로「의료법」시행규칙 제43조에 의한 종합병원 및 100병상 이상 병원 등으로서 감염관리실을 운영하는 의료기관이 KONIS 참여대상 의료기관이며, ① 중환자실 감시, ② 수술부위감염 감시, ③ 신생아중환자실 감시, ④ 손 위생 감시, ⑤ 중심정맥관관련 혈류감염예방 감시, ⑥ 요양병원 감시의 6개 감시 모듈을 구성하고 있다. 감시 모듈별 참여 기준 및 요건을 충족하고 필수 참여 모듈 수 충족 시 KONIS 참여가 가능하도록 규정하고 있다(질병관리청, 2021). KONIS 감시 여부는 의료기관에 대한 각종 질평가에 포함되고 있다(김탁 외, 2020).

3.3 혈액안전 관리

수혈과정과 관련하여 발생할 수 있는 오류, 부적절한 사건 및 수혈부작용 등 수혈 후 이상반응에 대한 감시체계로 한국혈액안전감시체계를 운영하고 있다. 2008년부터 시범 연구 사업을 시작하여 혈액안전사업단에서 '수혈 후 이상반응 모니터링(세부연구기관: 대한수혈학회)'을 질병관리청으로부터 위탁받아 운영하고 있다. 2014년 8월부터는 안전한 수혈을 위해 인력·시설·장비 및 운영체계를 모두 갖춘 요양기관에서 혈액을 관리하는 경우에 요양급여를 인정하는 혈액관리료를 시행하고 있다.[2]

4 환자안전사건 대응에 관한 국내 법 제도[3]

환자안전사건 대응은 사건에 관한 보상 및 분쟁 해결과 연결되며, 의료분쟁 해결 방법으로는 당사자 간에 합의를 하는 방법, 소비자단체 또는 한국소비자원에 피해구제를 신청하는 방법, 한국의료분쟁조정중재원, 소비자분쟁조정위원회 및 법원에 조정을 신청하는 방법, 민사소송 또는 형사고소하는 방법이 있다(법제처, 2014). 이와 관련된 국내 법률로는 소비자피해구제와 관련된 「소비자기본법」, 의료분쟁의 조정 및 중재, 불가항력 의료사고 보상 등과 관련된 「의료사고 피해구제 및 의료분쟁 조정 등에 관한 법률(이하 「의료분쟁조정법」)」, 소송과 관련된 「민법」, 「형법」 등이 있다.

---

2) 혈액관리료 기준(출처: 보건복지부(2014). 요양급여의 적용기준 및 방법에 관한 세부사항 고시 일부개정(보건복지부 고시 제2014-126호). Available at: http://www.mohw.go.kr/react/jb/sjb0406vw. jsp (Accessed August 30, 2022))

3) 해당 내용은 법제처에서 발행한 '의료분쟁(2014)'의 내용을 바탕으로 작성하였으며, 최신 자료 및 관련 내용을 추가하였다.

4.1 당사자 간 합의

합의란 법률적인 용어로 화해에 해당한다. 「민법」 제731조에 의하면 화해란 양 당사자가 서로 양보하여 분쟁을 끝낼 것을 약정하는 것이다.

의료사고가 발생하게 되면 환자 측에서는 의료인 또는 병원에게 불만을 제기하거나 손해배상을 청구하게 된다. 병원에서는 해당 사건과 관련하여 의무기록 검토 및 상황 조사, 회의 등을 시행하여 자체적으로 적정진료여부를 검토한 뒤, 대처 방안을 모색하여 환자 측과 협상을 시도한다(이상교, 2009; 천자혜 외, 2013; 이동학, 2013; 권현주 외, 2015).

합의의 방식이나 내용에 관한 형식은 정해져 있지 않지만, 이미 합의가 된 내용은 이후에 취소할 수 없기 때문에(「민법」 제733조) 신중하게 임해야 한다. 다만, 합의과정에서 의료분쟁의 한쪽 당사자가 경제적으로 매우 어려운 사정에 있거나, 경솔 또는 무경험으로 인하여 지나치게 불공평한 합의를 하였다면 불공정한 법률행위로 무효가 될 수 있다(「민법」 제104조). 또한 합의 내용에 포함되지 않았던 내용에 대해서는 추가로 합의할 수 있으며, 의료분쟁의 한쪽 당사자가 과실이 있던 내용을 숨기고 합의에 임한 사실이 인정되면 사기로 인한 취소가 가능하다(「민법」 제110조). 합의를 한 이후 민사소송을 제기하면 특별한 사정이 없는 한 소송이 각하된다. 형사고소나 고발은 가능하지만, 합의한 사실이 공소 제기 여부를 정하는 과정 또는 형을 선고하는 과정에서 의사 측에 유리한 정상참작 사유가 될 수 있다(법제처, 2014).

4.2 한국소비자원을 통한 피해구제 및 조정

한국소비자원은 소비자의 피해구제·분쟁조정, 안전·거래 실태조사, 정책연구, 위해정보 수집·조치 등을 통해 소비자 주권을 실현하는 정부기관이다. 의료서비스를 이용하는 과정에서 피해를 입은 경우 환자는 한국소비자원에 피해구제를 신청할 수 있다(「소비자기본법」 제55조).[4)]

「소비자기본법」에 의한 피해구제 절차는 '의료상담 → 의료피해구제(합의권고) → 소비자분쟁조정위원회(조정결정)'의 3단계로 진행된다. 피해구제 신청 전 소비자 상담을 받아야 하며, 소비자 상담은 전화, 인터넷, 서신을 통해 신청할 수 있다. 의료피해구제 신청은 피해구제신청서, 진료기록 열람 및 사본발급 동의서, 진료기록 열람 및 사본발급 위임장을 제출해야 한다(김경례, 2012).

피해구제 신청 사건이 있을 경우, 전문가 자문 등을 거쳐 양당사자에게 합의를 권고할

4) 한국의료분쟁조정중재원에서 분쟁조정 결정을 받은 경우 또는 민사소송을 진행 중인 사건은 피해구제 신청대상에서 제외된다.

수 있고(「소비자기본법」 제57조), 피해구제 신청일로부터 30일 이내에 원만한 합의가 이루어지지 않은 경우 소비자분쟁조정위원회에 조정을 신청할 수 있다(그림 3-2 참조). 최종적으로 내린 조정결정에 대해 15일 이내에 양 당사자에게 수락여부를 확인하게 되고(「소비자기본법」 제67조제1항 및 제2항), 양 당사자는 수락여부의 의사표시를 할 수 있다.[5] 조정안을 수락하지 않는 경우 민사조정제도 혹은 민사소송 제도 등을 이용해 분쟁을 해결할 수 있다. 조정이 성립되면 소비자분쟁조정위원회는 분쟁 조정서를 작성하고, 조정서의 내용은 재판상 화해와 동일한 효력을 갖게 된다(「소비자기본법」 제67조제3항). 재판상 화해의 효력이 발생하면 기판력[6]이 생기기 때문에, 해당 분쟁에 대해서는 다시 소송을 제기할 수 없다. 조정이 성립되었으나 이후 결정내용을 이행하지 않을 경우에는 법원으로부터 집행문을 부여받아 강제집행을 할 수 있다(법제처, 2014).

그림 3-2 한국소비자원 피해구제 절차도

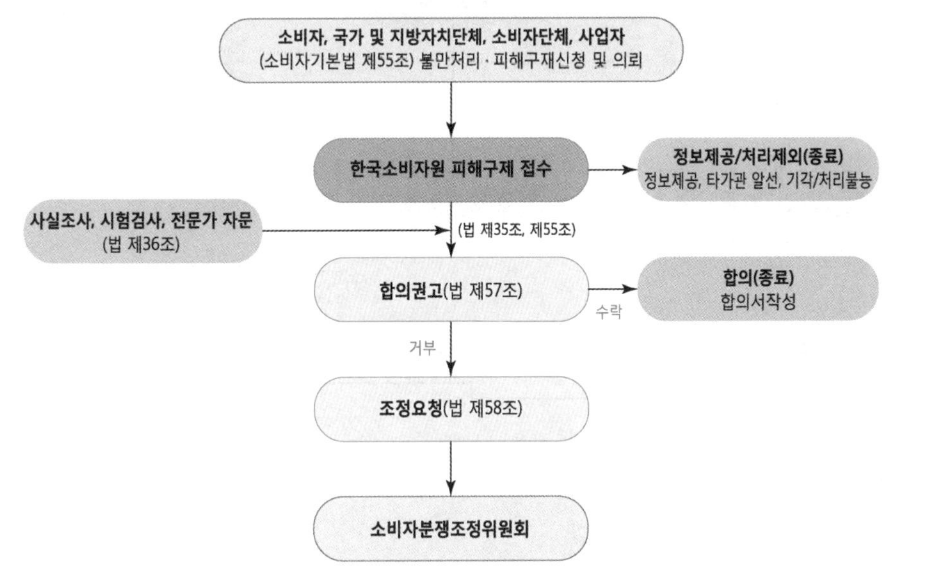

출처: 한국소비자원 (2013). Available at: http://www.kca.go.kr/odr/link/pg/pr/osPgStpSobiGuidW.do#none(Accessed September 5, 2022).

5) 조정결정은 법원에 의한 판결이 아닌 조정안의 제시이므로, 강제력이 있는 것은 아니다. 따라서 양 당사자의 의사에 따라 수락하거나 수락하지 않을 수 있다.

6) 기판력은 확정판결에 부여되는 통용성 내지는 구속력을 말한다. 확정된 종국판결의 판결내용은 당사자와 법원을 규율하는 새로운 규준으로 구속력을 가지기 때문에, 이후 동일한 사안이 문제가 되면 당사자는 그에 반해 되풀이하여 다투는 소송이 인정되지 않는다. 또한 법원도 다시 재심사하여 모순 또는 저촉되는 판단을 하여서는 안 된다(법제처, 2016).

4.3 법원을 통한 조정

법원을 통한 조정은 법원에 설치된 조정위원회가 분쟁 당사자의 주장을 듣고 사정을 참작하여 조정안을 제시하는 것이다.

민사조정은 서면이나 구술로 신청할 수 있으며(「민사조정법」 제5조제1항), 크게 민사조정 신청에 의한 조정과 소 제기 이후 수소법원에서 하는 조정으로 나누어 볼 수 있다(대한민국 법원 전자민원센터, 2010, 그림 3-3 참조).

그림 3-3 민사조정절차의 흐름

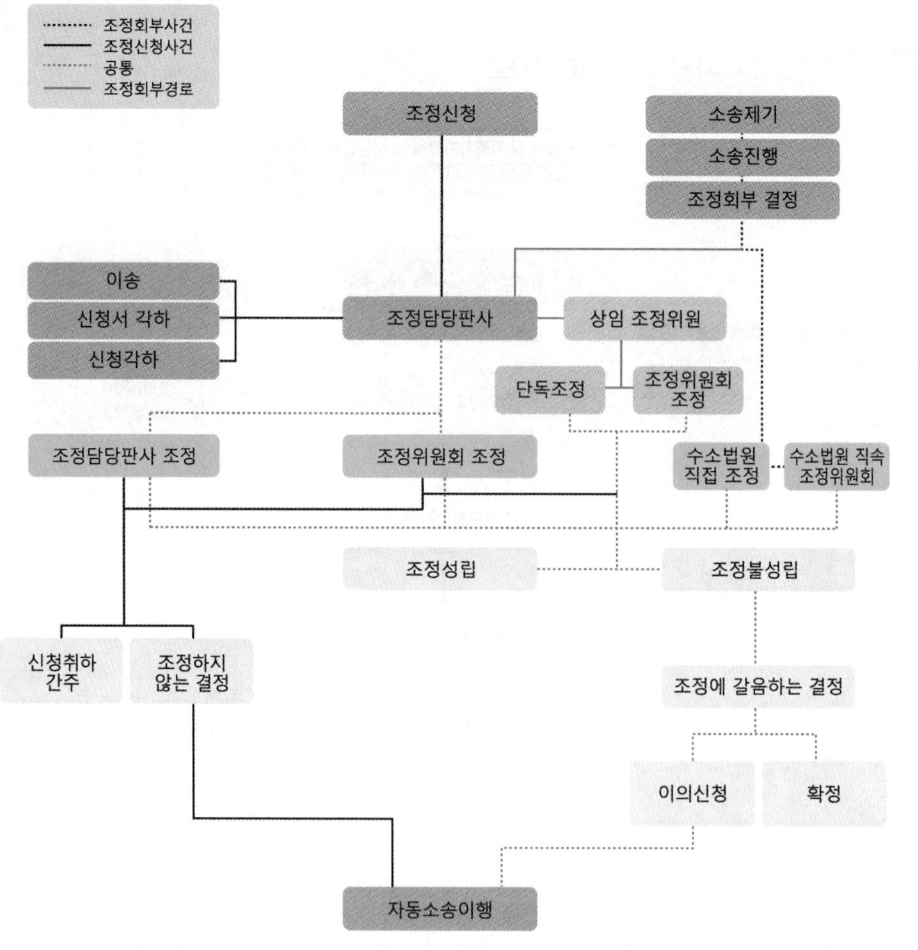

출처: 대한민국 법원 전자민원센터(2017). Available at: https://help.scourt.go.kr/nm/min_1/min_1_6/min_1_6_1/index.html (Accessed September 5, 2022).

민사조정은 합의된 사항을 조서에 기재함으로써 성립하게 되며(「민사조정법」 제28조), 조정조서의 내용은 재판상 화해와 동일한 효력이 있기 때문에(「민사조정법」 제29조) 취소하거나 다시 소송을 제기할 수 없다.[7] 당사자 간의 합의가 성립되지 않으면 법원은 조정이 성립되지 않은 것으로 사건을 종결시킨다(「민사조정법」 제27조). 당사자들이 조정에 갈음하는 결정에 대한 결정문을 받아보고 2주일 이내에 이의신청을 하면 결정에 동의하지 않는 것으로 보고(「민사조정법」 제34조제1항), 이의신청을 하면 조정은 효력 없는 것이 되고 소송절차로 이행된다.

이러한 민사조정은 소송에 비해 신속하게 해결이 가능하며 비용이 저렴하다. 또한 조정절차에서는 자유로운 분위기의 조정실에서 당사자의 말을 충분히 듣고 분쟁을 해결하며(「민사조정법」 제22조), 비공개로 진행되기 때문에 비밀이 보장된다(「민사조정법」 제20조). 민사조정제도는 소송에서와 같이 승자와 패자가 존재하지 않으며 양보와 타협을 통해 분쟁을 원만히 해결하는 제도로 바람직한 분쟁 해결제도라고 할 수 있다(이상교, 2009).

4.4 한국의료분쟁조정중재원을 통한 조정 및 중재

의료분쟁의 당사자 또는 그 대리인은 「의료분쟁조정법」 제27조제10항에 따라 의료사고의 원인이 된 행위가 종료된 날부터 10년 또는 의료사고 피해자나 그 법정대리인이 그 손해 및 가해자를 안 날부터 3년 이내에 한국의료분쟁조정중재원(이하 '조정중재원')에 조정을 신청할 수 있다. 다만, 이미 해당 의료분쟁조정사항에 대하여 법원에 소가 제기된 경우, 이미 해당 의료분쟁조정사항에 대하여 「소비자기본법」 제60조에 따른 소비자분쟁조정위원회에 분쟁조정이 신청된 경우, 조정신청 자체로서 의료사고가 아닌 것이 명백한 경우, 신청인이 조사에 응하지 않거나 2회 이상 출석요구에 응하지 않은 때, 신청인이 조정신청 후에 의료사고를 이유로 「의료법」 제12조제2항[8]을 위반하는 행위를 한 때 또는 「형법」 제314조제1항[9]에 해당하는 행위를 한 때, 조정신청이 있은 후에 소가 제기된 때, 피신청인이 조정신청서를 송달받은 날부터 14일 이내에 조정절차에 응하고자 하는 의사를 통지하지 않은 경우[10]에는 조정신청이 각하된다. 다만, 조정신청의 대상인 의료사고가 사망 또는 1개월 이

---

7) 재판상 화해와 동일한 효력이 있다는 것은 판결에서와 같은 법적 효력이 있다는 것을 의미한다.

8) 「의료법」 제12조(의료기술 등에 대한 보호) ② 누구든지 의료기관의 의료용 시설·기재·약품, 그 밖의 기물 등을 파괴·손상하거나 의료기관을 점거하여 진료를 방해하여서는 아니 되며, 이를 교사하거나 방조하여서는 아니 된다.

9) 「형법」 제314조(업무방해) ① 제313조(신용훼손)의 방법 또는 위력으로써 사람의 업무를 방해한 자는 5년 이하의 징역 또는 1천 500만원 이하의 벌금에 처한다.

10) 원장은 피신청인이 조정절차에 응하고자 하는 의사를 통지하지 않는 경우 조정신청을 각하하여야 함에도 불구하고, 조정신청의 대상인 의료사고가 사망 또는 1개월 이상의 의식불명, 「장애인복지법」 제2조에 따른 장애등급 제1급 중 대통령령으로 정하는 경우에는 지체 없이 조정절차를 개시하여야 한다.

상의 의식불명이나 「장애인복지법」 제2조에 따른 장애등급 제1급 중 대통령령으로 정하는 경우에 해당하는 경우에는 피신청인이 조정신청에 응하지 아니하더라도 지체 없이 개시한다(「의료분쟁조정법」 제27조제9항). 그러나 2020년까지의 결과를 보면, 의료인 및 의료기관의 참여의사가 없어 자동 각하된 건은 전체의 40%에 육박하여 최근 피신청인인 의료인 및 의료기관의 참여의사와 상관없이 조정신청에 따라 조정절차가 개시되도록 하는 개정안이 발의된 바 있다(조은, 2021).

피신청인이 조정에 응하고자 하는 의사를 조정중재원에 통지함으로써 조정절차가 개시된다(「의료분쟁조정법」 제27조제8항). 의료인뿐만 아니라 현직 검사를 포함한 법조인, 소비자권익위원 등 5명의 감정위원으로 구성된 감정부에서 개별적인 사건의 감정을 시행하고, 의료인과 현직 판사를 포함한 법조인, 소비자권익위원 등 5명의 조정위원으로 구성된 조정부가 개별적인 사건의 조정절차를 진행한다. 감정부는 신청인, 피신청인, 분쟁 관련 이해관계인 또는 참고인으로 하여금 출석, 진술하게 하거나 조사에 필요한 자료의 제출을 요구하거나 의료인 또는 의료기관개설자에게 의료행위 당시 환자의 상태 및 그 행위를 선택한 이유의 소명을 요구하는 등 의료사고에 관하여 조사한다. 조정신청이 있은 날부터 60일 이내에 감정서를 작성하여 조정부에 송부하되, 그 기간을 1회에 한하여 30일까지 연장할 수 있는데, 감정서에는 사실조사의 내용 및 결과, 과실 및 인과관계 유무, 후유장애의 정도 등을 기재한다.

당사자 사이에 합의가 이루어진 경우 조정부는 합의 내용에 따라 조정조서를 작성하는데, 조정조서는 재판상 화해와 동일한 효력이 있다. 조정기일에도 당사자 사이에 합의가 이루어지지 않은 경우 조정부는 감정부의 감정의견을 고려하여 조정신청이 있은 날부터 90일 이내에 조정결정을 하되, 그 기간을 1회에 한하여 30일까지 연장할 수 있다. 조정결정은 조정기일에 바로 하는 경우도 있지만, 우선 다시 한번 당사자 사이에 합의를 권유하여 보고 끝내 합의가 되지 않는 때에 이르러 부득이 조정결정을 한다. 신청인과 피신청인은 조정결정을 송달받은 날부터 15일 이내에 동의 여부를 조정중재원에 통보하는데, 15일 이내에 의사표시가 없는 때에는 동의한 것으로 보고, 당사자 쌍방이 조정결정에 동의하거나 동의한 것으로 보는 때에 조정이 성립하여 재판상 화해와 동일한 효력이 발생한다(현두륜, 2013).

의료분쟁 당사자는 조정부의 종국적 결정에 따르기로 서면으로 합의하고 중재를 신청할 수 있으며, 중재신청은 조정절차 중에도 할 수 있다. 중재절차는 「의료분쟁조정법」에 따른 조정절차를 우선적으로 적용하고 보충적으로 「중재법」이 적용된다(「의료분쟁조정법」 제43조).

중재판정은 확정판결과 동일한 효력이 있으며(「의료분쟁조정법」 제44조), 당사자가 중재판정에 불복하는 경우 「중재법」 제36조제2항의 경우[11]에만 중재판정의 정본을 받은 날부터 3개월 이내에 조정부에 중재판정의 취소를 요구할 수 있다(「의료분쟁조정법」 제44조제2항 및 「중재법」 제36조제1항 및 제3항).

4.5 의료소송

4.5.1 민사소송에 의한 손해배상 청구

의료사고로 손해를 입은 환자가 의료인에게 손해배상 청구를 하기 위해서는 민사소송을 제기해야 한다. 우리나라의 의료과실에 대한 민사책임 이론구성은 채무불이행책임과 불법행위책임이 있고, 손해배상을 받기 전까지 각각의 책임을 모두 재판에 청구하는 것이 가능하다(김장한, 이윤성, 2008). 소장을 제출하면 담당 법원에서는 소장을 심시하여 의료인에게 소장부본을 전달하고, 의료인이 이에 대한 답변서를 법원에 제출하면 사건을 맡은 재판장이 기록을 검토하고 사건을 분류한다. 재판장이 변론기일을 지정하면 그 이후부터 양측의 공방이 시작되고, 모든 절차가 종료된 후 재판장이 판결을 내린다.

1심 재판 결과에 수긍할 수 없을 경우 항소할 수 있고, 2심 재판 결과에 수긍할 수 없을 경우 상고할 수 있다. 항소 및 상고 시에는 양측의 소송비용을 패소한 당사자가 부담하여야 한다(법제처, 2014).

4.5.2 형사 고소 및 고발을 통한 처벌요구

의료인의 위법행위로 상해 또는 사망에 이른 경우, 의료인을 수사기관에 신고하여 국가의 처벌을 요구할 수 있다. 고소[12] 또는 고발[13] 이후 수사기관의 수사가 이루어지고, 검사

---

11) 「중재법」 제36조(중재판정 취소의 소) ② 법원은 다음 각 호의 어느 하나에 해당하는 경우에만 중재판정을 취소할 수 있다.
   1. 중재판정의 취소를 구하는 당사자가 다음 각 목의 어느 하나에 해당하는 사실을 증명하는 경우
      가. 중재합의의 당사자가 해당 준거법(準據法)에 따라 중재합의 당시 무능력자였던 사실 또는 중재합의가 당사자들이 지정한 법에 따라 무효이거나 그러한 지정이 없는 경우에는 대한민국의 법에 따라 무효인 사실
      나. 중재판정의 취소를 구하는 당사자가 중재인의 선정 또는 중재절차에 관하여 적절한 통지를 받지 못하였거나 그 밖의 사유로 본안에 관한 변론을 할 수 없었던 사실
      다. 중재판정이 중재합의의 대상이 아닌 분쟁을 다룬 사실 또는 중재판정이 중재합의의 범위를 벗어난 사항을 다룬 사실. 다만, 중재판정이 중재합의의 대상에 관한 부분과 대상이 아닌 부분으로 분리될 수 있는 경우에는 대상이 아닌 중재판정 부분만을 취소할 수 있다.
      라. 중재판정부의 구성 또는 중재절차가 이 법의 강행규정에 반하지 아니하는 당사자 간의 합의에 따르지 아니하였거나 그러한 합의가 없는 경우에는 이 법에 따르지 아니하였다는 사실
   2. 법원이 직권으로 다음 각 목의 어느 하나에 해당하는 사유가 있다고 인정하는 경우
      가. 중재판정의 대상이 된 분쟁이 대한민국의 법에 따라 중재로 해결될 수 없는 경우
      나. 중재판정의 승인 또는 집행이 대한민국의 선량한 풍속이나 그 밖의 사회질서에 위배되는 경우

12) 고소란 피해자 또는 피해자와 일정한 관계에 있는 고소권자가 수사기관에 범죄사실을 알려 신고하고, 이에 대한 처벌을 구하는 의사를 표명하는 것이다(법제처, 2016).

의 기소에 따라 형사재판 절차가 진행된다(법제처, 2014).

재판장은 사건이 범죄로 되지 않거나 범죄사실의 증명이 없을 때에는 무죄 판결을 선고한다(「형사소송법」 제325조). 재판장이 판결로써 형을 선고한 경우에도 피고인의 사회복귀를 도모하기 위해, 일정한 조건 아래 집행을 일정기간 유예하고 유예한 기간 동안 취소 또는 실효됨이 없는 경우 형 선고의 효력이 상실되는 집행유예 선고를 할 수 있다(「형법」 제62조; 이현정, 2014).[14)]

우리나라에서는 공정한 재판을 위해 3심 제도를 운영하고 있다. 따라서 재판결과에 불만이 있는 피고인은 상급법원에 상소할 수 있으며(「형사소송법」 제338조), 1심 법원의 재판결과에 불복하여 다시 소를 제기하는 것을 항소, 항소심의 재판결과에 불복하는 것을 상고라고 한다.

5 참고문헌

강희정 외. (2018). 의료질평가 제도 효과분석 및 평가모형 개발 연구. 서울: 건강보험심사평가원.

건강보험심사평가원. (2018). 2017 요양급여 적정성 평가결과 종합보고서. 서울: 건강보험심사평가원.

권현주, 남영희, 김은엽, 류호선, 윤인희, 조현주. (2015). New 적정진료보장. 파주: 메디시언.

김경례. (2012). 소송외적 의료분쟁해결: 한국소비자원 의료피해구제 사례분석을 중심으로, 고려대학교 박사학위논문.

김대현. (2014). 환자안전 및 의료질 향상에 관한 법률안, 환자안전 및 의료 질 향상 법안 검토보고, 보건복지위원회.

김승기. (2015). 전공의의 수련환경 개선 및 지위 향상을 위한 법률안 검토보고, 보건복지위원회.

김장한, 이윤성. (2008). 의료와 법. 서울: E-public.

김탁 외. (2020). KONIS 운영방식 개선을 위한 국가별 의료관련감염 감시체계 운영방식에 대한 문헌 조사. 의료관련감염관리, 25(1), 21-28.

대한민국 법원 전자민원센터. (2017). Available at: https://help.scourt.go.kr/nm/min_1/min_1_6/min_1_6_1/index.html(Accessed September 5, 2022).

법제처. (2014). 의료분쟁, 서울: 생각쉼표: 휴먼컬처아리랑.

13) 고발이란 범인 및 고소권자 이외의 제3자가 범죄사실을 수사기관에 신고하여 범인의 소추를 구하는 의사표시이다(법제처, 2016).

14) 이는 피고인이 3년 이하의 징역 또는 금고의 형을 선고 받았으나 그 정상에 참작할 사유가 있는 경우에 한정된다.

법제처. (2016). 법령용어사전. Available at: https://www.law.go.kr/LSW/lsTrmSc.do?menuId=4#click0(Accessed September 5, 2022).

보건복지부, 건강보험심사평가원. (2021. 1. 18.). "환자안전 및 삶의 질" 중심으로 적정성 평가 강화한다!. 보도자료. URL: https://www.hira.or.kr/bbsDummy.do?pgmid=HIRAA020041000100&brdScnBltNo=4&brdBltNo=10262

보건복지부. (2014). 요양급여의 적용기준 및 방법에 관한 세부사항 고시 일부개정(보건복지부 고시 제2014-126호). Available at: http://www.mohw.go.kr/react/jb/sjb0406vw.jsp (Accessed August 30, 2022).

옥민수 외. (2015). 환자안전 관련 법의 구조와 현황. *보건행정학회지*, 25(3), 174-184.

의료질평가지원금 산정을 위한 기준 [시행 2022. 1. 1.] [보건복지부고시 제2021-309호, 2021. 12. 15., 일부개정]

이동학. (2013). 사회통합을 위한 의료분쟁의 조정과 중재. 저스티스, 134(3), 443-484.

이미진, 김수민, 한수하, 최영화. (2021). 법률과 고시로 본 의료관련감염관리. 의료관련감염관리, 26(2), 57-69.

이상교. (2009). 의료소송과 병원법률실무. 서울: 황금연필.

이현정. (2014). 집행유예제도에 대한 개선방안. 미국헌법연구, 25(2), 287-335.

조은. (2021. 12. 31.). '신해철법' 확대···의료인 참여의사 없이도 조정절차 자동개시. 의사신문. http://www.doctorstimes.com/news/articleView.html?idxno=217338

질병관리청. (2021). 2022년 전국 의료관련감염감시체계(KONIS) 참여기관 모집 안내. Available at: https://www.kdca.go.kr/board/board.es?mid=a20505000000&bid=0017&act=view&list_no=718090 (Accessed September 6, 2022).

천자혜 외.(2013). 적정진료보장. 서울: 고문사.

최영화. (2018). 우리나라 의료 관련 감염 감시체계. 대한의사협회지, 61(1), 21-25.

한국소비자원. (2013). Available at: http://www.kca.go.kr/odr/link/pg/pr/osPgStpSobiGuidW.do#none(Accessed September 5, 2022).

현두륜. (2013). 의료분쟁조정법 시행에 따른 성과와 과제. *대한의료법학회지*, 14(1), 117-144.

Downie, J. et al. (2006). Patient Safety Law: from silos to systems. *Ottawa: Health Policy Research Program*, Health Canada.

World Health Organization. (2009). The Conceptual Framework for the International Classification for Patient Safety.

제2부

의료분야별 환자안전관리

제 4 장 _ 진단과정과 진단오류
제 5 장 _ 수술 및 침습적 시술
제 6 장 _ 국가적 약물안전감시체계
제 7 장 _ 의료기관 내 의약품안전관리
제 8 장 _ 감염관리
제 9 장 _ 의료 관련 기타 합병증
제10장 _ 의료기기 안전관리: 인간-기계 인터페이스 오류의 개선
제11장 _ 신속대응시스템 및 중환자실 환자안전
제12장 _ 응급의료와 환자안전
제13장 _ 마취와 진정에서의 환자안전

제 4 장

진단과정과 진단오류

학 습 목 표

▶ 진단오류를 정의하고 발생빈도와 결과를 설명한다.
▶ 진단과정에서 진단오류 발생과정과 원인을 분류하고 설명한다.
▶ 진단오류 원인에 따른 사례를 설명한다.
▶ 진단오류를 예방하기 위하여 근본원인분석과 예방대책을 설명한다.

학 습 성 과

- 진단오류의 인지적 원인과 체계적 원인이 어떻게 작용되는지 이해한다.
- 진단과정에서 진단오류의 발생인자 및 위험상황을 사전에 인지하고, 진단환경개선을 통하여 진단오류를 예방하는 방법을 찾는다.
- 진단오류 보고를 통하여 보고학습체계와 재발방지를 위한 체계적 접근을 이해한다.

사례 4-1 : 진단오류, 지연 진단

40대 중년 여성은 4개월 전 두통과 어지러움으로 종합병원에 내원하였다. 신경과에서 10일간 입원하여 뇌 자기공명영상 촬영 및 위내시경 등 검사를 받았다. 뇌 자기공명촬영에서 이상 소견은 관찰되지 않았고 위 내시경에서 역류성 식도염이 관찰되었다. 경도의 빈혈과 질 출혈이 있어 산부인과 진료를 받았으나 특이소견 관찰되지 않았다. 흉부X선 촬영에서 좌상엽에 경결 소견이 관찰되었으나 과거 사진이 없어 경과 관찰하기로 하였다. 최근 과로와 입맛이 없어 한 달 사이에 7~8Kg 체중감소가 있었다. 두통과 어지러움은 호전되어 역류성 식도염 약제를 받아 퇴원하였다. 2개월 후 상복부 통증이 악화되어 5일간 내과에 입원하였다. 흉부X선 촬영에서 좌상엽 경결의 크기가 커졌다. 내시경검사에서 역류성 식도염이 악화되어 치료 후 퇴원하였다. 이후 환자는 좌상엽 폐암으로 진단되었다.

사례 4-2 : 진단오류, 누락 진단

55세 남자가 복통으로 응급실에 왔다. 1시간 전 운동 중에 갑자기 상복부 통증이 생겨 구급차를 타고 병원에 왔다. 고혈압 병력이 있었다. 응급실에 도착 후 복통은 호전되었다. 장음은 정상 소견이었고, 복부 신체 진찰에서 압통은 관찰되지 않았다. 응급실에서 기본적인 혈액검사를 실시하였다. 흉부 및 복부 영상 검사를 실시하였다. 심전도에서 비특이적인 ST 분절 증가 소견이 있었다. 백혈구 수는 정상 범위에 있었다. 소화기 내과와 외과 진료 후 복부에 이상 소견 없어 장 진경제 및 제산제를 투여하고 외래 추적진료하기로 하였다. 환자는 저녁에 복부 및 흉부 통증이 발생되어 다시 응급실을 방문하였다. 흉부 영상에서 종격동 확장이 관찰되어 심장 초음파 검사 및 흉부 전산화단층촬영에서 대동맥 박리로 진단되었다. 오전 흉부 영상에서도 종격동 확장이 관찰되었다. 환자는 증세가 악화되어 다음 날 새벽에 사망하였다.

1 환자안전과 진단오류

의료에서 정확한 진단은 무엇보다 중요하다. 진단오류는 빈번하지만, 전문가 영역이라는 이유로 진단오류에 대한 자료는 매우 부족하다. 신뢰할 만한 자료가 없을 뿐만 아니라 아주 드물게 보고된다. 환자안전 영역에서 다른 분야에 비하여 진단오류는 관심을 덜 받았다. 왜냐하면 진단오류는 측정하기 어려워 관리하기 쉽지 않기 때문이다. 하지만 예상보다 진단오류는 비교적 흔하게 일어난다. 국내에서도 의사가 실수할 수 있다고 말하거나, 환자안전사건에 대한 논의하기 어려웠다. 관행적으로 환자는 오진이 있었다고 의심하고 의사는 오류를 인정하지 않았다. 하버드 연구에서 진단오류는 예방 가능한 오류의 17%로 보고되었다. 매년 진단오류로 인한 소송건수가 증가하고 있고 이에 관련된 의료비용도 상승되고 있다. 임상에서 의사들은 의미 있는 진단오류를 경험하게 된다. 2005년 미국 의학한림원(Institute of Medicine, IOM)의 'To err is human' 선언에서 진단오류가 환자안전의 중요한 영역임을 보고하였다(Kohn, Corrigan & Donaldson, 2000).

진단오류의 첫 번째 원인은 의료진의 인지적 오류에 기인하는 것처럼 보이지만, 김사결과나 영상검사 결과가 적시에 제공되는 등의 의료 환경과 절차적 오류도 중요 원인이 될 수 있다. 진단오류는 국제환자안전기준에 비하여 공통의견을 찾기 어렵고, 의사의 개인적인 의견이 더 많이 개입된다. 의료의 특성으로 인하여 전문적인 판단이 개입되기 때문이다.

환자안전에서 진단오류를 강조하는 이유는 다음 3가지 때문이다. 첫째, 의료에 있어 진단율을 향상시킨다. 둘째, 환자를 문제해결의 중심에 둔다. 진단오류를 정의함에 있어 환자의 관점에서 보아야 환자의 건강문제에 더 적합하다. 적절한 시각에 설명과 의사소통은 환자의 선택권과 자기 결정권을 향상시킬 뿐만 아니라 진단율을 향상시킨다. 셋째, 진단은 협조적 노력의 산물이다. 의사 한 사람의 판단만으로 진단하게 되면 오류의 가능성이 높다. 진단과정은 전문가 집단 내와 전문가들 사이에 팀워크로 이루어진다. 정확하고 적시의 진단이 의료의 질과 환자안전을 보장한다(Institute of Medicine, 2001).

진단오류는 의료진을 매우 당황하게 만든다. 도의적인 책임과 법적인 문제로 인하여 선의로 시작된 의료행위가 환자에게 위해를 끼쳤을 때 정신적인 충격을 받게 된다. 정신적 충격은 의료인에게 2차적인 피해로 이어지기도 한다. 또한, 근본원인을 찾지 못하고 단지 개인의 부주의나 근무 태만이 원인으로 간주되거나, 누구나 겪는 일쯤으로 가볍게 생각되어 서서히 망각하게 된면, 불행하게도 진단오류는 재발이 된다. 진단오류는 인간의 오류만으로 생기지 않는다. 진료체계의 오류가 더 큰 원인이다. 무엇보다 진단오류가 발생되는 근본원인을 찾아 재발방지를 위한 체계와 절차가 필요하다(염호기, 2013).

2 진단과정의 이해와 진단오류의 개념

2.1 진단과정의 이해

진단과정은 기본적으로 환자와의 소통으로 시작된다. 병력과 신체진찰 그리고 각종 검사를 종합하여 임상적 추론을 내리게 되고 가설을 세운다(그림 4-1). 하지만, 정상적인 진단과정을 거쳐도 질병의 특성에 따라 진단오류가 발생될 수 있다. 예를 들어, 질병의 양상이 비전형적이거나 증상이 발현되지 않는 경우, 질병이 명확히 정의되지 못한 경우, 아직 적합한 검사가 개발되지 못한 경우에도 진단오류는 종종 발생된다. 의료적 측면 외에도 환자 개인의 거짓 진술이나, 고의적이거나 또는 실수로 누락이 있는 경우에도 진단오류는 발생될 수 있다(Graber, 2005; Panesar et al., 2014)

그림 4-1 진단과정과 진단오류의 원인

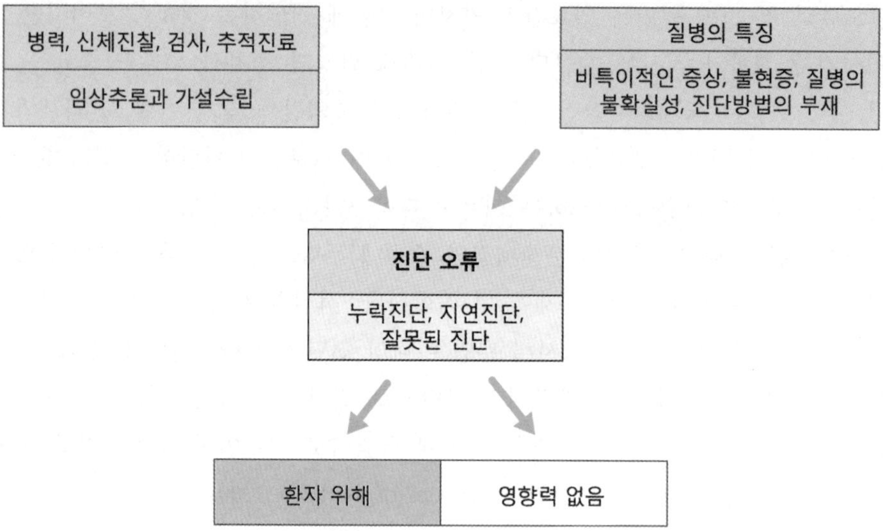

병력, 신체진찰, 검사, 추적진료
임상추론과 가설수립

질병의 특징
비특이적인 증상, 불현증, 질병의 불확실성, 진단방법의 부재

진단 오류
누락진단, 지연진단, 잘못된 진단

환자 위해	영향력 없음

2.2 진단오류의 개념

진단오류는 지연진단, 누락진단, 틀린 진단(흔히, 오진) 등 정확이 진단되지 않는 모든 경우를 포함한다. 진단과정에서 발생되는 진단오류는 의료진의 인지적 오류와 체계적 오류 또는 두 가지 원인이 복합되어 나타난다.

진단지연은 진단오류의 전형이다. 적절한 시간 내에 적합한 의료가 제공되기 위하여 진단의 적시성은 중요하다. 질병의 진행 경과에 맞지 않는 지연진단도 진단오류로 이어져 치료의 기회를 놓치게 한다. 진단지연을 예방하여 치료시기를 보장하기 위하여 다양한 임상 상황에서 초기 평가와 중재시점을 시간으로 정의한다. 예를 들어, 심폐소생술처럼 환자의 상태가 나빠지기 시작하는 시점부터 심폐소생술이 실행되는 시간(time is brain), 응급실 방문 후 심혈관 중재시술까지 걸리는 시각(door to ballon), 병원 내 심폐소생술을 위한 긴급 대응팀의 활성화 시간, 폐렴을 진단 후 최초 항생제 투여 시간 등이 시한성 지표에 포함된다. 검사 후 적합한 시간 내에 결과보고가 이루어지는 회신시간(turn around time), 중요하고 의미 있는 변화가 관찰되는 이상검사소견에 대한 긴급보고(critical value report) 시간 등은 진단지연을 관리하기 위한 체계이다. 이상검사결과는 통상적인 검사결과보고 외에도 구두, 면대면, 문자 확인 등 다양하고 구체적으로 직접 처방의사와 소통하는 방법을 활용하여 지연과 누락을 방지한다(Singh & Vij, 2010). 누락진단과 틀린 진단의 경우 환자의 병력청취와 검사결과를 통하여 임상추론과 가설을 세우는 과정에서 배제진단을 잘못하거나, 추론과정에서 자료의 누락 및 무시 등이 진단오류를 일으킨다(Hanna et al., 2005).

3 진단과정의 이해

진단과정에서 건강정보를 활용하는 기술, 임상 추론, 팀워크, 의사소통이 중요하다. 의료와 질병의 복잡성과 의료의 발전에 따라 의료 전문가들뿐만 아니라 환자 및 보호자 간에 협업과 팀워크가 요구된다.

진단과정은 크게 두 부분으로 나뉜다. 정보를 수집하는 과정과 정보를 종합하여 추리하는 과정이다. 첫 번째 정보를 수집하는 과정에서 형식적 병력청취와 신체진찰을 하고 검사결과를 관행적으로 해석하게 된다. 진단오류는 환자의 병력에 관심을 두지 않거나 신체 진찰을 소홀히 하는 것만으로 쉽게 발생된다. 또한 검사 결과들을 해석하고 판단하는 과정에서도 주의를 하지 않으면 진단오류는 발생된다. 일회의 검사 결과뿐만 아니라 과거 검사와 비교, 또는 향후 추적검사를 시행하지 않아 정확한 진단을 놓치게 된다. 무엇보다 이러한 진단오류를 줄이기 위하여 전문가 교육과 훈련 과정이 정규 교육과정에 포함되어야 한다.

잘못된 자료 수집 자체만으로 진단오류가 발생되지만, 이후 잘못된 정보로 인하여 임상 추리 단계에서도 인지적 오류는 발생된다. 임상적 추론은 직관적 과정과 체계적 과정으로 나뉜다(그림 4-2).

그림 4-2 임상추론의 과정

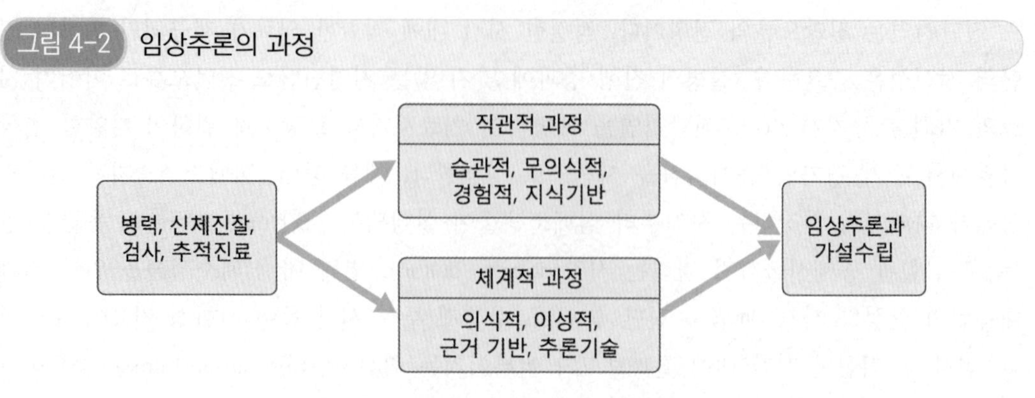

첫째, 직관적 과정은 익숙한 문제에 대하여 자동적이고 무의식적인 판단을 반복적으로 하기 때문에 발생된다. 늘 유사한 사례를 보아 왔기 때문에 지레 짐작으로 성급한 진단을 내리는 것이다. 한번 내린 진단은 좀처럼 부정되거나 지워지지 않아 확정편향을 보인다. 첫 번째 사례와 같이 소화기 내과의사에게는 역류성식도염 악화로 인하여 환자의 증상이 발생된 것으로 무감각적으로 인지하게 된다. 두통과 어지러움증이 있었지만 배타적인 직관을 사용하여 진단을 하게 된다. 전문가라고 하여도 직관은 합리적 결정을 방해한다. 환경에 의하여 감정적이고 인지적인 영향을 받게 되어 진단오류가 발생된다. 위내시경을 하여 역류성 식도염이 있었기 때문에 성급한 결론에 도달하였다. 진단이 확실하기 때문에 다른 대안을 고려하지 않았다. 환자의 증상이 특이적이지 않아 다른 상황을 고려해야 함에도 새로운 상황을 고려하지 않았다. 즉 다른 증상이나 원인을 찾기보다 확정적 진단 근거만 찾았을 뿐 아니라 이후 추적 진료과정에서도 한번 붙은 진단 꼬리표로 인해 다른 가능성과 자료를 검토하지 못하는 진단적 배타성을 보였다. 전문가들은 직관을 사용하여 최소한의 실수를 한다. 전문가가 아니라면 직관적인 문제해결에 더 많은 진단오류를 범한다.

둘째, 체계적 과정은 직관의 문제를 보완하기 위하여 합리적 사고를 통하여 문제를 해결하는 것이다. 체계적 과정은 지식, 근거기반의학, 추론기술을 활용한다. 체계적 과정은 직관적 접근보다 시간, 노력 및 주의력이 필요하다. 사례의 경우처럼 환자의 병력과 비특이적인 증상에 주의를 기울여 분석적으로 접근하였다면, 다른 진단을 고려하였을 것이고 진단오류를 피할 수 있었다. 잠정적 진단으로 해석이 되지 않는 병력, 신체검사 소견, 검사결과가 있다면 역으로 추론이 필요하다. 체계적 과정은 전문가가 되기 전 지식과 경험을 축적하여 직관적 역량이 있는 전문가로 성장하게 만든다. 직관적인 역량이 뛰어나더라도 진단과정에서 체계적 접근은 다른 진단가능성을 고려하는 중요한 절차이다.

4 진단오류의 빈도

진단오류는 흔하지만 정확한 통계가 없다. 전문가들은 모든 진단의 10~15%가 오진이며 이 중 일부만 위해로 이어진다고 주장한다. 하버드연구(Brennan et al, 1991)에서 입원환자의 7%에서 위해사건이 보고되었고, 진단오류가 가장 흔한 원인이었다.

국내에서 진단오류를 체계적으로 분석한 자료를 찾기는 어렵다. 하지만 진단지연, 잘못된 진단, 진단누락 등에 대한 사례보고는 다양하게 보고되고 있다. 응급실에서 급성심근경색증을 단순 통증으로, 초기에 암 진단을 놓쳐 진행된 경우, 감기로 오인된 중증 호흡기 질환 등은 단골 메뉴처럼 회자되고 있다. 2015년 한국소비자보호원은 오진율을 보고하였다. 2012년 1월부터 2015년 2월까지 약 3년 동안 296건의 오진으로 보고된 자료를 분석한 결과 62%가 암으로 판명되었다. 암에 대한 진단오류로 인하여 치료지연을 포함하여 적합한 치료를 받지 못할 가능성이 높다(중앙일보, 동아일보, 2015).

존스홉킨스 병원 연구에서 350,706건의 의료과실 자료 중에 진단오류가 28.6%를 차지한다. 진단오류로 영구장애나 사망에 이르는 환사가 비국 내 연간 8만에시 16만 명에 이른다(Graber, 2013). 진단오류는 진단지연과 진단누락뿐만 아니라 이로 인하여 불필요하거나 부적절한 검사와 치료를 유발한다. 진단지연의 원인 중 이상검사결과를 적절한 시한 내에 인지하지 못하여 발생되는 치료지연의 빈도는 상당할 것으로 추정된다(Schiff et al., 2009). Casalino 등(2009)은 19개의 지역사회 의료기관과 4개의 교육병원에서 82명의 의료진이 진료한 5,434명의 환자의 외래의무기록을 후향적으로 분석하였다. 모두 1,889건의 이상검사 소견 중 135건의 이상검사결과가 인지되지 않아 약 7.1%에서 지연진단으로 인한 지연치료의 빈도를 보인다고 보고하였다(Casalino et al., 2009). 임상적 진단과 검사의 빈도를 고려할 때 진단오류가 빈발할 것으로 추정된다. 하지만 국내 현황과 연구가 전무한 실정이다. 진단오류 사례를 공유하고 이와 유사한 사례의 재발을 방지하기 위하여 더 많은 연구가 필요하다.

5 진단오류의 원인

진단오류의 원인은 인지적 원인, 체계적 원인 및 무과실 원인으로 나뉜다. 각각의 원인은 하나의 사례에서도 복합적으로 작용될 수 있다. 최근 의료의 접근성이 용이해지면서 한

가지 질병으로 병원 쇼핑이 일어난다. 실제 병원에서 종종 일어나는 과잉진단도 진단오류에 포함된다.

5.1 인지적 원인

인지적 원인은 의료진에 의하여 발생된다. 의료진의 특정 질환 지식이나 진단기술이 부족하여 진단오류가 발생된다. 환자 병력 청취, 신체진찰, 검사 결과의 수집 및 분석, 정보통합과 논리적 사고 등 다양한 진료과정에서 오류가 발생하게 되고 진단오류로 이어진다. 특정 지식과 자료를 종합하고 해석하지 못하는 경우에도 진단오류가 발생된다. 직감에 의존한 인지적 진단은 창틀오류, 상황오류, 조기결론오류, 확정편향, 감정적 편향, 가용성 편향, 맥락오류 등으로 인하여 실패할 가능성이 높다.

사례에서 보듯 초기 평가에서 다른 가능성을 고려하거나 적합한 자료를 검토하지 못하였고 내시경 검사 소견이 주요 증상을 설명하는 것처럼 보였기 때문에 다른 진단을 고려하지 않고 역류성 식도염을 비판 없이 받아들였다. 두 번째 입원에서도 역류성 식도염이 악화되었기 때문에 이전진단의 창틀효과에 영향을 받아 추적진료에 있어서도 다른 진단 가능성을 보지 못했다. 어지러움증과 두통은 여성 빈혈이 원인이라고 추정하였고 흉부 사진의 오래된 경결이 무시되었다.

진단오류는 반복적인 의료행위의 특성으로 인하여 발생된다. 흉통이 있는 환자는 급성심근경색증이나 폐색전증 환자를 자주 보았다면 다른 가능성 대동맥박리를 생각하지 못하게 된다. 복잡한 의료에서 인지적 지름길을 선택하여 단순하게 생각하는 것이다.

5.2 체계적 원인

체계적 원인은 의료가 제공되는 체계와 의료가 제공되는 환경과 관련이 있다. 기술적 및 조직적 결함, 직원 간 소통 장애, 비효율적 진료절차 및 부적합한 장비 문제 등이 체계적 오류의 원인이다. 체계적 접근도 배제 진단 가능성에 부적합한 지식을 반영하게 되거나 긴장, 방심, 피로, 지인 등 정서적 문제로 오류가 발생된다. 적합한 업무량, 주의력, 전문가 자문, 검사 결과 제공과 이상검사결과보고, 보고체계와 협진체계, 피교육자 의료진에 대한 수련과정 등의 부족이 진단오류의 체계적 원인으로 작용된다. 사례에서 영상검사실에서 이상검사결과를 보고하는 체계가 작동되고 담당 의료진에게 직접 보고되었다면 진단오류를 피할 수 있었다. 이러한 절차는 단지 체계 내에서 보고되는 것뿐만 아니라 보고를 통하여 직접 행동으로 옮겨지는 것이 포함되어야 진단오류를 예방할 수 있다.

5.3 무과실(no fault) 원인

인지적 원인과 체계적 원인 외에도 무과실 요인이 진단오류를 일으킨다. 무과실 요인은 표준 의료체계나 의료진의 통제를 벗어난 원인이다. 주로 환자관련 요인으로 환자가 지시에 따르지 않아 검사를 하지 않거나, 재방문을 하지 않는 경우이다. 질병의 특성으로 초기 증상이 나타나지 않거나 비특이적인 증세를 보이는 것도 포함된다.

5.4 과잉진단(overdiagnosis)

통상적으로 진단오류는 지연진단, 진단누락 및 잘못된 진단으로 분류된다. 하지만 최근 환자에게 건강문제를 일으키지 않는 이상소견에 대한 과잉진단이 문제가 되고 있다. 고도의 진단 장비가 임상적으로 중요하지 않은 사소한 질병의 진단에 활용되고 있다. 매우 예민한 검사를 광범위하게 사용함으로서 과거에 비하여 전립선암과 유방암의 진단이 증가되었다. 하지만 조기 암의 발견이 임상적 결과를 향상시키는지에 대한 불확실하고 때로는 환자에게 위해를 줄 수도 있다. 임상적 효용성을 모르는 새로운 진단명의 등장으로 안전하지 않은 과잉진단과 과잉치료가 새로운 질병을 만들어 낸다.

6 진단오류 근본원인분석

진단오류의 근본원인을 찾기 위하여 체계적인 분석이 필요하다. 사례에서 폐경결을 조기에 인지하지 못하여 치료지연이 발생하였다. 진단오류의 근본원인을 찾기 위하여 이상소견보고체계를 점검하여 사건을 업무 순서로 나열한다(그림 4-3). 초기 의료진은 영상소견 및 판독에 대하여 인지하지 못하였다. 영상의학 판독이 즉각적으로 이루어지지 않았다. 영상의학 의료진은 정밀검사를 의뢰하였으나 처방의사에게 전달되지 않았고 처방의사는 검사결과를 찾지 않았다. 규정에 맞게 이상검사결과 보고절차도 이루어지지 않았다. 영상의학 소견과 판독지를 처방의사가 인지하지 못한 오류는 분명하다. 이상검사소견에 대한 추적 진료 권고 또한 이루어지지 않았으며, 실제 퇴원 후 외래 추적 진료에서도 진단이 누락되었다(염호기, 2015).

그림 4-3 진단오류의 근본원인분석

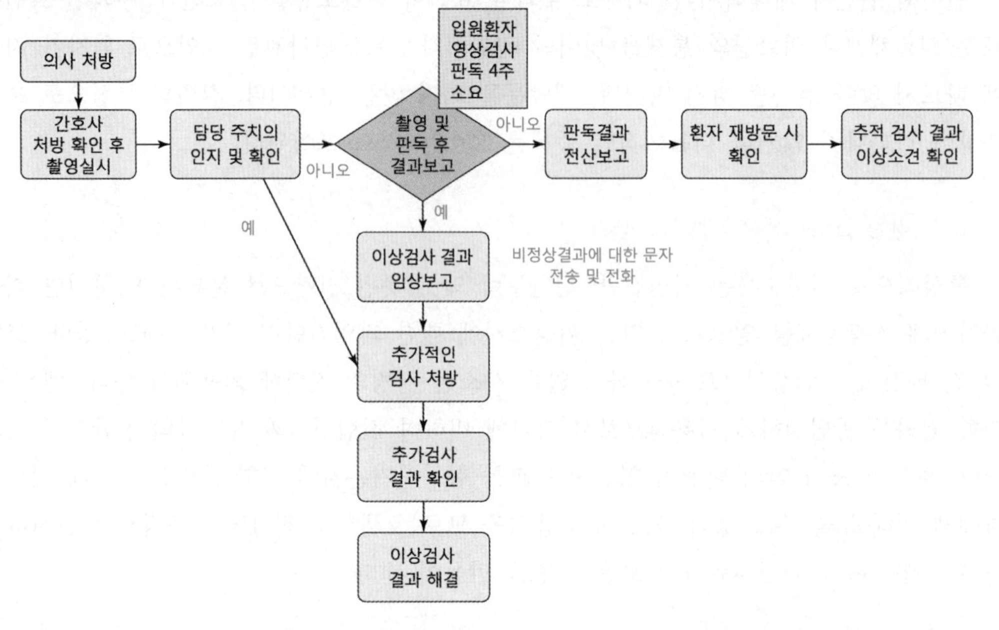

7 진단오류의 예방

진단오류를 예방하기 위하여 진단오류가 생기는 근본원인을 고려해야 한다. 진단과정에서 병력, 신체진찰, 검사결과를 통합하여 추론하여야 한다. 직감을 이용한 인지적 추론의 오류를 피하기 위하여 분석적 체계 추론을 활용한다. 인지적 추론에 의한 진단에 도달하였다고 하여도 분석적 추론을 통하여 감별진단을 구조화하도록 시도한다.

진단오류를 감소시키기 위하여 진단과정에 의료진, 환자, 그리고 보호자가 참여하여 효과적인 팀을 구성해야 한다. 진단과정에 대한 의료진 교육 및 훈련을 강화해야 한다. 환자와 의료진이 진단과정에 건강정보기술을 활용한다. 임상에서 근접오류와 진단오류로부터 배우는 학습체계를 수립하여야 한다. 업무 체계와 문화가 진단 수행 과정을 향상시키는 방향으로 설정되어야 한다. 진단오류를 줄이고 진단과정을 향상시키기 위한 지속적인 연구에 대한 지원이 필요하다.

7.1 진단 추론의 향상과 진단오류 감소

진단 향상과 진단오류 감소의 목표를 달성하기 위하여 모든 진단과정에서 의료진과 환자 및 환자가족 간에 효과적인 팀워크를 이루어야 한다. 진단과정에서 환자와 의료진에게 건강정보를 충분히 제공되어야 한다. 진단과정과 진단오류에 대한 의료진의 교육과 훈련을 강화해야 한다. 무엇보다 실질적으로 진단오류를 줄이는 노력이 필요하다. 단순화오류와 임상추론에 대한 영향을 명시적으로 설명할 수 있어야 한다. 타임아웃(Time－out)을 활용하기, 최악의 시나리오 상정하기, 통상적인 문제에 체계적인 접근하기, 왜라고 질문하기, 임상적 문제의 가치를 강조하기, 조기결론오류 피하기, 어떻게 환자가 의사의 감정을 형성하는지 알아보기, 임상자료가 잠정적인 진단에 맞지 않는다면 무엇이 설명이 안 되는 지 질문하기 등을 통하여 진단오류를 줄일 수 있다.

실제 임상현장에서 진단오류와 근접오류를 감소시키고 재발을 방지하기 위하여 보고학습체계를 개발하고 근접오류 보고를 통하여 진단을 향상시키는 보고체계와 보고환경을 수립한다. 의료계에서는 진단과정 향상을 지지하는 문화와 체계를 수립한다. 진단 추론을 향상하기 위하여 체크리스트를 활용할 수 있다. 진단 추론을 위한 체크리스트에는 완전한 의무기록, 집중적 또는 목적 지향적 신체진찰, 초기 가설과 추가적인 병력, 신체검사, 진단검사결과, 타임아웃(Time－out)을 통한 멈춤 활용(표 4-1) 등과 진단 계획을 시작하되 불확실성을 인정하고 후속 조치를 위한 경로를 확보해야 한다. 학술적으로 진단오류와 진단과정 향상을 위한 연구에 대한 재원을 제공하는 것이 필요하다. 국가적 차원에서 진단오류와 진단과정을 지원하는 지불체계 및 의료전달 환경을 설계하는 것 등이 향후에 일어날 가능성이 있는 진단오류를 근본적으로 감소시킬 수 있다.

표 4-1 타임아웃(Time–out)에서 질문 리스트

항목	질문
포괄성	진단을 위하여 포괄적인 원인을 고려하였나?
단순화오류	단순화 사고의 본질적 결함을 고려하였나?
편향오류	다른 편향적인 오류에 의하여 판단하지 않았나?
시간성	지금 당장 진단을 내려야 하나? 진단을 기다릴 수 있는 상황인가?
최악의 가능성	최악의 가능성을 고려하였나?

7.2 진단환경개선

진단오류가 발생되기 쉬운 환경을 인지하여 대비하여야 한다. 환자와 소통이 어려운 경우나 전근무자로부터 인수인계되지 않는 경우에 소통의 문제로 진단오류가 발생된다. 개인적인 성향의 문제로 배제 진단을 고려하지 않거나, 단순히 초기진단을 수용하고, 타인의 진단을 수용, 과거기록 미검토, 영상소견의 미판독, 응급실 진단 수용, 피로한 상태, 인지적 불안정, 설명되지 않는 결과가 있음을 무시하는 것 등 매우 다양하다. 앞서 소개된 사례에서도 퇴원 후 외래 추적진료에서 의미 있는 흉부영상 소견이 의료진에게 제공되었다면 진단지연을 피할 수 있었다. 퇴원 후 또는 응급실 방문 후 정기적인 추적진료가 이루어지도록 진료지침을 만든다면 진단오류를 줄일 수 있다.

의료와 진단 기술이 발달함에 따라 진료절차도 다양하고 복잡해졌다. 전산의 발달로 인하여 의료정보기술이 진단오류 위험을 감소시킬 수 있다. 의료에서도 인공지능의 도입으로 안전한 절차 수립에 부분적인 성공을 거두고 있다. 전자적 기술에 의한 환자확인은 진단과정의 여러 가지 오류를 예방하고 있다. 실험단계의 인공지능 영상판독기는 질병의 가능성을 검색해서 자동 진단의 정보를 제공한다. 정확도를 높이기 위하여 더 많은 정보를 입력하였다. 적시에 치료 방향을 제공하고 효과를 최대로 맞추기 위하여 활용되고 있다. 이러한 부분적인 성공에 불구하고 왓슨 컴퓨터와 알파고와 같은 인공지능이 의료에서 실패를 거듭하고 있다. 인공지능의 환상적인 미래에 불편한 진실이 숨어 있다. 왜냐하면 의료 정보는 상상 이상으로 복잡하고 과정이 분절되어 있은 경우가 많다. 한 분야에서 인공지능의 성공이 다른 분야나 영역을 넘어선 안전을 담보하지 못한다.

전자 의무기록(Electronic Medical Record, EMR)은 소통을 향상시키고, 처방과 검사결과 찾기 및 추적진료 시 정보 공유를 쉽게 한다. 전자 의무기록을 작성하는 의료인의 속마음까지 판단하기 어려운 측면이 과제로 남아있다. 전자 의무기록의 완성도를 높이기 위하여 약속처방, 오류보정 기술, 결정보조, 수행피드백 제공, 진료계획표 등에 전산기술은 진단오류를 줄이기 위하여 활용된다(Bates & Gawande, 2003; Wahls & Cram, 2007).

진단오류는 의료소송의 가장 중요한 원인이며 의료인이 법률적으로 방어하기 어렵다. 그러므로 진단오류를 예방하기 위하여 환자의 참여가 필수적이다. '내가 없는 나에 관한 것은 아무것도(nothing about me without me)'라는 슬로건처럼 환자 및 보호자가 진단과정에 소통의 주체로 참여하여야 한다. 증상이 변할 때 그리고 만일 치료에 반응하지 않을 때 어떻게 언제 다시 와야 하는지 환자들이 알고 행동할 수 있도록 계획되고 보장해야 한다. 정확한 진단을 수립하는 데 의료진과 환자 및 환자가족의 팀워크는 진단환경 개선의 첫 단추이다. 의료진은 반드시 열린 자세로 추정진단과 맞지 않는 소견에 대하여 주의를 기울이고 모든 진단은 확정이 아니라 단지 가능성이라는 것을 기억해야 한다.

8 참고문헌

김성모, 유근형. (2015). 감기라더니 폐암(인터넷 뉴스). Available at: http://news.donga.com/Main/3/all/20150410/70624330/1 (Accessed Sep 6, 2022).

염호기. (2013). 환자안전관리와 전망. *J Korean Med Assoc*, 56(6), 454-458. doi: 10.5124/jkma. 2013.56.6.454.

염호기. (2015). 환자안전을 위한 이상검사결과 보고와 적시의 치료. 근거와 가치, 1(2), 55-61.

이소아. (2015) 방사선판독 오류(인터넷 뉴스). Available at: http://joongang.joins.com/article/621/17556621.html?ctg=1100& cloc (Accessed April 10, 2015).

Bates, D. W., Gawande, A. A. (2003). Improving Safety with Information Technology. *N Engl J Med,* 348, 25-34.

Brennan, T. A., Leape, L. L., Laird, N. M., Hebert, L., Localio, A. R., Lawthers, A. G., et al. (1991). Incidence of Adverse Events and Negligence in Hospitalized Patients — Results of the Harvard Medical Practice Study I. *N Engl J Med,* 324(6), 370-376.

Casalino, L. P., Dunham, D., Chin, M. H., Bielang, R., Kistner, E. O., Karrison, T. G., ... Meltzer, D. O. (2009). "Frequency of failure to inform patients of clinically significant outpatient test results". *Arch Intern Med,* 169(12), 1123-1129.

Committee on Quality of Health Care in America. (2001). Crossing the Quality Chasm. A New Health System for the 21st Century. Institute of Medicine, Washington, DC: National Acacemy Press.

Graber, M. L. (2013). The incidence of diagnostic error in medicine. *BMJ Quality & Safety,* 22, ii21-ii27. doi: 10.1136/bmjqs-2012-001615.

Hanna, D., Griswold, P., Leape, L. L., Bates, D. W. (2005). Communicating critical test results: Safe Practice Recommendations. *Joint Commission Journal on Quality and Patient Safety,* 31(2), 68-80.

Kohn, L. T., Corrigan, J. M., Donaldson, M. S. (2000). Committee on Quality of Health Care in America, Institute of Medicine. *To err is human: building a safer health system.* Washington DC: National Academies Press.

Panch T, Mattie H, Celi L. A. (2019). The "inconvenient truth" about AI in healthcare. Digital Medicine, 2(77), 1-3.

Panesar, S. S., Carson-Stevens, A., Salvilla, S. A., Sheikh, A. (2014). *Patient safety and healthcare improvement at a glance.* Oxford, UK, John Wiley & Sons.

Schiff, G. D., Hasan O., Kim, S., Abrams, R., Cosby K., Lambert, B. L., McNutt R. A. (2009). Diagnostic error in internal medicine. *Arch Intern Med,* 169(20), 1881-1887.

Singh, H., Vij M. S. (2010). Eight Recommendations for Policies for Communicating Abnormal Test Results. *The Joint Commission Journal on Quality and Patient Safety,* 36(5), 226–234.

Wahls, T. L., Cram, P. M. (2007). The frequency of missed test results and associated treatment delays in a highly computerized health system. *Family Practice,* 8, 32–39. doi: 10.1186/1471-2296-8-32.

제 5 장

수술 및 침습적 시술

학 습 목 표

▶ 수술이나 침습적 시술시 발생하는 위해사건의 주요원인을 설명할 수 있다.
▶ 지침서나 정의서 또는 팀워크의 활용으로 확인된 환자에게 적절한 시간과 장소에서 정확한 치료가 보다 용이하게 이루어지게 되는지 이해할 수 있다.

학 습 성 과

- 지식 요구사항
  - 수술이나 침습적 시술과 관련된 위해사건의 주요유형을 이해한다.
  - 수술이나 침습적 시술의 개선을 위한 확인절차에 익숙해져야 한다.
- 수행 요구사항
  - 환자오인, 시술부위 착오, 시술오인을 방지하기 위하여 확인과정을 준수한다.
    (예) 외과적 점검표 등
  - 오류와 위험을 줄이기 위한 여러 기술을 수행한다.
    (예) 타임아웃(Time-out), 브리핑, 디브리핑, 우려표명
  - 수술 및 침습적 시술 관련 유병률과 사망률 검토에 대한 교육적 과정에 참여한다.
  - 환자안전팀의 구성원으로서 적극적으로 개입한다.
  - 항상 환자의 문제에 적극적으로 개입한다.

* 이 장은 WHO Patient Safety Curriculum Guide: Multi-professional Edition을 토대로 작성되었다.

사례 : 다른 쪽 무릎의 관절경 검사[1)]

환자가 운동 중 좌측 무릎을 수상하고, 인근의원 의사의 권유로 정형외과를 내원하였다. 정형외과 의사가 마취하에 좌측 무릎을 당일 검사하자고 하여 동의서를 작성했고, 일반적으로 하듯이 두 명의 전문간호사가 좌측 무릎 검사 동의서의 서명을 확인했다. 의사는 수술실에 들어가기 전에 환자와 대화를 나눴지만, 어느 쪽 무릎 수술인지 확인하지는 않았다. 환자가 수술실에 입실하였고, 마취 간호사는 우측 다리에 압박대가 감겨져 있는 것을 보고 오른쪽 다리를 마취했고 혈류차단용 붕대를 감았다. 수술 보조 간호사는 애초에 수술받기로 한 쪽을 점검하고 준비를 했다. 그 간호사는 정형외과 의사가 우측 다리를 수술준비하는 것을 보고 애초에 수술받기로 한 쪽이 아니라 다른 쪽 다리를 수술받기로 한 것으로 생각했다. 정형외과 의사와 마취 간호사, 수술실 간호사는 모두 다른 생각을 하였고, 결국 반대편인 우측 무릎에 잘못된 수술을 하고 말았다.

1) Health Care Complaints Commission(2000). Annual Report 1999-2000: 64. Sydney, New South Wales, Australia

1 침습적 시술과 환자안전

매년 전 세계적으로 2억 3천만 건 이상의 대형 수술이 행해진다(Health Care Complaints Commission, 2000). 여러 자료에 의하면 0.4~0.8%가 수술의 직접적인 결과로 사망하고 3~16%에서 수술 합병증이 발생된다. 즉, 매년 전 세계적으로 평균 100만 명의 사망과 600만 명의 장애가 발생한다(Leape et al., 1991; Gawande et al., 1999; Kable et al., 2002; Vincent et al., 2004). 이것은 의사, 시술자, 또는 의료인의 부주의나 무능력에 의해서가 아니고 수술과정에 포함되는 많은 단계에서 오류가 발생할 기회가 많기 때문이다. 또한 수술 과정 중 감염으로 인한 문제는 모든 의료관련 감염(healthcare-associated infections, HCAIs)의 큰 부분을 차지한다. 환자안전원칙이 침습수술관련 유해사고 최소화에 얼마나 유용한지 알 수 있는 대목이다. 현재 의료진에 수술안전을 도모하는 많은 활용도구들이 있다. 세계적으로 퍼져있는 세계보건기구(WHO) 수술안전점검표도 이에 해당한다(WHO surgical safety checklist, 2009).

의학과 학생이나 간호학과 학생을 비롯한 보건관련 학생들에게는 제공되는 훈련프로그램에는 수술성과를 개선할 수 있는 부분이 많지는 않다. 하지만 의료인들이 어떻게 서로 소통하고 정확하게 환자를 인지하고 정확한 부위에 정확한 치료를 하는지 볼 수 있으며 또한 의료인이 규정을 준수하지 않을 때 일어나는 일을 확인할 수도 있다.

그림 5-1 위험한 업무인 수술

매우 불안전 ←→ 극히 안전

히말라야 등반	치명적인 의원성 위해사건		수혈	
고위험 심장 수술		의료의 전반적 위험	상업적 대형 제트 항공	핵 산업
초경량 항공기 또는 헬리콥터	도로 안전	화학 산업	철도	

2 침습적 시술과 연관된 위해사건의 원인

수술 및 침습적 시술과 연관된 위해 사건의 주요 유형을 알아야 한다. 위해사건의 전형적인 유형은 의사 혹은 의료인의 술기 자체, 환자의 나이 또는 상태에 관한 것이다. 빈센트 등의 연구(Vincent et al., 2004)에서는 수술이나 시술의 잘못된 결과는 시술장의 구조, 그곳의 구성원들 간의 소통, 팀워크, 조직문화와 같은 기타 요소와 관련이 있다고 주장한다.

표 5-1 TJC의 이물질 잔류 수술의 근본원인 분석결과

2004년 ~ 2015년 3분기(N=1072) 대부분의 사건은 여러 근본원인에 기인했다	
리더십	1,160
인적요인	1,095
의사소통	1,022
수술치료	567
사정	303
물리적 환경	244
정보관리	159
치료의 지속성	30
성과 향상	25
건강정보기술	21

출처: The Joint Commission. Sentinel event data-Root causes by event type (2004-3rd Quarter 2015).

〈기술적 측면의 능력 대 비기술적 측면의 능력〉

기술적 측면의 능력(technical skill)에는 사실의 기억, 진단과 시술의 시행 등과 같은 여러 다른 프로세스들이 포함되어 있다. 비기술적 측면의 능력(non-technical skill(인적 요소))에는 인지적 능력(예 의사결정)과 대인관계 능력(예 팀워크)이 있다. 수술에 관련된 위해사건을 분석해보면, 기술적 전문성(예 대부분의 외과 의사는 수술을 잘한다)보다는 성과의 행태적 측면 또는 비기술적 측면(예 수술실에서 팀 구성원들 사이의 부적절한 의사소통)에 기인한 기저 원인들이 많이 있음을 알 수 있다.

비기술적 측면의 능력은 다음의 4가지 범주로 구분할 수 있다.

- 의사소통과 팀워크: 환자에 대한 지식과 이해를 공유하기 위하여 임상의와 관련 의료진 내의 정보전달과 이들 사이의 정보 전달을 확실하게 한다.

- 리더십: 지시를 하고, 높은 수준의 진료 및 돌봄을 제공하고 있음을 보여주며, 팀 구성원 개개인의 필요에 관심을 기울이며 팀을 이끈다.
- 상황 인식: 환경(환자, 팀, 시간, 정보 디스플레이 및 장비)에서 수집한 자료에 바탕을 두고 수술실에서의 상황에 대한 동적인 인식을 개발하고 유지한다. 이와 함께 각 환경요인의 영향을 이해하고, 앞으로 발생할 수 있는 일을 예견한다.
- 의사 결정: 적절한 일련의 행동을 선택하기 위하여 상황에 대한 진단 기술을 활용하여 판단에 도달한다.

일정 기간 동안 높은 성과 수준을 유지하려면, 기술적 측면의 능력만큼 비기술적 측면의 능력이 필수적이다.

안전한 수술은 효율적인 팀워크가 필수적이며, 의사, 간호사, 기타 의료진 모두가 규정된 역할과 책임을 명확히 이해하고 다른 일원의 역할을 정확히 파악하는 것이 중요하다.

수술관련 위해사건에 대한 시스템적 접근에서는 팀워크 외에도 부적절한 리더십과 같은 잠재적 요인 그리고 부실한 병력 기록과 환자 이동 시 의사소통문제와 같은 통제가 어려운 시점의 요인 모두를 점검하도록 요구한나.

시술관리 위해사건의 3가지 주요 원인은 아래와 같다.

2.1 미흡한 감염관리

Harvard Medical Practice Study(Leape et al., 1991)에서는 수술상처 감염이 위해사건 중에서 두 번째로 많은 원인이며 특히 원내 포도상구균 감염이 수술을 받은 환자에게 큰 위험을 야기할 것이라고 보고하였다. 또한 적절한 예방적 항생제의 사용과 같은 감염관리개선으로 수술 후 감염사고를 줄일 수 있고, 감염 위험에 대한 관찰과 의식적인 노력으로 감염의 위험성을 최소화할 수 있는 것을 보여주었다.

의료인에게는 감염과 관련 있는 의류, 손, 기구의 오염 확률을 줄여야 할 책임이 있다.

수술 또는 침습적 시술을 참관하거나 감염에 취약한 환자가 가까이에 있게 될 경우 언제나 감염관리지침과 시술원칙에 따라야 한다. 효율적인 팀이 되기 위해선 자신의 전문분야나 경력과 관계없이 안전한 시술에 대한 책임감을 가져야 한다.

2.2 소홀한 환자 관리

수술실과 주위 환경은 다양한 의료인들의 업무로 몹시 복잡하지만 환자가 의식이 있을 때는 언제나 환자를 한 요소로서 주의를 기울여야 한다. 병원 내의 다른 부서보다도 수술관련부서가 위해사건에 더욱 밀접한 관계가 있는 이유가 여기에 있다.

수술관련 주요 위해사건은 감염, 수술 후 염증, 심혈관 합병증, 호흡기 합병증, 혈전 색전성 합병증이 포함된다.

이러한 요소를 분석해 보면, 다음과 같은 잠재적 요인이 있음을 확인할 수 있다.

- 규정 또는 지침의 준수 미흡
- 부족한 리더십
- 부족한 팀워크
- 조직 내 부서/그룹 간의 갈등
- 의료인의 부적합한 훈련과 준비
- 부적합한 자료
- 근거중심 치료의 부재
- 부적절한 근무문화
- 과다업무
- 업무관리를 위한 시스템의 미흡

이러한 잠재적 요인 이외에도 수술 전후 관리의 마지막 시점, 즉 회복실에서 병동으로 이동 전 위해사건을 일으키기 쉬운 실수들은 다음과 같다.

- 사고 예방을 위한 주의 부족
- 불필요한 수술/시술 지연
- 적절한 병력청취 또는 신체진찰의 부족
- 지시한 검사의 불이행
- 검사 결과에 따르지 않는 진행
- 전문 영역 외의 업무(예 협진, 자문, 지원, 전과 제외)
- 의사소통 오류

'의사소통 오류'에는 정보가 너무 늦게 피드백 되는 경우, 정보에 일관성이 없고 부정확하며, 정보를 받을 자에게 필요한 정보가 없는 경우 등이 포함된다. 환자를 팀의 한 구성원으로 포함시키는 것이 중요하다. 그리고 의료인은 지속적으로 환자와 정보를 공유하고 점검해야 한다. 또한, 의료인은 제공된 정보를 재차 묻고 확인하여 환자가 이해하는지도 확인해야 한다.

2.3 의료인이 시술 전후 효과적인 의사소통에 실패한 경우

의사소통 오류는 의료환경 내에서 발생하는 가장 큰 문제 중 하나이다. 의사소통 오류는 다른 수술을 받은 환자, 다른 부위에 수술을 받은 환자, 다른 처치가 시행된 환자에서 원인 제공을 할 수 있다. 그리고 환자상태 변화에 대한 의사소통과 예방적 항생제 관리오류 역시 위해사건을 일으킬 수 있다.

수술실 내의 의료인은 여러 업무를 동시 다발적으로 시행해야 한다. 의사와 간호사로 이루어진 수술팀은 아주 바쁘게 움직이고 이러한 상황을 전공의나 학생들이 관전하게 된다. 동시다발적인 많은 업무량에 더해 복잡한 수술 전후 환경은 정확하고 제시간에 이루어져야 하는 의사소통에 심각한 영향을 미칠 수 있다. 의사소통에서의 문제는 모든 단계에서 발생 가능하다. 특히, 환자 이송 과정에서 발생할 경우 더욱 문제가 된다. 또한 환자가 시

표 5-2 의사와 관련된 의사소통 오류의 유형: 구체적인 실례와 참고

유형	정의	구체적인 실례와 참고(이탤릭체로 표기)
사건	의사소통 상황 또는 내용의 문제	집도의사는 항생제가 투여되었는지 여부를 마취전문의에게 묻는다. 이 부분에서 절차는 1시간 넘게 경과된다. *항생제는 절개 전 1시간 이내 투여가 최적이기 때문에 이 질문의 시점은 즉각적인 처리와 안전 확보 확인이라는 양면으로 볼 때 비효과적이다.*
내용	정보의 부족이나 부정확한 표현	시술을 준비하면서 마취의는 집도의사에게 중환자실 침대가 준비되었는지 질문한다. 그 스태프는 "중환자실은 필요하지 않은 것 같고, 사용 가능한 침대도 없어서 그냥 할 겁니다."라고 대답했다. *필요한 정보는 빠졌고, 질문은 해결되지 않았다.* *중환자실 입원이 필요하고, 환자가 집중 관찰이 필요한데, 중환자실 침대가 사용 불가할 경우 계획은 무엇인가? (참고: 이 예는 내용과 목적 모두에서 오류로 분류됨)*
주변인	의사소통에서 그룹 구성원의 격차	간호사와 마취의는 집도의사의 참석 없이 수술을 위한 환자의 자세에 대해 논의한다. *외과의가 특정한 자세를 요구하게 될 것이기 때문에 반드시 이러한 판단에는 외과의사가 판단에 참여해야 한다. 외과의 부재하에 내려진 결정은 자세 재조정 요구로 이어질 수 있다.*
목적	목적이 명확하지 않거나 부적합한 의사소통	살아있는 기증자의 간 절제술 동안 두 간호사가 절제된 간을 위해 준비해야 하는 얼음이 필요한지에 대해 논의한다. 둘 다 알지 못했으며 더 이상의 논의가 뒤따르지 않았다. *얼음이 필요한지 여부를 알아내려는 의사소통의 목적은 이루어지지 않았다. 명확한 계획이 없다.*

출처: Lingard, L. et al. (2004). Communication failures in the operating room: an observational classification of recurrent types and effects. Quality & Safety in Health Care.

술이나 치료를 받는 동안의 위해사건은 더 심각하다. 따라서, 환자의 요구에 대한 완전한 정보를 놓치지 않는 것이 중요하다. 환자는 자신의 경험을 이야기하는 것이 필요하다. 위해사건이 발생한 이후, 의료진은 환자의 이야기를 듣고 의사소통하는 것이 힘들 수도 있으나, 환자와 대화를 나누는 것은 매우 중요하다.

현재 많은 국가에서는 위해사건을 경험한 환자의 자료를 수집하고 있다. 식별오류를 줄이는 최고의 방법 중 하나는 올바른 환자가 올바른 치료를 받는지 확인할 수 있는 실행 지침서를 사용하는 것이라고 천명한다. 의료인이 보증한 지침서를 따르고 환자 치료를 위해 통일된 접근 기본원리에 익숙해질 때 오류의 개선이 명백하다.

수술 환경의 복잡성은 의사소통 오류와 그 외 모든 차원에서 일어나는 오류를 야기하는 주요 요인이다. 린가드 등의 연구에서는 의사와 관련된 의사소통 오류의 여러 유형을 설명한다. 이 연구에서 의사소통 오류의 36%는 팀 내 긴장, 비효율성, 폐기자료, 절차상 오류, 환자에 대한 불편과 같은 가시적인 유형이다(Lingard et al., 2004).

2.4 시술 환자 치료 개선을 위한 확인절차: 지침, 규정, 점검표

환자 관리의 향상을 위한 효과적인 방법에는 근거중심 지침(evidence-based guidelines), 규정(protocols), 점검표(checklists)의 준수가 있다. 이러한 세 도구 모두 의료인에게 도움이 되지만 도구들 간에 약간의 차이가 있다. 지침서는 특정 주제에 대한 권고사항을 포함하는 것이고, 규약은 업무를 완료할 수 있는 특정 절차에 따라야 하는 일련의 단계를 설명하는 것이다. 점검표는 특정 필수 항목을 빼먹지 않도록 하는 것이다. 이러한 확인도구는 전문가들에 의해 개발되어 국가적 또는 국제적 차원에서 검증 과정을 거친다.

좋은 지침서는 쉽게 전파되어 전문적 치료에 용이하게 영향을 줄 수 있도록 설계되어야 한다. 좋은 지침서는 전문치료 분야에 관한 가장 중요한 질문을 정의하고, 가능한 모든 선택사항과 그 결과가 구분되도록 만들어져야 한다.

지침서에는 보건의료 전문가의 추리, 판단, 경험에 따라 각 행동과정의 의사결정 시점을 규정한다. 지침서의 선택 시, 환자의 선택이 존중되어야 하며, 상황에 적합하게 위해/위험 개입을 최소화 하는 데 중점을 두어야 한다(예 환자는 의사결정 과정의 파트너이다). 지침서는 지속적으로 재검토되어야 하고 필요에 따라서 혹은 최소 3년마다 수정되어야 한다.

진료량의 변동폭은 미국 의학한림원(Institute of Medicine, IOM)에 의해 주요 문제로 다뤄져 왔다(Institute of Medicine Committee on Quality of Health Care in America, 2001). 치료에 있어서의 과다, 부족, 오용에 의한 변동폭은 환자 위험 최소화를 목적으로 하는 근거중심 치료에 의해 해결할 수 있다. 병원과 진료소에서 근무하는 의료인들에게는 시간이나 자원, 또는 각자의 새로운 지침서를 제작할 전문지식이 없다. 그러므로 임상의는 기존에 사용되는 지침서를 채택하여 자신의 치료 기법과 환경에 맞도록 수정하여야 한다.

환자 치료의 복잡성과 전문성으로 인해 개인 또는 집단의 주관적 의견이 흔들리거나 묵살 될 수 있기 때문에 지침서는 더욱 필요하다. 현재 의료인이 안전하게 치료하도록 도와주고, 수술 부위의 감염뿐 아니라 잘못된 부위, 부적절한 시술이나 치료를 예방할 수 있는 많은 지침서들이 있다.

환자 관리의 특화된 영역에서 사용되는 지침서가 반드시 필수적이지는 않다. 하지만, 특히 만성질병 치료에 있어서 환자 치료에 있어서 최선의 방법을 규정한 지침서가 있다는 것은 알아야 한다. 그러나 필요로 하는 치료팀에게 지침서가 접근이 불가할 수도 있으며, 심지어 치료팀은 지침서의 존재를 모를 수도 있다. 보건 단체의 지침서 제작이 당연한 일이지만, 모두가 그에 대해 안다고 할 수는 없다. 때로는 너무 많은 지침서가 나와 그 중요성을 무시하고 지나치기도 한다. 적합한 지침서 사용 교육이 지침서를 사용하기 위한 첫 번째 단계이다. 대부분의 효과적인 지침서에는 환경과 환자군이 고려되어야 하며, 그 지침이 근무 환경에 쉽게 스며들어야 한다. 혈액 제제의 사용과 같은 위험성이 동반되는 대부분의 시술에 대비한 근거중심의 지침서들이 있다. 환자에 맞는 정확한 혈액형의 안전한 혈액 제재의 사용의 실패는 재앙이 될 수 있다.

안전한 치료를 제공하기 위해서는 모든 팀원이 지침서 실행 시 각자의 역할을 알아야 한다. 지침서, 규정, 점검표는 누구나 접근할 수 있어야 한다(문서로 혹은 온라인으로 접근 가능해야 한다). 또한 현장에서 적용 가능해야 한다(의료인이 자료의 차이를 인식하고 손쉽게 이용 가능하여야 한다). 도구가 효과적이기 위해서는 그에 대해 알아야 하고, 신뢰할 수 있으며, 쉽게 접근할 수 있고, 쉽게 사용 가능해야 한다.

환경적 조건이나 환자의 특성에 따라 확인 절차의 일부 단계는 특정 상황에서 비실용적이거나 부적합할 수 있다. 그러면 다학제 전문가 팀은 확인 도구들을 환경이나 상황에 맞추어야 한다. 이 변경 사항에 대해 전체 의료진이 숙지하고 적용할 수 있어야 한다.

팀이 도구를 지속적으로 따르지 않거나 통상적인 단계를 건너뛰는 경우, 그 도구는 위해사건으로부터 환자를 보호할 수 없다. 학생을 포함한 모든 사람이 도구를 준수하는 것이 중요하다. 지침서, 규정, 또는 점검표의 성공적 실천을 위해 리더와 전체 팀의 헌신적 노력이 필요하다.

일부 임상의사는 자율성이 훼손되거나 의심스러울 때 확인 절차의 필요성에 의문을 가질 수 있다. 또한 팀이 만들어지면 자신의 재량권이 위축된다고 느낄 수 있다. 그러나 지식과 정보를 나누어 주고 반대로 다른 팀원들로부터 정보를 받을 개방적 자세를 갖추는 것이 치료의 연속성, 안전한 의사결정, 최선의 결과를 위해 반드시 필요하다.

획기적인 연구 사례로 2007~2008년에 실행된 8개국의 간단한 수술점검표의 효과를 살펴본 것이 있다. 이 연구에서 자료설정과 별개로 수술 후 합병증과 사망 발생이 점검표 사용 시 1/3 이상 감소됨을 발견했다(Haynes et al., 2009).

점검표 성공의 핵심은 올바른 대상이 올바른 장소에서 올바른 치료를 받는 것, 그리고 치료과정이 치료팀에 의해 제대로 실행될 수 있도록 의사소통을 개선하는 것이다.

수술 중에 빠른 확인 절차에는 약품과 도구의 적합한 표시와 식별, 수술동의와 재확인을 위한 적극적인 대면 대화 같은 절차가 포함된다. 수술실의 수술팀, 즉 외과의, 조수, 마취과의사, 수술실간호사, 순환간호사, 호흡기관리사, 조산사, 그 외 수술방 내의 모든 사람은 계획된 절차의 본질을 알아야 하기 때문에 다른 팀원들의 생각과 환자가 기대하는 수술결과에 대해 알고 있어야 한다. 그렇기 때문에 수술 직전 수술실 내에서 행해지는 확인과정("타임아웃(Time-out)")은 수술점검표에 반드시 포함되어야 한다(WHO, 2011).

안전한 수술을 위해서는 모든 수술팀원이 수술 공간 내에서 사용되는 점검표나 규정을 알고 있어야 한다. 확인 절차가 행해지지 않는 경우, 누군가는 점검표나 규정 활용에 대해

표 5-3 점검표 작성을 위한 점검표

점검표 만들기	점검표 초안 작업	점검표 확인하기
□ 점검표를 만드는 명확하고 간결한 목표가 있습니까? **점검표 항목들** □ 꼭 필요한 안전 조치를 빠뜨릴 위험이 큽니까? □ 다른 절차로는 제대로 확인할 수 없습니까? □ 실행할 수 있으며 구체적인 대응방안도 갖춰져 있습니까? □ 구두로 확인할 수 있게 소리내서 읽을 수 있습니까? □ 점검표를 사용해서 영향을 미칠 수 있습니까? **생각해보기** □ 팀원들 간 의사소통이 원활해지도록 추가할 항목이 있습니까? □ 점검표를 만드는 과정에 팀원들이 모두 참여하는 방안을 생각해봤습니까?	**필수 조건** □ 일하다가 생기는 휴식시간(정지시점)을 이용합니까? □ 단어가 쉽고 문장 구조가 간단합니까? □ 목표를 반영하는 제목이 있습니까? □ 형식이 간결하고 깔끔하며 논리적입니까? □ 한 페이지에 다 들어갑니까? □ 최소한의 색깔만 사용했습니까? **글자모양** □ 고딕체입니까? □ 쉽게 읽을 수 있을 만큼 글자크기가 큽니까? □ 밝은 바탕에 검은색 글자를 사용했습니까? □ 각 정지 지점 사이에 열 개 미만의 항목이 있습니까? □ 점검표 제작 또는 개정 날짜가 표시되어 있습니까?	**수정하기** □ 현장에서 근무하는 사람들이 실제로든 연습으로든 점검표를 사용해봤습니까? □ 점검표를 여러 번 시도해보고 그 결과에 따라 수정했습니까? **보완하기** □ 작업 흐름과 맞습니까? □ 너무 늦기 전에 실수를 발견할 수 있습니까? □ 비교적 짧은 시간에 점검표를 확인할 수 있습니까? □ 향후 점검표를 검토하고 수정할 계획을 세운 적이 있습니까?

출처: Gawande, A., & Lloyd, J. B. (2010). *The checklist manifesto: How to get things right (Vol. 200). New York: Metropolitan Books. http://atulgawande.com/*

팀 회의 시간에 이의를 제기해야 한다.

환자 확인 오류를 최소화하기 위한 가장 좋은 방법은 올바른 환자가 올바른 치료를 받는지 확인하는 최선 치료 도구를 실천하는 것이다. 수많은 규정과 점검표가 이러한 문제를 다루기 위해 개발되었다.

또한 이러한 점검표의 활용도를 높히기 위해 벽보형 점검표를 사용하기도 하고(Claire et al. 2020) 특정 수술관련 합병증 즉 수술관련 욕창 등을 감소시키기 위해 점검표 목록에 3시간 이상의 수술예상시간 여부를 포함시키는 등 각 의료기관의 관심에 따라 점검표의 수정, 변형이 가능할 것이다(Minnesota Medical Association. 2013).

표 5-4 WHO: Safe Surgery Saves Lives

안전한 수술을 위한 10개 주요 목표	
목표 1	올바른 환자에게 올바른 현장에서 수술한다.
목표 2	환자를 고통으로부터 보호하기 위해 적절한 마취 방법을 사용한다.
목표 3	기도폐쇄나 호흡부전을 인지하고 그에 효과적으로 대비한다.
목표 4	다량의 출혈 위험을 인지하고 그에 효과적으로 대비한다.
목표 5	환자의 알레르기 또는 약물 유해작용 유발을 피한다.
목표 6	수술 부위 감염의 위험을 최소화하기 위해 적절한 방법으로 예방한다.
목표 7	수술 부위 내에 수술 기구나 거즈의 잔존을 예방한다.
목표 8	모든 수술 검체를 안전하게 보존하고 정확히 처리한다.
목표 9	수술의 안전한 진행을 위해 위중한 환자의 정보를 효과적으로 소통하고 교환한다.
목표 10	병원 및 공중보건시스템은 수술 능력, 수술 건수, 결과의 감시체계를 설정한다.

출처: WHO Guidelines for Safe Surgery. (2009). Available at: http://www.who.int/patientsafety/safesurgery/tools_resources/en/index.html (Accessed October 15, 2016)

표 5-5 세계보건기구 수술안전 점검표

수술안전 점검표 – 세계보건기구 / 환자의 안전한 치료를 위한 세계 합의		
마취 유도 전 (최소 간호사, 마취의와 함께) →	피부 절개 전 (간호사, 마취의, 외과의와 함께) →	환자가 수술실을 나가기 전 (간호사, 마취의, 외과의와 함께)
환자는 신원, 부위, 시술, 동의서를 확인했나? □ 예	모든 팀 일원이 이름과 역할을 스스로 소개했는지 확인 환자 이름, 시술, 절개 부위 확인	
수술 부위 표시가 되었나? □ 예 □ 아니오	예방적 항생제 투여가 절개 전 60분 내 이루어졌는가? □ 예 □ 아니오	
마취 기계와 약물 확인은 되었나? □ 예	치명적인 상황에서 외과의에게: □ 위험하거나 비정상적인 부분이 무엇인가? □ 해결 시간은 얼마나 걸리나? □ 예상 혈액손실은?	간호사가 소리 내서 확인 □ 수술명 □ 기구, 거즈, 바늘 수 확인 □ 검체 라벨(환자 이름을 포함한 검체 라벨 크게 읽기) □ 다루어야 할 기구의 문제가 있는지에 대한 여부
환자에게 산소포화도 측정기를 부착하고 작동 여부를 확인했는가? □ 예	마취의에게: □ 환자에게 특별히 주의해야 할 점이 있는가?	
환자에게 알레르기가 있는가? □ 예 □ 아니오 기관삽관이 어렵거나 흡인의 위험이 있는가? □ 아니오 □ 예, 그리고 기구/지원 가능	간호팀에게: □ 멸균(멸균처리 표식 포함)이 확인되었나? □ 기구나 다른 부분에 문제가 있는가?	외과의, 마취의, 간호사에게: □ 환자 회복 시 주의해야 할 부분이 무엇인가?
500ml 이상 혈액손실 위험이 있는가(아동은 7ml/kg)? □ 아니오 □ 예, 그리고 2개 정맥로 및 중심 정맥관 확보 및 수액 준비	영상 촬영이 필요한가? □ 예 □ 아니오	

이 점검표는 포괄적으로 만든 것이 아니므로 병원 상황에 맞도록 부가 및 수정 권장.

WHO 2009년 1월 개정

출처: WHO Safe Surgery Saves Lives. (2006). Availalbe at: http://www.who.int/patientsafety/safesurgery/en/index.html (Accessed October 15, 2016)

표 5-6 다른 부위 수술의 원인

시스템 요소	절차적 요소
• 정확한 수술 부위를 확인하기 위한 조직적 제어/공식적 체계의 부족 • 모든 점검 사항을 수행했는지 확실히 점검하는 목록 부족 • 특정 수술 팀 구성원의 배제 • 정확한 수술 부위를 결정하기 위해서 전적으로 외과에만 의존 • 흔치 않은 시간압박(예 계획치 않은 비상사태 또는 대규모의 절차) • 수술 전 준비 시간 경감에 대한 압박 • 흔치 않은 장비 또는 환자 자세를 요하는 시술 • 팀 역량 및 자격 증명 • 정보 입수 가능성 • 조직문화 • 오리엔테이션 및 교육 • 직원채용 • 환경 안정성/보완 • 치료의 연속체 • 일상적인 환자체위의 변경을 요하는 비만이나 특이한 해부학적 구조와 같은 환자 특성	• 불충분한 환자평가 • 부적당한 치료계획 • 불충분한 의료 기록 검토 • 수술팀 멤버와 환자간의 의사불통 • 시술에 1명 이상의 수술의 수반 • 단일 수술시간 동안 한 환자의 여러 부위의 여러 수술 시행 • 정확한 부위를 확인할 때 환자, 보호자 참여 실패 • 정확한 수술 부위 표기 또는 명확한 표기 실패 • 수술팀 멤버들 간의 불안전 또는 부정확한 의사소통 • 시술 절차 불이행 • 수술 시작 전 환자 정보를 재확인하지 않음

출처: Bromiley, M. (2008). Have you ever made a mistake. *A Patient Liaison Group Debate. R Coll Anaesth Bull,* 48, 2442-5.

표 5-7 수술부위 표지 규정 및 절차

구분	규정 및 절차
표지대상	시술 부위에 혼동이 우려되는 경우로 좌우 구분이 되는 구조, 다중구조(손가락, 발가락 등), 다중수준(척추)인 경우
제외대상	수술/시술 부위가 미리 결정되지 않는 경우
표시시행자	해당 수술 집도의 또는 수술에 참여하는 레지던트가 표지 시행
표시시점	수술 동의서 작성 시 표지
표지방법	• 정확한 수술/시술 부위 확인을 위해 수술/시술 스케줄, 의무기록, 영상검사결과(검사력이 있는 경우)를 확인하고 표지 시행 • 환자가 수술부위를 인지할 수 있도록 충분히 설명 후 가능한 환자 참여하에 시행 • 수술/시술 부위 소독 후 소독포로 덮은 후에도 표지가 보이도록 절개 부위 혹은 절개 부위와 가까운 부위에 표지 – 좌, 우 구분이 필요한 수술: Rt, Lt, Both로 표지(예 팔, 다리, 폐 등) – 다중구조: 수술부위에 Yes로 표지(예 손가락, 발가락 등) – 다중수준: 척추 부위에 L4-5(general level)로 표지(예 척추) • 피부소독이 완료된 후에도 보일 수 있는 Skin Marker로 표지

출처: Bromiley, M. (2008). Have you ever made a mistake. *A Patient Liaison Group Debate. R Coll Anaesth Bull,* 48, 2442-5.

3 교육내용

3.1 다른 환자, 부위, 시술을 줄이기 위해 어떠한 확인 절차를 따라야 하는가

수술실을 방문하여 수술팀 참관할 때에 수술 중과 수술 전후에 수술팀이 어떻게 각 과정을 진행하는지 관찰할 수 있다. 수술 참관 중에 다음을 수행해야 한다.

- 특정 수술 또는 치료 과정에 주요 규정과 점검표가 적용되는지 여부를 알아야 한다.
- 환자, 보호자와 정보를 공유하고 확인한다.
- 어떻게 규정이나 점검표가 개발되었는지 또 근거중심치료 과정에 반영되었는지 이해한다.
- 규정/점검표가 필요한 이유를 이해한다.
- 올바른 환자, 부위, 시술의 선택을 포함한 확인절차의 과정을 이해한다.
- 세계보건기구 수술안전점검표의 과정을 이해한다.
- 모든 팀원의 역할을 이해한다.
- 팀 내 갈등을 해결하는 방법을 안다.

수술 및 시술 관련 의료기관 인증기준과 조사항목은 <표 5-8>과 같다.

〈기준 1.1.3〉
수술/시술 전 환자확인을 위해 정확하게 확인한다.

표 5-8 수술 및 시술 관련 조사항목

	조사항목
1	정확한 환자 확인, 정확한 수술/시술명, 수술/시술부위 확인을 위한 규정이 있다.
2	수술/시술 부위 표시에 환자가 참여한다.
3	수술/시술 부위를 표시한다.
4	수술/시술 전 확인을 수행한다.
5	수술/시술 시작 직전, 수술/시술 팀원 간에 정확한 환자, 부위, 수술/시술 확인 절차를 수행한다.

출처: 보건복지부, 의료기관평가인증원(2014). 의료기관인증조사기준 상급종합병원용. Ver 2.0. 서울.

3.2 위험 및 오류를 줄이는 수술실 내 기법(타임아웃(Time-out), 브리핑/디브리핑, 주의 사항 전달)

수술현장에서 특정 상황과 행동은 팀워크를 개선할 수 있다. 팀 활동에 직접 참여하지 못한다면 팀의 역할을 관찰하는 데 그칠 수밖에 없다. 팀의 일원이 되기 위해 적극적으로 노력해야 한다. 특정한 역할이 없을 때는 리더에게 팀의 일원이 될 수 있도록 정중히 요청할 수 있다. 팀의 일원이 되면 팀원들 상호간의 의사소통을 더 잘 보고 들을 수 있다. 가능하다면 팀의 수술 전후 보고에 참여해야 한다. 이를 통해 의료인이 환자안전과정에 어떻게 참여하는지 관찰하고 기록해야 한다.

- 환자의 신원, 수술부위, 치료 계획을 포함한 환자의 상태파악에 관한 자신의 기여도를 팀 회의에서 평가해야 한다.
- 정보를 적절하게 공유하는 방법을 배워야 한다. 환자의 평가와 치료에 관한 모든 정보를 팀원 모두와 구두로 공유하는 것이 중요하다. 수술의 특징과 치료계획, 관련 규정을 이해해야 한다.
- 적절하고 정중하게 언제 질문을 하면 되는지 팀원들에게 적극적으로 질문해야 한다. 팀의 치료계획 검토모임에 참석해야 하며 질문할 수 있어야 한다. 옳지 않다고 생각되는 부분이 있다면 그때 교수나 감독자에게 문제를 제기해야 한다.
- 자신의 의견을 적절하게 주장하는 법을 배우는 것이 중요하다. 의견을 피력할 수 있어야 하며 질문이나 의견 제시를 통해 다른 팀원들로부터 조언을 구할 수 있어야 한다. 환자의 심박수, 심음, 피부색, 호흡에 관한 일상적인 질문을 뜻하는 것이 아니다. 참여자가 되었을 때, 특히 환자가 잠재적인 오류로 인해 위험한 상황에 처했다면 "어떻게 소신있게 발언할 수 있는가"를 배워야 한다. 예를 들면, 간호사는 의사에게 점검포인트를 알려주는 것을 망설일 수 있다(예 올바른 환자가 계획된 시술을 받는지 여부). 외과의사가 간호사의 의견을 무시하는 경우, 의료진들은 간호사가 더욱 소신 있게 발언할 수 있도록 격려해야 한다.
- 팀원들과 정보를 공유하고 피드백을 구하는 것을 실천해야 한다. 정상적이지 않은 진행이 되었을 때 나머지 팀원들에게 알리는 것이 중요하기 때문이다.
- 교육이 수술 치료에 필수적인 부분이라는 것을 알아야 한다. 교육은 직접해보는 실습뿐만 아니라 간단하게 혹은 일상적인 정보 교환 등의 다양한 형식으로 할 수 있다. 또한 여러 팀원들 각자로부터 배울 준비가 되어 있어야 한다.

3.3 교육과정으로서 사망 및 이환 사례 집담회 참여

사례 토론을 통한 교육 목적의 동료평가 시스템이 있는지에 대해 기관에 물어야 한다. 많은 병원에서는 '사망 및 이환 사례 집담회(Mortality and Morbidity Meeting)'라고 하는 수술 검토 회의를 한다. 이 회의의 목적은 치료가 어려운 환자나 의료 사고에 대해 토론하고 동료에 대해 평가함으로써 앞으로의 환자 치료를 효과적으로 하기 위함이다. 그리고 수술 합병증 발생을 감시할 수 있고 환자 치료 효율을 높일 수 있다. 보통 회의는 매주, 격주, 매월 열리며 수술 과정에서의 오류에 대해 학습할 좋은 기회를 제공한다. 그러나 환자안전은 비교적 최근 들어 새롭게 부각되고 있는 문제이기 때문에, 이런 회의에서 오류에 대해 보다 관대한 시각을 가지고 토론하기에는 아직 어려움이 있다. 대신에, 여전히 오류를 저지른 동료 의사에게 초점이 맞춰져 있고, 부작용 보고를 할 때에도 처벌 위주의 접근을 사용하게 된다. 오류에 대한 토론이 동료 의사에게만 초점이 맞춰지게 된다면, 수술 방의 다른 구성원들, 가령 수련의, 간호사, 호흡계통 기술자, 그리고 학생들은 종종 제외되고 오로지 외과 의사들만으로 국한된다.

비난이라는 요소가 있긴 하지만 '사망 및 이환 사례 집담회'는 오류에 대해 배우고 반성하여 재발을 예방할 수 있는 좋은 방법이다. 교육 받는 기관에서 회의가 열리는지 알아보고 참관할 수 있는지에 대해 스태프에게 물어야 한다. 가능하다면, 다음의 기본 환자안전원칙이 확인되는지 살피며 회의를 관찰해야 한다.

- 회의가 사고와 관련된 문제와 요인에 주제를 설정함으로써 관련된 개인보다 토론에 중점을 두도록 계획되었는가?
- 개인을 문책하기보다 교육과 학습에 중점을 두었는가?
- 회의의 목표가 미래의 재발을 예방하는 것인가? 그러기 위해서는 기억이 생생할 때 사고에 대해 토론해야 한다.
- 이러한 회의는 의료인(의사, 간호사, 약사 등)뿐만 아니라 기술직, 관리직을 포함하여 전체 수술팀의 핵심 활동을 지원하는 것을 고려하였나?
- 사건과 관련된 모든 사람이 이러한 회의에 참석하는가?
- 학생을 포함한 주니어급의 의료인들의 참석이 독려되는가? 이러한 과정은 오류를 이해하고 치료의 질을 개선하기 위한 과정에 대해 배울 수 있는 훌륭한 기회를 제공할 수 있다.
- 시설환경과 관련된 수술 사망이 확인되고 논의되는가?
- 회의 내용이 기록되고 있는가?

4 사례연구

4.1 위해사건이 발생한 수술의 사례

마취의 위험을 예시한 것이다.

기저질환이 없는 건강한 37세 여성이 전신마취하의 축농증 수술을 받기로 했다. 마취과의사는 16년, 이비인후과의사는 30년 경험의 전문가이고, 4명의 간호사 중 3명도 경험이 많은 사람으로 구성되었다. 수술실은 모두 준비가 잘 되어 있었다.

마취는 08시 35분에 시작되었지만 기관 삽관이 불가능했다. 2분 후 환자의 산소포화도가 떨어지기 시작했고 청색증이 나타났다. 그 시각 산소포화도는 75%(90% 미만은 상당히 낮은 것임)였고 심박수가 상승했다.

08시 39분, 산소포화도는 40%(가장 낮은 수준)까지 떨어졌다. 마스크와 구인두기도기로는 100% 산소를 폐로 공급하는 것이 어려웠다. 다른 마취의가 기관 삽입을 시도했지만 성공하지 못했다. 08시 45분, 여전히 기도로의 접근이 불가능하였고 기관삽관이 불가하여 산소공급이 되지 않는 긴급한 상황이 지속되었다. 간호사가 상황의 중함을 인식하고 기관절개술을 준비하고, 다른 간호사는 중환자실을 확보했다.

기관 삽관은 다른 도구를 사용하여 계속 시도되었지만 성공하지 못하였고 결국 포기하고 환자를 회복실로 옮겼다. 환자의 산소포화도는 그 후 20분 동안 40% 미만이었다. 중환자실로 옮겼음에도 환자는 의식을 회복하지 못하고 심각한 뇌손상으로 13일 후에 사망했다.

[질문]

- 환자안전의 관점에서 환자에게 전신마취제를 투여하기 전에 의료진이 활용할 수 있는 수단은 무엇인가?
- 환자점검표의 유익성은 무엇인가?

출처: Bromiley, M. (2008). Have you ever made a mistake. R Coll Anaesth Bull, 48, 2442–5.

4.2 경고에도 불구하고 다른 쪽 콩팥을 제거한 사례

정확한 환자, 올바른 부위 및 시술을 위해 필요한 규정의 필요성을 보여준다. 안전에 관한 문제에서는 학생을 포함하여 다른 의료진과의 의견이 일치해야 한다.

> 69세 남성 환자가 만성질환의 우측 신장 제거를 받으려고 병원에 입원하였다. 하지만, 의료진의 실수로 인해 수술 동의서에 "좌측"으로 기록하였다. 환자는 수술 전, 수술 부위를 확인하기 위해 의료진이 찾아갔을 때 자고 있었다. 정확한 수술 부위를 다른 메모나 동의서로 두 번 확인하지는 않았다. 이러한 실수는 수술실에서의 또 다른 실수로 더욱 악화되었다. 수술실에서 환자는 좌측 신장 절제를 위한 자세로 눕혀졌고, 심지어 해당 주치의는 환자의 엑스레이 사진을 반대로 걸어놓았다. 이후, 좌측 콩팥을 제거하기 시작했다.
>
> 수술을 지켜보던 학생이 다른 쪽 콩팥을 제거하고 있다고 집도의에게 소신 있게 말하였으나 묵살되었다. 이 실수는 수술 2시간이 지나서야 환자의 소변이 나오지 않는 것을 보고 알게되었고 이후 환자는 사망했다.
>
> [질문]
>
> - 수술 부위를 일련의 과정을 통해 정확히 확인하였나?
> - 집도의가 의과대학 학생의 발언을 무시한 이유는 무엇이라고 생각하는가?
> - 집도의의 행동이 전적으로 개인적 오류인지 아니면 시스템적 오류인지 토의한다.

출처: Dyer O. (2004). Doctor suspended for removing wrong kidney. *British Medical Journal,* 328, 246.

4.3 수술 전 예방적 항생제의 사용을 규정에 따라 사용하는 데 실패한 사례

수술 전 계획과 점검의 중요성, 그리고 일련의 규정으로 감염을 최소화하는 방법을 제시한다.

> 마취과 의사와 외과의사는 막 시작된 담낭절제술을 위해 수술 전 예방적 항생제에 대해 논의하였다. 마취과 의사는 외과의사에게 환자의 페니실린 알레르기에 대해 알렸고, 담당 외과의사는 수술 전 대체 항생제를 제안했다. 마취과 의사는 항생제를 가져오기 위해 살균저장고로 갔지만 적합한 항생제를 찾을 수 없어 이러한 상황을 간호사에게 설명하고 돌아왔다. 간호사는 수술 전 항생제를 전화로 요청했다. 하지만, 마취과 의사는 처방 서식이 없어 처방을 낼 수 없다고 하였다. 그리고 수술이 시작된 후, 간호사는 항생제가 오고 있다는 사실을 확인했다.

절개가 시행되었다. 6분 후 항생제가 수술실에 전달되어 담당 외과의는 즉시 환자에게 주사했다. 주사는 절개 후 주입되었고, 그것은 수술부위감염을 피하기 위해 수술절개 이전에 항생제를 투여하여야 한다는 규정에 어긋나는 것이었다.

[질문]

- 항생제 치료 지연의 원인은 무엇인가?
- 의료진이 이러한 일의 재발 방지를 위해 할 수 있는 일은 무엇인가?

출처: WHO Patient Safety Curriculum Guide for Medical Schools working group. Case supplied by Lorelei Lingard, Associate Professor, University of Toronto, Toronto, Canada.

4.4 다른 쪽의 치아 수술 및 낭종 추출한 사례

상급 전공의와 담당 스태프의 감독 없이 실시된 다른 쪽의 수술 및 이후 적절하지 못한 의료진의 대처에 대해 예시한 것이다.

38세 여성은 좌측 세 번째 어금니 주위의 잇몸 염증으로 오랫동안 통증이 있어 의사를 방문하였다. 통증과 함께 짠 맛의 고름이 동반되었다. 환자가 찍은 엑스레이 사진에서는 치아와 낭종에 영향을 준 충치가 수평으로 위치하고 있음이 발견되었다.

환자는 구강 외과의로부터, 전신마취하에 염증이 있는 치아와 낭종를 제거하자고 권유받았다. 수술 당일 구강 외과의는 담당 전공의들과 시술을 논의했다. 구강 외과의는 엑스레이가 뒤집혀 있다는 것을 알아차리지 못했다. 전공의는 의무기록을 살펴보지 않고 우측에 수술 준비를 시작했다. 동시에, 구강 외과의는 방을 나갔고 상급 전공의는 응급 상황으로 또 다른 수술방으로 호출되었다. 저년차 전공의는 뒤집혀진 엑스레이를 바탕으로, 우측 치아를 발치했다. 담당 구강 외과의가 돌아온 이후에야, 전공의가 다른 쪽을 수술하고 있음을 알게 되었다. 전공의와 담당 구강 외과의는 먼저 다른 쪽을 수술한 우측 상처를 봉합 후, 좌측에서 치아와 낭포를 성공적으로 제거했다.

수술 직후, 환자는 우측 치아의 통증을 호소했다. 구강 외과의는 환자에게 양측에서 조직과 뼈를 분리했다고 설명했다. 환자는 우측 치아의 발치가 이번 수술과 관련 있는지 물었다. 환자는 수술 후 통증으로 외과의 사무실을 두 번 방문했지만 구강외과 측 대응은 만족스럽지 않았다.

환자는 참석한 담당 구강 외과의, 전공의의 다른 쪽의 수술 시행을 주장하면서 보상을 요구했다.

[질문]

- 이 오류에 근본원인은 무엇이며 예방할 수 있는 방법은 무엇인가?
- 환자에게 오류와 고통의 직접적인 원인에 대해 해명하지 않은 외과의사는 어떻게 될까?

출처: This case was provided by Shan Ellahi, Patient Safety Consultant, Ealing and Harrow Community Services, National Health Service, London, UK.

4.5 옥시토신 사용에 대한 의사소통의 실패 사례

잠재적 유해 약품의 안전 관리를 위한 절차의 필요성과 의사소통에 중점을 두었다.

한 조산사는 출산 후 열상 봉합을 시행하는 견습 조산사를 감독 중이었다. 간호사가 방으로 오더니 그 조산사에게 다른 환자 A가 자궁수축이 2~3분 간격으로 있지만 충분히 강하지 않아 옥시토신을 증량해 달라고 부탁을 했다. 그 환자는 지난 세 시간 동안 자궁 입구가 4cm 열린 상태였다. 간호사는 옥시토신이 분당 10mU 주입되고 있고 지난 2시간 동안 증량하지 않았다고 말했다. 이에 조산사는 괜찮은 것 같다고 대답했다.

견습 조산사는 봉합에 집중한 나머지, 간호사의 말을 듣지 못하였고, 이후 간호사가 나간 후, 간호사가 무슨 말을 했는지 조산사에게 물었다. 조산사는 부족한 수축강도와 자궁경부의 확장부족이라 옥시토신을 증량해 달라고 했다고 대답했다. 그때 학생은 "제 환자 출산 직전에 확인했었는데 6cm 진행된 것을 확인했는데 이쪽 분만이 급해서 적을 시간이 없었습니다."라고 말했다. 그럼에도 불구하고 조산사는 간호사의 판단을 믿었고 견습 조산사가 환자의 치료를 마칠 때까지 그 방에 있었다.

30분 후에 A 환자를 보러 갔을 때 의사와 2명의 간호사가 방에 있었고 태아 심박수가 70대였다. 조산사는 약물 자동 주입기를 살펴보았고 기대했던 12mU/min이 아닌 20mU/min로 설정되어 있는 것을 보았다. 태아 심박수의 증가로 해당 환자는 응급 제왕절개술을 받았다. 남자 아이를 Apgar score 1분 3점, 5분 6점, 10분 8점으로 분만하였다.

[질문]

- 이 여성이 불필요한 제왕절개술을 받게 된 구조적 오류는 무엇인가?
- 옥시토신 증량에 관한 점검표의 통상적 사용은 이러한 많은 실수를 없앨 수 있는가?
- 그런 경우, 옥시토신 투여 점검표의 항목에 핵심요소를 무엇으로 설정해야 하는가?

심화학습: Clark S et al. (2007). Implementation of a conservative checklist-based protocol for oxytocin administration: maternal and neonatal outcomes. *American Journal of Obstetrics and Gynecology*, 197, 480e1-480e5.

출처: This case was supplied by Mary Barger, Assistant Professor, Department of Family Health Care Nursing, University of California, San Francisco,CA, USA.

5 도구 및 자료

WHO guidelines for safe surgery 2009. *Safe surgery saves lives*. Geneva, World Health Organization, 2009 (http://whqlibdoc.who.int/publications/2009/9789241598552_eng.pdf; accessed 21 February 2011).

Universal protocol for preventing wrong-site, wrong-procedure, wrong-person surgery.

Carayon P., Schultz K., Hundt A. S. Righting wrong-site surgery. *Journal on Quality & Safety*, 2004, 30: 405-10.

Real life example of how errors can occur in surgical procedures

http://www.gapscenter.va.gov/stories/WillieDesc.asp; accessed 21 February 2011.

Correct site surgery tool kit

Association of Perioperative Registered Nurses(AORN)

(http://www.aorn.org/PracticeResources/ToolKits/CorrectSiteSurgeryToolKit/; accessed 21 February 2011).

Perioperative patient "hand-off" tool kit

Association of Perioperative Registered Nurses(AORN) and the United States Department of Defense Patient Safety Program

(http://www.aorn.org/PracticeResources/ToolKits/PatientHandOffToolKit/; accessed 21 February 2011).

WHO Safe Surgery Saves Lives

The Second Global Patient Safety Challenge

(http://www.who.int/patientsafety/safesurgery/en/index.html; accessed 21 February 2011).

Haynes AB et al. A surgical safety checklist to reduce morbidity and mortality in a global population. *New England Journal of Medicine*, 2009, 360: 491-499.

추가 자료

Calland J. F. et al. Systems approach to surgical safety. *Surgical Endoscopy*, 2002, 16: 1005-1014.

Cuschieri A. Nature of human error: implications for surgical practice. *Annals of Surgery*, 2006, 244: 642-648.

6 참고문헌

Bromiley, M. (2008). Have you ever made a mistake. A Patient Liaison Group Debate. *R Coll Anaesth Bull*, 48, 2442-5.

Cushley, C., Knight,T., Murray, H., Kidd, L. (2021). Writing's on the wall: improving the WHO Surgical Safety Checklist; BMJ Open Quality, 10:e001086.

Gawande, A. A., Thomas, E. J., Zinner, M. J., Brennan, T. A. (1999). The incidence and nature of surgical adverse events in Colorado and Utah in 1992. *Surgery, 126*(1), 66-75.

Haynes, A. B., Weiser, T. G., Berry, W. R., Lipsitz, S. R., Breizat, A. H. S., Dellinger, E. P., et al. (2009). A surgical safety checklist to reduce morbidity and mortality in a global population. *New England Journal of Medicine, 360*(5), 491-499.

Institute of Medicine (US) Committee on Quality of Health Care in America. (2001). *Crossing the Quality Chasm: A New Health System for the 21st Century*. Washington, D.C.: National Academies Press.

Kable, A. K., Gibberd, R. W., Spigelman, A. D. (2002). Adverse events in surgical patients in Australia. *International Journal for Quality in Health Care, 14*(4), 269-276.

Leape, L. L., Brennan, T. A., Laird, N., Lawthers, A. G., Localio, A. R., Barnes, B. A., et al. (1991). The nature of adverse events in hospitalized patients: results of the Harvard Medical Practice Study II. *New England Journal of Medicine, 324*(6), 377-384.

Lingard, L., Espin, S., Whyte, S., Regehr, G., Baker, G. R., Reznick, R., et al. (2004). Communication failures in the operating room: an observational classification of recurrent types and effects. *Quality and Safety in Health Care, 13*(5), 330-334.

Minnesota Medical Association. (2013). Pressure Ulcer Prevention in the O.R. Recommendations and Guidance. Available at: https://www.mnhospitals.org/Portals/0/Documents/patientsafety/Pressure%20Ulcers/MHA_perioperative_recommendations.pdf

Vincent, C., Moorthy, K., Sarker, S. K., Chang, A., Darzi, A. W. (2004). Systems approaches to surgical quality and safety: from concept to measurement. *Annals of Surgery, 239*(4), 475-482.

Weiser, T. G., Regenbogen, S. E., Thompson, K. D., Haynes, A. B., Lipsitz, S. R., Berry, W. R., et al. (2008). An estimation of the global volume of surgery: a modelling strategy based on available data. *The Lancet, 372*(9633), 139-144.

World Health Organization. (2009). *WHO Guidelines for Safe Surgery*. Available at: http://www.who.int/patientsafety/safesurgery/tools_resources/en/index.html (Accessed 24 May 2011).

World Health Organization. (2009). *WHO surgical safety checklist.* Available at: http://whqlibdoc.who.int/publications/2009/9789241598590_eng_Checklist.pdf (Accessed 18 January 2010).

World Health Organization. (2011). *Safe Surgery Saves Lives: The Second Global Patient Safety Challenge.* Available at: http://www.who.int/patientsafety/safesurgery/en/index.html (Accessed October 15, 2016).

제 6 장

국가적 약물안전 감시체계

학 습 목 표

▶ 약물안전관리의 필요성과 개념을 설명할 수 있나.
▶ 선진국 약물안전관리제도의 역사적 발전과정을 설명할 수 있다.
▶ 국가적 약물안전감시체계의 발전과정을 설명할 수 있다.
▶ 국가적 약물안전감시체계의 내용과 운용체계를 설명할 수 있다.

학 습 성 과

- 고령화 사회로 진입하면서 의약품 사용이 증가하고 있어 의약품 시판 후 안전관리의 중요성은 날로 증대되고 있으며 국내외 약물안전관리체계를 통하여 파악되는 약물 부작용에 대한 선제적 조치가 시급하다. 우리 실정에 맞는 체계적인 약물안전관리시스템을 발전시키기 위하여 정부는 제도적, 기술적 및 인적 인프라를 구축하고 이를 지속적으로 발전시켜 나가야 하지만, 의료현장에서 근무하고 있는 전문의료인들의 적극적인 협조와 참여가 무엇보다 중요한데 본 강의를 통하여 동기가 부여될 것으로 기대한다.

사례 : 주사제 사용으로 인한 패혈증

A의원은 주사제 사용으로 패혈증 의심사례를 한국의약품안전관리원에 신고하였는데, 비슷한 시기에 동일 처방을 내린 환자 중 4명에게서 패혈증이 발생한 것이었다. 이 중 퇴행성관절염으로 치료받던 70대 여성은 입원 1주일 후에 최초로 패혈증 증상을 보였고, 10일 뒤에 사망하였으며, 나머지 환자들은 치료 후 완치되었다.

이에 한국의약품안전관리원은 그동안 보고된 주사제에 대한 부작용신고자료를 분석하였고 해당 병원에 역학조사, 해당 주사제에 대한 품질조사, 병원환경에 대한 조사를 실시하였다. 조사결과 주사제 혼입 시 감염의 가능성이 있는 것으로 결론지었으며 향후 이런 일이 재발하지 않도록 교육 및 홍보자료를 배포하여 일반인 및 의약사 등 전문가를 대상으로 정보를 제공하였다.

1 약물안전관리의 중요성

약물감시(pharmacovigilance, PV)는 시판 약물의 의도되지 않은 효과 또는 실마리정보에 대한 지속적인 모니터링 활동으로, 세계보건기구(WHO)는 약물의 유해작용 또는 약물관련 문제의 탐지, 평가, 해석, 예방에 관한 과학적 연구 및 활동이라 정의하고 있다(pharmacovigilence). 세계보건기구는 공중보건 향상에 필요한 국제적 표준을 만들고 선도하는 목적으로 1946년에 설립된 국제기구로 본부는 스위스 제네바에 있다. 세계보건기구의 약물감시 활동은 전세계적으로 발생할 수 있는 약물 부작용의 위험성을 보다 신속하게 파악하고 대처하여 환자의 안전과 복지를 증진하는 데 있다. 1957년 독일에서 시판허가를 받았던 탈리도마이드에 의한 선천성 기형인 사지결손증 환자가 발생하면서 이 사건을 계기로 시판 후 약물감시의 중요성이 부각되어 1968년 세계보건기구에서 국제약물부작용 모니터링프로그램을 구축하게 되었다. 그 후 세계보건기구의 후원하에 스웨덴 웁살라에 WHO-웁살라모니터링센터(World Health Organization-Uppsala Monitoring Center, 이하 WHO-UMC)가 1978년에 설립되었다(WHO-UMC, 2022). WHO-UMC에서는 국제회원국으로부터 의약품의 혜택과 위해, 효과와 위험에 대한 정보의 수집, 분석 및 커뮤니케이션, VigiBase 자료의 분석과 잠재적인 안전성 문제에 대한 실마리정보를 파악하여 회원국에 제공하고 있다. VigiFlow와 VigiLyze와 같은 데이터 입력, 관리, 검색 및 분석도구를 개발하여 제공하고 있으며, VigiBase 자료의 코드화와 분석에 필요한 WHO DD와 WHO-ART를 제공하고 있다. 또한 상담과 훈련을 통해 약물감시의 개발과 실행을 위한 국제협력을 강화하고 있으며, 또한 환자안전네트워크를 확대하여 약물감시의 범위를 확대하고 있다(김수진, 2014).

시판 후 약물감시는 매우 중요하고, 한 국가 내에서의 문제로만 국한되지 않는다. 국가 내에서의 관리도 중요하지만 국제적으로 신속하게 교류하여 함께 대응할 때 위기에 잘 대처할 수 있다. 특히, 선진국을 중심으로 지속적인 신약개발이 이루어지고 있고, 동양문화권에서 양약과 한약의 혼용으로 인한 부작용 발생 가능성이 상존하고 있어 사용자의 편의성을 고려한 시스템의 기능 개선과 시스템 운영 효율화를 위하여 표준화된 자료관리체계를 갖추어야 한다. 이를 위해 지속적으로 국제적인 협력채널을 유지하고 확대해야 한다. 사용대상별 표준화된 약물감시교육이 지속적으로 이루어져야 하며, 약물오남용, 투약오류, 취약계층에서의 약물유해사례, 약물-약물 상호작용 등 특수사례에 대한 약물감시를 수행하여 약물안전정보관리의 범위를 지속적으로 확장시켜 나가야 한다.

2 국가적 약물안전관리 현황

2.1 미국의 약물감시체계

미국에서는 1949년 초반 광범위 항생제인 클로람페니콜과 재생불량성 빈혈과의 관련성에 관한 문제가 제기된 후, 1954년 미국의사협회와 함께 처음으로 약물 시판 후 감시프로그램(postmarketing surveillance program)을 설립하여 이상혈액질환에 대한 파일럿 프로그램을 실시하였으며, 1961년 모든 의약품의 유해사례를 모니터링하는 것으로 확대하였다. 이후 1961년 탈리도마이드 사건을 계기로 자체 약물유해반응모니터링사업을 결정하면서 미국의사협회의 프로그램은 미국식품의약품안전처(Food and Drug Administration, FDA)으로 이관되었다(Ropp, 2014). 1962년, 키포브-해리스 수정법안(Kefauver-Harris Amendment)이 제정된 후부터 시판 후 유해사례를 보고하는 의무를 가지게 되었으며, 자발적 유해사례보고를 활성화하기 위해 1993년부터 메드와치 프로그램을 도입하여 기존 5가지 유해사례보고양식을 'FDA 양식 3500'으로 통일하였다. 제약회사는 매년 정기적으로 미국 FDA의 각 해당 부서에 보고해야 하는데, 신물질의 경우 승인 후 3년 동안은 분기별로 보고하도록 하여 신약의 안전성에 대해 집중적인 모니터링을 실시하고 있다. 또한, 1998년부터는 신속보고제도를 도입하여 예상치 못한 중대한 유해사례에 대해서는 알게 된 후 15일 이내 의무보고하도록 규정하고 있다. 특히 소비자에게 중대한 유해사례가 발생했을 때 보건의료인과의 상담을 통해 적절한 의학적 정보를 얻고 이를 바탕으로 보고양식을 작성하길 권장함으로써 보고의 질을 높이기 위해 노력하고 있다. 제약회사의 경우 예상하지 못한 중대한 유해사례에 대해서는 15일 이내 보고해야 하는 의무를 부여하는 한편, 예상할 수 있고(허가사항에 기재되어 있고) 중대하지 않은 유해사례에 대해서는 보고를 면제받을 수 있는 기회를 준다. 단, 이 경우 제약회사 내부적으로는 지속적인 유해사례 관리가 이루어져야 하며, FDA 요구시 5일 이내 그 자료를 제출하도록 명시하고 있다(FDA, 2022).

미국 FDA의 조직은 의약품의 안전하고 효과적인 사용을 위해 분야별로 전문화되고 상호협력적인 체계로 구성되어 있다. 미국 FDA는 6개의 센터로 구성되어 있으며, 주로 의약품(처방 의약품, 일반의약품 포함)의 유효성과 안전성을 관리, 감독하는 업무는 의약품평가연구센터(Center for Drug Evaluation and Research, CDER)에서 담당하며, 혈액제제 및 백신과 같은 생물학적 제제에 대해서는 생물학적제제평가연구센터(Center for Biologics Evaluation and Research, CBER), 의료기기는 의료기기·방사선보건센터(Center for Devices and Radiological Health, CDRH)에서 담당한다. 의약품평가연구센터는 다시 6개의 부서로 구성되어 있는데, 이 중 의약품의 안전성평가에 깊이 관여하는 부서는 신약심사과(Office of New Drugs, OND)와 위해감시·약물역학과(Office of Surveillance and Epidemiology, OSE)를 꼽을 수 있다. 신약심사과는 개발 중인 임상시험용 의약품을 관리하고 시판 전 단계에서 의약품의 유효성과 안전성을 심사하여 시판허가 여부를 결정하는 업무를 수행하는 반면, 위해감시·약물역학과는 시판 중인 약물의 안전성을 관리하며 유해사례를 줄이고 올바른 약물사용을 위한 위해관리업무를 수행한다. 위해감시·약물역학과는 본래 약물역학·통계과(Office of Pharmacoepidemiology and Statistical Science, OPaSS)에 소속된 약물안전과(Office of Drug Safety, ODS)였으나, 시판 후 약물감시의 중요성이 점점 강조되면서 2006년 신약심사과와 동격인 상위 부서로 격상되었고, 그 명칭이 현 위해감시·약물역학과로 변경되었다. 의약품평가연구센터 내부규정(Manual of Policies and Procedures, MAPP)에는 2개 과가 안전성문제에 대한 정보를 서로 공유하고 조치 방안에 대한 의견을 수렴하기 위해 정기적으로(2달에 1회 이상) 안전성합동회의(Joint Safety Meeting)을 갖도록 하고 있으며, 회의 참여자 및 이들의 역할 분담, 주요 안건, 회의의 상세과정 및 일정 등을 명시하고 있다. 또한, 특정 약물로 인한 안전성 문제가 발생한 것으로 의심되는 경우에는 언제든지 안전성이슈팀(Safety Issue Team)을 만들어 각 부서 간의 의견을 조율하고 최선의 해결방법을 찾도록 하고 있으며, 2009년 양 부서 간 양해각서(Memorandum of Agreement)를 교환하여 약물 안전성관리에 대해 동등한 책임과 의무를 가지게 되었다.

위해감시·약물역학과는 세부적으로 6개의 계가 있는데, 잠재적인 안전성정보의 검색과 평가를 하는 약물감시연구1계, 약물감시연구2계, 약물역학연구 내용을 검토하는 역학1계, 역학2계, 투약오류분석·예방계, 약물위해관리계로 구성되어 있다. 안전성평가업무는 주로 의사, 약사, 간호사들로 구성된 안전성평가관과 의무사무관이 담당하며, 역학자, 보건학자, 위해관리분석가, 사회학자, 정보기술자, 규제전문가 등 다양한 분야의 전문가들이 있어 안전성문제 도출 시 각 분야별 전문가들로 팀을 구성해 최선의 조치방법을 찾는다.

이러한 조직체계와 협력구조는 시판 후 약물감시가 한 부서의 단독업무로 이루어지는 것이 아니라 약물의 개발단계부터 유기적으로 연결되며, 의학, 약학, 통계학, 사회학 등 다양한 관점에서 종합적인 의견이 수렴되어야 하는 복합적인 분야임을 강조하고 있다. 미국 FDA에서 운영하는 이상사례보고시스템는 의약품 이상사례 보고서, 투여 오류 보고 및 의약품 품질 불만 사항 등에 대한 정보를 포함하고 비식별 표시에 의해 일반에 공개되어 연구자나 소비자가 자유롭게 접근할 수 있도록 하고 있다(FDA, 2022).

2.2 유럽의 약물감시체계

유럽 의약품청(European Medicines Agency, EMA)은 1995년 의약품 인허가를 위해 유럽체제가 들어올 때 설립되었으며 의약품에 대한 과학적인 평가 및 관리감독 하여 건강을 증진하는 역할을 하고 있다. 뜸에서 운영하는 EudraVigilance는 임상시험 연구중인 의약품, 허가받은 의약품에 대한 이상사례정보를 관리하고 분석하는 시스템으로 EU 회원국, EMA, 제약회사가 이용하고 있으며 2005년부터 개별이상사례 보고의 전자보고가 법률적으로 의무화 되었으며 2017년 새로운 시스템을 출시하여 의약전문가, 제약회사 및 소비자의 접근성을 향상시켰다(EMA, 2022).

영국 MHRA(Medicines and Healthcare products Regulatory Agency)는 의약품 및 의료기기에 대한 규제기관으로서 약물감시 및 위해관리, 허가, 실사 및 기준관리, 정책, 소통, 의료기기 등의 주요 업무를 담당하며, 대규모 임상자료원을 활용한 안전성, 유효성, 의약품사용양상을 파악할 수 있는 체계인 CPRD(Clinical Practice Research Database)와 실험실적 검사를 주로 수행하는 NIBSC(National Institute for Biological Standards and Control)도 포함하고 있다.

탈리도마이드 사건 이후 영국에서 약물감시를 위한 규제는 빠르게 도입되었다. 1964년 약물안전위원장인 던롭 경이 전국의 의사와 치과의사들에게 유해사례를 모니터링하기 위한 새로운 시스템을 도입한다는 사실을 알리면서 황색카드시스템을 구축하였다. 황색카드시스템을 통한 유해사례보고는 일반인 및 의약전문가가 서면으로 유해사례를 보고하면 이를 스캔하여 내부업무포탈인 Sentinel시스템으로 자동입력되고 Sentinel로 입력된 자료는 3단계를 거친다. 1단계에서는 입력사항을 점검한다. 점검하는 항목으로는 의심되는 약, 유해사례, 유해사례 경과 등 필수입력사항을 점검한다. 2단계에서는 그 외 모든 항목을 입력(약물, 유해사례 상세내용, 환자 과거력, 검사결과 등)하고 자료를 확인한다. 3단계에서는 정보가 잘 입력되고 정확히 분류되었는지 검토하여 품질을 점검하고 입력을 완료한다. 구축 완료된 데이터베이스는 실마리정보를 검색하는 업무에 활용한다. 평가는 중대한 유해사례 및 추가 모니터링이 필요한 대상 약물유해반응에 대하여, 각 약효군별 담당자가 검토하고 추가 정보파악이 필요한 경우 추적관찰을 실시한다. 모든 새로운 유해사례 보고건이 실마리정보가 될 수 있다. 사망건 또는 중대한 보고건을 매주 검토하여 각 사례가 실마리정보인지 여부를 결정한다. 취할 수 있는 안전성조치로는 새로운 안전성 정보를 허가사항에 추가하거나, 적응증을 제한하고, 용량을 감소하도록 조치하며, 새로운 금기 또는 경고를 허가사항에 추가한다. 아주 드물게는 위해성이 유익성을 상회하는 경우의 것으로 판단되는 경우에는 시판철회조치를 취하기도 한다. 안전성 정보를 제공하기 위하여 제품정보(허가사항, 환자정보리플렛) 업데이트, 영국 내 안전정보 공유체계인 중앙경고시스템(Central Alerting

System, CAS), 안전성서한(Dear HCP Letters), 통계보고서(Data Analysis Prints, DAPs), 안전성 정보지(Drug Safety Update) 등을 발간하는 업무를 수행하고 있다. 영국 내 모든 약대생 학부과정에서 영국국가의약품집(British National Formulary, BNF)의 마지막 장으로 부착되어 있는 황색카드를 이용해 MHRA로 유해사례를 보고하도록 교육받고 있다(MHRA, 2022).

2.3 일본의 약물감시체계

의약품의료기기종합기구(Pharmaceuticals and Medical Devices Agency, PMDA)는 일본 후생노동성 의약식품국 소관 독립행정법인으로 일본 내 의약품·의료기기의 품질, 안전성·유효성에 관한 심사 및 의약품 부작용 또는 생물유래제품을 통한 감염 등으로 인한 피해의 신속한 구제 등을 담당하는 기구이다. 2002년 PMDA 설치에 관한 법령이 의회를 통과하여 2004년 4월 1일자로 PMDA가 설립되었다. PMDA는 매년 후생노동성에 보고서를 제출하며, 독립행정법인 평가위원회에서 운영상 개선사항 등에 대하여 평가를 받는다. 후생노동성은 국민생활 보장과 향상을 도모하고 경제발전에 기여하기 위해 사회복지, 사회보장, 공중위생의 향상과 증진 및 노동조건, 기타 노동자의 근무환경에 관한 정비와 직업 확보를 도모하고, 전상자와 전몰유족 등을 지원하는 업무를 수행하는 정부기관이며, 의약품, 의료기기 관리에 있어 PMDA가 의약품, 의료기기의 품목허가나 허가 후 변경 등에 필요한 자료를 과학적으로 심사하여 그 결과를 후생노동성에 보고(통지)하면 후생노동성이 이를 최종 허가한다(PMDA, 2022).

일본에서 약물부작용보고제도는 1967년부터 시작되었으며 시판 후 안전관리업무는 안전제1부와 안전제2부에서 수행하고 있다. 약물의 시판 후 안전성·유효성에 관한 정보들을 끊임없이 모니터링하여 이를 근거로 필요한 경우 최초 허가한 사항을 조정하거나 더 이상 사용하지 않는 것이 낫다고 판단되는 경우에는 허가를 취소하기도 한다. 이러한 시판 후 안전관리는 사실상 대부분 의약품 규제당국에서 사전안전관리에 대별되는 또 하나의 안전관리의 큰 축으로 여겨지고 있으며, 우리나라도 재심사, 재평가, 부작용(adverse drug reaction, ADR) 정보 모니터링 및 각종 국내외 안전정보의 수집을 통한 허가사항 조정 등의 방법으로 시판 후 안전관리를 해나가고 있다. 이들을 국내의 시판 후 안전관리체계를 구성하는 요소라 한다면, 이 모든 요소를 일본도 동일하게 갖고 있다. 이상의 요소들에 의한 시판 후 안전관리를 전형적인 PMS(Post-Marketing Surveillance)라 한다면, 일본의 시판 후 안전관리에는 추가적으로 최근 몇 해 전부터 선진국을 중심으로 추진되고 있는 위험 최소화(risk minimization) 개념이 포함되어 있다.

위험 최소화를 위한 활동은 의약품을 하나의 개체로 보고 처음 개발부터 실제 얼마의 기간 동안 임상에서 환자에 적용되는 일련의 과정을 사람의 생애 전주기와 같은 개념으로 볼 때, 허가가 최종 종착지가 아니라는 관점에서 시작한다. 위험 최소화를 위한 관리기간은 아스피린처럼 길 수도 있고 로페콕시브나 시부트라민처럼 짧을 수도 있다. 즉, 종전의 PMS가 허가시점을 기점으로 허가 이후에 안전성정보를 지속적으로 보완해나가는 개념이라면, 위험 최소화는 허가 이전 심사단계, 혹은 그 이전 임상시험 설계단계부터 허가 이후 발생 가능한 위험을 예측하고 이를 최소화하기 위한 다양한 방안을 마련하여 허가와 동시에 그 시행에 들어갈 수 있도록 하자는 것이다. 그야말로 개발부터 종전의 PMS가 포함하고 있는 사용단계까지 약물의 전주기에 있어 약물사용으로 인한 위험을 줄이기 위한 관점에서 종합적인 관리를 하는 것이다.

3 우리나라 약물안전관리체계

우리나라 의약품안전관리체계는 재평가제도, 재심사제도, 자발적부작용신고제도, 품목갱신제도 등의 제도로 발전하였으며 인과성을 규명하기 위한 약물역학조사와 환자안전을 위한 의약품안전사용서비스(Drug Utilization Review, DUR)제도를 짧은 시간 안에 정착시켜 왔다. 예상하지 못한 약물부작용이 발생되어 피해를 입는 경우를 해결하기 위하여 2014년 12월 19일부터 약물부작용으로 심각한 피해를 입은 국민을 위한 의약품부작용피해구제제도가 시행되었다. 또한 체계적인 약물안전관리를 위하여 제약회사 안전관리책임자의 교육을 의무화하고, 안전관리책임자에 대한 교육기관지정제도도 2014년에 도입되었다. 뿐만 아니라 외국에서 발생한 유해사례도 한국의약품안전관리원에 보고하도록 「약사법」이 개정됨에 따라 국내외 의약품 안전성 정보를 수집하고 분석할 수 있는 기반이 강화되어 의약품 안전조치의 근거자료 생산의 효율성을 제고시킬 수 있게 되었다.

약물안전관리 선진화를 위해서는 약물의 부작용에 대한 정확한 인과관계를 평가할 수 있는 전문인력을 충분히 양성하는 것이 시급하고, 의약품을 안전하게 관리할 수 있는 인프라를 구축하여야 하며, 국내·외 부작용정보를 적극적으로 수집하여 수집된 자료를 통합분석함으로써 유용한 실마리정보를 신속하게 생성할 수 있어야 하며, 국민들이 약물을 안전하게 사용할 수 있도록 의약품의 안전성과 유효성에 관한 올바른 지식을 갖도록 국민들과 의사, 약사, 간호사 등 의료분야 전문가들을 지속적으로 교육하는 것이 중요하다. 또한 긴밀한 국제협력체계를 구축하여 안전정보의 실시간 환류 등을 통한 포괄적인 의약품 안전관리망을 구축하는 노력도 계속되어야 한다.

3.1 의약품재평가제도

탈리도마이드 사건이후 미국에서 1962년에 키포브-해리스 수정법안이 통과되어 의약품의 안전성에 관한 관심이 증가하였고 이에 따라 1938~1962년 사이에 미국에서 시판 허가된 의약품에 대한 약효재평가를 실시하였다. 시판되고 있는 처방용의약품의 적응증에 대해 본격적인 재평가작업을 실시하였고, 'OTC Monograph' 설정으로 기준에 적합한 약물에 대한 사전승인 면제 등 획기적인 전기를 마련하였다. 우리나라에서는 1977년 의약품재평가제도를 시행하였는데 이는 이미 시판 중인 의약품에 대한 의학 및 약학 등의 진보와 최신의 과학적 수준에서 안전성 및 유효성을 재검토·평가하거나 의약품 동등성을 입증하기 위해서 도입된 제도이다.

의약품재평가는 정기재평가와 특별재평가로 나누는데, 정기재평가는 사전계획에 따라 연차적으로 실시하는 것으로서 문헌재평가와 동등성재평가가 있다. 특별재평가는 안전성·유효성 문제 등으로 특정 품목에 대하여 별도의 재평가 필요성이 인정되는 경우에 비정기적으로 실시하는데, "임상재평가"가 대부분이다. 의약품 동등성의 재평가는 의약품의 생물학적 동등성 재평가(이하 "생동재평가")를 말한다. 이미 허가받은 제네릭의약품이 그 비교의 기준이 되는 의약품(대조약)과 생체이용률에서 통계학적으로 동등한 지 여부를 생물학적동등성시험 계획서와 결과보고서를 제출받아 다시 검증해 보는 것이다. 생동재평가의 대상은 1989년 생동재평가가 의무화된 제제 중 그 이전에 품목허가를 받은 의약품이 주 대상이다. 생물학적 동등성을 판단하는 방법으로는 사람을 대상으로 한 생물학적동등성시험이 주된 방법이며, 용출시험자료도 제출받아 평가한다. 2007년부터 품목허가/신고 시에 생물학적 동등성시험이 의무화된 제제 중 다빈도(보험청구금액 상위) 제제부터 순차적으로 실시하고 있다. 2012년부터는 복합제에 대한 생동재평가도 실시하였다. 우리나라는 재평가의 주기가 15~21년으로 너무 길다. 따라서 최신의 과학 수준에서 평가한다는 취지가 퇴색됨에 따라 재평가제도에 대한 근본적인 개선대책으로 2012년 5월 14일 개정 「약사법」을 통해 '품목허가갱신제도'를 도입하였다. 즉, 품목허가/신고의 유효기간을 5년으로 정하여 매 5년마다 허가/신고를 갱신하도록 하는 것이다.

3.2 의약품재심사제도

재심사제도는 이미 품목 허가된 신약의 안전성과 유효성에 대하여 일정기간 동안 사용성적을 토대로 재심사하고 관리하기 위해서 1991년 12월 31일의 「약사법」 개정으로 도입된 제도이다. 신약재심사제도는 시판후조사를 통하여 유효성·안전성을 지속적으로 관리하기 위한 제도이지만, 재심사 대상 의약품에 대한 허가독점권을 보장하기 위해 활용되고 있다. 재심사기간 동안 동일한 품목에 대한 허가를 받기 위해서는 최초 허가 시 제출된 자료가 아닌 것으로서 이와 동등범위 이상의 자료를 제출해야 하므로 사실상 허가가 제한된다.

신약 등은 품목에 따라 <표 6-1>에서와 같이 판매 후 4년에서 6년 동안 600~3,000예의 환자에 대해 의료기관 등에 조사를 의뢰하여 자료를 수집, 해당 의약품에 대한 사용 경험을 의무적으로 식품의약품안전처에 보고하여야 한다(신약 등, 2015). 신약이 판매된 이후 불특정 다수의 환자를 대상으로 광범위한 사용 경험을 통해 얻은 부작용 또는 새로운 효능 등 자료를 체계적으로 수집·평가해서 신약 개발과정에서는 발견하지 못한 안전성과 유효성을 확인, 검토하기 위한 것으로, 사용실태 하에서의 부작용 발생빈도의 변동, 유효성(무효사례)의 파악, 미지의 부작용, 중대한 부작용의 검출, 소아, 고령자, 임산부, 신·간 장애 등 특수한 환자에 있어서 안전성·유효성의 확인, 장기 사용 시의 안전성 및 유효성을 확인할 수 있다.

표 6-1 신약재심사 대상 의약품의 보고 증례수

대상 구분	증례수
신약 • 국내에서 세계 최초로 개발된 신약 • 외국에서 개발 중인 신약(허가되지 아니한 것) • 외국에서 개발되어 허가된 품목으로 개발국 허가일로부터 3년이 경과되지 아니한 신약 • 외국에서 개발되어 허가된 품목으로 개발국 외의 사용국이 없는 신약	3,000명
위의 해당 품목을 제외한 재심사 대상품목	600명

3.3 품목갱신제도

의약학의 발전은 빠르고 재평가 주기는 길어 이를 보완하기 위하여 2013년부터 품목갱신제도를 도입하였다. 「약사법」 제31조의 5에 따라 의약품의 품목허가 및 품목신고의 유효기간은 5년으로 한다. 다만 원료의약품, 수출만을 목적으로 생산하는 수출용 의약품, 그 밖에 총리령으로 정하는 의약품, 재심사대상 의약품은 유효기간을 적용하지 않는다. 다만 수출용 의약품을 국내 시판용으로 전환하고자 할 때는 유효기간을 5년으로 지정하고 있다. 2013년에 허가를 받은 의약품은 2018년에 허가를 다시 받아야만 품목을 유지할 수 있다. 2013년 이전에 허가를 받은 의약품에 대하여는 5년 주기로 의약품을 재평가 받도록 하고 있다(그림 6-1).

그림 6-1 의약품재평가제도 개선

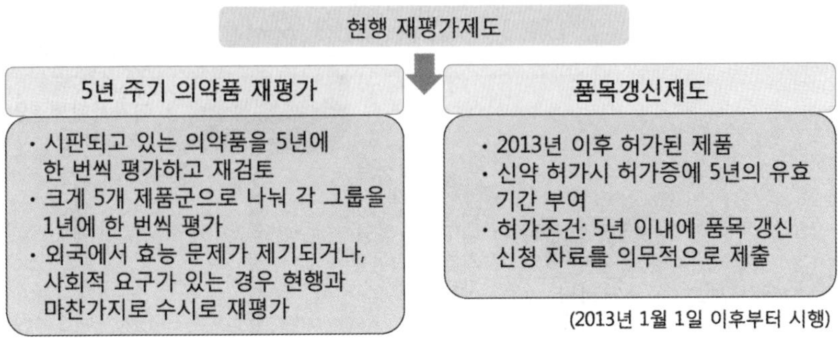

현행 재평가제도

5년 주기 의약품 재평가	품목갱신제도
· 시판되고 있는 의약품을 5년에 한 번씩 평가하고 재검토 · 크게 5개 제품군으로 나눠 각 그룹을 1년에 한 번씩 평가 · 외국에서 효능 문제가 제기되거나, 사회적 요구가 있는 경우 현행과 마찬가지로 수시로 재평가	· 2013년 이후 허가된 제품 · 신약 허가시 허가증에 5년의 유효 기간 부여 · 허가조건: 5년 이내에 품목 갱신 신청 자료를 의무적으로 제출 (2013년 1월 1일 이후부터 시행)

3.4 위해성관리계획

신약 등의 재심사업무가 여러 차례 개정이 되었으며 2015년 7월부터 위해성관리계획(Risk Management Plan)제도가 도입되면서 재심사 정기 보고시 중복되는 자료 제출의 번거로움을 최소화하는 내용 등의 개정사항과 2017년 1월 「의약품등안전성정보관리규정」(식품의약품안전처고시)이 폐지되고, 관련내용이 「약사법」 및 「의약품등의안전에관한규칙」(총리령)[별표4의3]의약품 등 시판후 안전관리 기준으로 상향입법됨에 따른 동기준의 개정사항 등이 포함되었다. 2020년 12월 개정된 「신약등의 재심사기준」(식품의약품안전처고시)에 따라 특별조사 방법의 확대 등을 포함하여 개정되었다(MFDS, 2022).

3.5 자발적부작용신고제도

약물로 인한 유해반응관리는 의약품 사용과 관련하여 환자를 보호하고 안전성을 향상시키며, 의약품에 대한 안전성과 유효성을 평가함으로써 안전하고 합리적이며 효과적인 의약품 사용을 위해 필수적이다. 우리나라에서는 1988년부터 자발적부작용보고제도를 시행하고 있으며 1992년에 WHO-UMC에 회원국으로 가입하였다. 자발적부작용보고제도는 시판후 약물의 부작용정보를 조기에 수집하고 분석하여 실마리정보를 탐색하고 안전성 정보 생산에 중추적 역할을 하는 제도이다. 제도가 도입된 후 초기 10여 년간 부작용보고가 활성화되지 않아 제도의 취지를 살리지 못하였는데, 2006년 3개 대학병원에 지역약물감시센터를 처음으로 지정한 후 매년 지역약물감시센터의 수를 늘려가면서 약물의 부작용 보고건수가 급격히 증가하기 시작하여 선진국 수준으로 진입하게 되었다(정수연 2012).

한국의약품안전관리원의 의약품이상사례보고시스템으로 수집된 부작용보고자료는 스크

그림 6-2 의약품안전정보 데이터베이스 및 관리 절차

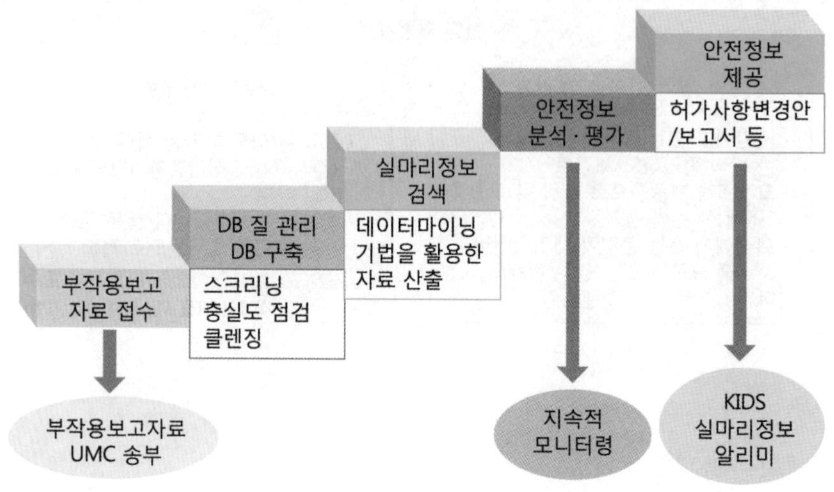

리닝 충실도 점검, 클렌징을 거쳐 데이터베이스의 질 관리시스템을 통해 데이터베이스로 구축된다. 구축된 데이터베이스에 데이터마이닝기법을 적용하여 실마리정보를 검색하고, 검색된 실마리정보를 국내외 허가사항 및 문헌정보를 검토하여 안전정보를 생성한다. 생성된 안전정보를 검토하여 허가사항 변경안을 식품의약품안전처에 보고하면 식품의약품안전처에서 최종 허가사항을 변경하고, 한국의약품안전관리원에서는 허가사항이 변경된 건에 대하여서는 KIDS 실마리정보 알리미로 정보를 제공하고 있다(그림 6-2).

3.6 한국의약품안전관리원의 역할

3.6.1 설립배경 및 연혁소개

한국의약품안전관리원은 의약품 등으로 인한 부작용 및 품목허가·신고정보 등 의약품 등의 안전과 관련한 각종 정보의 수집·관리·분석·평가 및 제공 업무의 효율적·체계적 수행을 위하여 「약사법」 제68조의 3항에 근거하여, 2011년 12월 29일 설립되었다. 주요 업무로는 약사법 68조 제4항 및 86조에 따라 약화사고 등 의약품 부작용의 인과관계 조사·규명, 의약품안전정보의 수집 및 관리를 위한 의약품안전정보관리시스템의 구축, 의약품안전정보의 수집·분석·평가·관리 및 제공, 의약품안전정보의 개발·활용을 위한 조사·연구 및 교육·홍보, 의약품안전정보와 관련하여 대통령령으로 정하는 수익사업, 식품의약품안전처로부터 위탁받은 의약품피해구제사업을 할 수 있다. 또한 마약류 관리에 관한 법률 제11조의2 및 시행령 8조에 따라 마약 또는 향정신성의약품의 취급, 관리에 관하여 보고

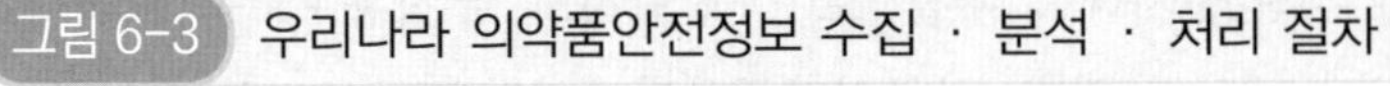
그림 6-3 우리나라 의약품안전정보 수집 · 분석 · 처리 절차

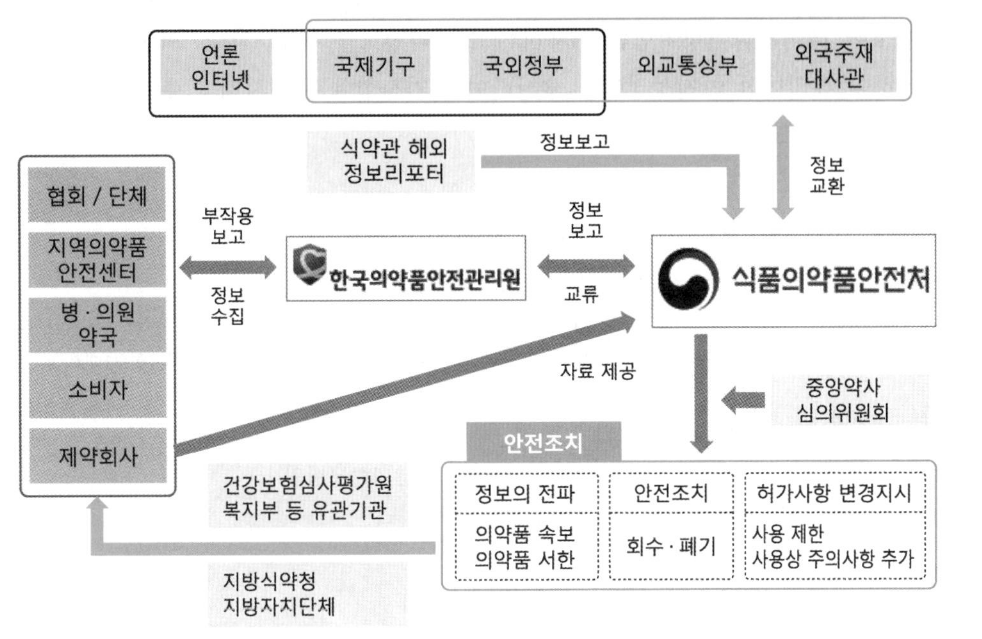

된 정보의 수집·조사·이용 및 제공과 마약류의 통합정보관리에 관한 사항을 할 수 있다. 조직은 2본부 1센터 8개 팀으로 구성되어 있다. 의약품안전정보 수집 및 처리 절차는 제약회사, 지역의약품안전센터, 병의원 및 소비자가 한국의약품안전관리원에 보고를 하고, 한국의약품안전관리원으로 보고된 정보는 실마리정보 검색 및 평가를 통하여 안전정보를 생산하여 식품의약품안전처에 보고하고 최종 확정된 안전조치 및 정보를 보건의료인들과 국민에게 전파하고 있다(그림 6-3).

3.6.2 의약품안전정보관리

한국의약품안전관리원에서는 2012년 10월 1일 의약품이상사례보고시스템(Korea Adverse Event Reporting System, KAERS)을 구축하여 유해사례를 제약회사, 지역약물감시센터, 의약전문가 및 소비자로부터 보고받기 시작하였다.(KEARS, 2022) 2007년 약사법에 안전관리책임자를 두도록 의무화하고, 2014년 8월 21일「의약품등 안전성정보관리규정」개정으로 국외에서 발생한 중대한 약물이상반응 보고가 의무화되었다. 이에 따라 KAERS-Foreign 시스템을 구축한 이래, 현재 국내·외에서 연간 130만 건의 이상사례가 보고되어 안전정보 개발에 활용되고 있다. 지역의약품안전센터는 28개를 운영 중에 있으며 의료법에 의한 종합병원 및 상급종합병원 또는 약물감시 관련 기관 및 단체로, 원내·외에서 의약품으로 인하여 발생한 것으로 의심되는 부작용 사례를 수집·보고·상담하고, 부작용보고를 활성화하기 위한 교육·홍보 활동 등을 수행하고 있다. 한국의약품안전관리원으로 보고한 의약품 유해사례자료는 데이터마이닝기법을 이용하여 실마리정보를 찾고, 국내·외허가사항 등을 조사·평가하여 유의미한 안전성정보를 생산하여 허가사항에 유해사례를 추가하고 생성된 안전정보에 대하여 교육자료를 제공하고 있다.

표 6-2 2022년도 지역의약품안전센터 현황(총 28개소)

지역	기관
중앙(3)	국립중앙의료원, 대한약사회, 동국대학교 일산한방병원
서울(8)	가톨릭대학교 서울성모병원, 고려대학교 구로병원, 삼성서울병원, 서울대학교병원, 서울아산병원, 연세대학교 세브란스병원, 중앙대학교병원, 한양대학교병원
인천·경기(5)	서울대학교 분당병원, 동국대학교 일산병원, 아주대학교병원, 인하대학교병원, 한림대학교 동탄병원
대전·충청(3)	단국대학교병원, 충북대학교병원, 충남대학교병원
광주·전라(2)	전남대학교병원, 조선대학교병원
강원(1)	한림대학교 춘천성심병원
대구·경북(2)	계명대학교 동산병원, 경북대학교병원
부산·울산·경남(4)	경상대학교병원, 동아대학교병원, 부산대학교병원, 인제대학교 부산백병원

출처: 한국의약품안전관리원. Available at:
https://www.drugsafe.or.kr/iwt/ds/ko/report/EgovReportOff.do (Accessed Jan. 28, 2022)

3.6.3 약물 부작용 인과성 평가를 위한 약물역학연구

약물을 복용한 후 발생한 유해사례가 보고되면, 개별 사례에 대하여 약물 투여와 유해사례 발생 간 시간적 선후관계, 임상경과, 유해사례 과거력, 병용약물 및 비약물요인의 영향, 이전 보고 등의 요인들을 고려하여 인과성을 평가한다. 국외에서 개발된 Naranjo 알고리즘 등의 인과성 평가를 위한 알고리즘들이 있으며, 국내에서는 한국형 알고리즘이 개발되어 사용되고 있다. 한편, 약물에 대한 자발적 부작용보고자료는 인과성 평가에 필요한 임상정보가 부족한 경우가 많고, 부작용이 발생한 전수가 보고되는 것이 아니며, 약물을 복용한 분모집단에 관한 정보가 부재하기 때문에 약물을 복용한 전체 인구에서 유해사례의 발생률을 산출하여 인과관계를 평가하기는 불가능하다. 따라서 약물과 유해사례 간의 인과성을 과학적으로 평가하려면 체계적인 약물역학연구를 수행하여야 한다. 약물역학연구방법으로 부작용이 발생한 환자군과 해당 부작용이 발생하지 않은 대조군에서 약물노출을 비교하는 환자-대조군연구, 특정 약물을 복용한 환자들(노출군)과 복용하지 않은 환자들(비노출군)을 각각 추적관찰하여 부작용 발생률을 비교하는 코호트연구 등을 수행할 수 있다. 약물역학연구는 필요한 자료를 전향적으로 직접 수집하여 수행하거나, 이미 구축되어 있는 병원의 의무기록자료, 건보공단과 심평원의 보험청구자료, 통계청의 사망통계자료, 국립암센터의 중앙암등록자료 등의 대규모 자료원을 연계한 후향적 연구로 수행할 수 있다. 약물과의 인과관계 규명을 위하여 2018년부터 병원 환자정보를 공통데이터모델(common data model, CDM)로 구축하는 Medical record Observation & Assessment for drug safety Project(MOA)를 추진하고 있다. 실제 임상현장 데이터(Real World Data, RWD)를 활용한 분석을 통해 근거 중심의 능동적 약물감시 체계를 강화하고 있다. CDM은 의료기관별 다양한 전자 의무기록자료 중 부작용 분석에 필수적인 데이터를 추출하여 표준 모델화한 것으로 환자의 개인 정보에 대한 유출 없이 다기관 전자 의무기록 자료를 분석함으로써 신속·정확한 약물 사용 양상 파악 및 부작용 분석에 활용하고 있다.

3.6.4 DUR 정보 개발 및 안전사용

DUR은 환자들에게 보다 적절한 약물요법을 제공하기 위하여 사전에 정한 표준에 따라 약물사용을 평가하며 구조화되고 지속적인 노력으로 정의되고 있다. DUR의 주된 목적은 적절한 약물요법을 통하여 환자에 대한 의료서비스의 수준을 향상시키고자 하는 데 있다.

그림 6-4 DUR의 개념

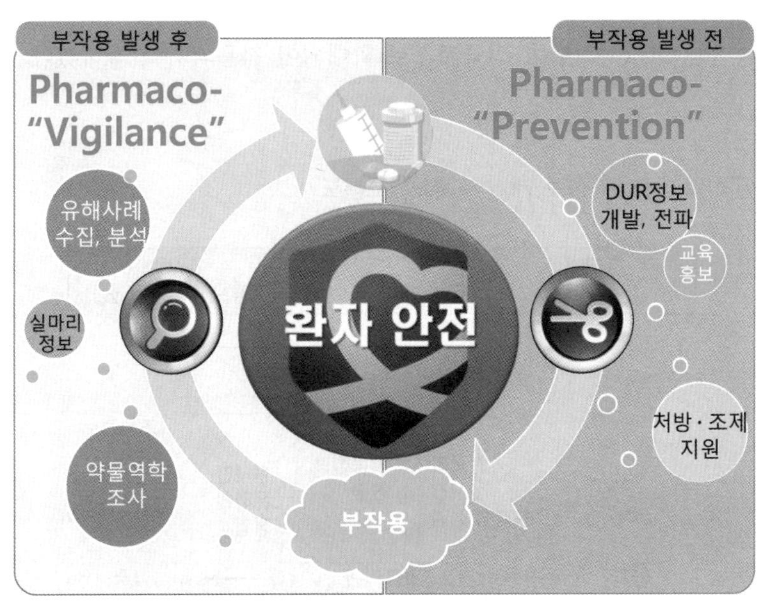

환자의 나이, 성별, 질병과 과거력, 현재 복용 중인 약물 등을 고려하여 처방하고자 하는 약물의 선택이 적절한지와, 그 약물의 투여용량 및 투여기간의 적정성 등을 평가하는 과정이 포함되며, 이를 통해 부적절한 의약품 사용과 약물사용오류를 줄이고 안전하고 효과적인 약물 사용을 도모할 수 있다. 자발적 부작용신고제도는 의약품을 복용한 후 발생한 부작용을 조기에 발견하여 적절한 조치를 취하는 사후약물감시제도라 한다면, DUR제도는 환자에게 의약품을 처방할 때 해당 의약품의 추가로 인하여 환자가 이미 복용하고 있는 다른 약물과의 상호작용 및 환자의 기저질환과 연령 등으로 인하여 부작용이 발생할 가능성을 확인하여 부작용 발생을 사전에 예방하는 활동이 되므로 사전약물감시제도라 할 수 있다(그림 6-4).

DUR제도는 1980년대 후반에 그 개념이 국내에 소개되었으나 국내 전산시스템의 발전이 이루어지기 전에는 현장에 적용하기 어려웠다. 급속한 국내 IT시스템의 발전으로 2000년대 중반부터 빠르게 그 체계를 확립하게 되었다. 현재는 의약품의 정책과 허가 및 안전업무를 담당하고 있는 기관들이 협의체를 구성하여 유기적인 협력을 통해 업무를 효율적으로 수행하고 있다. 보건복지부에서는 DUR제도 운영을 총괄하며, 식품의약품안전처와 한국의약품안전관리원에서는 DUR의 기준이 되는 의약품적정사용정보를 개발하여 제공하고, 건강보험심사평가원(심평원)에서는 전국 의료기관 및 약국에서 처방·조제 시 정보를 실시간으로 제공하는 전산시스템을 구축·운영함으로써 부적절한 약물사용을 사전에 예방하는 체계를 확립하였다(그림 6-5). 2008년 4월, 동일 처방전 내에서 병용, 연령, 임부금기 의약품에 대한 DUR알림창이 제공되도록 하였고, 2010년 12월에는 처방전 간에도 DUR점검이 이루어지는 현재의 DUR시스템이 전국적으로 확대되어 적용되기 시작하였다. 한편, 보건복

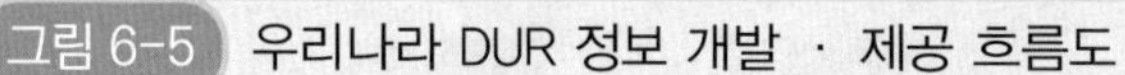
그림 6-5 우리나라 DUR 정보 개발 · 제공 흐름도

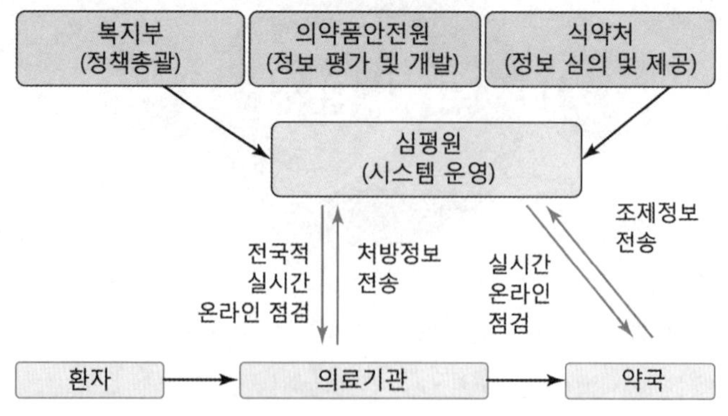

지부에서는 DUR제도와 관련된 정책적 분야에 대한 사항을 담당하고 있다. 즉, 우리나라 DUR은 금기 및 주의 의약품 정보를 개발하는 DUR기준 마련부터 정보의 제공 및 일선 진료현장에서의 실시간 처방·조제 지원까지 각 분야별로 분업화되어, 각 기관에서 전문적으로 담당하며, 이러한 기관 간의 상호협조를 통해 DUR제도가 순조롭게 정착되어 운영되고 있다. 현재 한국의약품안전관리원에서 개발하는 DUR정보로는 병용금기, 연령금기, 임부금기, 용량주의, 투여기간주의, 효능군중복주의 및 노인주의정보 등이 있다.

「약사법」 제23조의 3에 따라 의약품정보의 확인을 지원하기 위하여 의약품 안전사용정보시스템을 구축·운영할 수 있도록 하고, 「약사법」 제 26조에 약사 또는 한약사는 처방전을 발행한 의사, 치과의사, 한의사 또는 수의사 동의 없이 처방을 변경하거나 수정할 수 없다고 명시되어 있다. 특히 식품의약품안전처장이 병용금기, 특정연령대 금기 또는 임부금기 성분으로 고시한 의약품이 기재된 경우에 DUR정보시스템에 그 사유를 기재하거나, 처방전에 그 사유를 기재한 경우 등 복지부령으로 정하는 경우는 제외하도록 하고 있다. DUR정보는 국내외 허가사항, 의약학 교과서 등과 임상지침, 근거수준 및 심각도 평가, 현황분석 및 전문가 합의를 통하여 개발된다(그림 6-6).

그림 6-6 DUR정보 개발체계

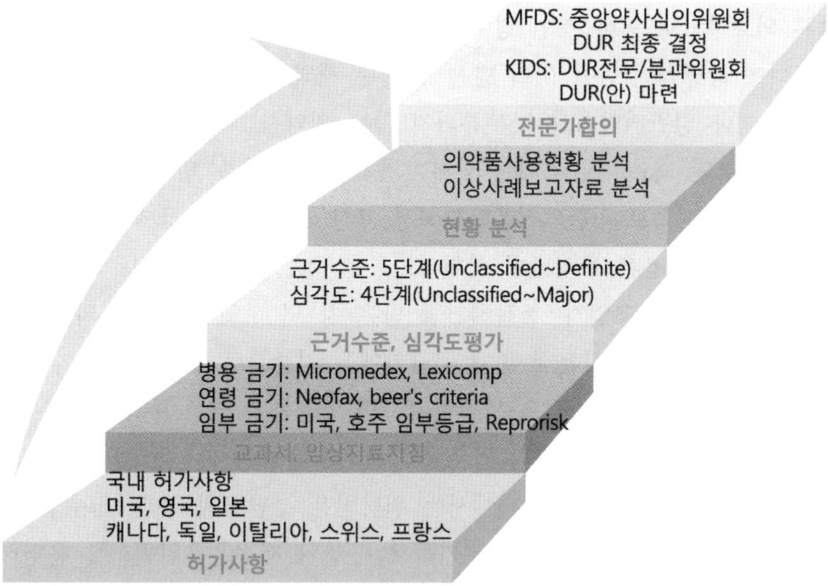

3.6.5 마약류통합안전관리

의료용 마약류의 유통과 사용 및 관리에 사각지대가 존재하고 있고, 불법유출의 주경로인 반품에 대한 정보가 부정확하고 비급여사용정보가 부족해서 의료용 마약류의 유통·사용 등에 관한 상시모니터링체계가 필요한 실정이다. 마약류 관리에 관한 법률 및 시행령이 2015년 5월에 개정되어 제약사, 도매상, 병원, 약국 등의 마약류 전체 취급내역의 의무화가 시행되어 마약류 의약품 취급·관리에 관한 정보 수집·분석을 위해 한국의약품안전관리원 내에 마약류통합정보관리센터를 신설하였다. 개정에 따르면 마약류취급보고를 단계적으로 시행할 예정으로 2017년 6월에 마약의 보고 의무화, 2017년 12월에는 향정 보고 의무화, 2018년 5월에는 학술연구용 마약의 보고를 의무화하도록 명시되어 있다. 체계적인 마약류 관리를 통해서 현장점검에 의존하는 현 사후관리체계를 신속대응 및 사전예방에 초점을 맞추어 실시함으로써 마약류의 오남용으로 인한 환자들의 피해를 줄여나갈 계획이다.

3.6.6 의약품부작용피해구제사업

「약사법」이 2014년 3월 개정됨에 따라 의약품부작용피해구제사업이 시작되었다. 「약사법」 제86조 3항과 부칙 3조에 따라 의약품을 사용한 사람에게 그 의약품의 부작용으로 인하여 2014년 12월 19일 이후 최초로 발생한 질병, 장애 혹은 사망에 대하여 피해구제급여를 지급하게 되었다. 피해구제신청은 상기 각 상황이 발생한 이후 5년 이내에 가능하다. 상기 조건이 맞더라도 '감염병의 예방 및 관리에 관한 법률에 따른 예방접종'의 경우나 '피해자의 중대한 과실로 인하여 발생한 경우', '의료사고 피해구제 및 의료분쟁 조정 등에 관한 법률에 따른 의료사고로 인한 것인 경우', 동일 건으로 '민법이나 그 밖의 법령에 따라 이 법의 구제급여에 상당한 금품을 이미 받은 경우'는 제외대상이다. 또한 시행규칙 6조에 따라 '전문의약품이나 일반의약품으로 분류되지 않는 의약품' 예컨대 한약제제, '임상시험용 의약품', '약국제제 및 의료기관 조제실 제제', '자가치료 의약품' 및 '암이나 그 밖의 특수질병에 사용되는 의약품'으로 식품의약품안전처장 고시 의약품은 지급제외 대상이 되어 이러한 의약품에 따른 부작용은 보상받지 못한다.

부담금은 '의약품의 제조업자·품목허가를 받은 자 및 수입자'로부터 의약품부작용피해구제부담금을 징수하여 마련하는데 현재 공급가액을 기준으로 일정 분율을 적용하여 부과하는 기본부담금과 피해구제 대상으로 결정된 원인의약품의 경우 부과되는 추가부담금 두 가지로 구성되며 부과와 징수에 관한 업무를 식품의약품안전처는 한국의약품안전관리원에 위탁하였다. 한국의약품안전관리원 내에서는 위탁받은 부담금의 부과·징수업무를 투명하고 공정하게 수행하기 위하여 관련 전문가들로 구성된 재정운용위원회를 운영하고 있다. 재정운용위원회에서는 부담금 부과요율 및 피해구제급여액 지급·환수 등에 관한 사항을 심의한다. 부담금은 연 2회 부과 · 징수하고 있으며, 의약품제조업자등의 품목별 공급내역에 품목별 계수 및 부담금 부과요율을 곱하여 산정한다.

피해구제급여는 진료비, 장애일시보상금, 사망일시보상금, 장례비로 구성되며 「약사법」이 시행된 2014년 12월 19일 이후 발생한 부작용에 따른 피해가 보상되지만, 지급적용시기는 단계적으로 이루어지게 되어 2015년에는 사망일시보상금, 2016년에는 이에 더하여 장애일시보상금 및 장례비, 2017년부터는 진료비에 대한 보상이 이루어진다. 사망일시보상금은 지급결정 당시 월평균 최저임금의 5년 치를 지급받으며, 장애일시보상금은 그 등급에 따라 사망일시보상금의 일정 분율을 적용하여 지급받고, 장례비의 경우는 지급결정 당시 평균임금의 3개월 치를 지급받게 되며, 진료비의 경우는 국민건강보험법 혹은 의료급여법에 따른 본인부담액을 급여 받게 된다.

신청인이 피해구제급여를 신청하여 지급되기까지 과정은 <그림 6-7>과 같다. 급여신청 이후 제반서류가 구비된 경우 명백한 지급제외사유가 없다면 해당 건을 맡은 약물역학조사관은 초기 평가를 거쳐 전문위원회의 자문을 받아 평가계획을 수립하고 이에 따른 평가를 진행한다. 이때 제출된 의무기록사본, 관련자와 면담, 현장방문을 통한 자료수집 및

그림 6-7 의약품부작용피해구제사업 업무흐름도

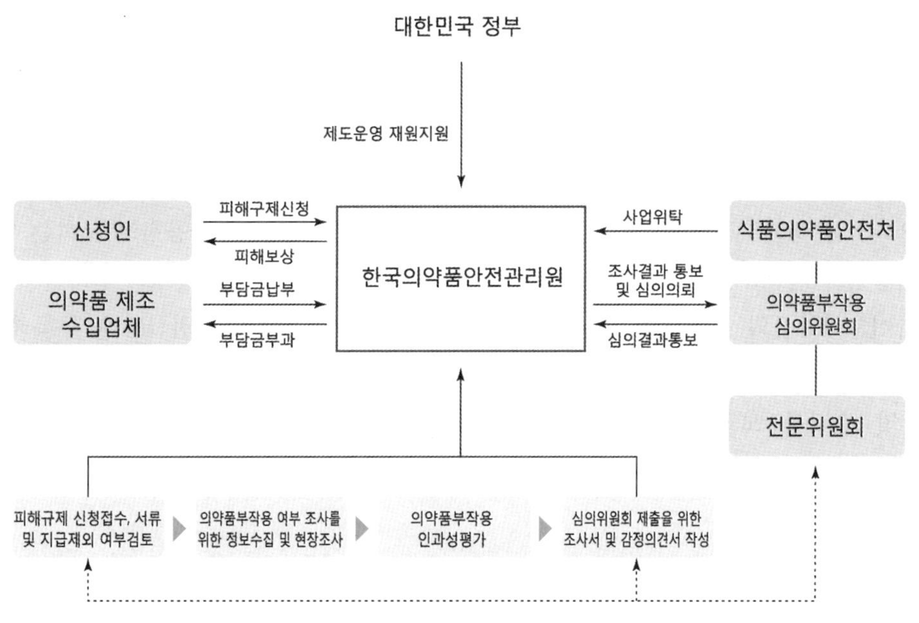

출처: 한국의약품안전관리원. 의약품부작용피해구제 제도. Available at: http://karp.drugsafe.or.kr/?MID=htmlContent &IDX=1 (Accessed Jan. 28, 2022)

심평원에 최소 6개월간의 건강보험 및 의료급여청구 자료를 받아 포괄적이고 심층적인 평가를 수행하여 전문위원회의 자문하에 감정의견서를 작성하게 되고 최종 평가자료와 감정의견서가 작성되면 식품의약품안전처 산하의 의약품부작용심의위원회에 상정한다. 신청서 접수부터 심의위원회에 상정까지 법적요구기간은 90일 이내로 한정하고 있으며 특별한 상황이 있을 때에는 30일을 추가할 수 있다. 심의위원회의 결정은 한국의약품안전관리원장에게 전달되며, 30일 이내 신청인에게 피해구제급여를 지급하도록 정하고 있다. 최종적인 피해구제심의는 식품의약품안전처 산하 의약품부작용심의위원회의에서 이루어지는데, 「약사법」 68조의 11에 따라 '위원장 1명을 포함한 10명 이상 15명 이내의 위원으로 구성하되 보건의료 및 의약품 분야의 전문지식을 갖춘 자, 비영리민간단체가 추천하는 자, 의료법 및 법의학 전문가로서 판사, 검사 또는 변호사의 자격이 있는 자, 중앙행정기관 소속 공무원으로 구성'하도록 되어 있다.

3.6.7 첨단바이오의약품 안전관리

첨단재생의료 및 첨단바이오의약품 안전 및 지원에 관한 법률(약칭: 첨단재생바이오법)이 2020년 8월 28일 시행되었고, 한국의약품안전관리원을 전문 규제기관인 첨단바이오의약품 규제과학센터로 지정하였다. 세포치료제, 유전자치료제, 조직공학제제, 첨단바이오융복합제제를 포함하는 첨단바이오의약품은 살아있는 생물체를 원료로 이를 배양·증식하거나 선별하는 등의 복잡한 제조과정을 거쳐 생산되며, 온도·빛·pH 등 외부 환경에 민감하고, 미생물 오염에 취약하다. 대부분 경구로 투여 가능한 합성의약품과는 달리 정맥이나 근육에 주사하는 방식으로 투여되며, 투여 후 면역 거부 반응, 종양 발생 등의 이상반응이 나타날 가능성이 존재한다(Hong S H, 2006). 따라서 기존의 합성의약품과는 달리 원료채취부터 공정, 유통, 투여, 시판 후 단계까지 전주기적인 안전관리가 필요하다. 식품의약품안전처는 첨단바이오의약품 장기추적조사 대상을 지정하고, 첨단바이오의약품을 사용하고자 하는 임상시험계획승인을 받은 자, 품목허가를 받은 자 및 수입자는 장기추적조사계획 검토를 받은 후 첨단바이오의약품의 투여내역 및 판매·공급 내역을 규제과학센터 전산망에 등록해야 한다. 규제과학센터는 장기추적조사 중 발생하는 중대한 이상사례의 발생 사실과 조사·분석 계획 및 결과를 보고 접수받아 첨단바이오의약품의 안전관리 업무를 수행한다(MFDS, 2020).

4 참고문헌

김수진, 정수연, 박병주. (2014). WHO-UMC의 조직과 국제약물감시활동. *약물역학위해관리학회지*, 7, 1-6.

정수연, 신주영, 정선영, 박병주. (2012). 의약품 안전관리 선진화를 위한 한국의약품안전관리원의 역할, 대한의사협회지,55(9), 861－868.

EMA. (2022). Available at: https://www.ema.europa.eu/en/about－us/history－ema(Accessed Jan 26, 2022).

FDA. (2022). Available at: http://www.fda.gov/Drugs/DrugSafety/ ucm299833.htm (Accessed Jan. 15, 2022).

Hong, S. H. (2006). The Review of Safety and Efficacy for Biological Products. The Korean Society of Food, Drug and Cosmetics Regulatory Sciences. 1, 2.

Korea Adverse Event Reporting System. (2022). Available at: https://www.drugsafe.or.kr/iwt/ds/ko/report/WhatIsKAERS.do (Accessed Jan 26, 2022).

MFDS notification 2020－84. Long－term follow－up investigation on advanced biopharmaceuticals. (2020).

MFDS. (2022). Available at: https://www.mfds.go.kr/brd/m_1060/view.do?seq=14950 (Accessed Jan 28, 2022).

MHRA. (2022). Available at: https://www.gov.uk/government/organisations/medicines-and-healthcare-products-regulatory-agency (Accessed Jan 28, 2022).

PMDA. (2022). Available at: http://www.pmda.go.jp/ (Accessed Jan 28, 2022).

Ropp K. L. (2014). “MedWatch: On The Lookout For Medical Product Problems”, *FDA Consumer*, 27(9), 14-7.

WHO-UMC. (2022). Available at: http://www.who-umc.org (Accessed Jan 28, 2022).

참고문헌

제 7 장

의료기관 내 의약품안전관리

학 습 목 표

- ▶ 의약품 사용오류의 특성을 이해하고, 의약품의 사용과 관련된 위험요인들을 배울 수 있다.
- ▶ 의약품 사용단계별로 안전한 사용방법에 대해 설명할 수 있다.
- ▶ 의약품 사용단계별로 환자의 위험을 최소화할 수 있는 방법을 설명할 수 있다.

학 습 성 과

- 의약품 사용오류는 의약품 투여의 전 과정에서 발생할 수 있으므로 항상 환자안전을 고려하고, 각 단계별로 의약품의 사용과 관련된 위험요인이 무엇인지, 의약품을 안전하게 사용하기 위해 무엇을 해야 할지를 이해한다.

사례 : 손가락 수술 후 Vecuronium Bromide 주사 투여로 심정지

A씨는 B병원에서 오른손 손가락 골절 접합수술을 받고 마취에서 깨어나 병동으로 옮겨졌고, 병동간호사는 A에게 주사제를 투여하였다. 의사가 처방전에 입력한 약물은 궤양방지용 Famotidine inj. 20mg과 구토방지용 Ramosetron HCl inj. 0.3mg이었는데, 간호사가 마취 시 기도삽관을 위해 사용하는 근육이완제인 Vecuronium Bromide inj. 10mg을 잘못 투여하였다. A는 주사투여 2분 전까지 친구들과 휴대폰으로 카카오톡을 주고받았는데, 주사투여 후 3분 뒤 심정지 증상을 보였으며, 40분 후쯤 의식불명에 빠졌고, 한 달 만에 저산소성 뇌손상 및 다발성 장기부전으로 사망하였다.

Vecuronium Bromide inj.은 주로 마취 시 기도삽관을 위한 근이완제로 사용하는 약물이므로 일반적으로는 특별한 사유가 없는 한 병동에 비치할 필요가 없는 약물이며, 병원의 특별한 관리가 필요한 약물이다.

1 환자안전에 대한 의약품관리의 중요성

환자안전에 있어 의약품관리가 중요한 이유는 질환을 치료하고, 질병을 예방하기 위해 의약품 사용이 급격히 증가하고 있으며, 이로 인해 의약품 사용과 관련된 위험, 오류 및 부작용의 발생가능성도 증가하기 때문이다. 여러 가지 이유로 의약품 사용은 점점 복잡해지고 있으며, 사용가능한 의약품의 종류와 사용방법도 다양해지고 있다. 또한 의약품들은 투여경로도 다양하고, 제형에 따라 다른 특성을 가지며, 동일제형인데도 한 개 이상의 상품명으로 판매되기 때문에 혼동을 야기하기도 한다.

최근에는 단순질환보다는 복합질환으로 치료받는 환자들이 증가하고 있어 다제 의약품을 복용하는 경우가 많기 때문에 약물간의 상호작용, 부작용 및 투여오류의 가능성이 증가하고 있다. 환자들은 광범위한 의약품을 처방받고 있는 데 비해 의료진의 진료영역은 점점 세분화되고 있어 익숙하지 않은 의약품을 처방하는 사례가 증가하고 있다. 따라서 의료진은 의약품을 정확하게 사용해야 하고, 사용오류의 특성을 이해하고, 의약품의 사용과 관련된 위험요인이 무엇인지, 의약품을 안전하게 사용하기 위해 어떻게 해야 하는지를 인지하고 있어야 한다(WHO, 2011).

투약오류(medication error)는 의사, 약사, 간호사, 환자 또는 소비자의 관리하에서 발생하는 의약품과 관련된 예방이 가능한 모든 부적절한 사용을 일컫는다(서혜선 외, 2015). 의약품사용오류는 의사의 처방으로부터 약사의 조제, 간호사의 투여, 환자의 복용까지 모든 단계에서 발생할 수 있다. 2016년 8월부터 2017년 12월까지 환자안전보고학습시스템(Korean Patient Safety Reporting and Learning System, KOPS)에 보고된 자료에 따르면 의약품사용오류는 처방과정, 투여과정, 조제과정 순으로 빈번하게 발생하였다. 보고된 의약품사용오류 1.278건 중 실제 환자에게 위해가 발생한 건은 453건으로 약 35.4%에 이르렀다. 발생한 의약품사용오류의 약 10%가 후유증이 남는 손상 또는 사망 등 환자안전에 위협이 되는 결과로 귀결되었는데 이는 의약품사용오류의 발생을 예방해야 하는 시급한 필요성을 보여주고 있다(이인향 외, 2020).

2 의료기관 내 의약품관리 현황

국내와 국외의 의료기관 내 의약품안전관리 현황과 의약품사용오류에 대한 보고 및 관리체계는 다음과 같다(김재영 외, 2015).

2.1 국내 현황

우리나라의 의약품안전관리는 「약사법」 제68조의 8(부작용 등의 보고) 및 「의약품 등 안전에 관한 규칙(별표 4의 3)」에 의거 의약품 등 이상사례(부작용 등)를 의약품안전관리원으로 보고하도록 하는 규정을 두고 있다. 그 내용은 의약품 등 제조업자(수입자, 도매상 등)는 안전관리책임자를 두고, 약국개설자와 의료기관 개설자는 의약품 이상사례가 발생될 때 부작용을 보고하도록 하고 있다. 보고내용은 개인정보를 제외한 환자정보, 이상사례정보, 의심되는 (병용)의약품 등의 정보, 보고서 정보 및 보고자 정보를 담고 있으며, 의약전문가 이외에도 일반인도 보고할 수 있다. 보고방법은 한국의약품안전관리원 홈페이지의 「의약품이상사례보고」 메뉴를 통한 온라인 보고와 전화, 팩스를 통한 방법이 있다.

2.2 국외 현황

2.2.1 미국

미국은 자발적 보고시스템 운영을 통해 환자안전에 해로운 영향을 주는 사건감소를 위하여 2005년도부터 "환자안전 및 질 향상 법(Patient Safety and Quality Improvement Act)"을 제정하여 연방 전체에 적용하고 있다. 이 법은 환자안전기구(Patient Safety Organization, PSO)의 지정, 환자안전 자료에 대한 법적 보호, 전국적 환자안전데이터베이스 구축을 주요 내용으로 한다. 이 법을 통하여 의료사고보고체계를 마련하였으며 의료사고에 대한 전 국가적 체계를 확립하였고, 보고된 환자안전 데이터에 대한 연방차원의 관리를 하고 있다. 그 외에도 미국식품의약품안전처(Food and Drug Administration, FDA)에서도 위해사건보고시스템(FDA Adverse Event Reporting System, FAERS)을 운영하고 있으며, 민간기구인 ISMP에서도 의약품사용오류보고프로그램(Institute for Safe Medication Practices medication error reporting programs)을 운영하고 있다.

2.2.2 영국 등 EU

영국의 환자안전본부(Patient Safety Division)는 영국 국가보건서비스(National Health Service, NHS)에서 의료서비스를 받는 환자들의 의료사고위험을 줄이는 것을 목적으로 하며, 이를 통하여 환자의 안전 증진을 목표로 하고 있다. 이를 위하여 환자안전실은 국가 보고 및 학습체계(National Reporting and Learning System, NRLS)를 통해, 잉글랜드와 웨일즈의 보건의료공급자로부터 환자안전 침해사례를 수집한다. 환자안전본부는 환자안전증진을 위하여 영국왕립대학, 일선 보건의료인과 기관, 환자단체, 의료규제기구, 국가건강체계기관, 학술센터 등과 협조하고 있다.

독일의 환자안전연합은 환자의 안전을 증진시키기 위하여 2005년에 건강전문가, 보건의료단체, 환자단체 등에 의하여 비영리법인으로 설립되었다. 이 연합은 환자의 안전에 관련된 자료를 배포하고, 잘못된 외과 수술 방지를 위한 권고, 병원에서의 주요사건보고체계 확립 권고, 병원에서 의료안전을 위한 점검표 제안, 복약 환자를 위한 필수적 정보 제공 등의 활동을 추진하고 있다.

덴마크는 의료체계 내에서 환자안전 향상을 목적으로 「환자안전법」을 두어, 보건의료인과 의료기관은 의료사건을 국가보건청에 보고하도록 강제하고 있다. 덴마크 「환자안전법」(Act on Patient Safety)은 개인의원을 포함한 제1차 의료기관도 포함되며, 국립건강위원회가 의료사고보고의 체계에 대한 규율과 의료사고정보를 담당한다. 이를 위하여 이 법에서는 환자진료와 관련된 의료사고에 대하여 보고할 것을 규정하고, 위해사건을 보고한 보건의료인은 형사 처분이나 기타 제제로부터 보호를 받도록 규정하고 있다. 덴마크의 환자안전 보고시스템은 의료사고 사례 보고에 대한 자료를 의료공급자에게 제공하고, 예방 목적의 환자안전지침의 개발에 활용하며, 보건의료공급자의 재교육에 초점을 두고 있다.

2.2.3 일본

일본 후생노동성에서는 1999년 의료기관의 의료사고방지 대책추진을 시작으로, 2002년에는 의료안전종합대책을 마련하였다. 그리고 2002년에 두 차례에 걸쳐 의료법 시행규칙의 일부를 개정을 통하여, 병원 및 진료소의 안전관리체제의 확보를 추진하였다. 2004년에는 의료법 시행규칙의 일부를 개정하고 시행함으로써, 특정 기능병원 등의 사고사례의 보고에 관한 사항을 법제화하는 등 의료 안전대책 네트워크 정비 사업을 실시하였다. 의료사고의 발생에 대한 예방과 재발 방지를 위하여, “독립적인 제3의 기관”인 일본의료질평가기구(Japan Council for Quality Health Care)에서 의료기관 등의 사고에 관한 폭넓은 정보를 수집하고 이를 종합적으로 분석한 후, 그 결과를 의료기관에 제공하고 있으며, 의료사고정보와 사례의 수집·분석의 일관성을 도모할 것을 목적으로 2010년 1월부터 새로운 보고체제를 운영하고 있다.

3 의약품사용오류의 분류

미국의 의약품사고 보고와 예방을 위한 국가조정위원회(National Coordinating Council for Medication Error Reporting and Prevention, NCCMERP)에서는 "의약품사용오류는 의료전문인, 환자, 소비자의 관리하에 의약품이 사용될 때 부적절하게 사용되거나 환자에게 위해가 되는 모든 예방가능한 사건"로 규정하고 있다(Mitschang, 2011; 이후경 외, 2009).

의약품사용오류 발생시 환자 치료에 직접적인 영향과 치료지연으로 인한 경제적 손실이 발생할 수 있으며 의료진에 대한 환자 신뢰도를 저하시켜 치료효과에 부정적 영향이 발생할 수 있다. 이에 의약품사용오류의 발생원인을 분석하여 오류를 예방할 수 있는 시스템과 환경 정비를 실시하고 환자를 포함한 의약품 관련 사용자들의 지속적 안전 교육이 필요하다.

2016년 8월부터 2017년 12월까지 보고된 KOPS 의약품사용오류 자료를 의약품사용오류를 예방하기 위한 실천 운동인 5 Rights에 따라 다시 분류하였는데 용량오류가 46%로 가장 빈번히 발생하는 것으로 나타났다. 약품오류와 시간오류가 각각 18%, 17% 순으로 발생하였으며, 투여경로오류(11%), 다른환자에 투여(8%)의 순으로 그 뒤를 이었다(이인향 외, 2020).

표 7-1 의약품사용오류의 종류

분류	세부내용	
Right patient	• 다른 환자	
Right drug	• 다른 약물	• 모니터링 오류[1]
Right dose	• 부적절한 용량	• 다른 함량/농도
Right route	• 다른 투여경로	• 다른 제형
Right time	• 투여누락 • 다른 복용 기간	• 다른 속도 • 다른 시간
기타	• 다른 기술[2] • 변질된 약물오류 • 위의 분류 중 어디에도 속하지 않는 모든 의약품사용오류	

[1] 모니터링 오류는 약품-약물상호작용, 약물-음식/영양소 상호작용, 기록된 알레르기, 약물-질병 상호 작용, 임상 검사결과 등을 반영하지 못하고 금기 약물을 처방한 경우 등 포함

[2] 다른 기술은 부적절한 정제 분할 및 파쇄 등 포함

출처: 이인향, 임정미, 박소영, 전수정, 정경미. (2020). 병원약사를 위한 의약품사용오류 예방 가이드라인. 사단법인 한국병원약사회

4 의약품 사용단계별 위험

1999년 미국 의학한림원(Institute of Medicine, IOM)의 보고서에 따르면 *To Err is Human: Building a Safer Health System*이라고 전제하고 있다. 2006년 미국 IOM의 연구에 의하면 미국에서 매년 150만 명의 사람들이 의약품 사용오류로 인해 상해를 입으며, 과용량이나 투약실수로 사망하는 환자수가 7,000명에 이른다고 경고하였다(Mitschang, 2011).

Bates 등의 연구(2010)에 따르면 선진국에서는 병원치료를 받은 10명의 환자 중 1명에서 환자안전사건이 발생하였고, 개발도상국에서는 더 발생가능성이 높다고 하였다(Jha et al., 2010). MA Makary 등의 연구(2016)에 의하면 환자안전사고로 인한 사망자는 약 25만 명으로 미국 사망 원인 3위에 해당하는 것으로 보고되고 있는데 2017년 기준 미국 전체인구 3억 2,662만 명에 대한 비율로 환산하면 약 0.08%가 된다. 이를 우리나라에 적용하면 한해 약 4만 명이 환자안전사고로 사망하는 것으로 추정할 수 있다(구홍모, 2018).

환자안전사건이 의약품투약과 관련되어 나타날 경우가 의약품부작용이며, 의약품은 환자치료과정에서 중요한 부분을 차지하고 있으므로, 환자안전을 위해 적합한 의약품관리가 필수적이다. 최초의 의약품부작용 연구인 Harvard Medical Practice Study(1984)에서는 19.4%의 환자에서 의약품부작용이 발생하였으며, 그중 17.7%가 예방 가능한 부작용이라고 하였다(WHO, 2014).

Dean 등의 연구(2000)에 따르면 중대한 처방오류는 의도하지 않게 발생하며 시기적절하고 효과적인 치료의 가능성을 감소시키며 의약품과 관련된 위험성을 증가시키는 것으로 나타났다(Dean et al., 2000).

우리나라는 아직 의약품사용오류에 관해 미국 등과 비교할 만한 통계자료가 보고된 바가 없으나, 보건복지부에서 2008년에 의약품의 처방, 조제, 투약 등 모든 과정에서 발생할 수 있는 의약품사용오류를 효율적으로 관리할 수 있도록 「의약품 사용과오 예방 가이드라인」을 발간하였다(보건복지부 의약품정책팀, 2008).

4.1 의약품 처방

처방오류는 모든 의료기관에서 발생하며 영국에서의 연구에 따르면 65세 이상의 노인환자와 15세 미만의 소아환자에서 가장 많이 발생하고(Avery et al., 2012), 입원환자의 경우 전체 오류의 70% 정도가 입원 시 또는 의료기관 간 전원 시 발생하는 것으로 알려져 있다(Ashcroft et al, 2015).

따라서 처방의는 환자의 알레르기 등을 고려하여 임상 상황에 적합한 의약품, 적절한 투여경로, 용량, 투여시간 등을 선택해야 한다. 또한 의약품투여와 관련된 사람들에게 투여계획이 잘 전달되어야 하고, 전체 치료계획이 잘 기록되어 특히 전동이나 전원 시에 다음 의료진에게 환자의 투약력이 정확하게 전달될 수 있도록 해야 한다. 의료진이 처방오류를 유발할 수 있는 요인은 다음과 같다.

4.1.1 의약품에 대한 지식 부족

의약품의 적응증, 금기사항, 상호작용에 대한 불충분한 지식은 처방오류를 일으킬 수 있으며, 사용하는 의약품의 수가 증가하면 처방오류도 증가할 수 있다. 처방의가 혼자서 안전한 처방에 필요한 상세한 관련 자료들을 다 기억하는 것은 불가능하므로 필요한 의약품정보에 접근할 수 있는 대안이 필요하다.

4.1.2 환자에 대한 정보 부족

처방 시 고려해야 되는 환자의 물리적, 인지적, 감정적, 사회적 요인들을(예를 들면, 알레르기, 임신, 동반질환, 병용의약품 등) 고려하지 않으면 또 다른 오류의 원인이 된다.

4.1.3 처방 실수

다른 환자에게 처방하는 것, 다른 용량을 처방하는 것, 다른 의약품을 처방하는 것, 다른 투여경로, 다른 시간에 의약품을 투약하는 것이 포함될 수 있다. 또한 의약품을 처방하지 않거나, 처방발행을 하지 않은 단순한 실수도 일어날 수 있다. 이런 종류의 실수는 처방의가 바쁘거나 피곤하여 일에 집중할 수 없을 때 흔히 발생할 수 있다.

4.1.4 불충분한 의사소통

애매모호한 의사소통은 잘못 전달될 수 있으며, 읽기 어려운 필적이나, 구두 처방에 의한 잘못된 의사소통에서 발생할 수도 있다.

4.1.5 계산 실수

용량계산에서 생기는 오류도 의약품사용오류의 원인이 된다. 이런 오류는 주의력이 떨어지거나 피곤할 때 잘 발생할 수 있으며, 또한 훈련부족, 부피, 용량, 농도 계산이 익숙하지 않거나, 단위 등에 대한 지식부족이 원인이 될 수 있다.

치료역이 좁은 약물치료에서의 계산오류는 중대한 부작용 사건의 원인이 될 수 있으며, 단위 혼동이 주로 발생한다(예 mcg → mg). 이런 종류의 계산오류는 1,000배의 오류를 발생시킬 수도 있으며, 특히 소아에서는 대부분의 용량이 체중에 따라 결정되기 때문에 용량계산이 중요하다.

4.2 의약품 조제

약사는 조제 전에 처방내용을 확인하고, 조제과정에서 다시 한번 처방을 더 검토하여야 하며, 확인과정을 기록으로 남겨야 한다. 다음 각 단계를 통해 약사들의 조제오류 위험을 감소시킬 수 있다.

- 처방이 올바르고, 완벽한가를 확인한다.
- 모양이 유사, 발음이 유사, 이름이 유사한 의약품에 주의한다(유사한 이름은 의약품사용오류의 1/3에 해당한다).
- 소수점이나 약자에 주의한다.
- 작업장을 정리한다.
- 의약품을 적절하게 보관한다.

4.3 의약품 투약

의약품투여는 계수, 계산, 혼합, 라벨링 등 의약품을 준비하는 과정을 포함한다. 의약품을 투여하는 사람은 항상 알레르기 유무를 체크하고, 올바른 의약품을 올바른 환자에게 올바른 경로로 올바른 시간에 투여하는지를 체크한다. 의약품을 투여하는 사람은 그 과정을 기록으로 남겨야 한다.

처방된 의약품을 투여하지 않는 것도 또 다른 형태의 투여오류이다. 이런 오류는 불충분한 의사소통으로 의약품을 누락하거나 미수행, 과정에 대한 체크 부족, 감사 부족, 계산오류 뿐 아니라 부적절한 작업장이나 의약품포장에 기인하여 발생하며, 종종 여러 요인들이 합쳐져서 발생한다.

불충분한 기록도 투여오류를 발생시킬 수 있는데, 예를 들어 의약품이 투여되었는데, 기록 되어 있지 않다면 다른 직원이 의약품이 아직 투여되지 않았다고 생각하여 환자에게 또 다시 투여할 수 있다. 투여속도의 계산오류는 또 다른 종류의 투여오류이다(예 drops/hr or drops/min, ml/hr or ml/min).

4.4 모니터링

약물치료의 효과 및 독성 모니터링의 실패는 치료의 실패 또는 인지되지 않는 의약품이 상반응을 초래할 수 있다. 처방된 의약품이 환자에게 제대로 작용하는지, 올바르게 사용되었는지, 위해를 일으키지는 않았는지를 모니터링해야 하고 투여과정과 마찬가지로 기록으로 남겨야 한다.

모니터링 오류는 효과적인 모니터링 실패, 임상검사 데이터의 부정확한 해석, 임상검사

결과의 부정확한 작성, 부정확한 모니터링 시점, 부정확한 혈청농도 모니터링 시점 등이 포함된다(American Society of Health-System Pharmacists. 2018).

5 의약품사용의 위험요인

의약품사용오류는 특정 요인이나 개인의 실수에서 발생하기보다는 잠재적인 시스템 오류와 개인의 행동오류가 결합되어 나타난다. 잠재적인 시스템 오류에는 전산 오류, 정보 관리의 부족, 교육 부재 등이 있을 수 있다. 개인의 행동오류의 경우 시스템 안전망을 통해 문제가 발생하기 전에 발견되지만 안전망을 벗어나 문제가 발생하였을 때는 원인 분석을 통해 이를 찾아낼 수 있다. 의약품 사용과오를 예방하기 위해서는 개인의 오류로만 국한하지 않고 잠재적인 시스템 오류를 개선하기 위해 적절한 의약품 안전 시스템을 마련해야 한다. 실질적으로 완벽하게 의약품 오류를 ZERO화하기는 불가능하기 때문에 이를 최소화 할 수 있는 적합한 시스템을 설계해야 하고 지속적인 시스템 수정으로 잠재적인 오류를 줄여 나가야 한다.

의약품사용오류의 위험 요인으로는 업무교대시간, 신규 직원의 숙련도 부족, 다양한 고주의성 의약품의 혼재, 조도가 낮거나 소음이 많은 환경, 병원 내 직종 간 의사소통 부족 등이 있다. 의약품사용오류의 위험 요인을 파악하고 이해하는 것이 중요하다(보건복지부 의약품정책팀, 2008).

5.1 환자

의약품사용오류에 취약한 환자들은 특별한 조건을 가진 환자들이 포함되며(예 임신부, 신장애 등), 다중약물치료를 받는 환자, 다수의 의료진으로부터 처방을 받은 환자, 다수의 건강상 문제점을 가진 환자, 본인의 건강과 약물에 대한 지식습득에 관심이 없는 환자, 기억장애 환자(예 알츠하이머 환자)나 의사소통을 잘하지 못하는 환자, 의식이 없는 환자, 영유아 환자가 포함된다. 또한, 영유아의 경우 의약품 처방 시 몸무게에 맞춰 용량을 계산하여 적용해야 하므로 주의해야 한다.

5.2 의료진

신규 입사한 의료진의 경우 체계적인 교육 프로그램 부족으로 처방 및 조제오류 및 투약오류가 발생할 위험이 크며, 응급상황에서의 실수, 업무의 과중, 피로 누적, 지켜야 할 과정의 생략, 팀워크 부족, 최신자료 및 지침을 반영하지 못한 경우 등으로 인해 의약품사용오류가 발생할 수 있다.

5.3 작업장

의약품을 취급하는 작업장에서는 적절한 조도를 유지해야 하며 안전한 시설 환경을 구축해야 한다. 시각적으로 의약품을 적절하게 배치하고, 고주의 및 고위험 의약품의 경우 의료진이 안전하게 취급할 수 있도록 안내 문구를 기재해야 한다(예 혼동할 수 있는 약물을 가까이 보관하거나 사용하기 쉬운 형태로 보관하지 않았거나, 평상시의 장소에 보관하지 않았을 때).

5.4 의약품

의약품의 포장과 디자인도 의약품사용오류 위험 요인이 될 수 있다. 동일 회사이면서 함량이 다른 제품의 색깔, 모양, 크기 등의 유사함으로 인한 혼동이 발생할 수 있고, 다른 회사 제품 간의 유사한 외관이나 상품명으로 인해 혼동을 일으킬 수 있다. 예를 들어 갈색 앰플에 동일한 색상의 라벨이 포장된 상태에서 의약품 이름이 작게 기재되어 있는 경우를 들 수 있다. 또한 라벨의 크기가 작아 읽기 어려운 경우도 있고, 작은 시럽제 투약용기 등 부착부위가 부적절한 경우도 문제가 될 수 있다.

5.5 기타

기계나 장비로 인해 의약품사용오류가 발생할 수 있다. 예를 들어 정맥 라인과 척수강 내 라인에 동일한 커넥터를 사용하고 있는 경우 잘못된 경로로 투여되거나, 자동조제기나 자동화약품공급캐비닛 등의 기계 오류로 오류가 발생할 수 있다.

6 의약품 안전 관리방법

의약품은 올바르게 사용될 때 환자 치료에 도움을 줄 수 있지만 의약품사용오류 발생 시 환자에게 위해사건, 치료지연, 금전적 손실 등을 야기할 수 있다. 의료기관에서는 의약품의 안전한 사용관리를 위해 의약품 사용단계마다 의약품 사용오류 예방을 위한 여러 가지 방법을 적용하여 환자안전를 위해 노력해야 한다.

6.1 의약품 관리

6.1.1 의약품 입고

의약품 입고 시에는 의약품의 제품명, 수량, 규격 등을 확인하고 봉함 여부, 손상, 오염 등 외관 검사 등을 시행하며 제조번호, 유효기한 또는 사용기한을 확인하여 적합한 품질의 의약품이 입고될 수 있도록 한다.

6.1.2 의약품 보관

의약품 보관 시에는 품질이 유지되도록 적정한 온도, 습도, 차광 및 환기 등이 유지되는 적절한 장소 또는 시설(예 냉장고, 냉동고 등)을 갖추고, 허가 사항 중 저장 방법에 기재된 내용에 따라 보관하여야 한다. 또한 조제실과 별도로 의약품 보관 장소를 두고자 하는 경우에는 의약품이 바닥에 직접 닿지 않도록 보관하고 의약품의 원래 용기나 포장 상태를 유지하여 보관한다. 정기적으로 사용(유효)기한 및 의약품의 보관 상태를 확인, 점검하며 보관 장소 내 음식물 섭취 및 흡연 등을 금하고, 청결 및 작업자의 개인위생을 철저히 관리한다.

고농도전해질(K-40 KCl 40 mEq/amp 등), 항응고제(Heparin heparin 등), 항암제와 같은 고위험의약품은 다른 의약품과 구분하여 보관한다. 또한 외관유사, 발음유사, 코드유사 약물은 오류가 발생하지 않도록 분리보관 하거나 약품 보관장에 별도로 주의 표시를 한다. 마약류는 관련 법률 규정에 따라, 마약은 이중 잠금장치 철제금고에 보관하고 향정신정의약품은 잠금 장치가 설치된 장소에 보관한다. 의약품 창고 및 조제실뿐만 아니라 의약품을 보관하고 있는 부서에서는 비품약 목록을 관리하고, 적절하게 라벨링하여 보관 조건 및 명시된 유효기간 내 약효가 안정하게 유지되도록 의약품을 보관한다.

의약품보관 전용 냉장고의 온도는 2~8℃로 유지하며 청결성과 적정온도 관리를 위해 점검기록을 보유하고, 전원차단 또는 적정온도를 벗어나면 이를 인지할 수 있어야 한다.

안전성·유효성에 문제가 있는 회수대상의약품 또는 품질 등이 부적합한 불량의약품의 경우 조제·투약 등에 사용되지 않도록 다른 의약품과 분리 보관해야 한다.

6.2 의약품 처방

처방의는 환자의 알레르기, 주요 병력, 최근 신체 계측 및 임상 검사치를 고려하고 의약품을 선택하고 필요시 의약품정보, 약제 급여정보를 참고하여 약 처방을 한다. PRN(pro re nata) 처방의 경우 정확한 PRN 처방사유를 명시한다.

구두 처방은 CPR과 같이 위급한 상황, 무균시술이나 수술과 같이 처방이 불가능한 상황에서만 가능하며 지시하는 의사와 지시한 내용을 수행하는 직원이 처방 내용을 확인하고 가능한 한 빠른 시간 내 구두 지시한 내용을 처방한다. 처방은 구두 지시 후 24시간 이내 수행되어야 한다.

처방 시 오류를 유발할 수 있는 약어는 사용해서는 안 되며, 처방시 숫자 '0'을 사용할 때 주의를 해야 한다. 예를 들면 1.0mg은 소수점이 보이지 않으면 10mg으로 보일 수 있으므로 소수점 뒤의 0은 사용하지 말고 .5mg은 5mg으로 보일 수 있으므로 0.5mg으로 표기하여야 한다. 의약품 처방 시 주의사항은 아래와 같다.

- 의약품처방은 완전해야 하며 처방의 구성요소로는 환자명, 적응증, 의약품명(상품명, 성분명,함량), 용량, 횟수, 투여일수, 투여경로 및 용법 등이 있다.
- 기관 정책상 승인이 되지 않는 약어는 사용하지 않는다(예 u 대신 unit 사용).
- PRN 처방은 동일한 적응증을 위해 사용되는 의약품수를 제한하고, 사용시 증상의 단계에 관한 정보를 제공해야 한다.
- 일반명을 사용한다.
- 용량을 재확인한다.
- 환자에게 개별 맞춤처방을 한다.
- 약물 복용력을 수집한다.
- 처방하는 의약품에 대해 잘 알고 있어야 하고 필요시 참고자료를 이용한다.
- 명확하게 의사소통한다.

6.3 의약품 조제

6.3.1 의약품 조제

의약품 조제 전 환자 기본정보를 확인하여 환자 이름, 성별, 나이, 키, 체중, 진료과, 진단명, 신기능, 간기능 등을 파악한다. 이후 발행된 처방전의 의약품명, 용법·용량, 제형 등을 확인하고 중복처방, 상호작용, 병용·임부·연령 금기 등을 확인한다.

원래의 약효가 유지되는 적합한 품질의 의약품을 조제에 사용하기 위하여 조제실 내 의약품은 허가사항 저장방법에 따라 적절하게 보관 및 관리하며, 유효(사용)기한이 가까운 의약품을 먼저 사용하도록 한다. 용기나 포장이 개봉된 상태로 서랍 형태의 설비 등에 의약품을 섞어서 보관하지 않고, 개봉한 의약품은 용기 및 포장에 개봉 여부 및 일자를 표기하여 뚜껑을 닫은 상태로 보관하여 미개봉 제품과 구별될 수 있도록 관리한다. 조제 시에 의약품 품질에 영향을 주지 않도록 손 위생을 실시한다.

정제·캡슐제는 원형대로 조제하는 것을 원칙으로 하고, 필요시 분할 및 산제로 조제할 수 있다. 의약품을 분할 조제하는 경우 커터기나 가위를 이용하여 정확하게 분할한다.

산제 조제 시는 칭량 저울 등 사용되는 기구 사용방법을 숙지하고, 분쇄기와 분포기는

표 7-2 일반적으로 분할 및 산제 조제해서는 안 되는 의약품

- 장용정
- 서방정
- 연질캡슐
- 흡습성이 있는 정제(분할투여 필요시 사용 직전에 분할 또는 분쇄)
- 방출제어정, 구강붕해정, 설하정, 트로키정, 저작정, 발포정 등 특수한 제형

※ 허가사항에 분할 또는 산제 조제 가능함이 명시된 경우는 제외

수시로 청소하여 청결상태를 유지하고 정기적인 성능 점검을 실시한다. 액제 조제 시는 색깔, 점도 등이 유사한 의약품과 혼동되지 않도록 관리하고 현탁액제는 충분히 흔들어 균질화한 후 조제한다. 항생제 건조시럽 조제 시에는 처방용량(ml)과 실제 측량하는 건조시럽 용량(g) 간의 환산계수(g/ml)를 숙지하고, 용해 후 안정성(유효기간)을 고려해서 유효기간 이내 일수만큼 용해한다.

혼합 조제하는 주사제는 봉투 또는 라벨에 환자정보, 의약품명, 투여경로, 보관방법, 사용기한 또는 투여시간 등을 기재하며, 가급적 필요한 시점에 조제한다. 조제 시 약품 상태와 외관(변색, 침전, 현탁 등 외관변화나 이물 혼입, 분말 바이알의 밀봉 불완전에 따른 습윤 등)을 확인하고 용해액이 첨부된 경우 가능한 한 용해액으로 조제한다.

의약품의 오염 방지 및 청결한 환경 유지를 위하여 조제장소와 기계·기구의 청결을 유지하고 조제장소에서의 음식물 섭취를 제한하는 등 철저히 환경위생을 관리한다. 또한 조제 시에는 조제가운 등 적절한 복장을 착용하고 개인위생 관리도 철저히 한다.

6.3.2 의약품 검수

조제가 완료된 약은 조제 약사가 아닌 다른 약사에 의해 투약 전에 감사하고 이때 감사약사는 약처방전을 재검토하고 약처방과 조제내역의 일치 여부(환자명, 의약품명, 투여경로, 약품의 성상, 수량(용량), 투여시간(병동에서 조제 시에는 병동에서 기입) 등) 및 조제 상태를 확인하고 기록한다. 산제의 경우에는 조제기록과 중량 기록을 재확인하며 산제 분포도, 이물 혼입 여부 등을 확인하여 감사한다.

의약품 운반 시 조제 후 냉장보관이 필요한 주사제는 품질유지를 위하여 보관조건 등에 주의하여 적절히 운반될 수 있도록 관리한다. 운반 경로를 최소화하여 신속히 운반하고 필요한 경우 적절한 운송 도구를 사용하며, 운반 후 의약품의 품질을 확보할 수 있는 적절할 장소에 보관해야 한다. 또한 투약되지 않은 미개봉 상태의 의약품은 조제실로 반납하여 오·남용을 예방하고, 반납된 의약품은 품질 유지 여부를 재확인하여 별도의 공간·시설에 보관한다.

6.4 의약품 투약

의약품 투약 시 손 위생을 시행하고, 처방-의약품 간 5 Rights(정확한 환자, 정확한 의약품, 정확한 용량, 정확한 시간 및 정확한 투여경로)를 확인하고 투약한다. 고농도 전해질은 반드시 희석하여 투여하고, 투여속도와 투여량, 전해질 검사 결과를 확인하는 등 특히 주의하여 투여한다. 항암화학요법제 투여 시에는 장갑을 착용하며, 혈관 외 유출(extravasation)을 예방하기 위해 혈액 역류를 통해 정맥의 상태를 관찰하고 정맥 내 유지침의 위치와 상태를 주의 깊게 관찰한다. 혈관 외 유출 발생 시 즉시 투여를 중지하고 의사에게 알리며, 지시에 따라 치료를 시행한다. 항암화학요법제는 의약품에 표기된 유효기간과 보관 조건을 확인하여, 일반약과 구분하여 분리 보관하고 척수강 내 투여용은 다른 항암화학요법제와도 분리하여 보관한다. 고농도전해질 및 항암화학요법제의 경우 사용 후 남은 약은 즉시 해당 폐기물 처리방법대로 폐기한다.

6.5 모니터링

투약 후에는 환자의 반응을 관찰하고, 부작용 발생 시 남은 약물이 있다면 투여를 중지하고 적절한 중재를 시행한다. 특히 치료역이 좁거나, 용량설정 및 모니터링이 복잡한 약물을 투여한 후 부작용을 면밀히 확인해야 한다. 해당 의약품에는 인슐린, 경구용 항응고제(warfarin), 신경근육차단제, 디곡신, 항암제, 정맥용 칼륨 주사제, 아미노글리코사이드, 항생제 등이 포함된다.

만일 의약품 사용오류가 발생한 경우 유사 사례의 재발을 방지하기 위해서는 이미 발생한 의약품 사용오류의 기록을 충실히 관리하고 이를 적극적으로 활용하는 것이 중요한다. 의약품사용오류 사례분석(무슨 일이 있어났는가, 그 일이 왜 일어났는가, 유사한 일이 발생하는 것을 예방하기 위해 무엇을 해야 하는가)을 통해 오류의 원인을 규명하고 그 결과를 유사한 오류의 재발 방지를 위한 배움의 기회로 활용해야 된다. 한번 발생한 오류는 다시 발생할 가능성이 있으므로, 오류로부터 문제해결 방법을 배우고 개인차원과 조직차원에서 오류 재발 방지를 위한 예방활동을 시행해야 한다(이인향 외, 2020).

7 의약품사용오류 예방

의약품사용오류는 환자의 건강에 부정적인 영향을 초래하고, 질환을 악화시킬 수도 있으므로 의료기관에서는 의약품 사용오류를 방지할 수 있는 여러 가지 대책을 마련하여 시행하고 있으며, 의료진들도 의약품의 안전한 사용을 위한 여러 가지 방안들을 적용할 수 있다.

7.1 임상의사결정시스템과 처방감사

기존의 수기 처방전에서는 처방전의 필체를 판독하기 어려웠고, 공식 약어 이외의 약어 사용으로 혼동을 초래하는 경우가 빈번하였는데, 의사처방전산입력시스템(Computerized Physician/Provider Order Entry, CPOE) 시행으로 처방오류가 획기적으로 감소하게 되었다. CPOE는 은 컴퓨터 기반 처방시스템으로 전자 의무기록(Electronic Medical Record, EMR)의 형태로 운영되며, 정확한 정보를 제공하고, 명확한 소통이 가능하며, 잠재적인 오류를 사용자에게 경고할 수 있어 수기처방전으로 인한 의약품사용오류의 위험성을 줄일 수 있다. 임상의사결정시스템(clinical decision support system, CDSS)은 의사의 처방시점에 의약품 안전과 관련된 정보를 실시간으로 제공해 부적절한 약물처방을 사전에 예방할 수 있도록 지원하는 시스템으로 환자의 안전을 확보하기 위해 첫단계로 활용되고 있다.

CDSS에는 처방 시 최대투여용량 및 투여경로, 중복, 금기(병용, 특정연령대, 임부), 약물상호작용, 신기능장애 등의 정보가 제공되며, 예방 가능한 부작용을 알아내기 위해 의약품의 부작용을 탐지하고, 알림해 주는 시스템(adverse drug event detection and alerts)을 적용하고 있다. 또한, 처방 이후 '조제 전·후 처방감사'를 통해 의약품명(상품명, 성분명,함량), 용량, 횟수, 투여일수, 투여경로 및 용법의 적절성과 알레르기나 민감성을 확인하고 약물-약물, 약물-음식물간 상호작용 및 체중 및 생리학적 정보에 따른 처방 적절성 등을 검토하여 의약품사용오류를 줄이고 있다.

7.2 약제자동화 업무

약제자동화업무는 반복적이고 조제오류가 발생하기 쉬운 업무를 자동화하여 보다 높은 가치를 가진 업무로 인력을 재할당하고 환자안전과 효율성 향상을 목표로 하고 있다(American Society of Health-System Pharmacists, 2021).

의료기관에서 이용 가능한 자동화업무 중 자동조제기(automated dispensing devices, ADD)가 가장 흔히 사용되는데, 1회분 포장으로 의약품사용오류를 줄이고, 약사와 간호사의 업무 효율성을 증가시키며, 재고관리 및 청구기능을 개선시켰다(Shojania et al., 2001). 자동화약품공급캐비닛(automated dispensing cabinet, ADC)은 환자별로 필요한 의약품을 자동으로 분배하여 배출하는 전자동 약품 분배 캐비닛 시스템으로 투약을 위한 의약품 준비시간을 단축할 수 있으며, 투약오류 감소, 병동비치의약품 감소와 간호업무량감소 등의 장점이 있으며, 응급의료센터, 중환자실, 수술마취실 등에서 사용되고 있다. 주사제자동분출시스템(Automatic ampule dispensing System, ADS)은 처방된 주사제의 환자별 포장 및 불출을 자동화하는 장비로서 조제시간 및 오류 감소, 반복적 업무 감소로 업무효율성 향상 등의 장점이 있다. 항암조제로봇은 유해물질인 항암제로부터 작업자의 안전강화와 조제업무부담 감소, 조제오류 감소 등의 효과로 사용되고 있으며 그 밖에 TPN(total parenteral nutrition) 자동조제기도 사용되고 있다.

BCMA(barcode－assisted medication administraion)는 바코드에 등록된 정보를 이용하여 환자에게 처방된 정보와 투여될 약의 정보를 비교하도록 하여 안전한 투약을 보장하도록 설계된 시스템으로 의약품 입고부터 조제, 불출, 투약의 전 단계에 걸쳐 사용될 수 있으며 단계별 정확한 관리로 오류 감소를 통한 환자안전개선과 프로세스 능률 향상 효과를 기대할 수 있다.

7.3 약물조정(medication reconciliation)

의약품사용오류의 30%가 입원시점에서 발생하며, 퇴원 시에는 14%가 발생하며, 또한 한 의료기간에서 다른 의료기관으로 전원 시에도 30%의 의약품사용오류가 발생한다(Forster, 2003). 약물조정은 치료이행시기에 의도되지 않은 의약품 불일치를 예방하기 위해 환자가 복용중인 모든 약을 현처방과 비교하는 과정을 의미한다. 의약품 복용이력은 환자와 가족의 인터뷰, 신뢰할 수 있는 정보원을 통해 환자가 사용했던 의약품의 정보(현재 투여되고 있는 의약품, 일반의약품, 한약제제 등 포함)를 확인하여 의무기록에 기록한다. 이를 통해 중복처방, 과용량, 약물간 상호작용 고려하여 약물유지여부 및 조정을 실시하는데 의사, 약사, 간호사 등 다학제 협업을 통해 실시하는 것이 필요하다.

7.4 임상약사 활동

임상약사(clinical pharmacist)는 처방전을 조제 전에 검토하고, EMR 화면에서 검사수치 등의 확인을 통한 약 처방의 검토를 시행한다. 무균조작으로 안전한 조제, 조제전후 이중감사로 조제오류를 예방하고, 팀의료의 일원으로 팀활동에 참여하며, 환자 치료계획 단계부터 약물요법의 오류 예방을 위해 환자 및 보호자 복약상담을 시행하고 있다. 임상약사는 약물처방, 입력, 조제, 투여와 모니터링을 포함하는 약물의 사용 전 과정에 참여하고 있으며, 아래와 같은 역할을 한다.

- 의료진에게 약물정보를 제공하여 안전한 약물사용이 되도록 지원한다.
- 질의응답 업무를 통해 오류를 예방하고, 용량 확인, 분할/분쇄 불가, 주사제 관련 정보 제공 등을 통해 투여오류를 방지한다(Shojania et al., 2001).
- 환자 입원 시 환자가 복용하고 있는 처방, 비처방약을 모두 확인하고, 환자의 질환에 적절한지 평가하며, 의약품 복용력를 작성하여 의료진에게 전달한다.
- 팀의료의 일원으로 팀활동에 참여한다.

7.5 안전한 약물사용 정책수립

미국병원약사회는 다학제 의약품 안전팀이 의약품 안전에 관한 쟁점과 문제를 다루고 선제적으로 위험를 평가하고 협력적으로 접근할 것을 권고하고 있다. 기관은 환자 위해발생을 예방하기 위하여 특정 오류유형을 줄이기 위한 전략을 장기적으로 설계하고 시행해야 한다. 고위험 환자군, 고위험 의약품, look－alike/sound－alike(LASA)로 알려진 혼동주의 의약품 등의 구분은 명시되어야 한다. 고위험 의약품은 오류 발생 시 중대한 환자 위해를 초래할 위험이 높은 의약품이다. 병원별 고위험 의약품 목록은 ISMP의 고위험 의약품 목록과 해당 병원의 의약품 사용 패턴 및 위해 사례를 활용하여 개발될 수 있다(American Society of Hospital Pharmacists, 2018).

7.5.1 의약품 실무를 위한 계획

다학제 의약품 안전팀은 의약품 안전에 관한 쟁점과 문제를 다루고 선제적으로 위험을 평가해야 하는데, 의약품의 특정 오류유형을 줄이기 위한 전략을 정기적으로 설계하고 시행해야 한다.

안전 전략의 예에는 다음과 같은 것들이 포함되는데 다음의 예에만 국한되지 않는다.

- IV tubing port에 연결될 수 없는 경구용 주사기 사용
  (경구용 주사기의 존재 및 사용법에 대한 교육)
- 스마트 주입 펌프 사용
- 임상의사결정 지원을 갖춘 전자 처방 시스템의 활용
- 의약품의 준비, 조제, 투약을 위한 바코드 기술 시행
- 근거에 기반한 표준 처방 세트와 프로토콜의 활용

LASA 의약품 취급 전략은 다음을 포함한다.

- 적절한 경우 상품병과 성분명의 병기
- 톨맨 레터링(부분 대문자화), 색, 글자체 등으로 구별하여 표기

• 처방 내에 적응증 포함
• 구두 처방의 제한
• 의약품의 명칭이나 의도한 사용 목적의 오기에 의한 오류를 최소화하기 위하여 read back 절차 수행
• 의약품의 준비, 조제, 투약 시 바코드 또는 RFID 기술 시행
• 가능한 경우 의약품 명칭의 축약 회피

7.5.2 실무자교육

의약품 관련 업무를 담당하는 모든 실무자는 절차에 대해 적절한 교육을 이수해야 한다. 의료기관은 실무자를 위한 효과적인 의약품 교육 프로그램을 수립해서 적절한 환자 확인, 의약품의 처방, 검토, 조제 및 투약, 모니터링 체계에 대한 숙지를 해야 한다.

오류는 구성원 개인의 책임이 아니라 팀 접근법으로써 적절한 "5 Rights" 활용, 의약품 투약 장치, 미터법, 기본적인 용량 및 유속 계산, 고위험 의약품의 투여, 독립적인 이중 감사의 효율적인 시행을 포함해야 한다. 교육과 훈련은 직원 역량 파일에 기록되어야 하며 필요시 또는 정기적으로 이루어져야 한다.

7.5.3 환자교육

환자와 일차 보호자는 약물치료를 포함한 치료의 모든 측면에 대하여 알 권리가 있다. 의료진은 환자의 상태가 허락하는 경우 환자가 자신을 대변하고 의약품사용오류의 예방을 돕기 위하여 자신의 치료 요법에 대한 질문과 학습을 통하여 약물 치료에 있어서 능동적인 역할을 할 것을 장려해야 한다.

- 간호사, 약사, 다른 의료진은 환자와 일차 보호자에게 처방된 의약품의 명칭과 목적, 안전한 투약을 위한 지침, 발생 가능한 이상 반응, 이상 반응 발생 시 취할 수 있는 조치에 대하여 설명할 수 있다.
- 효과적인 의사소통은 필수적이며, 치료 계획을 보다 충실히 따르는 것을 돕는다. 기본적인 의사소통 기술은 개방형 질문, 환자의 언급을 반복하기, 학습자 주도 재교육 방법 사용, 적극적 경청이 있다.
- 환자는 자기 자신의 언어로 언제 의약품을 복용해야 하고 치료에서 기대할 수 있는 것이 무엇인지를 설명할 수 있어야 한다.
- 환자 본인이 받은 모든 절차 및 치료에 대해 자유롭게 질문해야 하고, 오류 발견에도 도움이 될 수 있으므로 환자를 투약단계에 포함시키는 것이 매우 중요하다.

7.5.4 제약회사와 의약품허가 정부기관 측면

1) 정보 제공

- 제품의 성상이나 제형 등이 변경될 경우 의사, 약사, 간호사 등 의료진에게 알리도록 한다.

2) 약품 공급

- 약모양이 유사하거나 발음이 유사한 상품명, 일반명은 피하도록 한다.
- 상품명의 숫자는 용법이나 함량을 표시하는 것으로 오인하기 쉬우므로 피하도록 한다.
- Na, K, Ca, Mg 등 제품의 농도는 표준화하며 mEq, mmol, mg 등의 표기방식도 표준화한다(American Society of Hospital Pharmacists, 1993).
- 특별한 주의사항은 라벨에 표시하여 주의를 환기시킨다(반드시 희석하여 사용할 것 등).
- 약포장과 라벨에서 제품명과 함량 등의 안전성관련 정보는 가장 두드러지게 표시한다.
- 덕용포장 제품뿐만 아니라 일회용포장도 생산하여 현장에서 사용이 용이하도록 한다.
- 의약품 식별코드를 부여하여 국내 유통 의약품의 식별을 용이하게 함으로써 조제단계오류를 줄일 수 있도록 해야 한다.

8 참고문헌

구홍모. (2018). 환자안전,보건의료의 미래를 바꾼다!, 병원약사회지, 35(2), 125−134.

김재영, 황은애. (2015). 서비스 소비자안전 개선방안 연구 - 환자안전을 중심으로. *한국소비자원*, 47-60.

보건복지부 의약품정책팀. (2008). 의약품 사용과오 예방을 위한 가이드라인.

서혜선. (2015). 약물오남용 사례를 통한 계층별 의약품안전교육 교재 및 의약품 사용과오(Medication error) 예방교육 교재 개발 연구. 부산: 식품의약품안전평가원.

이인향, 임정미, 박소영, 전수정, 정경미. (2020). 병원약사를 위한 의약품사용오류 예방 가이드라인. 한국병원약사회

이후경, 손기호. (2009). 의약품 사용의 안전관리-조제 및 투약을 중심으로. *약물역학위해관리학회지 2009*, 2: 14-25.

American Society of Health-System Pharmacists. (2018). ASHP guidelines on preventing medication errors in hospitals. *Am J Health−Syst Pharm, 75(19)*, 1493−1517.

American Society of Health-System Pharmacists. (2021). A strategic approach to improving pharmacy enterprise automation: Development and initial application of th Autonomous Pharmacy Framework, AM J HEALTH–SYST PHARM, 78(7) 637–645.

Ashcroft, D. M., Lewis, P. J., Tully, M. P., Farragher, T. M., Taylor, D., Wass, V., et al. (2015). Prevalence, nature, severity and risk factors for prescribing errors in hospital inpatients: prospective study in 20 UK hospitals. *Drug Safety, 38*(9), 833-843.

Avery, T., Barber, N., Ghaleb, M., Franklin, B. D., Armstrong, S., Crowe, S., et al. (2012). *Investigating the prevalence and causes of prescribing errors in general practice.* London: The General Medical Council: PRACtICe Study.

Dean, B., Barber, N., Schachter, M. (2000). What is a prescribing error?. *Quality in Health Care, 9*(4), 232-237.

Forster A. J. (2003). The incidence and severity of adverse events affecting patients after discharge from the hospital , Ann Intern Med, 138 161–167.

Jha, A. K., Prasopa-Plaizier, N., Larizgoitia, I., Bates, D. W. (2010). Patient safety research: an overview of the global evidence. *Quality and Safety in Health Care, 19*(1), 42-47.

Levine, S. R., Cohen, M. R., Blanchard, N. R. (2001). Guidelines for preventing medication errors in pediatrics. *J Pediatr, 6*, 426-42.

Makary, M. A., Daniel, M. (2016). Medical error—the third leading cause of death in the US. Bmj, 353. : i2139 doi: 10.1136/bmj.i2139

Mitschang, T. (2011). Preventable Harm: Medication Misuse. *Quarterly Magazine.*

Shojania, K. G., Duncan, B. W., McDonald, K. M., Wachter, R. M., Markowitz, A. J. (2001). Making health care safer: a critical analysis of patient safety practices. *Evid Rep Technol Assess (Summ), 43*(1), 668.

Taneja, N., Wiegmann, D. A. (2004). The role of perception in medication errors: Implications for non-technological interventions. *Medical Journal Armed Forces India, 60*(2), 172-176.

World Health Organization. (2011). *WHO patient safety curriculum guide: multi-professional edition* (2011). Geneva: World Health Organization, *20*, 82.

World Health Organization. (2014). *Reporting and learning systems for medication errors: the role of pharmacovigilance centres.*

제 8 장

감염관리

학 습 목 표

▶ 부적절한 감염예방 및 관리가 환자안전에 미치는 영향을 설명할 수 있다.
▶ 의료관련 감염의 기본 개념과 예방을 위한 조치들을 열거할 수 있다.
▶ 환자안전을 증진하기 위해 감염위험을 최소화하는 방법을 설명할 수 있다.

학 습 성 과

- 감염예방과 관리는 임상 실무에 미생물학을 적용한 것으로 성공적인 관리를 위해서는 안전한 임상 실무와 신중한 항균제 처방의 근거가 되는 미생물학의 이론적 지식이 필요하다.
- 지식 요구사항
  - 문제의 영향력을 이해한다.
  - 의료관련 감염(HCAI)의 주요 원인과 유형을 이해한다.
  - 의료환경에서의 감염전파방식을 이해한다.
  - 의료관련 감염 예방과 관리를 위한 주요 원칙과 방법을 이해한다.
- 수행 요구사항
  - 표준주의(standard precautions)를 적용한다.
  - 필요한 다른 감염예방 및 관리 정책을 준수한다.
  - 무균법 원칙을 적용한다.
  - B형 간염 면역력을 가진다.
  - 보호복과 장비를 적절하게 배치하고 사용한다.
  - 혈액이나 체액에 노출 시 어떻게 대처해야 하는지 안다.
  - 날카로운 도구를 적절하게 배치하고 사용한다.
  - 다른 의료진의 역할 모델로서 행동한다.
  - 지역사회 주민에게 감염예방법에 대해 교육한다.
  - 의료관련 감염을 예방하고 관리하기 위한 표준주의 사용을 권유한다.
  - 의료관련 감염으로 인한 환자의 사회적, 경제적, 심리적 부담을 이해하고, 그에 맞춰 행동한다.
  - 환자와 관계자들과 의료관련 감염에 대해 민감하고 명확하게 토의할 수 있다.

---

* 이 장은 WHO Patient Safety Curriculum Guide: Multi-professional Edition을 토대로 작성되었다.

사례 : 의료관련 감염으로 인한 패혈증 감염[1)]

인천의 한 의원에서 '마늘 주사'로 추정되는 영양 주사를 맞은 세 명 중 60대 여성 두 명이 다음날 패혈증 쇼크 증상을 보여 인근 대학병원에서 치료를 받고 있으며, 이 중 한 명은 위독한 상태로 나타났다.

이들의 혈액을 채취해 배양 검사한 결과 병원에서 흔히 검출되는 '세라티아 마르세센스'라는 그람 음성균이 추출되었는데 이는 의료기관의 카테터 관련 감염, 요로 감염 등 대표적인 병원 감염균인 것으로 나타났다.

질본 위기대응총괄과장은 구체적인 역학조사가 진행 중에 있으나 수액주사로 인한 감염 가능성을 높게 보고 있으며, 2018년 9월 3일에서 5일 사이에 수액을 맞은 환자는 총 3명이며, 이 중 2명에게서 증상이 나타났다고 말했다.

보건당국은 해당 의원이 주사기를 재사용했는지 또 주사제를 섞는 과정에서 오염됐는지 등 여러 가능성을 두고 조사하고 있다.

1) 이투데이 뉴스. Avialable at: https://www.etoday.co.kr/news/view/1660555(Accessed September 06, 2018).

1 국내감염관리 실태

1.1 감염관리조직 설치

정부 차원의 의료관련 감염에 대한 감시·관리 정책 지원 조직은 질병관리청 의료안전예방국 의료감염관리과에서 담당하고 있다. 주요 담당 업무는 의료관련 감염관리와 항생제 내성관리를 위한 종합대책 수립과 시행, 의료관련 감염전문가 교육 및 훈련 기획, 의료관련 감염관리사업과 연구용역 관리 및 연구개발 운영이다. 민간 병원에서는 1990년대 초 대학병원에 감염관리 전담간호사를 두기 시작하면서부터이다. 2003년 의료법 개정으로 300병상 이상의 종합병원에 감염대책위원회와 감염관리실 설치와 의료기관 평가제도에 포함되면서 체계적인 감염관리의 조직에 대한 규정이 마련되었다. 또한 2010년 감염병의 예방 및 관리에 관한 법률이 시행되면서 감염병의 한 종류로 의료관련 감염병이 포함되었고, 이후 2021년 의료법 시행규칙 일부 개정으로 종합병원 및 100병상 이상의 병원(치과병원, 한방병원, 요양병원, 정신병원 포함)에 감염관리위원회와 감염관리실 설치 의무대상이 확대 적용되었다.

1.2 감염관리조직 구성요소

종합병원 및 100병상 이상의 병원(치과병원, 한방병원, 요양병원, 정신병원 포함)에서 구성되고 있는 감염관리조직은 감염관리위원회와 감염관리실무자이다. 감염관리위원회는 의료관련 감염의 효율적 관리를 위한 최고 의사결정기구로 의료관련 감염 프로그램을 총괄한다. 위원회의 위원은 임상의사(내과, 외과, 소아과, 산부인과), 임상병리과, 수술실, 중환자실, 간호부, 약제과, 병원행정, 영양과를 대표하는 의사, 간호사 등이다.

감염관리실무자는 병원역학자 또는 감염관리의사와 감염관리 간호사이다. 감염관리의사는 감염병, 미생물학, 역학, 통계학 등 감염관리에 필수적인 전문 지식과 경험이 있는 의사가 대부분 담당한다. 감염관리 간호사는 기관 내에서 실제적인 감염관리 업무를 전담하며 주로 감염발생 감시와 질관리 및 향상, 상담과 자문, 위원회 활동과 참여, 교육 등을 통하여 이러한 목표를 달성하는 역할을 한다.

감염관리실무에는 병원 내 감염 발생의 감시를 포함하여 감염관리에 관련된 모든 업무가 해당된다. 감염감시와 감염관리에 대한 현장 교육, 감염관리에 관한 각 부서별 정책과 규정의 검토와 수정 및 해당 부서의 감염발생 감시와 관리에 관한 적절한 자료 배포 등을 담당한다.

1.3 감염관리실태 변화

1990년대 중반 우리나라 감염관리 활동에 대한 최초의 실태조사 결과에 따르면 국내 병원의 의료관련 감염에 대한 관심은 부족하여 소수의 병원만이 전담 직원을 두었으며 원내 감염 발생조사와 감염 유행조사는 제한적으로만 실시되었다. 특히 손 위생과 환자 격리 등에 대한 감염관리 시설도 매우 제한적이었다(우준희 외, 1997).

그러나 20년이 지난 현재는 의료기술의 발달과 함께 감염관리 분야에서 많은 변화와 발전을 이루었다. 특히 2016년 MERS-Cov 사태에서 의료관련 감염은 민간 병원 차원이 아닌 공공 의료자원으로서 정부와의 상호 협동의 중요성을 부각시켜 주었다. 또한 감염관리의 표적으로 환경에 대한 재평가와 혁신이 새로운 주제로 인식되었다. 의료관련 감염관리에 있어서 가장 핵심은 손 위생이다. 의료진들도 원내 감염의 주요 원인들 중 하나이므로 접촉 대상인 환경 청결 및 소독의 강화를 통해서 원내 감염을 감소시키려는 노력들이 확산되었다. 이외에도 의료관련 감염의 집단 발생 시 원인균종에 대한 분자 생물학적 기법의 진화는 의료관련 감염관리 분야에서 괄목할 만한 기술의 진보라 할 수 있다(유진홍, 2016).

또한 건강보험심사평가원은 2015년 MERS 확산을 계기로 병원 내 감염관리에 대한 중요성을 재인식하고 의료기관에서 감염병 관리에 소요되는 상급종합병원과 종합병원의 비용을 보상하기 위해 2016년 9월 1일부터 감염예방 및 관리수가를 신설하였다. 이후 2017년 2월 국립중앙의료원이 중앙 감염병 전문병원으로, 8월에는 조선대학교병원이 권역 감염병 전문병원으로 지정되었다. 2018년에는 '제2차 감염병 예방관리 기본계획'과 감염병 전문병원의 설립 및 국가 지정 입원치료병상 등 전문진료체계를 포함하는 '공공보건의료 발전 종합대책'이 설립되었다.

2019년 1월 20일 국내에서 첫 번째 COVID-19 확진자가 보고된 이후 3년 가까이 흐른 현재 COVID-19는 종식이 아닌 공존을 의미하는 '위드(with)'가 이야기되고 있다. COVID-19는 감염관리에 있어 여러 가지 새로운 체계가 정착되는 계기가 되었는데, 질병관리본부가 질병관리청으로 승격되었고, 권역별 질병대응센터가 설치되었으며, 보건복지부 내 제2차관이 신설되었다. 2020년 말에는 '제1차 보건의료인력종합계획'이 발표되어 의료전달체계개선 중장기 대책과 시설별 지속가능한 감염관리대책 및 감염병 고위험군 예방적 건강관리대책이 수립되었고, 2021년 6월에는 국립감염병연구소가 설립되었다.

1.4 감염관리전문가 활동

감염관리에 대한 전문가들의 자율적 활동으로는 의료관련 감염의 예방 및 관리에 관한 학술활동을 통하여 의료발전에 기여하기 위하여 1995년 대한의료관련감염관리학회가 창립되었다. 주요 학회 사업은 학술집담회의 개최(학술대회, 연수강좌 등), 학술지 및 간행물의 발간, 의료관련 감염에 관한 조사 연구, 의료관련 감염에 관한 정책 및 지침 수립, 의료관련 감염에 관한 교육 및 홍보, 의료관련 감염 분야 전문가 양성을 위한 연수교육, 국내외 학술 교류 및 공동 연구 등이며 기타 세부 활동 내용은 학회 홈페이지를 참고할 수 있다(http://www.koshic.org/intro/sub02.html).

2 감염관리와 환자안전

감염관리는 환자안전을 위해 중요하다. 감염성 질병의 양상은 역동적이며 때때로 발생과 재발을 되풀이한다. 오늘날 감염관리의 초점은 인간 면역 결핍 바이러스(HIV), B형, C형, D형 간염, COVID-19와 같은 질병으로 인해 변화하였다. 과거에는 특별히 수술 중 환자보호에 주로 초점을 두어 감염관리를 하였으나, 이제는 보건의료 제공자나 지역사회의 다른 사람들을 보호하는 것도 동일하게 중요시되고 있다. 보건의료 환경에서 감염의 확산은 전 세계 수억의 사람들에게 영향을 미친다. 감염은 환자의 고통을 증가시키고 재원기간이 길어지게 하는 원인이 되고 있다. 많은 감염 환자들이 영구적인 장애를 가지게 되고, 또 상당히 많은 사람들이 사망한다. 감염 발생의 증가는 기존의 치료제에 대한 병원균의 내성 때문이다. 의료관련 감염(healthcare-associated infections, HCAIs)은 환자와 병원 모두에게 비용 부담을 증가시킨다. 재원 기간의 연장과 높은 수준의 치료에 대한 요구로 인해 의료 시스템은 압박을 받는다. 이러한 우려되는 추세로 인해 보건 의료 제공자, 관리자, 기관과 정부는 감염을 예방하는데 더 많은 주의를 기울이게 되었다.

세계보건기구(WHO)는 의료관련 감염을 '감염이 아닌 다른 이유로 입원한 환자가 병원에서 얻게 된 감염(Ducel et al., 2002), 입원 당시 감염이 없었고, 잠복기 상태도 아니었던 환자에게 병원 또는 다른 보건의료기관에서 발생한 감염(WHO, 2009)'으로 정의한다. 이 정의에는 병원 내에서 획득된 감염이지만 퇴원 후 증상이 나타난 경우와 의료기관 종사자의 직업 관련 감염도 포함한다.

세계 각지의 의료관련 감염의 발생에 대한 세계보건기구의 통계는 <표 8-1>에 제시되었다. 보건의료 전문가, 환자, 지역사회 주민과 같은 모든 사람들은 손과 장비가 오염될 기회를 감소시킬 수 있도록 책임감을 가져야 한다. 또한 의대생과 보건의료관련 학생들은 환자에게 기구를 안전하게 사용할 수 있도록 기구 소독 방법과 기술에 대해 알아야 한다. 감염 예방은 항상 모든 보건 의료 인력의 우선순위가 되어야 하며, 감염 예방은 환자안전 프로그램의 핵심 요소이다. 이번 주제는 교차 감염(cross-infection)이 발생하는 주요 영역을 살펴보고, 의료관련 감염의 발생을 감소시킬 수 있도록 모든 사람들이 일상적으로 실천할 수 있는 활동과 행동에 대해 알아볼 것이다.

2.1 문제의 영향력

2.1.1 위급성

의료관련 감염은 전 세계적으로 환자안전을 위협하는 주요 요인으로서 가족, 사회, 의료시스템에 영향을 미친다. 감염을 감소하기 위한 인식과 활동이 증가함에도 불구하고 의료관련 감염률이 여전히 높은 상태이다. 감염은 결핵균을 포함한 다른 유형의 박테리아나 곰팡이, HIV, B형 간염과 같은 바이러스로 인해 주로 발생한다. 지난 20년간 선진국과 개발도상국에서 의료관련 감염률이 증가한 것은 현대 의료의 새로운 도전으로 주목받아 왔다. 오늘날, 항생제는 자주 효과가 없고, 70%를 넘는 박테리아 감염은 일반적으로 사용하는 약물 중 최소 한 개 이상에 내성을 보인다. 메티실린 내성 황색포도상구균(MRSA), 반코마이신 내성 장알균 감염(VRE)과 같은 병원 내 많은 항생제 내성균은 매우 치료하기 어려워 감염 환자는 병원에 오랜 기간 입원하게 되고, 독성이 있거나 가격이 비싸면서도 효과는 떨어지는 약물로 치료받게 된다. 잘못된 치료방법의 선택 또는 치료 시작 시기의 지연으로 인해 일부 감염 환자는 회복되지 못하거나 장기 합병증으로 이환된다. 감염 문제의 전반적인 부담에 대해 다 밝혀지지는 않았지만, 분명한 것은 이러한 부담이 매우 높다는 것이다.

표 8-1 의료관련 감염: 규모와 비용

- 선진국에서 의료관련 감염은 입원환자 5~15%에게 영향을 미치고, 이 중 중환자실 입원 환자 9~37%에게 영향을 미친다(WHO, 2009).
- 유럽에서는 급성기 병원에서 매년 5백만 명의 의료관련 감염이 발생하고 있으며, 이로 인해 재원일이 25,000,000일 연장되고 있는 것으로 추정된다(WHO, 2009).
- 영국에서는 매년 10만 건이 넘는 의료관련 감염으로 인해 5,000명 이상의 사람이 감염이 직접적인 원인이 되어 사망하고 있다(WHO, 2009).
- 미국의 의료관련 감염 발생률은 2002년 4.5%였으며, 10만 명이 의료관련 감염으로 인해 사망하였다(Ducel G et al., 2002).
- 개발도상국은 선진국의 전반적인 특성과는 차이점이 있다. 개발도상국에서 의료관련 감염의 위험성은 증가하고 있다. 일부 병원 연구로부터 수집된 자료에서 의료관련 감염의 유병률은 15.5%였고, 성인 중환자실 내 재원일수가 1,000일당 47.9일 증가하였다(Allegranzi B et al., 2011).
- 개발도상국에서 수술부위 감염(SSI) 위험성은 선진국에 비해 매우 높다. 수술부위 감염 누적 발생률은 외과적 시술 100건당 5.6건이었다(Allegranzi B et al., 2011).
- 유럽의 자료에 따르면 의료관련 감염이 매년 130~240억 유로(€)씩 경제적 부담을 가중시키고 있는 것으로 나타났다(WHO, 2009).
- 2004년 미국의 의료관련 감염의 연간 경제 비용은 65억 달러에 육박하였다(WHO, 2009).

다약제 내성 결핵(MDR TB)은 결핵 치료를 위해 사용되어 왔던 표준 치료약이 더 이상 효과를 나타내지 못한다는 점에서 매우 심각한 문제이다. 의료관련 감염은 일차 의료와 지역사회 환경에서 문제가 된다.

감염 예방과 관리를 위해 실무적인 해결책을 적용해 볼 수 있다. 오염을 방지하고, 장비나 환경의 미생물을 제거하고, 교차 감염을 예방하기 위한 다양한 실무 방법이 있다. 의료관련 감염을 효과적으로 예방하고 관리하기 위해서 여러 가지 방법들을 함께 사용해 볼 수 있다. 그러나 의료 중재가 복잡해지면서 감염을 관리하는 것이 중요한 도전과제가 되었다.

보건의료 전문가는 병원뿐만 아니라 모든 보건의료 환경의 수많은 병원균을 통제하기 위해 다양한 예방법을 적용해야 한다. 병동, 진료소, 가정을 방문할 때 학생들도 다른 모든 보건의료 인력과 마찬가지로 감염을 전파시킬 수 있다. 항생제 내성균은 주로 급성기 치료 환경에서 발견되지만 환자가 치료 받는 곳이라면 어떤 의료 환경에서든지 발병하거나 전염될 수 있다.

손 위생과 질병의 확산과의 연관성은 약 200년 전에 정립되었다. 여러 가지 근거에서 손 위생이 의료관련 감염을 감소시키기 위한 간단하고 효과적인 방법이라는 것을 알 수 있다.

2.2 경제적 부담

의료관련 감염 환자의 치료 및 간호와 관련된 비용은 매우 크고, 모든 국가에서 보건의료예산 부담을 증가시킬 뿐만 아니라, 환자와 그 가족들에게 경제적 부담을 가중시킨다. 2004년 미국의 의료관련 감염으로 발생한 연간 경제적 손실은 약 65억 달러였다(Allegranzi et al., 2011). 카테터 관련 혈류 감염(CR-BSI), 수술 부위 감염, 인공호흡기 관련 폐렴은 건당 5,500달러 이상의 비용이 드는 것으로 추산된다. 메티실린 내성 황색포도상구균(MRSA)에 의한 카테터 관련 혈류감염(CR-BSI)은 건당 38,000달러의 비용이 든다(Stone PW et al., 2005). 관련 연구에서 1파운드를 알코올성 손소독제에 사용하면 테이코플라닌(teicoplanin)에 사용되는 비용 9~20파운드를 절약할 수 있다고 하였다(MacDonald et al., 2004). 이러한 비용은 국가의 총 보건의료예산의 매우 큰 부분을 차지하고, 개발도상국에서 더 높은 비율을 차지하는 경향이 있다(Allegranzi et al., 2011).

2.3 국제적 대응

이러한 전 세계적인 위기를 인식하고, 세계보건기구는 국제적으로 높은 의료관련 감염률을 해결하기 위해 "SAVE LIVES: Clean Your Hands" 캠페인을 개최하였다. 이 캠페인은 전 세계 모든 유형의 보건의료기관에 "세계보건기구 손 위생 지침(WHO Guidelines on Hand Hygiene in Health Care)"(WHO, 2009)에 제시된 권고를 적용하여 손 위생을 향상하는 것에 일차적인 초점을 맞추었다. 세계보건기구는 다양한 권고들의 적용을 촉진하기 위해 실무적인 지침을 제공하는 여러 가지 도구를 개발하였다.

미국 질병관리본부(Centers for Disease Control and Prevention, CDC)는 항생제 내성균을 예방하기 위한 캠페인을 개최하였다. 이 캠페인의 목표는 감염의 예방, 진단 및 치료를 위해 항균제의 현명한 사용과 감염전파방지를 위한 다양한 전략들을 사용함으로써 보건의료 환경에서의 항생제 내성균 발생을 예방하는 것이다. 이 캠페인은 성인 입원환자, 투석환자, 외과수술 환자, 소아 입원환자, 장기요양 환자와 같은 특정 환자집단을 치료하는 의사를 대상으로 한다(CDC, 2003).

보건의료향상연구소(Institute for Healthcare Improvement, IHI)는 5가지 주요 중재 전략을 적용한 메티실린 내성 황색포도상구균(MRSA) 감염을 감소하기 위해 5 Million Lives 캠페인(Institute for Healthcare Improvement, 2011)을 개최하였다.

- 손 위생
- 치료환경과 장비의 오염 제거
- 적극적 배양 감시(surveillance of cultures)
- 감염 및 집단 환자에 대한 접촉 주의(contact precautions)
- 중심정맥관과 인공호흡기의 적절한 사용을 위한 프로토콜의 준수

2011년 6월, 의료관련 감염 문제 해결을 위한 세계보건기구의 성명에 124개국에서 동의하였으며, 43개의 국가 또는 그 이하 수준에서 시행된 손 위생 캠페인을 의료관련 감염 예방 대책에 포함하기 위한 활동에 착수하였다(WHO Clean Hadns Net, 2011).

2.4 주의지침

미국 CDC는 의료인의 인간 면역 결핍 바이러스(HIV)에 대한 직업적인 노출을 예방하기 위해 보편적 주의지침(universal precautions)과 혈액 및 체액에 대한 보편적 주의지침(universal blood and body fluid precautions)을 출간하였다. 이 주의지침은 최초 처치나 치료가 수행되는 동안 발생하는 인간 면역 결핍 바이러스, B형 간염 바이러스(HBV) 또는 기타 다른 혈행성 병원균의 전파를 예방할 수 있도록 고안되었다. 보편적 주의지침(universal precautions)에서는 모든 환자의 혈액과 특정 체액을 인간 면역 결핍 바이러스, B형 간염 바이러스와 그 외 다른 혈행성 질병을 일으키는 잠재적 감염원으로 본다(CDC, 1996). 또한, 보편적 주의지침에는 개인 보호구 사용도 포함되며 손 위생과 주사침 찔림 사고 예방도 포함된다.

최근에는 표준주의지침(precautions-standard)과 전파경로별 주의지침(transmission-based precautions)을 포함하여 권고하고 있다.

2.4.1 표준주의지침

표준주의지침은 감염원의 존재 유무와 무관하게 모든 보건의료 환경에서의 환자의 치료에 적용하기 위해 개발되었다. 표준주의지침은 감염 예방을 위한 일차적인 전략으로 간주된다. 표준주의지침은 혈액, 체액, 땀을 제외한 모든 분비물, 배설물에 감염원이 포함되어 있다는 것을 원칙으로 한다. 또한, 손 위생과 장갑, 가운, 마스크, 안구 보호대나 안면보호구(face shield) 사용을 포함하며 안전한 주사기의 사용까지 포함한다. 감염원의 전파를 차단하기 위해 감염성 체액에 의해 오염되기 쉬운 장비나 물품들은 적절하게 관리되어야 한다. 호흡기 위생/기침 에티켓(별도 설명)도 표준주의지침의 일부이다.

2.4.2 전파경로별 주의지침

전파경로별 주의지침은 환자가 감염된 사실을 확인하였거나 의심되는 경우 사용하는 지침이다. 이 상황에서는 효과적으로 전파를 예방하기 위한 부가적인 관리 방법이 필요하다. 의료기관 입원 당시 감염원에 대해 확인하기 어렵기 때문에 임상적인 증상과 유사한 원인 요인에 따라 전파경로별 주의지침을 적용하고, 검사 결과가 나오면 반영하여 적용한다. 전파경로별 주의지침은 세 가지 범주로 나뉜다. 접촉(격리)주의지침(contact precautions), 비말(격리)주의지침(droplet precautions), 공기(격리)주의지침(airborne precautions). 각각의 주의지침은 별도로 다루어질 예정이다.

2.4.3 의료관련 감염의 원인과 전파경로

의료관련 감염은 박테리아, 바이러스, 곰팡이에 의해 발생한다. 이는 인간과 환경으로부터 기인한다. 감염원의 인적 요인은 환자, 보건의료 종사자, 방문객을 포함한다. 활동성 감염, 무증상 감염을 가진 개인들은 감염의 잠복기 상태이거나 특정한 미생물의 숙주가 되어 의료관련 감염원으로서 작용할 수 있다. 감염원의 환경적 요인은 오염된 음식물과 물, 또는 약물(예 IV 수액)을 포함한다. 이러한 환경적 요인은 소수의 개인만 감염시키는 것이 아니라 집단발생을 초래한다.

감염이 발생하면 감염성 미생물은 증식해 군락을 형성하거나 질병을 일으키기 위해 감염원에서 민감한 숙주로 침투한다. 미생물은 보건의료 환경에서 다양한 방식으로 전파될 수 있다. 아래 몇 가지 예를 제시하였다.

1) 직접 접촉을 통한 전파(Transmission through direct contact)

인간 대 인간 전파는 환자의 혈액이나 체액에 존재하는 미생물이 의료인의 점막이나 피부의 상처를 통해 침입하여(반대의 경우도 가능함) 발생한다.

2) 간접 전파(Indirect transmission)

감염원은 의료인이 여러 환자에게 사용하는 체온계 같은 의료 기구나 오염물이 제대로 제거되지 않은 장비 등을 통해서 간접적으로 전파된다. 이는 의료 환경에서 감염이 전파되는 가장 흔한 방식이다.

3) 비말 전파(Droplet transmission)

감염성 병원균을 옮기는 호흡기 비말은 감염 환자가 기침, 재채기를 하거나 말을 할 때 발생되며, 객담 흡인이나 기관 내 삽관과 같은 시술을 시행할 때 생길 수도 있다. 이렇게 발생한 비말들은 감염 환자의 기도로부터 가까운 거리에 있는 사람의 점막으로 이동한다. 안면 마스크를 착용하면 비말로 인한 감염을 예방할 수 있다.

4) 공기 전파(Airborne transmission)

감염성 질환의 공기 전파는 공기 비말 핵이 분해되거나(건조된 비활동성 비말로부터 발생한 미립자), 감염원을 포함한 흡입 가능한 크기의 작은 입자들을 통하여 발생한다(예 Aspergillus spp. 또는 Mycobacterium tuberculosis의 포자). 이러한 감염원은 공기 흐름에 의해 먼 거리까지도 확산되어 직접적으로 접촉하지 않은 사람들까지도 감염원을 흡입할 수 있다.

5) 피부를 통한 노출(Precautious exposure)

피부를 통한 노출은 오염된 날카로운 기구를 통해 발생한다.

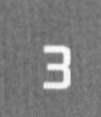

3 의료관련 감염의 이해

3.1 의료관련 감염 개요

의료관련 감염은 입원뿐만 아니라 외래진료를 포함하여 의료기관 내에서 의료행위와 관련된 감염을 말하며, 이는 병원근무자 등 관련 종사자들의 감염까지 포함한다.[2] 의료행위와 관련된 감염이 병원뿐만 아니라 퇴원 이후 요양시설이나 기타 의료 관련 기관 및 지역사회까지 전파될 수 있기 때문에 의료관련 감염이라는 포괄적인 용어로 변화하게 되었다. 의료관련 감염은 환자가 의료기관에 입원 후 48시간 후나 퇴원 후 2주 이내, 또는 수술 후 30일 이내에 발생하는 감염으로 정의된다.

의료관련 감염의 종류에는 중심정맥관 관련 혈류감염(central line–associated blood stream

2) https://www.kdca.go.kr/contents.es?mid=a20301080100 질병관리청

inffection, CLABSI), 유치도뇨관 관련 요로감염(catheter-associated urinary tract infection, CAUTI), 인공호흡기 관련 폐렴(ventilator-associated pneumonia, VAP), 수술 부위 감염(surgical site infection, SSI) 등이 있다.

3.2 의료관련 감염에 취약한 환자

심각한 기저 질환을 앓고 있거나 최근에 수술을 받았거나 유치도뇨관이나 기도 내 삽관을 가진 환자들은 감염에 매우 취약하다.

다음의 4가지 유형의 감염은 전체 의료관련 감염의 약 80%를 차지한다. 유치도뇨관 관련 요도 감염, 수술 부위 감염, 혈관 내 장치와 관련된 혈행성 감염, 인공호흡기 관련 폐렴 등이 있다.

유치도뇨관 관련 요도 감염은 가장 자주 발생되며, 의료관련 감염의 36%를 차지한다. 수술 부위 감염은 20%로 두 번째로 자주 발생하며, 혈관 내 장치로 인한 혈행성 감염과 인공호흡기 관련 폐렴은 각각 의료관련 감염 발생의 11%를 차지한다.

의료인들이 감염 예방 및 관리 지침을 준수하고 , 환자들이 조기 퇴원할 때 감염 발생률을 낮출 수 있다는 근거가 있다. 의료관련 감염 환자 중 약 25%가 중환자실 환자이며, 이 환자들의 70% 이상에서 1개 이상의 항생제에 내성을 보인다(Burke, 2003).

3.3 의료관련 감염의 예방을 위한 5가지 우선순위

학습자들은 교육과정 동안 감염 전파 위험성이 있는 많은 환경에서 일하게 될 것이다. 학습자들은 모든 상황은 자신을 포함하여 환자나 의료인에게 감염을 발생시킬 수 있는 가능성이 있다는 생각으로 접근해야 한다. 이는 학습자들이 정기적으로 정확한 손 위생 지침 준수, 장갑, 가운과 같은 개인 보호구의 적절한 사용, 권고된 소독 절차를 거친 기구와 장비 사용, 무균술 준수 및 특히 날카로운 도구의 폐기를 포함한 안전한 폐기물 관리와 같은 특정 상황에서의 감염 예방을 위한 정책 및 권고안의 준수 등과 같은 감염 예방을 위한 활동을 할 필요가 있다는 것을 의미한다.

학습자를 포함하여 모든 보건의료종사자가 취해야 하는 우선순위 행동 영역은 다음과 같다.

3.3.1 환경 청결

병원 내 환경 청결은 감염을 최소화하는 데 필수적이다. 보건의료기관은 육안으로도 청결해야 한다. 환경적 원인으로 인한 감염이 발생되었을 때는 환경 청결이 필수적이다. 세척제와 살균제의 선택은 다양한 요소에 따라 결정되며 각 기관은 이에 대한 규정과 절차를 구비하여야 한다. 학습자들은 토사물, 소변 등의 흘림과 오염을 처리하는 절차에 대해 숙련되어져야 한다. 이들은 다양한 살균제 종류와 사용법에 대해 약사나 기타 적절한 전문가에게 조언과 정보를 구해야 한다.

3.3.2 장비, 장치, 기구의 소독과 멸균

장비, 장치, 기구는 적절하게 소독되고 멸균되어야만 하며, 권고를 철저하게 준수해야 한다. 학습자들은 이러한 절차의 기본 원칙을 알아야 하며, 환자 치료에 사용되는 물품들이 권고를 준수하여 소독 또는 멸균되었는지 확인하는 방법을 알아야 한다.

3.3.3 "일회용" 의료 기구

일회용(for single use) 의료 기구는 재사용하지 않도록 제조사에서 고안한 것이다. 예를 들어, 일회용 주사기는 감염의 위험성이 매우 높기 때문에 절대로 재사용해서는 안 된다. 개발도상국의 자료에 의하면 주사기/주사침 재사용이 인간 면역 결핍 바이러스(HIV)와 간염 바이러스 감염의 주요 원인으로 나타났다(WHO, 2003).

전 세계적으로 주사는 가장 흔한 의료 시술 절차이므로 학생들을 포함한 학습자들은 주사기를 일회용으로 사용하는 것이 환자 치료에 중요하다는 것을 알아야 한다. 멸균된 일회용 주사기는 멸균 피하주사기와 주사침, 예방 접종을 위한 안전 필터(auto-disable) 주사기, 재사용 예방 기능이 있는 주사기, 주사침 예방 기능이 있는 주사기(예 안전 시린지)를 포함한다.

학습자들은 세계보건기구에서 홍보하는 주사기 일회 사용에 대한 규제와 권고에 익숙해져야 한다(WHO, 2003).

3.3.4 손 위생

병원이든 환자의 집이든 보건 의료 분야에서 일하는 모든 사람들에게 손 위생에 대한 인식은 반드시 필요하다. 손 위생은 모든 의료인들이 의료관련 감염을 예방을 위해 시행할 수 있는 단 하나의 가장 중요한 중재법이다. 의료인들은 환자와 그들의 가족에게 손 위생의 중요성에 대해 조언하고, 병원 직원의 손 위생을 확인할 수 있는 권한을 주어야 한다. 병원 직원과 학생 및 학습자들은 환자나 환자 가족이 손 위생에 대해 질문하거나 확인할 때 위협을 느끼지 않아야 한다.

1) 학습자들이 손 위생에 대해 알아야 하는 것

학습자들은 다음을 알아야 한다.

- 손 위생 수행 근거
- 세계보건기구 권고에 따른 손 위생 지침

• 다양한 상황에서의 손 위생 방법
• 손 위생 방법
• 부작용로부터 손을 보호하는 방법
• 손 위생 권고와 지침의 준수를 증진하는 방법

의료기관은 알코올성 손 소독제를 침상에 배치해야 한다. 알코올성 손 소독제는 신속하게 병원균을 죽이고 부작용도 매우 적다. 하지만 손이 눈에 띄게 오염되었을 경우, 손 소독제로 손을 문지르는 것만으로는 비누와 물을 이용하여 손을 씻는 것을 대체할 수 없다. 따라서 손을 씻을 수 있는 시설이 쉽게 접근 가능하도록 마련되어야 한다.

2) 왜 손 위생을 생활화해야 하는가?

많은 연구에서 의료관련 감염을 유발하는 병원균이 정상적인 손상 없는 손의 피부로부터 분리될 수 있다는 사실이 확인되었다. 미생물은 표피 상피세포 아래 장기간 거주하는 상재균총(resident flora)으로서 존재하며, 직접적인 피부 접촉이나 오염된 환경 표면과의 접촉으로 인해 획득한 박테리아, 바이러스, 곰팡이균을 포함하여 피부 표면에 일시적 균총(transient flora)으로 존재한다. 이러한 미생물은 쉽게 의료인의 손에서 환자나 환경으로 전파될 수 있다. 적절한 손 위생을 생활화하면 손에서 이런 미생물을 제거할 수 있다. 손 위생이 병원균의 전파경로를 차단할 수 있으며 의료관련 감염 발생과 군락(colonization)이 형성되는 비율을 감소시킬 수 있다는 근거가 있다.

3) 언제 손 위생을 수행해야 하는가?

손 위생은 균들의 군락 형성을 막고 환자와 의료인의 감염을 예방하고 환경의 오염을 막기 위해 수행된다. 따라서 손 위생은 미생물이 한 피부나 움직이지 않는 표면으로부터 다른 표면으로 이동할 가능성이 있는 매 순간 수행되어야 한다.

손 위생이 행해져야 하는 때를 쉽게 알기 위해 세계보건기구는 다음과 같이 "손 위생을 수행해야 할 5가지 시점(My 5 Moments for Hand Hygiene)(WHO, 2009)" 모델을 개발하였다.

• 환자 접촉 전
• 청결/무균적(clean/aseptic) 시술 절차 전
• 체액 노출 위험이 있는 업무 후
• 환자 접촉 후
• 환자 주변 물품 접촉 후

그림 8-1 손 위생의 5가지 시점

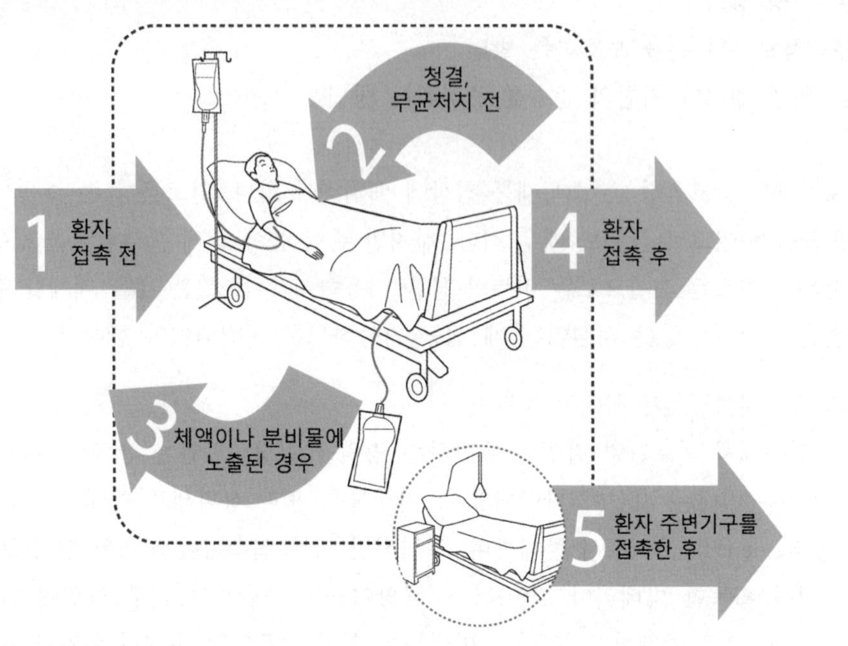

출처: https://www.who.int/campaigns/world-hand-hygiene-day

4) 손 소독제 사용 또는 손 씻기?

알코올성 소독제로 손을 문지르는 것은 임상에서 통상적으로 선호되는 방법이다. 이는 비누에 비해 알코올이 미생물을 빠르게 비활성화시키고 그 효과도 오래가며 수행시간도 적게 걸리기 때문이다. 또한, 손소독제를 이용하여 정확한 방법으로 문지르는 경우 비누와 물로 손을 반복적으로 씻는 것보다 손의 건조 등과 같은 부작용도 적다. 손 소독제 사용의 또 다른 이점은 깨끗한 물, 비누와 수건을 사용할 수 있는지에 상관없이 치료의 매 순간마다 쉽게 시행할 수 있다는 것이다. 그러나 반드시 손을 씻어야 한다고 권고하는 특정한 상황이 있다.

① 보건 의료에서의 손 위생에 대한 세계보건기구 지침

보건 의료에서의 손 위생에 대한 세계보건기구 지침(WHO Guidelines on Hand Hygiene in Health Care(WHO, 2009))은 다음과 같다. 정규적인 임상 업무를 시작하기 전에 손목과 손의 장신구를 제거하고 방수 드레싱으로 상처 부위를 덮는다. 손톱은 짧게 깎아야 하고 인조 손톱을 붙여선 안 된다.

비누와 물로 손을 씻는 것은 눈에 띄는 오염물이 묻었거나 혈액, 체액에 의해 오염된 경우와 화장실에 다녀온 경우에 수행되어야 한다. Clostridium difficile의 발생을 포함하는 잠재적 포자형성 병원균의 노출이 의심되거나 밝혀진 경우, 비누와 물로 손을 씻는 것이 선호되는 방법이다.

알코올성 손 소독제로 손을 문지르는 것은 눈에 보이지 않게 손이 더러워진 경우에 손을 소독하기 위해 선호되는 방법이다. 알코올성 손 소독제 사용이 가능하지 않으면 비누와 물로 손을 씻는다.

최선의 실무를 수행하도록 촉진하는 것은 모든 사람의 일이다. 학습자들은 세계보건기구의 손 위생 지침을 준수하도록 격려받고, 지침을 그들의 일상 실무에 적용할 뿐만 아니라 다른 사람들에게도 권유하도록 해야 한다.

② 손 위생 방법

사용하는 제품의 양, 씻는 손의 표면, 손 씻고 문지르는 시간 등과 같이 권고된 방법을 준수하는 것은 손 씻기의 효과성을 위해 매우 중요하다. 비누와 알코올성 소독제를 같이 사용하는 것은 권장하지 않는다.

- 손 문지르기: 알코올성 소독제를 손바닥 가득 담아 손의 전체 표면을 덮는다. 마를 때까지 손을 문지른다. 문질러 손 씻는 기술에 대한 세계보건기구 출간 브로셔 How to Hand rub?는 온라인으로 볼 수 있다(WHO, 2021).
- 손 씻기: 물에 젖은 손에 손 전체 표면을 덮을 만큼 비누를 묻힌다. 물로 손을 헹구고 일회용 수건으로 물기가 마르도록 닦는다. 뜨거운 물을 반복적으로 사용하는 것은 피부염의 위험성을 증가시키므로 피한다. 수도꼭지를 잠글 때는 수건을 사용한다. 손 씻기 기술에 대한 세계보건기구 출간 브로셔 How to Hand wash?는 온라인으로 볼 수 있다(WHO, 2021). 젖은 손은 미생물을 손쉽게 침투하고 확산되기 때문에 손을 완전하게 건조하는 것이 필수적이다. 수건은 여러 번 사용하였거나 여러 사람이 사용했던 것이 아닌지 확인한다. 손을 말리거나 수도꼭지를 잠그는 동안 손이 다시 오염되지 않도록 해야 한다. 액체 비누, 고체 비누, 종이 비누, 가루 비누 모두 사용 가능하다. 고체 비누를 사용할 때는 물 빠짐이 좋은 받침에 비누를 담아서 비누가 건조되도록 해야 한다.

5) 피부를 보호하는 방법

손이 건조해서 갈라지거나 거칠어지면 박테리아가 인체로 유입될 수 있는 관문으로 작용한다. 손 위생과 관련해 가렵고 건조한 것은 보건의료 종사자에 의해 내성 좋은 것으로 입증된 보습제를 선택하여 감소시킬 수 있다. 손 피부염에 대한 피부 보습제의 사용과 필요성은 의료 환경과 나라, 기후조건에 따라 다양하다. 젖은 손에 장갑을 착용하거나 젖은 손에 알코올성 손 소독제를 문지르는 것과 같은 행동은 가려움을 증가시킬 수 있다.

그림 8-2 올바른 손씻기

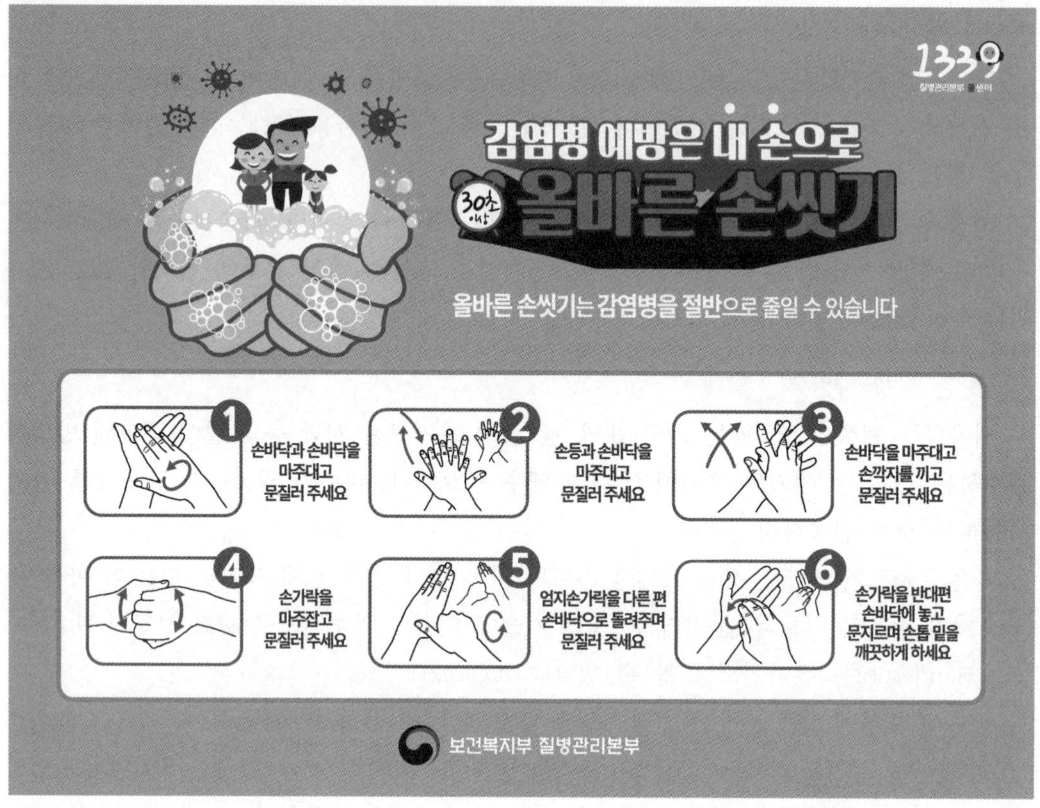

출처: 질병관리청. (2020). 올바른 손씻기. Available at: https://nih.go.kr/gallery.es?mid=a20503020000&bid=0003&b_list=9&act=view&list_no=136782&nPage=29&vlist_no_npage=51&keyField=&keyWord=&orderby=

3.3.5 개인 보호구 사용

개인 보호구 사용은 가운, 장갑, 앞치마, 안구보호 용구, 신발 싸개, 안면 마스크를 포함한다. 보호구는 일반적으로 환자와 의료진 사이에 미생물이 전파될 수 있는 위험성의 사정을 근거로 하여 사용한다. 학습자들의 유니폼은 개인위생에 초점을 두고 청결하게 관리하여야 한다.

1) 장갑

장갑은 표준주의지침(standard precautions)에서 중요한 요소로 임상 실무에서 매일 사용하고 있다. 장갑의 종류는 다음과 같다. 수술 장갑, 일회용 검진 장갑, 다용도 또는 내구성 있는 가정용 장갑(heavy-duty household gloves).

장갑을 부정확하게 사용 시 손 위생을 유지하기 위한 모든 노력을 약화하므로 장갑을 정확하게 착용하는 것은 매우 중요하다. 매 업무수행 시 그리고 환자와 환자 사이에서 장갑을 교환하지 않으면 환자들은 감염의 위험성에 노출된다(장갑 사용에 대한 세계보건기구의 지침은 <표 8-2>에 제시되었다).

임상 환경에서 장갑 착용을 위한 두 가지 적응증이 있다. 손이 유기물이나 미생물에 오염되지 않도록 예방하고, 환자, 의료진 또는 다른 사람들에게 감염성 미생물이 전파되는 위험성을 감소시키기 위한 것이다.

장갑 착용이 손 위생을 대체하지는 않는다. 장갑은 결함이 있거나 종종 새기도 한다. 장갑을 착용한 상태에서도 손이 오염될 수 있다. 장갑이 어떤 원인에 의해 찢어졌다면, 반드시 장갑을 벗고 손 위생을 실시한 후에 새로운 장갑을 착용해야 한다. 장갑은 매번 사용한 후에 적절하게 버리고 손도 깨끗이 씻어야 하는데, 장갑은 일회용으로 사용될 목적으로 제작되었고 손 표면을 통해 미생물을 옮길 수 있기 때문이다.

보건의료인은 근무하는 상황 속에서 장갑이 필요할 것인지를 평가할 필요가 있다. 장갑은 혈액, 체액, 분비액 등에 노출될 위험이 있는 경우 또는 날카롭거나 오염된 기구를 취급할 경우 이외에도 침습적 절차, 멸균 상태에서 접촉이 이루어지거나 피부 표면이 불안정하거나 점막 등을 접촉할 때에는 반드시 착용해야 한다. 장갑은 의료행위를 하기 직전에 바로 착용하고, 시술 행위를 마친 후 바로 벗고, 환자가 바뀌면 매번 교체해야 한다. 장갑은

표 8-2 장갑 사용에 대한 세계보건기구 지침

멸균 장갑	외과적 절차, 질식 분만, 침습적 방사선 검사, 혈액 농양과 절차(central lines), 총정맥영양법(total parenteral nutrition, TPN) 준비, 화학요법제(chemotherapeutic agents)
비멸균 장갑	혈액, 체액, 분비물, 배액 등 접촉 우려가 있는 경우 • 직접 환자 노출: 혈액접촉, 불안정한 피부나 점막 접촉, 고도의 감염 및 위험성이 있는 신체 장기 존재, 응급 상황, IV 삽입 및 제거, 혈액채취, 정맥주입선 교체, 골반 및 질 내진, 기관 튜브 흡인 등 • 간접 환자 노출: 구토물이 있는 농반기를 비울 때, 기구를 취급하거나 세척할 때, 폐기물 취급, 체액으로 오염된 것을 닦아낼 때
장갑 착용 불요 (직접 접촉일 때는 제외)	• 직접 환자 노출: 혈압, 체온과 맥박 측정, 피하 및 근육주사, 환자 목욕이나 드레싱, 환자 이동, 눈과 귀 간호 시(분비물이 없는 경우), 혈액 외 유출이 없는 상태에서 혈관 라인을 다룰 때 • 간접 환자 노출: 전화기 사용, 환자기록, 경구투약, 환자 식판을 이용하여 배식하거나 퇴식할 때, 환자 침구 린넨 교체, 비침습적 산소 환기 기구를 부착할 때, 환자 가구 이동 시 혈액이나 체액, 오염된 환경에 노출 위험이 없는 경우 • 장갑은 표준절차에 따라 착용하고 장갑 착용과 관계없이 적절한 때 항상 손 위생 실시

출처: WHO. (2009). *Glove use information leaflet.* Available at: http://www.who.int/patientsafety/events/05/HHen.pdf (Accessed June 30, 2016).

의료폐기물처럼 취급해야 하고 장갑을 벗은 후에는 매번 손 위생을 실시해야 한다.

장갑은 위와 같은 상황이 아니더라도 착용하는 것이 권고된다. 예를 들면, 병원체를 보유하고 있는 환자와 직접적인 신체 접촉으로 전파될 우려가 있는 경우(예 VRE, MRSA) 등에서 장갑을 착용해야 한다. 이처럼 감염 특이적 상황에서는 기존에 권고된 사항 그리고 새로운 권고 사항이 요청되는지 파악해야 한다.

다양한 종류의 장갑이 사용 가능한데, 멸균 장갑은 침습적 절차나 멸균적 취급이 요하는 상황에서 사용된다. 비침습적 또는 비멸균적 절차에서는 검사용 장갑(examination gloves)을 사용하면 된다. 두꺼운 장갑(utility or heavy-duty gloves)은 날카로운 도구나 오염된 폐기물을 취급할 때 착용하도록 한다.

세계보건기구는 장갑 사용에 대한 행동수칙을 장갑사용정보 리플렛으로 제작하여 준수하도록 권고하고 있다.

- 장갑 사용이 손을 비벼 씻는 것과 같은 손 위생을 대체하지 않는다.
- 혈액이나 잠재적으로 감염 우려가 있는 물질, 점막이나 불안정한 피부 등과 접촉할 것이 예측될 때에는 장갑을 착용한다.
- 환자에게 처치를 마친 후 바로 장갑을 벗는다. 동일한 장갑으로 한 명 이상의 환자 간호에 사용하지 않는다.
- 장갑을 착용했더라도, 동일한 환자 또는 동일한 환경에서 불안정한 피부 점막이나 의료기구 등이 오염된 신체 부위와 접촉했을 때에는 장갑을 교체하거나 벗는다.
- 장갑의 재활용은 권고되지 않는다. 만약 장갑을 재사용하려면, 가장 안전한 재활용 처리 과정을 거치도록 한다.

2) 가운과 안면 마스크

가운과 안면 마스크는 전파경로에 근거한 표준개인보호절차 중의 일부로써 의료인의 신체 노출을 보호할 수 있다. 가운은 혈액, 체액, 기타 잠재적인 감염성 물질에 의한 의복의 오염을 예방해준다. 가운의 형태는 환자와의 상호작용과 혈액 및 체액의 잠재적인 침습 여부에 따라 다양하다. 따라서 의료기관의 정책을 확인하여 준수하는 것이 필요하다. 일반적인 가운 정책에는 다음 사항들이 포함된다.

3) 보건의료인을 위한 지침

- 일회용 가운은 환자나 의료기구 등과 직접적인 접촉을 하거나, 의복이 오염될 우려가 있다면 착용한다.
- 매번 의료행위를 마친 후에는 가운은 벗는다. 일회용 가운이 아닌 경우에는 세탁실로 보내도록 한다.

• 광범위하게 혈액, 체액, 분비액이나 배액이 튈 우려가 있을 때에는(예 외상환자 처치, 수술, 산과적 처치 등) 통풍 기능이 있고 방수 처리된 전신용 가운을 착용한다. 만약 분만실의 경우에는 신발 덮개도 착용하도록 한다.
• 안면 마스크와 눈 보호 안경은 혈액, 체액, 분비물이나 배액이 안면과 눈으로 튈 우려가 있을 때 착용한다.

4) 호흡기 위생/기침 예절 단계

호흡기 감염의 징후나 증상이 있는 경우에는 원인을 불문하고 호흡기 위생/기침 예절을 준수하도록 한다.

• 기침이나 재채기를 할 때는 코와 입을 덮는다.
• 호흡기 분비물을 닦아내기 위해서 휴지를 사용한다.
• 휴지가 없다면, 자신의 팔꿈치 안쪽 부분에 대고 기침이나 재채기를 한다.
• 호흡 분비물과 오염된 물체/물질에 접촉한 후에는 손 위생을 실시한다.

5) 날카로운 의료기구의 안전한 사용과 폐기

의료인에게 발생하는 주사침으로 인한 손상과 같은 심각한 문제를 인식해야 한다. 주사침 손상은 낙상 및 위험물질 노출처럼 많이 발생한다. 많은 의료인이 꾸준하게 체액매개 바이러스에 감염되는데, 이러한 감염들을 다음의 실무 준칙을 준수하여 예방이 가능하다.

• 날카로운 기구 등의 사용을 최소화할 것
• 주사침을 사용한 후에 바늘을 구부리거나, 부러트리거나 뚜껑을 씌우려고 하지 말 것
• 주사침은 사용 직후 수거 용기(뚫림 방지 용기)에 버릴 것(환자에게 주사할 경우 항상 주사침 수거 용기를 지참)
• 주사침 수거 용기가 가득 차서 넘칠 때까지 사용하지 말 것
• 환자에게 주사 처치한 바늘은 주사침 수거 용기에 담고 이를 의료폐기물 수거용 박스에 넣어서 폐기할 것
• 주사침 손상 사건 발생 시 기관의 정책에 따라 항상 보고할 것

날카로운 물체를 취급하는 사람은 안전하게 폐기할 책임이 있다. 이와 같은 안전한 절차는 아래의 표준주의 점검표에도 반복 제시하였다.

3.4 결핵

결핵은 의료기관 내에서 확산할 수 있다. 결핵은 기침, 재채기, 대화, 침 뱉기 등에 의해 결핵균이 공기를 타고 전달되어 확산한다. 사람들이 공기 중의 결핵균을 흡입하기 때문이다.

건강한 면역체계를 가진 사람들의 경우에 결핵균 병원체를 비활동성이 되므로 감염으로 진행되지 않는다. 그러나 면역체계가 부실한 경우에는 병원체가 활동성이 되어 감염으로 진행된다. 따라서 의료 관련 종사자들은 항상 표준주의지침을 적용해야 한다. 이러한 표준주의지침은 다른 장에서 자세히 다루기로 한다. 만약 결핵이 여러분이 상주하는 나라의 주된 질병이라면, 의료제공과정에서 결핵을 억제하기 위한 전략 등 추가 정보를 확보하는 것이 적절하다. 세계보건기구 웹사이트는 결핵 유병률과 결핵의 폐해에 관한 수많은 보고를 소개하고 있다.

3.5 효과적인 멸균 절차 활용

미국 CDC는 일반적으로 정상 멸균 조직이나 혈관체계 또는 혈액으로 들어가는 의료기기 또는 기구의 재사용은 매번 사용하기 전에 멸균하도록 권고한다.

멸균은 물리적 또는 화학적 과정을 통하여 박테리아의 아포를 포함한 모든 미생물을 완전하게 제거하고 파괴하는 것을 말한다. 따라서 환자에게 기구를 안전하게 사용하기 위해서 다양한 기구 멸균 방법들을 잘 알고 있어야 한다(CDC, 2008).

3.6 예방적 항생제 사용

외과적 또는 치과 치료과정에서 외과 의사나 치과의사들이 예방 차원에서 항생제를 처방하는 것을 관찰할 수 있다. 적절한 항생제 투여는 외과적 또는 치과적 시술 후 감염 예방을 하는 것으로 알려졌지만, 정확하게 처방되지 않는 경우에는 오히려 해로울 수 있다. 부적절한 시간대에 부적절한 용량을 빈번하게 투여하는 등의 사례가 보고되고 있다. 예방적 항생 요법을 부정확하게 또는 장기간 투여하게 되면 항생제 내성 병원체로 인하여 건강 위험이 증대될 것이다.

4 환자안전을 위한 감염관리 실무

의료인들은 감염 확산을 최소화하기 위한 모든 노력을 기울일 책임이 있고 환자와 다른 의료인들이 병원과 지역사회에서 감염 확산을 줄이기 위한 주의 조치를 수행하도록 적극적으로 격려해야 한다.

- 손 위생을 포함한 표준주의지침을 수행할 것
- B형 간염 백신 주사를 맞을 것
- 주사바늘 등 손상이나 혈액이나 체액 또는 잠재적 병원체에 노출되었을 경우 어떻게

대처하는지 알도록 할 것
- 의료인이 질병에 걸렸을 경우 환자에게 감염시키거나/또는 근무환경을 오염시키지 않기 위하여 적절한 주의를 할 것
- 임상 실무의 좋은 예가 되도록 주의조치에 따라 수행하고 다른 의료진들이 적절한 주의 조치를 하도록 격려할 것
- 다양한 기구 멸균 방법과 기법을 활용할 수 있게 숙달할 것

4.1 손 위생을 포함한 표준주의지침 실천

표준주의지침을 적용하게 되면 의료인 스스로 위험에 처하지 않게 된다. 손 위생이 요구될 때 손 위생을 실시함으로써 피부 상태 변화가 있는 경우에 보고를 할 수 있고 치료를 받을 수 있기 때문에 중요하다. 손 씻기 또는 알코올 솜으로 문지르는 것과 같은 손 위생은 피부염이나 습진이 있을 때는 감염의 위험이 있기 때문에 권고되지 않는다. 장갑은 이러한 상황에서 손 위생을 대체해 주지 않는데, 여러분들의 피부 상태가 이와 같다면 치료를 위해 병원감염부서를 방문하거나 환자와 직접적인 접촉을 하지 않는 업무로 조정되도록 해야 한다.

4.1.1 환자 신체 접촉 전 손 위생

이 절차는 의료인의 손에 의해 전달될 수 있는 유해한 미생물로부터 환자를 보호하기 위해 중요하다. 여러분들이 오염된 표면이나 환자 및 동료들과 접촉할 때 미생물이 여러분에게 옮겨온다.

4.1.2 비오염/무균 절차 직전 손 위생

의료인들이 무균 투약을 해야 하는 경우를 포함하여 비오염/무균 절차를 수행하기 직전에 손 위생은 필수적이다. 이러한 과정은 환자 자신의 미생물이 환자 신체로 들어가는 것을 포함하여 유해한 미생물을 예방하는 기본이 된다. 여러분은 구강/치아 간호, 안약 점적이나 분비물 흡인 등 점막 접촉을 통해 전이되는 것을 차단해야 한다. 피부의 병소, 상처 드레싱, 각종 주사 처치 등 불안정한 피부 표면의 접촉은 전파의 기회가 된다. 카테터 삽입, 혈관 삽입관 또는 배액관 등에 접촉할 때는 이러한 장치들이 잠재적인 위해 미생물을 보유하는 것으로 알려져 있기 때문에 각별한 주의를 기울여야 한다. 여러분은 식이, 약물 및 드레싱을 준비할 때 철저하게 손 위생을 수행해야 한다.

그러나 때에 따라서 불가피하게 점막이나 불안정한 피부를 만져야 하는 경우도 있다. 이 경우에 위험요소를 잘 알고 있는 것이 안전한 의료제공에 도움이 될 것이다. 이와 관련된 업무로는 각종 환자 장치나 검사샘플을 채취하거나 배액관을 개봉하거나 기관 내 튜브

를 삽입 또는 제거할 때 그리고 흡인 등을 하는 과정들이다.

4.1.3 체액에 노출 위험 후 손 위생

의료인들이 체액에 노출되거나 장갑을 벗은 직후 습관적으로 손 위생을 실시해야 한다. 이러한 손 위생은 감염 기회를 제한하고 안전한 의료 환경을 유지하는 데 필수적이다. 장갑을 착용한 경우에도 감염전파가 발생한 예도 있다.

근무 중에 의료인들은 환자의 소변, 대변이나 구토물을 정리하라고 요청받을 수 있다. 이러면 각종 환자폐기물(오염된 붕대, 사용한 위생용품들, 소변 패드)이나 오염되어 있거나 흙으로 더러워진 장소(화장실)나 기구류를 발견하게 될 것이다. 이때 의료인은 적절하게 폐기물을 처리하는 방법과 오염된 것을 제거한 후 직후 손 씻기의 중요성을 인식하여야 한다.

4.1.4 환자 접촉 후 손 위생

의료인들은 환자와 접촉한 후 손 위생을 실시해야 한다. 환자 이동이나 환자 목욕 또는 등 마사지 제공 외에도 신체에 대한 직접적 접촉을 한 때를 모두 포함한다. 맥박이나 혈압 측정과 같은 신체 사정의 경우도 감염성 미생물의 전파 기회가 될 수 있다.

4.1.5 환자 주변 물건 접촉 후 손 위생

미생물은 무생물 표면에서도 생존이 가능하다. 따라서 환자와 직접적인 접촉이 없더라도 환자 주변의 물건을 만지게 될 경우 손을 깨끗이 씻는 것은 매우 중요하다. 때로 의료인, 학생 등 관계자들은 환자 침상 린넨이나 환자 모니터 알람, 침상 난간 및 침상 보조 테이블 등을 만지게 되는 경우에는 반드시 사후에 손 위생을 해야 한다.

손 위생을 간과하는 것은 환자 및 의료인, 학생 등 관계자들은 미생물 서식지가 되게 하고 주변 환경으로 미생물이 확산할 수 있는 경향을 증가시키게 된다.

4.1.6 개인 수준의 감염 보호 방법을 위해 학습자들의 준수사항

- 개인보호 절차나 장비 훈련을 받고 지침을 준수
- 체액, 불안정한 피부 및 점막을 접촉할 때 장갑을 착용
- 혈액이나 체액이 튈 우려가 있는 경우 안면 마스크와 눈 보호 안경을 착용
- 개인 보호구/재료가 소진될 경우에 보충하도록 지시
- 안전하게 감염 예방을 하는 의료인의 모범이 될 것
- 주기적으로 개인 보호구 사용에 대해서 자가 평가를 수행하고 기록
- 피부가 손상되거나 벗겨진 부위는 밀봉할 것
- 혈액이나 체액으로 오염된 곳은 항상 깨끗이 세척할 것
- 근무하는 기관의 의료폐기물 처리 체계를 잘 인식할 것

4.2 B형 간염 백신

의료종사자들은 혈액매개바이러스 감염 위험성이 있다. 의료인과 환자들의 감염 위험성은 환자집단의 질병 이환율 및 노출 빈도에 관련된다. 따라서 의료기관이나 지역사회 그리고 환자의 집에서 환자를 보게 될 경우에는 곧바로 백신 투여를 하고 사후-백신 테스트를 받도록 한다.

4.3 감염에 노출된 경우의 조치

뜻하지 않게 혈액매개 병원체에 감염된 경우에는 근무하는 기관의 상급자 또는 감염관리 담당자에게 즉각 보고해야 한다. 감염된 것에 대한 가능한 한 적절한 의료적 처치를 받는 것이 중요하기 때문이다.

4.3.1 오심, 구토, 설사 등의 증상이 있는 경우의 조치

설사와 구토 증상을 관찰하거나 또는 자신이 그러한 증상을 보이게 되면 보고해야 한다. 병원에서 설사나 구토는 종종 일어나고 그러한 증상을 지닌 채 계속 근무하는 의료진들도 있다. 이 경우 증상을 보이는 사람들은 다른 감염에 취약한 환자와 다른 의료진들에게 감염을 옮길 수 있으므로 계속 근무해서는 안 된다. 여러분은 각 기관의 정책을 준수해야만 한다.

4.3.2 필요 감염 예방 및 통제 절차를 적용

각종 기구류나 장비들이 적절하게 멸균/소독되도록 보장해야 한다. 예를 들면 도뇨관 삽입의 경우에 감염 예방을 위한 수행 절차상의 지침은 준수되어야 한다.

4.3.3 감염관리 활동에 의료진들의 참여 격려

학습자들은 동료 의료진들이 손 위생 방법을 정확히 적용하도록 격려해야 한다. 여러분이 때로는 동료들의 역할 모델이 될 수 있다. 때로는 의료진들에게 안전수칙 미준수에 해당한다는 경각심을 일깨워 주는 것도 필요하다.

학습자들은 환자들 상호 간 접촉 기회가 의료진들보다 더 많을 수 있기 때문에 손 위생의 중요성을 교육할 수 있다. 이는 의료와 감염 예방 및 관리 차원의 교육을 실시하는 좋은 기회가 된다. 또한 학습자들은 지역사회 주민 대상(환자 친척이나 방문객)으로 적절한 손 위생을 통한 감염 예방을 교육할 수도 있다.

특히 접촉주의 예방 활동을 통해 감염 예방의 효과를 거둔 실무 사례 연구를 논문으로 발표하는 것은 근거 기반 실무를 위해 매우 중요하다. 보스톤 소재 Brigham 여성 병원은 2006년 1월 C.*difficile* 교육 홍보, 예방 번들과 치료 번들을 만들고 감염관리와 환경관리 활동을 실시한 후 분기별로 점검을 하였다. 교육 대상은 의사, 간호사, 환경관리자들이었다. 예방 번들은 접촉주의 지침과 검사실 보고 절차 및 장염 의심 의료인에 대한 대변 검사였고 치료 번들은 *C.difficile* 감염 정도에 따른 수술 관련 지침을 표준화한 것이었다. 전체 모니터링 기간은 2006년 3월부터 2008년 12월까지였고 총 1,047,849 환자 입원 일수를 점검한 결과 의료 관련 감염률이 평균 환자 입원 1,000일당 1.10에서 0.66으로 40% 감소하는 결과를 얻게 되었다(Abbet et al., 2009; Wachter, 2018).

4.3.4 의료인들의 습관 교정

때로는 의료기관에서 의료진들이 기관 또는 전문기관에서 요구하는 감염 예방 및 관리 지침을 준수하지 않는 것을 발견할 수 있다. 또한 학습자들의 상급자가 손 씻기나 소독환경 유지를 간과하는 것을 관찰하기도 한다. 이 경우 그러한 상황에서 공공연히 지적하는 것은 매우 어려울 것이다. 문화적으로도 연령 차이로 인해 나이 어린 여러분이 나이가 많은 분에게 권고하는 것 또한 받아들이기 어려울 것이다. 이러한 경우에 여러분보다 연배가 높은 분이 속한 기관의 감염관리부서에 알리거나 여러분이 속한 감염관리부서의 상급자에게 조언을 구함으로써 현명하게 처리할 수 있다.

4.3.5 의료진이 손 씻기를 간과할 경우

이 상황을 어떻게 대처할 것인가는 의료진과의 관계에 달려 있을 것이다. 여러 문화적 상황을 고려하더라도, 우선 손 씻기를 왜 빠트렸는지 가능한 이유를 이해하려고 하는 것이 도움이 된다. 때로는 너무나 바쁜 업무로 인해서 손 씻기를 잊어버렸을 수 있기 때문이다. 일반적으로 해당 의료진이 평상시 매우 주의 깊게 행동하였다면, 손 씻기를 대체할 수 있는 알코올 이용이나 다른 방법을 활용하도록 함으로써 손 씻기에 대해 상기시키는 것이 적절할 것이다.

4.3.6 정확한 감염관리 절차를 무시하는 것을 관찰했을 때

이 경우에는 상급자나 팀장에게 감염 예방 및 관리 문제에 대하여 토론 의제로 할 것을 요청할 수 있다. 그들은 자신들이 관리해야 할 의료진들을 위해서 여러분의 부서장이 직접 감염관리 절차의 중요성에 대해서 설명해 줄 수 있는지 요청할 수 있다.

4.3.7 요약 정리

의료 관련 감염을 최소화하기 위하여

- 여러분이 속한 근무환경의 주요 지침을 인식할 것
- 감염전파 기회를 최소화하는 책임을 수용할 것
- 전파경로에 근거한 표준주의를 적용할 것

• 개인 보호구 등이 부족할 경우 보고하도록 할 것
• 환자와 가족/방문객들에게 손 씻기와 감염전파에 관한 교육을 할 것

개인 보호구/재료들이 부족한 것을 관련 부서에 알리는 활동이 가용한 재원이 부족한 경우라 공급량이 부족한 상황에서는 사실상 곤란할 것이다. 병원 정책적으로 여러분들에게 개인 보호구를 제공하는 것을 제외하는 경우도 있기 때문에 이러면 여러분의 상급자에게 조언을 구하도록 한다.

4.4 사례 연구

4.4.1 사례 1. 혈액으로 젖은 혈압계 커프

이 사례는 감염관리지침 준수의 중요성을 알려주며, 왜 의료진들이 항상 질병 전파 가능성을 인식해야 하는지 조명해 준다.

자가용을 타고 퇴근을 하던 24세의 민수는 맞은 편에서 돌진한 오토바이와 충돌하였고 민수의 자동차가 횡단보도에 세워져 있던 전신주를 들이받았다. 민수와 오토바이 운전사 모두 크게 다쳐 119에 의해 응급실로 실려 왔다. 민수는 외상으로 인한 다발성 손상을 입은 상태였고 오토바이 운전사는 상반신에 차 유리 파편이 무수히 박혀 있었다. 응급실 의료진이 두 사람의 혈압을 측정하는 과정에서 민수의 혈압을 먼저 측정하였는데 출혈이 심하여 혈압계 커프가 피에 흠뻑 젖을 정도였다. 민수는 응급수술에 들어갔으나 과다출혈로 사망하였다.

오토바이 운전사는 민수를 처치했던 피에 흥건한 처치용 침대에 그대로 눕혀졌고 민수에게 사용된 동일한 혈압계를 커프를 교체하지 않은 채로 혈압이 측정되었다. 간호사가 피로 흠뻑 젖은 혈압계 커프를 다시 사용하는 것에 대해서 주의를 주었으나, 혈압 측정을 맡은 담당자는 별다른 대꾸 없이 그냥 혈압을 계속 측정하였다.

몇 주 후, 민수의 사망이 에이즈 양성임을 비관한 의도적인 자살 시도의 결과로 알려졌다.

〈토론〉 이 사례를 학습자들이 혈압계 커프의 재사용을 방지할 수 있는 과정을 인식하고 어떠한 교훈을 얻을 수 있는지 학습하도록 토론 주제로 사용하시오.

4.4.2 어린이 환자 정맥주입속도 확인 실패 사례

이 사례는 의료 관련 감염이 환자에게 끼치는 결과에 대하여 학습하게 한다.

토요일 새벽에 수지라는 3세 여아를 안고 아이의 아버지가 병원 응급진료센터를 방문하였다. 수지는 며칠 전부터 감기 증세가 있어서 병원 외래를 방문한 적이 있었다. 이 날 당직 의사는 수지를 진료한 후 폐렴으로 진단하고 클로에를 입원하도록 하였다. 소아과 병실로 옮기기 전에 응급진료센터에서 수지의 좌측 대퇴부에 정맥 캐뉼러를 삽입 후 고정했다. 수지가 입원한 소아과 병동에는 주말 동안 의료진들이 통상적으로 방문하여 수지의 상태를 관찰하였다. 그러나 정맥 캐뉼러 삽입 부위는 8~12시간 이내에도 피부 손상을 일으킬 수 있음에도 월요일 아침이 될 때까지(삽입 후 48시간 경과) 수지의 좌측 대퇴 부위 상태를 의료진 가운데 누구도 확인하지 않았다. 결국 소아과 병동에서 입원치료를 받는 도중 수지의 왼쪽 발뒤꿈치가 괴사되기 시작하여 발등에까지 확대되었다. 약 1주일간의 입원 후 퇴원하여 괴사 부위에 대한 치료를 받았으나, 상태가 호전되지 않았다. 결국 수지는 소아전문병원으로 보내졌고 일련의 치료과정 동안 수지는 이상 행동을 보이기도 하였다.

〈토론〉 정맥 캐뉼러 부위 감염과 감염을 최소화할 방법에 대하여 토론하도록 사례를 제시하세요.

출처: Case studies-investigations. Sydney, New South Wales, Australia, Health Care Complaints Commission Annual Reports 1999-2000: 59.

4.4.3 학습주제에 대한 지식 사전 평가

학습자들의 감염관리에 대한 지식은 다음의 방법을 통해서 사전 평가될 수 있다.

- 포트폴리오
- 사례기반 토론
- OSCE 훈련
- 의료기관들의 감염 예방과 관리에 대하여 서술한 것을 관찰
- 선택형 질문, 에세이 및 짧은 질문에 답하기
- 아래 사항에 대한 관찰
  - 학습자들이 세계보건기구 지침을 적용하여 손 위생을 수행하는지
  - 학습자들이 일회성 검사를 위해 장갑을 사용하는지
  - 학습자들이 외과적 절차에 소독 장갑을 착용하는지

학습자들의 지식은 의료기관이 감염 예방과 관리를 위해 직원들을 어떻게 교육하고 의료기관의 조직 구조가 어떻게 영향을 미치는지, 감염 예방과 관리를 준수하지 못한 경우의 보고체계, 감염전파를 최소화하기 위한 환자들의 역할 그리고/또는 감염 예방과 관리 지침의 효과성에 대하여 기술해 보라고 질문함으로써 평가될 수 있다.

4.4.4 학습주제에 대한 학습 과정 평가

평가는 학습 과정이 어떻게 진행되었으며 개선할 부분이 있는지 평가하는 점에서 중요하다.

5 참고문헌

우준희, 이미숙, 정문현, 이상오, 정두련, 김은옥, 외 34명. (1997). 우리나라 병원감염관리의 실태조사보고, *병원감염관리, 2(2)*, 177-202.

유진홍. (2016). 국내 최신 감염관리 동향과 전망. *병원감염관리, 21(1),* 1-8.

Abbett, S. K., Yokoe, D. S., Lipsitz, S. R., Bader, A. M., Berry, W. R., Tamplin, E. M., et al. (2009). Proposed checklist of hospital infeciton to decrease the incidence of healthcare-associated *Clostridium difficile infection.* Infection Control and Hospital Epidemiology. 30(11), 1062-1069.

Allegranzi, B., Nejad, S. B., Combescure, C., Graafmans, W., Attar, H., Donaldson, L., et al. (2011). Burden of endemic health-care-associated infection in developing countries: systematic review and meta-analysis. *The Lancet, 377*(9761), 228-241.

Burke, J. P. (2003). Infection control-a problem for patient safety. *New England Journal of Medicine, 348*(7), 651-656.

Centers for Disease Control and Prevention. (1996). Centers for Disease Control and Prevention. Universal precautions for prevention of transmission of HIV and other bloodborne infections. Atlanta, GA, Available: http://www.cdd.gov/niosh/topics/bbp/universal html; accessed 21 February 2011.

Centers for Disease Control and Prevention. (2003). *Campaign to prevent antimicrobial resistance in healthcare settings* Atlanta, GA: Centers for Disease Control and Prevention.

Centers for Disease Control and Prevention. (2003). Centers for Disease Control and Prevention campaign to prevent antimicrobial resistance in healthcare settings. Atlanta, GA: Centers for Disease Control and Prevention.

Centers for Disease Control and Prevention. (2008). *Guideline for disinfection and sterilization in healthcare facilities*. Atlanta, GA: Available: http://www.cdc.gov/hicpac/Disinfection Sterilization/3 OdisinfectEquipment html; accessed 21 February 2011.

Ducel, G. et al. (2002). *Prevention of hospital-acquired infections: a practical guide*. 2nd ed. Geneva: World Health Organization.

Institute for Healthcare Improvement. (2011). The Five Million Lives campaign. Retrieved from Institute for Healthcare and Improvement Website: http://www.ihi.org/engage/initiatives/completed/5MillionLivesCampaign/Pages/default.aspx

MacDonald, A., Dinah, F., MacKenzie, D., Wilson, A. (2004). Performance feedback of hand hygiene, using alcohol gel as the skin decontaminant, reduces the number of inpatients newly affected by MRSA and antibiotic costs. *Journal of Hospital Infection, 56*(1), 56-63.

Stone, P. W., Braccia, D., Larson, E. (2005). Systematic review of economic analyses of health care-associated infections. *American Journal of Infection Control, 33*(9), 501-509.

Wachter, R. M., Gupta, K. (2018). Understanding patient safety(3rd ed). New York: McGraw-Hill Education.

World Health Organization. (2003). Guiding principles to ensure injection device security. Available at: http://www.who.int/injection_safety/WHOGuidPrinciplesInjEquipFinal.pdf (Accessed October 15, 2016).

World Health Organization. (2003). Medical device regulations: Global overview and guiding principles. Available at: http://www.who.int/medical_devices/publications/en/MD_Regulations.pdf (Accessed October 15, 2016).

World Health Organization. (2007). WHO Clean Hands Net-a network of campaigning countries. Available at: http://www.who.int/gpsc/national_campaigns/en/ (Accessed October 15, 2016).

World Health Organization. (2009). Glove Use Information Leaflet on the appropriate use of gloves with respect to hand hygiene. Available at: http://www.who.int/gpsc/5may/Glove_Use_Information_Leaflet.pdf (Accessed October 15, 2016).

World Health Organization. (2009). Hand hygiene: why, how and when. Available at: http://www.who.int/gpsc/5may/Hand_Hygiene_Why_How_and_When_Brochure.pdf (Accessed October 15, 2016).

World Health Organization. (2009). WHO guidelines on hand hygiene in health care: first global patient safety challenge. Clean care is safer care. Available at: http://apps.who.int/iris/bitstream/10665/44102/1/9789241597906_eng.pdf (Accessed October 15, 2016)

World Health Organization. (2011). Countries or areas committed to address health care-associated infections. Available at: http://www.who.int/gpsc/statements/countries/en/ (Accessed October 15, 2016).

제 9 장

의료 관련 기타 합병증

학 습 목 표

- ▶ 낙상 예방 관리의 중요성을 이해하고, 환자 낙상에 영향을 미치는 요인을 설명할 수 있다.
- ▶ 환자 낙상 예방을 위한 실무를 설명할 수 있다.
- ▶ 욕창 예방 관리의 중요성을 이해하고, 욕창에 영향을 미치는 요인을 설명할 수 있다.
- ▶ 환자 욕창 예방을 위한 실무를 설명할 수 있다.
- ▶ 정맥혈전색전증 예방 관리의 중요성을 이해하고, 정맥혈전색전증에 영향을 미치는 요인을 설명할 수 있다.
- ▶ 정맥혈전색전증 예방을 위한 실무를 설명할 수 있다.

학 습 성 과

- 낙상 위험을 평가하고, 적절한 낙상 예방 관리를 수행한다.
- 욕창 위험을 평가하고, 적절한 욕창 예방 관리를 수행한다.
- 정맥혈전색전증 위험을 평가하고, 적절한 예방 관리를 수행한다.

사례 : 낙상[1]

대장내시경검사 과정에서 미다졸람을 투여 받은 환자가 회복실 이동 후 30여 분이 지나 환자가 인기척이 있자 간호사는 환자를 일으켜 앉힌 다음 수액을 제거했다. 그런데 혼자서 화장실에 들어간 환자가 화장실 내에서 뒤로 넘어지면서 심각한 외상성 뇌손상을 받아 식물인간 상태가 됐다. 이에 국민건강보험공단은 병원 과실을 주장하며 병원에 대해 구상금을 청구했다.

결론적으로 법원은 위 사례에서 의료기관이 손해를 배상할 책임이 있다고 판단했다. '당시 환자가 회복실에서 막 나온 상태였고, 제대로 화장실을 찾아가지 못했던 상태였던 점, 환자의 연령이 적지 않고 용종 제거까지 한 점'에 비춰 병원이 '간호사나 직원 등으로 하여금 화장실에서 환자를 보조했어야 했다'라고 판단했다.

1) 고한경. (2014). 낙상사고와 의료기관 손해배상 책임. *데일리메디 겨울호, 2014.*

주의경보명 : 의료기관에서 발생하는 낙상 – 보호자 부재 시 침대에서 낙상하여 사망

[사례]

• 환자 입원 시, 입원 중 낙상예방교육 시행하였으나, 보호자 부재중 침대난간을 내린 채 수면하다 침대 아래로 낙상함. 이후 의식수준 저하되어 개두술 시행하였으나 사망함
• 아스피린 복용 중인 환자가 혼자 침대에서 보행보조기구(워커)를 잡고 일어나려다 미끄러져 넘어짐. Brain CT 시행 후 경막하출혈 진단 하 중환자실 전실하였으나 사망함

출처: 환자안전주의경보. 2018.03.21. https://www.kops.or.kr/portal/aam/atent/atentAlarmCntrmsrDetail.do

주의경보명 : 보건의료기관에서 발생하는 노인 낙상 – 노인에게 발생하는 낙상은 뇌출혈, 골절, 사망 등 환자에게 심각한 위해가 발생할 우려가 있어 주의 필요

[사례]

• 중심각막궤양으로 입원한 80대 환자로 새벽 2시경 보호자가 수면 중인 사이 올려진 침대난간(side rail)을 넘다가 떨어져 바닥에 머리를 부딪힘. 이후 촬영한 뇌CT상 경막하혈종이 확인되어 응급수술 시행 후 타 병원으로 전원조치 함
• 대장암 치료 위해 입원 중이며 치매로 인한 비협조적인 행동과 섬망 증상으로 낙상 예방을 위한 신체보호대 적용 중인 80대 환자. 병실에서 쿵 하는 소리에 담당 간호사가 확인해보니 환자의 신체보호대가 제거된 채(보호자가 임의로 신체보호대 풀어주고 잠시 자리를 비움) 바닥에 의식 없이 누워있는 상태로 발견됨. 발견 즉시 심폐소생술 및 응급처치 시행하였으나 사망함

출처: 환자안전주의경보. 2020.08.04. https://www.kops.or.kr/portal/aam/atent/atentAlarmCntrmsrDetail.do

주의경보명 : 욕창으로 인해 환자에게 심각한 위해 발생 – 입원 후 관리되지 않은 욕창으로 환자에게 위해가 발생할 우려가 있어 주의 필요

[사례]

• 뇌경색 치료를 위해 입원한 이후 기저질환 악화로 인해 전동(병동→집중치료실→병동)이 잦았던 환자. 집중치료실에서 병동으로 돌아온 날로부터 3일 후, 환자 처치 중 처음 입원 당시에 없었던 욕창을 발견. 집중치료실에서 병동으로 전동 시 욕창에 대한 인수인계를 하지 않아 전동 후 3일간 근무자가 욕창 사정을 누락한 것으로 확인

출처: 환자안전주의경보. 2022.04.15. https://www.kops.or.kr/portal/aam/atent/atentAlarmCntrmsrDetail.do

1 낙상

1.1 낙상 현황

낙상은 매우 흔한 환자안전사건 중의 하나이다. 세계보건기구(WHO)의 보고에 따르면, 매년 65세 이상의 노인의 약 28~35%, 70세 이상에서는 32~42%가 낙상하고 있으며, 60세 이상 인구 중 낙상으로 인해 병원에 입원하는 수는 호주, 캐나다, 영국에서 인구 1만 명당 1.6~3.0명 정도이며, 동일한 나이군에서 낙상으로 인해 응급실을 방문하는 수는 호주의 Western Australia주와 영국에서 인구 1만 명당 5.5~8.9명이었다(WHO, 2007). 또한 2007년 세계보건기구 보고서에서 손상으로 인한 사망 원인 중 낙상이 40%를 차지하였는데(WHO, 2007), 2021년에는 전 세계적으로 의도하지 않은 손상으로 인한 사망의 원인 중 낙상이 2위를 차지하였다(WHO, 2021). 이러한 맥락에서 세계보건기구는 낙상과 이로 인한 손상을 의학적 주의를 요하는 주요한 공공 보건 문제로 제시한 바 있다. 국내에서도 65세 이상 노인 환자들을 대상으로 한 설문 조사에서, 최근 1년간 낙상을 경험하였다고 응답한 경우가 13%, 22% 등으로, 연구에 따라 상당한 변이가 있지만 상당수의 노인 환자들이 낙상을 경험하고 있는 것으로 나타났다(임재영 외, 2010; 한국소비자원, 2020).

의료기관 특히 병원에서의 낙상에 대한 보고를 살펴보면, 미국에서는 매년 70~100만 명이 병원에서 낙상하고 있으며(Currie, 2008; Ganz et al., 2013), 낙상은 성인 입원 간호단위에서 가장 빈번하게 발생하는 환자안전사건으로 나타났다(Ganz et al., 2013). 간호 단위에 따라 혹은 노인 정신 질환 환자를 포함하는지에 따라 발생률에 차이가 있지만, 병원에서의 낙상 발생률은 1,000 환자재원일당 1~9건 정도로 보고된다(Dykes et al., 2016).

이처럼 낙상은 전 세계적으로 병원뿐만 아니라 지역사회에서의 흔한 환자안전사건이다. 또한 병원과 간호 시설에서의 노인 환자 낙상의 3분의 1이 예방 가능한 것으로 나타나(Cameron et al., 2010; Ganz et al., 2013), 보다 적극적인 낙상 예방 노력이 요구된다. 미국의 경우, 2008년부터 병원 재원기간 동안 환자에게 발생한 특정 유형의 외상성 손상에 대해서는 Centers for Medicare and Medicaid Services(CMS)에서 의료비를 상환하지 않고 있는데, 낙상으로 인한 손상도 이에 포함된다.

1.2 낙상의 정의

환자 낙상에 대한 미국 National Quality Forum의 정의에 따르면, "환자에 대한 손상 여부와는 관계없이 바닥으로의 예기치 않은 하강"을 말한다. 즉 낙상이란, 실신이나 외적인 힘에 의해서가 아니라, 의도하지 않게 바닥이나 다른 보다 낮은 곳으로 몸이 위치하게 되는 것을 의미한다. 쓰러짐, 떨어짐, 걸려 넘어짐, 미끄러짐 등을 포함한다. 낙상은 골절, 탈골, 열상, 내부 출혈 및 재원 일수 증가를 포함한 의료 이용 증가 등을 초래할 수 있다. 예를 들면, 심각한 낙상 관련 손상을 받은 환자들은, 낙상을 하지 않은 환자들과 비교할 때, 입원기간 동안 약 13,800달러의 추가 비용이 발생하고, 약 7일을 더 재원하는 것으로 나타났다(Wong et al., 2011).

1.3 낙상 위험 평가

환자 낙상 위험의 평가는 낙상 위험 요소에 근거하여 이루어지는데, 이러한 위험 요소는 생물학적, 행동적, 환경적, 사회경제적 요소의 4개 영역으로 나눌 수 있다(Canada British Columbia Guidelines, 2021). 본 장에서는 병원에서의 낙상 예방 관리에 초점을 둔다. 병원에서의 환자 낙상의 위험 요소는 낙상의 과거력, 이동/움직임의 손상 혹은 불안정한 걸음걸이, 근육 허약, 휠체어 등의 보행 보조 기구 사용, 체위성 저혈압, 시력 손상, 인지 장애, 빈뇨, 특정 종류의 투약, 관절염, 우울, 80세 이상 등을 포함한다(Wachter, 2012; Bogardus, 2016). 또한 약품 사용과 관련해서, 균형 감각과 정신 각성에 영향을 미치는 항정신성 약제(예 항우울제, 수면제, 진정제, 항정신병약, benzodiazepines)와 항경련제를 투여하는 경우, 환자가 빨리 움직여야 하는 상황을 초래할 수 있는 이뇨제나 하제를 사용하는 경우, 극심한 어지러움이나 피로를 유발할 수 있는 마약성 진통제(narcotics, opiates)를 사용하는 경우에 낙상 발생의 위험이 증가한다. 낙상 발생 위험을 증가시키는 환경적 요소로는 부적절한 조명 상태, 미끄러운 바닥, 부적절한 신발 등이 있다. 특히 병원이나 시설에 입원한 노인의 경우, 다양한 투약이 이루어지고, 부동의 상태에 처하게 되면서 낙상의 위험이 증가하고 있다. 체계적 고찰 연구의 결과에 따르면, 낙상 발생의 예측력이 가장 높은 위험 요소는 최근 1년간 낙상 경험과 걸음걸이나 균형의 문제가 있는 경우였다(Ganz et al., 2007).

한 체계적 고찰 연구 결과, 외로움, 사회적 고립, 혼자 사는 것이 노인 낙상과 유의한 연관성이 있었다(Petersen et al., 2020). 이러한 결과는 낙상 위험 평가에서 사회적 요소가 중요하게 고려되어야 함을 가리킨다.

낙상 발생을 예방하기 위해서는 낙상 위험 평가가 가능한 빨리 이루어져야 하는데, 급성기 입원 환자들에게 흔히 사용되는 낙상 위험 평가 도구로는 Morse 낙상 척도(Morse et al., 1989), Hendrich Ⅱ 낙상 위험 모델(The Joint Commission, 2012), St. Thomas Risk Assessment Tool In Falling elderlY inpatients(STRATIFY) 도구(Ganz et al., 2013; Oliver et al., 1997) 등이 있다(Aranda-Gallardo et al., 2013). 국내에서는 Morse 낙상 척도가 가장 많이 사용되고 있으며, 대개 전산화된 간호기록시스템에 통합되어 있다.

이외에도 외래를 내원한 노인 환자를 대상으로 세 가지 질문, 즉 1) 최근 1년간 낙상한 경험(빈도, 손상 정도)이 있는지, 2) 서 있거나 걸을 때 불안정한 느낌을 갖는지, 3) 낙상에 대한 우려가 있는지를 질문하고, 세 가지 질문 중 하나라도 '예'라고 답변한 경우, 다면적인 위험 평가를 수행하도록 권고된다(Canada British Columbia Guidelines, 2021). 국내 외래 방문 노인 환자에서의 낙상 원인 규명을 위한 다면적 낙상 평가 프로그램은 <그림 9-1>과 같다(Kim et al., 2015).

그림 9-1 노인 환자의 다면적 낙상 평가

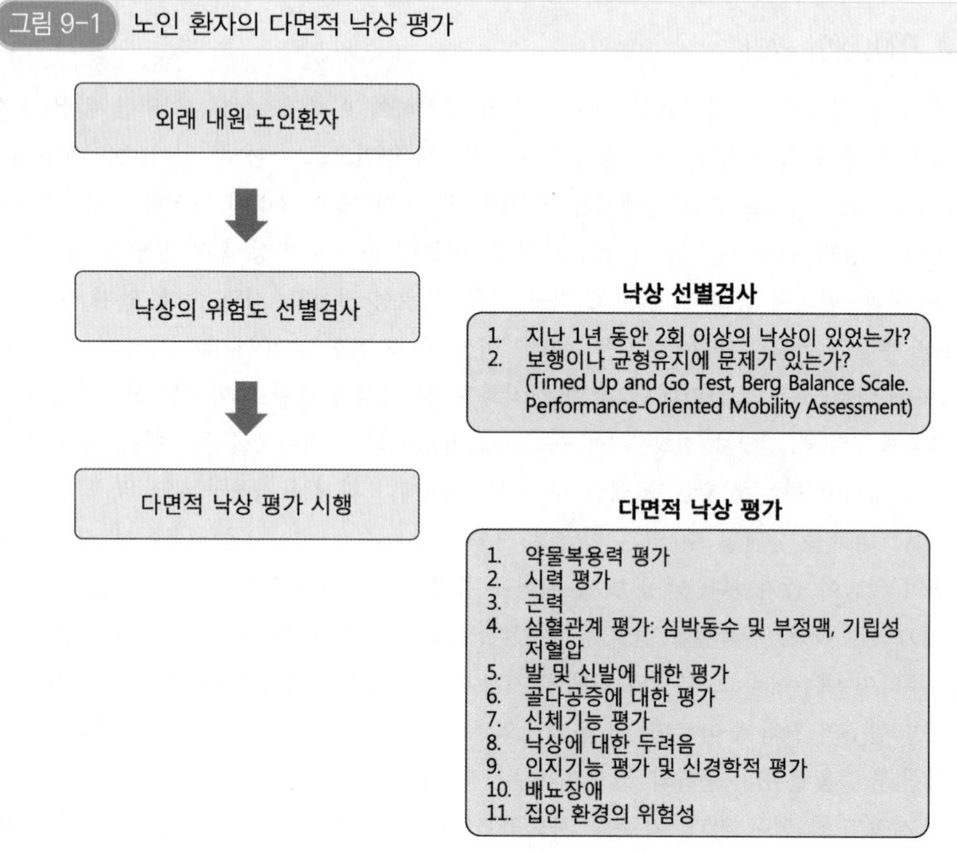

출처: Kim, K. I. Jung, H. K., Kim, C. O., Kim, S. K., Cho, H. H., Kim, D. Y., Ha, Y. C., Hwang, S. H., Won, C. W., Lim, J. Y., Kim, H. J., Kim, J. G., The Korean Association of Internal Medicine, & The Korean Geriatrics Society. (2015). Evidence-based guideline for fall prevention in Korea. *The Korean Journal ot Medicine*, 89, 752-780.

1.4 낙상 예방 활동

국내 병원에서는 환자가 입원하면 모든 환자에 대해 Morse 낙상 위험 평가 도구 등의 명시적인 도구를 사용하여 낙상 위험 평가를 실시하며, 낙상 위험 사정 결과는 환자의 입원 시 간호 기록에 포함된다. 낙상 위험에 관계없이 모든 환자에게 적용되는 낙상 예방을 위한 주의 지침은 다음과 같다(Ganz et al., 2013; The Joint Commission, 2012).

- 환자들을 환경에 익숙해지도록 한다.
- 환자들에게 호출벨을 사용하도록 한다.
- 환자들의 손이 닿는 곳에 호출벨을 위치시킨다.
- 환자의 손이 안전하게 닿을 수 있는 곳에 환자 소지품을 두도록 한다.
- 환자 욕실, 병실, 복도에 붙잡을 수 있는 난간을 둔다.
- 환자가 침대에서 쉬고 있을 때 침상을 가능한 낮게 위치시키고, 환자가 침상에서 나와 이동할 때는 편안한 높이로 침상을 올린다.
- 침상 바퀴를 고정한다.
- 움직이지 않을 때는 휠체어 바퀴를 고정한다.
- 미끄럼을 방지하는 편안하고 발에 맞는 신발을 착용하도록 한다.
- 충분한 조명을 확보하고, 야간 조명 혹은 보조 조명을 사용한다.
- 바닥 표면을 깨끗하고 건조하게 유지한다. 바닥에 엎질러진 것은 즉시 깨끗이 하고, 바닥이 젖어 있는 경우는 미끄러짐의 위험을 알리는 표지판을 사용힌다.
- 환자 진료 영역을 정돈된 상태로 유지한다. 병실이나 복도에 부가적인 가구나 장비를 없애고, 전화선, 전기코드 등의 라인들을 정리하여 안전하게 한다.
- 안전한 환자 관리(handling) 실무를 따른다.
- 처방약, 일반약, 한약/비타민 보조제 사용 등에 대한 투약 평가를 실시하고, 낙상 위험이 있는 약품 사용을 확인한다.
- 보조기구들을 안전하게 사용하도록 한다.

환자가 낙상 위험이 있는 것으로 평가되면, 특히 낙상 고위험 환자들에 대해서는 적극적인 낙상 예방 및 보호 조치가 취해져야 한다. 주요한 낙상 예방 전략은 조기 보행(early ambulation)과 환자의 힘(strength)을 유지하도록 하는 것이다. 억제대의 사용(예 조끼, 침대난간, 손목 억제대)은 환자안전에 위험을 오히려 초래한 연구 결과와 함께(Ejaz et al., 1994), 윤리적인 이슈로 인해서 마지막 방법으로만 사용되도록 권장된다. 또한 낙상 고위험 환자에게 고관절 골절을 예방하기 위하여 골반 보호대를 사용하는 것은 어떤 연구에서는 이점이 있었지만 아닌 경우도 있어서 여전히 논의의 대상이 되고 있다(Kiel et al., 2007). 이외에도, 환자가 침대 밖으로 나가는 것을 알리는 침상 알람의 사용, 특수 패드 처리된 바닥재 사용도 낙상 예방에 효과적이라는 것을 확실하게 보여주지는 못하고 있다. 한편, 아직 연구된 바는 없지만 매트리스를 바닥으로 옮기는 것은, 특히 침상에서 나오려고 하는 성향이 있는 혼돈된 환자들의 낙상으로 인한 위해를 줄이는 것을 도울 수 있다는 제안도 있다(Wachter, 2012).

이외에도 비디오나 교육자료 제공을 포함한 환자 대상 교육, 다학제간 팀 접근, 병원 정보시스템의 활용 등을 포함한 포괄적인 낙상 예방 전략이 소개된다. 낙상 발생을 감소시키기 위해서는 위험 평가, 포괄적인 다학제간 예방 전략, 환자 교육, 정보 기술의 활용을 포함한 프로그램의 구축이 요구되며(김윤이 외, 2015; DiBardino et al., 2012; Kim et al., 2015), 효과성에 대한 지속적인 연구 결과가 창출되어야 할 것이다.

요컨대, 낙상 예방 활동은 1) 낙상 위험 스크리닝/평가, 2) 환자별 위험 영역에 맞춤화된/개별화된 케어를 계획하기, 3) 일반적인 낙상 예방수칙과 함께, 개별화된 낙상 예방 계

표 9-1 병원 환경에서의 낙상 예방 모범 사례

<table>
<tr><th colspan="2">일반적인 낙상 예방수칙(모든 환자용)</th></tr>
<tr><td colspan="2">• 환자의 발 상태 평가를 통해, 안전하게 걷는 것을 손상시킬 수 있는 해부학적 이상(abnormalities)을 확인한다. 교정 신발이 필요한지도 알 수 있다.</td></tr>
<tr><td colspan="2">• 방에 잡동사니가 없고, 문과 욕실로 가는 명확한 경로로 안전한 환경을 보장한다.</td></tr>
<tr><td colspan="2">• 환자가 닿을 수 있는 거리에 모든 필수 물품(예 호출벨, 전화, 물)을 둔다.</td></tr>
<tr><td colspan="2">• 바퀴를 잠근 상태로 해서 침대를 적절한 위치에 두고 유지한다.</td></tr>
<tr><th colspan="2">예상되는 생리적 낙상을 감소시키기 위한 중재(환자별 위험 영역에 맞춤)</th></tr>
<tr><th>위험</th><th>근거기반 중재</th></tr>
<tr><td>과거 낙상</td><td>• 안전 지침
• 케어 계획, 근무번 교대 보고, 인계를 통해 위험 상태를 소통하기
• 과거 낙상 상황을 기록하기</td></tr>
<tr><td>의약품 위해 효과
(adverse effects)</td><td>• 약사, 의사와 함께 의약품을 검토하기
• 동반상병을 치료하기 위해 사용된 의약품들의 위해 효과를 고려하기
• 배변 일정을 고려하기</td></tr>
<tr><td>배변 보조의 필요</td><td>• 배변/라운딩 일정을 수행하기: 화장실 이동 보조, 간이 변기 보조, 환자용 변기 제공하기</td></tr>
<tr><td>요실금/빈도</td><td>• 화장실/라운딩 일정을 수행하기: 화장실 이동 보조, 간이 변기 보조, 환자용 변기 제공하기
• 필요시, 침상옆에 이동 보조기구 두기
• 물리치료 상담의뢰 고려하기</td></tr>
<tr><td>걸음걸이 불안정</td><td>• 침대 밖으로 움직일 때 보조하기(1~2명)
• 물리치료 상담의뢰 고려하기</td></tr>
<tr><td>하지 허약</td><td>• 침대 밖으로 움직일 때 보조하기(1~2명)
• 물리치료 상담의뢰 고려하기</td></tr>
<tr><td>초조/혼돈/판단장애</td><td>• 침대 경보기/의자 경보기를 켜기
• 보이는 장소에 환자를 위치시키기
• 가족이 상주하도록 격려하기
• 잦은 라운딩</td></tr>
</table>

자료원: https://psnet.ahrq.gov/web-mm/falling-through-crack-bedrails#table (Accessed date: 2022-10-27).

획을 적용하기의 3단계 과정으로 구성된다(Wachter & Gupta, 2018). 다음은 환자 낙상 예방을 위한 모범 사례를 소개한 것이다(Wachter & Gupta, 2018; Dykes et al., 2016).

1.5 관련 자료원

1.5.1 Preventing falls in hospitals: a toolkit for improving quality of care

이 자료의 저자는 RAND Corporation, Boston University School of Public Health, ECRI Institute이며, 미국 보건의료연구소(Agency for Healthcare Research and Quality, AHRQ) 지원 사업으로 수행된 2013년 연구 결과물로서 총 202페이지로 구성된다(Ganz et al., 2013). 병원에서의 낙상 문제를 해결하기 위해 향상 모델(Model for Improvement)의 틀을 사용하여 기술하고 있다. 낙상 예방 활동을 위한 조직 진단, 리더십, 팀 구성, 도구 등을 포함하며, 실무에서 어떻게 변화를 구현할 수 있는지를 다루고 있다.

1.5.2 낙상 고위험 환자 관리 프로그램(시각적 경고 표시)

낙상 고위험 환자의 관리를 위한 시각적인 방법들을 사용한 프로그램들을 소개한다. 에를 들면 "LAMP(Look at Mc, Please)" 프로그램은 낙상 고위험으로 평가된 환자에 대해서, 병실 문에 노란색 램프 표지, 노란색 환자 팔찌, 노란색 미끄럼 방지용 양말과 신발 착용 등을 통해 낙상 고위험 환자임을 알리고 관리하는 것이다. "Ruby Slippers" 프로그램은 환자 병실의 문, 차트, 미끄럼 방지용 양말 등을 빨간색으로 하여 낙상 고위험 표식을 하는 것이다.

1.5.3 간호사회의 낙상예방간호 실무지침서

병원간호사회는 낙상 예방 간호에 대한 자료를 발간하여 왔다. 최근의 임상간호실무지침(병원간호사회, 2018)은 낙상관리 실무 개선 준비, 기관 정책, 병동에서의 낙상 예방과 관리(낙상 위험요인 사정, 예방 중재, 낙상발생 후 관리), 기관차원의 낙상관리 실무 등으로 구성되며, 부록에는 낙상사건보고서 항목, 낙상 위험요인 사정 도구, 낙상예방 관리 프로세스 평가, 점검목록 등을 포함한다. 또한 대한환자안전질향상간호사회에서도 낙상위험요인 평가와 예방활동에 대한 임상지침을 발표하였다(천자혜 외, 2018).

1.5.4 낙상예방 진료지침

대한내과학회지에 출판된 낙상 예방 진료 지침이다. 낙상의 임상적 의의뿐만 아니라 낙상 예방을 위한 권고안을 제시한다(Kim et al., 2015). 총 7개의 권고안에 대해 근거수준과 권고수준을 함께 제시하고 있다. 구체적인 내용은 다음과 같다.

- 지역사회 거주노인에서 낙상 위험군 선별을 위하여 '낙상병력청취'와 '보행과 균형에 대한 평가'를 실시할 것을 권장한다(근거수준 E 권고수준 1).

- 외래를 내원한 낙상 위험군 노인 환자에서 낙상의 원인 규명을 위하여 '다면적 낙상평가'를 권장한다(근거수준 E 권고수준 1).
- 외래를 방문한 노인 낙상 위험군 환자에게 골절 예방을 위하여 비타민 D와 칼슘 병합 투여를 권장할 수 있다(근거수준 E, 권고수준 2).
- 외래를 방문한 노인환자에게 비타민 D가 부족한 경우에는 낙상 예방을 위해 비타민 D 보충을 권장할 수 있다(근거수준 B, 권고수준 2).
- 요양시설 거주 노인에게 낙상 예방을 위하여 비타민 D 복용을 권장할 수 있다(근거수준 A, 권고수준 2).
- 지역사회 거주하는 낙상 위험군을 포함한 노인에서 낙상 예방을 위하여 규칙적인 운동을 권장한다(근거수준 A, 권고수준 1).
- 지역사회 거주노인에서 낙상 예방을 위하여 낙상 위험군을 포함한 노인에서 균형증진 운동, 근력강화 운동, 유산소 운동 또는 지구력강화 운동을 권장한다(근거수준 A, 권고수준 1).

2 욕창

사례 : 요추부 농양제거술 후 욕창 발생[2)]

A환자는 B병원에서 경추 및 요추부 농양, 패혈증 등을 진단받고 5일 후 요추부 농양제거술을 받은 후 중환자실에서 치료받았다. 수술 5일 뒤 엉덩이 부위에 Stage 2 정도의 욕창이 있음을 확인하고 소독 및 욕창간호를 시행하였다. 매일 피부 상태 관찰하고 뼈 돌출부위에 패드 적용하였으며, 피부 온도 및 욕창 부위 자주 확인하였다. 시트나 옷이 겹치지 않도록 하고 깨끗하며 건조하게 유지하였다. 이후 욕창이 악화되어 한달 뒤 천골 부위에 최대 직경 약 15㎝ 정도의 악취가 나는 욕창(Stage 4)에 대해 하루 3회 소독 처치를 시행하였다. 2달 뒤 C병원으로 전원되어 욕창 부위 괴사조직제거술 시행하고, 욕창 부위 피부 손상 예방을 위한 장루형성술을 받았다. 이후 추가로 괴사조직제거술 및 욕창 부위 세척소독술 시행한 후 피부이식술 시행하였다.

한국소비자원 분쟁조정의견에 따르면, 이 환자의 욕창 발생 및 악화는 원인이 불분명한 경막외 농양에 대한 적극적인 치료에도 불구하고 면역력 저하로 인한 것으로 보이며, 우리나라 보험수가체계에서 중환자에 대한 1 : 1 형태의 환자관리는 현실적으로 어렵고 실제

2) 한국소비자원. (2013). *입원 중 발생한 욕창으로 피부이식술 등을 받은데 따른 손해배상 요구*. 한국소비자원.

완벽한 욕창 예방을 위해서 그 이상의 인력이 필요한 점을 감안하면, 욕창 발생의 책임을 전적으로 병원에 묻기는 어려워 보인다고 하였다.

2.1 욕창 현황

미국에서는 해마다 250만 명 이상의 사람들에게 욕창이 발생하여, 욕창 발병 부위의 통증, 이와 관련된 심각한 감염 위험의 증가와 더불어 보건의료기관의 이용 증가가 나타나고 있다(AHRQ, 2014). 미국의 급성 치료 병원의 6년간의 욕창유병률은 14~17%였으며, 발생률은 7~9%로 보고되었다(Whittington & Briones, 2004). 캐나다의 모든 의료기관을 대상으로 한 연구에서는 유병률이 26%였고(Woodbury & Houghton, 2004), 유럽의 욕창유병률은 18.1%였고(Vanderwee, Clark, Dealey, Gunningberg & Defloor, 2007), 일본의 욕창유병률은 4.3%였다(Sanada et al., 2008). 국내의 경우, 2009년 건강보험심사평가원의 요양급여 전체 청구자료를 이용한 연구에서 보고된 전체 의료기관 입원환자의 욕창발생률은 3.2%였으며, 요양병원 입원환자 8.2%, 종합병원 입원환자 2.7%, 병원 입원환자 1.7%로 요양병원에서 욕창발생률이 가장 높았다(문미경, 2013). 또한, 중환자실 환자의 28.2~45.5%(이종경, 2003; 임미자, 박형숙, 2006)에서 욕창이 발생했으며, 노인요양시설은 5.2%(박영옥 외, 2010), 요양원은 9.8~11.2%(송효정, 김수미, 김남초, 2003; 신경림 외, 2012)로 보고되었다.

2.2 욕창의 정의 및 분류 체계

욕창(pressure injury)이란, 뼈 돌출부위나 의료 장비와 관련되어 피부나 연부조직의 국소적 손상을 의미한다. 손상 시 개방된 궤양이 있기도 하며, 통증이 동반될 수 있다. 손상은 신체의 일정한 부위에 지속적인 압력이 가해졌거나 응전을 동반한 압력이 있을 때 발생한다(National Pressure Ulcer Advisory Panel, NPUAP, 2016). 욕창은 미국욕창자문위원단과 유럽욕창자문위원단(European Pressure Ulcer Advisory Panel, EPUAP)이 공동으로 수정 및 보완한 6단계 분류 체계를 이용하여, 욕창 1, 2, 3, 4단계, 미분류 단계, 심부조직손상의 6단계로 구분하고 있다. 1단계 욕창은 표피의 손상으로 홍반이 나타나며 압박을 가해도 하얗게 변하지 않을 정도로 진피 아래 조직의 혈관 손상이 있는 비창백성 홍반(non blanching erythema)을 말한다. 2단계 욕창은 표피와 진피 일부분의 손상으로 수포, 벗겨짐 등의 얕은 상처가 발생하는 것이며, 3단계 욕창은 전층피부손상 중 피하층 일부까지 손상된 경우이다. 4단계 욕창은 피하층을 벗어나 근육 이상까지 손상된 상태를 말하며, 미분류 욕창은 괴사조직으로 덮여 있어 단계를 규정하기 어려운 상태이다. 심부조직 손상 의심은 표면적으로는 홍반과 변색으로 나타나지만 심부조직 손상이 의심되는 단계를 말한다(박승미, 차선경, 김철규, 2013).

2.3 욕창 위험 평가

욕창의 위험 요소로는 제한된 활동상태/기동력, 홍반이나 건조 등으로 취약한 피부상태, 당뇨, 혈관질환, 혈압 및 흡연 등과 관련된 조직관류(tissue perfusion) 저하, 실금 등과 관련된 습기, 체온 상승, 영양결핍, 연령 증가, 감각인지 등이 있다(Coleman et al., 2013). 욕창 위험 평가는 구조화된 도구를 활용하여 입원 8시간 이내 그리고 매 48시간마다 욕창 사정도구를 이용하여 평가하여야 한다(NPUAP, 2016). 흔히 사용되는 욕창 위험을 평가하는 도구에는 브래든스케일, 노던스케일, 워터로우스케일 등이 있으며, 이 도구들은 활동정도, 기동성, 영양상태, 실금, 인지 등의 평가 항목을 포함하고 있다.

2.3.1 브래든스케일

Braden scale은 감각 인지, 습기정도, 활동정도, 기동력, 영양상태, 마찰/전단력의 6가지 요소로 구성되어 있으며, 마찰/전단력을 제외한 5가지 항목은 1~4점 범위이며, 마찰/전단력 항목만 1~3점 범위로 총점 범위는 6~23점이다. Braden scale는 다양한 의료기관에서 가장 널리 사용되고 있으며, 신뢰도와 타당도가 높은 도구로 알려져 있고(Pancorbo-Hidalgo, 2006), 국내에서도 보편적으로 활용되고 있다(Bergstrom et al., 1987). 이 도구로 측정한 점수로 욕창 발생 위험정도를 판단하는 기준은 18점 이하인 경우 욕창발생 위험군이며, 9점 이하인 경우 최고위험군, 10~12점은 고위험군, 13~14점은 중등도위험군, 15~18점은 저위험군으로 분류한다. 19점 이상은 환자의 상태가 변하거나 위험군으로 속하지 않는 한 간호중재가 필요하지 않는 것으로 분류한다.

2.3.2 노던스케일

Norton Scale은 영국에서 개발되었으며, 빠르고 쉽게 적용할 수 있는 도구이다(Norton et al., 2002). 신체 상태, 정신 상태, 활동상태, 기동성, 실금의 5가지 요소로 구성되어 있으며, 각 요소는 1~4점으로 점수의 범위는 5~20점으로 20점은 최소 위험이며, 5점은 최고 위험 점수이다. 14점 이하인 경우 욕창 위험 상태로 본다(AHRQ, 2014).

2.3.3 워터로우스케일

Waterlow scale은 영국에서 가장 널리 사용되는 도구로(Waterlow Score, 2005), 욕창 고위험 집단에서는 Norton 도구가 적절하지 않다는 결과에 따라 욕창의 병인과 병태생리를 촉진시키는 요인을 이용하여 개발한 도구이다(병원간호사회, 2013). 키에 대한 체중, 피부상태, 성별 및 연령, 식욕 및 영양상태, 실금, 기동성, 조직 영양결핍, 신경학적 장애, 대수술 또는 손상의 9가지 요소로 구성되어 있어, 측정 항목이 많아 적용하기에 다소 복잡하며, 점수의 범위는 1~64점이다. 본 도구를 이용한 욕창 위험 판단은 10점 이상은 위험군, 15점

이상은 고위험군, 20점 이상은 초고위험군이다.

2.3.4 PUSH(Pressure Ulcer Scale For Healing, National Pressure Ulcer Advisory Panel)

PUSH는 NPUAP에서 개발한 시간 변화에 따른 욕창 상태의 변화를 모니터할 수 있는 신속하고 신뢰할 수 있는 도구이다(http://www.npuap.org). PUSH는 욕창을 관찰하여 표면적(길이×폭), 삼출물의 양, 상처 조직의 종류의 세 가지 요소로 구성되어 있어, 각 하위점수를 산출한 후 총 점수를 산출하여 이전에 측정한 값과 비교함으로써 욕창이 치유되고 있는지, 악화되고 있는지를 확인할 수 있다. 점수 산출은 아래과 같이 하게 된다(NPUAP, 1998).

- 표면적(길이×폭): 점수 범위 0~10
  cm자를 이용하여 측정하고 길이와 폭을 곱하여 욕창의 넓이(cm^2)를 구하고 PUSH 도구에서 해당되는 범위의 점수를 기록한다.
- 삼출물의 양: 점수 범위 0(없음)~3(다량)
- 조직의 종류: 점수 범위 0(폐쇄)~4(괴사조직)
  - 괴사조직(eschar) 4점, 부육(slough) 3점, 육아조직(granulation tissue) 2점, 상피조직(epithelial tissue) 1점, 욕창이 완전히 새로운 피부로 덮인 상태인 폐쇄 1점이다.

2.4 욕창 예방을 위한 활동

욕창 예방을 위한 주의 사항은 다음과 같다.

〈욕창 위험 사정〉

① 욕창 발생위험을 사정한다.

② 구조화된 욕창 위험 사정 도구를 사용하여 가능한 빨리(입원 후 8시간 이내) 욕창 위험 정도를 사정한다.

③ 추가적인 위험 요인을 사정한다.

- 손상받기 쉬운 피부
- 완치되었거나 폐쇄된 욕창을 포함하여 현재 있는 욕창 사정
- 혈관질환이나 당뇨 환자와 흡연하는 환자의 사지 혈류 상태 사정
- 압박받는 신체부위의 통증 사정

④ 상태 변화를 확인하기 위해 정기적으로 욕창 위험 정도를 사정한다. 사정 빈도는 환자 상태에 근거한다.

- 급성기 병원: 간호사 매 근무 시마다
- 장기요양시설: 1회/주
- 가정간호: 매 방문 시마다

⑤ 욕창 발생 위험이 있는 부위에 기반하여 간호 계획을 수립한다. 예를 들면, 거동이 불편하여 욕창 위험이 높아진 경우에는 체위변경이나 피부 보호에 중점을 두고 영양결핍인 경우 영양 문제를 해결하는데 초점을 두어 간호계획을 세운다.

〈피부 간호〉

① 가능한 빨리(입원 후 8시간 이내) 모든 피부를 검사한다.

② 욕창 징후가 있는 경우 매일 피부를 검사한다.

③ 욕창이 주로 발생하는 부위(천골, 미골, 둔부, 발뒤꿈치, 좌골, 전자, 팔꿈치 등)를 사정한다.

④ 색소가 침착되어 피부색이 어두운 부위를 검사할 때는 인접 피부와 비교하여 피부 톤, 온도, 조직 상태 변화를 확인한다.

⑤ 실금이 있은 후에는 바로 피부를 청결하게 한다.

⑥ 피부 청결제는 산도가 피부와 균형이 맞는 것을 사용한다.

⑦ 건조한 피부에는 매일 피부 보습제를 사용한다.

⑧ 홍반이나 욕창이 있는 부위로 체위변경을 하지 않는다.

〈영양〉

① 질병이나 치료적 금식으로 인한 영양결핍 위험을 고려한다.

② 영양결핍 위험을 확인할 수 있는 타당성 있고 신뢰할 만한 선별도구를 이용한다.

③ 영양결핍으로 인한 욕창 위험을 확인하기 위해 영양사에게 의뢰한다.

④ 구강섭취를 증가시키기 위해 식사시간에 환자를 돕는다.

⑤ 욕창 위험이 있는 환자에게 적절한 수분섭취와 균형 잡힌 식이를 격려한다.

⑥ 체중 변화를 사정한다.

⑦ 경구 및 비경구 섭취의 적절성을 평가한다.

⑧ 식사 사이에 영양 보조식품을 제공한다.

〈체위변경 및 이동〉

① 욕창 위험이 있는 모든 환자에게 적절한 간격으로 체위변경을 한다.

② 밤 동안에는 수면을 방해하지 않도록 체위변경 일정을 조정한다.

③ 압력을 받는 신체부위로는 자세변경을 하지 않는다.

④ 발꿈치는 침대와 닿지 않도록 한다.
⑤ 통기성 있는 실금 패드를 사용한다.
⑥ 의자나 휠체어에 앉을 때 압력을 분산시킬 수 있는 쿠션을 사용한다.
⑦ 허약하거나 움직일 수 없는 환자가 의자에 앉아있는 경우 매 시간 체위변경을 한다.
⑧ 움직일 수 없거나 침대 머리 부위를 30도 이상 올리고 누워있는 경우, 천골부위에 폴리우레탄 폼 드레싱을 적용한다.
⑨ 발뒤꿈치 욕창 위험이 있는 환자에게 폴리우레탄 폼 드레싱을 적용한다.

2.5 관련 자료원

① Prevention and Treatment of Pressure Ulcers: Clinical Practice Guideline

미국욕창자문위원단(NPUAP), 유럽욕창자문위원단(EPUAP), 범태평양욕창손상연합(Pan Pacific Pressure Injury Alliance, PPPIA)에서 2014년에 개정한 욕창의 예방과 치료에 대한 것으로, 욕창의 원인, 유병률과 발생률, 위험도 사정, 피부 및 조직 사정, 예방적 피부간호, 예방적 드레싱, 영양, 체위 및 조기 이상, 욕창과 관련된 의료 기구, 욕창 분류, 상처 사정, 통증 평가 및 치료, 상처 드레싱, 감염 평가 및 치료, 수술 등으로 구성되어 있다(National Pressure Ulcer Advisory Panel et al., 2014).

② Preventing Pressure Ulcers in Hospitals: A Toolkit for Improving Quality of Care

이 자료는 미국 AHRQ 지원 사업으로 수행된 연구 결과물로서 욕창 문제에 대한 개요, 욕창 예방을 위한 도전, 병원에서 욕창 문제 개선을 위한 적용 지침, 욕창발생률 측정 방법, 재설계된 욕창 예방 실무의 유지 방법, 각종 도구 등으로 구성되어 있다(Agency for Healthcare Research and Quality, 2014).

③ Pressure ulcers: prevention and management

이 자료는 영국 국립보건임상연구소(The National Institute for Health and Care Excellence, 이하 NICE)에서 발간한 것으로, 욕창 예방 및 관리에 대한 실무지침 권고안이다. 성인과 신생아/영아/아동 및 청소년을 구분하여 욕창 위험 사정, 욕창 예방 방법, 욕창관리 방법, 의료진 교육, 욕창 관리에 대한 지침의 근거가 되고 지침을 개선하는 데 필요한 연구 주제에 대한 권고 등으로 구성되어 있다(National Institute for Health and Care Excellence, 2014).

④ 병원간호사회 욕창간호 실무지침서

병원간호사회에서 출판한 욕창 예방 간호에 대한 것으로, 욕창의 단계 및 위험요인 등으로 구성된 욕창의 개요, 욕창 예방 및 욕창 관리에 대한 욕창간호, 부록으로 구성되어 있다.

부록에는 Braden scale, 욕창발생보고서, 욕창간호기록지, PUSH 도구가 포함되어 있다(병원간호사회, 2008).

⑤ 병원간호사회 근거기반 임상간호실무지침: 욕창간호

병원간호사회에서 출판한 욕창 간호에 대한 것으로, 욕창에 대한 이해, 욕창예방과 관리(피부관리, 실금관리, 영양과 수분공급, 체위변경, 압력재분산, 상처세척, 드레싱, 괴사조직 제거, 감염관리, 통증관리, 치료법, 특수대상자의 욕창예방과 관리), 교육(간호사 및 대상자교육), 부록으로 구성되어 있다. 부록에는 Waterlow scale, Norton scale 등을 포함한 다양한 도구가 포함되어 있다(병원간호사회, 2008).

3 정맥혈전색전증

사례 : 관절경수술 후 발생한 폐혈전색전증3)

고혈압 외 특이 소견이 없었던 A환자는 계단에서 넘어져 발생한 무릎 통증으로 다음날 B의원에 내원하여 우측 슬관절 연골 손상 및 후방십자인대의 부분파열 진단에 따라 척추마취하에 관절경 수술을 받고 치료를 받던 중, 수술 후 2일째 오전 7시경 화장실을 다녀온 후 머리가 어지럽고 가슴이 벌렁거리면서 답답하다고 하였고, 그 이후에도 두 차례 가량 화장실을 다녀온 후 계속해서 머리가 어지럽고 가슴이 답답하다는 말을 되풀이하였다. 오후 2시경 직원에게 가슴이 답답하다고 호소하였으나 3시간가량 아무런 조치가 이루어지지 않았고, 오후 5시경 쓰러져서 호흡곤란이 왔을 때에도 응급처치를 제대로 하지 않았다. 이후 C대학교병원 응급실로 전원하였으나 응급실 도착 시 의식 소실 상태로 맥박이 촉지되지 않았으며, 자발호흡이 없는 상태로 심전도상 무맥성 전기활동이 확인되어 곧바로 심폐소생술을 시행하였으나 회복되지 않아 오후 10시 40분경 사망하였다. 부검 결과, 폐혈전색전증에 의한 사망으로 확인되었다.

한국소비자원 분쟁조정의견에 따르면, 위 대상자는 비만(키 156cm, 몸무게 74kg, BMI 30)이며 다리 수술을 받고 안정을 취하고 있을 경우 혈전색전증의 발생 가능성이 비교적 높은 고위험군에 속하므로 해당 병원에서는 사전에 혈전색전증 발생 가능성에 대하여 설명하고, 수술 후에는 적어도 압박 스타킹을 착용케 하면서 걷기 운동을 권유하고 감독하여 혈전색전증의 발생을 예방할 주의의무가 있으나, 이러한 중재를 시행하지 않았으며, 사전에 혈액응고검사 등을 실시하지 않아 혈전색전증을 예방하기 위한 조치를 다한 것으로 인정하기 어렵다고 하였다. 또한, 혈전색전증 발생의 고위험군에 해당하는 대상자가 수술 후 이틀째 오후 2시경부터 가슴이 답답하다고 호소를 하였으므로 병원에서는 증상을 주의 깊게 살펴보고 폐혈전색전증을 의심하여 즉시 폐혈전색전증 여부를 위한 검사를 시행하고 약물치료 및 산소 투여 등의 적절한 조치를 취하여야 하는데도 아무런 조치를 취하지 않다가 오후 5시경 대상자가 쓰러진 후에 타원으로 전원함으로써 대상자를 사망에 이르게 한 잘못이 있다고 하였다.

3.1 정맥혈전색전증 현황

정맥혈전색전증은 폐쇄된 정맥의 위치, 기간에 따라 경증에서 중증의 증상을 유발하며, 만성적인 후유증과 사망을 초래할 수 있다. 의료기관에 입원한 환자들은 부동이나 혈전의 위험을 증가시키는 동반 상병(예 암, 신증후군, 심부전), 유치도뇨, 중심정맥관 등을 포함한 정맥혈전색전증 발생에 기여하는 위험 요소나 상황을 가지는 경우가 많다. 또한 정맥혈전색진증은 수술 및 외상 환자에서 발생할 수 있는 가장 치명적인 합병증의 하나이며(임승재, 2010; 박윤수, 2011), 임상적으로는 심부정맥혈전증 또는 폐색전증의 형태로 나타난다(Blann & Lip, 2006). 심부정맥혈전증 환자의 약 30%는 만성적인 하지 동통, 부종, 피부 손상이나 궤양 등의 만성적인 후유증을 경험한다고 한다.

정맥혈전색전증 발생률을 살펴보면, 2010년 1년간의 국내 건강보험 청구 자료를 활용한 연구에서 고관절 치환술 후 90일 이내의 정맥혈전색전증 발생률은 3.9%, 슬관절 치환술 후 90일 이내의 정맥혈전색전증 발생률은 3.8%이었고, 이 중 폐색전증은 각각 1.5%, 0.7%로 나타났다(Lee et al., 2016). 미국에서는 매년 90만 명의 정맥혈전색전증 환자가 발생하고, 이 중 약 30만 명이 폐색전증으로 사망하고 있으며, 영국에서는 매년 약 2만 5천명이 정맥혈전색전증으로 사망하고 있다고 보고된다(임승재, 2010). 임상적 진단에 기초한 연구에 의하면, 예방조치를 하지 않은 경우에 주요 외과적 수술 후의 심부정맥혈전증 발생률이 20%, 폐색전증은 1~2%이며, 보다 적극적으로 모든 수술 후 환자에 대한 도플러 초음파 적용한 연구에서는 그 발생률이 훨씬 더 높았다고 한다(Wachter, 2012).

사망을 초래할 수 있을 뿐만 아니라 만성적으로 삶의 질을 낮추는 정맥혈전색전증의 발생을 줄이기 위한 적극적인 노력이 요구된다. 미국의 경우, 예방 가능한 심부정맥혈전증과 폐색전증을 메디케어(Medicare)에서의 “no pay for errors” 목록에 포함하고 있다.

---

3) 한국소비자원. (2012). *무릎 연골 수술 후 폐혈전색전증으로 사망한 데 따른 손해배상 요구Ⅰ*. 한국소비자원.

표 9-2 정맥혈전색전증 위험 요소(National Institute for Health and Care Excellence, 2015)

- 암 혹은 암 치료
- 60세 이상
- 중환자실 입원
- 탈수
- 혈전기호증(thrombophilia) 진단
- 비만(BMI 30kg/m^2 이상)
- 1개 이상의 중요한 동반상병(예 심질환; 대사성, 내분비계 혹은 호흡기계 질환; 급성 감염성 질환; 염증성 상태)
- 정맥혈전색전증의 개인력 또는 정맥혈전색전증의 개인력을 가진 가까운 친척(first-degree relative)이 있는 경우
- 호르몬 대체 요법의 사용
- 에스트로겐을 함유한 피임제 치료의 사용
- 정맥염을 동반한 정맥류

표 9-3 임산부(산후 6주 이내 포함)에서의 정맥혈전색전증 위험 요소

- 3일 이상의 유의한 움직임 감소가 예측되는 경우
- 암 혹은 암 치료
- 35세 이상의 나이
- 중환자실 입원
- 탈수
- 과다한 혈액 손실 혹은 수혈
- 혈전기호증(thrombophilia) 진단
- 비만(임신 전 혹은 임신 초기 BMI 30kg/m^2 이상)
- 1개 이상의 중요한 동반상병(예 심질환; 대사성, 내분비계 혹은 호흡기계 질환; 급성 감염성 질환; 염증성 상태)
- 정맥혈전색전증의 개인력 또는 정맥혈전색전증의 개인력을 가진 가까운 친척(first-degree relative)이 있는 경우
- 임신 관련 위험 요소(예 난소 과다자극, 임신 과다구토, 다태 임신, 자간전증)
- 정맥염을 동반한 정맥류

3.2 정맥혈전색전증 위험 요소

정맥혈전색전증의 위험 요소는 다양한 환자 특성과 의료이용 특성을 포함한다. 무증상적 혈전이 어떻게 임상적 문제를 야기하는지에 대해서 알려진 것이 많지 않지만(Wachter, 2012), 정맥혈전색전증 발생의 주요 위험 요소로는 정맥혈류의 정체, 혈관 내막 손상, 과응고 상태로 알려져 있다(임승재, 2010).

정맥혈전색전증 위험 요소로서, 내과계 환자의 경우 3일 이상 유의하게 움직임이 감소된 환자, <표 9-2>의 위험 요소의 하나 이상에 해당하며 정상 상태에서보다 지속적으로

움직임이 줄어든 환자인 경우에 정맥혈전색전증 위험 환자로 분류된다(National Institute for Health and Care Excellence, 2016). 또한 수술 받을 환자나 외상 환자에서는 마취 및 수술 시간이 총 90분 이상이거나, 골반이나 하지 수술의 경우는 60분 이상인 경우, 염증성 복부 내 질환으로 인한 응급 입원 환자, 유의하게 부동이 증가된 경우, 또한 <표 9-2>의 위험 요소 중 적어도 하나에 해당되는 경우를 정맥혈전색전증의 위험군으로 분류하고 있다(National Institute for Health and Care Excellence, 2016).

3.3 정맥혈전증 예방

정맥혈전색전증의 예방을 위해서는 정맥혈전색전증의 위험이 있는 환자를 선별하고 혈액응고활성 조절 및 하지 정맥의 울혈 방지를 통하여 이를 예방하여야 한다. 정맥혈전색전증 예방 방법으로는 비약물적 예방법과 약물적 예방법이 있다. 또한 정맥혈전색전증 예방간호에 대해서는 병원간호사회(2016)의 실무지침을 참조할 수 있다.

3.3.1 정맥혈전색전증 발생 위험요인 사정

- 입원한 환자에게 비만, 정맥류, 경구피임제, 호르몬 대체요법과 항에스트로겐 복합 사용, 부동 상태, 마취, 정맥혈전색전증에 대한 과거 병력, 암 등 정맥혈전색전증 위험요인이 있는지 사정한다.
- 내과계 환자 중 3일 이상 움직임의 감소하였거나 정맥혈전색전증 위험요인이 있는 환자가 움직임이 감소한 경우 정맥혈전색전증 위험이 증가되었는지 사정한다.
- 외과계 환자나 상해환자 중 전신마취, 90분 이상의 수술, 골반과 하지의 60분 정도 소요된 수술, 염증 또는 복부내강병변으로 인한 응급입원, 움직임이 심각하게 감소한 경우 정맥혈전색전증 위험이 증가되었는지 사정한다.
- 활동이 심하게 저하된 환자 등의 위험도 사정은 적어도 48시간마다 규칙적으로 수행한다.

3.3.2 정맥혈전 발생의 예방 중재

정맥혈전색전증 위험이 증가된 환자에게는 위험정도에 따라서 비약물적 및 약물적 예방 중재를 적용한다.

1) 정맥혈전 발생 예방을 위한 비약물적 중재

- 조기보행 및 적극적인 운동
  - 조기보행이 곤란한 환자에게는 정맥혈류를 촉진하도록 하지를 들어 올리는 동작이나, 마사지, 발목관절 운동을 시행하도록 한다.

- 탄력 양말, 항색전스타킹(Graduated Compression Stocking, GCS; Anti Embolism Stocking, AES)
  - 수술환자에서 예방적으로 사용할 수 있으며, 출혈위험으로 약물을 사용할 수 없는 경우 사용할 수 있다.
  - 수술 전후에 위험이 계속되는 한 착용하며, 24시간 착용을 계속한다.
- 간헐적공기압박법(intermittent pneumatic compression, IPC), 공기압박발펌프(pneumatic foot pump)
  - 항색전스타킹으로 인해 피부에 문제가 발생한 경우 적용하도록 하며, 간헐적공기압박법은 1분에 10초 동안 35~40mmHg로 압박을 제공한다.
  - 수술시기에는 수술 전 혹은 수술 중부터, 외상이나 내과질환에서는 초기부터 장착하고, 보행이 충분히 가능할 때까지 적용한다.
  - 침대에 누워 있을 때에는 종일 장착하고, 보행이 가능해진 경우에도 하지 근력이 충분히 회복될 때까지는 누워 있을 때에는 장착을 계속한다.

2) 정맥혈전 발생 예방을 위한 약물적 중재

약물적 중재는 출혈 위험과 정맥혈전색전증 예방 이득을 함께 고려하여 선택하여야 한다. 약물요법 시에는 투약 전에 출혈위험을 사정하고, 출혈 합병증에도 주의를 기울여야 한다. 수술 후 출혈성 합병증의 위험이 낮음을 확인한 후 가능한 한 빨리 개시하여 충분한 보행이 가능해질 때까지 계속한다. 혈전 형성의 위험이 계속되어 장기 예방이 필요한 경우 저용량 미분획헤파린은 와파린으로 바꾸어 항응고요법을 계속한다.

〈약물적 중재의 종류〉

- 주사용 항응고제: 저분자량헤파린(Low Molecular Weight Heparins, LMWH), 미분획헤파린(UnFractionated Heparin, UFH), 폰다파리눅스(fondapariunux), 다나파로이드
- 경구용 항응고제: 와파린, 다비가트란, 리바록사반, 아픽사반
- 항혈소판제: 아스피린, 클로피도그렐 디피리다몰

표 9-4 정맥혈전색전증의 약물적 예방법

종류	방법
저분자량헤파린	20~100U/Kg(0.2~1mg/Kg) 매일 피하주사
저용량미분획헤파린	5,000U를 매 8~12시간 피하주사, 출혈위험소인에 따라 투여량 감량
폰다파리눅스	2.5mg을 수술 후 매일 피하주사
와파린	PT(INR)이 1.5~2.5로 조절

출처: 한국혈전지혈학회. (2009). 국내 현실에 맞추어 일부를 수정한 일본 정맥혈전 예방권고안.

3) 내과 및 암환자의 정맥혈전색전증 예방

- 정맥혈전색전증의 위험이 있는 경우 저분자량헤파린, 저용량미분획헤파린(신부전 환자), 폰다파리눅스의 약물적 중재를 제공한다.
- 약물적 예방중재는 위험사정이 되면 가능한 빨리 시작하며 더 이상 위험이 없다고 판단될 때까지 지속한다.

4) 주요 정형외과 수술(고관절/슬관절 전치환술, 둔부골절) 환자의 정맥혈전색전증 예방

- 수술 후 혈관초음파(duplex ultrasonography) 검사를 시행하여 정맥혈전색전증 위험을 사정한다.
- 조기이상을 권고하며, 저분자량헤파린, 저용량미분획헤파린(신부전 환자), 폰다파리눅스, 와파린, 아스피린 등의 약물요법이나 간헐적공기압박법을 최소 10~14일 사용할 것을 권장한다. 약물 중에는 저분자량헤파린의 우선사용을 권장한다.
- 이전에 혈전 병력이 있는 환자의 경우 예방적으로 약물요법이나 간헐적공기압박법을 적용한다.
- 출혈의 위험이 높은 환자에게는 약물적 중재보다는 간헐적공기압박법을 권장한다.

정맥혈전색전증은 연령, 성별, 질환이나 수술, 처치 등의 위험 수준에 따라 저위험, 중위험, 고위험, 최고위험의 4단계의 위험단계로 분류하여, 각 단계에 따라 계층화한 예방법을 권고하며, 권고사항은 <표 9-5>와 같다.

표 9-5 정맥혈전색전증의 위험 단계별 권장 예방법

위험 단계	권장 예방법
저위험	조기보행, 적극적인 운동
중위험	탄력 양말 혹은 간헐적 공기압박법
고위험	폰다파리눅스, 저분자량헤파린, 저용량 미분획헤파린, 간헐적 공기압박법
최고위험	폰다파리눅스, 저분자량헤파린, 저용량 미분획헤파린, 와파린

출처: 한국혈전지혈학회. (2009). 국내 현실에 맞추어 일부를 수정한 일본 정맥혈전 예방권고안.

4 참고문헌

고한경. (2014). 낙상사고와 의료기관 손해배상 책임. *데일리메디 겨울호, 2014.*

김윤이, 정석희. (2015). 입원 환자 낙상예방 간호중재 효과에 대한 메타분석. *대한간호학회지*, 45(4), 469-482.

문미경. (2013). 요양병원 입원 환자의 욕창 발생 현황과 관련 요인. *한국산학기술학회논문지*, 14(7), 3390-3399.

박승미, 차선경, 김철규. (2013). 새로운 욕창분류와 실금관련피부염에 대한 교육이 간호사의 욕창 지식 및 효능감에 미치는 효과. *근관절건강학회지*, 20(1), 52-61.

박영옥, 조은희, 이남주, 서영숙. (2010). 일 노인요양시설 거주노인의 의료기관 이용 영향요인. *노인간호학회지*, 12(1), 10-20.

박윤수. (2011). 고관절 수술에 대한 정맥혈전색전증 예방 권고안. *대한정형외과학회지*, 46, 95-98.

병원간호사회. (2013). *근거기반 임상간호실무지침 욕창간호*. 병원간호사회.

병원간호사회. (2016). *근거기반 실무지침 정맥혈전색전증 예방간호*. 병원간호사회.

병원간호사회. (2018). 근거기반 임상간호실무지침 개발－낙상 간호실무지침 수용개작. 병원간호사회.

송효정, 김수미, 김남초. (2003). 장기 요양시설 노인의 배뇨 형태 및 욕창 실태에 대한 조사. *International Neurourology Journal*, 7(2), 91-97.

신경림, 김미영, 강윤희, 정덕유, 차지영, 이에리쟈, 김윤주, 권유림. (2012). 노인요양병원 욕창 위험군의 욕창발생에 영향을 미치는 시설요인 및 간호요인. *노인간호학회지*, 14(1), 30-39.

이종경. (2003). Braden scale을 이용한 신경외과 중환자의 욕창 위험 요인 사정과 욕창 발생과의 관계. *성인간호학회지*, 15(2), 267-277.

임미자, 박형숙. (2006). 신경계 중환자의 욕창발생에 관한 연구, *기본간호학회지*, 13(2), 190-199.

임승재. (2010). 다발성 외상 환자에서 정맥혈전색전증의 예방. *대한골절학회지*, 23(4), 404-11.

임재영, 박원범, 오민균, 강은경, 백남종. (2010). 한국 노인의 낙상 실태와 위험요인: 일부 지역의 인구비례할당 표본 조사. *한국노인학회지*, 14(1), 8-17.

천자혜, 김현아, 곽미정, 김효선, 박선경, 김문숙 등. (2018). 낙상위험요인 평가 및 낙상예방활동 임상진료지침. 한국의료질향상학회지, 24(2), 41－61.

한국소비자원. (2012). *무릎 연골 수술 후 폐혈전색전증으로 사망한 데 따른 손해배상 요구Ⅰ*. 한국소비자원

한국소비자원. (2013). *입원 중 발생한 욕창으로 피부이식술 등을 받은데 따른 손해배상 요구*. 한국소비자원

한국소비자원. (2019). 고령자 안전사고 동향분석. 한국소비자원.

한국혈전지혈학회. (2009). *국내 현실에 맞추어 일부를 수정한 일본 정맥혈전 예방권고안*. 한국혈전지혈학회.

Agency for Healthcare Research and Quality (AHRQ). (2011). *American Academy of Orthopaedic Surgeons clinical practice guideline on preventing venous thromboembolic disease in patients undergoing elective hip and knee arthroplasty.* Available at: https://www.guideline.gov/content.aspx?id=35173

Agency for Healthcare Research and Quality (AHRQ). (2014). *Preventing Pressure Ulcers in Hospitals.* Available at: http://www.ahrq.gov/professionals/systems/hospital/pressureulcertoolkit/puover.html

American Academy of Orthopaedic Surgeons. (2011). *Preventing venous thromboembolic disease in patients undergoing elective hip and knee arthroplasty: evidence-based guideline and evidence report.* Rosemont, IL: American Academy of Orthopaedic Surgeons.

Aranda-Gallardo, M., Morales-Asencio, J. M., Canca-Sanchez, J. C., Barrero-Sojo, S., Perez-Jimenez, C., Morales-Fernandez, A., et al. (2013). Instruments for assessing the risk of falls in acute hospitalized patients: a systematic review and meta-analysis. *BMC Health Services Research, 13*, 122.

Bergstrom, N., Braden, B. J., Laguzza, A., Holman, V. (1987). The Braden scale for predicting pressure sore risk. Nursing research, 36(4), 205-210.

Blann, A. D., Lip, G. Y. (2006). Venous thromboembolism. *British Medical Journal, 332*, 215-219.

Bogardus, S. T. *Another fall.* Agency for Healthcare Research and Quality. Available at: https://psnet.ahrq.gov/webmm/case/6/another-fall

Cameron, I. D., Murray, G. R., Gillespie, L. D., Robertson, M. C., Hill, K. D., Cumming, R. G., et al. (2010). Interventions for preventing falls in older people in nursing care facilities and hospitals. *Cochrane Database of Systematic Reviews*, Issue 1. Art. No.: CD005465.

Canada British Columbia Guidelines. Falls Prevention: Risk Assessment and Management for Community-Dwelling Older Adults. (2021). [cited 2022 Feb 3]. Available from: https://www2.gov.bc.ca/gov/content/health/practitioner-professional-resources/bc-guidelines/fall-prevention

Coleman, S., Gorecki, C., Nelson, E. A., Closs, S. J., Defloor, T., Halfens, R., et al. (2013). Patient risk factors for pressure ulcer development: systematic review. *International Journal of Nursing Studies, 50*(7), 974-1003.

Currie, L. M. (2008). Fall and injury prevention. In R.G. Hughes (Ed.). *Patient safety and quality: An evidence-based handbook for nurses*. Rockville, MD: Agency for Healthcare Research and Quality.

DiBardino, D., Cohen, E. R., Didwania, A. (2012). Meta-analysis: multidisciplinary fall prevention strategies in the acute care inpatient population. *Journal of Hospital Medicine, 7*(6), 497-503.

Dykes, P. C., Leung, W. Y., Vacca, V. Falling Through the Crack (in the Bedrails). (2016). [Internet]. [cited 2022 Feb 3]. Available from: https://psnet.ahrq.gov/web-mm/falling-through-crack-bedrails#table

Ejaz, F. K., Jones, J. A., Rose, M. S. (1994). Falls among nursing home residents: an examination of incident reports before and after restraint reduction programs. *Journal of the American Geriatrics Society, 42*(9), 960-964.

Ganz, D. A. Huang, C., Saliba, D., et al. (2013). *Preventing falls in hospitals: a toolkit for improving quality of care*. Rockville, MD: Agency for Healthcare Research and Quality. Available at: http://www.ahrq.gov/sites/default/files/publications/files/fallpxtoolkit.pdf

Ganz, D. A., Bao, Y., Shekelle, P. G., Rubenstein, L. Z. (2007). Will my patient fall? *Journal of the American Medical Association, 297*(1), 77-86.

Kiel, D. P., Magaziner, J., Zimmerman, S., Ball, L., Barton, B. A., Brown, K. M., et al. (2007). Efficacy of a hip protector to prevent hip fracture in nursing home residents: the HIP PRO randomized controlled trial. *Journal of the American Medical Association, 298*(4), 413-422.

Kim, K. I. Jung, H. K., Kim, C. O., Kim, S. K., Cho, H. H., Kim, D. Y., et al. The Korean Association of Internal Medicine, & The Korean Geriatrics Society. (2015). Evidence-based guideline for fall prevention in Korea. *The Korean Journal of Medicine, 89*, 752-780.

Lee, S. Hwang, J. I., Kim, Y., Yoon, P. W., Ahn, J., Yoo, J. J. (2016). Venous thromboembolism following hip and knee replacement arthroplasty in Korea: A nationwide study based on claims registry. *Journal of Korean Medical Science, 31*(1), 80-88.

Morse, J. M., Morse, R. M., Tylko, S. J. (1989). Development of a scale to identify the fall-prone patient. *Canadian Journal on Aging, 8*, 366-377.

National Institute for Health and Care Excellence (NICE). (2014). *Pressure ulcers: prevention and management NICE guidelines*. Available at: https://www.nice.org.uk/guidance/cg179/resources/pressure-ulcers-prevention-and-management-35109760631749

National Institute for Health and Care Excellence (NICE). (2015). *Venous thromboembolism: reducing the risk for patients in hospital*. Available at: https://www.nice.org.uk/guidance/cg92/chapter/1-Recommendations#other-patient-groups

National Pressure Ulcer Advisory Panel (NPUAP), European Pressure Ulcer Advisory Panel (EPUAP) and Pan Pacific Pressure Injury Alliance (PPPIA). (2014). *Prevention and Treatment of Pressure Ulcers: Quick Reference Guide.* Available at: http://www.npuap.org/wp-content/uploads/2014/08/Quick-Reference-Guide-DIGITAL-NPUAP-EPUAP-PPPIA-Jan2016.pdf

National Pressure Ulcer Advisory Panel (NPUAP). (1998). *PUSH Tool.* Available at: http://www.npuap.org/resources/educational-and-clinical-resources/push-tool/

National Pressure Ulcer Advisory Panel (NPUAP). (2016). *NPUAP pressure injury stages.* Available at: http://www.npuap.org/resources/educational-and-clinical-resources/npuap-pressure-injury-stages

Norton, D., McLaren, R., Exton-Smith, A. N. (2002). An investigation of geriatric nursing problems. *Exemplary Research For Nursing And Midwifery*, 69.

Oliver, D., Britton, M., Seed, P., Martin, F. C., Hopper, A. H. (1997). Development and evaluation of evidence based risk assessment tool (STRATIFY) to predict which elderly inpatients will fall: case-control and cohort studies. *British Medical Journal, 315*(7115), 1049-1053.

Pancorbo-Hidalgo, P. L., Garcia-Fernandez, F. P., Lopez-Medina, I. M., Alvarez-Nieto, C. (2006). Risk assessment scales for pressure ulcer prevention: a systematic review. *Journal of Advanced Nursing, 54*(1), 94-110.

Petersen, N., König H. H. & Hajek A. The link between falls, social isolation and loneliness: A systematic review. Arch Gerontol Geriatr. 2020 May-Jun;88: 104020. doi: 10.1016/
j.archger.2020.104020.

Sanada, H., Miyachi, Y., Ohura, T., Moriguchi, T., Tokunaga, K., Shido, K., et al. (2008). The Japanese Pressure Ulcer Surveillance Study: a retrospective cohort study to determine prevalence of pressure ulcers in Japanese hospitals. *Wounds, 20*(6), 176-182.

The Joint Commission. (2012). *Patient Safety Pocket Guide* (3rd ed). Oak Brook, IL: Joint Commission Resources.

The Waterlow Score. (2005). *For Hospital Community, Nursing & Residential Home Use.* Available at: http://www.judy-waterlow.co.uk/waterlow_score.htm

Vanderwee, K., Clark, M., Dealey, C., Gunningberg, L., & Defloor, T. (2007). Pressure ulcer prevalence in Europe: A pilot study. *Journal of Evaluation in Clinical Practice, 13*(2), 227-235.

Wachter, R. M. Gupta, K. (2018). *Understanding patient safety* (3rd ed). New York: McGraw-Hill Education.

Wachter, R. M. (2012). *Understanding patient safety* (2nd ed). New York: McGraw-Hill.

Waterlow, J. (1984). Pressure sores: a risk assessment card. *Nursing times, 81*(48), 49-55.

Whittington, K. T., Briones, R. (2004). National Prevalence and Incidence Study: 6-Year Sequential Acute Care Data. *Advances in Skin & Wound Care, 17*(9), 490-494.

Wong, C. A., Recktenwald, A. J., Jones, M. L., Waterman, B. M., Bollini, M. L., Dunagan, W. C. (2011). The cost of serious fall-related injuries at three Midwestern hospitals. *Joint Commission Journal on Quality and Patient Safety, 37*(2), 81-87.

Woodbury, M. G., Houghton, P. E. (2004). Prevalence of pressure ulcers in Canadian healthcare settings. *Ostomy Wound Management, 50*(10), 22-38.

World Health Organization. (2007). *WHO global report on falls prevention in older age.* Geneva: World Health Organization.

World Health Organization. Falls fact Sheet. 26 April 2021. [Internet]. [cited 2022 Feb 3]. Available from: https://www.who.int/news-room/fact-sheets/detail/falls

제10장

의료기기 안전관리: 인간-기계 인터페이스 오류의 개선

학 습 목 표

▶ 의료장비의 사용성이 인적오류를 유발할 수 있음을 인지한다.
▶ 의료기기의 복잡성 및 업무 영향 등 인간-기계간 인터페이스의 중요성을 이해한다.
▶ 인간-기계간 인터페이스 관련 오류의 특성과 이의 개선 방안을 이해한다.
▶ 의료기기 구매/유지보수 시 사용성/안전성 평가를 적용하고 결과를 이해한다.

학 습 성 과

- 의료 장비/기기가 다양하고 복잡해짐에 따라서 사용자가 의료기기를 사용할 때 어떤 문제가 발생할 수 있는지에 대해서 이해한다.
- 의료기기 관련 환자안전사건의 개선을 위하여 필요한 특성을 이해하고 실질적인 개선 활동이 이루어질 수 있는 기틀을 다진다.
- 사용성 평가 방법의 종류와 특징을 숙지하여 사건 발생 시 원인 분석에 적용할 수 있다.
- 다른 나라의 의료기기 관련 환자안전사건의 특성을 이해하고 우리나라 병원의 특성을 고려할 때 공통점과 차이점에 대한 이해의 기초를 다진다.

사례 : 인퓨전 펌프 프로그램 오류[1)]

소아중환자실에서 근무하는 A간호사는 새로 들어온 인퓨전 펌프의 사용 방법에 대한 교육을 받고 처방대로 약물의 주입량과 주입속도를 입력했다. 30분 뒤에 약물주입이 완료되었다는 알람을 듣고 깜짝 놀라서 인퓨전 펌프를 확인해 보니 처방전에 있는 130.1ml/hr가 아닌 1301ml/hr가 입력되어 있는 상태이고 환아는 처방전보다 10배의 속도로 약물을 주입받아 쇼크 상태에 놓여서 코드 블루 팀을 호출하였다.

이후 진행된 조사결과 새로 들어온 인퓨전 펌프는 소숫점 이하 입력을 99.9ml/hr까지만 받고 그 이상은 소수점을 허용하지 않는 설계로 되어 있어서 소수점을 눌렀음에도 불구하고 입력처리가 되지 않은 것으로 밝혀졌다. 또한 주입 속도를 보여주는 화면에서 소수점 이하 자리의 숫자크기가 동일하고 소수점 표시가 명확하지 않아서 바로 확인이 어렵게 구성되어 있음을 알 수 있었다.

1) http://www.yjj21.co.kr/board/view.php?db=press&id=89&s_no=89&page=2&key=&index=

1 의료기기 안전문제의 특성

1.1 의료기기

「의료기기법」에 정의된 '의료기기'란 사람이나 동물에게 단독 또는 조합하여 사용되는 기구 · 기계 · 장치 · 재료 또는 이와 유사한 제품으로서 질병 진단 · 치료 · 경감 · 처치 또는 예방할 목적으로 사용되거나, 상해(傷害) 또는 장애를 진단 · 치료 · 경감 또는 보정할 목적으로 사용되거나, 구조 또는 기능을 검사 · 대체 또는 변형할 목적으로 사용되거나, 임신을 조절할 목적으로 사용되는 제품을 말한다. 전 세계적으로 의료기기는 허가 등 시장진입 과정에서 동일하거나 유사한 기준으로 분류되고 유형화되어 있는 것으로 알려져 있다. 의료기기는 수술바늘이나 주사기와 같은 작은 기기로부터 첨단 생물학적 진단기기, 그리고 대형 영상장비나 로봇까지 포함하는 상당히 다양하고 폭넓은 유형의 기술들이 포함되어 있다. 그 결과 전 세계적으로 유통되고 있는 의료기기는 약 1백 50만 종에 달한다고 한다(Emettox, 2012).

1.2 의료기기 안전문제

의료기기 안전문제(adverse medical device events)는 의료기기와 관련한 의료 및 간호 관리에 의해 발생한 환자 위해(patient harm)를 의미한다. 세계보건기구(WHO)에서는 의료기기로 인한 부작용과 상해를 약물 치료로 인한 부작용, 수술이나 마취 오류로 인한 상해, 보건의료와 연관된 감염 등과 함께 안전하지 않은 의료의 결과 중 하나로 제시하기도 하였다(WHO, 2008). 세계보건기구는 또한 미국 자료를 인용하여 미국에서는 연간 1백만 건 이상의 의료기기 안전문제가 발생하고 있으며 이는 1,000환자일(patient-day)당 6.3건에 해당한다고 밝힌 바 있다(WHO, 2008).

의료기기 안전문제는 환자안전에 있어서 주요한 문제 분야임에도 불구하고 인지가 덜 되어 있다는 지적이 있다(Mattox, 2012). 이는 첨단기술 도입이 계속되고 있어 변화가 크고, 의료기기 유형이 워낙 다양하며, 기기 자체의 문제 및 인간-기계 인터페이스적 특성 등이 복합되어 있기 때문이다. 더불어 의료기기와 관련한 안전문제에는 다양한 요인이 작용한다. 이에는 의료기기 자체의 문제와 의료기기가 사용되는 조직적 문제, 의료기기의 물리적 배치나 관리 등 기기 환경, 그리고 의료기기를 실제 진료에 사용하는 사용자 등이 포함된다(Mattox, 2012).

의료기기 안전문제는 많은 나라에서 보건의료제품을 허가하는 기관에서 모니터링을 통하여 관리하고 있다. 미국식품의약품안전처(Food and Drug Administration, FDA)에서는 의료제품안전네트워크인 MedSun을 통하여 의료기기와 관련한 부작용을 보고하는 사업을 2002년부터 추진해왔다. 이는 또한 모든 보건제품의 안전문제를 보고하는 사업인 MedWatch의 일환으로 운영되고 있다.[2)]

우리나라에서도 식품의약품안전처를 중심으로 주요 병원을 의료기기 안전성 정보 모니터링센터로 지정하여 안전정보를 수집하고 대책을 마련하고 있다. 모니터링센터 지정 및

표 10-1 의료기기 이상사례 보고건수(연도별: 2009~2020)

(단위: 건)

구분	2009	2010	2011	2012	2013	2014	2015	2016	2017	2018	2019	2020
부작용 보고	53	137	717	2,397	4,130	4,556	5,196	5,315	6,078	28,038	51,969	53,904

출처: 2021 식품의약품 통계연보.

표 10-2 주요 의료기기 유형과 관련 사례

의료기기 유형	오류 사례	비고(현황 및 개선 등)
자동조제캐비넷 (Automated Dispensing Cabinets, ADC)	• 알파벳 순서대로 배열된 유사 약제의 선택 오류 • 열린 캐비넷의 유사한 모양의 약제 중 선택 오류 등	• 2007년 기준 미국 병원의 80% 이상이 ADC 사용 • 한꺼번에 캐비넷이 열려 있는 구조를 피할 것 • 바코드 등으로 추가확인 절차 만들 것 등
내시경 (Endoscopy)	• 내시경 튜브의 안전하지 않은 변형으로 튜브로 체액 역류 및 이로 인한 병원체 감염에 환자 노출 등	• 미국 의료기기 안전문제에서 빈번히 제기된 문제임 • 손상 및 변형된 기기 사용 금지 등
주입기기 (Infusion devices)	• 주입 속도의 급격한 변화로 인해 치사량에 이르는 사례 있음 • 주입 속도 설정 오류 등	• Sentinel event alert 대상임 • 정맥 내 약물 주입과 관련한 위해의 30~60%는 주입펌프와 연관됨 • 연결 오류를 물리적으로 예방할 수 있도록 기기 디자인 개선 등
환자 모니터 및 알람 (Patient monitors and alarms)	• 알람이 꺼져 있어 심각한 심장 발작을 감지하지 못함 • 소리를 줄여놓는 등으로 인하여 중앙모니터링체계가 환자의 문제를 감지하여 경고하는 것에 실패 등	• 중요한 유해 사례로 계속 선정되는 사안임 • 알람의 소리 크기 등을 정기적으로 점검 • 과도하게 울리는 알람의 원인 확인과 감소 노력 등
호흡기 및 마취기기 (Ventilator and anesthesia machines)	• 인공호흡기 조정 시 세팅 오류로 인해 산소공급 오류 등	• 알람 개선 수요 검토, 물리적인 배치가 알람을 듣고 보고 혹은 감지하는 능력을 반영하도록 함

출처: E Mattox, Medical Devices and Patient Safety, Critical Care Nurse, Vol 32, No 4, August 2012에서 발췌, 편집.

2) https://www.fda.gov/safety/medwatch-fda-safety-information-and-adverse-event-reporting-program

보고활동의 활성화를 통해 관련 부작용 보고건수는 해마다 증가하고 있다(표 10-1). 이때 보고되는 부작용의 대부분은 제조자와 관련한 것으로 의료기기 자체의 결함이나 문제로 인하여 발생하는 부작용 혹은 오류에 관한 정보에 국한된다.

의료기기와 관련한 환자안전문제, 특히 오류는 기기 자체오류(manufacturer-related errors)와 더불어 사용오류(device-use errors)로 크게 분류된다. 이 중 사용오류가 보다 더 일반적이라는 지적이나 이 두 가지를 분류하는 것이 쉽지는 않다(Mattox, 2012).

의료기기와 관련하여 발생하는 환자안전문제의 유형과 사례는 <표 10-2>와 같다.

1.3 외국의 의료기기 안전문제

의료기기와 기술 안전과 관련하여 해마다 10가지 주요 문제를 선정하여 공표하고 있는 미국 ECRI(Emergency Care Research Institute) 연구소의 선정 결과를 대표적으로 소개하면 <표 10-3>과 같다.

ECRI 연구소의 우선순위는 빈발하는 의료기기 안전 문제를 중심으로 부적절하거나 안전하지 않은 사용 및 이로 인한 문제점에 강조점을 두어왔다. 고전적인 주사바늘 찔림이나 약물주입펌프 문제로 시작되어 2016년경부터는 내시경 세척과 소독 부적절, 경고음 비인식, 수술 환자 모니터링 부적절 등을 거쳐 의료정보기술, 감마카메라 기계적 오류, 로봇 수술 등 첨단의료기기의 적용에 관한 문제를 제시한 바 있다. 가장 최근의 5년간 우선순위는 사이버 보안, AI, 3D 프린팅 기기, 원격의료, 와이파이 등 디지털 기술로의 전이를 크게 반영하고 있다. 또한 2021년에는 COVID-19 팬데믹의 영향으로 응급 사용 허가, 마스크와 가운, 원격, 공급망, 응급 비축 등과 관련한 이슈가 우선순위를 차지하고 있다. 그럼에도 불구하고 지속적으로 포함되어온 내시경, 방사선 조사, 투약오류, 인공호흡기, 약물주입 펌프, 환자모니터링 및 의료정보체계 등은 우리나라에서도 주요하게 관심을 가지고 지속적으로 해결하기 위한 노력을 기울이고 있는 영역이라 할 수 있다.

병원의 의료기기와 관련한 환자안전문제 개선을 위해 각국에서 노력한 대상 혹은 중요도를 가진 의료기기 분야는 ECRI 연구소의 우선순위와는 차이가 있다. 영국에서는 2000년대 초반부터 운영되었던 국가환자안전기구(National Patient Safety Agency)에서 의료기관을 대상으로 강조했던 의료기기 관련 환자안전 문제는 비위관, 라텍스 알러지, 주사약, 경막외 주사 및 주입, 흉강배액, 인공호흡기 관련 폐렴, throat packs, 카테터, 압박대 등 비교적 흔하게 사용되는 의료기기 및 관련 행위를 중심으로 강조되어 왔다(김수경 외, 2014). 즉, 단순하지만 흔하게 사용되는 의료기기가 자주 발생시키는 문제를 중심으로 의료기기 안전문제가 접근되고 해결되어 왔다. 현재는 의료체계의 디지털 기술 적용으로 환자안전 향상을 도모할 수 있도록 정보기술을 이용한 거시적인 계획을 중심으로 제안하고 있다(NHS, 2019).

표 10-3 ECRI 연구소의 연도별 의료기술 위해요인 Top 10 순위

순위	2018	2019	2020	2021	2022
1	사이버보안 위협 Cybersecurity threats in healthcare delivery and patient endangerment	정보 해킹 위험 Hackers can exploit remote access to systems, disrupting healthcare operations	수술 자동봉합기 사용오류 Misuse of surgical staplers	COVID-19 상황 하 의료기기 응급사용 허가의 복잡성 Complexity of managing medical devices with COVID-19 emergency use authorization	사이버 공격 Cyberattack
2	내시경 재처리 Endoscope reprocessing	세척 매트리스에 스며든 환자체액 "Clean" mattresses can ooze body fluids into patients	임상안전 가이드 라인을 넘어선 초음파 투과 Adoption of point-of-care ultrasound that outpaces safeguards	약이름 입력란 부족으로 발생하는 치명적 투약오류 Fatal medication errors can result when drug entry fields populate after only a few letters	공급망 부족 Supply chain shortfalls
3	침대와 들것의 매트리스 오염 Bed and stretcher mattress contamination	잔존 거즈로 인한 수술 합병증 Retained sponges persist as a surgical complication despite manual counts	살균처리 오류로 인한 감염 위험 Infection risks from sterile processing errors	급속한 원격진료기술 적용에 따른 환자, 데이터 위험 Rapid adoption of telehealth technologies can leave patients and data at risk	손상된 주입펌프 Damaged infusion pumps
4	개인 폰으로 연결한 경보시스템 Secondary alarm notification systems	인공호흡기 경보 세팅 오류로 인한 환자 저산소 뇌손상/뇌사 Improperly set ventilator alarms put patients at risk for hypoxic brain injury/death	중심정맥카테터 사용 혈액투석의 위험 Hemodialysis risks with central venous catheters	수입 N95형 마스크로 직원 감염 예방 실패 Imported N95 style masks may fail to protect healthcare workers from infectious respiratory diseases	응급 비축 불충분 Insufficient emergency stockpiles
5	의료기기 세척법 Medical device cleaning methods	내시경 살균 후 처리 오류로 인한 환자 감염 Mishandling flexible endoscopes after disinfection can lead to patient infections	증명되지 않은 영역에 적용한 로봇 수술 Unproven surgical robotic procedures	일반용 제품 의존으로 부적절한 결정 발생 Relying on consumer-grade products can leas to inappropriate healthcare decisions	원격진료 업무 흐름과 인적 요소상의 결점 Telehealth workflow and human factor shortcomings

순위	2018	2019	2020	2021	2022
6	전자수술 전극, 펜슬 다루기 Electrosurgical electrode pencil handling	용량/유량 혼돈으로 인한 주입펌프 투약오류 Confusing dose rate with flow rate can lead to infusion pump medication errors	과다한 알람, 경보, 고지 Overload from alarms, alerts and notifications	성급한 자외선살균기기 사용으로 효과 감소와 노출 위험 증가 Hasty department of UV disinfection devices can reduce effectiveness and increase exposure risks	주사기펌프 업무 기준 순응 실패 Failure to adhere to syringe pump best practices
7	방사선 조사 조절 디지털 영상도구 Digital imaging tools to control radiation	생체감시경보체계 부적절로 경보 실패 Improper customization of physiologic monitor alarm settings may result in missed alarms	사이버보안 위협 Cybersecurity risks in the connected home healthcare environment	컴퓨터운영체계와 다른 소프트웨어 사용 시 사이버보안 Vulnerabilities in third-party software components present cybersecurity challenges	AI로 인한 의료영상 왜곡 AI-based distortion of medical images
8	바코드투약관리시스템 Bar-coded medication system workarounds	오버헤드환자리프트 시스템의 상해 위험 Injury risk from overhead patient lift systems	이식 정보 누락으로 MRI 검사 지연/추가 Missing implant data that delays or adds danger to MRI scans	진단영상의 AI 적용시 환자집단 대표성 손상 AI applications for diagnostic imaging may misrepresent certain patient populations	십이지장경 재처리의 인간공학, 업무 흐름 불량 Poor duodenoscope reprocessing ergonomics and workflows
9	의료기기와 정보체계 네트워크 Networked medical devices and information systems	세척액 누수로 장비 손상 및 화재 Cleaning fluid seeping into electrical components can lead to equipment damage and fires	전자 의무기록 용량 시점 불일치로 인한 투약오류 Medication errors from dose timing discrepancies in EHRs	임상사용을 위한 의료기기 원격 작동에 잠재된 위험 Remote operation of medical device designed for bedside use introduces insidious risks	보호능력 불량인 1회용 가운 Disposable gowns with inadequate barrier protection
10	경장영양튜브 연결 오류 Enteral feeding tubing erroneously connected to patient lines	잘못된 배터리 충전으로 의료기기 오작동 Flawed battery charging systems and practices can affect device operation	느슨해진 나사로 인한 의료기기 사고와 환자 상해 Loose nuts & bolts leading to catastrophic device failures & severe injury	환자별 3D 프린팅 기기 불량으로 인한 환자 위해 Insufficient QA of 3D-printed patient-specific medical devices may harm patients	와이파이 불안정 및 단절 지역 WiFi dropouts and dead zones

출처: ECRI 연구소, 각 연도.

1.4 우리나라 의료기기 안전문제

우리나라에서는 관련 현황에 관한 분석이 많지 않다. 의료기기 안전 및 환자안전 전문가를 대상으로 계층분석법(Analytic Hierarchy Process, AHP)을 통해 산정된 쌍대비교 점수를 중심으로 정한 우선순위가 연구된 바 있는데 이를 통해 파악할 수 있는 환자안전과 관련한 주요 의료기기의 우선순위는 <표 10-4>와 같다(김수경 등, 2014).

표 10-4 환자안전문제 관련 의료기기 우선순위

	종합 우선순위	평가요소별 우선순위				
		심각성	빈도	파급력	예방가능성	재발가능성
1	인공호흡기	체외순환기	인공호흡기	인공호흡기	인공호흡기	인공호흡기
2	마취기기	인공호흡기	인공신장기	마취기기	심장충격기	인공신장기
3	체외순환기	마취기기	마취기기	심장충격기	마취기기	마취기기
4	심장충격기	심장충격기	수술용 결찰기 및 봉합기	심박조율기	인공신장기	체외순환기
5	인공신장기	심박조율기	혈관 및 비혈관 스텐트	인공신장기	심박조율기	혈관 및 비혈관 스텐트
6	심박조율기	로봇수술시스템	심장충격기	체외순환기	체외순환기	수술용 결찰기 및 봉합기
7	로봇수술시스템	인공신장기	내시경 수술기기	로봇수술시스템	지혈대 또는 압박대	심장충격기
8	심혈관계 모니터링기기	심혈관계 모니터링기기	호흡기계 모니터링기기	내시경 수술기기	내시경 수술기기	지혈대 또는 압박대
9	혈관 및 비혈관 스텐트	호흡기계 모니터링기기	체외순환기	심혈관계 모니터링기기	로봇수술시스템	내시경 수술기기
10	호흡기계 모니터링기기	혈관 및 비혈관 스텐트	심혈관계 모니터링기기	호흡기계 모니터링기기	심혈관계 모니터링기기	호흡기계 모니터링기기

의료의 질 향상 활동을 통해 오랫동안 강조되어 온 인공호흡기에 대한 인식이 컸고, 수술과 관련한 마취기기 및 체외순환기 또한 높은 우선순위를 차지하였다. 그 외 삽입형 인공심장 박동기와 최신 의료장비로서 로봇수술시스템 등의 우선순위가 높은 것을 알 수 있다.

2 의료기기 사용오류

의료기기가 환자안전사건을 유발하는 경우에 의료기기의 인터페이스가 사용자의 기대와 다르게 설계되어 있는 것을 볼 수 있다. 이는 의료기기 사용오류와 밀접한 관계가 있다. 사용자의 실수로 인해서 환자가 위해사건을 겪게 되었다고 하더라도 최종 사용자의 작동오류라기보다 사실상 의료기기 설계단계에서 발생한 설계오류라고 볼 수 있다. 이러한 관점에서 의료기기에서 인간-기계 인터페이스의 역할을 이해하면 인적오류에 대한 이해를 높이고 나아가 사고를 예방할 수 있다.

2.1 인간-기계 인터페이스의 역사

인간-기계 인터페이스는 업무에 연관된 데이터를 인간이 인지할 수 있는 형태로 나타내고 이를 통해서 기계를 제어할 수 있도록 돕는 도구를 뜻한다. 산업 혁명 이후에 여러 가지 생산 기계들이 사람들의 생활에 도입되기 시작했다. 점차 기술이 발전하면서 기계/기구 등이 복잡해지기 시작했고, 특히 자동화 기술이 도입되면서 사람이 사용하는 기계의 복잡도 또한 증가하게 되었다. 따라서 과거에는 도구나 기계의 물리적인 형태가 중요하게 여겨졌던 것에 비해서 조작 방법과 시스템의 상태를 어떻게 전달할 것인지가 기계기구 설계에 있어서 중요한 요소로 자리 잡게 되었다.

개인의 업무가 복잡해지면서 인지 업무를 돕기 위한 여러 가지 기술들(예 컴퓨터)이 적극적으로 작업 현장에 도입되었다. 작업 공간, 팀워크, 인터페이스, 자동화, 교육 등 사람이 기계 시스템과 더불어 과업을 수행하는 과정에 관련된 모든 변수를 총체적으로 분석하여 시스템의 성능을 향상시키는 연구들이 진행되고 있다. 특히 안전이 중요한 시스템인 항공, 화공 플랜트, 원자력 발전소 등에서는 작업자의 업무분석(task analysis), 인지 작업분석(cognitive work analysis)등을 통해서 사용자의 오류를 줄이기 위한 연구가 오랫동안 진행되어 왔다. 최근 들어서는 자동화 시스템의 인공지능 수준이 높아지면서 작업자와 어떤 형태의 협업을 구성해야 할 것인지에 대한 연구들이 진행되고 있다(Dix et al., 2004).

2.2 의료에서의 인간-기계 인터페이스

특히 지난 한 세기 동안 의료기술은 그야말로 눈부신 발전을 이루었고 이것은 전반적인 과학기술의 발전에 힘입은 바가 크다. 그러나 의료 관련 기술이 복잡해지면서 의료기기 관련 환자안전 사고 또한 함께 늘어나고 있다. 특히, 인공호흡기, 방사선 치료기, 인공 심폐기 등과 같이 복잡한 의료장비가 현대 의료에 도입되어 많은 환자를 구하기도 하지만 이로 인해서 오히려 환자에게 위해가 되기도 한다.

의료장비의 복잡도가 증가하게 되면 비숙련자 및 숙련자들이 장비를 사용함에 있어서 오류를 범하게 될 가능성이 높아지는 경향이 있다. 복잡한 기능을 수행하는 기기는 인터페이스 또한 복잡하게 구성되어 있는 경우가 많고, 사용방법이 직관적이지 않을 때에는 의료종사자들이 잘못된 조작을 하도록 유도하기도 한다. 따라서, 적절한 형태의 인터페이스를 설계하고 평가하는 것이 중요하다.

의료기기를 사용할 때 사용자들이 주로 행하는 오류는 인식오류(perception error), 인지오류(cognition error), 행동오류(action error)의 세 가지로 구분하여 설명하고 앞 글자를 따서 PCA 분석이라고 부르기도 한다. 혈당 측정기의 예를 들어 위의 오류를 설명해 보면 다음과 같이 적용됨을 알 수 있다. 환자가 혈당 측정 검사지에 쓰여 있는 유효기간을 잘 읽지 못해서 오래된 제품을 사용하게 되는 것은 정보를 '인식'하지 못하는 오류에 해당하고, 혈당을 측정하기 전에 손끝을 소독하는 것을 깜빡 잊고 진행하는 것은 망각에 해당하는 '인지' 오류가 된다. '행동' 오류는 손이 떨리거나 검사지가 너무 작아서 핏방울을 검사지의 표시된 마크에 정확히 가져다 대지 못하는 상황을 말한다고 볼 수 있다. 이와 같이 의료기기 사용의 다양한 단계에서 오류가 발생할 수 있으므로 이 부분을 미리 평가하여 위험도 분석을 수행할 필요가 있다.

의료기기 사용성에서 중요한 한 가지 문제는 정확한 사용 절차를 지키지 않거나 단계를 건너뛰는 경우가 있다는 것이다. 이런 문제를 포괄적으로 '위반'사례로 구분하는데 위반 사례에도 여러 가지 이유가 있으므로 단순히 사용자가 절차를 지키지 않았다고 하는 것은 적절하지 않다. 사용법을 잘 몰라서였을 수도 있고, 사용 절차가 일반적인 단계와 다르게 구성되어 있어서 절차를 건너뛰기 쉬울 수도 있는 것이다. 물론, 사용 중에 불편함이 있어서 중요하지 않은 단계라고 생각하여 건너뛰는 경우도 존재한다. 요컨대, 이와 같은 다양한 경우를 단순히 위반 사례로 생각하여 사용자의 행동을 교정하려 하는 것은 효과가 없을 가능성이 높다. 따라서 사용절차 위반에 대해서 사용성 문제가 어떻게 발생하는지 확인하기 위해서는 현재 사용하고 있는 방식에 대한 관찰 및 분석이 필요하다. 해결책으로는 과업의 순서를 바꾸거나 사용자의 정신모형에 적합한 사용 방법을 구성하는 등의 여러 방법이 있다. 예를 들어 과거에는 ATM을 이용할 때 현금을 인출하고 카드를 가져가지 않는 사례가 많이 있었는데 카드를 회수한 후에 현금을 지급하는 방식으로 인터페이스를 수정하는 것으로 이 문제를 해결할 수 있었다.

2.3 사람의 인지적 한계

의료기기를 설계할 때 작업수행의 신뢰도와 효율을 극대화하기 위해서는 사람의 인지적 한계를 고려하여 설계해야 한다. 하지만 인지적 한계는 실제로 사용해 보기 전까지는 명백하게 나타나지 않고 나중에야 작업실패나 지연의 형태로 드러나게 된다. 인지적 한계는 인간의 정보처리 모델 측면에서 보았을 때 정보처리의 각 단계인 지각, 기억, 주의, 의사결정, 동작수행에서 모두 나타날 수 있다. 각 단계별 문제와 설계권고 사항은 다음과 같다.

2.3.1 지각

지각(perception)은 사람이 세상으로부터 정보를 받아들이고 처리하는 첫 단계로 여러 가지 형태의 정보를 다양한 감각기관을 통해서 수용하게 된다. 그러나 사람의 감각기관이 분별할 수 있는 자극은 한계가 있기 때문에 이 한계를 넘지 않도록 장비를 설계하는 것이 필요하다.

먼저 시각, 청각, 촉각 정보는 주변의 소음과 사용 환경을 고려하야 충분이 지각이 가능한 강도로 전달해야 한다. 예를 들어서 인퓨전 펌프의 표시장치나 약물의 라벨은 밤이나 약한 조명 아래에서도 읽을 수 있도록 충분한 대비를 가지고 있어야 한다.

표시장치에서 제공되는 정보는 가능한 여러 지각채널을 통해서 중복되게 전달해야 한다. 특히 중요한 정보일수록 여러 가지 채널을 동시에 사용하는 것이 필요하다. 예를 들어서 신호등과 같은 경우에는 색깔뿐 아니라 색깔 순서를 고정하여 전달함으로써 반응 속도를 빠르게 할 수 있다. 고속도로에 표시를 위해서 바닥에 다른 색깔로 차선을 구분하는 것도 지각을 높이기 위한 방법이라 할 수 있다.

혼동이 될 수 있는 자극은 차이점을 부각시켜서 쉽게 구분할 수 있도록 전달하는 것이 좋다. 어떤 표시나 글자들이 비슷하면 사람들이 지각과정에서 그리고 이후의 정보처리 과정에서 혼동을 일으키기가 쉽다. 예를 들어 이름이 유사한 약물인 bupropion과 buspirone의 경우에 철자가 서로 비슷하여 혼동을 줄 수 있다. 이를 방지하기 위해서 톨맨레터링(tallman lettering)을 적용하면 buPROPion과 busPIRone으로 표기할 수 있고 적어도 주의를 환기시키는 효과를 줄 수 있다.

2.3.2 주의

사람이 주의(attention)를 집중해서 일을 하는 데에는 한계가 있다. 인간 정보처리 모델에서 주의는 자원으로 설명되는 경우가 많다. 다시 말해서 사람이 활용할 수 있는 자원이 한정되어 있기 때문에 이 한계를 넘는 업무가 주어지면 중요하지 않은 업무부터 소홀히 하게 되고 결국 전체 목표를 달성하지 못하는 경우가 생긴다. 따라서 불필요한 정신 업무부하를 높이지 않는 것이 중요하고 의료기기 또한 이를 고려하여 설계되어 있어야 한다. 인간의 업무처리에 있어서 주의는 선택적 주의(selective attention), 주의 집중(focused attention), 주의 분배(distributed attention), 주의 지속(sustained attention) 등의 분류로 생각할 수 있다. 이 가운데 중요한 것 중의 하나가 동시에 여러 작업을 수행하면서 어떻게 적절하게 주의를 분배할 것인가에 관련된 부분이다. 의료 업무의 특성상 동시작업이 많이 발생하게 되므로 어떤 한 작업이 작업자의 주의를 독점하는 것이 아니라 적절하게 여러 자극에 분배될 수 있도록 시스템을 설계해야 한다. 또한 진행상황에 맞게 적절하게 자극을 제공하는 것도 주의 분배에서 중요한 문제이다. 이를 위한 원칙으로 제시되는 것이 근접양립성(proximity compatibility)에 관한 것이다. 근접양립성이란 특정 작업을 수행하기 위해서 몇 가지의 정보를 종합해서 처리해야 하는 경우에는 이 정보를 쉽게 종합할 수 있도록 물리적, 의미적으로 근접하게 제공해야 한다는 것이다. 예를 들어서 환자 정보 디스플레이에서 혈압과 맥박수를 같이 보여 주는 것은 이 두 가지 정보를 종합하여 판단을 내리는 것을 돕기 위한 것이다.

2.3.3 기억

사람의 기억(memory)은 장기기억과 작업기억으로 크게 나눌 수 있다. 특히 작업기억은 업무를 수행하면서 임시로 기억해야 하는 정보를 저장하는 공간으로 사람에 따라 약간의 차이는 있으나 저장할 수 있는 용량에 한계가 있다는 점은 논란의 여지가 없이 받아들여지고 있다. 예를 들어서 서류를 작성할 때 전화번호와 같이 짧은 길이의 정보는 한 번 보고 옮겨 적을 수 있는 데 비해서 은행 계좌 번호처럼 긴 길이의 정보는 몇 번에 나누어서 처리를 해야 한다. 이때 한꺼번에 저장할 수 있는 용량을 초과하는 정보가 주어지면 중간에 정보가 손실될 가능성이 매우 높아진다. 따라서 가능한 기억해야 할 정보의 양을 줄이고 보고 알아차릴 수 있도록 충분한 정보를 제공하는 것이 필요하다. 예를 들어서 처방을 할 때 약 이름을 타이핑하도록 하는 것 보다 약 이름의 리스트를 보여주고 그중에서 선택을 하도록 하는 것이 오류를 줄일 수 있는 방법이 된다.

불필요하게 기억해야 하는 부분을 줄이기 위해서 제시되는 지침 중의 하나가 바로 일관성(consistency)이다. 의료기기는 특히 규모가 다른 여러 제작사가 존재하기 때문에 같은 기능을 수행하는 경우에도 그 인터페이스의 형태는 매우 다르게 나타난다. 예를 들어 인퓨전 펌프의 경우에 수행하는 기능은 정해진 양의 약물을 정해진 속도로 주입하는 거의 표준화된 내용임에도 불구하고 각 펌프에 따라서 어떻게 설정하고 주입을 시작하는지는 매우 다른 형태로 설계되어 있다. 이는 사용자로 하여금 서로 다른 펌프의 사용법을 모두 익혀야만 하도록 하고 이로 인해서 장기기억에 정보를 저장해야 하는 양이 많아지게 된다.

2.4 의료기기 사용성 평가의 필요성

앞서 설명한 설계에 관한 여러 가지 지침이 있음에도 불구하고 실제로 의료기기나 장비를 설계할 때에는 원칙을 적절히 적용하는 것이 어려울 때도 있고 또 복잡한 시스템에서는 이런 원칙이 서로 상충되도록 설계할 수밖에 없는 상황이 발생한다. 따라서 원칙에 의한 설계만으로는 실제 사용상에 어떤 문제가 발생할지 미리 예측하는 것이 한계가 있게 마련이다. 이런 측면에서 사용성 평가가 상황에 따라서 요구된다. 사용성 평가는 의료장비를 개발할 때 좀 더 사용이 쉽고, 안전하고, 효율적이고, 즐겁게 사용할 수 있는 장비를 설계할 수 있도록 해 준다. 특히, 사용자의 숙련도와 배경지식이 상이한 경우라도 이에 관계없이 안전하게 사용할 수 있도록 하기 위해서는 주 사용자를 대상으로 사용성 평가를 수행하는 것이 꼭 필요하고 FDA에서도 이를 필수 조건으로 하고 있다. 역사적으로 보더라도 많은 사람들이 단순한 실수 - 다른 버튼을 누르거나, 숫자를 잘못 읽거나, 조작 단계를 건너뛰거나, 경고 메시지를 대수롭지 않게 여기고 무시하는 등 - 로 인하여 사망하거나 심각한 위해를 겪고 있음을 알 수 있다. 사용성 평가가 이러한 모든 문제점을 사전에 감지하여 없앨 수는 없지만 상당한 부분의 문제를 미리 파악하고 디자인 개선을 통해서 사용자의 불필요한 업무 부하를 줄이고 나아가 안전성을 확보할 수 있음은 다른 산업영역에서 이미 검증된 바 있다. 전술한 바와 같이 미국 식품의약청에서도 새로이 제작되는 의료기기에 대해서 인간공학 지침(FDA, 2011)을 따를 것은 요구하고 있으며, 사용성 평가가 이를 검증하고 보장할 수 있는 방법임을 제시하고 있다. 특별히 제품의 초기 설계 단계에서부터 시제품 제작, 완성품 설계, 최종 제품 완료의 모든 단계에 걸쳐서 사용성 평가를 수행하여야 발생할 수 있는 사용성 문제를 초기에 발견하여 전체 제품 개발 기간과 검증기간을 줄일 수 있음을 밝히고 있다.

3 사용성 평가 방법

3.1 사용성이란?

제품의 사용성이란 사용자가 제품을 사용할 때 원하는 목적을 달성할 수 있고, 그 목적을 달성하는데 가능한 편리하게 사용할 수 있는가를 포함한 전반적인 사용 만족도를 의미한다. 여기서 제품이란 웹사이트, 모바일 앱 등과 같은 소프트웨어와 자동차, 가전제품 등을 포괄하는 하드웨어를 총칭해서 이르는 말이다. ISO-9241-11(1988): Guidelines on Usability에서는 사용성을 “특정 상황에서 사용자들이 어떤 제품을 사용할 때 효과성(effectiveness), 효율성(efficiency), 만족성(satisfaction)의 정도”라고 정의하고 있다. 이러한 정의는 나중에 학습성(learnability), 효율성(efficiency), 기억지속성(memorability), 오류방지(error), 만족성(satisfaction)으로 확대되어 사용성의 여러 가지 측면을 포괄하게 된다. 사용성을 평가하기 위해서 다양한 방법들이 제시되었고 제품의 성격과 평가 목적에 따라서 적합한 방법들이 선택되어 쓰이고 있다.

3.2 의료기기 사용성 평가 기준

의료기기 사용성 평가는 과거에는 많이 시행되지 않았으나 사용자 인터페이스 설계상의 문제로 여러 가지 환자안전사건이 발생하게 되면서 미국 식품의약청을 포함한 세계 각국의 인증기관에서 의료기기 인증 과정에 사용성 평가를 포함시키고 있다.

현재 도입되고 있는 의료장비 인증 기준에는 의료 장비 개발 회사가 주체가 되어서 사용성 평가를 하는 것으로 규정되어 있고 이는 개발단계에서의 오류를 줄일 수 있다는 측면에서 큰 장점을 가진다. 그러나, 사용성/안전성 평가를 의료장비 제작사에만 맡겨두는 것은 의료기기에 의한 환자안전사건을 예방하는 측면에서 다음과 같은 한계를 가지게 된다.

- 병원별 의료기기 사용 환경이 다양하여 단일 회사의 제품을 독립적으로 평가하는 것은 효과가 제한적임
- 인력 수준이나 각 기관의 고유한 특징을 반영할 수 있는 사용성 평가가 불가능함
- 의료장비의 제품 선정, 구매, 유지보수, 폐기의 전 과정에 걸친 관리 및 평가체계가 필요함

특히 의료 장비는 고가의 복잡한 장비에서부터 매우 낮은 단가의 소모품에 이르기까지 그 종류가 복잡하고 다양하므로 제품별 평가가 아닌 전체적인 환경 평가의 관점에서 접근하는 것이 필요하다.

3.3 의료기관에서 적용할 수 있는 사용성 평가 방법

전문적인 사용성 평가는 장비, 환경 및 사용성 평가 전문가가 있어야 가능하므로 모든 의료기관에서 정교한 사용성 평가를 수행하는 것은 현실적으로 불가능하다. 하지만, 간단한 형태로라도 기관에서 사용할 제품에 대해서 사용성 평가를 수행하면 여러 자료를 수집하고 장기적으로 의료장비를 어떻게 관리할 지에 대한 계획을 세우는 등의 여러 장점을 누릴 수 있다.

3.3.1 전문가 평가 기법

전문가 평가 기법은 실제 사용자를 대상으로 사용성 관련 평가를 수행하는 것이 아니라 사용성 평가 전문가에게 발생 가능한 사용성 관련 문제를 평가하도록 의뢰하는 방법이다.

장점으로는 비용과 시간이 적게 소요되고 빠른 시간 안에 결과를 얻을 수 있다는 점을 들 수 있다. 실제 사용자로부터 직접 정보를 얻는 것이 아니기 때문에 타당성(validity)이 떨어질 수 있다는 문제가 있으나 시간 및 비용상의 장점 때문에 많이 사용되고 있는 사용성 평가 방법이라 할 수 있다.

전문가 평가는 상황에 따라서 사용성 평가 전문가 혹은 의료전문가를 활용할 수 있다. 특히 복잡한 의료기기에 대해서는 여러 가지 사용 상황에 대한 평가를 진행해야 하기 때문에 사용성 평가 전문가와 의료 전문가의 협업이 필요하다. 전문가 평가에 필요한 준비는 사용 시나리오, 평가 대상 장비, 사용 대상자 명세, 평가 원칙 혹은 가이드라인 등이 있다.

실제 사용환경에서 관찰한 주요 과업을 바탕으로 사용 시나리오를 먼저 개발한다. 과업이 복잡하면 시나리오 역시 그에 따라 복잡하게 만들어지게 된다. 만약 한 가지 장비가 여러 모드를 가지고 있어서 상황에 따라서 다르게 사용하게 된다면 각각의 모드에 해당하는 시나리오가 있어야 할 뿐만 아니라 모드를 전환하는 시나리오 또한 준비해야 한다. 제품의 자유도가 높으면 사용자가 어떤 방식으로 의료기기를 사용할지 예측하기 어려운 경우가 있다. 이렇게 설계자의 의도와 다르게 제품을 사용하면 예상치 못한 오류가 발생할 수도 있으므로 정해진 시나리오 없이 테스트를 진행하여 사용성 문제를 발견하는 과정을 포함하기도 한다.

사용 시나리오와 평가 대상 장비는 실험평가에도 공통적으로 사용되는 것이므로 전문가 평가에 있어 주의하여 준비해야 될 사항이 사용대상자 명세와 사용성 평가 원칙이다. 사용대상자 명세는 특히 사용성 평가 전문가 위주로 평가진을 구성했을 때 중요하게 된다. 대상 장비를 사용할 사람의 지식, 경험, 교육 수준, 연령 등을 포함한 구체적인 설명이 있어야 해당 인물이 장비를 사용할 때 어떻게 행동할 것인지에 대한 예측을 할 수 있다. 사용대상자가 하나의 특징으로 정해지지 않을 경우에는 특성을 반영할 수 있는 여러 그룹으로 나누어서 평가를 진행한다. 예를 들어 신규 간호사가 처음 해당 의료기기를 사용하는 경우와 경력직 간호사가 부서를 옮겨서 새로운 기기를 사용해야 하는 경우는 경험과 특성이 다를 수 있다. 따라서, 이를 반영하는 두 그룹으로 나누어서 대상 사용자 명세를 구성해야 한다. 사용성 평가 원칙은 장비를 제작할 때 지켜야 할 사항을 과거에 일어났었던 사용성 문제를 취합하여 원칙으로 재구성한 것으로 제이콥 닐슨의 10가지 휴리스틱, 벤 슈나이더만의 7가지 황금률 등 다양하다. 기본적인 사용성 평가 원칙을 확장하여 의료장비를 평가하고 설계하는 원칙도 몇 가지가 제시되었는데 유효성에 대한 검증이 아직 남아 있기는 하지만 사용성 평가에 있어서 참고할 만한 좋은 기준을 제시하고 있다. 특히 의료 전문가가 사용성 평가를 진행할 때 많이 참고해야 하며 가능한 원칙과 더불어 예시를 제공하여 내용을 충분히 숙지한 이후에 평가를 진행할 수 있도록 해야 한다.

〈오류 없는 의료장비를 만들기 위한 11가지 원칙[3]〉

1. **중요한 조작장치를 보호한다.** 실수로 조작장치를 잘못 건드리지 않도록 보호하는 커버를 씌우거나 누른 채로 몇 초가 지나야 동작하도록 설계한다. 특히 환자나 보호자가 조작해서는 안 되는 경우에는 전체 조작을 막을 수 있는 기능을 추가한다.
2. **중요한 조작은 재확인한다.** 중요한 값을 입력하거나 동작을 취소하는 경우에는 사용자의 재확인을 받도록 설계한다.
3. **중요한 정보를 알아보기 쉽고 이해가기 쉽게 표시한다.** 의료기기에서 사용되는 중요한 정보는 눈에 잘 띄도록 설계한다. 특히 혼동을 줄 수 있는 숫자 '7' 과 '1', '8'과 '3' 같은 경우에 잘 구별할 수 있도록 한다. 가장 흔히 적용되는 규칙으로는 중요한 정보를 크고 밝게 표시하는 것이다.
4. **연결 부위를 단순화 하고 쉽고 정확하게 연결할 수 있게 설계한다.** 의료기기의 특성상 여러 가지 호스나 밸브를 연결해야 하는데 이를 잘 구별할 수 있도록 형태를 바꾸거나 색상을 다르게 설계한다.
5. **촉각 정보를 사용해서 정보전달을 다양화한다.** 의료종사자들은 업무량이 많은 경우에 모든 정보를 눈으로 확인할 수 없는 경우들이 많다. 촉각을 통해서 현재 사용하고 있는 도구나 버튼이 무엇인지 알 수 있으면 많은 실수를 줄일 수 있다.
6. **생명 유지에 직접 관련된 알람은 정지할 수 없도록 한다.** 의료기기는 중대사고를 놓치지 않기 위해서 많은 알람을 울리도록 설정되어 있다. 의도와는 다르게 이러한 알람이 사용자의 업무부하를 증가시키게 되고 따라서 알람을 비활성화 하는 경우가 빈번히 발생하게 된다. 그러나, 환자의 생명유지에 직접적으로 관련되어 있는 알람은 비활성화가 불가능하도록 설계해야 한다.
7. **정보는 별도의 계산이나 가공없이 사용할 수 있도록 직접적으로 전달한다.** 의료기기에서 사용자에게 전달하는 정보는 사용자가 추가의 계산이나 변환을 하지 않고 바로 쓸 수 있는 형태로 전달하도록 한다.
8. **모드의 숫자를 제한하고 현재 상태를 직접적으로 표시해 준다.** 어떤 의료기기는 여러 가지 모드를 가지고 있다. 예를 들어 성인용 모드와 유아용 모드에 따라서 동작이 달라지기도 하고 진단용, 치료용에 따라서 x-ray의 출력이 달라지기도 한다. 의료기기에서는 가능한 모드의 숫자를 제한하고 또한 현재 모드를 잘 보여줄 수 있도록 설계해야 한다.
9. **장비가 스스로 상태를 바꿀 수 없도록 한다.** 예를 들어 전원이 꺼졌다가 켜졌을 때 기존의 입력값을 유지하는지 아니면 디폴트 값으로 변경되는지에 관련된 내용이다. 사용자의 조작 없이 스스로 값을 바꾸지 않도록 해야 한다.

3) http://www.mddionline.com/article/eleven-keys-designing-error-resistant-medical-devices

10. **존재하는 표준이 있으면 이를 준수하여 장비가 바뀌었을 때 혼란을 일으키지 않도록 한다.**
11. **사용자의 오류를 확인할 수 있는 기능을 추가한다.** 사용자의 입력 값이 정해진 범위를 벗어나는 경우에 기기가 판단해서 경고를 줄 수 있는 보조 기능을 추가하는 것이 안전에 도움이 된다.

3.3.2 실험 평가 방법

실험 평가는 실제 제품 혹은 시제품을 대상으로 사용자를 모집한 후에 그 사용자가 주어진 시나리오를 따라서 제품을 사용하면서 마주치는 문제점을 분석하는 방법이다. 이 방법의 장점은 실제 사용자를 대상으로 데이터를 수집하는 것이기 때문에 타당성이 매우 높다는 것이다. 전문가 평가는 사용성 전문가들이 주로 평가를 하게 되기 때문에 쉽지만 중요한 문제를 간과할 우려가 있다. 예를 들어 인퓨전 펌프를 처음 사용하는 사용자의 경우에 작업의 가장 처음 단계인 수액 라인을 설치하기 위해서 문을 여는 것조차 어려움을 겪는 상황이 발생하기도 한다. 이는 간단한 작업이라 생각하여 의료장비에 명시적인 표시를 생략하기 때문에 발생하는 문제인데, 의료장비에 어느 정도 익숙한 사람이라면 특별한 표시가 없더라도 곧 알아차릴 수 있다고 생각하기 쉽다. 이와 같이 설계자나 사용성 평가 전문가가 발견하지 못하는 문제를 실험 평가에서는 실제 사용자의 행동 양식을 보고 발견하게 된다.

사용성에 대한 실험 평가는 일반적으로 학술연구에서 쓰이는 사람 대상 실험과 유사한 면을 많이 가지고 있고, 특히 실험심리학에서 쓰는 기법들을 많이 활용하고 있다. 심리학 분야에서의 사람대상 실험은 주로 인간의 한계(지각, 주의, 기억, 학습, 등)를 파악하고 이것이 사람의 행동에 어떻게 영향을 주는지를 밝히는 데 주안점을 두고 있는 데 비해서, 사용성 실험 평가는 제품을 사용하면서 발생할 수 있는 문제를 찾아내는 데 목표를 두고 있다. 전자의 경우에 실험 가설을 세우고 가설을 검증하기 위하여 엄밀한 통계 분석을 하고 정교하게 실험 설계를 하는 것에 비해서 사용성 평가는 문제점을 가능한 많이 발견하는 데 주안점을 두게 된다. 이러한 특징으로 인해서 사용성 평가에 필요한 피실험자의 숫자도 정규 실험에 비해서 적고 통계 분석도 간단한 분석 방법을 택하게 되는 것이 보편적이다. 얼마나 많은 실험 참가자가 필요한지에 대해서는 아직까지도 많은 논란이 있으나 형성평가(formative evaluation)에서는 사용자 그룹별로 8~12명 정도의 사용자를 대상으로 하는 것이 보편적이고, 총괄평가에서는 각 사용자 그룹별로 최소한 15명을 대상으로 테스트를 진행하라는 권고사항이 있다. 평가 대상자는 실제로 제품을 사용할 사람이 하는 것이 좋으며 다양한 레벨의 숙련도와 경험을 가진 사람을 골고루 포함하는 것이 좋다.

실험 평가를 위해서는 전문가 평가와 마찬가지로 사용 시나리오, 평가 대상 의료기기가 필요하고, 특히 사용자의 오류를 기록할 수 있는 평가체계가 있어야 한다. 사용성 평가의 장점 중의 하나는 성능에 대한 정량적인 평가도 가능하다는 점이다. 주어진 과업을 완료했는지 여부, 과업 완료에 걸리는 시간, 과업 수행중 발생한 오류 횟수 등을 기록하여 기기별 벤치마크 평가를 수행할 수도 있다. 많은 경우 사용자 숫자가 충분하지는 않기 때문에 엄밀하게 정량적인 비교를 하는 데는 한계가 있으나 대략의 문제발생 원인과 빈도를 파악하는 것은 충분히 가능하다.

사용성 평가 적용 사례: 구급카트 재설계[4)]

미국 솔트레이크 시티의 성 마크 병원에서는 긴급호출에 관련해서 구급카트의 약품 서랍이 제대로 배열되지 못해서 약을 빨리 꺼내지 못하는 문제가 있어서 이에 대한 해결책을 연구하였다. 최근 한 학술대회에서 사용성 평가를 배운 간호사가 사용성 평가를 제안함으로써 이 병원의 프로젝트가 시작되었다.

먼저 사용자의 업무를 파악하기 위해서 실태 조사를 수행했다. 최근 그 병원에서 발생한 100건의 긴급호출 상황에서 어떤 약물이 가장 많이 사용되고 어떤 순서로 도구들이 사용되었는지를 조사하였다. 현재 사용하고 있는 약품 서랍의 배치가 얼마나 좋은지를 평가하기 위해서 간호사들이 약품을 찾고 꺼내는 시간이 측정되었다. 실험 결과 평균적으로 약품을 찾고 꺼내는 시간은 3분 7초로 예상보다 매우 오래 걸리는 것으로 밝혀졌다.

새로운 설계를 위해서 앰플과 약물을 분리하고 약물이 흔들리지 않도록 스폰지 폼을 사용하여 고정시키는 등의 변화를 주어 새롭게 카트 서랍을 설계하였다. 이 새로운 설계로 약물을 찾는 시간을 측정해 본 결과 평균 1분 28초로 시간이 줄어들게 됨을 확인하였다. 이를 더 개선하여 폼의 두께와 배경 색깔을 바꾸고 사용자가 오류를 일으킬 만한 부분을 다시 검토하였다. 마지막 테스트에서는 라벨이 표시된 약품 홈에 다른 약을 넣고 실험을 진행하였는데 한 간호사가 약품을 확인하지 않고 약품이 들어가는 홈에 쓰인 이름만을 확인하는 경우를 발견하였다. 이를 바탕으로 최종 설계에서는 약품의 이름을 따로 적지 않고 직접 병에 쓰인 이름을 확인하도록 하였으며 약품 이름을 편하게 읽을 수 있도록 이름이 쓰인 방향이 항상 수평이 되도록 홈의 위치를 조정하였다. 이 사례에서 사용성 평가와 반복적 프로세스가 어떻게 의료환경을 바꿀 수 있는지를 알 수 있다. 이처럼 실제로 실험을 통해서만 문제가 드러나는 경우가 많이 있기 때문에 의료기기/장비의 설계 후에 사용자를 대상으로 하는 평가가 중요함을 보여준다.

3.3.3 사용성 평가 환경

의료기기 인증 표준에서는 의료기 생산 업체에 사용성 평가를 수행할 것을 권고하고 있다. 이는 의료기기를 시장에 판매하기 위해서 거쳐야 하는 과정으로 규정되어 있기 때문에 새로 개발되는 의료기기에 대한 사용성 평가를 위해서 의료기기 생산 업체에서 여러 가지로 대비하고 있다. 따라서, 시장에 출시되는 제품은 일정 수준의 사용성을 보장하고 있다고 볼 수 있다. 하지만 다양한 의료기관의 상황을 잘 반영할 수 없으므로 상황이 허락하는 한 기관에서의 평가가 더 중요할 수 있다.

효과적인 사용성 및 안전성 평가를 위해서는 테스트 환경이 실제 의료 환경과 유사하게 구성되어야 한다. 다시 말해서 장비가 직접 사용될 병원 환경을 갖추고 평가를 해야 하는데, 이는 특히 다른 의료기기와 함께 사용되는 제품군에서 꼭 고려해야 하는 사항이다. 예를 들어 집중치료실(ICU)과 같은 환경에서는 한 명의 환자에 여러 종류의 의료기기가 다수 사용된다. 환자 모니터링 장치, 인공호흡기, 인퓨전 펌프, 시린지 펌프 등 여러 회사에서 만든 다양한 제품이 한 장소에서 쓰이는 경우가 보통이다. 이런 경우에 주변 제품에 의한 사용성 위험요소는 제대로 평가할 수 없는 경우가 생기게 된다. 일례로 두 가지 의료기기의 알람이 동일하게 제작된 경우에는 어떤 기기에서 알람이 울리는지 빠른 시간 내에 파악하기 어려운 경우가 발생할 수 있으며 위해 사건으로 이어질 가능성도 존재한다. 이러한 맥락에서 복잡한 환경에서의 사용성 평가를 의료기기 생산 업체에만 맡겨 두면 위험 환경에서의 사용안전성 평가가 누락되기 쉬우므로 각 의료기관에서는 의료 장비의 구매 결정시에 기관의 의료 환경에 적합한 장치인지를 평가하는 것이 필요하다.

수련 시설이 준비되어 있는 의료기관에서는 설치되어 있는 시뮬레이션 센터를 활용하는 것이 좋을 방법이다. 도입하고자 하는 장비가 주로 사용되는 공간 (예, 수술실)에서 적용할 수 있는 시나리오를 개발하고 가능한 실제 상황과 유사하게 평가하는 것이 발생할 수 있는 문제를 발견할 수 있는 좋은 방법이다.

3.3.4 사용성 평가 결과 분석 및 활용 방안

사용성 평가체계는 제품의 성격에 따라서 여러 가지가 개발되어 있으며 의료기기 사용성 평가에 적합한 지표로는 크게 성능에 대한 평가와 만족도에 대한 평가로 구분할 수 있다. 성능 평가는 얼마나 빨리 과업을 수행할 수 있는지와 얼마나 오류 없이 주어진 과업을 수행할 수 있는지를 조합하여 구성하는 것이 일반적이다. 성능 평가를 정확하게 하기 위해서 보통 실험 과정을 촬영하고 동작 수행 중에 어떤 사용오류를 발생시키는지 별도의 평가자가 확인하고 검토하는 과정을 거친다. 사용오류 평가는 횟수를 바탕으로 정량평가를 진

4) McLaughlin R.C.: Redesigning the crash cart. Am J Nurs 103: 64A-64F Apr 2003.

행하기도 하지만 어떤 부분이 오류를 유발했는지를 파악하는 것이 더 중요하다. 오류발생 이유를 찾는 방법은 사용자에게 직접 물어보는 것이 가장 효과적이다. 촬영 영상을 보여주면서 오류가 발생한 지점에서 왜 그렇게 조작했는지에 대한 이유를 묻고 어떤 문제가 있었는지 확인하는 것으로 오류 발생 원인을 파악할 수 있다. 만족도 평가는 주관적인 사용 만족도를 포괄적으로 측정하는 것으로 제품의 수용성과도 깊은 관계를 가진다. 다시 말해서 새로운 제품을 받아들여서 지속적으로 사용을 할 것인지에 대한 태도를 반영하는 것이라 할 수 있다. 따라서 병원에서 새로운 장비를 도입할 때에는 전반적인 만족도를 평가하여 제품을 선택하는 것 또한 필요하다.

인퓨전 펌프 설계 가이드라인5)

인퓨전 펌프는 병원에서 가장 많이 사용되는 의료기기중 하나인 반면에 동시에 약화사고를 일으키는 원인이 되기도 한다. 특히 사용자 인터페이스가 통일되어 있지 않고 어떤 제품의 경우에는 오히려 혼란을 줄 수 있게 설계된 제품들이 있어서 의료 종사자들의 실수를 유발하기도 한다. 국내에서 사용되는 인퓨전 펌프는 외국 유수 업체의 제품도 있으나 중소 의료기기 업체에서 생산한 제품이 더 많이 사용되고 있다. 그런데, 이러한 펌프의 사용자 인터페이스가 업체별로 상이하여 사용자의 혼란을 가중시키고 있다. 일관성이 없는 인터페이스 설계와 비효율적인 사용 방법으로 인해서 발생하는 환자안전문제를 해결하기 위해서 사용성 평가를 진행한 결과 다음과 같은 문제를 발견하였다.

인퓨전 펌프 설치

- 수액 클램프 상태 미확인
- 전용 수액세트 미확인 및 혼동
- 기기 사용법의 다양화
- 사용 설명서의 오역 및 설명 부족

인퓨전 펌프 기능 조작

- 기존 설정 값과 처방 값의 혼동
- 수액라인 설치 방향 혼동
- 계산 오류
- 환자의 임의 조작

다중 인퓨전 펌프 사용

- 연결된 수액 세트와 기기의 혼동
- 알람의 종류 및 알람이 발생한 기기 개수 미확인

오류 알람

- 알람이 울릴 때 어떤 해결을 해야 하는지, 왜 계속 울리는지 모름
- 다중 펌프에서 알람 시 해당 펌프를 찾아 해결하는데 혼동

발견된 문제 가운데 기기의 하드웨어와 소프트웨어 설계가 사용오류를 불러일으킬 수 있는 가능성이 있음을 확인하였고 다음과 같이 하드웨어와 소프트웨어 설계 가이드라인을 제시하였다.

SOFTWARE DESIGN
인터페이스 측면에서의 가이드라인

S-1 스크린의 글자

스크린의 글자는 되도록 가독성이 좋은 고딕 계열의 폰트를 사용하고 평상시 사용 거리에서 읽기에 어려움이 없는 크기여야 한다. 또한, **중요한 글자는 잘 보이는 위치에서 더 크게 강조되어야 한다.**

S-2 주입속도에서 전체 주입량으로

입력 순서가 기기마다 다르면 조작시 혼동을 줄 수 있다. **가장 중요한 값은 주입속도(FLOW RATE)이기 때문에 입력도 가장 먼저 이루어져야 한다.** 또한 스크린의 배치에서도 강조되어야 한다.

S-3 소수점은 작게

소수점 자리를 헷갈려서 10.0을 100으로 입력하는 경우가 있다. **소수점은 글자 크기를 작게 만들어 알아보기 쉽게 한다.**

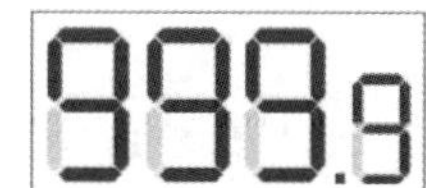

S-4 초기화 버튼의 필요성

인퓨전 펌프를 재시동해도 그전 입력값은 그대로 유지되어야 한다. 그렇기 때문에 입력값을 초기화하기 위한 버튼이 필요하다. 새로 주입 정보를 입력할 때는 의무적으로 초기화를 수행하도록 교육되어야 한다.

S-5 조작 방지의 필요성

환자나 환자의 보호자가 기기를 임의로 조작하지 못하도록 조작방지 버튼이 필요하고 이는 주로 기기의 뒷면에 위치하여 쉽게 찾을 수 없도록 되어있다. **투약이 시작되면 조작방지를 실행시켜 모든 조작을 금지하도록 한다.**

S-6 알람 소리의 종류

오류가 생기면 멀리서도 알 수 있도록 소리 알람으로 상태를 알려준다. 소리의 종류는 비프음으로 하고 대표적인 알람에 따라 각각 다른 비프음으로 설정하여 구분할 수 있도록 한다.

S-7 알람 해결

오류를 복구해야 하는 알람은 기포 알람과 폐색 알람이 있다. 이때 간호사가 실수 없이 오류를 복구하도록 **복구 절차를 LCD 화면에 알람과 함께 표시해준다. 또한, 소리 알람이 울리면 가장 먼저 음소거 버튼을 눌러 소리를 끈다.** 음소거 버튼은 조작방지가 활성화 되어있는 상태에서 유일하게 작동되는 버튼이다.

S-8 액정의 가시성

액정의 위치는 어느 방향에서 봐도 잘 보여야 한다. 또한 스크린의 배경 색과 글자 색의 대비가 적절하게 이루어져 멀리서도 어떤 조명 환경에서도 잘 보여야 한다. 또한 입력값과 출력값을 보여주는 액정을 따로 분리하거나 공간을 분리하여 정확하게 표시하면 좋다.

---

5) 숭실대학교, 서울아산병원, "인전성과 사용편의성을 고려한 인퓨전펌프 설계 가이드라인" (2017)

HARDWARE DESIGN
외형 디자인 측면에서의 가이드라인

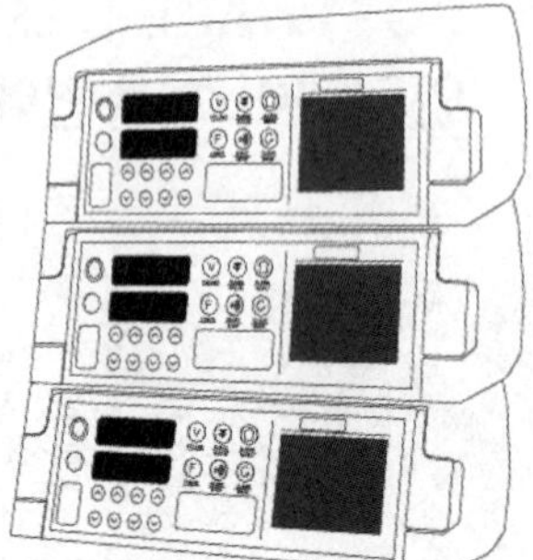

H-1 크기와 무게

급하게 혹은 한 번에 여러 개를 옮겨야 하는 경우가 있기 때문에 사용자의 신체적 치수를 고려한 **적절한 크기와 무게여야 한다.**

H-2 내구성

기기를 떨어트렸을 경우 쉽게 깨지거나 고장이 나면 환자의 안전에 위험을 초래할 수 있기 때문에 **내구성이 좋아야 한다.**

H-3 가로형 타입

가로형 디자인의 장점은 여러 대의 인퓨전 펌프를 하나의 폴대에 적층할 수 있다는 점이다. **이때 별도 표시가 없어도 연결 방향을 알 수 있도록 디자인을 하면 좋다.**

H-4 안전한 숫자 입력 기능

오류를 줄일 수 있는 숫자 입력 기능을 제공해야 한다. 조그 다이얼은 자릿수를 틀리거나 숫자를 하나 빠트려서 전혀 다른 정보를 입력할 가능성이 줄어든다는 장점을 가지고 있다.

H-5 중요 버튼 분리

ON과 OFF 버튼, STOP과 START 버튼은 분리하여 만들어야 한다. 반대되는 기능을 분리하지 않으면 현재 상태를 인식하고 버튼을 눌러야 하는 불편함이 있다. 또한 버튼 사이의 간격을 충분히 유지하여 버튼을 누를 때 실수로 다른 버튼을 누르지 않도록 배치한다.

H-6 LED 램프

주입 시작을 한 후 작동상태를 확인해야 하며 간호사가 멀리에서도 **기기의 주입 상태를 확인할 수 있도록 LED 불빛을 이용한다.** 주변 환경의 조명 상태와 관계없이 불빛의 색이 선명하게 보여야 한다.

H-7 수액줄 설치

수액줄 설치가 잘 되었는지 확인할 수 있어야 한다. 또한, 도어를 열었을 때 과다 주입 (Full Drip)이 일어나지 않도록 안전 스위치나 덮개가 필요하다.

4 정리 및 요약

과학기술의 발전에 힘입어 새로운 의료기기가 많이 개발되어 의료현장에 도입되어 많은 환자를 살리고 있다. 하지만 새로 개발된 의료기기라 하더라도 사용자의 다양한 관점과 의료기관의 상황을 반영하지 못할 수 있기 때문에 의료기기의 도입, 교육, 사용, 폐기의 전 사용 과정에서 발생할 수 있는 사용성 문제에 대해서 주의하여 살펴보아야 한다. 아래의 점검표를 참고로 하여 각 기관에 적합한 점검표를 개발하고 주기적으로 검토하는 것을 권장한다.

〈점검표 예〉

여러분이 근무하는 병원 부서를 둘러보고 아래 질문에 적합한 답을 찾아보시오.

1. 의료 장비의 사용과 관리에 관해서 평가해 보시오.
   - 의료장비 도입에시 사용성과 오류에 대한 고려가 있는가?
   - 어떤 부서에서 가장 많은 장비를 가지고 있는가?
   - 하나의 장비로 다수의 환자를 치료할 때 어떤 위험 요소가 있나?
   - 여러분이 사용하는 의료 장비는 잘 관리되고 있는가?
   - 사용법이 어려운 의료장비를 위한 교육 프로그램과 의견 수렴이 있는가?

2. 여러분들이 사용하는 다양한 장비에 대해, 다음과 같은 관점에서 평가해 보시오.
   - 켜고 끄는 스위치를 찾는 것이 얼마나 쉬운가?
   - 그 장비가 동작하는 법을 쉽게 이해할 수 있는가?
   - 숙련자와 비숙련자가 사용할 때 마주치게 되는 문제점에는 어떤 공통점과 차이점들이 있는가?

3. 의료 장비의 알람에 대한 질문
   - 여러분들이 사용하는 의료장비들은 얼마나 자주 알람을 발생하는가?
   - 알람이 발생했을 때 여러분 부서에서는 얼마나 자주 알람을 무시하는가?
   - 알람이 중단되었을 때 무슨 일이 일어나고, 얼마나 오래 중단되었는지가 명확한가?
   - 알람을 끄는 것이 "자동적인" 반응인가? 혹은 그 원인을 찾기 위한 시스템적인 접근 방식이 있는가?

4. 장비 디자인이 안전과 어떻게 관련되는지 생각해 보시오. 예를 들어, 수액 주입펌프를 올바르게 설정하기가 쉬운가?
   - 같은 업무 분야/시설에서 한 종류 이상의 수액 주입펌프를 가지는 것과 관련이 있는 위험 요인은 무엇인가?

5 참고문헌

김수경, 강민아, 최미영, 배그린, 박정수, 김민정 등. (2014). 의료기기 안전문제 우선순위 설정 연구. 한국보건의료연구원.

식품의약품안전처. (2015). 2015 식품의약품 통계연보. 서울.

Dix, A., Finlay, J., Abowd, G., and Beale, R. (2004). Human-Computer Interaction, Prentice Hall.

ECRI Institute. (2018). Top 10 Health Technology Hazards for 2018.

ECRI Institute. (2019). Top 10 Health Technology Hazards for 2019.

ECRI Institute. (2020). Top 10 Health Technology Hazards for 2020.

ECRI Institute. (2021). Top 10 Health Technology Hazards for 2021.

ECRI Institute. (2022). Top 10 Health Technology Hazards for 2022.

Food and Drug Administration Center for Devices and Radiological Health. (2011). Draft Guidance for Industry and Food and Drug Administration Staff-Applying Human Factors and Usability Engineering to Optimize Medical Device Design, Retrieved from http://www.fda.gov/downloads/MedicalDeices/DeviceREgulationandGuidance/GuidanceDocuments/UCM259760.pdf

International Organization for Standardization (ISO). (2015). IEC: 62366-1: 2015 Medical devices - Part 1: Application of usability engineering to medical devices. Available at: http://www.iso.org/iso/catalogue_detail.htm?csnumber=63179

Mattox, E. (2012). Medical Devices and Patient Safety. *Critical Care Nurse, 32,* 60-68. doi: 10.4037/ccn2012925.

NHS. (2019). The NHS Patient Safety Strategy - Safer culture, safer system, safer patients. Available at: https://www.england.nhs.uk/wp-content/uploads/2020/08/190708_Patient_Safety_Strategy_for_website_v4.pdf

Rogers Y., Sharp, H., Preece, J. (2015). Interaction Design: Beyond Human-Computer Interaction 4th ed. Wiley.

The Research Priority Setting Group of the World Alliance for Patient Safety. (2008). Summary of Evidence on Patient Safety: Implications for Research. World Health Organization.

World Health Organization. (2008). Summary of the Evidence on Patient Safety: Implications for Research.

제11장

신속대응시스템 및 중환자실 환자안전

학 습 목 표

▶ 신속대응시스템의 개념 및 필요성을 이해한다.
▶ 신속대응시스템의 구성을 안다.
▶ 신속대응시스템이 환자안전을 어떻게 높이는지 이해한다.
▶ 중환자실에서 심각한 환자안전 문제들을 이해한다
▶ 중환자실에서 환자안전 활동을 이해한다

학 습 성 과

- 신속대응시스템이 전통적인 시스템과 어떤 차별점이 있으며, 환자 악화 시점에 어떻게 적절하게 빨리 대응하는 것이 환자안전 및 예후 향상을 위해서 가장 적절한 것임을 알게 된다.
- 신속대응시스템의 병원별 다양한 구성 방식을 이해해서 각 병원의 실정에 맞게 어떤 시스템을 운영하는 것이 적절할지 알 수 있어야 된다.
- 신속대응시스템의 존재만으로 환자안전이 높아지는 것이 아니고, 그 병원의 문화가 변경이 되어야 되는 것을 이해한다. 각 병원의 장애물은 어떤 것들이 있으며, 어떻게 장애물을 해결해 나가야 될지를 알 수 있어야 된다.
- 중환자실 환자안전 문제들 심각성을 이해하고 이들을 해결하는 환자안전 활동을 시행한다

신속대응팀 사례

만성폐쇄성호흡기질환이 있는 73세 남자가 지속된 호흡곤란을 주소로 내원하였다. 입원하여 시행한 흉부 컴퓨터 단층 촬영에서 왼쪽 폐에 폐암으로 의심되는 종괴가 발견되어 경피적 폐생검술을 시행하였다. 특별한 합병증 없이 검사를 마친 뒤 병실로 이송되어 안정을 취하던 중 환자가 식은땀을 흘리며 갑작스러운 호흡곤란, 가슴 답답함을 호소하였다. 활력징후는 143/88mmHg, HR 127회/분, BT 37.2℃, RR 38회/분, SpO2 85%로 확인되었고, 비강 캐뉼라를 통해 산소를 공급하며 경과를 지켜보고 있었다. 빈호흡으로 신속대응팀 컴퓨터에 감지되었다.

신속대응팀이 현장 회진을 하였을 때 환자는 청색증이 관찰되었고 호흡곤란 악화를 호소하며 불안감이 증가되어 있었다. 청진에서는 왼쪽 흉부의 호흡음이 감소되어 있었고, 침상에서 시행한 폐 초음파 소견상 A-ling의 소실이 관찰되었다. 폐생검 검사 뒤 발생한 긴장성 기흉으로 의심하여 주사기로 흉부천자 시행 후 안정을 되찾았다. 3일 뒤, 기흉은 호전되어 흉관을 제거하였고 환자는 외래를 다니며 항암 치료를 잘 받고 있다.

1 신속대응시스템의 역사

신속대응시스템(rapid response system, RRS)이란 병동 입원환자가 예상되지 않았던 응급상황 및 급성 상태 악화가 발생했을 때, 혹은 이와 유사 상황이 발생 가능할 것으로 예상할 때 즉각적인 의학적 조치를 취하여 심정지, 환자 악화 혹은 사망을 예방하는 시스템을 말한다.

1999년 미국 의학한림원(Institute of Medicine, IOM)에서 매년 약 100,000명의 환자가 의료 과실로 사망하는 것으로 추정한 보고서(To Err Is Human: Building a Safer Health System)를 발간한 이후 환자안전에 대한 사회적 토론이 이루어졌고 개선을 위한 다양한 접근이 시도되었다. 미국에서는 2004년 미국 보건의료향상연구소(Institute for Healthcare Improvement, IHI)를 조직하여 1년 6개월간 3,100개 병원이 참여하여 환자안전을 위한 치료 수칙들을 만들어 '10만명 살리기 운동'을 하여 122,300명의 환자가 더 생존할 수 있었다. 이 캠페인에 참여한 병원 중 60%에서 일반병동에 있는 고위험군 환자를 빨리 발견하고 치료하는 시스템인 신속대응팀을 운영하였고, 그 결과 일반병실에서의 심정지 발생률은 50%, 일반병실에서 중환자실로의 이동비율은 58%, 사망률은 37% 감소하였다.

2000년경 호주와 미국 일부 병원에서 동시에 자발적으로 시작된 신속대응시스템은 현재 일부 국가주도 의료체계에서 필수적인 요소(캐나다, 호주, 영국)로 자리 잡고 있고, 미국 전역, 유럽 및 아시아에서도 확산되고 있다. 미국은 전역에 걸쳐 약 3,700개 이상의 병원에서 시행되고 있고, 의료기관 인증기관인 Joint Commission Imternational(JCI)에서도 필수 항목으로 포함되었다.

한국 의료 시스템의 환자안전사건과 관련된 정확한 자료는 없지만 미국자료로 추정하면 매년 30,000명이 사망하는 것으로 계산이 된다.

국내 신속대응시스템은 2008년도부터 가동되기 시작하여 서서히 확산되다가 2019년 국가 시범 사업으로 선정되어서 현재는 50개의 이상의 병원에서 운영 중이다.

2 신속대응팀의 필요성

병원에서 입원 환자들을 치료하는 과정은 더 진보된 의료 치료의 시행과, 환자 연령 증가 및 여러 기저 질환을 동반함에 따라 더 복잡해지고 있다. 입원 환자에서 입원 이후 10~20%는 중대하면서도 예상치 못한 여러 가지 위험 상황이 발생하며, 사망률이 약 5~8%로 알려져 있는데, 중요한 것은 이런 상황의 약 1/3은 예방이 가능하다는 것이다. 심정지 환자는 미국 통계상 현재 의료비가 가장 많이 소모되는 환자 중의 하나이며, 70~90%의 가장 높은 사망률을 보여주었다. 여러 연구 결과에서 원내 심정지가 발생한 2/3 환자에서 6~8시간 이전에 혈압, 심박수, 호흡수, 체온 및 의식 변화 등 활력 징후의 생리학 이상 현상이 선행되었다.

전통적으로 대부분 병원에는 심정지 또는 호흡 정지 시 활동하는 팀이 있다. 그런데 새로운 시스템이 필요한 이유는 무엇인가? 세계 여러 나라에서 일반 병동에서 입원 환자 상태가 악화될 때 담당 간호사가 일차적으로 우선 인지해야 되고 인지한 간호사가 주로 저년차 전공의와 상의하는데 고년차 전공의에게 상의하지 않으면 환자상태 변화가 전달되지 않는다. 고년차 전공의가 환자에게 중증 문제가 발생했다고 판단될 때 중환자 전공 전문의에게 연락되어 적극적인 소생진료가 이루어지기 때문에 보고단계마다 개인 판단과 함께 늦어진다. 또 다른 문제는 일반병동에 사용가능한 의료 장비 제한으로 환자가 중환자실로 입실 후에 기관지 삽관, 동맥 혈압 모니터링 혹은 중심 정맥 삽입 등 적절한 시술을 시행하게 되어 진단 및 치료의 핵심이 되는 골든타임을 놓칠 수 있다는 것이다. 국제 생존 패혈증 캠페인에서도 병원에 방문 초기 3시간 내에 적절한 진단 및 치료를 강조하였다.

그 외에도 기존 시스템의 문제점은 다음과 같다. 대부분 병원에서 지속적 감시는 일반 병실에서는 불가능하며, 중환자실에서만 가능하다. 병동 환자들에 대한 의사 회진 횟수는 하루에 1~2번이며, 간호사가 활력 징후 측정은 주로는 8시간 간격이며, 분당호흡수 측정은 수동이어서 때로는 실수할 때도 있다. 활력 징후 측정하여 이상 징후를 인지해도 특정 후속 조치가 없는 경우도 있고, 담당 간호사 또는 의사의 개인적인 경험, 태도, 직장 환경 및 여러 단계 보고 제도 등에 좌우된다. 외과 병동의 경우는 대부분 외과 의사들이 수술에 시간에 집중되어 병동에 의사 인력이 부족한 경우가 많다.

신속대응팀은 병동 환자가 즉각적인 사망 혹은 손상의 위험 상황에 직면한 경우 및 이런 위기 상황의 환자를 치료할 인력 또는 의료 시설을 충분하게 갖추지 못했을 때 잘 교육받고 훈련된 의사 및 간호사가 표준화된 진단 및 치료를 가능하게 한다.

신속대응팀은 심정지 전 주로 여러 가지 활력 징후(혈압, 심박수, 호흡수, 체온 및 의식 변화)의 이상이 발생하는 경우, 즉 패혈증, 폐부종, 호흡 부전 같은 상황에서 진료에 관여하므로 사망률이 0~20%로 보고되고 있다. 주로는 중환자 치료를 전공한 전문의 및 중환자 치료 경험 많은 간호사들이 투입되어 병실 의료진과 같이 협동해서 진료를 하게 된다.

3 신속대응시스템의 구성

신속대응시스템은 주로 4가지 구성 요소를 가지고 있다(그림 11-1).

그림 11-1 신속대응시스템 구성

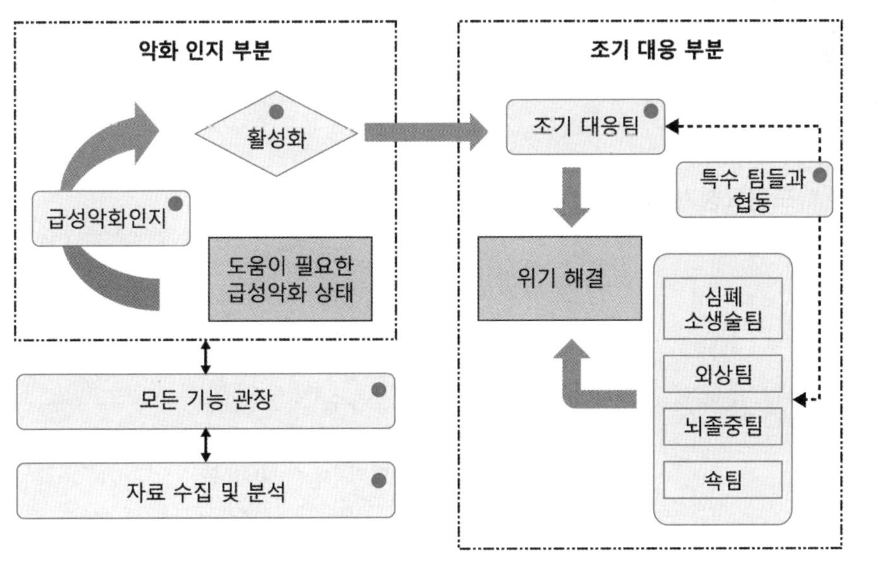

출처: DeVita, M. A., Bellomo, R., Hillman, K., Kellum, J., Rotondi, A., Teres, D., & Bell, M. (2006). Findings of the first consensus conference on medical emergency teams. *Critical care medicine*, 34(9), 2463-2478.

3.1 환자 급성악화 인지 부분(Afferent limb)

환자 발생을 인지하는 첫 단계로 병동 간호사 혹은 병동 의사가 신속대응팀을 부르는 방법은 생리학적 기준을 만족할 때 부르는 도움요청기준이 있고(calling criteria, 표 11-1), 생리학적 지표들에 일정 가중치를 두어 점수를 합산하는 시스템이 있다. 예를 들면 조기경보점수(New Early Warning Score, NEWS, 표 11-2) 5~6점은 중등도 위험이며, 7점 이상은 고위험군에 해당된다. 조기경보점수를 사용할 때 민감도 및 특이도가 70~80% 정도로 알려져 있고, 실제 병동에서 계산하면서 실수가 생기기도 한다. 최근에는 많은 병원이 전산화되어 있고, 지적공학 기술의 발달로 여러 가지 전산화 프로그램이 개발되어 적용되고 있어 향후 발전 가능성이 아주 높은 분야이다.

두 번째 구성 요소로 반응에 해당되는 부분이다. 구성 및 역할에 따라 신속대응팀(rapid response team, RRT), 진료응급팀(medical emergency team, MET), 중환자관리확장프로그램(cri-tical care outreach, CCO), 중환자관리전환프로그램(critical care transit program) 등으로 불린다. 응급진료팀은 주로 중환자전담 의사 및 간호사가 같은 팀으로 동시에 활동하는 팀이고, 나머지는 간호사가 일차 대응을 하고 필요시 의사가 협력하는 시스템이다. 대형 병원일수록 응급진료팀이 선호되며, 중소 병원의 경우는 신속대응팀이 선호된다. 중환자관리확장프로그램팀은 신속대응팀 업무 외에 선도적으로 고위험군 환자를 미리 발견해서 위기 상황을 예방하는 업무까지 확장하는 팀을 주로 의미한다. 장비로는 현장 검사 가능한 장비가 선호되며, 초음파, 환자 모니터, 기도 유지 장비, 및 쇼크 환자 처치 장비 등이 포함된다.

표 11-1 도움요청기준(calling criteria)

	급성 변화
기도	위협상태(Threatened) 스트리도(Stridor)
호흡	호흡수 < 6회/분 호흡수 > 30회/분 산소포화도 < 90%
순환	맥박수 < 40회/분 맥박수 > 140회/분 수축기 혈압 < 90mmHg
신경	급성 의식 변화 경련
기타	담당 의료진의 급성 악화에 대한 걱정

출처: Jones, D. A., Devita, M. A., & Bellomo, R. (2011). Rapid-response teams. *New England Journal of Medicine*, 365(2), 139.

그림 11-2 조기경보점수

이 환자가 나빠지고 있는가요?

▶ 임상경고

조기경고점수(NEWS ; national early warning score): 산소 투여 여부, 산소포화도, 수축기압, 맥박수, 호흡수, 체온, 의식수준을 점수화하여 합산한 값으로 환자의 상태 악화를 객관적으로 측정한 지표

	3	2	1	0	1	2	3
SBP (mmHg)	≤90	91-100	101-110	111-219			≥220
HR (bpm)	≤40		41-50	51-90	91-110	111-130	≥131
RR (rpm)	≤8		9-11	12-20		21-24	≥25
BT (℃)	≤35.0		35.1-36.0	36.1-38.0	38.1-39.0	≥39.1	
ACDU				Alert			Confuse, Drowsy Unresponsive
Oxygen Saturation	≤91	92-93	94-95	≥96			
Any Supplemental Oxygen		Yes		No			

Green 0~1점 Yellow 2~4점 Orange 5~6점 Red 7점 이상

악화 환자 발견시 무엇을 해야 되는가?

등급	담당	조치
GREEN-0 Score 0	병동 간호사	• 활력징후 최소 12시간 간격 감시
GREEN-1 Score 1	병동 간호사	• 활력징후 최소 8시간 간격 감시
YELLOW Score 2-3	병동 간호사	• 활력징후 최소 4시간 간격 감시 • 20G 정맥로 1개 이상 확보 • 간호 사정 및 CN과 간호 계획 수립 • 필요 시 병동 의사 호출
	병동 의사	• 환자 사정 및 악화 원인 파악 • 검사 처방 (세트처방: YELLOW + α) • 필요 시 상급 전공의 또는 임상강사 호출
ORANGE Score 4-5	병동 간호사	• 활력징후 최소 2시간 간격 감시 • 20G 정맥로 2개 이상 확보 • 간호 사정 및 CN과 간호 계획 수립 • 병동 의사 호출 및 필요 시 RRT 의료진 호출
	병동 의사	• 환자 사정 및 악화 원인 파악 • 검사 처방 (세트처방: ORANGE + α) • 상급 전공의 또는 임상강사 호출 • 필요 시 MAT 의료진 호출
	RRT 간호사	• Proactive rounding 시행 • 환자 사정 및 악화 원인 파악 • 고위험 환자 간호 계획 수립 • 필요 시 RRT 의사 호출

등급	담당	조치
RED Score ≥6	병동 간호사	• 환자 식별 표식 부착: 팔찌, 스티커 등 • 활력징후, 산소포화도, 심전도 지속 감시 • 20G 정맥로 3개 이상 확보 • 간호 사정 및 CN과 간호 계획 수립 • 병동 의사 호출 및 MAT 의료진 호출 • 필요 시 치료실 전실
	병동 의사	• 환자 사정 및 악화 원인 파악 • 검사 처방 (세트처방: RED + α) • 상급 전공의 또는 임상강사 호출 • MAT 의료진 호출
	MAT 간호사	• Mandatory rounding 시행 • 환자 사정 및 악화 원인 파악 • 고위험 환자 간호 계획 수립 • MAT 의사 호출
	MAT 의사	• 환자 사정 및 악화 원인 파악 • 초음파 검사 시행 • 중환자실 병상 확인 및 전동 여부 결정 • 필요 시 동맥관 및 중심정맥관 삽입, 기관 삽관

국내에서는 2019년 시범 사업을 통해서 3개의 군으로 나누어 시행하도록 되어 있다. 늦었지만 도입되어 환자안전에 기여할 것으로 기대된다. 수가 문제들이 해결되고 정식 급여로 인정되었으면 한다.

그림 11-3 국내 신속대응시스템 분류

	필수조건	전담간호사 운영시간	의사인력	모니터링 시스템	필수장비
1군	신속대응팀 전담간호사가 있고, 상시 call을 받으며, 독립된 공간이 있어야 함	24시간, 매일	RRS만을 보는 전담의사 (중환자의학 세부전문의)	필요	V-scan, portable ventilator, video laryngoscopy, POCT
2군		16시간, 매일	중환자 담당 의사	필요	POCT
3군		일과시간 (월~금, 8A~6P)	중환자 담당 의사	불필요	없음

3.2 자료 수집, 환자안전 및 질적 향상

세 번째 구성 요소이며, 치료 환자들 자료를 모으고, 분석해서 예방 및 신속대응팀의 반응을 개선하는 요소이다.

3.3 관리 및 교육

네 번째 요소이며, 가용한 인력 및 장비들을 관리하고, 우수한 의사 및 간호사 확보와 장비 구입, 병원 전체 의사 및 간호사들에 대한 교육 등을 계획 및 실행한다.

4 신속대응시스템의 임상적 근거

현재까지 많은 관찰연구에서 신속대응시스템을 병원에 새롭게 도입 이후 병실 심정지 발생빈도 감소를 가장 많이 보고하였고, 그 외에 연구에 따라서는 원내 사망률 감소, 중환자실 입실 감소, 및 중환자실 재입실 감소 등을 보고하였다.

호주에서 시행한 무작위 다기관 전향적 연구인 MERIT 연구결과에서는 심정지 발생빈도 및 원내 사망률 등에 차이가 없었다. 그러나 영국에서 시행한 연구는 병원사망률을 유의하게 감소시켰다. 신속대응팀 효과에 대한 무작위 다기관 전향적 연구를 위해서는 A병원과 B병원의 사망률 등 병원 간 비교를 해야 되는데 병원 간 특성이 기본적으로 아주 다른 상황이므로 실제 시행하기가 어렵다. 그 외에도 현재까지 대부분 단일 기관, 소규모 숫자의 관찰 연구라는 한계를 지니고 있다. 체계적 고찰/메타 분석연구에서는 대부분 병실 심정지 빈도감소를 보였다. 하지만 다른 결과에 대해서는 서로 상반되었다.

최근 미국 워싱턴 주 내 10개 병원에서 시행된 관찰 연구에 따르면 신속대응시스템 도입 이후 병원 내 사망률이 약 24% 개선되는 효과를 보였다. 'MERIT' 연구를 발표했던 호주에서는 신속대응시스템에 의해 활성화된 환자들을 대상으로 10년 동안 다기관 관찰연구 결과, 연간 신속대응시스템 활성화 건수는 꾸준히 증가하였고 이러한 신속대응시스템 활성화 환자들의 사망률은 약 25%를 보였고 전체 원내 사망자 중 약 20% 정도가 신속대응시스템 활성화 환자였다.

그 외 중환자실 입실 환자, 패혈증 환자, 심폐소생술 하지 않기(Do-Not-Resuscitate, DNR) 환자들이나 암 환자같이 특정 환자군을 대상으로 시행한 연구가 보고되고 있다. 국내에서도 신속대응팀에 대한 좋은 연구결과를 통하여 환자안전에 크게 기여하고 있다.

단일 기관 및 다기관 연구에서 신속대응팀 도입 이후 심폐정지가 감소되었다. 10년간 단일 기관 연구에서 병실 패혈증 사망률 감소, 중환자실 이송 감소, 그리고 기관지 삽관 관련 중대 위험 감소 등을 보고함으로써 국내에서도 환자안전에 중요한 시스템임을 보고하였다.

5 신속대응시스템의 성공 전략성

IHI 홈페이지(http://www.ihi.org)에 신속대응팀 시작에 대한 참고매뉴얼이 있다. 신속대응시스템을 도입할 때 여러 가지 문제들을 만나게 되며, 이것을 잘 해결해야 이 시스템이 좋은 효과를 보일 수 있다.

흔하게 만나게 되는 난관들은 다음과 같다.

- 병원 내 문화가 걸림돌이 된다. 주치의와의 협력 부분이 문제가 된다. 병실 의사 및 간호사가 신속대응팀의 치료 관여에 대해 저항을 가질 수 있다.
- 전문의 훈련 과정을 통해서 오직 자기 전문 분야의 치료만 관여하고 본인 전문 분야 이외의 문제들을 회피하려는 속성을 보인다.
- 신속대응팀에 대한 신뢰를 하지 않는 경우가 있다.
- 인력, 장비, 시설 등의 부족이 어려운 문제가 될 수 있다.
- 병원 문화를 변화시키고, 신속대응팀을 정착시키려는 헌신적인 의료진이 부족할 수 있다.
- 병원 전체 의사 및 간호사에게 신속대응팀에 대한 교육 및 훈련을 누가 어떻게 담당할 것인가가 어려움이 된다.

그래서 팀원들이 성공적인 신속대응시스템 도입을 위한 전략이 요구된다.

- 병원 경영진 및 선배 의사들과 간호사들의 지지를 먼저 얻고 시작한다.
- 신속대응시스템의 역할을 환자의 일차적 치료보다는, 신속한 2차적 치료 의견을 담당하는 것으로 규정하는 것이 바람직하다.
- 환자가 악화되고 있는 상황에 대한 적절한 대처를 위해서는 그에 상응하는 적절한 인력과 장비가 필수적으로 갖추어져야 한다.
- 적절한 신속대응시스템의 활성화량(the dose of RRT activation, 1,000명의 입원환자당 최소 25건 이상, 병원이 충분한 가동 중인 상황에서는 40건 이상)이 신속대응시스템의 성공에 중요하므로, 병동 의료진에 대한 지속적인 교육이 반드시 필요하다.
- 시스템을 이끄는 팀 리더로서 의료진의 결정 및 판단이 중요하다. 중환자실 치료를 받아야 할 상황인지, 말기 연명치료만을 유지해야 할 상황인지 등에 대해 적절한 결정을 내릴 수 있는 의료진이 필요하다.
- 시뮬레이션 등의 좋은 수련 환경 유지 및 정기적인 신속대응시스템 내부 관리가 필요하다.

6 국내 병원 문제점 및 발전 방향

한국 의료는 의료 시스템을 외국에 수출하고, 의료 관광을 홍보할 정도로 비약적 발전을 이루었지만 '환자안전' 영역은 세계적 수준과 차이가 많이 난다. OECD도 보건의료 질적 수준을 검토한 보고서에서 한국 보건의료체계 안에서 환자의 안전을 보장하는 기전이 부족하고 환자안전에 대한 국가적 프로그램을 구축해야 한다고 지적한 바 있다.

도입된 병원의료진들은 이런 시스템에 매우 만족하고 있고 좋은 결과도 보고하고 있다. 특히 우리나라의 특성상 모든 병실에 많은 의료 인력의 배치가 힘든 상황에서 평소에 중환자를 다루지 않은 진료영역에서 환자가 갑자기 나빠질 때 가장 유용할 시스템 중의 하나이다.

국내에서 시급하게 해결해 나가야 될 부분들을 기술한다.

첫 번째는 악화 환자의 조기 발견을 위해서 조기경보점수를 활용하려면 환자 바이탈 징후 측정 및 입력 정확도가 필수이다. 국내 대다수 병원이 인력, 수가 등 문제로 환자 의식 측정 및 산소포화도 측정을 못하고 있다. 또한 분당 호흡수의 정확한 측정이 아주 중요하다.

두 번째는 조기 발견을 한 이후에 병동 의사, 간호사가 할 일, 신속대응팀 의사, 간호사가 할 일을 정확하게 수행을 해야 되는데 이 문제 역시 인력, 수가, 교육, 문화 등등 여러 가지가 복합적으로 대다수 병원에서 시행되지 못하고 있다.

세 번째는 국내 병원에서는 24시간 365일 운영을 하는 병원이 극소수이다. 인력, 수가 등 문제가 동시에 해결되어야 된다. 대부분 병원에서 전담 간호사는 운영을 하고는 있으나, 전담 의사는 드문 편이다. 다수 의료진은 중환자실 업무와 병행을 하면서 이 업무를 수행하고 있어 업무 피로도가 향후 문제가 될 것으로 보인다.

환자의 안전을 위해서 신속대응시스템은 우리나라와 같이 의료 인력이 충분하지 않은 환경에서는 반드시 갖추어야 할 시스템이다. 따라서 이런 시스템이 각 병원별로 갖추어 짐으로써 환자들이 더 안전한 환경에서 진료를 받을 수 있도록 정부의 적절한 정책적인 배려가 있어야 할 것이다. 신속대응시스템의 도입을 통하여 원내사망률, 심정지 발생빈도, 중환자실 입원기간, 중환자실 재입실률이 감소되는 의료의 질적 향상 및 국가 전체적으로는 고비용의 중환자 치료를 예방함으로써 국가 전체 의료비용의 절감을 기대할 수 있다.

7 중환자실에서의 환자안전

중환자실 환자는 특히나 의료 과실에 노출되기가 쉽다. 여러 가지 현장에서 사용되는 기구, 생명 유지 장치들, 고위험 약물 등의 많은 의료 행위가 또한 과실 발생률이 높을 수 밖에 없다. 또한 환자 상태가 위중해서 작은 과실로도 환자의 생명과 직결될 수 있는 위험성이 높은 편이다. 즉 적신호 사건으로 연결이 잘 된다. 중환자실에서 발생하는 오류들이 빈도가 많은 것은 아니지만 이런 점에서 중요성이 강조된다.

중환자실에서 발생할 수 있는 과실은 여러 가지가 있지만 외국에서 보고한 예를 보면 몇 가지로 나누어 생각해 볼 수 있겠다.

7.1 중환자실 환자안전 관련 요소들

중환자실에서 환자들이 가장 큰 손상을 받은 순서들로 살펴보면 치료 프로토콜 실행(implementation of care), 의료 기구 및 장비(medical device and equipment), 감염 조절(infection control), 치료들 및 시술들(treatment and procedures), 임상적 평가 및 조사(clinical assessment and investigations), 투약오류(medication error), 기관지 삽관 혹 기관지 내관(airway and airway procedure), 접근 및 이송(access and transfer), 소통(communication), 인력구조 (infrastructure and staffing), 환자 사고(patient accident) 등이 있다(그림 11-4).

7.1.1 치료 프로토콜 실행 implementation of care

기관지 내관 혹은 기관지관 등 같은 의료 기구들이 비계획적으로 제거되는 발생하고 있고, 모니터링 누락 등이 큰 비율을 차지하고 있다.

7.1.2 의료 기구 및 장비 medical device and equipment

동맥관 관련 오류 및 중심 정맥관 제거에 따른 공기색전술 등이 있다. 중심정맥관 관련해서는 여러 사고들이 발생하고 있어서 철저한 관리가 중요하다. 비위장관 관련된 오류도 드물지 않게 발생한다.

7.1.3 감염 조절 infection control

손 씻기 중요성은 의료인들 습관이 될 때까지 지속적으로 이루어져야 되며, 중심정맥관 감염, 인공호흡기연관성 폐렴, 요로감염 등 지속적인 모니터링 및 예방이 이루어져야 된다. 각 감염을 예방하기 위한 번들 치료 즉 중심정맥관 번들, 인공호흡기연관성 폐렴 번들, 요로감염 번들 및 항생제 사용에 대한 번들들이 얼마나 준수되는지 지속적인 관리 및 개선이 중요하다.

그림 11-4 중환자실 환자에서 발생하는 환자 안전 요소들

Anaesthesia 2016, 71, 1013–1023
Thomas and MacDonald | Patient safety reports in critical care

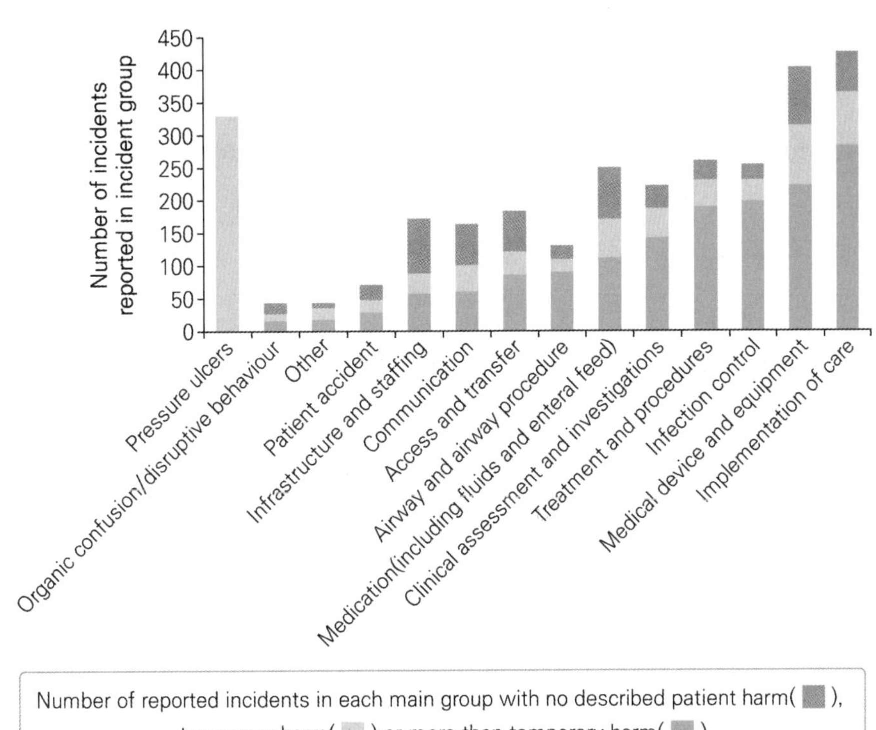

Number of reported incidents in each main group with no described patient harm( ), temporary harm( ) or more than temporary harm( )

7.1.4 치료들 및 시술들 treatment and procedures

중환자실 환자들은 혈역학적 혹은 호흡 부전 등으로 이동이 불가능한 경우가 많아서 병상에서 여러가지 치료들과 시술을 시행하게 된다. 그래서 수술장에서 시행하는 time out 등 같은 여러 안전 수칙이 지켜져야 된다. 환자 확인 오류 방지를 위해서는 최소 2인 이상 환자 확인이 필요하다. 특히 투약, 수혈, 검체 채취, 검사들에서 중요하다.

7.1.5 임상적 평가 및 조사 clinical assessment and investigations

환자 상태에 따라서 진단 검사 및 치료를 결정해야 되는 경우가 많아서 전문적인 결정이 필요한 경우가 많다. 따라서 중환자 경험 많은 의료진들과 팀으로 결정하는 프로코콜을 시행하는 것도 한 가지 방법이다.

7.1.6 투약오류 medication incidents

고위험 약물에 대한 정의 및 관리가 지속적으로 이루어져야 된다. 손상이 자주 발생하는 약물들은 노르아드레랄린, 인슐린, 헤파린, 그리고 포타슘이다. 고위험 약물은 처방, 준비, 실제 투약에 이르기까지 철저하게 모니터링 되고 관리되고 오류를 개선하도록 해야 된다. 의료진들이 전체 과정을 같이 이해하고 수행해야 될 것이다.

7.1.7 기관지 삽관 혹 기관지 내관 airway and airway procedure

발생하면 치명적인 오류가 많은 영역이여서 기관마다 철저한 가이드라인이 필요하고, 평소 지속적인 훈련이 필요한 영역이다. 일차적 수행 방법, 실패 시에는 이차적, 삼차적 등 방법이 서로 숙지되고 잘 작동될 수 있도록 해야 된다.

7.1.8 접근 및 이송 access and transfer

중환자 이송에는 원내 이송 및 원외 이송이 있다. 원내 이송은 주로 여러 가지 검사 및 치료를 위한 이동이다. 기도 유지 및 고위험 약물 사용에 따르는 주의가 철저하게 필요한 영역이다. 특히 인력이 부족하고, 중환자 훈련이 부족한 우리나라의 여건을 고려할 때 많은 준비와 개선이 필요한 영역이다. 병원 간 이송에 따른 사건들이 언론에 보고되고 있지만 현재 국내 시스템으로는 중환자 이송에 대한 시스템이 부족한 상황이다. 또한 중환자실 베드 부족에 따른 문제점들도 있다.

7.1.9 소통 communication

의사들 사이, 간호사들 사이, 다른 의료인들 사이에 목표를 공유하고 진료를 하는 것이 중요하다. 아침 회진 때 많은 직종들이 함께 참여해서 환자 상태를 공유하고 그날의 목표를 세우고 진료를 임하는 것이 추천된다. 체크 리스트를 사용해서 소통하는 것도 방법이다.

7.1.10 인력 구조 infrastructure and staffing

중환자실 전담 의사 인력, 간호사 인력 및 전문성이 환자 생존율과 직결되는 것이 잘 알려져 있다. 우리 나라는 인력이 부족해서 특히 야간 진료에 있어서 전문의 당직 등에 큰 문제점이 있다. 야간 전문의 진료 시스템이 중환자안전, 중환자 생존율을 향상시키는 것이 보고되어 있다. 인력은 국가적인 의료 수가 등 구조적인 측면과 직결되어 있어서 국가 의료 시스템의 개선이 필수적이다.

7.1.11 인수인계 hand over

중환자실 환자 인계 시 중요 사항 누락으로 인한 오류가 발생하고 있다. 직군 간, 서로 다른 직군 간, 즉 환자 낮 근무와 야간 근무 그리고 주중 및 주말 인계에서 많은 오류가 발생한다. 그 외에도 검사실－중환자실, 수술실－중환자실, 중환자실－병실 등 서로 인수인계 누락으로 환자안전 사고가 발생하고 있고, 이에 대한 개선이 오류를 감소시키고 있다.

7.1.12 피로 burn out

중환자실 의사 및 간호사들이 다른 부서에 비해서 월등히 높고, 이것은 환자안전 사고와도 연결되는 중요한 요소이다.

7.1.13 환자 사고 patient accident

대표적인 것이 낙상이며, 중환자실은 또한 손발 묶음(restrain)에 대한 환자안전도 심각한 편이다.

7.1.14 욕창 발생

가장 빈번하게 발생하는 것으로, 번들 케어가 아주 중요하겠다.

7.1.15 중환자실 환자 치료를 위한 ABCDEF 번들

중환자실 입원 환자 전체적으로 이 번들을 수행할 것이 추천되고 있다. 환자 생존율과 직접적인 관련이 높은 질평가에 중요한 요소이나. 중요한 것은 실제적인 수행률 향상을 위해서 중환자 의료진들이 같이 프로코콜을 만들고 수행을 해야 된다.

7.1.16 패혈증 한 시간 번들 SEPSIS BUNDLE

응급 질환인 패혈증 환자 치료가 5가지 요소가 한 시간 내에 수행되도록 추천되고 있다. 여기 요소에는 항생제 번들(ANTIBIOTIC)도 포함되어 있다.

7.2 중환자 환자안전을 향상시키기 위한 몇 가지 방법들

1. 중환자 치료 향상을 위한 안전 프로그램은 4가지 측면으로 생각해 볼 수 있다. 환자안전 수칙들에 대한 순응도를 향상시키는 것, 과실 발생 시 원인 분석을 시행하는 것과 적절한 교정된 활동을 적용하는 것, 과실을 감소시키는 여러 증거들을 실제로 적용하는 것 그리고 실제로 현장에 적용시키는 전략들이다.
2. 과실 발생 시 근본원인분석(root cause analysis) 기법을 사용해서 전반적인 시스템을 조사해야 되며 여러 다양한 직군들이 함께 참여해서 조사해야 된다.
3. 공정문화(just culture) 개념에 따라서 과실은 단순히 개인 잘못으로 초점을 두는 것이 아닌 잠재적인 시스템 실패 가능성에 더 중점을 두어야 된다.
4. 팀 훈련은 군대, 항공 산업 등 여러 곳에서 예방 방법으로 잘 알려진 접근 방법이다.
5. 시뮬레이션 교육 역시 환자에게 직접 모든 것을 행하면서 배울 수 있지 않기에 좋은

방법이다. 최근에 급속하게 발전하고 있다.

6. 적절한 안전 활동을 잘 했을 때 지불하는 방식이 환자안전에 도움을 주는 것으로 알려져 있다.
7. 중환자실은 전 세계적으로 많은 과실, 오류 등이 보고되지 않아서 드러나지 않는 것들도 많다. 보고 활성화에 대한 대책이 필요하다.
8. 중환자안전 향상을 위한 새로운 많은 연구가 필요하다.

8 참고문헌

Chan, P. S., Jain, R., Nallmothu, B. K., Berg, R. A., Sasson, C. (2010). Rapid response teams: a systematic review and meta-analysis. *Archives of Internal Medicine, 170*(1), 18-26.

Choi, S., Son, J., Oh, D., Huh, J., Lim, C., Hong, S. (2021). Rapid Response System Improves Sepsis Bundle Compliances and Survival in Hospital Wards for 10 Years. J Clin Med, 18;10(18):4244.

Hillman, K., Chen, J., Cretikos, M., Bellomo, R., Brown, D., Doig, G., et al. (2005). Introduction of the medical emergency team (MET) system: a cluster-randomised controlled trial. *Lancet, 365*(9477), 2091-2097.

Hoda, W., Kumar, A. (2019). 11 WONDERS OF PATIENT SAFETY IN ICU. Anaesthesiology, 8(5), 2277－8160.

Huang, D. T. 1, Clermont, G.,, Kong, L., Weissfeld, L. A., Sexton, J. B., Rowan, K. M., et al. (2010). Intensive care unit safety culture and outcomes: a US multicenter study. Int J Qual Health Care, 22(3), 151－61.

Huh, J. W., Lim, C. M., Koh, Y., Lee, J., Jung, Y. K., Seo, H. S., & Hong, S. B. (2014). Activation of a Medical Emergency Team Using an Electronic Medical Recording-Based Screening System. *Critical Care Medicine, 42*(4), 801-808.

Jones, D. A., DeVita, M. A., Bellomo, R. (2011). Rapid-response teams. *New England Journal of Medicine, 365*(2), 139-146.

Lee, B. Y., Hong, S. B. (2019). Rapid response systems in Korea. Acute Crit Care, May;34(2), 108－116.

Lee, S. Y., Ahn, J. H., Kang, B. J., Jeon, K, Lee, S. M., Lee, D. H., et al. (2021). A physician－led medical emergency team increases the rate of medical interventions: a multicenter study in Korea. PLoS One, Oct 7;16(10), e0258221.

Parshuram, C. S., Amaral, C., Ferguson, N. D., Baker, G. R., Etchells, E. E., Flintoft, V. (2015). Patient safety, resident well-being and continuity of care with different resident duty schedules in the intensive care unit: a randomized trial. CMAJ, Mar 17;187(5), 321-9.

Scanlon, C. M., Karsh, B. (2010). Value of human factors to medication and patient safety in the intensive care unit. Crit Care Med, 38(60), S90-S96.

Song, J. U., Suh, G. Y., Park, H. Y., Lim, S. Y., Han, S. G., Kang, Y. R., et al. (2012). Early intervention on the outcomes in critically ill cancer patients admitted to intensive care units. *Intensive Care Medicine, 38*(9), 1505-1513.

Thomas, A. N. and Taylor, R. J. (2012). Review of patient safety incidents reported from critical care units in North-West England in 2009 and 2010. Anaesthesia, 67, 706-713.

Thomas, A. N. MacDonald, J. J. (2016). A review of patient safety incidents reported as 'severe' or 'death' from critical care units in England and Wales between 2004 and 2014. Anaesthesia, 71(9), 1013-23.

Valentin, A., Capuzzo, M., Guidet, B., Moreno, R. P., Dolanski, L., Bauer, P., et al. (2006). Patient safety in intensive care: results from the multinational Sentinel Events Evaluation (SEE) study. Intensive Care Medicine, 32, 1591-1598.

Winters, B. D., Weaver, S. J., Pfoh, E. R., Yang, T., Pham, J. C., Dy, S. M. (2013). Rapid-response systems as a patient safety strategy: a systematic review. *Annals of Internal Medicine, 158*(5 Pt. 2), 417-425.

Winters, B., Custer, J., Galvagno, S. M. Jr, Colantuoni, E., Kapoor, S. G., Lee, H., et al. (2012). Diagnostic errors in the intensive care unit_a systematic review of autopsy studies. BMJ Quality&Safety, 21(11), 894-902.

제12장

응급의료와 환자안전

학 습 목 표

▶ 응급의료의 특성과 우리나라 응급의료체계를 이해한다.
▶ 응급의료 진료과정에서 흔히 발생하는 의료오류의 원인을 이해한다.
▶ 응급의료에서 환자안전사건 발생시 대처방안을 숙지한다.
▶ 응급의료체계에서 환자안전사건 예방을 위해 의료정보기술을 적용하는 것을 이해한다.
▶ 응급의료에서 발생가능한 환자안전사건을 예측하고 대응전략을 세울 수 있다.

학 습 성 과

- 우리나라 응급의료체계의 도입과정과 중요성을 이해하고, 이를 환자안전 향상에 활용할 수 있다.
- 응급의료에서 발생하는 의료오류의 발생원인과 분석 필요성을 이해한다.
- 응급의료에서 발생가능한 환자안전사건을 예측하고 대응전략을 세울 수 있다.
- 응급의료서비스에 안전한 의료정보기술을 안전하게 사용하고, 환자안전 향상에 활용할 수 있는 임상적, 정책적 방안을 제안할 수 있다.

사례 : 어지럼증 환자의 진단오류 사례

당뇨가 있는 65세 남자환자가 잠을 자던 중 새벽 1시부터 갑자기 어지럼증과 구토 증상을 보여 7시 30분경 대학병원 응급실에 내원해 양성 돌발성 체위성 현훈증을 진단받았다. 체위변화로 인한 현훈이 관찰되었고 신경학적 이상소견은 발견되지 않아 MRI 등의 뇌영상 검사는 시행하지 않았다. 11시간 뒤인 저녁 6시에 병동에 입원하였다. 저녁 10시부터 환자가 심한 두통을 호소해 타이레놀을 투약했다. 다음날 새벽 12시 30분, 1시 30분의 혈압이 170/100 mmHg, 180/100 mmHg로 측정되었다. 새벽 5시 50분경 통증자극에 대해서만 인상을 쓰고 팔을 올리는 반응을 보이는 등 급격한 의식변화를 보여 응급처치를 하고 뇌 MRI를 촬영했다. MRI에서 양쪽 후하소뇌동맥의 경색과 뇌실질 확장증이 확인되어 오전 8시에 응급 수술을 시행했다. 수술 후 중환자실에서 입원해서 치료했지만 환자는 회복하지 못하고 한 달 뒤 사망했다.

사례분석: 환자가 응급실에 있을 때 급성 현훈에 대한 감별검사로 뇌영상을 촬영하지 않은 것이 환자의 예후에 상당한 영향을 미쳤다. 병동에 입원해서 집중 관찰을 하기 쉽지 않고 다른 과의 자문을 신속히 얻기 어렵다. 급성 현훈의 증상이 매우 강렬하게 나타나기 때문에 환자는 심한 어지럼증과 구토를 호소한다. 많은 경우, 귀의 전정기관에 문제가 있어 발생하는데 소뇌나 뇌간에 문제가 있어 발생하는 경우도 있다. 중추성 현훈의 대부분은 사지 운동실조, 중심을 잡기 힘듦. 걸을 때 한쪽으로 쏠리는 등 신경학적 증상이 발생한다. 그러나 병변의 위치에 따라서 이런 증상이 경미하거나 나타나지 않을 수 있다. 60세 이상 고령, 당뇨, 고혈압이 위험인자로 알려져 있다. 이 환자는 2개의 위험요인을 가지고 있다.

이 사례에서 환자 요인으로는 환자의 비전형적인 증상을 고려해 볼 수 있다. 시스템 오류로는 응급 뇌 MRI 검사가 지연되거나 시행하기 어려웠을 수 있다. 신경학적 증상이 없는 현훈에 대한 MRI 검사에 보험급여가 안 되었을 가능성도 있다. 병동에서의 열악한 환자 추적 관찰도 시스템 오류로 생각해 볼 수 있다. 인지적 오류로는 전형적인 말초성 현훈 증상에 고정(anchoring)되어 진단을 조기폐쇄(premature closure)했다고 추정해 볼 수 있다. 의료진이 비전형적인 중추성 현훈과 위험인자에 대하여 지식과 경험이 부족했을 수도 있다. 응급진료환경의 다양한 오류생성조건을 생각해 볼 수 있지만 이 사례에서는 확인하기 어렵다 (김소윤 외, 2016).

1 응급의료의 특성과 환자안전

응급실에는 다양한 질병과 외상으로 많은 환자들이 방문한다. 의료진은 혼잡하고 불확실한 상황에서 응급환자를 신속히 진단하고 처치해야 한다. 응급실에 만연한 이런 상황은 응급실에서의 오류의 기여요인으로 작용한다. 응급실에서는 다양하고 많은 오류가 발생한다. 오류의 기여요인으로 응급의료가 가진 특성을 환자, 의료진, 응급실 환경 등으로 나누어 살펴볼 필요가 있다. 응급의료는 병원전 단계나 이송 단계도 포함하는데, 이 장에서는 이에 대한 소개를 간단히 하고 응급실 진료 단계의 환자안전 문제를 살펴본다.

응급의료는 환자안전뿐만 아니라 적시성, 접근성 등의 의료의 질 개선 요구가 매우 높다. 응급의료 전문가들은 산적한 문제 해결과 의료 질 향상을 위해 의료정보시스템을 적극적으로 활용하고 권고하고 있다.

1.1 응급의료의 특성과 응급의료체계

"응급의료"란 응급환자가 발생한 때부터 생명의 위험에서 회복되거나 심신상의 중대한 위해가 제거되기까지의 과정에서 응급환자를 위하여 하는 상담 · 구조(救助) · 이송 · 응급 처치 및 진료 등의 조치를 말한다(「응급의료에 관한 법률」, 2021). 좁은 범위의 응급의료는 응급환자를 진단하고 치료를 제공하는 서비스를 의미하지만, 넓은 의미의 응급의료는 병원 전 단계와 병원 단계 그리고 병원 간 이송을 포괄하는 개념으로 국민의 생존을 보장하는 사회적 안전장치이다. 응급실은 다양한 위기 상황의 환자가 의료서비스와 만나는 첫 관문으로 사회안전망 진입을 도울 수 있는 복지서비스 출발점이기도 하다(보건복지부 & 중앙응급의료센터, 2020; 임수민, 2021). 이처럼 응급의료는 의료와 공중보건, 사회안전망이 교차하는 영역이다(서원석 외, 2013).

1.2 우리나라 응급의료체계

응급의료체계는 '일정 지역 내에서 양질의 응급의료서비스를 제공하는 데 필요한 모든 요소(시설, 인력, 장비 등)를 조직화한 체계'로 응급환자에 대한 신속한 현장 처치와 후송 중 처치, 병원 내 응급진료 등이 포함된 개념이다(이정찬 외, 2011). 따라서 적절하게 정착된 응급의료체계는 인력, 시설, 장비를 유기적으로 운용하고 이들을 재배치해서, 적정규모의 지역에서 효과적이고 신속하게 응급의료 서비스를 제공하는 기반이다(응급의학연구재단, 2011; 중앙응급의료센터, 2021). 응급의료체계는 국가마다 다른데, 우리나라는 크게 병원 전 단계와 병원 단계로 구분하여 관리하고 있다(그림 12-1). 응급의료 단계별로 환자안전에 영향을 미치는 다양한 요인들이 존재한다.

그림 12-1 우리나라 응급의료체계

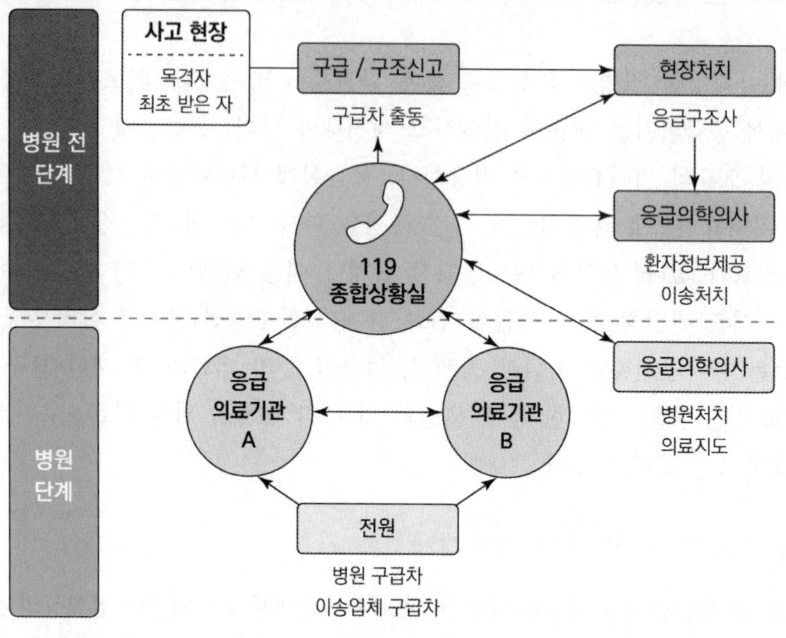

출처: 중앙응급의료센터.(2021) 응급의료체계
https://www.e-gen.or.kr/nemc/emergency_medical_services_system.do

1.2.1 병원 전 응급의료의 특성과 환자안전

응급환자가 발생했을 때 현장에서의 적절한 환자처치와 이송은 환자의 예후와 관련이 있다. 환자의 중증도와 질환의 종류에 따라 환자를 신속히 처치하고 수용할 수 있는 병원으로 이송하는 것은 환자가 골든타임 내에 적절한 최종치료를 받을 수 있게 해 준다(정경원 외, 2021). 재난 상황에서는 다수의 사상자가 발생하므로 신속한 응급의료 지원과 상황전파, 초기의료대응이 사망과 후유증에 영향을 미친다(박진옥 외, 2003; 중앙응급의료센터, 2021). 재난이나 응급현장에서 분산 이송 없이 환자를 한 곳으로만 이송할 경우, 의료자원의 부적절한 배분으로 환자가 적절한 치료를 받지 못하고 환자안전이 위협받는다. 따라서 체계적인 재난의료 제공 및 대응능력은 환자안전에 영향을 미치는 요소이다(염석란 외, 2019).

1.2.2 병원 단계 응급의료의 특성과 환자안전

응급실에서는 급성기의 다양한 중증도를 가진 환자가 동시에 진료받는다(Fordyce et al., 2003). 응급환자에 대한 초기판단, 결정, 처치에 따라 환자의 예후가 결정될 수 있다. 이에 응급의료진은 한정된 시간과 의료자원으로 다양한 질병을 짧은 시간 내에 진료해야 한다.

하지만, 응급실은 시간, 공간, 의료인력, 의약품 사용, 의료기기, 환자 정보 등 진료에 영향을 미치는 다양한 요인이 부족하거나 부적절하게 배치될 수 있어 다른 진료환경보다 의료오류 발생 가능성이 크다(표 12-1)(Wang et al., 2013).

표 12-1 환자안전 측면에서의 응급의료의 특성과 예

범주	응급의료 특성	예
응급환자	제한적이고 준비되지 않은 정보	투약력, 과거력, 의무기록
	의사소통 장애	의식장애, 치매, 섬망, 외국인
	원하지 않은 응급실 방문	비협조적인 환자, 공격적인 환자, 정신질환자, 중독환자
	사회적 질환	노숙자, 약물중독, 가정폭력, 노인학대, 소아학대 등
	시급한 요청	더 이상 견딜 수 없는 한계 상황
응급질환	질병의 종류가 제한이 없음	경증 및 중증 질환, 흔한 질환 및 드문 질환, 내과적 및 외과적 질환 등
	신호 대 잡음 비 (signal to noise ratio)	경증을 가장한 중증, 중증 상태를 가장한 경증 질환
	급성 질환	신속한 평가와 중재, 시간적 제한, 공격적 치료
	재난 및 감염병 유행	삼품백화점 붕괴, 메르스/ COVID-19 대유행
응급진료	무제한 (no limits)	환자 수, 질병 종류
	일회성 방문	짧은 대면 시간
	다수의 환자를 동시에 진료	환자 확인 오류
	불확실한 상황에서 의사결정	진단오류
	방해/중단 및 휴식	누락 오류
	환자와의 짧은 의사소통 시간	의사소통 장애
응급실	24시간 운영	스케줄 및 계획 수립 문제로 오류가 발생하는 환경
	지속적인 진료 장애	인계, 피로 등으로 오류가 쉽게 발생 가능
	혼잡	무한히 팽창할 수 있는 유일한 진료환경

출처: Croskerry, P., Cosby, K. S., Schenkel, S. M., & Wears, R. L. (2009). Patient safety in emergency medicine. Philadelphia, PA: Wolters Kluwer Health/Lippincott Williams & Wilkins.

1) 응급환자와 진료의 특성

응급실에는 일회성으로 방문하는 환자들이 많다. 의료진은 환자를 짧은 시간 내에 파악하고 다수의 동시에 환자를 진료해야 한다. 응급환자는 예상하지 못한 상태에서 응급실을 방문하기 때문에 자신의 병력을 잘 모르는 경우가 많다. 의식의 저하나 약물 중독 등으로 의사소통이 어려운 경우도 많다(Mazer et al., 2011). 또한 응급실에는 외상, 만성질환, 감염성 질환 등 다양한 질환으로 환자들이 방문하기 때문에 이론적으로 질환의 종류에 제한이 없다. 중환자처럼 보이는 경증 환자와 경증 질환처럼 보이지만 중증인 환자들이 공존한다. 부정확하고 응급실은 불확실한 정보를 바탕으로 불확실한 진단을 내리고 짧은 시간 내 환자를 진료를 해야 하는 환경이다. 응급실에서의 진료는 의사결정의 밀도가 높고 인지 부담 또한 크다(대한응급의학회, 2019). 응급실에는 중증환자가 자주 방문한다. 응급실에서 많이 취급하는 급성 중증질환은 신속한 평가와 중재가 필요하다. 중증환자 진료에 할애할 수 있는 시간은 매우 제한적이고, 수혈, 고위험약물, 침습적 술기 등의 치료가 일상적으로 제공된다(윤정미 외, 2014; 대한응급의학회, 2019). 중증환자와 경증환자가 공존하는 환경에서 다양한 침습적 처치가 제공되기 때문에 환자에게 심각한 위해의 가능성이 높다.

2) 응급실 근무공간

응급실의 임상 업무는 외래나 입원과 다르게 질병 유형과 환자 수에 제한이 없다. 응급실을 방문하는 환자는 해마다 느는 추세이나, 응급의료 기반의 확장은 한계가 있다. 만성적 응급실 과밀화는 환자안전에 영향을 주는 요인이다(윤병석 외, 2018). 응급실 과밀화는 개방된 공간에 많은 환자가 상주하는 결과로 이어지며 감염에 노출될 확률을 높인다(Al-Damouk et al., 2004). 응급실은 언제든지 누구나 이용할 수 있는 진료공간이라는 특수성으로 병원 내에서도 폭력이 가장 많이 발생하는 공간이기도 하다(유도환 외, 2016; 김미연 외, 2017).

3) 응급실 의료진의 근무 시간

응급실은 365일 24시간 진료를 제공한다. 대부분은 응급실은 주간보다 저녁 시간이나 야간시간에 더 많은 환자가 방문한다. 늦은 밤과 새벽은 환자의 방문은 줄어들 수 있지만, 방문하는 환자의 중증도가 높을 수 있고 병원의 다른 진료과와 지원부서의 체계적인 지원이 취약한 시간대이다. 따라서 응급의료진에게는 야간과 새벽에 더 높은 근무의 집중도가 요구된다(대한응급의학회 인력자문 특별위원회, 2017). 응급실은 24시간 운영되므로 응급의료진의 교대근무, 야간근무가 불가피하다. 응급환자에 대한 지속적인 치료를 제공하려면 교대근무 과정에서 의료진 간 인수인계가 필요하다(Tan et al., 2019). 아울러 교대근무는 수면 부족을 유발하기 쉽고, 수면 부족으로 집중력 장애, 인지장애 등이 발생할 수 있다(Croskerry et al., 2009).

2 응급의료 관련 국내 법 제도

미국이나 유럽국가들은 1960년대 이후 국가적 지원으로 응급환자를 위한 별도의 조직을 운영하기 시작했다(중앙응급의료센터, 2021). 우리나라는 1980년대부터 공공의 개념으로 응급환자 후송을 시작했다. 1990년 "응급의료체계 구축위원회"가 구성되고 1991년 4월 "응급의료체계 관리 운영에 관한 규정"을 제정하였다. 이를 바탕으로 1994년 「응급의료에 관한 법률」이 제정되어 현대 응급의료체계를 구축할 수 있게 되었다(이애리 외, 2020).

2.1 「응급의료에 관한 법률」과 환자안전

1986년 아시안게임, 1988년 올림픽과 장애인 올림픽을 개최하면서 우리나라의 응급의료체계의 미비점이 크게 지적되었다. 1990년대에 다양한 인재가 발생하며 정부가 효율적인 응급의료 수행을 위한 조직체계의 필요성을 인지하였다(서원석 외, 2013). 1994년 「응급의료에 관한 법률」이 제정된 이후 응급의료체계가 갖추어져, 환자들이 응급상황에서 신속하고 중증도에 맞는 의료를 제공받을 수 있게 되었다(이정찬 외, 2011).

2.1.1 목적

「응급의료에 관한 법률」은 국민들이 응급상황에서 신속하고 적절한 응급의료를 받을 수 있도록 응급의료에 관한 국민의 권리와 의무, 국가, 지방자치단체의 책임, 응급의료제공자의 책임과 권리를 정하고 응급의료자원의 효율적 관리에 필요한 사항을 규정함으로써 응급환자의 생명과 건강을 보호하고 국민의료를 적정하게 함을 목적으로 한다(「응급의료에 관한 법률」 제1조).

2.1.2 국민의 권리와 의무

미국에서는 응급의학과 의사의 미지급 진료 비율이 가장 높다는 통계가 있다. 1990년대 우리나라에서도 비용문제로 응급처치를 적절히 제공받지 못하는 문제가 이슈가 되어 응급의료서비스를 차별 없이 제공받을 수 있도록 하는 내용이 법률에 반영되었다. 「응급의료에 관한 법률」은 모든 국민이 성별, 나이, 민족, 종교, 사회적 신분 또는 경제적 사정 등을 이유로 차별받지 않고 응급의료를 받을 권리를 보장하며, 국내 체류하는 외국인에게도 이를 똑같이 적용하도록 한다(「응급의료에 관한 법률」 제3조). 응급환자는 현장의 응급처치와 의료기관으로의 빠른 이송이 환자의 예후를 결정짓는다. 이에 「응급의료에 관한 법률」은 제5조, 제5조의 2를 통해 응급환자를 발견하면 즉시 응급의료기관에 신고하도록 했고, 응급처치를 제공하여 발생한 재산상의 손해와 사상에 대해 고의 또는 중과실이 없는 경우 민사책임과 형사책임을 지지않고, 사망에 대한 형사책임도 감면하도록 했다.

2.1.3 응급의료종사자의 권리와 의무

응급의료 종사자는 업무 중 응급의료를 요청받거나 응급환자를 발견하면 즉시 응급의료를 행해야 하며(「응급의료에 관한 법률」 제6조), 응급환자에 대해 다른 환자보다 우선하여 상담, 구조 및 응급처치를 하고 최선의 조치를 해야 한다(「응급의료에 관한 법률」 제8조). 해당 응급의료기관의 능력으로 응급환자에게 적절한 응급의료를 할 수 없다고 판단한 경우 지체없이 응급의료가 가능한 다른 의료기관으로 이송해야 한다(제11조), 이 경우 의료인은 이송받는 의료기관에 연락하고, 적절한 이송수단을 알선 혹은 제공하여야 한다. 의료기관에 대한 연락이나 준비를 할 수 없는 경우에는 "응급의료지원센터"나 "119구급상황 관리센터"를 통하여 이송받을 수 있는 의료기관을 확인하고 이송수단을 알선하거나 제공하여야 한다(「응급의료에 관한 법률」 시행규칙 제4조).

「응급의료에 관한 법률」에서는 '누구든지 응급의료 종사자와 구급차 등의 응급환자에 대한 구조, 이송, 응급처치 또는 진료를 폭행, 협박 등으로 방해하거나 의료용 시설, 기재, 의약품 등을 파괴, 손상, 점거하면 안 된다'고 규정하고 있다(제12조).

2.2 응급의료기관 평가

2003년 보건복지부는 「응급의료에 관한 법률」 제17조, 제25조, 제31조의 3에 근거하여 응급의료기관 평가 제도를 도입하였다. 응급의료기관 평가는 전국 응급의료기관의 법정기준 준수 및 운영 현황과 기능의 적절성을 평가하여, 응급의료의 질적 수준 제고를 위해 시작되었다. 응급의료기관 평가의 주요 평가 항목은 환자안전과 밀접한 것으로 구성되어 있다.

2.2.1 전담의료인력의 적절성

응급의학 전담전문의와 간호 인력의 부족은 응급실 체류시간을 증가시키고 위해와 감염 위험성이 증가한다. 미국응급의학회(American Academy of Emergency Medicine, ACEP)에서는 안전한 진료를 위해 시간당 응급의학 전문의 1인당 진료 환자수를 2.5명 이내로 권고했다(American Academy of Emergency Medicine, 2001). 캐나다 응급의학전문의 협회에서는 연간 5천명 이내 진료를 권고한다. 미국응급의학회는 응급실간호사에 대해서는 시간당 간호사 1인당 1.25명 이내의 환자를 권고하고 있는데, 우리나라는 아직 이 기준을 따라가기는 어렵고 병원 규모와 등급에 따라 전담인력의 진료 적절성을 평가하고 있다.

2.2.2 응급실 운영의 효율성

응급실이 혼잡할수록 진단지연, 치료지연, 진단오류, 의료행위의 오류가 증가할 수 있다(Trzeciak & Rivers, 2003). 응급실 과밀화는 심폐소생술 제공을 지연시키고 사망률을 증가시킨다. 재실시간이 길어지면 환자안전이 위협받고 응급실 지출이 증가한다. 우리나라는 병상포화지수를 기반으로 응급실 운영의 효율성을 평가한다.

2.2.3 사회안전망으로서 공공역할 수행

응급실은 취약환자가 가장 접근하기 쉬운 의료서비스이다. 응급의료진은 취약환자에게 적절한 응급의료서비스를 제공하는 것뿐 아니라 취약환자를 파악하고, 사회안전망과 연결하는 역할을 수행할 필요가 있다. 응급의료기관 평가에서 응급의료기관이 자살시도자, 학대피해 의심환자, 가정폭력, 성폭력피해 의심환자 등을 선별하고 지원체계 및 절차를 마련하고 있을 것을 권고한다(보건복지부 & 중앙응급의료센터, 2016).

2.2.4 기타

이 외에도 응급의료기관 평가는 전원의 적절성, 중환자 치료의 적절성 등 환자안전과 밀접한 요인들을 평가 항목에 포함시켜 국내 응급의료의 수준을 관리하고 있다.

3 응급의료 오류 현황과 예방을 위한 전략

응급실에서의 오류는 중증도분류, 진단, 치료 및 투약 등 전체 진료과정에서 발생한다. 의사소통과정, 의료진 간의 정보교환 과정에서도 발생한다. 응급실에서의 오류는 100명당 18명에서 22명 정도로 보고되고 있다(Fordyce J et al, 2003; Henneman PL et al., 2005). 진단오류는 응급실에서의 오류와 의료과실 분쟁의 가장 많은 부분을 차지하고 있다(Croskerry & Sinclair, 2001; Camargo Jr et al., 2012). 미국에서 매년 백만 명 정도의 소아가 응급실에서 진단오류를 경험한다(Medford-Davis LN et al., 2018). 응급의료에서 오류를 예방하기 위해서는 응급의료의 특성과 오류를 유발하는 조건을 이해하고, 오류 현황과 오류보고서를 먼저 분석할 필요가 있다.

3.1 응급의료 오류 현황

응급의료의 오류 현황은 의무기록 검토, 의료 분쟁 자료, 대규모 감시시스템 자료, 약물

위해사건 자료, 보고학습시스템 자료 등을 바탕으로 추정하고 있다. 연구방법에 따라 추정 규모에 차이가 크다. 호주에서는 응급의학과 의사들이 자발적인 보고시스템을 개발해 오류 현황을 분석하기도 했다(Schultz, 2014).

병원내 의료오류의 3%정도가 응급실에서 발생한다(Källberg et al., 2013). 의무기록 검토를 활용한 위해사건 연구는 대부분 입원환자를 대상으로 하며 응급실 오류나 위해 자료는 응급실을 통해 입원한 경우만을 반영한다. 응급실에서 퇴원하거나 전원하는 사례를 포함되지 않아 오류 규모를 과소 추정할 수 있다. 미국의 62개 응급실을 대상으로 의무기록검토를 수행한 연구에서는, 100명 응급실 방문당 9.5개의 의료오류(위해사건 4.1개, 근접오류 5.4개)가 있었고, 37%의 위해사건이 '예방가능한' 사건이었다(Camargo Jr et al., 2012). 한 대학병원 오류보고서를 활용한 연구에서는 100명의 응급실 방문당 18건의 오류가 보고되었다(Fordyce et al., 2003). 응급실 오류의 10%가 위해사건이라는 보고도 있고(Freund et al., 2013), 예방가능한 오류의 비율이 70~80%에 이른다는 보고도 있다(Croskerry & Sinclair, 2001). 응급의료 오류에서 위해사건과 예방가능한 사건의 비율이 다른 분야에 비해 높다.

응급실에서 가장 흔한 10가지 의료과실 질환으로 급성심근경색, 급성충수돌기염, 뇌수막염, 흉통, 개방성 상처, 복부 및 골반 통증, 폐렴, 척추 골절, 대동맥류, 급성고환염전이 알려져 있는데(Strauss & Mayer, 2014), 분석에 활용되는 의료과실 자료가 다양하기 때문에 개별 질환의 순위는 다를 수 있다. 14년간의 응급실의 의료분쟁 자료를 분석한 연구에 의하면, 진단오류(47.5%)와 부적절한 성능(19.8%)이 대부분을 차지했고 사례를 감독하지 않음(6.6%), 투약오류(3.2%) 등이 그 뒤를 따랐다(Wong et al., 2021).

3.1.1 응급의료의 약물위해사건

응급실의 약물위해사건 현황은 다른 위해사건보다 연구가 많다. 캐나다에서 응급실을 대상으로 수행된 약물위해사건 연구에서 전체 연령군에서 2.4%, 18-44세는 0.7%, 45-64세는 1.9%, 65세 이상은 7.8%로 추정되었고, 약 29%는 예방가능한 약물위해사건으로 42%는 입원을 필요로 하였다(Sikdar et al., 2010). 한 체계적 문헌고찰에서는, 응급실 방문의 28%가 약물위해사건과 관련이 있다고 했다. 약물위해사건의 70%는 예방가능한 사건이었으며, 24%는 입원이 필요하였다(Patel et al., 2002). 다른 문헌고찰의 약물위해사건의 규모는 이보다 작은데, 약물위해사건과 관련된 응급실 방문은 0.5-3.3%, 예방가능한 사건은 20.3-66.7%이었다. 응급실 환자의 5.1-22.1%는 입원을 필요로 했고, 재원기간은 1-3일이었다(Zed et al., 2013). 미국에서 2002년부터 능동적 감시체계의 일종인 국가손상감시시스템-약물위해사건 감시프로젝트(National Electronic Injury Surveillance System-Cooperative Adverse Drug Event Surveillance project, NEISS-CADES)를 운영하고 있다. 2005~

2006년 자료를 바탕으로 한 연구에서, 미국의 응급실 환자 1,000명당 2.4명이 약물위해사건으로 응급실을 방문하고, 65세 이상 노인에서 입원 위험이 높다고 보고했다(Budnitz et al., 2006). 2013~2014년 자료로는 응급실 환자 1,000명당 4.0명이 약물위해사건으로 응급실을 방문했다고 한다(Shehab et al., 2016). 소아를 대상으로 한 연구에서는 응급실 방문 1,000명당 2명이 약물위해사건으로 응급실에서 치료받는다고 보고했다(Cohen et al., 2008).

3.1.2 호주의 응급의료사건등록(Emergency Medicine Events Register, EMER)

호주응급의학회(Australasian College for Emergency Medicine)는 2012년부터 응급의료사건등록(Emergency medicine events register, EMER)이라는 자발적 사건보고시스템을 운영하고 있다(https://emer.acem.org.au/). 의료진, 환자 및 보호자가 EMER에 접속해 위해사건과 근접오류를 보고할 수 있다. 호주응급의학회 회원은 제출한 보고서에 대하여 '지속적인 전문성 개발(continuing professional development, CPD)' 시간을 청구할 수 있다. EMER에 사건보고율이 높지는 않지만 일선 의사가 환자안전정보를 수집하고 직접 환자안전문제 해결에 참여하고 있다(Schultz et al., 2014). EMER에 보고된 150건의 사건 분석에 의하면, 진단오류(18.2%), 시술오류(11.7%), 검사오류9.1%), 투약오류(7.1%), 치료 지연 및 오류(6.1%) 등의 순서로 보고되었다(Hansen et al., 2016). 응급의학과 의사가 전체 사건의 88.0%를 보고했다.

3.1.3 국내 응급의료 오류 현황

우리나라 응급실에서의 오류 현황 연구는 많지 않다. 오류보고서를 활용해 전향적 연구를 수행한 한 연구에 의하면, 매일 1.5건의 오류가 보고되었고, 1,000명당 9.7건이 발생하는 것으로 추정되었다(Ahn et al., 2007). '2020년 환자안전 통계연보'에 따르면, 국내 환자안전 보고학습시스템(KOPS)을 통해 보고되는 환자안전사건의 2~3%가 응급실에서 발생하고 있다(그림 12-2)(의료기관평가인증원, 2021). 2020년까지 939건의 보고 자료를 보면, 투약 297건(31.6%), 낙상 266건(28.3%), 검사 117건(12.5%) 등의 순서로 보고되었다(표 12-2). 위해의 정도로는 '위해없음'이 420건(44.7%)로 가장 많았고, '장기적인 손상 또는 부작용' 25건, '영구적인 손상 또는 부작용' 2건, '사망' 2건이 보고되었다.

그림 12-2 환자안전보고학습시스템에 보고된 응급실에서의 환자안전사건

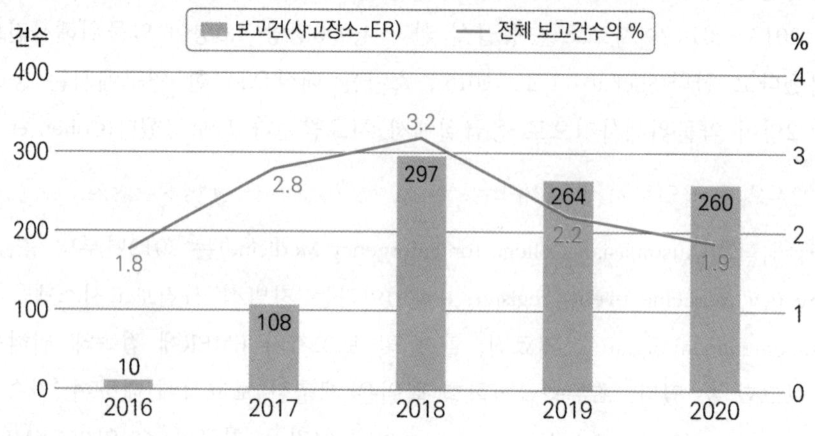

출처: 의료기관평가인증원.(2021). 2020년 환자안전 통계연보.
https://www.kops.or.kr/portal/board/statAnlrpt/boardDetail.do

표 12-2 사고장소가 응급실로 분류된 환자안전사고 현황(2016~2020년)

	사건의 종류														
위해 정도*	감염	검사	기타	낙상	마취	수술	수혈	식사	의료 장비 /기구	전산 장애	진료 재료 오염 /불량	처치 /시술	투약	자살 /자해	합계
A		90	39	67	1	1	7	1	9	2	58	8	137		420
B	23	22	36	132			3		2		5	8	117	5	353
C	7	5	23	44			1	1			1	8	39		129
D				19	1							2	3		25
E				2											2
F			6	2			1						1		10
합계	30	117	104	266	2	1	12	2	11	2	64	26	297	5	939

A: 위해없음, B: 치료후 후유증없이 회복, C: 일시적인 손상 또는 부작용, D: 장기적인 손상 또는 부작용, E: 영구적인 손상 또는 부작용, F: 사망

출처: 의료기관평가인증원.(2021). 2020년 환자안전 통계연보.
https://www.kops.or.kr/portal/board/statAnlrpt/boardDetail.do

3.2 진단오류와 오류생성조건

진단오류는 위해사건과 병원의 의료과실 분쟁의 두 번째 주요 원인이지만, 응급실에서는 의료과실 분쟁의 첫 번째 원인이다(Croskerry et al., 2009; Wong et al., 2021). 진단오류는 연구자에 따라 다양한 정의가 있다. '의도하지 않게 지연되거나 잘못되거나 놓친 진단'(Graber et al., 2005), '오진과 관련된 예방가능한 위해'(Newman－Toker et al., 2009), '환자의 건강문제에 대한 정확하고 시기적절한 설명을 확립하지 못하거나 해당 설명을 환자에게 전달하지 않은 경우'(National Academies of Sciences, Engineering, and Medicine, 2015). 등등의 정의가 있다. 진단오류의 정확한 정의, 시기 및 원인에 대한 불충분한 합의는 진단오류의 발생률 추정을 어렵게 한다(Zwaan & Singh, 2015).

3.2.1 응급의료의 진단오류

환자가 응급실에 방문하는 단계에서부터 중증도분류, 환자평가, 진단에 이르는 과정에서 진단오류가 발생하는데 이에 기여하는 다양한 요인이 있다. 응급실 과밀화, 응급실 설계, 정보 격차, 검사실 보고 지연, 주의 산만 및 방해, 감정 오류, 인지 오류 등이 이 단계에 기여한다. 진단오류의 유형으로는 부적절한 병력 청취 및 신체검사 시행, 검사 처방을 시행하지 않는 경우, 검사결과를 잘못 해석한 경우 등이 대부분을 차지한다(Hussain et al., 2019).

진단과정에서 환자안전과 관련된 응급의료의 특성은 진단오류를 유발하게 된다. 환자가 처음 응급실에 방문할 수 있고 다양한 이유로 환자에 대한 정보가 부족한 상태에서 진료를 해야 한다. 응급실에서 많은 상태를 신속히 진단할 수도 있지만 희귀한 질병(예, 루프스)에 대한 검사를 쉽게 진행하기 어렵고 응급실 내원 중에 이런 진단을 완료하기 어렵다. 어떤 경우엔 정확한 진단이 응급진료의 주요 목표가 아닐 수도 있다(Medford－Davis et al., 2018).

진단오류는 크게 무과실 오류, 시스템 오류, 인지 오류의 세 범주로 나눌 수 있다(Croskerry et al., 2009). 무과실 오류에는 환자가 신뢰할 수 없는 정보를 제공함으로써 발생하는 오류가 포함된다. 현재의 의학적 지식으로 정확한 진단을 내릴 수 없을 정도로 비정형적으로 발현하는 경우도 이에 포함되는데, COVID－19 같이 새로운 질병에 대한 가용한 정보가 충분하지 않을 때도 해당된다(표 12-3). 환자가 신체화 장애나 인위성 장애로 잘 못된 정보를 제공하거나 중요한 진단 검사, 절차, 상담에 대하여 거부하면서 진단오류가 발생할 수 있다. 시스템 오류는 의료 시스템에 잠재적인 결함이 있음을 반영하며 진료현장의 조건이 오류를 일으키는 경향이 있을 때 발생한다. 이런 조건을 오류생성조건(Error－Producing Conditions, EPC)이라고 한다. 약한 정책, 부적절한 교육 또는 감독, 불완전한 의사소통, 스트레스, 피로, 주의 산만 및 과도한 작업량과 같은 최적의 작업 조건을 저해하는 많은 시스템

요인이 포함된다. 진료현장은 가용한 자원과 품질개선 요구가 절충되는 경우가 있다. 결과 보고서 추적이 어렵거나 환자 추적 관찰이 어려운 경우들이 발생한다. 인지 오류는 의료진의 사고방식과 관련된 오류이다. 부적절한 지식, 잘못된 데이터 수집, 부정확한 임상추론, 잘못된 검증과 관련된 오류가 포함된다.

표 12-3 진단오류의 세 가지 범주

무과실 오류	시스템 오류	인지 오류
환자의 신뢰할 수 없는 정보 제공	오류 생성 조건	반응에 대한 인지 성향
질병에 대한 고의적 허위 진술 (malingering)	자원 가용성 – 지속적 품질 개선 절충(RACQITO*)	반응에 대한 감정 성향
신체화 장애	검사실 오류	위반행위
인위성 장애	비효율적인 보고서 추적	지식 부족
새로운 질병에 대해 가용한 의료 정보가 충분하지 않음	시간 지연	불완전한 데이터 수집
중요 진단검사 / 절차/ 상담에 대한 환자 거부	서비스 이용 불가	잘못된 검사 해석
동반질환의 조용한 발현	열악한 환자 추적 관찰	

* RACQITO: Resource Availability – Continuous Quality Improvement Trade – Off

출처: Croskerry, P. et al. (2009). Patient safety in emergency medicine. Philadelphia, PA: Wolters Kluwer Health/Lippincott Williams & Wilkins.

3.2.2 오류생성조건

응급실의 오류생성조건들은 매우 다양한데, 이를 내재적 조건과 외적 혹은 시스템적 조건으로 나눌 수 있다(Croskerry P, 2014). 내재적 오류생성조건은 응급 진료에 내재된 것으로 응급의료가 가진 특성에 포함되어 있다는 의미이다. 외적 혹은 시스템적 오류생성조건은 주로 응급실이 설계되고 운영되는 방식에서부터 발생한다. 이 조건들은 응급실에서의 의료진의 인지에 상당한 부담을 주지만 안전한 설계와 관리를 통해 상당 부분 완화될 수 있다. 내재적 오류생성조건의 예는 높은 수준의 진단 불확실성, 높은 의사결정 밀도, 높은 인지 부하, 평가를 위한 좁은 시간대, 다중 작업, 방해 및 산만, 급증 현상(surge phenomena), 피로 등이 있다(표 12-4). 이 요인들은 응급의료에 내재하고 있는 특성으로 제거하는 것은 어렵다. 응급환자를 진료하는 중에 다른 의료진으로부터 전화, 다른 환자의 상태변화에 대한 보고, 심각한 검사결과에 대한 전화, 다른 환자의 요청 등등으로 방해를 받게 되고 주의가 산만해질 가능성이 있다. 특정 시간대에 갑자기 중증 환자들이 몰려드는 급증 현상 역시 제거하기는 어렵다. 외적 혹은 시스템적 조건의 예는 미흡한 응급실 설계, 높은 의사소통

부하, 과밀화, 입원환자 붙들고 있기, 불충분한 인력, 제한된 자원 등이다. 이런 조건들은 응급실 설계, 응급진료 프로세스 개선, 자원 투입 등을 통해서 해결될 수 있다. 입원 결정이 난 환자들이 병실이 없어 응급실에 장시간 체류하는 문제는 응급 및 입원 환자 진료과정의 문제로 진료 프로세스 재설계를 통해 해결될 수 있다. 응급의료의 내재적 오류생성조건과 시스템적 오류생성조건이 결합되어 상호작용하는 복잡한 프로세스는 다른 임상영역과는 확연히 다른 도전적인 환경을 구성한다.

표 12-4 응급실의 오류의 내재적 조건과 외적 조건 예

내재적 조건	외적 혹은 시스템적 조건
높은 수준의 진단 불확실성	차선의 응급실 디자인
높은 의사결정 밀도	차선의 인체 공학
높은 인지 부하	높은 의사소통 부하
평가를 위한 좁은 시간대	과밀화
다수의 치료의 전환	인지 과부하
다중 작업(multitasking)	입원환자 붙들고 있기
방해/산만	생산 압력
낮은 신호 대 잡음 비	높은 소음 수준
급증 현상(surge phenomena)	불충분한 인력
피로	낮은 피드백
일주기 생체리듬 불일치	제한된 자원
수면 부족/부채	
새롭게 혹은 드물게 발생하는 조건	

출처: Croskerry, P. (2014). ED cognition: any decision by anyone at any time. Canadian Journal of Emergency Medicine, 16(1), 13–19.

3.2.3 반응에 대한 인지 성향(Cognitive dispositions to respond)

진단오류 중 일부는 인지 오류, 인간공학적 실패, 편향과 관련된 오류를 통해 발생한다(Croskerry, 2003). 이들 모두는 반응에 대한 인지 성향(cognitive dispositions to respond, CDR)으로 지칭된다. 진단오류에 영향을 주는 CDR이나 편향이 30여 개가 넘게 알려져 있다(Croskerry, 2003). 총합적 편향(aggregate bias), 고정 편향(anchoring), 감정 편향(affective bias), 가용성 편향(availability bias), 확인 편향(ascertainment bias), 의도적인 취사선택 편향(commission bias), 확증 편향(confirmation bias), 진단추진력(diagnostic momentum), 사후확증 편향(hindsight bias), 순서효과(order effects), 과신(overconfidence), 조기폐쇄(premature closure), 대표성(representativeness) 등이 잘 알려져 있다(표 12-5).

표 12-5 진단오류와 관련된 반응에 대한 인지 성향 예

Cognitive dispositions to respond (CDR)	설명
감정 편향 (affective bias)	감정, 역전이 또는 고정 관념에 기반한 무의식적 편향으로 사실적 근거에서 반대로 주의를 산만하게 한다. 의료진이 동일한 증상 설명에도 불구하고 여성과 흑인을 남성과 백인보다 심장 검사를 의뢰할 가능성이 적다.
고정 편향 (anchoring)	환자의 병력이나 검사 결과의 가장 초기 또는 가장 두드러진 특징에 너무 많은 가중치가 할당되고 반대되는 다른 증거는 무시된다. 심전도에서 ST분절 상승이 있는 환자 9명 중 1명은 ST분절 상승 심근경색증(STEMI)이 없었지만 이들 모두가 STEMI 치료를 받는다.
가용성 편향 (availability bias)	의료진이 진단이 드물거나 현재 사례와 가장 관련이 있는지 여부에 관계없이 가장 최근에 발생한 진단에서 가설을 생성한다.
확증 편향 (confirmation bias)	의료인이 진단에 도달한 후 해당 진단과 일치하는 모든 증거는 정확성의 확인으로 간주되는 반면 반대 증거는 무의식적으로 무시된다.
과신 (overconfidence)	진단에 대한 의료인의 확신은 정확성에 관계없이 일정하다. 정확한 진단에 대한 과신은 도움을 구하거나 추가 검사를 지시하거나 반대 증거를 고려하지 못하게 할 수 있다.
진단추진력 (diagnostic momentum)	일단 진단 라벨이 환자에게 부착되면 더 이것에 고착되는 경향이 있다. 가능성으로 시작된 진단이 확실해질 때까지 점점 더 추진력을 얻고 다른 모든 가능성은 배제된다.
조기폐쇄 (premature closure)	의료인이 그럴듯한 진단에 도달한 후 종합적인 병력이나 정밀 검사가 아직 완료되지 않은 경우에도 최상의 진단으로 받아들이고 대체 진단을 찾기 위해 질문을 중단한다.
대표성 (representativeness)	의료인이 실제 진단 확률과 관련이 없는 인지된 유사성 또는 고정관념을 기반으로 진단한다.
포장풀기 원칙 (unpacking principle)	감별진단을 할 때 모든 관련 정보(포장 풀기)를 끌어내지 못하면 중요한 가능성을 놓칠 수 있다. 질병에 대한 설명이 더 구체적일수록 사건이 존재한다고 판단할 가능성이 높아진다. 환자가 병력을 제한적으로 제공하거나 의료진이 병력을 미비하게 청취를 경우, 이런 가능성을 진단하기 어렵다.

출처: Medford-Davis, L. N., Singh, H., & Mahajan, P. (2018). Diagnostic decision-making in the emergency department. Pediatric Clinics, 65(6), 1097-1105.

응급실 진단오류 사례 30개를 인지 부검(cognitive autopsy) 방식으로 분석한 연구에 의하면, 고정 편향(anchoring), 확증 편향(confirmation bias), 진단 추진력(diagnostic momentum), 조기폐쇄(premature closure), 포장풀기 원칙(unpacking principle) 등의 편향이 가장 많이 발견되었다(Croskerry & Campbell, 2021). 인지 부검은 사건에 기여한 오류생성조건과 인지과정을 확인하는 방법이다. 진단오류에 기여한 오류생성조건으로는 피로, 수면 부족, 높은 스트레스 상황, 복도 자문 등이 발견되었다.

인지 오류 혹은 CDR은 의료진이 교육을 받은 후에도 편향이 존재하는 시기를 확실하게 식별할 수 없기 때문에 이를 감지하고 해결하기 쉽지 않다. CDR, 반응에 대한 감정 성향, 위반행위, 지식 부족, 불완전한 데이터 수집, 잘못된 검사 해석 등의 인지 오류를 예방하기 위해 다른 중재방법과 함께 임상의사결정지원시스템(clinical decision support system, CDSS) 등의 의료정보기술(health information technology)을 활용해 볼 수 있다. 무엇보다 진단과정에서 다양한 인지 오류가 존재한다는 것을 이해할 필요가 있다.

3.3 응급의료 오류 예방을 위한 전략

응급의료의 오류는 병원전 단계, 응급실 단계, 이송 단계 모두에서 발생하며 오류 예방 전략은 응급의료체계와 환자안전과 관련된 응급의료의 특성을 고려해 수립해야 한다. 응급실은 재난, 급증 현상, 감염병 대유행에 직면하는데 이런 상황은 환자안전을 위협한다. 고신뢰조직, 환자안전문화, 개별 환자안전사건 예방 등 보편적으로 적용되는 오류 예방 전략에 더해, 응급의료 오류 예방을 위해서는 안전한 응급실 환경 구축, 오류생성조건 감소 전략, 인지 오류 예방 전략 등을 적용해야 한다.

3.3.1 응급의료를 위한 안전한 환경구성

1) 공간구성

차선의 응급실 설계는 오류생성조건에 해당한다. 응급환자가 안전하게 진료를 받고 응급의료진의 오류를 예방할 수 있는 응급실 공간을 구성할 필요가 있다. 오류를 분석해 공간 문제를 확인하고 인간공학적 설계를 반영해야 한다. 비누와 세정제를 접근이 쉬운 위치에 비치해 감염의 위험성을 줄일 수 있다.

2) 진료환경

안전한 응급실 진료환경은 응급실 공간과 진료 과정 등을 포함한다. 진단오류의 내적 오류생성조건과 외적 혹은 시스템적 오류생성조건의 제거나 완화를 통해 안전한 진료환경을 구축할 수 있다. 비효율적이고 시간이 오래 걸리는 프로세스 개선을 통해 대기시간을 줄이고 신속한 진료를 제공할 수 있다. 응급실 과밀화의 요인을 분석하고 개선함으로 보다 안전한 진료환경을 제공할 수 있다. 응급실에서는 의사 및 간호사의 인수인계가 불가피하게 자주 발생한다. 중요하고 정보를 빠짐없이 신속하게 전달하기 위해서는 인수인계 양식을 개발하고 인수인계 이전과 이후에 응급의료진이 쉽게 접근할 수 있게 해야 한다. 입원환자를 붙들고 있는 문제를 해결하는 것도 진료환경을 안전하게 만든다. 투약오류 예방을 위해 모바일 앱을 도입할 수 있고 응급전용 약국을 배치할 수도 있다.

3) 근무시간

응급의학은 제한된 시간 안에 환자의 생명을 구함과 동시에 의료사고를 줄이기 위한 복잡한 결정을 내려야 하므로 고도의 판단력과 집중력이 필요하다. 교대근무는 수면 부족, 피로, 건강 악화를 유발할 수 있다(Croskerry & Campbell, 2021). 이들은 신경인지 결핍과 부정적인 정서 상태를 유발한다. 이 상태와 업무 시간이 지속되면서 의사결정 피로가 발생한다. 인지 오류가 발생할 가능성이 높아진다(그림 12-3). 따라서 응급의료진에게 충분한 휴식시간을 보장해 주어야 하고 장시간의 근무는 피할 수 있게 해야 한다. 응급의학과 의사의 근무형태는 다른 분야와 달라 근무강도, 교대근무, 휴식 등에 대한 논의들이 계속되고 있다. 미국응급의학회(ACEP)에서는 응급의학과 의사의 근무에 대하여 다양한 제안을 하고 있다(표 12-6)(American College of Emergency Physicians, 2017). 교대근무에 대해서는, 12시간 이상의 근무를 피하고 야간근무 사이에 24시간 이상의 휴식을 권고한다. 이런 제언을 국내에 바로 적용하기 어렵지만 근무환경 개선의 모범을 제공해 주고 있다.

그림 12-3 의사결정 피로의 기여요인들

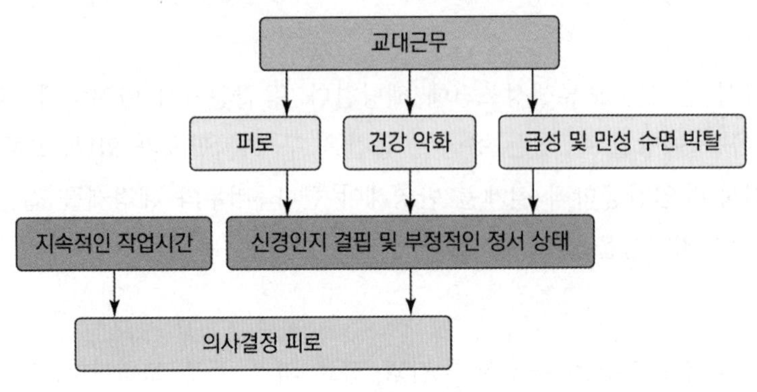

출처: Croskerry, P. & Campbell, S. G. (2021). A cognitive autopsy approach towards explaining diagnostic failure. Cureus, 13(8).

표 12-6 응급의학과 의사 근무 일정에 대한 제언

응급의학과 의사 근무 일정에 대한 제언
교대근무는 일주율(Circardian rhythm)을 고려하여 작성되어야 하며, 대부분 상황에서 야간근무를 따로 계획하여 상대적으로 긴 기간 동안 야간근무만 수행하는 것을 권유한다.
상대적으로 긴 시간의 야간근무와 연속된 날의 야간근무는 피하도록 하며, 대부분 상황에서 12시간이 넘지 않도록 하고, 야간근무 사이에 최소 24시간 이상의 휴식이 필요하다.
주야를 교대하는 경우는 생체주기율에 맞추어 교대 사이의 충분한 휴식과 함께 시계방향의 교대(주간에서 야간 방향으로)를 권유한다.
야간근무자의 스케줄은 항상 조심스럽게 조절되어야 하며 연결수면시간(anchor sleep)이 제공되어야 하며 주간의 사회생활을 최소화하여야 하고, 전문의 그룹은 야간근무자에 대한 다양한 보상책을 고려하여야 한다.
야간근무 후, 귀가 전에 수면할 수 있는 공간과 시간을 제공하여야 한다.

출처: American College of Emergency Physicians. (2017). Emergency Physician Shift Work. https://www.acep.org/patient-care/policy-statements/emergency-physician-shift-work/

3.3.2 응급의료 오류 예방을 위한 의료정보기술의 적용

미국 응급의학회(ACEP)는 2009년 의료정보기술을 응급진료 현장에서 도입하여 환자안전과 의료의 질 향상을 권고하는 백서를 발간했다(American College of Emergency Physicians, 2009). 이 보고서에서 응급실의 특수한 진료환경, 응급의료의 요구를 적절하게 반영할 수 있는 응급의료정보시스템(Emergency Department Information System, EDIS)을 제안하였다. 진료를 위한 응급의료정보시스템에는 전자 의무기록, 처방전달시스템을 비롯해, 응급의료의 특성을 반영한 추적(tracking), 중증도분류(triage), 응급실상황판(dashboard) 등이 포함된다. 전자 의무기록을 통해 의료진은 환자 정보와 상태를 동시에 접근해서 공유할 수 있다. 필수 항목을 지정해 중요한 정보 누락으로 인한 오류를 줄일 수 있다. 질병에 따른 의무기록 양식을 적용하고 임상진료지침을 제공함으로써 의료의 질을 향상시킬 수 있다. 또한, 전자 의무기록의 정보를 활용해 고위험 환자군을 선별해서 조기에 중재하고 위해 사건을 자동으로 검출해서, 위해로 인한 손상을 줄일 수도 있다.

1) 추적(tracking)

시간적 제약이 많은 응급의료에서 추적 기능은 응급의료정보시스템의 기본 기능이다. 환자의 도착, 접수, 진료, 검사, 투약, 협진, 입원 및 퇴원 등 환자의 진료 상황을 의료진이 확인하도록 지원한다. 환자 개인의 진료 상황과 진료 지연 요인을 확인하고, 응급의료진이 문제를 해결할 수 있도록 정보를 제공한다. 응급실 단위에서는 응급진료의 지연요인을 파악하고 개선하는 데 도움을 준다. 추적은 환자 단위, 검사 단위, 투약 단위 등으로 적용할 수 있다. 환자의 진료 현황 및 위치 파악을 위해서 바코드, 무선인식시스템(Radio Frequency

Identification, RFID), NFC(Near Field Communication) 등이 활용되고 병원의 이송정보시스템 등과도 연계할 수 있다(Cha MI et al., 2008). 고위험 환자의 위치 추적에도 활용할 수 있다.

2) 중증도분류(triage)

응급진료에서 중증도분류는 중증 환자를 신속하게 진료하고 진료결과를 향상시키기 위해 필수 요소이다. 응급의료에 활용되는 다양한 중증도분류 방법이 있고 국내외 많은 병원에서 중증도분류를 응급실 전자 의무기록시스템에 적용해 의료진간 환자의 중증도를 공유하는 시스템을 운영하고 있다(Aronsky et al., 2008). 우리나라는 K－TAS(Korean Triage and Acuity Scale)을 전국 응급실에서 도입해서 사용하고 있다. 중증도분류의 일관성을 유지하고 중증도분류를 지원하기 위해 자동화된 중증도분류 시스템 개발 연구들이 수행되고 있다(Choi et al., 2019).

3) 응급진료 현황판(emergency dashboard)

응급실은 이론적으로 환자 수의 제한이 없어, 제한된 인력과 자원을 효율적으로 배분하고 적정수준의 진료를 제공하기 위해 응급실 전체 상황을 직관적으로 확인하고 공유할 방법이 필요하다. 응급환자 및 침상의 수, 중증환자의 수, 응급실 체류시간 등의 정보를 관리하고 응급의료진간 이를 공유하는 도구가 응급진료 현황판이다(Handel et al., 2011). 이런 현황판은 응급실 차원, 응급의료진 개인 차원, 응급환자 차원에서 적용될 수 있다. 국내에서도 몇몇 응급의료기관이 응급의료진과 환자를 위한 현황판을 성공적으로 운영하고 있다(Yoo et al., 2018).

4) 인수인계(hand-over, hand-off)

인수인계 단계에서 잘못된 정보 전달, 정보 누락 등으로 의료오류가 유발된다. 간호사를 비롯해 응급실 의사들은 장시간 근무하기 어렵기 때문에 교대를 하고 환자를 인수인계한다(Cheung et al., 2010). 이 과정에서 오류를 예방하기 위해서는 표준화된 인수인계 서식이 필요하고 응급의료진은 표준화된 인수인계 과정을 준수해야 한다. 응급실 전자 의무기록에 의사와 간호사를 위한 표준화된 인계서식을 적용함으로써 인수인계 시간을 줄이고 정보의 정확성을 향상시킬 수 있다(Raptis et al., 2009). 인수인계는 응급실 내에서 병동, 중환자실 등과 이루어지는데, 표준화된 절차와 양식의 사용은 의료진의 환자안전에 대한 인식와 만족도 개선에 영향을 준다(Alimenti et al., 2019).

5) 전산화된 임상진료지침(Computerized Clinical Practice Guideline)

급성심근경색, 급성뇌졸중, 패혈증, 천식, 지역사회폐렴 등 응급실에서 흔하지만 중증 질환들은 신속한 진단과 함께 표준화된 치료가 필요하다. 이들 질환들에 대한 많은 연구로

학회 차원에서 근거기반의 권고안이나 임상진료지침을 제공하고 있다. 진료의 변이를 줄이고 적시에 효과적이고 안전한 진료를 제공하기 위해 이런 권고안을 전산화하고 여러 단계에서 의료진에게 중재를 제안하는 시스템을 구현할 수 있다. 국내에서도 급성 뇌졸중 환자의 협진과정을 전산화하여 구현한 여러 사례들이 있다(Heo et al., 2010).

6) 기타

환자감시장치(patient monitoring device)를 활용해 데스크에서 환자상태를 감시하는 중앙감시시스템은 중환자실과 응급실에서 적은 인력으로 효과적이고 안전하게 환자를 관리하는데 도움을 준다. 웨어러블 장비를 활용해 응급환자나 COVID-19 환자의 상태를 감시하기도 한다. 빅데이터와 인공지능 기술을 접목해 응급의료의 난제에 도전하는 연구들이 활발하게 진행되고 있다(Kwon et al., 2018).

7) 응급 진료정보교류(Emergency Health Information Exchange)

응급의료는 병원 전단계, 응급실 단계, 이송 단계로 나누어져 서로 다른 진료체계가 연계된다. 이들 사이에 환자가 이동하지만 정보는 효과적으로 이동하지 못하고 있다. 응급환자의 안전과 의료의 질 향상을 위해 환사의 정보가 단절되지 않고 연계되는 시스템이 국가차원에서 제공될 필요가 있다. 우리나라에 국가응급진료정보망이 구축되어 있지만 응급환자의 진료를 위해 사용하는 시스템은 아니다. 메르스 유행이나 COVID-19 유행에서 정보단절로 응급의료 서비스에서 많은 문제가 발생했다. 응급의료에서 진료정보교류는 환자 정보의 불확실성을 제거하고 약물위해사건 등의 잠재적 위해를 예방할 수 있게 한다. 진료정보교류는 국가차원에서 응급실을 바탕으로 구축할 수 있고 환자를 매개로 구축할 수도 있다. 환자를 매개로 하는 경우, 개인건강기록을 활용할 수 있다. 우리나라에서 3개 대학병원 응급실의 전자 의무기록시스템을 활용해 응급환자에게 개인건강기록을 제공하고 진료정보교류에 활용하기도 했다(Choi et al., 2020),

3.3.3 응급의료의 진단오류 예방 전략

응급의료의 진단오류는 무과실 오류, 시스템 오류, 인지 오류로 나눌 수 있고 이에 대한 다양한 접근이 가능하다(표 12-3). 인지 오류에 대한 접근법으로 인지과학을 이해하고 임상지식과 경험의 향상을 통해 전문성을 높이는 방법을 시도할 수 있다. 이것은 훈련과 교육을 통해서 가능한데, 오류율을 고려하면 추가전략이 필요하다. 체크리스트, 지침, 알고리즘의 적용도 인지 오류를 낮출 수 있다. 데이터를 분석해 의료진에게 의사결정을 지원하는 임상의사결정지원시스템(clinical decision support system, CDSS)는 임상 악화를 조기에 감지하고 잠재적으로 위험한 약물상호작용 등에 대한 경고를 제공할 수 있고 환자에게 가능성이 높은 진단을 추천할 수 있다(Hartigan et al., 2020). 이런 접근법들은 각각이 한계가 있어 여러 단계로 적용할 필요가 있다.

다른 접근방법으로 실제 환자안전사건을 분석하고 해법을 제시할 수 있다. 영국에서 2년간의 국가 환자안전사건 보고자료를 활용해 응급실의 진단오류를 분석한 논문은 환자에 대한 부적절한 평가, 진단 영상에 대한 부적절한 반응, 진단 영상 처방을 하지 않는 것이 주요 원인으로 보고했다(Hussain et al., 2019). 각각의 원인에 대하여 모범적 중재방법들을 제안하고 있다(그림 12-4). 환자 평가 개선을 위해 전체 신체 및 검사 사용, 공식 응급실 직원 팀워크 훈련, 진단 및 영상 검사 체크리스트 사용을, 검사에 대한 반응을 개선하기 위해 영상의 이중 판독과 구조적인 보고, 영상의 조기 이차 검토, 응급실 의사의 심전도 판독 교육을, 적절한 검사 수행을 위해서 영상 및 진단 검사 체크리스트 사용과 공식 응급실 직원

그림 12-4 응급실에서 진단 오류를 줄이는 전략 예

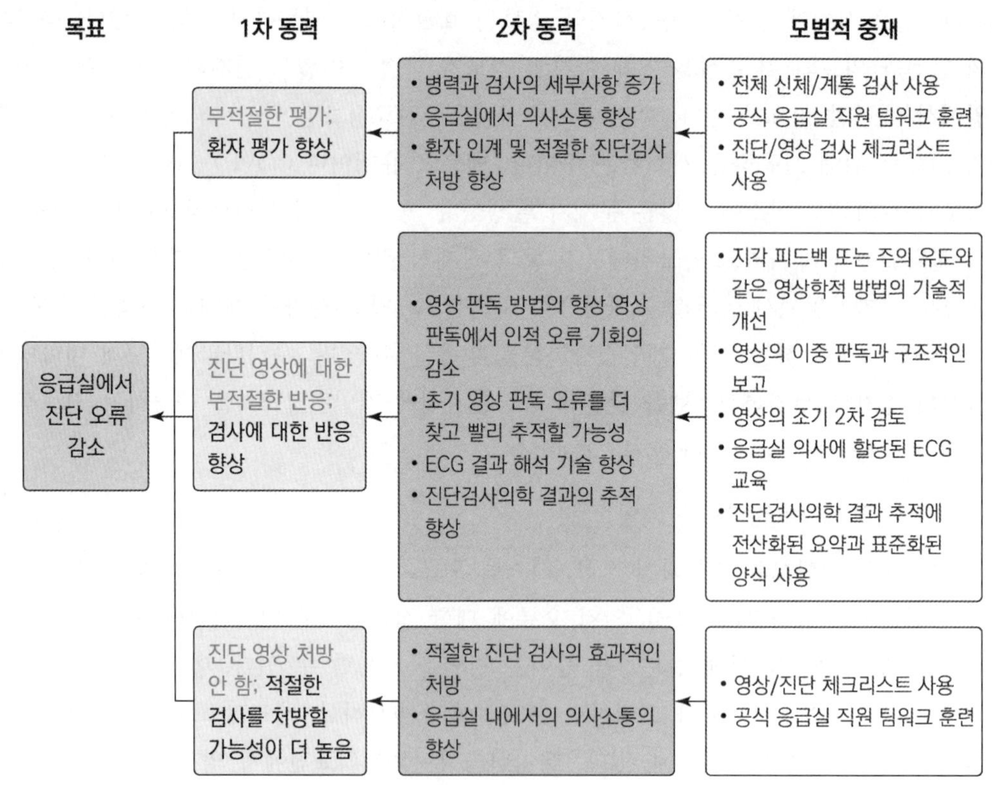

출처: Hussain, F., Cooper, A., Carson-Stevens, A., Donaldson, L., Hibbert, P., Hughes, T., & Edwards, A. (2019). Diagnostic error in the emergency department: learning from national patient safety incident report analysis. BMC emergency medicine, 19(1), 1-9.

팀워크 훈련을 제안하고 있다. 이중 판독과 조기 2차 검토는 효과적인 중재법이지만 자원의 한계로 몇몇 응급실에서만 가능하다. 응급실에서 전체 신체 및 계통 검사를 적용하는 것은 응급환자의 주요 문제에 초점을 맞추고 이를 중심으로 병력과 신체검사를 수행하는 전형적인 응급진료 방식과는 차이가 있다. 모든 응급환자에게 전체 신체 및 계통 검사를 적용하지 않는 이유를 생각할 필요가 있다. 제안된 몇몇 모범적 중재방법들은 현장에서 이미 효과적으로 적용되고 있지만 이들이 확산되는 데 많은 장애요소들이 존재한다.

응급실의 환자안전사건 보고 자료를 분석한 연구를 체계적 문헌고찰 방법으로 고찰한 한 연구는 Vincent의 환자안전과 관련된 7가지 요인으로 나누어 검토결과와 해법을 제안했다(Amaniyan et al., 2020). 환자 요인으로 환자들의 환자안전사건과 근접오류 보고를 위한 지원 서비스 제공하고, 보건의료인 요인으로 구두 및 서면 의사소통 구조 개발, 적절한 지침을 사용한 치료 전환, 환자안전 프로토콜에 대한 정기적 교육 및 훈련을 제안하고 있다(표 12-7). 업무 요인으로 빠른 평가를 통해 환자를 덜 아픈 환자와 더 아픈 환자로 분류하는 방법, 직원의 지식과 기술 향상, 근무환경 요인으로 과밀 상태 및 과중한 작업량에 대처하기 위한 적절한 지침 및 프로토콜 설정, 빠른 추적 및 전문가 사이의 긴밀한 협업과 같은

표 12-7 빈센트 프레임워크를 활용한 응급의료 진단오류 솔루션

빈센트 프레임워크	검토 결과의 종합	솔루션 제안
환자	안전 이니셔티브에 환자 참여	환자의 환자안전사건 및 근접오류 보고를 위한 지원 서비스 제공
보건의료인	의사소통, 인계, 정보 전달의 실패, 약물 관리에 대한 지식과 환자안전 프로토콜 후속 조치 부족	구두 및 서면 의사소통 구조 개발, 정기적 교육 및 훈련을 통한 의사소통 및 약물 관리에 대한 지식 및 기술 향상, 적절한 지침을 사용한 치료 전환, 환자안전 프로토콜에 대한 정기적 교육 및 훈련
업무	환자평가의 실패 또는 중증도 분류 중 질병의 중증도 추정 실패, 의사결정 및 진단오류	빠른 평가를 통해 환자를 덜 아픈 환자와 더 아픈 환자로 분류하는 방법, 정기적인 교육과 훈련을 통해 작업의 정체성에 따라 직원의 지식과 기술 향상
근무환경	응급실의 과밀화, 오작동, 부적절한 자원 및 장비	과밀 상태 및 과중한 작업량에 대처하기 위한 적절한 지침 및 프로토콜 설정, 빠른 추적 및 전문가 사이의 긴밀한 협업과 같은 전략 사용, 장비의 빈번한 검사, 혁신적인 보조 장치의 적용, 책임 및 팀워크 개선
조직 및 관리	팀워크 실패, 사건 보고시스템 부실, 임상 관리 및 조직 문제	역할의 명확화와 공동 책임 및 책임의 개선, 위해사건 및 사건에 대한 등록시스템 개발, 오류로부터 학습 및 개선 전략 계획, 응급실의 조직 및 관리 원칙 교육을 목적으로 위험 평가 및 근본원인분석 수행

출처: Amaniyan, S., Faldaas, B. O., Logan, P. A., & Vaismoradi, M. (2020). Learning from patient safety incidents in the emergency department: a systematic review. The Journal of emergency medicine, 58(2), 234–244.

전략 사용, 장비의 빈번한 검사, 혁신적인 보조 장치의 적용, 책임 및 팀워크 개선 등을 제안하고 있고, 조직 및 관리 요인으로 역할의 명확화 및 책임의 개선, 위해사건 등록시스템 개발, 오류로부터 학습 전략, 위험 평가 및 근본원인분석 수행 등을 제안하고 있다.

응급의료의 진단오류를 비롯한 오류 예방 활동은 응급의료의 특성, 응급의료체계, 응급진료환경 등 다양한 단계를 고려해 적용해야 한다. 응급의료 환경의 개선은 개별 환자안전사건에 대한 해법만큼 효과적일 수 있다. 응급실 과밀화를 해결해 환자안전과 응급의료서비스 전반의 문제를 개선할 수도 있다. 그러나 과밀화 문제의 해결이 진단오류와 개별 환자안전사건들을 감소시키지 못할 수 있다. 개별 문제의 원인을 해결하려는 활동이 동반되어야 오류 감소라는 목표에 도달할 수 있다.

4 환자안전을 위한 응급의료의 과제

세계적으로 응급의료에 대한 수요는 지속적으로 증가하는 추세이다. 다양한 재난과 감염병 대유행은 일상적인 응급의료서비스 제공을 어렵게 하고 환자안전을 위협한다. 메르스, COVID-19 등의 감염병 대유행을 겪으며 응급의료와 환자안전에 취약한 부분이 많이 드러났다. 응급의료는 어떤 진료 분야보다도 환자안전에 취약한 요소가 많다. 그러나 응급의료는 중요한 사회안전망으로 국가 차원의 제도적 뒷받침과 정책을 통해 환자안전을 개선해 가야 한다. 응급의료에서의 오류는 위해사건과 예방가능한 사건의 비율이 다른 분야에 비해 높다. 이것은 개선활동을 통해 환자 위해를 극적으로 감소시킬 기회가 있다는 의미이다. 응급실 과밀화를 해결하기 위해 경증 환자를 진료하는 긴급진료의원을 응급의료체계로 편입시키거나 응급환자의 진료정보교류시스템을 구축하는 사업은 국가 차원의 정책이 필요하다. 안전한 응급진료환경 구축하고 의료진의 탈진을 방지하는 적절한 근무형태를 마련하는 것은 현장의 응급의료진, 관련 학회와 협회, 정부기관의 협력을 통해 가능하다. 의료기관과 응급실은 오류 분석을 통해 오류생성조건을 확인하고 원인에 따라 예산을 투여하고 오류 예방활동을 수행해야 한다. 무엇보다 국내 응급의료의 오류 현황과 오류의 원인을 정확히 확인할 필요가 있는데, 우리나라에서 수행된 연구는 매우 적다. 호주의 응급의료사건등록(EMER) 시스템이나 다기관 의무기록검토 등을 통한 현황 파악이 필요하다. 응급의료 오류 현황과 문제 해결을 위한 연구를 활성화하고 응급의료진이 적극적으로 참여할 수 있는 정책이 필요하다.

5 참고문헌

김미연, 하태욱, 황용, 강지숙. (2017). 응급실 종사자의 폭력 경험에 따른 폭력 반응 소진 및 직무 만족. 한국산학기술학회 논문지, 18(1), 406-416.

김소윤 외. (2016). 환자안전을 위한 의료 판례 분석 1: 응급 의료. (박영사).

대한응급의학회 인력자문 특별위원회. (2017). 2018~2022 응급의학 전문의 수요 공급 예측, 대한응급의학회.

대한응급의학회. (2019). 응급의료 환자안전과 질 향상을 위한 의료정보기술의 활용. 응급의학 II, 군자출판사, 2458-2465.

보건복지부, 중앙응급의료센터 (2016). 재난응급의료 비상대응매뉴얼. 서울: 보건복지부, 중앙응급의료센터.

보건복지부, 중앙응급의료센터 (2020). 2020년도 응급의료기관 평가 기준집. 서울: 보건복지부, 중앙응급의료센터.

염석란 등. (2019). 보건소 신속대응반 재난의료대응 역량 강화 프로그램 및 평가도구 개발. 서울: 국립중앙의료원 중앙응급의료센터.

유도환, 이동욱, 이형민, 조광현, 양혁준, 김인병 등. (2016). 응급 의학과 전문의가 느끼는 응급실 폭력에 대한 불안과 이에 대한 문제, J Korean Soc Emerg Med, 27(5 Suppl), 61-66.

윤병석, 좌민홍, 공태영, 주영선, 고동률, 황윤정 등. (2018). 응급실 체류 시간 제한이 과밀화 및 진료의 질에 미치는 영향: 체계적 문헌고찰과 메타분석. 대한응급의학회지, 29(2), 170-178.

윤정미, 박형숙. (2014). 응급실 간호사의 환자안전 위험 요인에 대한 위험성 인식과 안전 간호 활동. 기본 간호 학회지, 21(4), 380-391.

응급의료에 관한 법률 [시행 2021. 12. 30.] [법률 제17786호, 2020. 12. 29., 일부개정].

응급의학연구재단. (2011). 병원전단계 응급의료체계 효율화 방안. 서울: 응급의학연구재단, 대한응급의학회.

의료기관평가인증원.(2021). 2020년 환자안전 통계연보. https://www.kops.or.kr/portal/board/statAnlrpt/boardDetail.do

임수민. (2021). 서울시, 국립중앙의료원 등 5개 공공의료기관과 서비스 제공. 데일리메디, http://www.dailymedi.com/detail.php?number=870644

정경원 등. (2021). 경기도 외상 환자 이송체계 구축을 위한 국내, 외 참고자료 모음집. 경기도: 경기도외상체계지원단.

중앙응급의료센터. (2021). 우리나라 응급의료체계의 흐름. https://www.e-gen.or.kr/nemc/emergency_medical_services_system.do?viewPage=history 2022.6.10

중앙응급의료센터. (2021). 응급의료체계의 역사적 배경. https://www.e-gen.or.kr/nemc/emergency_medical_services_system.do. 2022. 6. 10*

Ahn, K. O., Jung, J. H., Eo, E. K., Cheon, Y. J., Jung, K. Y. (2007). Medical error reporting system in the emergency department. Journal of the Korean Society of Emergency Medicine, 18(3), 218–226.

Al–Damouk, M., Pudney, E., Bleetman, A. (2004). Hand hygiene and aseptic technique in the emergency department. Journal of Hospital Infection, 56(2), 137–141.

Alimenti, D., Buydos, S., Cunliffe, L., Hunt, A. (2019). Improving perceptions of patient safety through standardizing handoffs from the emergency department to the inpatient setting: a systematic review. Journal of the American Association of Nurse Practitioners, 31(6), 354–363.

Amaniyan, S., Faldaas, B. O., Logan, P. A., Vaismoradi, M. (2020). Learning from patient safety incidents in the emergency department: a systematic review. The Journal of emergency medicine, 58(2), 234–244.

American Academy of Emergency Medicine. (2001). Position statement on emergency physician–to–patient ED staffing ratios.

American College of Emergency Physicians. (2009). Emergency department information systems: primer for emergency physicians, nurses, and IT professionals. April15.

American College of Emergency Physicians. (2017). Emergency Physician Shift Work. https://www.acep.org/patient–care/policy–statements/emergency–physician–shift–work/

Aronsky, D., Jones, I., Raines, B., Hemphill, R., Mayberry, S. R., Luther, M. A., et al. (2008). An integrated computerized triage system in the emergency department. In AMIA Annual Symposium Proceedings (Vol. 2008, p. 16). American Medical Informatics Association.

Budnitz, D. S., Pollock, D. A., Weidenbach, K. N., Mendelsohn, A. B., Schroeder, T. J., Annest, J. L. (2006). National surveillance of emergency department visits for outpatient adverse drug events. Jama, 296(15), 1858–1866.

Camargo Jr, C. A., Tsai, C. L., Sullivan, A. F., Cleary, P. D., Gordon, J. A., Guadagnoli, E., et al. (2012). Safety climate and medical errors in 62 US emergency departments. Annals of emergency medicine, 60(5), 555–563.

Cha, M. I., Oh, B. J., Yeo, W. H., Min, S. W., Lee, S. W., Kim, W., et al. (2008). The development and application of active RFID entrance management system for emergency patient safety. Journal of Korean Society of Medical Informatics, 14(3), 257–266.

Cheung, D. S., Kelly, J. J., Beach, C., Berkeley, R. P., Bitterman, R. A., Broida, R. I., et al. (2010). Improving handoffs in the emergency department. Annals of emergency medicine, 55(2), 171–180.

Choi, S. W., Ko, T., Hong, K. J., Kim, K. H. (2019). Machine learning-based prediction of Korean triage and acuity scale level in emergency department patients. Healthcare informatics research, 25(4), 305-312.

Choi, Y., Kim, J. S., Kwon, I. H., Kim, T., Kim, S. M., Cha, W., et al. (2020). Development of a Mobile Personal Health Record Application Designed for Emergency Care in Korea; Integrated Information from Multicenter Electronic Medical Records. Applied Sciences, 10(19), 6711.

Cohen, A. L., Budnitz, D. S., Weidenbach, K. N., Jernigan, D. B., Schroeder, T. J., Shehab, N., et al. (2008). National surveillance of emergency department visits for outpatient adverse drug events in children and adolescents. The Journal of pediatrics, 152(3), 416-421.

Croskerry, P. (2003). The importance of cognitive errors in diagnosis and strategies to minimize them. Academic medicine, 78(8), 775-780.

Croskerry, P. (2014). ED cognition: any decision by anyone at any time. Canadian Journal of Emergency Medicine, 16(1), 13-19.

Croskerry, P., Campbell, S. G. (2021). A cognitive autopsy approach towards explaining diagnostic failure. Cureus, 13(8).

Croskerry, P., Sinclair, D. (2001). Emergency medicine: a practice prone to error?. Canadian Journal of Emergency Medicine, 3(4), 271-276.

Croskerry, P., Cosby, K. S., Schenkel, S. M., Wears, R. L. (2009). Patient safety in emergency medicine. Philadelphia, PA: Wolters Kluwer Health/Lippincott Williams & Wilkins.

Fordyce, J., Blank, F. S., Pekow, P., Smithline, H. A., Ritter, G., Gehlbach, S., et al. (2003). Errors in a busy emergency department. Annals of emergency medicine, 42(3), 324-333.

Freund, Y., Goulet, H., Bokobza, J., Ghanem, A., Carreira, S., Madec, D., et al. (2013). Factors associated with adverse events resulting from medical errors in the emergency department: two work better than one. The Journal of emergency medicine, 45(2), 157-162.

Graber, M. L., Franklin, N., Gordon, R. (2005). Diagnostic error in internal medicine. Archives of internal medicine, 165(13), 1493-1499.

Handel, D. A., Wears, R. L., Nathanson, L. A., Pines, J. M. (2011). Using information technology to improve the quality and safety of emergency care. Academic emergency medicine, 18(6), e45-e51.

Hansen, K., Schultz, T., Crock, C., Deakin, A., Runciman, W., Gosbell, A. (2016). The emergency medicine events register: an analysis of the first 150 incidents entered into a novel, online incident reporting registry. Emergency Medicine Australasia, 28(5), 544-550.

Hartigan, S., Brooks, M., Hartley, S., Miller, R. E., Santen, S. A., Hemphill, R. R. (2020). Review of the basics of cognitive error in emergency medicine: Still no easy answers. Western Journal of Emergency Medicine, 21(6), 125.

Henneman, P. L., Blank, F. S., Smithline, H. A., Li, H., Santoro, J. S., Schmidt, J., et al. (2005). Voluntarily reported emergency department errors. Journal of patient safety, 126-132.

Heo, J. H., Kim, Y. D., Nam, H. S., Hong, K. S., Ahn, S. H., Cho, H. J., et al. (2010). A computerized in-hospital alert system for thrombolysis in acute stroke. Stroke, 41(9), 1978-1983.

Källberg A-S, Göransson KE, Östergren J, et al. Medical errors and complaints in emergency department care in Sweden as reported by care providers, healthcare staff, and patients-a national review. European Journal of Emergency Medicine. 2013;20(1): 33-8.

Kwon, J. M., Lee, Y., Lee, Y., Lee, S., Park, H., Park, J. (2018). Validation of deep-learning-based triage and acuity score using a large national dataset. PloS one, 13(10), e0205836.

Mazer, M., DeRoos, F., Hollander, J. E., McCusker, C., Peacock, N., Perrone, J. (2011). Medication history taking in emergency department triage is inaccurate and incomplete. Academic Emergency Medicine, 18(1), 102-104.

Medford-Davis, L. N., Singh, H., Mahajan, P. (2018). Diagnostic decision-making in the emergency department. Pediatric Clinics, 65(6), 1097-1105.

National Academies of Sciences, Engineering, and Medicine. (2015). Improving diagnosis in health care. National Academies Press.

Newman-Toker, D. E., Pronovost, P. J. (2009). Diagnostic errors—the next frontier for patient safety. Jama, 301(10), 1060-1062

Patel, P., Zed, P. J. (2002). Drug-related visits to the emergency department: how big is the problem?. Pharmacotherapy: The Journal of Human Pharmacology and Drug Therapy, 22(7), 915-923.

Raptis, D. A., Fernandes, C., Chua, W., Boulos, P. B. (2009). Electronic software significantly improves quality of handover in a London teaching hospital. Health informatics journal, 15(3), 191-198.

Schultz, T. J., Crock, C., Hansen, K., Deakin, A., Gosbell, A. (2014). Piloting an online incident reporting system in A ustralasian emergency medicine. Emergency Medicine Australasia, 26(5), 461-467.

Shehab, N., Lovegrove, M. C., Geller, A. I., Rose, K. O., Weidle, N. J., Budnitz, D. S. (2016). US emergency department visits for outpatient adverse drug events, 2013–2014. Jama, 316(20), 2115–2125.

Sikdar, K. C., Alaghehbandan, R., MacDonald, D., Barrett, B., Collins, K. D., Donnan, J., et al. (2010). Adverse drug events in adult patients leading to emergency department visits. Annals of Pharmacotherapy, 44(4), 641–649.

Strauss, R. W., Mayer, T. A. (2014). Strauss and Mayer's emergency department management..

Tan, Y., Mansell, H., Evans, J., Kanani, A., Stanhope, B. (2019). 001 Can we make the emergency department handover safer?. Emergency Medicine Journal: EMJ, 36(12), 771.

Trzeciak, S., Rivers, E. P. (2003). Emergency department overcrowding in the United States: an emerging threat to patient safety and public health. Emergency medicine journal, 20(5), 402–405.

Wang, L. M., How, C. K., Yang, M. C., Su, S., Chern, C. H. (2013). Evaluation of clinically significant adverse events in patients discharged from a tertiary–care emergency department in Taiwan. Emergency Medicine Journal, 30(3), 192–197.

Wong, K. E., Parikh, P. D., Miller, K. C., Zonfrillo, M. R. (2021). Emergency department and urgent care medical malpractice claims 2001-15. Western Journal of Emergency Medicine, 22(2), 333.

Yoo, J., Jung, K. Y., Kim, T., Lee, T., Hwang, S. Y., Yoon, H., et al. (2018). A real–time autonomous dashboard for the emergency department: 5–year case study. JMIR mHealth and uHealth, 6(11), e10666.

Zed, P. J., Haughn, C., Black, K. J., Fitzpatrick, E. A., Ackroyd–Stolarz, S., Murphy, N. G., et al. (2013). Medication–related emergency department visits and hospital admissions in pediatric patients: a qualitative systematic review. The Journal of pediatrics, 163(2), 477–483.

Zwaan, L., Singh, H. (2015). The challenges in defining and measuring diagnostic error. Diagnosis, 2(2), 97–103.

제13장

마취와 진정에서의 환자안전

학 습 목 표

▶ 마취와 진정의 종류와 깊이를 알고 가능한 위험에 대해 말할 수 있다.

▶ 마취통증의학과의 환자안전 개선을 위한 방안을 설명할 수 있다.

학 습 성 과

- 마취와 진정 중에는 환자의 호흡기계, 심혈관계에 변화가 올 수 있으며 그 외에도 환자가 잠들어있고 시술/수술을 받는다는 특수상황 때문에 초래될 수 있는 잠재적 위험이 많이 존재함을 이해한다.
- 환자안전을 향상시키기 위하여 마취과에서 시행하고 있는 기술개발과 시스템 개선 등의 방안을 이해한다.

사례 : 진정 중 호흡저하

B원장의 의원에 6년째 다니던 A씨는 지방이식 수술을 받으면서 수면내시경을 함께 하기를 요청하였다. 이에 따라 B원장은 의사 C에게 수술과 내시경을 의뢰하였다. C는 내시경을 시작 전 프로포폴을 투여하였으나 수면유도가 되지 않아 추가 정주하고 지속정주를 시작하였다. 산소포화도 90~96%를 유지하며 수면내시경을 시행하던 중, 의사 C는 A씨의 무호흡 증세를 발견하고 검사를 중단하였다. 응급조치를 위하여 기도삽관을 시도했으나 실패하고 용수환기로 산소를 공급하였다. 보고를 받은 B 원장은 119에 신고하고 환자를 인근 병원 응급실로 이송하였다. 응급실 도착 당시 A씨는 의식은 없었으나 비정상적이나마 호흡이 있었으며 산소포화도는 87%였다. 의료진은 기관삽관을 시행하였고 산소포화도는 호전되었다. 그러나 A씨는 저산소성 뇌손상을 입고 기억력 감소 및 영구적인 하지운동력 약화와 좌측부전마비의 후유증을 갖게 되었다. A씨는 B원장에게 소송을 제기하였고, 재판부는 A씨가 수면무호흡증 수술의 과거력을 가지고 있었고 B원장이 이를 알고 있었음에도 의사 C에게 알려주지 않아 준비가 미흡하여 저산소증에 바로 대처하지 못하고 저산소성 뇌손상에 이르게 한 점을 인정하여 손해배상을 하도록 판단하였다.[1)]

1) https://www.doctorsnews.co.kr/news/articleView.html?idxno=116782

1 마취분야에서의 환자안전활동의 역사

마취는 그 자체로 치료적 이득은 없으면서 자칫 위험을 초래할 수 있다는 특성이 있다. 이 때문에 마취과 의사들이 다른 분야에 비해 먼저 환자안전에 관심을 가지게 되었다. 마취통증의학은 의료 전반으로 볼 때 내과, 외과 등 주요과목에 비하여 비중이 작은 진료과목이지만 환자안전 분야에서는 선두적으로 행동을 취하였다. 1970년대 후반부터 1980년대에 시작된 환자안전 활동은 미국 마취과학회(American Society of Anesthesiologists, ASA)에서 시작되었는데 이 시기에 마취과는 많은 의료과오의 발생으로 인한 치솟는 보험금 상승과 같은 위기를 겪고 있었다. 또한, 1982년 미국의 유명방송사 ABC 방송 프로그램인 “20/20”에서 한 해 6,000여 명의 환자가 마취 사고로 사망하거나 뇌손상을 입는다는 내용의 방송을 내보내면서 대중의 관심을 받게 되었다. 이에 따라 1983년, ASA에서 안전과 위험 관리에 대한 위원회를 신설하였으며 이것이 환자안전만을 목적으로 한 최초의 전문가 모임이라고 할 수 있다. 1985년에는 마취 환자안전기구(Anesthesia Patient Safety Foundation, APSF)가 설립되었다. 마취로 인해 위해를 입는 환자가 있어서는 안 된다는 목표를 가지로 설립된 이 기구는 마취과 의사뿐 아니라 간호사, 의료기 제조사, 공학자, 제약사, 위기관리사, 변호사, 보험사 등 마취 중 환자안전에 관여하는 많은 관계자들이 함께 참여하는 기구라는 점 덕분에 환자안전 분야에서 선구자적인 모델이 되었다. 당시 전신마취에 사용되는 많은 기계들은 회사마다 조작법이 다른 등 인간의 실수를 유발할 수 있는 요소를 가지고 있었기에 이를 개선하고 적용하는 데에 여러 분야의 노력이 있었다. 이후 마취기와 환자감시장치의 발전이 이루어졌고, ASA, APSF 등의 지속적인 연구를 통해 마취 중 환자관리에 있어서 표준화된 방법 및 지침이 개발되으며, 마취과 의사들 사이에서 환자안전문화가 형성되었다. 그에 따라 마취로 인한 사망은 2건/10,000명에서 1건/200,000~300,000명으로 줄어들게 되었다. 이러한 노력의 결과로 마취과에서 시작된 환자안전에 대한 인식이 의료계 전반으로 확산하게 되었다.

2 마취와 진정에 따른 위험

2.1 마취와 진정의 종류와 깊이

현대 의학에서는 과거보다 내시경을 통한 검사 및 치료, 조영술 및 혈관내 중재술 등과 같이 진단과 치료 목적의 시술이 늘어남에 따라 이에 동반된 통증과 고통을 조절하기 위한 진정(sedation) 마취가 매우 흔하게 이루어지고 있다. 이때 사용되는 진정제와 마약성 진통제는 환자의 의식수준과 호흡, 활력징후에 변화를 가져오게 되므로 주의를 요한다. 마취는 크게 전신마취와 진정마취로 분류할 수 있지만 이들을 명확하게 구분할 수 있는 경계가 있는 것은 아니고 연속선상에 존재하는 개념이다. 미국 마취과학회에서는 진정과 전신마취의 정의를 <표 13-1>에서와 같이 내리고 있다. 약물의 사용에 따른 환자의 반응을 정확하게 예측하여 진정의 깊이를 조절하는 것은 불가능하며 환자의 반응을 살피면서 주의 깊은 약물 투여를 하는 것이 매우 중요하다. 또한 의도한 진정의 깊이보다 깊어질 경우에 대비하여 환자를 구조할 수 있는 능력을 갖춘 의료진이 진정에 참여하여야 한다. 여기서 구조란 저환기, 저산소증 및 저혈압과 같은 상황에서 적절한 기도확보를 할 수 있으며 나아가서는 전문 소생술까지 가능한 것을 말한다.

표 13-1 진정 깊이의 연속성

	최소 진정 (minimal sedation, anxiolysis)	중등도 진정 (moderate sedation)	깊은 진정 (deep sedation)	전신마취 (general anesthesia)
반응성	구두 자극에 정상적으로 반응함	구두 자극이나 가벼운 접촉 자극에 의미 있는 반응을 보임	반복적이거나 통증을 유발하는 자극에 의미 있는 반응을 보임	통증을 유발하는 자극에도 깨어나지 않음
기도	영향 없음	기도유지를 위한 중재가 필요하지 않음	기도유지를 위한 중재가 필요할 수 있음	기도유지를 위한 중재가 많은 경우에 필요함
자발적 환기	영향 없음	충분함	불충분할 수 있음	많은 경우에 불충분함
심혈관계 기능	영향 없음	보통 유지됨	보통 유지됨	저하될 수 있음

출처: American Society of Anesthesiologists: Continuum of depth of sedation: Definition of general anesthesia and levels of sedation/ analgesia. Approved by ASA House of Delegates on October 13, 1999 and last amended on October 23, 2019. Available at: https://www.asahq.org/standards-and-guidelines/continuum-of-depth-of-sedation-definition-of-general-anesthesia-and-levels-of-sedationanalgesia.

2.2 마취와 진정에 따른 위험

<표 13-1>에서 볼 수 있듯이 마취와 진정은 환자의 의식이 저하되고 호흡기 환기와 심혈관계에 영향을 미친다. 이러한 이유로 마취와 진정 중 환자에게 환기저하와 기도유지 실패에 의한 문제, 심혈관계 허탈의 발생에 의한 문제 등이 발생할 수 있으며 이들 문제는 심각한 후유증으로 이어질 수 있다. 그 외에 마취 중에는 약물이상반응부터 치아손상, 폐흡인, 재삽관, 수술 후 신경손상, 수술 중 각성, 눈/시력 손상, 수술 후 인지기능 저하 등 굉장히 다양한 문제가 발생할 수 있다. 때문에 대부분 병원의 마취과는 자체적인 질 향상 리뷰 시스템을 갖추고 있다(Ruskin et al., 2016). APSF에서는 마취에 있어서의 환자안전과 관련한 여러 주제들의 우선순위를 정하고 이들 주제에 대한 활동을 지속적으로 하고 연구도 수행하고 있다. 2022년의 우선순위는 <표 13-2>와 같다.

표 13-2 APSF에서 선정한 2022년 마취환자안전 우선순위 10가지

(1) 환자안전 문화 구축
(2) 팀워크, 동료와의 의사소통, 다학제 협업
(3) 주술기 환자의 악화를 예방하고 빨리 발견하며 그 성도를 경감시키기
- 조기 경고 시스템
- 환자의 악화 여부 감시: 수술 후 지속적 감시, 아편유사약물에 의한 환기 감소 감시, 패혈증 감시
- 상태 악화에 대한 보상작용이 부족한 환자를 조기에 발견하고 대응하기

(4) 수술실 외의 공간에서 이루어지는 시술에서의 안전: 내시경실, 심혈관조영실, 혈관조영실 등
(5) 주술기 뇌건강: 주술기 섬망, 인지기능 장애, 뇌 건강
(6) 아편유사약물 관련 위해: 수술 환자에서 아편유사약물에 의한 위해를 예방하고 경감시키기
(7) 약물 안전
(8) 감염성 질병: 새로운 감염병(COVID-19 포함)에 대한 환자관리 지침 마련, 의료장비 조절, 수술적 위험 평가
(9) 의료진 안전: 직업적 건강과 안녕
(10) 기도관리: 어려운 기도확보 환자의 기도관리, 기도확보의 기술과 장비

출처: https://www.apsf.org/patient-safety-priorities/

2.3 국내 마취관련 환자안전 상황

우리나라는 수술 및 마취 안전과 관련한 환자 등록 시스템이 아직 부재하다. 마취통증의학회에서는 2009년부터 마취와 관련한 소송에서 전문가 자문에 대한 데이터베이스를 구축하고 있다. 2009년에서 2018년까지 의뢰된 자문을 분석한 논문(Choi et al., 2019)에 의하면, 78%가 호흡기계와 심혈관계 문제가 발생한 경우였고, 85%는 사망을 포함한 심각한 영구적인 손상을 남겼다. 또한, 39%는 예방 가능한 사고였으며 31%는 아마도 예방이 가능했

을 것으로 생각되는 사례였다. 이 중 전신마취의 2.6%, 진정의 93.5%가 간호사 또는 비마취통증의학과 의사에 의해 시행되었으며, 진정에서는 91%가 예방 가능 또는 아마도 예방 가능했을 것으로 판단되었다. 2016년 기준 마취통증의학과 전문의를 채용하지 않은 병원에서 시행된 전신마취 27,383건 중 31.5%에서 전문의 초빙료가 청구되지 않아 비마취통증의학과 전문의에 의한 전신마취가 아직 많이 이루어지고 있는 것으로 파악된다(박민식, 2020).

우리나라는 마취통증의학과 의사 없이 프로포폴을 이용한 진정을 시행하는 비율이 높으며, 프로포폴을 사용한 진정 시행 중 발생한 문제에 관련한 소송이 증가추세에 있다(Kang et al., 2016). 프로포폴은 쉽게 깊은 진정까지 가능하고 작용시간이 짧은 장점이 있지만 호흡 억제 가능성이 크고 환자마다 요구량 차이가 크며 길항제가 부재하다는 등의 단점이 있어 비마취통증의학과 의사가 사용하기에 주의를 요하는 약물이다. 이 장의 사례에 소개한 바와 같이, 실제로 진정에서 발생하는 유해사건은 사망과 저산소성손상 등 심각한 경우가 많았으며 이들 중 대부분이 비마취통증의학과 의사에 의해 시행되었다는 점(Hong et al., 2013)이 주목할 만하다. 이에 따라 대한마취통증의학회에서는 프로포폴 관련 환자안전을 위하여 비마취통증의학과 의사들을 위한 프로포폴 진정에 관한 지침을 발간(Kang et al., 2016)하기도 하였으나, 프로포폴 사용을 전신마취 수련자에게만 허용하거나 시뮬레이션 실습 등을 거쳐야만 프로포폴 사용 자격을 주는 미국이나 유럽의 타국가와 달리 프로포폴 사용에 있어 우리나라는 아직 장벽이 낮다(대한마취통증의학회·한국보건산업진흥원, 2016). 따라서 우리나라의 마취 및 진정 관련 의료과오는 아직 개선의 여지가 많은 분야라고 할 수 있다. 이에 따라 2015년 감시하 전신마취(Monitored Anesthesia Care, MAC)를 보험급여 항목에 신설하여, 마취통증의학과 전문의가 환자안전을 감시하도록 유도하고 있지만 여전히 비마취통증의학과 의사에 의한 진정은 많이 이루어지고 있다.

3 마취통증의학분야의 환자안전을 위한 노력

현대의 마취는 과거보다 훨씬 안전해졌다. 이는 여러 가지 노력을 통해 가능했는데, 크게 기술개발, 표준치료와 지침 개발, 시스템적 접근으로 요약할 수 있다. 1980년대 초반 마취과에서 처음 환자안전에 대한 논의가 이루어지던 때, 기계장치의 개선을 통해 인간의 실수를 줄이고자 하는 노력이 있었다. 예를 들면, 마취기마다 마취제를 조절하는 다이얼의 조작 방향이 달라 의도하지 않게 마취제를 과량으로 틀게 되는 오류를 줄이기 위해 이를 통일하여 개선하였다. 다른 예로, 마취에 필수적인 의료용 가스인 산소와 아산화질소, 공기의 호스를 바꾸어 연결하여 발생 가능한 사고를 예방하고자 가스 종류별로 호스의 연결 부위를 다르게 설계하여 다른 가스를 연결할 수 없도록 하였다. 이러한 노력은 지속되어 최근에는 기관 삽관의 실패율을 줄이고자 비디오 보호 후두경이 개발되어 널리 사용되고 있다. 미국은 1980년대 후반에 'closed-claims analysis'를 통하여 70%의 마취 관련 사고가 예방 가능한 것이었음을 파악하고 지속적인 환자 감시를 하면 이를 줄일 수 있을 것으로 예상하고 표준 감시 지침을 마련하였다. 여기에는 상주하는 검증된 마취과 의사가 존재할 것, 심전도, 산소포화도 감시장치 및 호기말 이산화탄소 감시장치를 사용할 것 등을 포함한다. 보스턴 하바드 대학병원에서 시작된 이러한 움직임은 미국 전역으로, 또 다른 나라고 확산되어 현재는 전 세계적으로 유사한 표준적인 환자감시를 시행하고 있다. 기본적인 환자감시에서 시작된 표준 치료 개발은 어려운 기도관리, 외래 마취 등 여러 상황에 대해서도 이루어지고 있다. 또한, 사고의 발생은 개인의 실수만이 문제가 아니라 그 기저에는 아니라 시스템 차원의 문제가 있다는 접근 방법으로 여러 연구가 진행되었으며, 고신뢰조직 이론에 따라 위험한 활동을 낮은 실패율로 시행할 수 있도록 노력하고 있다.

국내에서는 증가하는 수술과 마취 및 진정에 따른 마취 사고에 대한 지속적인 우려에 대응하여 의료기관의 마취영역에 있어 국가적인 표준을 제시하고 평가하는 마취저정성 평가를 도입하였다. 2019년 처음 시작된 마취적정성 평가는 2년에 한 번씩 이루어지며 전문의 1인당 마취시간, 회복실 운영, 특수 장비 보유, 약물 관리, 마취 전 환자평가, 수술 후 오심 및 구토, 마취 전중후 환자 체온, 마취통증의학과 소속 간호사수, 전문의 당직, 마취 관련 부작용, 주술기 신경근 감시 등 14개의 지표를 평가한다.

4 마취에서 고려해야 할 환자안전 개념

4.1 약물안전

약물안전은 어떤 분야의 환자안전에서도 중요하게 다뤄지지만 마취에서는 약물 투여시 약국이나 간호사를 거치지 않고 마취과 의사가 처방 후 직접 약물을 약품장에서 꺼내어 환자에게 투약한다는 특수한 점 때문에 더욱 중요하다. 또한, 주술기의 약물 투여는 마취과 의사뿐 아니라 수술과 의사의 처방도 있을 수 있어 다양한 의사로부터 다양한 처방이 발생하고 수술실, 회복실, 병실, 중환자실 등 여러 장소에서 투약이 이루어지므로 주의를 요한다(Ruskin et al., 2016).

위와 같은 이유로 주술기 약물 안전의 실패는 흔한 편이다. 이전 연구들에 의하면 약물 투약오류는 마취 133건~450건 중 1건으로 보고되고 있다(Webster et al., 2001; Yamamoto et al., 2008; Llewellyn et al., 2009; Cooper et al., 2012). 최근의 연구에 의하면 마취 관련 약물 투약건수 중 5.3%에서 오류를 관찰하였다(Nanji et al., 2016). 연구 간 발생율의 차이가 있기는 하지만 굉장히 흔하게 오류가 발생한다는 점을 주목하여야 한다. 이런 오류의 원인으로는 주사기나 약물의 이름을 잘못 읽거나, 주사기를 바꿔치기하여 투약하는, 인간의 실수가 가장 흔하였고, 주의 집중 부족, 피로, 서두름 등 문화와 환경적 요인도 작용한다(Cooper et al., 2019).

APSF는 2010년 수술실에서의 약물안전에 대한 새로운 패러다임을 제시하였다. 이것에는 약물 준비에 있어서의 표준화(standardization), 약물 주입기, 알람에 대한 자동 시스템 마련(technology), 마취과가 아닌 병원 약국에서의 표준화된 약물 준비(pharmacy), 약물 오류 발견 및 보고, 그리고 재발방지에 모두 참여하는 문화 형성(culture)이 포함되어 있다.

주술기 약물안전은 시스템과 의료진의 상호 노력이 있을 때 가능하며, 수술실뿐 아니라 회복실, 중환자실, 병동으로 이어지는 병원 전반에 걸쳐있는 중요한 문제로, 개선의 여지가 아직도 많은 부분이라고 할 수 있다.

4.2 주의산만

수술실에서의 주의산만은 환자의 안전을 위협한다. 수술실 환경은 그 복잡성과 업무강도로 인하여 사고의 위험이 항상 도사리고 있지만, 안전의 향상을 위하여 특별히 노력을 기울여 사고율을 낮추어 낸 고신뢰 조직(High-Reliability Organization, HRO)이라고 할 수 있다. 현대의 마취는 안전하고 합병증은 매우 드물지만, 소음, 알람에 대한 피로감, 개인 전자기기와 같은 것들은 아직도 의료진의 상황인지를 감소시키고 환자안전에 영향을 미치고 있다(Neves et al., 2019). 이에 대한 문제를 이해하고 상황인지를 유지하는 것이 마취과 의사 및 수술실 내 근무자에게 매우 중요하며 집중력을 향상시키는 서로의 노력이 환자의 안전을 담보하는 데에 도움이 될 것이다.

4.3 비수술실 마취

비수술실 마취란 통상적인 수술실 외의 장소에서 이루어지는 시술에 대한 마취를 일컫는다. 여기에는 내시경 시술, 기관지경 시술, 심도자 시술, 조영술 등이 포함된다. 수술적 치료가 아닌 최소 침습적인 치료 방법이 개발되면서 비수술실 마취는 현대 의학에서 매우 증가하였다. 이에 따라 안전하고 질 높은 마취 관리의 중요성이 대두되고 있다. 이들 비수술실 마취는 시술자에 의하여 진정마취만 시행되거나 또는 마취과 의사들에 의한 진정마취나 전신마취가 시행된다. 시술자에 의한 마취가 이루어질 경우 시술자가 시술과 마취를 동시에 진행하여야 한다는 어려움이 있으며 따라서 반드시 진정마취만을 위한 인력이 상주하여야만 한다. 마취과 의사들에 의한 마취가 시행될 경우에는 익숙하지 않은 공간에서 새로운 지원인력과 마취를 시행하게 되므로 그에 따른 어려움이 존재한다. 비수술실 마취에서 흔하게 나타나는 부작용은 호흡저하이며, 일상적이지 않은 장소 탓으로 인한 구조의 지연이 발생할 수 있다(Stone et al., 2018; Yeh et al., 2020). 따라서 철저한 마취 전 환자 평가와 발생 가능한 사고에 대한 인력과 시설의 준비, 마취과 의사 또는 시술자의 기민한 감시와 대처가 필수적이다.

4.4 체크리스트 활용

의료에서는 다양한 체크리스트가 활용되고 있다. 주술기에도 필수적인 작업을 놓치지 않기 위한 체크리스트가 이용되고 있다. WHO는 2009년 수술 환자의 안전을 위하여 WHO Surgical Safety Checklist를 발간하였고(Haynes et al., 2009), 이 외에도 여러 연구들을 토대로 각 병원들은 수술 전 체크리스트와 마취 전 체크리스트를 작성하고 활용하고 있다. 또한, 응급상황에서는 숙달된 의료진들도 치료와 환자 관리에 있어서 치료와 진단에 실수를 저지를 수 있으므로, 마취 중 발생 가능한 몇 가지 응급상황에 대한 체크리스트가 구성되어 널리 이용되고 있다: 아나필락시스, 국소마취제의 전신독성, 악성고열증 등(Agarwala et al., 2019).

5 참고문헌

김덕경 외. (2016). 비마취통증의학과 의사를 위한 프로포폴 진정 임상 지침. 서울: 대한마취통증의학회/한국보건산업진흥원.

박민식. (2020). 환자 생명 직결된 '마취', 사회적 평가 · 인식 너무 부족. 데일리메디. https://www.dailymedi.com/news/news_view.php?wr_id=862783.

평가운영실 환자안전평가부. (2018). 2018년(1차) 마취 적정성 평가 세부 추진계획. 서울: 건강보험심사평가원

Agarwala, A. V., Spanakis, S. G., Nixon, H. (2019). Cognitive Aids: Does Patient Safety Depend on a Manual? International Anesthesiology Clinics, 57(3), 48-61.

Choi, J. W., Kim, D. K., Cho, C. K., Park, S. J., Son, Y. H. (2019). Trends in medical disputes involving anesthesia during July 2009-June 2018: an analysis of the Korean

Society of Anesthesiologists database. Korean Journal of Anesthesiology, 72(2), 156-163.

Choi, J. W., Kim, D. K., Lee, S. H., Shin, H. S., Seong, B. G. (2018). Comparison of Safety Profiles between Non-operating Room Anesthesia and Operating Room Anesthesia: a Study of 199,764 Cases at a Korean Tertiary Hospital. Journal of Korean Medical Science, 33(28), e183.

Cooper, L., DiGiovanni, N., Schultz, L., Taylor, A. M., Nossaman, B. (2012). Influences observed on incidence and reporting of medication errors in anesthesia. Canadian Journal of Anesthesia/Journal Canadien d'anesthésie, 59(6), 562-570.

Cooper, R. L., Fogarty-Mack, P., Kroll, H. R., Barach, P. (2019). Medication Safety in Anesthesia: Epidemiology, Causes, and Lessons Learned in Achieving Reliable Patient Outcomes. International Anesthesiology Clinics, 57(3), 78-95.

Gaba, D. M. (2000). Anaesthesiology as a model for patient safety in health care. BMJ, 320(7237), 785.

Hong, S.-J., Kang, Y.-J., Jeon, Y.-H., Son, J.-S., Song, J.-H., Yoo, C.-S., Kim, D.-K. (2013). Analysis of expert consultation referrals to the Korean Society of Anesthesiologists (KSA): a comparison of procedural sedation and general anesthesia. Journal of Anesthesia, 27(2), 218-223.

Kang, H., Kim, D. K., Choi, Y.-S., Yoo, Y.-C., Chung, H. S. (2016). Practice guidelines for propofol sedation by non-anesthesiologists: the Korean Society of Anesthesiologists Task Force recommendations on propofol sedation. Korean Journal of Anesthesiology, 69(6), 545-554.

Keith J. Ruskin, Marjorie P. Stiegler, Stanley H. Rosenbaum. (2016). Quality and safety in anesthesia and preoperative care. New York: Oxford University Press.

Lanier, W. L. (2006). A Three-Decade Perspective on Anesthesia Safety. The American Surgeon, 72(11), 985-989.

Llewellyn, R. L., Gordon, P. C., Wheatcroft, D., Lines, D., Reed, A., Butt, A. D., et al. (2008). Drug Administration Errors: A Prospective Survey from three South African Teaching Hospitals. Anaesthesia and Intensive Care, 37(1), 93-98.

Neves, S., Soto, R. G. (2019). Distraction in the OR: Bells and Whistles on Silent Mode. International Anesthesiology Clinics, 57(3), 62-67.

Pandya, A. N., Majid, S. Z., Desai, M. S. (2020). The Origins, Evolution, and Spread of Anesthesia Monitoring Standards: From Boston to Across the World. Anesthesia & Analgesia, 132(3), 890-898.

Roh, W. S., Kim, D. K., Jeon, Y. H., Kim, S. H., Lee, S. C., Ko, Y. K., et al. (2015). Analysis of Anesthesia-related Medical Disputes in the 2009-2014 Period Using the Korean

Society of Anesthesiologists Database. Journal of Korean Medical Science, 30(2), 207-213.

Warner, M. A., Warner, M. E. (2021). The Evolution of the Anesthesia Patient Safety Movement in America: Lessons Learned and Considerations to Promote Further Improvement in Patient Safety. Anesthesiology, 135(6), 963-974.

Webster, C. S., Merry, A. F., Larsson, L., McGrath, K. A., Weller, J. (2001). The Frequency and Nature of Drug Administration Error during Anaesthesia. Anaesthesia and Intensive Care, 29(5), 494-500.

Yamamoto, M., Ishikawa, S., Makita, K. (2008). Medication errors in anesthesia: an 8-year retrospective analysis at an urban university hospital. Journal of Anesthesia, 22(3), 248-252.

Yeh, T., Beutler, S. S., Urman, R. D. (2020). What we can learn from nonoperating room anesthesia registries: analysis of clinical outcomes and closed claims data. Current Opinion in Anaesthesiology, 33(4), 527-532.

제3부

환자안전 개선방안

제14장 _ 환자안전문화 구축

제15장 _ 효과적인 의사소통

제16장 _ 팀워크

제17장 _ 환자 및 보호자의 참여

제18장 _ 환자안전사건 소통하기

제19장 _ 의료정보기술의 활용

제20장 _ 임상 위험관리

제21장 _ 환자안전사건 보고시스템 활성화

제22장 _ 환자안전 교육 및 훈련

제23장 _ 환자안전연구

제14장

환자안전문화 구축

학 습 목 표

- ▶ 환자안선문화를 설명할 수 있다.
- ▶ 환자안전문화 측정의 필요성을 이해하고 적절한 측정도구를 선정할 수 있다.
- ▶ 환자안전문화를 구축하기 위한 전략을 설명할 수 있다.

학 습 성 과

- 환자안전문화 구축의 필요성과 환자안전문화의 구성 요소에 대한 지식을 획득한다.
- 환자안전문화 측정도구의 장단점을 파악하여 측정목적에 맞는 도구를 선정하여 사용할 수 있다.
- 환자안전문화 구축을 위한 전략을 수립하여 환자안전문화를 개선할 수 있다.

사례 : 항암제 과용량 투여

암수술 후 항암화학요법을 받기 위해 입원한 환자에게 항암제가 처방되었다. 약사가 항암제 처방전 감사를 하던 도중 항암제의 용량이 일반적으로 사용되는 용량보다 많이 처방된 것을 확인하고 담당의사에게 연락하여 처방을 재확인하도록 요청했다. 이에 담당의사는 불쾌하다는 표현을 하며 "처방에는 문제가 없으니 처방대로 조제하라."고 하여 약사는 더 이상의 논의를 못 하고 항암제를 조제하여 병동에 전달하였다. 조제된 항암제를 병동의 담당간호사가 투여 전에 확인해 보니, 용량이 많아 다시 담당의사에게 연락하여 상의하고자 하였으나 담당의는 피곤한 기색이 역력한 상태로 "그대로 투여하라."고 지시하였다. 담당간호사는 뭔가 불안한 마음이 들었으나 더 이상 문제제기를 하지 못하고 고용량의 항암제를 환자에게 투여하였다. 이후 환자에게 항암제 부작용이 발생하였고, 진료과에서 검토한 결과, 처방오류가 있었음을 확인하였다. 그러나 이 사례는 병원의 환자안전보고체계를 통해 보고되지 않았으며 재발 방지를 위한 분석 및 개선활동도 수행되지 않았다. 다만 사건 관련 의료인인 담당의사, 담당약사, 담당간호사는 좀 더 적극적으로 대처하지 못했다는 이유로 징계를 받고 이 사건은 마무리되었다.

1 환자안전문화의 이해

1.1 조직문화

문화는 일상적으로 사용되고 있는 용어이지만 그 개념은 추상적이고 복잡하다. 문화란 여러 가지 구성요소가 어떤 특정한 체제의 구성원들에 의해 공유되고 전달됨으로써 학습된 행동 및 행동 결과의 통합된 형태이고 언어와 사회조직, 가치관, 신앙, 예의 및 풍속 등 인류가 후천적으로 획득한 생활양식의 체계이며, 어떤 집단의 전부나 일부에 의해 공유된 것이다(Gordon, 1991).

문화의 유형 중 조직문화란 조직의 역사 내에서 오랜 시간 동안 형성된 가치, 규범, 기본 가정으로 조직의 모든 활동에 영향을 미치고 거꾸로 조직의 활동에 의해 영향을 받는 것이다(Reiman & Oedewald, 2004). 조직문화는 조직구성원 상호간에 공유하고 있는 가치관, 신념, 태도 등과 관련되어 있으므로 조직문화는 최고경영자 한 사람에 의해 결정될 수 없다. 이는 조직을 이끌어가는 리더의 영향력만으로 조직문화를 창조하거나 변화시키는 것은 불가능하다는 것을 알 수 있다. 보통 사람들은 조직 내에서 부서, 직종, 성별, 등급, 인종 등과 같은 하부 조직의 여러 단위와 연결되어 있다. 이는 조직 내에서 문화적인 중첩이 있을 수 있음을 설명하는 것이다. 조직의 성공 혹은 실패를 결정짓는 데 있어 조직문화의 중요한 역할에도 불구하고 조직문화를 어떻게 기술해야 하는지에 대한 명백한 합의가 없는 실정이다(Guldenmund, 2000).

1.2 안전문화

체르노빌 사고, 챌린저호 폭발, 인도의 보팔 사건과 같은 현대의 대형 사고에 대한 원인을 찾는 과정에서 기술력과 조직적인 실패 사이의 관계를 이해하는 것이 핵심임을 알게 되었다(Pidgeon & O'Leary, 2000). 1986년 4월에 발생한 체르노빌 사고는 기술적인 취약성의 증거를 제시하였고, 조직의 안전에 대한 좀 더 나은 이해의 필요성을 강조하게 되었다. 안전문화라는 용어는 체르노빌 사건에 대한 국제원자력기구의 보고서에 처음 등장하였는데, 안전문화의 개념이 조직문화로부터 이론적으로 발전되지 않은 상태로 발표되었다(Choudhry, Fang & Mohamed, 2007). 따라서 안전문화에 대한 다양한 정의가 존재하고 있다.

국제원자력기구는 안전문화를 안전이 가장 높은 우선순위로 중요성을 담보하는 관심을 받는 조직과 개인의 특성과 태도의 집합으로 정의하였다. 이러한 정의는 두 가지 중요점을 강조하고 있는데 첫째, 안전문화가 좋은 안전 태도이면서 또한 조직에 의해 수립된 좋은 안전 관리임을 의미하고 둘째, 좋은 안전문화는 안전을 가장 높은 우선순위를 두는 것이다. 안전관리체계는 사회적 체계로 전체적으로 이를 운용하는 직원들에게 달려있다(Lee & Harrison, 2000). 안전관리체계의 성공은 그것의 범위, 직원들이 그것에 대해 알고 있는지, 직원들이 이를 실행하기 위해 헌신할 것인지 등 세 가지에 달려있다.

조직에서 안전은 일반적으로 사고로 인한 손상이 없는 것으로 정의하고, 직원의 안전과 조직의 고객에 해당되는 이해당사자들의 안전과 관련된다. 보건의료산업에서 환자는 고객에 해당되고 환자안전은 보건의료 제공과정으로부터 기인한 상해나 부작용을 방지하고 예방하며 개선하는 것을 의미한다(Leape, 2002). 전통적으로 안전성과를 달성하기 위해 조직은 안전 규칙과 절차를 개발하였다. 안전을 담보하고 부작용에 따른 비용을 방지하려면 조직은 공식적인 안전 프로그램과 위험관리체계의 적용에 투자해야 한다는 기본 전제를 갖고 있다. 이러한 공식적인 조직의 노력이 안전을 얼마나 향상시켰는지에 대한 연구결과는 아직 없는 실정이다(Leape, 2002). 최근에는 비공식적인 측면들이 보건의료산업에서의 안전에 영향을 미친다는 제안들이 있는데 이러한 비공식적인 측면은 환자안전문화를 의미한다(Katz-Navon, Naveh & Stern, 2005).

1.2.1 안전문화의 속성

Kirk 등(2007)은 델파이 기법으로 안전문화의 속성을 정리하고 이를 현장에서 확인하는 과정을 거쳐 긍정적인 안전문화의 특성을 정리하였다. 긍정적인 안전문화의 특성은 상호신뢰와 개방성에 근거한 의사소통, 안전의 중요성에 대한 공유된 인식, 효과적인 예방적 중재에 대한 자신감, 조직의 학습, 헌신적인 리더십과 명확한 책임, 사고보고와 분석에서 비난하지 않고 비판하지 않는 접근 등 6가지이다.

1980년부터 안전문화에 대한 다양한 연구와 접근을 시도해 온 Zohar(2010)는 30여 년간의 관련 문헌을 수집하여 안전문화의 속성을 다음과 같이 정리하였다. 첫째, 안전문화는 조직구성원이 그들의 조직 환경의 특징과 구조에 대하여 갖는 인지과정에 의해 형성된다. 둘째, 안전문화에서의 인식이란 보상을 받거나 지지를 받는 행위에 대한 강화된 인지를 의미하는 것으로 특히 복잡하고 다양한 가치를 가진 조직 내에서 조직의 정책과 절차, 행위가 안전에 관한 가치를 좀 더 우선한다고 인식하는 것이다. 즉, 이는 안전에 대한 가치가 조직의 다른 가치와 공존하는 상황에서 안전문화에 대한 우선순위를 확보하는가에 대한 문제이며, 다른 경쟁 가치와 비교해 조직구성원이 느끼는 상대적인 우선순위를 의미하는 것이다. 셋째, 조직 내 위계구조 내에서도 일관성이 있는 환자안전의 강조이다. 이것은 조직 내 특정 계층만 안전행위를 보상하고 지지하는 것이 아니라 어떤 경쟁가치가 있더라도 일관되게 조직 계층 모두 이를 보장하는 것을 말한다. 이런 상태이어야 조직구성원은 안전에 관한 조직의 정책이나 절차를 현실에 그대로 적용할 수 있으며 현실과 정책과의 격차를 없앨 수 있다. 넷째, 조직 내의 정책과 절차, 행위 사이에서 내적 일관성이 있어야 한다. 다섯째, 안전문화는 조직구성원들의 공유된 인식이라는 것에 초점을 두고 있다. '공유된' 인식의 핵심은 개인이 집단 수준에서 다양한 기제를 통해 자신의 경험과 인식을 사회적 규정이나 인식으로 형성해 가는 과정에 중심을 둔다.

1.3 환자안전문화

전통적으로 안전문화는 철강 산업, 핵산업 등과 같은 산업분야에서 주로 연구되어 왔다. 보건의료산업은 이러한 산업과는 다른 몇 가지 고유한 특성이 있으므로 안전문화의 개념에 대한 심도 깊은 연구가 필요한 실정이다. 첫째, 보건의료산업에서 안전의 결과는 조직의 직원들뿐만 아니라 고객인 환자에게 직접 영향을 미치게 된다. 지금까지의 다른 산업분야에서의 안전문화에 대한 연구들은 주로 직원안전에 중점을 두어왔다. 둘째, 보건의료 환경은 개별 환자가 고유한 존재이므로 업무의 특성상 매우 복잡하다. 이러한 맥락으로 안전정책과 절차를 엄격히 준수하는 것이 부분적으로만 좋은 안전성과를 내게 되는데, 보건의료산업에서의 업무 특성상 불확실성이 매우 높고 적절한 환자 진료를 위해서는 유연성과 지속적인 의사결정이 필요하기 때문이다. 불확실한 상황에서는 안전한 직원 행동을 확실시하는 공식적인 정책과 절차가 모든 가능한 매일의 일상 업무 상황을 아우를 수는 없다(Gittell, 2002). 셋째, 보건의료 환경에서는 직원들의 안전 행동이 조직에 의해서뿐만 아니라 보건의료전문가에 의해서도 통제된다. 전문가들은 행동에 대한 원칙과 지침을 창조하면서 사회적인 실체를 정의한다(Katz-Navon et al., 2005).

미국 의학한림원(Institute of Medicine, IOM) 보고서가 발간된 후 5년 동안 환자안전 분야에서 큰 진전을 이루지 못한 것으로 보이는데 그 첫 번째 이유는 복잡성이다. 현대 보건의료기술은 다른 산업 분야보다 더 복잡해졌다. 복잡성이 증가할수록 오류의 가능성도 증가한다. 두 번째 이유는 의료가 개인의 전문적인 자율성을 매우 중요하게 생각하기 때문이다. 환자안전문화를 창출하기 위해서는 전문가 집단이 그들의 권한과 자율성을 침해받는다는 인식에서 변화할 필요가 있다. 이러한 보건의료의 복잡성과 전문가 집단의 분화, 전통적인 개인주의 등의 복합적인 영향으로 환자안전문화를 형성하는 데 어려움이 있다(Leape & Berwick, 2005).

의료의 질은 환자에게 최상의 치료적 효용을 제공하는 것과 동시에 어떠한 종류의 위해도 가하지 않는 것을 동시에 만족시켜야만 달성될 수 있다. 병원을 포함한 대부분의 산업체에서 발생하는 오류는 사람에 의해 발생하지만, 사실은 오류를 쉽게 발생시키는 불완전한 시스템으로 인한 경우가 80% 이상을 차지하고 있다. 따라서 오류 발생을 최소화할 수 있는 안전한 진료 시스템을 구축하는 것이 최상의 의료의 질을 제공하는 데 필수 요소라

할 수 있으며, 보건의료는 점차 고위험 환경으로 인식되고 있고 환자안전문화를 측정해야 하는 압력이 증가하고 있다.

환자안전문화(patient safety culture)란 의료서비스 전달 과정에서 발생할 수 있는 환자의 부상이나 사고를 예방하기 위한 공동의 믿음, 가치, 계속적인 탐구를 바탕으로 하는 개별적·조직적 패턴을 의미하는 것으로 그 개념이 명료하지 않고 모호하다. 환자안전문화에 대한 정의가 불분명하고 측정을 위한 개념에 대한 합의도 제대로 이루어지지 않은 것이 현실이다(Pronovost et al., 2003). 국내에서도 최근에 환자안전과 관련된 연구가 발표되고 있는데 주로 환자안전문화 인식수준 및 관련요인 규명, 환자안전문화 증진 중재방안 적용, 환자안전문화와 안전간호활동과의 관계 등에 관한 연구가 시도되고 있다. 그중 환자안전문화 인식수준에 대한 연구가 가장 많이 시행되고 있는데, 대부분 보건의료연구소(Agency for Healthcare Research and Quality, AHRQ)의 Hospital Survey on Patient Safety Culture(HSOPS) 도구를 이용하여 일개 병원의 간호사, 의사, 약사, 의료기사, 행정직 등의 환자안전에 관한 인식도를 측정하는 연구이다(강민아, 김정은, 안경애, 김윤, 김석화, 2005; 김화영, 김혜숙, 2011; 이영아, 2009). 국내에서 주로 사용하고 있는 HSOPS 도구의 단점은 신뢰도와 타당도가 높지 않다는 것이다. 이러한 도구의 단점을 극복하기 위해 Safety Attitude Questionnaire(SAQ) 도구를 사용하여 보건의료 직종별 환자안전 인식을 측정하는 연구도 수행되고 있으나 다른 부서의 결과와 비교하기 어려운 단점을 지니고 있다. 그러나 다행스럽게도 환자안전문화에 대한 많은 연구의 다양성에도 불구하고, 다양한 정의와 측정 도구를 통해서 환자안전문화의 중심 개념 주제를 확인할 수 있는 공통점이 발견된다.

안전문화에 관련된 연구들에서 중요하게 제시한 것 중의 하나는 전체적 안전문화는 조직의 안전에 대한 결정요인일 뿐만 아니라 조직구성원이 안전하게 수행할 수 있도록 격려해주는 하위역할을 수행한다는 점이다(Wiegmann, ElBardissi, Dearani, Daly & Sundt, 2007). 환자안전문화 구축은 보다 안전한 진료환경을 구축하고자 하는 다양한 노력 중 주목받는 접근법으로서, 조직의 안전문화가 안전성에 영향을 준다는 근거가 누적되고 있다(Sexton et al., 2006).

긍정적인 환자안전문화는 낮은 사망률, 낮은 응급구조 실패율, 의료오류의 감소, 환자 만족도 증가에 영향을 주었다(Havens & Aiken, 1999). 또한 여러 안전 전문가들은 의료기관의 환자안전문화를 긍정적으로 변화시킴으로써 환자 결과가 개선되었다고 주장하였고(Krumberger, 2001), 의료기관의 환자안전문화 점수가 직원들의 안전 수행도를 잘 반영하는 것으로 나타났다(Castle & Sonon, 2006). 환자안전문화를 조성하고 유지하는 것은 많은 시간과 노력을 요구하는 어려운 일이다. 많은 조직과 리더는 환자안전문화가 중요하다고 입으로만 말할 뿐, 책임을 현실화하기 위해 자원을 할당하고 직원을 교육하는 등의 실제적인 노력은 실천하지 않고 있으며 관심을 두지 않고 있다.

우리나라를 포함하여 여러 나라에서 의료기관인증제도에 환자안전문화를 증진하도록 기준을 통하여 권고하고 있다. 미국의 The Joint Commission(TJC)(2015)도 안전문화 조성의 중요성을 강조하고 있다. 공정문화(just culture)의 중요성도 제시하면서 타당하고 신뢰할 만한 도구를 활용하여 정기적으로 환자안전문화 수준을 측정하도록 권고하고 있다. Joint Commission International(JCI)(2014)도 병원 리더십에서 환자안전문화 프로그램을 조성하고 지원하고, 안전문화 조성을 위한 프로그램을 적용하고 모니터하고 개선을 위한 조치를 취하도록 권고하고 있다.

1.4 환자안전문화 관련요인

환자안전문화를 구축하기 위한 변화는 개인, 업무, 조직 요인들 간의 상호관계를 고려해야 한다. 안전문화 구축을 위한 통합된 접근법은 구성원의 태도, 행동과 능력, 안전에 대한 노력을 지원하는 전체 시스템과 하위 시스템의 존재 여부와 질에 영향을 미치는 요인들에 대한 상호작용을 확인하는 것이다(김은경, 강민아, 김희정, 2007).

1.4.1 리더십

조직의 리더는 조직문화의 형성자이면서도 전령사의 역할을 한다. 리더십에 의해 조직 구성원들이 원래 지닌 개인차를 극복할 수 있게 되어 내부적으로 상호 신뢰하게 될 뿐만 아니라, 문화적 특성인 공유가치와 신념으로 구성원들의 공통된 규범을 제시해 구성원들이 이를 내면화하도록 함으로써 그들을 결속시키고 조직에 대한 기대감을 높여준다(주영종, 2010).

환자안전 증진을 위한 조직문화를 형성하기 위해서는 리더십의 역할이 무엇보다 중요하다. 질책과 훈련의 전통, 수치심을 유발하는 비난의 문화가 환자안전문화 형성을 저해하는 가장 큰 요인이므로 리더십은 이를 극복하기 위한 노력과 행동을 해야 한다. 안전 리더십은 안전문화에 대한 중요성이 부각된 이후 새로운 개념으로서 조직의 안전문화, 조직구성원의 안전가치관, 안전태도, 안전행동 등에 영향을 주는 주요한 요소로 인식되었고, 리더십의 질은 안전문화와 강한 상관관계를 나타낸 것으로 보고되고 있다(Zohar, Livne, Tenne-Gazit, Admi & Donchin, 2007).

1.4.2 관리자의 안전행동

관리자의 안전행동에 대해 직원들이 어떻게 인식하고 있는지가 안전문화를 구성하는 데 영향을 미친다. 관리자의 행동은 그들이 안전에 얼마만큼 헌신하는지를 표현해준다. 따라서 안전중심 행동의 중요성을 강조하고 증진해주는 관리자의 안전행동은 안전문화를 구축하는 데 영향을 미치고 높은 안전성과를 이끌어낸다.

관리자는 안전사고나 근접오류, 실수 등을 보고하고 분석하는 시스템을 활용하여 잠재적인 위험을 줄이고 안전을 향상시키기 위한 팀워크 격려와 증진, 학습과 논의를 통해 실수를 줄이는 등의 관리업무를 통해 안전문화를 향상시킬 수 있다(Pronovost et al., 2003). 관리자의 조직구성원에 대한 지지적 태도 역시 조직구성원의 안전수행을 향상시키는 것으로 강조되어 왔다.

1.4.3 안전에 대한 우선순위

조직 내에서 안전에 부여된 우선순위의 정도가 어떠한지가 안전문화 형성에 매우 중요한 역할을 한다. 안전에 대한 우선순위는 생산성을 위한 업무압박과 부담과 같은 요소와 안전 사이의 균형에 대한 직원들의 기대와 행동을 의미한다(Zohar, 2000). 안전의 우선순위에 대한 인식은 부서의 다양한 활동과 역학의 결과로서 조직 내 부서마다 매우 다양하게 나타난다. 안전에 대한 우선순위가 높은 부서에서는 경쟁이 되는 요구사항인 업무의 속도나 생산성과 관계없이 안전이 항상 먼저 고려되어야 하는 중요한 쟁점임을 의미한다(Katz-Navon et al., 2005). 안전에 대한 높은 우선순위는 잠재적으로 직원들이 주인의식을 갖고 안전에 대한 책임을 지려는 동기를 부여할 수 있다.

1.4.4 안전지식

조직구성원이 안전지침과 절차를 이행하도록 동기화되어 있더라도 안전 관련 지식이 없다면 일관된 안전수행이 이루어질 수 없다. Probst(2004)의 연구에서는 안전지식이 안전문화를 예측할 수 있는 것으로 나타났으며, Neal, Griffin과 Hart(2000)의 연구에서 안전지식은 안전이행을 35% 예측할 수 있는 요인으로 나타났다.

2 환자안전문화의 측정

2.1 환자안전문화 측정 개요

1990년대부터 산업분야에서 안전문화 측정도구의 타당도 및 안전문화 관련요인에 대한 연구가 활발히 진행되어 왔고, 2000년대에는 보건의료분야에서도 환자안전문화 측정도구를 적용한 연구가 진행되기 시작했다. 그러나 환자안전문화를 측정하는 신뢰도와 타당도가 확립된 도구의 부족이 지적되고 있다.

지금까지 개발된 다양한 환자안전문화 측정도구에 대한 체계적 문헌고찰을 수행한 연구 결과들이 최근 발표되고 있다. Colla, Bracken, Kinney와 Weeks 등(2005)은 9개 도구를 검토한 결과 리더십, 정책과 절차, 직원배치, 의사소통, 보고체계 등 5가지 공통 차원을 도출해 내었다. Flin, Mearns, O'Connor와 Bryden 등(2006)은 12개의 연구를 검토한 결과 관리감독, 안전시스템, 위험지각, 직무요구, 보고체계, 안전태도와 안전행동, 의사소통과 피드백, 팀워크, 개인자원(예 스트레스), 조직적 요인 등 10가지 공통 차원을 확인하였다. Singla, Kitch, Weissman과 Campbell 등(2006)은 환자안전문화를 측정하는 13개 도구에 대한 체계적인 검토를 한 결과 주요 차원으로는 관리감독, 안전시스템, 위험, 업무압박, 능력, 절차와 규칙 등이 있다고 하였다. 환자안전문화 측정도구에 대한 694개의 논문에 대한 체계적 문헌고찰을 시행한 결과, 가장 많이 사용한 환자안전문화 측정도구는 AHRQ의 HSOPS, SAQ, Patient Safety Climate in Healthcare Organizations, Safety Climate Survey, Hospital Safety Climate Scale의 순이었다(Churruca et al., 2021).

2.2 환자안전문화 측정의 실제

미국의 AHRQ에서 개발한 HSOPS 도구는 국제적으로 가장 널리 활용되어 온 환자안전문화측정 도구이다. 설문을 개발하기 위해 안전관리, 조직 및 안전 문화, 의료오류 및 보고, 환자안전 등에 관한 문헌 및 현존하는 안전문화도구를 검토하였다. 이에 바탕을 두어 환자안전문화의 주요 차원을 규명하고 설문 문항을 개발한 이후 연구자와 병원 행정가들이 설문초안을 검토하였다. 2003년에 미국의 6개 주에 있는 21개 병원의 1,437명을 대상으로 시범적용을 한 이후 2004년 11월에 최종도구가 개발되었다. HSOPS는 병원, 요양원, 외래, 외래 통원수술센터 및 약국 등 5가지 유형이 개발되었다. 병원 설문의 경우, 수년에 걸쳐 도구 사용자와 이해관계자 등의 피드백과 의견수렴을 거쳐 개정된 환자안전문화 측정도구인 Hospital Surveys on Patient Safety Culture™(HSOPS) 2.0버전을 2019년에 발표하였다. 개정의 주요 내용을 요약하면 다음과 같다.

- 복잡한 설문항목 및 번역하기 어려운 설문항목의 단어 변경
- "해당 없음 또는 모름" 응답 옵션 추가
- 오류에 대한 반응을 측정하기 위해 '공정문화' 프레임워크로 전환
- 직급 및 근무장소 수정
- 부정적 단어 항목 수를 줄일 수 있는지 확인

HSOPS 2.0은 HSOPS 1.0과 동일한 환자안전문화 영역을 평가하지만 설문조사 항목에는 많은 변경이 있어 기존 51개의 설문항목이 40개 항목으로 줄었다. 21개의 설문 항목이

삭제되고 25개의 설문항목이 수정되었으며 10개의 새로운 항목이 추가되었다.

최종 HSOPS 2.0은 단일 항목을 측정하는 2문항(응답자에게 얼마나 많은 환자안전사건이 있는지 묻는 문항 1개, 환자안전에 대한 전반적인 평가를 제공하도록 요청하는 문항 1개)과 10개의 차원으로 그룹화된 32개의 문항, 응답자의 인구학적 특성을 응답할 수 있는 6개의 문항으로 구성되어 있다. HSOPS 1.0과 HSOPS 2.0의 차원별 설문문항 구성은 <표 14-1>과 같다.

표 14-1 미국 AHRQ의 HSOPS 1.0과 HSOPS 2.0 설문문항의 차원 비교

HSOPS 1.0	HSOPS 2.0	HSOPS 1.0 항목 수	HSOPS 2.0 항목 수
의사소통의 개방성	의사소통의 개방성	3	4
오류에 대한 피드백과 의사소통	오류에 대한 의사소통	3	3
사건보고빈도	환자안전사건보고	3	2
인수인계와 환자이송	인수인계와 정보 교환	4	3
환자안전을 위한 경영진의 지원	환자안전을 위한 경영진의 지원	3	3
오류에 대한 비처벌적 대응	오류에 대한 반응	3	4
조직학습-지속적 개선	조직학습-지속적 개선	3	3
직원배치	직원배치 및 업무속도	4	4
직속상관/관리자의 기대와 행동	직속상관/관리자 또는 임상리더의 환자안전을 위한 지원	4	3
부서 내의 팀워크	팀워크	4	3
환자안전에 대한 전반적인 인식	----------------	4	0
부서 간의 팀워크	----------------	4	0
전체		42	32

출처: Sorra, J., Famolaro, T., Yount, N. (2019). Transitioning to the SOPS™ Hospital Survey Version 2.0: What's Different and What To Expect, Part I: Main Report. (Prepared by Westat, Rockville, MD, under Contract No. HHSP233201500026I/HHSP23337004T). Rockville, MD: Agency for Healthcare Research and Quality. AHRQ Publication No. 19－0076－1－EF

의사소통 개방성, 오류에 대한 의사소통, 환자안전사건보고, 인수인계와 정보교환, 환자안전을 위한 경영진의 지원, 오류에 대한 반응, 조직학습－지속적 개선, 직원 배치 및 업무속도 등의 차원은 큰 틀에서는 HSOPS 1.0의 속성을 그대로 유지하여 HSOPS 2.0이 개발되었다. 반면, 부서 내의 팀워크와 부서 간의 팀워크는 팀워크 한 차원으로 합쳐졌고, 환자안전에 대한 전반적인 인식 차원은 삭제되었다.

HSOPS 2.0 설문의 차원별 정의는 <표 14-2>와 같다.

표 14-2 미국 AHRQ의 HSOPS 2.0 환자안전문화 설문구성

차원	주요 내용
1. 오류에 대한 의사소통	오류가 발생하였을 경우 내용을 공유하고, 개선방안에 대해 피드백을 받으며, 재발 방지를 위해 논의한다.
2. 의사소통의 개방성	직원은 안전하지 않은 것을 발견하면 이야기하고 편안하게 질문한다.
3. 인수인계와 정보교환	중요한 환자 치료 정보는 전동, 교대 근무 인수인계 중에 전달된다.
4. 환자안전을 위한 경영진의 지원	병원 경영진은 환자안전을 개선하기 위한 업무 분위기를 조성하며 환자안전이 최우선임을 보여준다.
5. 조직학습-지속적 개선	업무 프로세스를 정기적으로 검토하고, 실수가 재발하지 않도록 변경하고, 변경 사항을 평가한다.
6. 환자안전사건보고	다음 유형의 실수가 보고된다. (1) 환자에게 도달하기 전에 포착하고 교정한 실수 (2) 환자에게 해를 입힐 수 있었지만, 해를 끼치지 않은 실수
7. 오류에 대한 반응	직원이 실수했을 때 공정하게 대우하고 실수로부터 배우고 오류에 연루된 직원을 지원하는 데 중점을 둔다.
8. 직원 배치 및 업무속도	업무량을 처리할 수 있는 충분한 직원이 있고, 직원이 적절한 시간 동안 서두르지 않고 일하며, 임시 직원, 유동 직원 또는 PRN 직원을 적절히 활용할 수 있다.
9. 직속상관/관리자 또는 임상 리더의 환자안전을 위한 지원	직속상관, 관리자 또는 임상 리더는 환자안전 개선을 위한 직원 제안을 고려하고 지름길을 사용하도록 권장하지 않으며 환자안전 문제를 해결하기 위한 조치를 취한다.
10. 팀워크	직원들은 효과적인 팀으로 함께 일하고 바쁜 시간에 서로 돕고 존중한다.

출처: Sorra, J., Yount, N., Famolaro, T., et al. (2019). AHRQ Hospital Survey on Patient Safety Culture Version 2.0: User's Guide. (Prepared by Westat, under Contract No. HSP233201500026I/HHSP23337004T). Rockville, MD: Agency for Healthcare Research and Quality. AHRQ Publication No. 19－0076.

AHRQ의 조사결과는 국가적인 데이터베이스로 취합하여 병원 간 비교가 가능하도록 공개하고 있다. <그림 14-1>은 2021년 미국의 환자안전문화 차원별 조사 결과를 도식화한 것이다(Famolaro et al., 2021). 팀워크 차원의 긍정응답 비율이 가장 높았으며, 직속상관/관리자 또는 임상리더의 환자안전을 위한 지원, 의사소통의 개방성의 순으로 높은 긍정비율을 나타냈다. 반면 직원 배치 및 업무속도, 인수인계와 정보교환과 오류에 대한 반응의 긍정응답 비율이 가장 낮았다. 미국의 경우 환자안전문화 수준에 대한 측정 결과를 “Hospital Compare” 등 웹사이트에 국가 평균과 함께 병원별로 제공하여 환자안전문화 증진 활동을 위한 벤치마킹 자료로 활용하도록 유도하고 있다.

그림 14-1 2021년 AHRQ의 환자안전문화 설문 차원별 결과 종합값

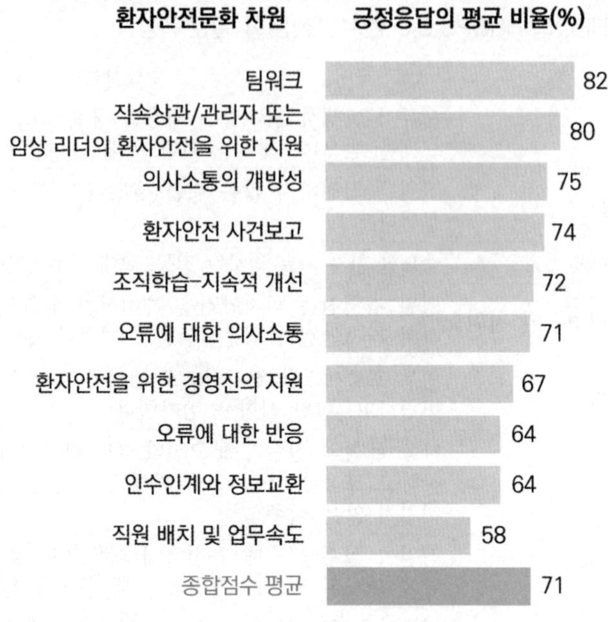

출처: Famolaro, T., Hare, R., Yount, N. D., Fan, L., Liu, H., Sorra, J. (2021). Surveys on Patient Safety CultureTM (SOPS®) Hospital Survey 2.0: 2021 User Database Report. (Prepared by Westat, Rockville, MD, under Contract No. HHSP233201500026I/HHSP23337004T). Rockville, MD: Agency for Healthcare Research and Quality. AHRQ Publication No. 21−0017.

HSOPS 도구는 전 세계적으로 많은 나라에서 신뢰도와 타당도를 확인하는 연구가 수행되어 해당 국가의 환자안전문화 수준을 진단하고 개선하기 위한 기초자료로 널리 활용되고 있다. 또한 국가간 결과를 비교하는 연구도 증가하고 있다.

2013년 Wagner 등이 네덜란드 45개 병원의 3,779명, 대만 74개 병원의 10,146명, 미국 622개 병원의 196,462명을 대상으로 조사한 연구결과에 의하면, 3개국 모두 부서 내 팀워크 차원이 가장 높은 점수로 보고되었다. 가장 개선이 시급한 것으로 나타난 차원은 네덜란드는 부서 간 팀워크, 대만은 사건보고 빈도와 오류에 대한 비처벌적 대응으로 나타났다. 미국의 경우에는 직원 배치 및 업무속도, 인수인계와 정보교환, 오류에 대한 반응으로 나타났다.

국가별 문화적 특성에 따라 환자안전문화 측정도구의 신뢰도와 타당도가 영향을 받는 경우도 있으므로 HSOPS 도구를 사용할 때에는 신뢰도와 타당도를 검증할 것을 권고한다.

3 환자안전문화 구축 전략

많은 병원이 환자안전을 최우선으로 하는 조직문화를 강화하기 위하여 개선이 필요한 영역을 규명하고 환자안전문화 수준을 측정하고, 개선활동을 수행하고 효과 평가 및 변화를 지속적으로 유지하고자 다양한 환자안전문화 증진 전략을 적용하고 있다. 대표적인 환자안전문화 증진 활동에는 팀훈련, 환자안전조직 구성, 리더십 라운딩, 환자안전교육 강화 등이 포함된다.

3.1 리더십

의료기관에서 환자안전문화를 증진하기 위해서는 모든 규정과 업무절차에서 안전을 최우선순위로 하는 리더십이 중요하다. 리더와 경영진은 환자안전 시스템 구축을 위한 목표와 비전을 설정하고 환자안전을 개선시키려는 지속적인 노력을 수행해야 한다. 조직의 사업 우선순위와 목표를 환자안전에 우선적으로 맞추고 환자안전을 개선할 수 있는 명확한 목표 수립이 필요하다. 또한 행정직, 관리직, 임상의사 등 선 식원을 포함하여 이끌어갈 수 있는 명확한 조직의 리더십과 전문가들의 지원이 요구된다. 또한 오류의 분석과 안전시스템의 재설계를 위한 인력과 자원을 제공해주는 역할이 리더십에서 중요한 부분이다. 오류를 일으키는 불안전한 수행을 찾기 위한 효과적인 기제를 개발하고 적용하고 평가하는 역할에서 리더십의 지속적인 지원이 필요하다.

환자안전문화를 의료기관의 전략적 기획의 최상위에 위치하도록 하는 전략 중 대표적인 활동이 환자안전 리더십 워크라운드(leadership walkrounds)이다. 미국의 보건의료향상연구소(Institute for Healthcare Improvement, IHI)에서는 'Patient Safety Leadership WalkRounds™'에 리더십 워크라운드의 배경, 필요성, 목표, 성과측정, 지침뿐만 아니라 시나리오까지 제공하여 의료기관에서 리더십 워크라운드가 정착되고 확산되도록 노력하고 있다(IHIa, 2004; IHIb, 2006). 이러한 노력과 더불어 환자안전문화 증진에 대한 관심과 의료기관인증제도 등의 영향으로 선진국에서는 의료기관에서 리더십 워크라운드가 널리 적용되고 있으며, 국내에서도 대형병원을 중심으로 확산되고 있다.

리더십 워크라운드란 의료기관의 최고 관리자로 구성된 리더 그룹이 환자안전문화 구축을 위하여 직접 환자를 돌보는 부서를 주기적으로 방문해 현장 직원과 안전 문제에 관해 대화하고, 오류 보고를 지지해 주는 활동을 하는 것을 말한다. 대체로 의료기관의 병원장과 임상리더, QI부서장 등 병원의 의료 질 관리 부문의 리더 그룹이 환자안전관리를 위해 개별 부서를 방문하여 안전과 오류보고의 장애 요인에 대해 대화하고 문제해결 과정을 진행하는 것을 말한다. 최근 연구에 의하면 리더십 워크라운드가 환자안전문화 정착을 증진하고 상급자의 리더십을 발휘하는데 효과가 있는 것으로 보고되었다(이미향, 김창희, 2015; IHIb, 2006). 국내에서는 IHI의 환자안전 리더십 워크라운드 모델과 미시건 대학병원의 환자안전 라운드(Patient Safety Rounds) 모델을 기반으로 ① 준비(preparation), ② 일정계획(scheduling), ③ 운영(conducting), ④ 보고(reporting), ⑤ 문제해결(resolving)의 5단계로 개발하여 대학병원에 적용하고 그 효과를 AHRQ의 HSOPS 설문으로 측정한 결과, 환자안전문화의 모든 영역에서 의료진의 인식도가 유의하게 향상되었다. 특히 안전사고보고 영역과 의사소통 영역이 가장 많이 상승하여 리더십 워크라운드가 환자안전문화 인식 향상에 유용한 프로그램이라고 제언하였다(이미향, 김창희, 2015).

「환자안전법」에 의해 설치가 의무화된 환자안전위원회도 환자안전문화 증진을 위한 전략적 방안으로 이의 활용을 활성화하여 환자안전문화를 조성하고 환자안전문화 수준을 지속적으로 개선하기 위한 활동 계획과 이를 위한 지원을 더욱 강화해야 한다.

3.2 팀워크와 의사소통

환자안전문화 증진을 위해서는 효과적으로 기능하는 팀을 구성하고 최상의 팀워크를 발휘 할 수 있는 환경을 조성하는 것이 필요하다. 특히 오류 발생 가능성이 큰 응급실, 중환자실, 수술실 등 여러 분야의 의료진들이 함께 유기적으로 업무를 수행하는 부서에서는 팀훈련 프로그램의 적용이 필수적이다. 모든 구성원이 환자안전문화 증진을 위한 안전증진 활동에 참여할 수 있는 시스템을 마련하는 것이 중요하다(Watcher, 2012). 예를 들면 시뮬레이션 팀훈련은 실제 환경과 같은 업무 상황에서의 훈련을 통하여 관찰자나 다른 팀 동료들로부터 업무과정 개선에 대한 도전을 받을 수도 있다. 이러한 상황에서 팀 안에서의 효과적인 의사소통 전략을 통해서 업무과정 개선을 이루어낼 수도 있다. 효과적으로 기능하는 팀조직에서는 브리핑(briefing), 디브리핑(debriefing), 순환형 의사소통(closed-loop communication) 등의 팀워크 증진 및 의사소통 향상 전략을 적용함으로써 팀워크를 향상시키고 직무만족을 높일 수 있다(Illingworth, 2015). 팀워크 증진은 부서 내뿐만 아니라 부서 간 협력이 잘 이루어질 때 의료기관 전체 차원에서의 시너지 효과를 발휘 할 수 있음도 기억해야 한다.

환자안전문화 증진을 위해서는 자유롭게 의사소통할 수 있는 조직문화 조성이 필요하다. 또한 효과적인 의사소통 도구를 사용할 수 있도록 전 직원에게 교육과 훈련할 필요가 있다. 예를 들면 인수인계 시 SBAR(Situation, Background, Assessment, Recommendation) 등과 같은 구조화된 의사소통 방법을 활용할 필요가 있다(제12장 의사소통 참조).

3.3 근거기반 실무

환자안전을 증진하기 위해서는 최선의 근거에 기반한 실무를 수행하는 문화를 조성하는 것이 중요하다. 또한 근거에 기반한 실무 수행을 일상화해야 한다. 특히 의료기관 간 혹은 의료기관 내 변이(variation)를 줄이기 위한 표준화가 중요한 전략이 될 수 있다. 의료기관에서 수행되는 모든 프로세스가 고도의 신뢰성을 갖추어야 하며, 근거에 기반한 표준화된 프로세스, 프로토콜, 점검표, 지침이 일상 업무에서 실행되도록 모니터링과 평가가 이루어져야 한다(Apold, Daniels & Sonneborn, 2006).

이를 위해서는 최신의 근거가 입증된 환자안전 중재방안을 기관에서 승인, 배포하고 전 직원이 실행할 수 있도록 훈련하는 과정이 시스템으로 자리 잡아야 한다. 예를 들면, 손 위생, 수술·시술 전 타임아웃(Time-out), 의약품 조정 등이 해당한다. 또한 중복성, 기능강제, 바코딩, 표준화된 처방세트, 프로토콜과 같은 안전 전략을 구현하되 근거에 기반을 두어 업무지침을 구성하였는지 정기적으로 검토하고 개정해야 한다(Watcher, 2012).

3.4 학습문화

환자안전문화를 창출하기 위해서는 학습하는 문화(learning culture)를 조성하는 것이 중요하다. 학습문화란 안전에 관한 정보에 기초하여 올바른 결론을 도출해내고 필요한 변화를 수행하기 위한 역량과 의지를 갖추는 것을 의미한다. 이러한 문화는 시스템 관점의 평가를 통하여 오류로부터 학습하고, 그러한 학습을 전 직원이 공유하고, 오류를 숨기지 않는 것을 의미한다. 예를 들면 새로운 위험이 예상되는 수술·시술이 적용되거나 신규 장비가 도입되었을 때 문제해결, 관리, 교육을 위한 시뮬레이션 모듈을 개발하고 직원들이 학습할 수 있도록 지원하는 것이다. 또한 오류 및 위험 상황에 대해 인식하고 보고를 장려하는 분위기를 조성하여 오류로부터 배우는 보고문화(reporting culture)를 통한 학습전략도 구축하여야 한다. 다만 오류 보고에 대한 징계나 보복이 없음을 확신시켜주는 문화 조성도 중요하다. 또한 전통적인 위계적 절서에서 벗어나 자유롭게 의사소통할 수 있는 문화를 조성하는 것이 필요하다. 오류를 통하여 배우고 환류 받은 기제를 작동하는 것이 학습을 통한 환자안전문화 증진의 핵심 요소이다(Watcher, 2012).

오류보고를 통한 학습하는 문화 조성과 함께 환자안전문화 증진을 위한 전략으로 안전교육을 통한 인식의 변화를 유도하는 것이다. 특히 신규 의료진에 대한 오리엔테이션 과정에서 환자안전에 집중된 업무의 측면을 강조할 필요가 있다. 또한 지속적인 내부 서비스와 교육 및 훈련프로그램의 내용도 환자안전과 시스템 접근에 초점을 두고 구성되어야 한다. 이러한 교육 훈련 내용에는 앞서 제시된 오류를 보고해야 하는 이유, 오류보고 방법, 오류

보고로 인한 긍정적인 측면을 강화하기 위한 훈련 방법이 적절하게 통합되어야 한다(김은경 등, 2007).

3.5 공정문화

환자안전은 오랫동안 '비난과 수치'에서 벗어나 시스템 개선을 통하여 오류를 줄이며 안전한 환경에 접근하는 데 초점을 맞추어 왔다. 그러나 파괴적이고 비전문적인 행위로 환자안전에 해를 주는 행위나 간과할 수 없는 상황에 대해 비난하지 않고 보호하는 것은 '시스템 접근' 차원에서 갈등이 있을 수 있음을 인식하게 되었다. 2008년 TJC에서는 파괴적인 행위에 관한 사안을 일종의 환자안전에 위해를 줄 수 있는 '적신호사건 주의(alert)'라고 판단하여 각 의료기관에서는 '무관용' 원칙, 교육프로그램 제공 그리고 모든 파괴적인 행위를 발견, 보고 및 해결하기 위한 강건한 과정을 실시할 것을 권고하였다.

공정문화(just culture)는 시스템 중심의 초점을 두면서 개인과 기관의 책임을 조화롭게 유지하는 것을 강조하면서 시작되었다. 즉 책임과 "비난하지 않기" 사이의 균형(Balancing "No Blame" with Accountability)을 이루기 위해 어떻게 하면 '비난하지 않기'와 '비난하기' 사이의 조화를 이룰 것인지가 중요한 문제로 대두되었다. James Reason(1997)은 그의 저서 『조직 내 사고의 위험 관리(Managing the Risks of Organizational Accidents)』에서 공정문화의 개념을 다음과 같이 설명하고 있다.

> *"소위 '비난하지 않기' 문화는 전혀 실현 가능하지 않고 바람직하지도 않다... 모든 안전하지 않은 행동에 대한 전면적인 사면(용서)은 결국 직원들의 시각에서 볼 때 신뢰를 잃게 될 것이다. 보다 더 중요한 것은, 이런 사면(용서)은 결국 인간의 태생적인 본성인 정의에 어긋나게 되는 것이다. 우리에게 필요한 것은 안전과 관련된 필수적인 정보를 제공하는 사람들을 격려하고, 심지어는 보상해 주는 신뢰의 분위기, 그런 분위기를 보이는 '공정문화'이다. 하지만, 이런 문화는 용납되거나 혹은 용납되지 않는 행동들에 대한 명확한 기준선이 있을 때만 가능하다."*

법률가이자 공학자인 David Marx는 이런 행동의 경계가 어디에 존재하는가를 명료하게 제시하여 이 개념을 보편화하였다. Mark는 공정 문화(Just Culture)를 '인적오류', '위험행동'과 '무모한 행위'로 구별하고 이 중 '무모한 행위'는 "변명의 여지가 없는 위험에 대해 의식적으로 소홀히 한 행위"라고 정의하고 비난을 받아야 마땅한 것이라고 하였다(표 14-3 참조).

표 14-3 Marx의 공정문화

인적오류	위험행동	무모한 행동
현재 시스템 설계의 산물 의도적이지 않은 부주의함 관리방안: • 프로세스 • 절차 • 훈련 • 설계 • 환경	의도하지 않았던 위험 감수 안전규칙을 어겼지만 위해를 인지하지 못함 관리방안: • 위험행동에 대한 인센티브 제거 • 건강한 행동에 대한 인센티브 제공 • 상황에 대한 의식 제고	의식적 위험 감수 정당화될 수 없는 위험 관리방안: • 교정조치 • 징계조치
위로	지도	처벌

출처: MARX D. Console, Coach, or punish?. 2017 Michigan Patient Safety and Quality Symposium, MARCH 8, 2017.

공정문화는 비처벌적인 환경을 유지함으로써 오류 보고를 격려하고 보상하며, 인간의 취약성에 대해 시스템 중심의 접근법에 초점을 맞춘다. 그렇지만 의도적으로 위해를 일으키거나 환자안전과 관련된 정책과 규정을 따르지 않는 직원에 대해서는 책무를 지도록 한다(Watcher, 2012). 즉 시스템에 초점을 맞추되 개인과 조직의 책임을 조화롭게 유지하는 것이 중요하다는 것을 강조하는 개념으로 환자안전문화에서 핵심적인 부분으로 제시되고 있다.

영국의 NHS에서는 James Reason 교수와 국립환자안전청(National Patient Safety Agency, NPSA)의 사건 결정 트리에 기반하여 공정문화 가이드를 개발하였다(표 14-4 참조). 이 가이드는 환자안전사고와 관련된 직원의 행동에 대한 일관된 공정한 평가를 지원하며 개별 직원에게 공식적인 조치가 취하기 전에 고려해야 할 중요한 원칙을 강조한다. 직원이 부당하게 표적화되거나 환자안전문제를 개별적인 문제로 취급하는 것을 예방하고 직원, 환자 및 가족이 사고와 관련된 직원에 대한 적절한 대응을 이해하는 데 도움이 된다. 이 공정문화 가이드로 환자안전사건을 대신할 수 없고 사건에 대한 좀 더 광범위한 조사만이 향후 환자안전사건의 위험을 줄이는 근본적인 원인을 식별할 수 있다.

표 14-4 공정문화 가이드

▽ 시작 **Q1. 위해의 고의성 테스트**				
1a. 해를 끼칠 의도가 있었는가?	➡	예	조직의 지침에 따라 적절하게 관리한다. 관련규제기관에 연락하여 직원의 정직·경찰에 의뢰하고 징계절차를 밟을 수 있다.	종료
▽ **'아니오'** 인 경우 다음 질문으로 이동. **Q2. 건강상태 테스트**				
2a. 약물남용의 증거가 있는가?	➡	예	조직 내 약물남용 지침에 따른다. 약물남용을 조기에 발견하고 해결할 수 있었는지 광범위한 조사가 필요하다.	종료
2b. 신체적으로 건강하지 않은 징후가 있었는가? 2c. 정신질환의 징후가 있는가?	➡	예	업무에 영향을 미치는 건강문제에 대하여 조직지침을 따른다. 여기에 직업 건강의뢰도 포함한다. 건강문제를 좀 더 일찍 발견하고 해결할 수 있었는지 광범위한 조사가 필요하다.	종료
▽ **모두 '아니오'**인 경우 다음 질문으로 이동. **Q3. 사전예측 가능성 테스트**				
3a. 해당 행위나 누락에 적용되는 합의된 프로토콜 또는 허용된 관행이 있는가? 3b. 프로토콜과 허용된 관행이 실행 가능하고 일상적으로 사용되었는가? 3c. 개인이 이러한 프로토콜에서 고의로 이탈하였는가?	➡	어떤 것도 아니오 인경우	개인을 특정하는 조치는 적절하지 않다. 환자안전사건조사는 미래 환자의 안전을 위한 광범위한 개선을 의미한다. 이러한 행동은 개인을 포함할 수 있으나, 이에 국한하지는 않는다.	종료
▽ **모두 '예'**인 경우 다음 질문으로 이동. **Q4. 다른 사람도 같은 행동을 취할 가능성 테스트**				
4a. 유사한 경험과 자격을 갖춘 다른 동료 그룹들도 비슷한 상황에서 같은 방식으로 행동할 것인가? 4b. 동료그룹에 관련교육이 제공될 때 해당 개인은 누락되었는가? 4c. 해당 팀의 선임자는 일반적으로 제공해야 할 감독을 하지 않았는가?	➡	어떤 것도 예 인 경우	개인을 특정하는 조치는 적절하지 않다. 환자안전사건조사는 미래 환자의 안전을 위한 광범위한 개선을 의미한다. 이러한 행동은 개인을 포함할 수 있으나, 이에 국한하지는 않는다.	종료
▽ **모두 '아니오'**인 경우 다음 질문으로 이동. **Q5. 완화된 상황**				
5a. 중요한 완화상황이 있었는가?	➡	예	개인에 대한 조치는 적절하지 않을 수 있다. 조직의 지침을 따르며, 어느 정도의 경감이 적용되는지에 대한 인사부서의 조언이 포함될 수 있다. 환자안전사건 조사는 미래 환자의 안전을 위한 광범위한 개선을 보여주어야 한다.	종료
▽ **'아니오'**인 경우				
조직의 지침에 따라 적절한 관리 조치를 취한다. 여기에는 개별 교육, 성과 관리, 역량 평가, 역할 변경 또는 감독 강화가 포함될 수 있으며 관련 규제 기관에 연락하여 직원 정직 및 징계 프로세스가 요구될 수 있다. 환자안전사건 조사는 미래 환자의 안전을 위한 광범위한 개선을 보여주어야 한다				종료

출처: A just culture guide. Supporting consistent, constructive and fair evaluation of the actions of staff involved in patient safety incidents. NHS. https://www.england.nhs.uk/wp-content/uploads/2021/02/NHS_0932_JC_Poster_A3.pdf

이러한 공정문화를 잘 유지하려면 경영자는 환자안전을 기관의 가치와 사명의 최우선순위에 두고 안전문제를 개선하여야 한다. 특히 경영자는 인적오류의 원인을 이해하고 직원들과 함께 인적오류와 위험행동을 줄이거나 그 영향을 최소화할 수 있는 시스템을 설계하며 경고와 처벌은 시스템의 가치에 도움이 되는 상황에만 제한적으로 사용해야 한다. 또한 직원들은 자신의 행동에 따라 존재하는 위험을 인식하고 안전한 선택을 하며 발생한 사건에 대하여 개방적이고 솔직한 태도로 임하고 위험과 위해사건의 보고를 통한 지속적인 시스템 개선이 이루어지도록 노력하는 것이 필요하다.

3.6 환자중심 케어

환자안전문화 증진을 위해서는 환자안전 시스템 설계와 중재에 의사나 간호사 등 의료진뿐만 아니라 환자와 가족도 포함하는 것이 바람직하다. 환자는 의료서비스 제공과정에서 가장 핵심적인 요소가 된다(Epstein & Street, 2011). 즉, 환자의 선호도, 가치, 환자의 질병에 대한 인식 등을 고려하여 환자안전문화 증진을 위한 활동에 적극적으로 참여시키는 방안을 모색하여야 한다. 특히 어떤 상황에서도 환자의 옹호자로서 모든 의료진이 환자를 대리한다는 마음으로 업무를 수행하는 것이 필요하다.

환자안전 증진을 위한 전략을 수립하고 실행하기 위해서는 리더십, 팀워크와 협력, 의사소통, 근거기반 실무, 학습, 공정문화, 환자중심의 측면에 초점을 두어야 한다. 특히 팀워크는 협력, 의사소통과 연계되어 전략을 구성하면 효과적이다. 팀워크와 협력, 의사소통이 조직 차원의 학습문화를 증진하므로 환자안전문화 수준이 향상될 수 있다. 또한 조직 차원의 학습문화 증진을 위해서는 병원 경영층에서 조직 차원과 구조적 측면에서의 지원과 같은 리더십을 발휘해야 한다. 이러한 요소들이 상호작용하여 결국 직원의 성과와 환자안전지표

그림 14-2 조직 차원의 학습, 팀워크, 환자안전문화와 성과의 연계 개념틀

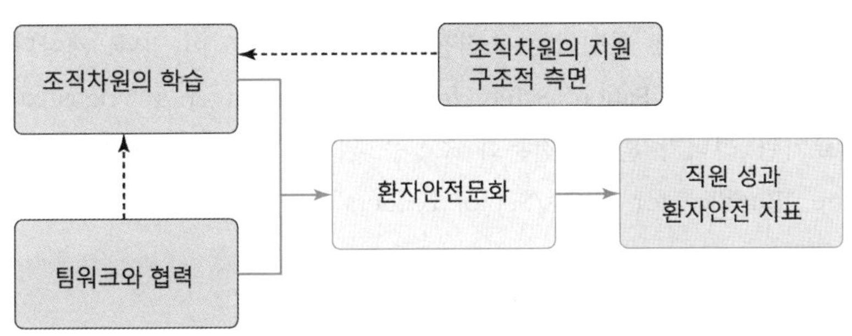

출처: Goh, S. C., Chan, C., Kuziemsky, C. (2013). Teamwork, organizational learning, patient safety and job outcomes. International Journal of Health Care Quality Assurance, 26(5), 420-32.

결과의 향상으로 나타날 수 있다(Goh, Chan & Kuziemsky, 2013)(그림 14-2).

Delmarva Foundation(2006)의 문화 개선 지침을 참고하여 AHRQ에서 제시한 HSOPS 차원별 개선활동 사례를 <표 14-5>에 제시하였다(Adams-Pizarro, Walker, Robinson, Kelly & Toth, 2008).

표 14-5 미국 AHRQ의 환자안전문화 설문 차원별 개선을 위한 중재 예시

환자안전문화 차원	중재 예시
환자안전에 대한 전반적인 인식	프로젝트의 집행 검토
환자안전사건보고	병동 등 단위기반 오류보고 시스템
직속상관/관리자 또는 임상 리더의 환자안전을 위한 지원	환자안전 관련 우수 직원에 대한 환자안전 상 시상
조직학습-지속적 개선	근본원인분석(root cause analysis, RCA), 고장유형 및 영향분석(failure modes and effects analysis, FMEA)
팀워크	SBAR(Situation, Background, Assessment, Recommendation) 기법 적용, 팀워크 훈련
의사소통의 개방성	안전 브리핑
오류에 대한 의사소통	오류와 관련된 직원에 대한 피드백
오류에 대한 반응	효과적인 보고시스템 적용
직원배치 및 업무속도	모든 병동 등 단위별로 안전 챔피언 지명
환자안전을 위한 경영진의 지원	환자안전 리더십 워크라운드 수행
인수인계와 정보교환	근무조 변경 시 안전보고서의 릴레이식 전달

출처: Adams-Pizarro, I., Walker, Z., Robinson, Z., Kelly, S., & Toth, M. (2008). Using the AHRQ Hospital Survey on Patient Safety Culture as an Intervention Tool for Regional Clinical Improvement Collaboratives. In Henriksen, K., Battles, J. B., Keyes, M. A., et al., (Ed.). Advances in Patient Safety: New Directions and Alternative Approaches (Vol. 2: Culture and Redesign). Rockville, MD: Agency for Healthcare Research and Quality. Available at: http://www.ncbi.nlm.nih.gov/books/NBK43728/ (Accessed June 30, 2016).

임상 리더는 환자안전에 헌신하는 조직문화를 조성할 책임이 있다. 캐나다의 대표적인 환자안전기구인 Canadian Patient Safety Institute에서는 Singer & Vogus(2013)의 연구를 기반으로 의료기관 리더가 환자안전문화 조성을 위한 근거 기반 실무를 모아서 “Patient Safety Culture “Bundle” for CEO’s/Senior Leaders”를 제시하였다(표 14-6 참조).

표 14-6 의료기관 리더를 위한 환자안전문화 번들

1. 촉진(enabling)	➡	2. 행동(enacting)	➡	3, 학습(learing)
조직 우선순위 설정, 안전 추구에 동기를 부여하는 리더십		환자안전 증진을 위한 최전방에서의 조치		안전 행동을 강화하는 학습
조직 우선순위 □ 이사회 교육, 참여, 책임, 환자안전에 높은 우선순위 부여 □ 안전/질에 관한 비전, 전략, 계획, 목표(환자, 가족, 직원, 의사의 의견 반영) □ 안전/질 자원/인프라 **CEO/고위 리더십의 행동** □ 안전/질에 관한 비전, 스토리, 결과에 대한 끊임없는 의사소통 □ 치료 환경/단위에서 직원, 의사, 환자 및 가족과의 정기적/매일 상호작용 □ 핵심 가치(예 정직, 공정성, 투명성, 개방성, 학습, 존중, 인간성, 포용성, 사람 중심)의 모형화 **인적 자원** □ 리더/직원/의사의 참여, 안전/질에 대한 명확한 기대/인센티브 □ 공정문화 프로그램/프로토콜 □ 파괴적 행동 프로토콜 □ 직원 및 의사의 안전(신체적/심리적/번아웃); 안전한 환경 프로그램 **건강정보/기술/기기** □ 전자건강기록의 안전 지원(예 의사결정 지원, 경고, 모니터링) □ 기술/장치의 안전 지원(예 인적 요인, 추적 가능성) **의료 시스템 조정** □ 지역사회/산업 전반의 협력 □ 국가/국제 표준(예 인증, 규제, 전문가, 산업)과의 부합		**케어 설정 및 관리자** □ 통합, 단위/환경 기반 안전 실무(예 일일 브리핑, 시각적 관리, 지역 문제해결) □ 관리자/임상 리더의 심리적 안전(말하기) 조성 **케어 프로세스** □ 표준화된 업무/케어 프로세스(해당 되는 경우) □ 의사소통/환자 이동 프로토콜(예 교대/병동 간, 케어 연속선상 간) **환자 및 가족 참여/케어의 공동생산(co-production of care)** □ 케어의 모든 측면에서 환자/가족 파트너십(예 계획, 의사결정, 가족 입회 정책, 회진, 건강기록/검사결과에 대한 접근) □ 환자/가족의 지역 안전/질 이니셔티브에의 참여 □ 공개 및 사과 프로토콜 **상황 인식/회복력** □ 안전 위험 및 환자 악화의 실시간/조기 감지를 위한 프로세스(직원/환자 가족/의사) □ 케어 문제 확대를 위한 프로토콜(직원/환자/가족/의사)		**교육/역량 강화** □ 안전 및 개선 과학, 팀워크, 의사소통에 대해 교육을 받은 리더/직원/의사 □ 팀 기반 훈련 **사고 보고/관리/분석** □ 환자/가족 및 직원/의사와 관련된 사건에 대한 효과적인 위험/사고 보고시스템(예 아차사고, 중대사고, 사망률/이환 검토) □ 안전 사건/중대 사건에 대응하고 학습하기 위한 구조화된 프로세스(예 시스템 분석, 환자/가족/직원/의사 참여 및 지원) **안전/질 측정/보고** □ 정기적인 안전문화 측정; 환자/가족 불만; 직원/의사 참여(단위/환경 및 조직별) □ 후향적/전향적 안전 및 품질 프로세스 및 결과 측정 □ 안전/질 계획 결과의 정기적, 투명한 보고 **운영 개선** □ 구조화된 방법, 신뢰성 향상을 위한 인프라, 운영 간소화(예 PDSA, 린(Lean), 인간 공학, 전향적 위험 분석)

출처: Singer, S. J., & Vogus, T. J. (2013). Reducing hospital errors: interventions that build safety culture. Annual review of public health, 34, 373-396.https://www.patientsafetyinstitute.ca/en/toolsResources/Patient-Safety-Culture-Bundle/Documents/Patient%20Safety%20Culture%20%20Bundle%20for%20Leaders.pdf

이상과 같이 환자안전문화를 구축하기 위해서는 다양한 측면에서의 전략을 시도할 필요가 있다. 다행히 최근 환자안전문화에 대한 관심이 증가하면서 근거에 기반을 둔 환자안전문화 증진을 위한 전략에 대한 질 향상 활동과 연구도 증가하고 있다. 앞으로 이러한 근거들이 축적되면 효과가 입증된 환자안전문화 증진 전략 적용이 더욱 용이해지며 우리나라 의료기관의 환자안전문화 수준은 더욱 향상될 것으로 기대된다.

4 참고문헌

강민아, 김정은, 안경애, 김윤, 김석화. (2005). 환자안전 문화와 의료과오 보고에 대한 의사의 인식과 태도. *보건행정학회지*, 15(4), 110-135.

김복남, 황지인, 이순교, 황정해, 최윤경 등. (2016). 환자안전 실무지침서, 현문사.

김은경, 강민아, 김희정. (2007). 환자안전 문화에 대한 의료 종사자의 인식과 경험. *간호행정학회지*, 13(3), 321-334.

김정은. (2007). 환자안전과 관련된 병원문화와 의료과오 보고에 대한 간호사의 인식조사. *임상간호연구*, 13(3), 169-179.

김화영, 김혜숙. (2011). 일 지역 종합병원 간호사의 환자안전문화 인식이 안전간호활동에 미치는 영향. *간호행정학회지*, 17(4), 413-422.

이미향, 김창희. (2015). 환자안전문화 정착을 위한 리더십 워크라운드(Leadership WalkRounds)의 융복합적 적용 효과. *디지털융복합학회지*, 13(6), 185-195.

이순교. (2015). 한국형 환자안전문화 측정도구 개발 및 평가. 중앙대학교 박사학위논문.

이영아. (2009). 일부 종합병원 종사자의 환자안전문화에 대한 인식. 연세대학교 대학원.

정연이, 박일태, 이순교, 최윤경. (2015). 한국의 환자안전문화 측정. 의료기관평가인증원.

주영종. (2010). 조직문화 연구에 대한 통합과 실증분석. 중앙대학교 대학원.

Adams-Pizarro, I., Walker, Z., Robinson, Z., Kelly, S., Toth, M. (2008). Using the AHRQ Hospital Survey on Patient Safety Culture as an Intervention Tool for Regional Clinical Improvement Collaboratives. In Henriksen, K., Battles, J. B., Keyes, M. A., et al., (Ed.). Advances in Patient Safety: New Directions and Alternative Approaches (Vol. 2: Culture and Redesign). Rockville, MD: Agency for Healthcare Research and Quality. Available at: http://www.ncbi.nlm.nih.gov/books/NBK43728/ (Accessed June 30, 2016).

Apold, J., Daniels, T., Sonneborn, M. (2006). Promoting collaboration and transparency in patient safety. *Journal on Quality and Patient Safety,* 32(12), 672-675.

Castle, N., Sonon, K. (2006). A culture of patient safety in nursing homes. *Quality and*

Safety in Health Care, 15(6), 405-408.

Choudhry, R. M., Fang, D., Mohamed, S. (2007). The nature of safety culture: A survey of the state-of-the-art. *Safety science*, 45(10), 993-1012.

Churruca, K., Ellis, L. A,, Pomare, C., et al. (2021). Dimensions of safety culture: a systematic review of quantitative, qualitative and mixed methods for assessing safety culture in hospitals. BMJ Open, 2021(11), e043982.

Colla, J., Bracken, A., Kinney, L., Weeks, W. (2005). Measuring patient safety climate: a review of surveys. *Quality and Safety in Health Care*, 14(5), 364-366.

Delmarva Foundation. (2006). *Culture improvement guide*. Hanover, MD: Delmarva.

Epstein, R. M., Street, R. L. J. (2011). The values and value of patient-centered care. *The Annals of Family Medicine,* 9(2), 100-103.

Famolaro, T., Hare, R., Yount, N. D., Fan, L., Liu, H., Sorra, J. (2021). Surveys on Patient Safety CultureTM (SOPS®) Hospital Survey 2.0: 2021 User Database Report. (Prepared by Westat, Rockville, MD, under Contract No. HHSP233201500026I/HHSP23337004T). Rockville, MD: Agency for Healthcare Research and Quality. AHRQ Publication No. 21－0017.

Flin, R., Mearns, K., O'Connor, P., Bryden, R. (2000). Measuring safety climate: identifying the common features. *Safety Science*, 34(1), 177-192.

Gittell, J. (2002). Coordinating mechanisms in care provider groups: Relational coordination as a mediator and input uncertainty as a moderator of performance effects. *Management Science, 48*(11), 1408-1426.

Goh, S. C., Chan, C., Kuziemsky, C. (2013). Teamwork, organizational learning, patient safety and job outcomes. *International Journal of Health Care Quality Assurance*, 26(5), 420-432.

Gordon, G. G. (1991). Industry determinants of organizational culture. *Academy of Management Review*, 16(2), 396-415.

Guldenmund, F. W. (2000). The nature of safety culture: a review of theory and research. *Safety Science,* 34(1), 215-257.

Halligan, M., Zecevic, A. (2011). Safety culture in healthcare: a review of concepts, dimensions, measures and progress. *BMJ Quality & Safety*, 20(4), 338-343.

Havens, D. S., Aiken, L. H. (1999). Shaping systems to promote desired outcomes: the magnet hospital model. *Journal of Nursing Administration*, 29(2), 14-20.

https://www.england.nhs.uk/patient－safety/a－just－culture－guide/

https://www.england.nhs.uk/wp－content/uploads/2021/02/NHS_0932_JC_Poster_A3.pdf

Hughes RG, editor. (2008). Patient Safety and Quality: An Evidence－Based Handbook for Nurses. Rockville (MD): Agency for Healthcare Research and Quality (US). Available from: https://www.ncbi.nlm.nih.gov/books/NBK2651/

Illingworth, J. (2015). Continuous improvement of patient safety: The case for change in the NHS. London, UK, The Health Foundation.

Institute for Healthcare Improvement (IHIa). (2004). Patient Safety Leadership WalkRounds™ . Available at http://www.ihi.org/resources/Pages/Tools/PatientSafetyLeadership WalkRounds.aspx (Accessed August 30, 2016).

Institute for Healthcare Improvement (IHIb). (2006). Leadership guide to patient safety. Available at http://www.ihi.org/resources/Pages/IHIWhitePapers/LeadershipGuideto Patient -Safety WhitePaper.aspx (Accessed August 30, 2016).

Joint Commission International. (2014). *Joint Commission International Accreditation Standards for Hospitals. 5th eds.* Oakbrook Terrace, IL: Joint Commission Resources.

Katz-Navon, T., Naveh, E., Stern, Z. (2005). Safety climate in health care organizations: a multidimensional approach. *Academy of Management Journal*, 48(6), 1075-1089.

Kirk, S., Parker, D., Claridge, T., Esmail, A., Marshall, M. (2007). Patient safety culture in primary care: developing a theoretical framework for practical use. *Quality and Safety in Health Care*, 16(4), 313-320.

Krumberger, J. (2001). Building a culture of safety. *RN*, 64(1), 32ac2.

Leape, L. L., Berwick, D. M. (2005). Five years after to err is human. *Journal of the American Medical Association*, 293(19), 2384-2390.

Lee, T., Harrison, K. (2000). Assessing safety culture in nuclear power stations. *Safety Science*, 34(1), 61-97.

Marx, D. (2017). Console, Coach, or Punish?. 2017 Michigan Patient Safety and Quality Symposium.

Marx, D. Patient safety and the "Just Culture": a primer for health care executives. Medical Event Reporting System for Transfusion Medicine, Columbia University, April 17, 2001.

Neal, A., Griffin, M. A., Hart, P. M. (2000). The impact of organizational climate on safety climate and individual behavior. *Safety of Science*, 34, 99-109.

Pidgeon, N., O'Leary, M. (2000). Man-made disasters: why technology and organizations (sometimes) fail. *Safety Science*, 34(1), 15-30.

Probst, T. M. (2004). Safety and Insecurity: Exploring the moderating effect of organizational safety climate. *Journal of Occupational Health Psychology*, 9(1), 3-10.

Pronovost, P., Weast, B., Holzmueller, C., Rosenstein, B., Kidwell, R., Haller, K., et al. (2003). Evaluation of the culture of safety: survey of clinicians and managers in an academic medical center. *Quality and Safety in Health Care*, 12(6), 405-410.

Reason, J. (1997). Managing the risks of organizational accidents. Ashgate, London.

Reiman, T., Oedewald, P. (2004). Measuring maintenance culture and maintenance core task with CULTURE-questionnaire a case study in the power industry. *Safety Science*,

42(9), 859-889.

Sexton, J., Helmreich, R., Neilands, T., Rowan, K., Vella, K., Boyden, J., et al. (2006). The Safety Attitudes Questionnaire: psychometric properties, benchmarking data, and emerging research. *BMC Health Services Research*, 6(1), 44.

Singer, S. J., Vogus, T. J. (2013). Reducing hospital errors: interventions that build safety culture. *Annual Review of Public Health*, 34, 373-396.

Singla, A. K., Kitch, B. T., Weissman, J. S., Campbell, E. G. (2006). Assessing patient safety culture: a review and synthesis of the measurement tools. J*ournal of Patient Safety*, 2(3), 105-115.

Sorra, J., Famolaro, T., Yount, N. (2019). Transitioning to the SOPS™ Hospital Survey Version 2.0: What's Different and What To Expect, Part I: Main Report. (Prepared by Westat, Rockville, MD, under Contract No. HHSP233201500026I/HHSP23337004T). Rockville, MD: Agency for Healthcare Research and Quality. AHRQ Publication No. 19－0076－1－EF.

Sorra, J., Yount, N., Famolaro, T., et al. (2019). AHRQ Hospital Survey on Patient Safety Culture Version 2.0: User's Guide. (Prepared by Westat, under Contract No. HSP233201500026I/HHSP23337004T). Rockville, MD: Agency for Healthcare Research and Quality. AHRQ Publication No. 19－0076.

The Joint Commission. (2015). *Comprehensive accreditation manual for hospitals*. Oakbrook Terrace, IL: Joint Commission Resources.

Wachter, R. M., Gupta, K. (2018). *Understanding patient safety. 3nd ed.* New York, NY: McGraw-Hill Medical. 김은경 등 공역(2021). 환자안전의 이해. 현문사.

Waterson, P. (Ed.). (2014). *Patient Safety Culture: Theory, Methods and Application*. London, UK: Ashgate.

Wiegmann, D. A., ElBardissi, A. W., Dearani, J. A., Daly, R. C., Sundt Ⅲ, T. M. (2007). Disruptions in surgical flow and their relationship to surgical errors: an exploratory investigation. *Surgery*, 142(5), 658-665.

Zohar, D. (2000). A group-level model of safety climate: testing the effect of group climate on microaccidents in manufacturing jobs. *Journal of Applied Psychology*, 85(4), 587.

Zohar, D. (2010). Thirty years of safety climate research: Reflections and future directions. *Accident Analysis & Prevention*, 42(5), 1517-1522. Available at: http://www.uofmhealth.org/quality-safety/patient-safety-culture (Accessed June 30, 2016).

Zohar, D., Livne, Y., Tenne-Gazit, O., Admi, H., Donchin, Y. (2007). Health-care climate: A framework for measuring and improving patient safety. *Critical Care Medicine*, 35(5), 1312-1317.

제15장

효과적인 의사소통

학 습 목 표

▶ 환자안전에서 의사소통의 중요성을 실명힐 수 있다.
▶ 효과적인 의사소통의 기본 개념과 원칙을 설명할 수 있다.
▶ 의사소통의 방해 요인과 의사소통 교육의 필요성을 설명할 수 있다.
▶ 표준화된 인수인계 도구를 임상환경에서 적용할 수 있다.
▶ 환자안전을 위한 의사소통 기술을 임상환경에서 활용할 수 있다.
▶ 환자안전을 위한 효과적인 의사소통 향상 전략 방안을 모색할 수 있다.

학 습 성 과

- 다학제 간 협력 및 의료팀 내의 효과적인 의사소통은 환자안전을 위한 필수적인 요구사항이므로 이에 대한 충분한 이해가 필요하다.
- 의료 환경은 다양한 직종의 인력이 환자 치료를 위해 함께 일하며, 빠르게 변화하는 복잡한 환경이므로 환자안전과 의료의 질을 보장하고 오류를 예방하기 위해서 의료인 간 효과적인 의사소통 기술을 습득하고 활용할 수 있어야 한다.
- 의료전문 인력 간의 원활한 의사소통의 중요성이 증가하는 것에 비해 점점 복잡해지는 의료상황에서 갈등의 요소와 이를 방해하는 요인들 또한 증가하고 있다. 효과적인 의사소통의 개념과 원칙, 효과적인 의사소통 기술에 대한 학습을 통하여, 임상현장에서 의사소통 향상을 위한 개선 전략을 제시할 수 있어야 한다.

사례 : 수술 상황에서 의사소통과 확인 오류[1]

수술 중에 수술 세트 내에 있는 수술 도구인 클램프(clamp)를 사용하였다. 소독간호사 A와 B는 순회간호사 C에게 클램프가 복강 내 있음을 인계하지 않은 상태로 점심 교대를 위해 수술방에서 나갔다. 순회간호사 C가 소독간호사로 전환되어 수술이 진행되었고, 체강을 닫기 전 수술에 사용한 클램프의 수술계수 과정이 누락되었다. 수술에 참여하는 의료진은 수술기구의 체내 잔류 사실을 모른 채 체강을 닫고 수술이 종료되었다. 수술 종료 후 C간호사는 사용하였던 수술 세트의 구성품을 담아 수술방의 세척실에 보냈고, 당시 구성품 누락을 확인하지 못하였다. 이후 세척실에서 1차 세척 후 중앙공급실로 수술 세트를 보냈으며, 중앙공급실에서 클램프가 누락되었음을 발견하였다. 바로 수술 환자에게 X-ray 촬영을 실시하여, 복강 내 클램프를 확인하고 당일 재수술로 제거하였으며 환자에게는 하루 2번의 전신마취가 시행되었다.

1) 의료기관인증평가원. (2019). 환자안전사고 주제별 보고서. p.80
https://www.kops.or.kr/portal/board/reference/boardDetail.do?bbsId=reference&nttNo=20000000000093

1 보건의료에서 의사소통의 중요성[2)]

어떤 직종이든 성공적인 업무 수행을 위해서는 조직 구성원 간의 효율적인 의사소통을 통한 협력이 필수적이다. 인간의 생명을 다루는 보건의료조직에서는 특히 긴급한 상황에서 중대한 의사결정을 내려야 할 경우가 많으며, 이는 인간의 생명과 직결되어 있다는 점을 고려할 때 의료인 간의 효율적인 의사소통과 협력은 중요한 요소이다(이정우 외, 2014). 의료 환경은 복잡한 환경으로 다양한 직종의 인력이 환자 치료를 위해 협동을 통해 일하며, 환자안전과 의료의 질을 보장하기 위해서 다른 직종의 직원과 효과적으로 의사소통하고 협력하는 것이 오류 예방을 위해 필수적으로 요구된다(WHO, 2011). 팀 내의 다양한 직종의 구성원들은 이러한 협력적 관계에서 능동적 태도를 보여야 하며, 의료상황의 변화에 따라 안전한 환자 치료의 방향을 모색하기 위해서 의료제공자 간 정보, 생각이나 감정을 표현하고 교환하는 상호작용의 과정이 필요하다. 의료기관 내에서 의료전문가들의 의사소통은 업무의 효율성과 환자안전에 기여하는 중요한 요소로 효율적인 의사소통 능력은 의료인이 갖추어야 할 핵심역량이다.

오늘날 의료환경은 점차 세분화되고 다양한 분야별 업무 부서가 존재하며, 조직 구성원은 의사소통에 많은 시간을 할애하고 있다. 의사소통은 구성원 간 관계 형성에 도움을 주며 조직 구성원이 역할을 토대로 협력 업무를 위한 상호작용에 영향을 미친다.

원활한 의사소통은 구성원 상호 간의 격차를 줄이고 구성원을 조정하며 통합시켜 준다. 그러므로 집단의 응집력을 강화시켜 근무 의식, 사기, 협동심과 조직의 효율성도 향상된다. 단순한 정보전달의 의사소통보다는 의사소통 기술을 포함한 효과적 의사소통으로 구성원이 질문하거나 정보와 생각 또는 감정을 공유하는 과정을 통해 서로 연결될 수 있다. 보건의료에서는 이러한 의사소통 과정을 통해 조직에서의 문제해결과 합리적인 의사결정이 가능하므로, 결국 의료오류의 예방과 보건의료 성과에 영향을 미친다(Blais & Hayes, 2015). 이렇듯 의료인 간의 의사소통이 매우 중요함에도 불구하고, 실제 임상현장에서 보건의료인은 서로 충분히 의사소통 하지 않으며, 팀원 간에 환자의 요구에 대해 의사소통하는 데에 시간을 할애하지 않고, 환자와 의사소통하는 시간도 충분히 갖지 않는 것으로 나타나(Gordon et al., 2015) 이를 개선하기 위한 노력이 필요하다.

2) 보건의료에서의 의사소통은 의료인과 환자 및 보호자, 의료인 간의 의사소통을 모두 포함하나, 본 장에서는 의료인 간의 의사소통에 초점을 두었다.

의료인 간의 의사소통 시 부정확한 정보가 전달되거나, 적시에 필요한 정보가 제공되지 않을 경우, 환자안전에 위협이 될 수 있다. 비효율적인 의사소통은 피할 수 있었던 재원 또는 재입원을 증가시키고, 불필요한 검사를 증가시킴으로 인해 경제적인 부분에도 영향을 미친다(Vermeir et al., 2015). 미국 The Joint Commission(TJC)의 적신호 사건 보고에 따르면 심각한 의료오류의 80%가 의료제공자 사이에 의사소통 오류와 관련이 있었으며 근본원인을 분석한 결과, 2015년 발생한 심각한 의료 사고 936건 중 744건이 의사소통 문제임을 보고하였다(The Joint Commission, 2015). <표 15-1>은 최근 3년간 TJC의 적신호 사건 근본원인 분석결과 사건유형별 순위를 제시하고 있다.

표 15-1 미국 TJC 사건유형별 적신호사건의 근본원인

2013(N=887)		2014(N=764)		2015(N=936)	
인적요소	635	인적요소	547	인적요소	999
의사소통	563	리더십	517	리더십	849
리더십	547	의사소통	489	의사소통	744
사정	505	사정	392	사정	545
정보 관리	155	신체적 환경	115	신체적 환경	202
신체적 환경	138	정보 관리	72	의료정보 기술 관련	125
치료 계획	103	치료 계획	72	치료 계획	75
치료의 연속성	97	의료정보 기술 관련	59	수술	62
약물 사용	77	수술	58	약물 사용	60
수술	76	치료의 연속성	57	정보 관리	52

출처: The Joint Commission (2015). Sentinel event data: root causes by event type 2004–2015. Available at: https://www.jointcommission.org/resources/patient-safety-topics/sentinel-event/ (Accessed Feburary 7, 2022).

〈미국 TJC의 근본원인 분석결과〉

2004~2015년 사이 보고된 적신호 사건의 근본원인을 분석한 결과, 특히 마취 관련, 치료지연, 도주관련, 유아 유괴, 화재관련, 감염관련, 전동관련 사건에서 의사소통 문제가 가장 큰 원인으로 지적되었다. 2013~2015년 사이 보고된 적신호 사건의 근본원인을 분석한 결과 비효과적인 의사소통이 상위 3가지 원인 중 하나였다.

적신호 사건의 2/3 이상이 부적절한 의사소통과 관련이 있었으며, 그중 절반은 의료제공자 사이에서 케어의 이행(poor transition of care)이 적절하게 이루어지 않아 발생하였다. 의사소통 오류는 전달되는 정보가 부정확하거나, 불완전하거나, 적시에 이루어지지 않거나, 잘못 해석될 때, 필요하지 않은 정보일 때 발생할 수 있다(Lewis et al., 2021).

2 효과적 의사소통의 개념과 원칙

2.1 의사소통의 정의

의사소통(communication)은 '공동의 것으로 만들다(to make common)'라는 라틴어의 'communits'에서 유래되었으며, 의사소통은 한 사람이 다른 사람에게 영향을 주고 다른 사람을 이해하는 데 사용되는 모든 수단을 포함한다. 다시 말하면, 발신자에서 수신자로의 정보의 전달 또는 교환으로 정의할 수 있으며, 정보 및 사실뿐만 아니라 개인의 느낌, 태도, 신념을 전달하는 과정이라고 할 수 있다. 의사소통은 관련된 모든 사람이 알고 있고 인식하는 방법을 사용하여 다른 사람에게 정보를 명확하고 정확하게 전달하는 과정으로서 구두 또는 기록된 언어 등을 통해 정보를 교환하거나, 제스쳐, 신호, 행동으로도 의사소통할 수 있다(Agency for Healthcare Research and Quality, 2014a; Blais & Hayes, 2015). 의사소통 과정에는 질문하고, 설명을 구하고, 전달된 메시지가 이해되었음을 확인하는 과정이 포함되며, 효과적으로 의사소통이 잘 되었을 경우, 발신자와 수신자는 전달된 정보를 서로 동일하게 이해하게 된다(AHRQ, 2014a).

보건의료에서의 의사소통은 의료인과 환자, 의료인과 보호자와의 의사소통, 임상에서 의료제공자 간의 의사소통을 포함한다. 의료행위를 수행하는 의료조직은 다양한 직무를 담당하고 있는 많은 직종의 보건의료 제공자로 이루어진 하나의 단체라고 할 수 있으며, 다양한 직종에는 의사, 간호사, 약사 및 보건의료 관련 종사자(의료기사, 행정업무 직원 등)가 포함된다(WHO, 2011). 의료조직 내에서의 의사소통은 의료인과 환자와의 의사소통은 물론이고, 의료인 간의 의사소통이 어떻게 이루어지느냐에 따라 환자의 건강 회복과 의료인의 직무만족, 삶의 질에 미치는 영향이 매우 크다. 의료인 간의 원활한 의사소통은 상호 간 갈등의 발생을 줄이고 협력적으로 일할 수 있도록 하여 궁극적으로 환자에게 더 좋은 보건의료 서비스를 제공할 수 있다.

2.2 의사소통 과정

의사소통의 일반적 과정은 송신자, 메시지 전달 방법, 수신자, 반응 또는 피드백의 요소로 이루어지며(Blais & Hayes, 2015), 누가, 무엇을, 어떤 방법으로, 누구에게, 어떤 목적으로 수행하는가에 대한 '과정(process)'으로 볼 수 있다(김복남 외, 2016). 의사소통의 과정은 송신자와 수신자 간의 일정한 과정으로 구성되며, 송신자는 메시지를 상황에 적합한 형태로 암호화(encoding)하여 정보 메시지를 구성하고, 적절한 의사소통 경로와 매체 등의 선택한 송신 방법으로 수신자에게 전달한다. 의사소통에서 중요한 두 가지 사항은 '누구와 의사소통 하는지'와 '어떻게 의사소통 하는가'이다. 누구와 의사소통을 하는지는 정보가 전달되는 방식에 영향을 줄 수 있으며, 의사소통 방법은 언어적, 비언어적 의사소통으로 구분할 수 있다(AHRQ, 2014a).

조직에서 의사소통이 일어나기 위해서는 목적이 반드시 있어야 한다. 목적은 메시지로 구성되어 정보원으로서 송신자로부터 수신자로 발송이 되며, 수신자는 일정한 법칙에 따라 송신자의 메시지를 의미 있는 정보로 인식하고 해석한다. 가장 단순한 형태의 의사소통은 두 사람 간의 메시지를 주고받는 것이며, 의사소통은 개인뿐만 아니라 강의나 수업을 통해 집단 간 정보를 교환하거나 근무 교대 시 인수인계로 여러 사람들 간 정보를 교환할 수도 있다(Blais & Hayes, 2015)

2.3 의사소통 유형

의사소통의 유형은 사용하는 메시지 기호의 종류에 따라 분류된다. 주로 언어적 의사소통(verbal communication)과 비언어적 의사소통(non-verbal communication) 두 가지 유형이 있다. 언어적 의사소통은 구두적 의사소통(oral communication)과 문서적 의사소통(written communication)으로 크게 나눌 수 있다. 언어적 의사소통 중에서 구두적 의사소통은 정보, 생각, 느낌을 단어를 사용하여 말로 표현하는 것으로 대화, 토론, 음성 통화 등이 포함된다(Blais & Hayes, 2015; 장금성 외, 2020). 문서적 의사소통은 서면 의사소통이라고도 하며 문자를 이용하는 의사소통으로, 수기 또는 전산으로 환자 상태에 대해 기록한 의무기록지를 예로 들 수 있다. 그 외에도 전자메일, 보고서, 안내서 등 기록으로 보관할 필요가 있거나 수신자가 가까이 없는 경우에 사용할 수 있다. 비언어적 의사소통은 언어를 사용하지 않고 얼굴 표정, 제스쳐, 눈맞춤, 자세 및 외모 등 비언어적 수단을 사용한 의사소통이다(Blais & Hayes, 2015; 장금성 외, 2020).

조직 내에서 의사소통의 형태는 공식성과 비공식성에 따라서 공식적 의사소통과 비공식적 의사소통이 있고, 공식적 의사소통은 수직적, 수평적, 대각적 의사소통으로 나눌 수 있다. 수직적 의사소통은 공식적 조직체계 안에서 상·하 계층 간 이루어지는 의사소통이라 할 수 있다. 조직의 하급자가 상급자에게 정보를 전달하는 상향식 의사소통과 조직의 상급자가 하급자에게 명령이나 지시를 전달할 때 사용하는 하향식 의사소통이 이에 포함된다. 특히 상향식 의사소통은 메시지가 아래에서 위로 이루어지는 의사소통으로 조직의 하급자가 상급자에게 의견이나 보고사항을 전달하는 것을 말한다. 수평적 의사소통은 조직에서 동일 계층이나 지위에 있는 구성원 간 이루어지는 의사소통으로서 조직 내 다양한 사람들 간에 이루어지며 타 부서와 이루어지는 회의 등도 포함된다. 대각적 의사소통은 조직 내 여러 계층을 가로질러 명령체계에 따르지 않고 필요에 따라 조직 구조상 부서나 계층이 다른 사람들과 의사소통 하는 방식을 말한다.

2.4 의사소통 기능

조직에서의 의사소통의 기능은 목표를 달성하기 위함이라 할 수 있으며, 의료기관에서는 환자안전이라는 목표를 위해서 의사소통은 필수적이다. 의사소통은 목표를 구성원에게 전달하고 인간관계를 원만하게 하며 구성원들의 사기를 진작시킬 수도 있다. 또한 조직의 목표 성취를 위해 협동심을 고취시키는 역할을 하는데, 의료기관에서 환자의 질병 치료라는 목적을 달성하기 위해 다양한 의료인들은 협동 작업을 한다. 이때 의사소통은 의료인 간 정확하게 정보를 공유하고 서로의 생각과 감정을 교환하여 협력적 치료를 하는 방법을 찾는 데 도움을 준다.

효과적인 의사소통은 협력의 전제조건으로 Disch(2009)는 효과적인 의사소통자의 10가지 속성을 제시하고 있다. 효과적인 의사소통자는 청중과 소통 시 관심을 가지고, 열려 있으며, 목적이 있고, 결론을 도출하고, 간결하며, 설득력 있는 증거를 사용하고, 명확한 메시지를 전달하고, 다른 사람의 상황에 자신을 대입해보며 주의 깊게 경청해야 한다.

2.5 효과적인 의사소통의 표준

TeamSTEPPS(16장 참고)는 미국의 보건의료연구소(Agency for Healthcare Research and Quality, AHRQ)와 Department of Defense에서 환자안전을 위한 보건의료인의 팀 훈련을 목적으로 국가표준으로 개발한 프로그램이다. 의료팀 안에서 정보를 공유할 때 다른 직종의 의료인, 환자, 보호자를 포함할 수 있으며, TeamSTEPPS에서 제시하는 효과적인 의사소통을 위한 표준은 다음과 같다(AHRQ, 2014b).

① 완전성(complete)

- 혼란으로 이어질 수 있는 불필요한 세부 사항을 피하면서 모든 관련 정보를 전달한다.
- 환자의 질문에 대해 충분한 시간을 두고 완전하게 질문에 답한다.

② 명확성(clear)

- 보건의료팀원들과 의사소통 시 공통적이거나 표준 용어를 사용한다.
- 분명하게 이해되는 정보를 사용한다.

③ 간결성(brief)

- 정보를 간결하게 전달한다.

④ 시기 적절성(timely)

• 환자의 상황이 악화될 수 있는 정보는 지연을 피하고 즉각 전달한다.
• 환자에 관한 정보는 자주 공유한다.
• 전달하고자 의도한 정보를 상대방이 받았는지 분명하게 확인한다.

2.6 의료인 간 의사소통 연구와 의사소통 능력 교육 필요성

효과적인 의사소통은 환자안전에 필수적이며, 의료팀원 간 효과적으로 환자에 관한 정보를 전달하는 것은 매우 중요하다. 여러 직종의 의료인이 함께 일하고 있는 임상 현장은 환자의 생명을 다루는 곳으로 의료인 간에 정확하지 않은 정보가 전달되거나, 필요한 정보를 빠뜨리거나 필요한 정보가 적시에 공유되지 않는다면 환자안전을 위협할 수 있다(조용애 외, 2013).

보건의료인 간 의사소통에 대한 연구에 따르면, 종합병원 일반 병동 간호사 167명을 대상으로 한 실험연구에서 간호사의 26.8%가 함께 일하는 의사로부터, 30.7%가 함께 일하는 간호사로부터 전달받은 정보의 정확성을 다시 확인해야 하는 경우가 종종 있었다고 응답하였다(김미영, 2018). 또한 국내 300병상 이상의 병원 간호사를 대상으로 한 연구에서도 인수인계를 준 간호사의 5.7%, 받은 간호사의 12.1%만이 인수인계 정확성에 대한 확신이 든다고 응답하였다(김선호, 2013). 이는 환자에게 안전한 의료 환경을 제공하는 데 방해 요인이 될 수 있다.

간호사와 의사와의 의사소통에 관한 연구에서 간호사들은 의사와 이루어지는 의사소통의 정확성, 개방성, 직종 간 상호이해에 대해 중간 정도로 인식하고 있었으며, 간호사들은 의사로부터 전달받은 정보의 정확성에 대하여 낮은 인식을 보였다(조용애 외, 2013). 신입간호사 시기의 의료인 간 의사소통에 대한 경험이 가장 긍정적이었으며, 임상 경력 기간이 길어질수록 의사와의 의사소통 만족도는 낮게 나타났다(조용애 외, 2013). 이는 임상에서 부정적인 경험이 시간이 지남에 따라 쌓여가기 때문이라 해석할 수 있다.

간호사와 의사의 의사소통 경험에 대한 질적 연구 결과에 따르면, 간호사들이 인식하는 의사와의 의사소통은 '대화의 부재', '진정한 의사소통의 부재', '대화가 잘 안 됨'으로 분석되었고, 간호사와 의사의 관계는 불평등하고 위계적이고 갈등이 많은 관계였다(이정우 외, 2014). 3년 이상 경력의 간호사들과 면담을 진행한 연구에서도 의료팀과의 의사소통을 '벽과 대화하는 것 같다'고 표현했으며, 응급환자를 보고할 때도 긴급성에 공감하지 않거나 소통이 제때 이루어지지 못하는 등 적절한 반응을 얻지 못할 때가 많고 불통이 지속된다고 응답했다(박광옥, 2015). 이러한 상황은 의사와 간호사 사이에 의사소통을 방해하고, 환자 치료를 위해 정확하고, 상세한 정보공유를 방해한다.

올바른 의사소통이란 결국 다양한 전문직종이 모여 있는 집합체인 임상에서 누구나, 전문직이라면 갖추어야 할 기본적인 역량의 하나이다. 올바르고 효과적인 의사소통이 환자안전과 의료의 질을 보장하여 의료오류를 감소시키고 실무 관련 법적 소송을 예방하고 환자의 만족도를 향상시킬 수 있다는 것을 인식해야 한다. 이처럼 의료인 간 의사소통에 대한 인식과 능력의 차이, 의사소통의 부재, 갈등 상황을 해결하고 환자안전의 목표를 이루기 위해서는 의사소통 기술의 습득 및 의사소통 교육 개발 등을 통해 의사소통 역량 향상이 필요하다.

3 의사소통 방해 요인과 개선전략

의료기관 내 의료인 간의 의사소통은 다양한 형식과 장소에서 일어나게 되며, 의사소통의 장애는 원인에 따라 송신자 측, 수신자 측, 상황 관련 등의 요인으로 볼 수 있다. 송신자 측 문제의 해결을 위하여 수신자의 입장에서 적절한 언어와 메시지 내용을 구성하는 것이 필요하다. 수신자 측에서는 선입견이나 평가적 경향 없이 송신자의 메시지를 경청하고, 이해하려는 노력이 필요하다. 또한 의료 조직 분위기의 개선 및 바쁜 의료 환경에서의 의사소통 방법의 개선과 보완 등 상황 관련 요인의 변화가 요구되며, 의사소통의 중요한 요소인 반응과 피드백을 통해 송신자와 수신자 서로 간의 이해도를 높이고 방해 요인을 찾아서 해결함으로써 효과적인 의사소통을 하도록 해야 한다.

이재영(2015)은 의료기관에서의 효과적인 의사소통의 장애를 일으키는 원인으로 유해한 조직문화, 표준화되지 않은 의사소통, 환자 인수인계 시 의사소통의 부족을 원인으로 지적하였다. 의료팀원 간에는 원활한 의사소통이 매우 중요하며, 팀원 간 정서적 갈등은 의사소통을 저하시켜 업무에 대한 집중을 저하시키고 의견을 수용하지 않는 조직 분위기를 만들어 환자 케어에 유해한 문화를 만든다.

임상에서 의사소통 실패의 다른 이유로, 의사와 간호사의 의사소통 교육의 차이가 원인으로 작용할 수 있다. 의사는 즉각적이고 빠르게 주요 항목에 대해서 의사소통을 하는 훈련을 받은 반면, 간호사는 진단을 직접 내리지 않지만, 임상 상황을 모두 포함하도록 광범위하고, 설명하는 방식으로 의사소통 훈련을 받았기 때문이다.

TeamSTEPPS에서는 의사소통을 방해하는 요인을 다음과 같이 제시하였다(AHRQ, 2014a).

- 언어 장벽: 다른 나라 언어를 사용하는 환자와 직원
- 부주의: 응급상황은 현재 하고 있는 업무에서 주의를 떨어지게 할 수 있다.

- 개인적 성향: 때때로 특정 사람과 의사소통하는 것이 어렵다.
- 업무량: 업무량이 많을 때 필요한 세부사항 모두를 의사소통하지 않거나 의사소통을 하더라도 확인하지 않는다.
- 다양한 의사소통 방식: 보건의료인은 다른 의사소통 방식을 훈련 받아왔다.
- 갈등: 불일치는 개인 간 의사소통에서 정보의 흐름을 방해한다.
- 정보 확인 부족: 정보를 확인하고 정보를 교환하여야 한다.
- 근무 교대: 케어의 이행이 가장 중요한 시점으로 의사소통 단절이 발생하기 쉽다.

이처럼 보건의료에서 의사소통은 다양한 요소에 의해 영향을 받으며, 의료인간 의사소통 시 방해요인이나 장벽이 될 수 있다. Guttman 등(2021)은 의사소통의 단절이나 실패의 원인을 행동, 인지, 언어, 환경, 기술의 다섯 가지 영역으로 구분하고, 각 영역의 장벽을 개선하는 데 사용할 수 있는 의사소통 도구와 기술 전략을 <표 15-2>와 같이 제시하였다.

표 15-2 의사소통의 방해요인과 전략

방해요인/장벽(Barrier)	예시	의사소통 도구와 전략
행동(Behavioral)	• 의사소통의 부족 • 상급자에게 의료제공자(하급자)가 의견을 제시하고 의사소통하는 것이 부족한 경우	• CUS(I am Concerned, Uncomfortable, Stop!) • Medical Improv 교육
인지(Cognitive)	• 정보 교환이 중단되거나, 정보가 불충분하거나, 맥락이 부족하거나, 관련이 없는 정보가 포함되는 경우 • 알람, 불필요한 의사소통 등의 환경으로 인한 주의산만	• SBAR와 같은 의사소통 도구의 사용 • 정보 교환에 대한 책임의 공유
언어(Linguistic)	• 언어적 장벽에는 스타일, 템포, 억양, 문장 구조와 문법, 의미, 화용론, 구어체, 어휘 등이 포함됨 • 인수인계 시 발신자와 수신자의 음성 템포가 다른 경우(너무 빠르게 말하는 것)	• 순환고리를 닫는 의사소통(Closed–Loop Communication, CLC)
환경(Environmental)	• 소음, 말하는 사람과 듣는 사람의 시야를 방해하는 경우 • 수술 중 멸균포, 마스크, 장비와 같은 물리적인 장벽은 언어적 및 비언어적 의사소통을 방해함	• 시야 확보를 위한 투명한 창(clear window)의 적용
기술(Technological)	• 의료인이 컴퓨터/의료정보시스템에 너무 많은 시간을 소비하여 환자를 위한 시간이 충분하지 않은 경우	• 의료정보시스템이 아닌 환자에게 중심을 맞추는 모범 사례(best practice)의 활용

출처: Guttman et al. (2021). Dissecting communication barriers in healthcare: a path to enhancing communication resiliency, reliability, and patient safety. Journal of patient safety, 17(8), e1465–e1471.

의사소통 방식의 차이를 좁히면서 의료인이 같은 곳을 바라보고, 효과적으로 의사소통할 수 있는 방법으로는 SBAR(Situation, Background, Assessment, Recommendation)이 대표적이다. SBAR를 비롯해서 표준화되지 않은 의사소통으로 인한 실수를 줄이고, 즉각적 의사소통을 위해 고안된 표준화된 의사소통 전략 및 도구들에 대한 연구가 진행되고 있다. 환자이양 및 인계는 중요한 환자관련 정보를 한 의료인에게서 다른 의료인에게 넘기는 고위험 과정으로서 문제 발생 시 환자에게 해가 발생할 수 있으므로 효과적 의사소통을 통해 환자 안전을 증진시켜야 한다. 이와 관련하여 대표적인 예는 세계보건기구(WHO)의 수술안전 체크리스트(World Health Organization, 2009)이며 구조화된 체크리스트는 바쁜 의료현장에서 환자안전을 지키기 위해 가장 간단하면서도 중요한 방법이라 할 수 있다.

의사소통의 질은 의사와 간호사의 관계에서 매우 중요한 요소로, 의사소통의 질이 향상되면 갈등이 감소되고 이는 업무의 효율성과 만족도를 높이는 데 기여한다. 또한 환자에게 질 높은 케어를 제공하는 것으로 이어져 환자의 만족도도 향상된다.

4 인수인계

인수인계란 치료의 연속성을 유지하기 위해 의료제공자 간 권한과 책임을 이전하는 의사소통으로, 환자의 사회적, 임상적 정보를 전달하는 과정이다(Cybulski, 2013). 보건의료 조직에서 인수인계가 수행되는 상황은 두 가지로 구분할 수 있다. 첫째는 '환자 관련 인수인계'이며, 환자가 다른 의료시설로 전원하거나 동일한 의료시설 안에서 다른 곳으로 이전될 때 발생하는 인수인계를 말한다. 둘째는 '의료제공자 관련 인수인계'이며, 환자 소속의 변화 없이 의료제공자의 근무 교대 시에 발생하는 인수인계를 말한다(Wachter & Gupta, 2018). 각각의 인수인계가 수행되는 상황의 예시는 <표 15-3>과 같다.

표 15-3 상황에 따른 인수인계 예시

환자 관련 인수인계	의료제공자 관련 인수인계
• 환자가 응급실을 통해 중환자실로 입원하는 경우 • 환자가 검사를 위해 중환자실에서 검사실로 이동하는 경우 • 환자가 다른 병원으로 전원 가는 경우	• 초번 간호사와 낮번 간호사가 근무를 교대하는 경우 • 한 간호사의 휴가로 인해 환자의 담당 간호사가 다른 간호사로 변경되는 경우

4.1 인수인계와 환자안전

인수인계는 정확한 정보 교환을 위한 중요한 시간으로서 의사소통 오류는 환자에게 부적절한 치료를 제공함으로써 위해를 초래하고, 환자는 그로 인해 고통받을 수 있다. 인수인계는 의료제공자 간의 의사소통 과정을 통해 이루어지며, 인수자와 인계자의 성격 및 특성, 인수인계가 수행되는 환경, 인계자의 주관성 등 다양한 변수에 의해 영향을 받는다(Cybulski, 2013). 따라서 환자정보가 전달되는 과정에서 정보가 왜곡 또는 누락되거나 인수자의 오해가 발생할 위험이 높으며, 이는 의료사고로 이어질 수 있으므로 환자안전에서 인수인계는 매우 중요한 과정 중 하나이다(Abbaszade et al., 2021). 다음은 인수인계 오류로 인해 환자에게 심각한 위해가 발생하여 환자안전보고학습센터에서 주의경보를 발령한 사례이다.

사례 : 인수인계 오류로 환자에게 심각한 위해 발생 (발령일: 2022.04.15)[3)]

뇌경색 치료를 위해 입원한 A환자는 기저질환 악화로 인해 병동과 집중치료실 간의 전동이 잦았다. 집중치료실의 의료진은 환자에게 욕창이 발생한 사실을 알고 있었지만, 병동으로 전동 시 욕창에 대한 인수인계를 실수로 전달하지 않았다. 환자가 집중치료실에서 병동으로 돌아온 날로부터 3일 후, 병동 내 의료진은 환자 처치 중 처음 입원 당시에 없었던 욕창을 뒤늦게 발견하였고, 3일간 A환자의 욕창 사정이 누락된 사실을 확인하였다.

이처럼 인수인계와 환자안전의 밀접한 연관성에도 불구하고 여전히 인수인계에 대해 의료제공자들이 인식하는 어려움과 부담감이 크고(정연옥 외, 2014), 자신이 인수인계를 정확하게 주거나 받았다고 확신하는 간호사의 비율도 낮은 편이다(김선호 외, 2013). 또한 임상현장의 간호사들은 인수인계 개선을 위한 전문적 교육이 필요하다고 인식하고 있다(정연옥 외, 2014).

이러한 현실에도 하루 24시간 운영되는 병원 환경에서는 질 높은 환자간호의 연속성을 유지하기 위해 의료제공자 간의 근무교대는 필수적이다. 한 연구에 따르면 간호사가 8~9시간 근무했을 때보다 10시간 이상 근무했을 때 환자안전을 위협하는 사건이 더 많이 나타났다(Stimpfel & Aiken, 2013). 하지만 환자안전을 위해 의료제공자의 근무시간을 줄이게 되

---

3) 환자안전보고학습센터. (2022). 환자안전 주의경보 발령.
https://www.kops.or.kr/portal/aam/atent/atentAlarmCntrmsrDetail.do

면 인수인계의 횟수는 증가하게 되며 오류 가능성이 높아질 수 있다(Wachter& Gupta, 2018). 따라서 인수인계 시점에서 오류가 발생하지 않도록 안전한 인수인계를 위한 전략이 필요하다.

4.2 효과적인 인수인계의 구성요소

효율적인 인수인계가 되기 위해서는 질문의 기회를 제공하고, 전 근무자가 제공한 정보를 신뢰하며, 정보의 완결성과 정확성에 대한 실시간적 피드백을 제공하여야 한다. 인수인계의 핵심은 정보가 체계적으로 정확하게 전달되고 상대방이 잘 이해하도록 하는 것이다. 또한 인계자가 잘 모르거나 잘못한 사항에 대해서는 이를 바르게 하기 위해 정보를 제공하거나 조언을 하는 것이 필요하다(정연옥, 박용익, 2015).

효과적인 인수인계를 위한 구성요소에는 '예측 가능하고 표준화된 구조'와 체계적인 정보전달을 가능하게 하는 '정보 시스템' 그리고 '개인 간의 확고한 의사소통'이 포함된다(Wachter & Gupta, 2018). 이와 비슷하게 TJC는 인수인계 과정에 대한 지침으로 '쌍방향적 의사소통', '정확한 최신 정보', '방해요소 감소', '정보를 검증하는 과정', 그리고 '관련된 과거 데이터를 검토할 수 있는 기회'를 세시했다.

환자안전을 보장하기 위해 인수인계는 정해진 장소에서 정해진 시간에 방해받지 않고 수행되어야 한다. 인수자와 인계자 모두 병원의 정보시스템을 이용할 수 있는 환경에서 방해 요소로부터 자유롭고 조용한 공간에서 인수인계가 이뤄지도록 보장하는 것은 매우 중요하다. 또한 다시 읽어주기(read back)와 업무 종료 시 점검하는 사인 아웃(sign-out)을 통한 확인 절차도 안전한 인수인계를 위해 매우 강조되고 있다(Wachter & Gupta, 2018).

4.3 표준화된 인수인계

2006년, 미국 TJC는 '인수인계 의사소통에서 질문을 주고받을 수 있는 표준화된 방식을 사용하는 것'을 '미국의 국가 환자안전 목표(National Patient Safety Goal, NPSG)'로 제시하여 표준화된 인수인계를 강조하였다. 복잡한 임상환경에서의 표준화된 인수인계는 구조화된 형식을 통해 중요한 정보의 누락을 방지하고 단시간 내에 정보를 정확히 전달하여 인수자의 이해도를 높인다. 또한 환자의 합병증, 약물오류 및 일반적인 위해사건의 발생을 감소시켜 환자안전을 향상시킬 수 있다(Bukoh & Siah, 2020).

4.3.1 표준화된 인수인계 도구

구조화된 과정을 제공하여 중요한 사항을 기억하도록 돕는 기억술(mnemonics)이 안전한 인수인계를 위한 전략으로 적용되고 있다. 표준화된 인수인계 도구는 인수인계에 포함되는 항목들을 나열한 체크리스트 형태와 간호과정을 반영한 형태로 구분할 수 있다(김희정, 권소희, 2021; 정연옥, 박용익, 2015). 먼저, 의학 분야에서 의사, 수련의, 의대생이 인계 시 사용하는 대표적인 도구는 SIGNOUTS, HAND OFF, PSYCH가 있다(Lewis et al., 2021, Riesenberg et al., 2009). 그중 PSYCH는 정신건강의학과 응급실에서 수련의가 핵심 정보를 확인할 수 있게 돕는 도구이다(Mariano et al., 2016).

표 15-4 SIGNOUTS

Sick or do not resuscitate	질환이나 불안정한 상황 또는 심폐소생술 거부 환자인지에 대한 정보
Identifying data	대상자 확인 정보(이름, 나이, 성, 진단명)
General hospital course	일반적인 진료 과정
New events of the day	그날의 중요한 사건
Overall health status	전반적인 건강 상태
Upcoming possibilities/plan	예상되는 가능성/계획
Tasks to complete	수행되어야 할 업무

표 15-5 HAND OFF

Hospital location	병동의 위치
Allergies/adverse reactions/medication	알러지, 위해반응, 약물
Name/number(medical record)	이름, 성별/나이(등록번호)
Do not attempt resuscitation(DNAR)	심폐소생술 거부
Onging medical/surgical problem	지속적인 내/외과 문제
Facts about this hospitalization	입원과 관련된 사실
Follow-up	추적검사
Scenarios	시나리오

표 15-6 PSYCH

Patient information/background (환자 정보와 배경)	환자 정보와 배경: 나이, 인종, 성별, 정신과적 과거력, 약물/물질 사용 과거력
Situation leading to hospital visit (병원을 방문하게 된 상황)	병원을 방문하게 된 상황 • 방문하게 된 방법(how) (예 스스로 방문, 가족이 데려 옴, 앰블런스, 경찰) • 이유(why) (예 자살 시도, 살인, 불안, 기이한 행동) • 병원 방문을 하게 된 상황에 대한 간단한 진술
Your assessment (당신이 사정한 정보)	당신이 사정한 정보 [환자 상태를 설명하는 간단한 진술]
Critical information (매우 중요한 정보)	매우 중요한 정보 (예 약물이나 술에 취한 상태, 약물/물질 금단, 관련된 병력, 폭력 과거력, 기다리고 있는 검사 결과, 약물 치료 확인)
Hindrance to discharge (퇴원에 방해되는 요소)	퇴원에 방해되는 요소

간호 분야에서 주로 사용하고 있는 표준화된 인수인계 도구는 SBAR, I PASS the BATON, I-PASS 등이 있다. 가장 많이 알려진 SBAR는 미군에서 응급 상황 시 의사소통을 위한 체계적인 기법으로 개발한 것을 보건의료 분야에 도입한 것으로, 미국 TJC와 보건의료향상연구소(Institute for Healthcare Improvement, IHI)에서도 SBAR 사용을 권장하고 있다(Kostoff et al., 2016). SBAR는 간호사뿐 아니라 의사, 약사, 물리치료사 등 다양한 직종의 보건의료인이 정확하고 안전한 인수인계를 위해 사용하는 도구이다(Riesenberg et al., 2009).

'I PASS the BATON'은 시의적절하고 정확한 인계를 위한 전략 중 하나이다(WHO, 2011). 그 외에도 표준화된 인수인계를 위한 도구인 I-PASS가 임상현장에서도 점차 많이 사용되고 있으며 I-PASS가 안전을 향상시킨다는 연구결과가 보고된 바 있다(PSNet, 2019; Sheth et al., 2016).

표 15-7 SBAR

S	상황(Situation)	자기소개, 환자 병실, 환자 이름, 주호소
B	배경(Background)	나이/성별, 진단명, 수술/시술 이력, 기저질환
A	사정(Assessment)	현재 증상에 대한 사정 결과 자신의 판단 제시
R	권고(Request/recommendation)	필요한 조치에 대한 제안

표 15-8 I PASS the BATON

I	소개(Introduction)	자신과 자신의 역할과 직업, 환자의 이름 소개
P	환자(Patient)	이름, 식별자, 나이, 성별, 위치
A	사정(Assessment)	주호소, 활력 징후, 증상과 진단 제시
S	상황(Situation)	코드 상태, (불)확실의 단계, 최근 변화와 치료에 대한 반응을 포함하는 현재 상태/상황
S	안전 문제(Safety concerns)	중요한 검사 결과/보고, 사회 경제적인 요인, 알레르기와 주의(낙상, 격리 등)
the		
B	배경(Background)	동반질환, 이전 병력, 현재 복용중인 약물과 가족력
A	행동(Actions)	어떤 행동이 취해졌거나 필요한지에 대한 간단한 근거를 제공
T	시기(Timing)	긴급함의 수준과 분명한 시기와 행동의 우선순위 정하기
O	소유권(Ownership)	환자/가족을 포함하여 누구(사람/팀)에게 책임이 있는지 확인
N	다음(Next)	다음에 무엇이 일어날까? 예상되는 변화는? 계획은 무엇인가? 비상 계획은 있는가?

표 15-9 I-PASS

I	질병 심각도(Illness severity)	환자의 중증도에 대한 요약(안정적 상태, 주의관찰이 필요한 상태, 불안정)
P	환자 요약(Patient summary)	환자의 진단 및 치료 계획에 대한 요약
A	조치 항목(Action list)	수신자가 취해야 할 조치
S	상황인지 및 예측상황에 대한 계획 (Situation awareness and contingency plans)	현재 상황과 환자의 상태 변화에 따른 지침: 만약－그렇다면(if－then) 형식 사용
S	수신자의 종합(Synthesis by receiver)	수신자의 질문 및 치료계획 확인

간호과정을 반영한 다양한 인수인계 도구는 <표 15-10>에 제시하였다. 국내 선행연구에서 SBAR를 활용한 인수인계 시뮬레이션 교육을 받은 신규 간호사들의 자기효능감과 의사소통 능력이 교육을 받기 전에 비해 유의하게 향상되었고(신나연, 2018), PASS-BAR 교육 후 신규 간호사의 임상추론역량, 인수인계 수행능력, 인수인계 자기효능감을 유의하게 향상시키는 것으로 나타났다(김희정, 2021). 이는 표준화된 인수인계의 효과를 보여주는 것으로, 정확한 인수인계를 통해 환자안전을 보장할 수 있도록 교육을 제공해야 한다.

표 15-10 간호과정을 반영한 표준화된 인수인계 도구

PACE	환자/문제(Patient/Problem), 사정/중재(Assessment/Actions), 지속/변화(Continuing/changes), 평가(Evaluation)
SOAP	주관적 자료(Subjective data), 객관적 자료(Objective data), 사정(Assessment), 계획(Plan)
PASS-BAR	환자(Patient), 활력징후에 대한 사정자료(Assessment), 환자 상황(Situation), 안전 관련 사항(Safety concerns), 환자의 배경(Background), 중재(Action), 권고(Recommendation)
P-VITAL	현재 환자(Present patient), 활력징후(Vital signs), 섭취량/배설량(Input/output), 치료/진단(Treatment/diagnosis)

5 의사소통 향상 방안

의료인의 의사소통 역량을 향상시키기 위해서는 그들의 의사소통 역량을 측정하고 효과적인 의사소통 기술들을 활용할 수 있도록 교육하는 것이 필요하다.

5.1 효과적인 의사소통 기술

다음은 임상현장에서 의료인 간의 효과적인 의사소통을 위해 사용할 수 있는 기술들이다(WHO, 2011). 구조화된 의사소통은 환자나 다른 의료인과의 상호작용을 보다 효과적, 효율적으로 만든다. 구조화된 의사소통 도구는 의료인이 서로 협력하여 보다 안전하게 환자 치료를 계획하고, 케어를 제공하며, 문제상황에 대응하여 간호나 치료의 원활한 이행(transition)을 돕는다.

① SBAR

SBAR는 상황, 배경, 사정(평가), 제안을 의미하는 의사소통 방법으로서, 보건의료 제공자들에게 명확하고 지속적이며, 간결하게 의사소통을 할 수 있는 기술이다(AHRQ, 2014b).

- 상황(situation): 환자에게 무슨 일이 일어나고 있는가? – 자기 소개, 호실, 환자명, 주호소
  "선생님, 저는 1004병동의 김안전 간호사입니다. 20호실 김곤란님 호흡곤란 호소해서 전화 드렸습니다."
- 배경(background): 임상 배경이나 맥락은 무엇인가? – 나이/성별, 기저질환, 진단명, 입원목적 등
  "65세 여자 환자로 치매와 고혈압이 있고 어제 폐렴으로 입원했습니다. 오늘 오후부터 호흡곤란 있으면서 불안 증상 보이고 있습니다."
- 사정(assessment): 문제가 무엇이라고 생각하는가? – 증상에 대한 사정 결과 및 자신의 판단 제시
  "환자 사정 결과, BP 130/70, PR 100회/분, RR 30회/분으로 얕고 빠른 호흡양상입니다. Room air 상태로 SpO2 90% 체크됩니다. PRN 오더에 따라 산소 Nasal prong으로 3L/min 제공 후 SpO2 93%로 오른 상태입니다. 상태가 점차 악화되고 있는 것으로 보입니다."
- 권고(recommendation): 그것을 바로잡기 위해 무엇을 할 것인가? – 필요한 조치에 대한 제안
  "선생님이 지금 바로 오셔서 환자 상태를 보셨으면 합니다."

보건의료팀 구성원은 즉시 와달라는 자신의 요청에 대한 반응이 불만족스럽다면, 그들은 다른 더 경력이 많은 의료인에게 도움과 조언을 구해야 한다.

② 외치기

외치기(call out)는 응급상황에서 중요하거나 민감한 정보를 모든 팀 구성원에게 동시에 알리기 위해 의사소통하는 전략으로 이 기술은 팀 구성원이 다음 단계를 예상하고, 그 업무 수행에 책임이 있는 특정한 개인에게 책임을 알려주는 것을 도와준다(AHRQ, 2014a). 팀리더와 레지던트 간 외치기의 예가 아래에 제시되어 있다.

- 리더: 기도 상태는 어떤가요?
- 레지던트: 기도는 깨끗합니다.
- 리더: 호흡음은 어떤가요?
- 레지던트: 우측 호흡음이 줄었습니다.
- 리더: 혈압 알려주세요.
- 레지던트: BP는 96/92입니다.

③ 되읽기와 재확인

되읽기(read back)는 항공 및 기타 산업 분야에서 잘못된 메시지 전달을 방지하기 위해 일반적으로 사용하는 방식이며 의료 환경에서는 인수인계 시 효과적으로 사용할 수 있는 기술이다. 정보 수신자가 정보를 기록한 후, 정보 제공자에게 다시 읽어주어 내용이 올바르게 이해되었음을 확인할 수 있다(WHO, 2007).

재확인(check-back)은 보내는 사람에 의해 전달된 정보가 받는 사람에게 의도대로 이해됐는지 확인하는 간단한 기술이다.

- 1단계: 보내는 사람이 메시지를 시작한다.
- 2단계: 받는 사람이 메시지를 받고 피드백을 제공한다.
- 3단계: 보내는 사람이 그 메시지가 이해되었는지 재확인한다.

아래는 팀원 간 재확인의 예시이다(AHRQ, 2014a).

- 팀원: "BP가 떨어지고 있습니다. 90/60에서 80/48까지 떨어지고 있습니다."
- 다른 팀원: (팀원의 말을 듣고 확인한 후) "알겠습니다. BP가 90/60에서 80/48까지 떨어지고 있습니까?"
- 팀원: "맞습니다."

④ CUS

CUS는 사람들이 문제가 되는 활동을 중단하는 것을 돕는 세 단계 프로세스의 약칭이다.

- I am Concerned "저는 우려가 됩니다."
- I am Uncomfortable "저는 불편합니다."
- This is a Safety issue "이것은 안전 문제입니다."

⑤ DESC 스크립트

DESC는 갈등을 해결하기 위한 구조적인 프로세스를 서술한다. 목표는 합의에 이르는 것이다.

- Describe: 특정한 상황이나 행동을 서술하고, 구체적인 증거나 데이터를 제공하라.
- Express: 그 상황이 당신을 어떻게 느끼게 하는지, 당신의 우려가 무엇인지 표현하라.
- Suggest: 다른 대안을 제안하고 동의를 구하라.
- Consequences: 결과는 설정된 팀 목표나 환자안전에 대한 그것의 영향이라는 측면에서 서술되어야 한다.

다음은 DESC 스크립트의 예시이다(AHRQ, 2014b).

간호사는 환자에게 도뇨관 삽입이 필요하다고 생각하는 상황에서 주치의가 없어서 전공의에게 도뇨관을 삽입해도 되는지 물었다. 전공의는 이미 카테터를 삽입하는 것에 대해 주치의에게 알렸다고 생각하였고, 주치의는 뒤늦게 이 사실을 알고, 다른 직원들이 있는 앞에서 간호사에게 소리를 지르며 화를 냈다. 이 상황에서 간호사는 DESC를 사용하여 다음과 같이 말할 수 있다.

- D: "제가(간호사) 환자에게 도뇨관을 삽입하는 것을 전공의에게 물어본 것에 대해 선생님(의사)이 화를 내시는 게 이상하다고 생각됩니다."
- E: "선생님(의사)이 간호사실 앞에서 저의 판단에 대해서 물어본 것에 대해 굉장히 불편하고 당황스러웠습니다."
- S: "선생님(의사)이 간호사인 저의 판단이나 간호에 대해 물어보고 싶거나 우려가 되었으면, 저에게 개인적으로 말씀해 주시는 것이 더 괜찮은 방법이라 생각합니다."
- C: "개인적으로 말하셨다면, 제가 덜 당황하여 환자에 대한 정보를 자세히 말할 수 있었을 것입니다."

⑥ 재도전 규칙

재도전 규칙(two-challenge rule)은 모든 팀 구성원이 매우 중요한 안전의 위반을 감지하거나 발견했을 때 어떤 활동을 중지할 수 있도록 돕기 위해 고안되었다. 팀원들에게 의견을 밝히고자 하는 한 번의 접촉이 있었지만, 깊이 생각하지 않고 무시되거나 묵살되는 경우가 있을 수 있다. 처음 주장이 무시된다면, 적어도 두 번은 자신의 우려를 다시 말함으로써("재도전 규칙"으로 명명함) 자신의 우려를 표현하는 것이 필요할 것이다.

⑦ 브리핑(briefing)과 디브리핑(debriefing)

팀 활동을 수행하기 전에 의료인 간 브리핑을 시행하고, 수행 후 디브리핑을 하는 것은 팀의 모든 구성원이 상황이 어떻게 진행되었으며 다음에는 무엇을 다르게 하거나 잘할 수 있는지에 대한 토의에 참여할 수 있도록 하여(WHO, 2011) 의료인 간 효과적인 의사소통의 기회를 제공한다. 브리핑은 의료제공자가 수술 같은 조치 전과 후의 사례에 대해 의논할 수 있는 기회를 제공하며(Guttman et al., 2021) 계획을 공유하는 전략으로 사용될 수 있다(AHRQ, 2014c). 브리핑은 팀 미팅이라고 부르기도 하며 팀 구성원과 역할, 환자의 임상 상태, 치료 계획, 팀 운영에 영향을 미치는 이슈를 논의할 수 있다. 브리핑 시 체크리스트를 사용하여 환자의 목표와 치료 계획을 팀원들과 공유할 수 있다(AHRQ, 2014c). 브리핑, SBAR와 같은 인수인계 도구, 재도전 규칙이나 CUS는 모든 의료제공자가 따라야 하는 공통의 실무와 용어를 제공하여(Guttman et al., 2021) 의료인 간 효과적으로 의사소통할 수 있도록 돕는다.

브리핑에서 일반적으로 계획과 기대되는 결과는 간단히 논의하는 것으로 대표적 표준화된 브리핑 도구는 WHO의 수술 안전 체크리스트이다(WHO, 2009). 체크리스트는 마취하기 전, 수술 부위를 절개하기 전, 환자가 수술방에서 퇴실하기 전의 세 가지 시점으로 구분하여 수술/시술명, 계수확인 완료, 검체 확인, 개선이 필요한 의료기구 관련 문제 등의 주의사항을 확인하도록 한다(수술 안전 체크리스트의 자세한 내용은 제5장 수술 및 침습적 시술을 참고).

디브리핑은 무슨 일이 일어났는지, 팀원들이 무엇을 배웠는지, 다음에 더 잘할 수 있는지 파악하기 위해 업무를 마친 후 바로 일어난 일들에 대해 간단히 의견을 교환하는 것이다. 디브리핑은 실수를 학습의 기회로 여기는 환경에서 수행될 때 가장 효과적이며 주요 업무에 대한 정확한 문서화, 안전 문제의 원인 분석, 개선을 위해 다음 계획을 어떻게 변경할 것인지 등을 포함한다(AHRQ, 2014c). 그 예로 안전 브리핑과 디브리핑(Safety Briefing & Debriefing)이 있다. 이는 일선 직원이 잠재적인 안전 문제를 공유하고 논의할 수 있는 정기적인 기회를 제공하며 시간이 지남에 따라 조직이 안전한 문화를 만들고, 투약오류 위험을 줄이며, 케어의 질을 개선하는 데 도움이 된다.

표 15-11 안전 브리핑 데이터 수집 형식(IHI, 2004)

근무시작 브리핑

시작 시간 ________ 종료 시간 ________

오늘 직원들의 알아야 할 안전문제는 무엇입니까?
제기된 문제의 수 ______

근무종료 후 디브리핑

시작 시간 ________ 종료 시간 ________

다음 질문을 묻고 답을 기록하시오.

1) 얼마나 많은 사람이 오늘 약물과 관련된 안전 문제에 직면했습니까?
______ 팁-문제를 공유하고 논의하세요.

2) 얼마나 많은 사람이 오늘 약물과 관련된 근접오류를 경험했거나 또는 거의 마주쳤습니까?
______ 팁-비처벌적인 문화를 강화하세요.

3) 오늘 약물에 관해서 질문을 하거나 의견을 제시한 환자가 몇 명이나 되었습니까?
______
이 중 환자의 질문이나 의견으로 근접오류를 예방할 수 있었던 것은 얼마나 됩니까?
______ 팁-비처벌적인 문화를 강화하세요.

4) 환자들이 목격한 즉각적인 조치를 취해야 하는 환자안전 문제는 무엇이었습니까? 환자안전을 개선하기 위해 어떤 프로세스의 변경이 필요합니까?
____
____

⑧ 자기주장

자기주장(assertiveness)이란 여러 직종이 함께 일할 때, 직종의 의견을 표현하는 것을 의미한다. 의료서비스 현장에서 의료인은 자신의 의견을 잘 표현해야 하며, 자기주장은 의사소통 행동과 직접적으로 관련되어, 여러 상황에서 적절하게 행동할 수 있고, 의료인 간 폭넓은 의사소통을 할 수 있도록 한다. 상대방의 입장에서 부정적인 감정이 유발되지 않는지 생각해보고 상대를 존중하는 태도를 유지하며 자신의 의견을 표현해야 한다. 간호사는 환자의 상태가 악화되어 즉각적인 치료가 요구되는 상황에서 환자를 대신해 주장하거나 전문적으로 의사와 효과적인 의사소통하는 것에 어려움을 느낀다. 자기주장이 필요한 실제 임상 상황을 이용하거나 가상의 시뮬레이션에서 역할극(role palying)을 통해 주장훈련을 할 수 있으며(Sherwood & Barnsteiner, 2017) 자기주장 시 다음의 CARE 테크닉을 사용할 수 있다(Riley, 2020).

- Clarify(명확화): 갈등 문제를 야기한 행동을 규명하는 과정
- Articulate(분명한 표현): 특정행동이 왜 문제인지 분명하게 표현
- Request for change(변화에 대한 요청): 상대방에게 행동 변화를 요구
- Encourage(격려): 변화된 행동에 대한 긍정적인 피드백 제공

의사소통 향상을 위한 프로그램

다음은 의료인의 의사소통 향상을 위해 적용 가능한 전략들이다.

① 존중을 위한 도구 세트(Civility Tool-kit): 상대방을 존중하는 의사소통 전략

보건의료 리더의 정체성, 조정과 중재의 역할을 향상시키고, 근무지에서의 괴롭힘을 막기 위해 의료인 간 의사소통하는 방법에 대한 것으로서, 중재 단계, 중재 시기, 중재 초점에 대하여 체계적 접근을 제공한다(http://stopbullyingtoolkit.org/).

② TeamSTEPPS® 2.0 Video Training Tools: **팀 훈련을 통한 효과적인 의사소통 향상 전략**

TeamSTEPPS는 AHRQ에서 보건의료 전문가의 의사소통과 팀워크 역량 증진을 통하여 환자안전을 향상시키고자 하는 목적으로 개발된 근거 기반 팀 훈련 방법으로서, 다양한 임상환경에서 팀워크 훈련을 적용할 수 있도록 고안되어져 있다. TeamSTEPPS의 적용은 환자안전과 팀워크를 위한 의사소통과 같은 비술기 영역 훈련을 강화시킬 수 있는 전략이 될 수 있다(https://www.ahrq.gov/TeamSTEPPS/index.html).

③ CUSP Toolkit: 환자안전문화 형성과 의사소통 향상을 위한 방안

CUSP toolkit은 의사, 간호사, 다른 임상 의료 팀원들이 어떻게 케어를 더 안전하게 향상시킬 수 있는지에 대한 것으로서 임상에서의 우수 실무와 안전의 과학적 방안을 결합하여 안전 역량을 향상시키고자 함이다(https://www.ahrq.gov/hai/cusp/modules/index.html).

④ Health Literacy Universal Precautions Toolkit

건강정보 이해능력이란 환자가 적절한 건강 결정을 내리는 데 필요한 기본적인 건강 정보와 의료서비스를 얻고, 처리하고, 이해할 수 있는 능력의 정도를 의미하는 것이다(Institute of Medicine, 2004). 건강정보 이해능력에는 환자가 의료제공자와 의사소통하고, 의료 정보를 읽고, 치료에 대한 결정을 내리고, 치료 요법을 수행하고, 도움을 요청할 시기와 방법을 결정하는 데 필요한 기술이 포함된다(Wachter & Gupta, 2018). 환자의 낮은 건강정보 이해능력은 환자가 케어과정에 참여하거나 의료인과 의사소통 시 방해요인으로 작용할 수 있다. 환자 건강정보이해 능력 도구는 AHRQ에서 제공하는 것으로, 환자를 돌보는 모든 보건의료인이 사용 가능하며, 환자와 단계별 건강정보이해에 대한 지침을 소개한다. 이 도구 안에는 환자와 의사소통을 명확하게 하는 방법에 대한 소개와 관련 사료, 자가 사정 도구 등에 대한 내용이 포함되어 있다(https://www.ahrq.gov/health-literacy/improve/index.html).

의사소통 기술 관련 자료

① 환자안전을 위한 교육 지침(patient safety curriculum guide)

Patient safety curriculum guide(WHO, 2011)는 2008년 의대생을 위한 환자안전 교육을 위한 지침을 개발하였으며 이어서 2011년 다양한 보건의료인을 위한 환자안전교육 지침으로 출판되었다. 이 지침은 11가지 주제로 구성되어 있으며, 효과적인 팀원 되기 주제에서부터 팀원 간의 효과적인 의사소통 기술에 대해 다루고 있다.

(https://www.who.int/publications/i/item/9789241501958).

② 의사소통 향상을 위한 교육 시나리오: 장기요양 시설에서의 다양한 시나리오

• https://www.ahrq.gov/sites/default/files/wysiwyg/TeamSTEPPS/longtermcare/scenarios/ts2-0ltc_scenarios.pdf

③ 임상 부서별 의사소통 상황 시나리오 및 의사소통 향상 기술 시나리오

• https://www.ahrq.gov/TeamSTEPPS/instructor/scenarios/contents.html

④ DoD 환자안전 프로그램 toolkit(Briefs and Huddles/Debriefs/SBAR): email로 제공

• https://www.health.mil/Military-Health-Topics/Access-Cost-Quality-and-Safety/Quality-And-Safety-of-Healthcare/Patient-Safety

⑤ 효과적인 팀 의사소통(사례와 의사소통 기술 소개)

• https://www.cmpa-acpm.ca/en/education-events/good-practices/physician-team/team-communication

⑥ Implementation Toolkit for Clinical Handover Improvement and Resource Portal(인계 방법도구)

• https://www.safetyandquality.gov.au/publications-and-resources/resource-library/implementation-toolkit-clinical-handover-improvement

5.2 의사소통 중재 연구 결과

의사소통에 대한 중재연구 결과를 살펴보면, 의료인 간 의사소통 능력뿐만 아니라, 환자안전에도 긍정적인 효과를 가져온 것을 알 수 있다. 의대 졸업반 학생들 177명에게 환자안전교육에 ISBAR(Introduction, Situation, Background, Assessment, Recommendation) 의사소통 도구를 적용한 결과, 시뮬레이션 시나리오 실습 전 ISBAR 교육을 받은 학생이 실습 후 교육을 받은 학생보다 전화 의사소통 기술이 유의하게 높게 나타났으며, 정보전달 시 의사소통의 명확성이 대조군보다 유의하게 높았다(Marshall et al., 2009).

SBAR를 사용한 연구에 따르면, 의사와 간호사 사이에 관계를 개선시키고 환자의 전체적 건강도 증가시켰으며, 재원기간을 단축시키고, 예상치 못한 사망률을 감소시키는 효과가 있었다. 특히 의사와 의사소통 시 어려움을 느끼는 간호사들에게 SBAR를 사용한 의사소통은 효과가 있었다(Narayan, 2013). 환자안전에 대한 SBAR의 영향을 체계적으로 문헌 고찰한 연구에서는 전화 의사소통 시 SBAR를 적용하는 것이 환자 결과에 긍정적인 영향을 미치는 것으로 확인되었다. 환자의 상태가 악화되는 것을 의사에게 알리기 위해 전화로 의사소통할 때 SBAR를 사용하면 예상하지 못한 사망과 병원으로 이송되는 횟수를 줄이고, 30일 간의 재입원 및 요양원에서 불필요한 입원이 감소하는 것으로 보고되었다(Müller et al., 2018).

국내에서는 주로 간호대학생을 대상으로 강의와 실습에서 SBAR를 활용한 의사소통 중재가 이루어지고 있다. SBAR를 활용한 인수인계 교육 프로그램을 개발하고 간호학과 4학년 학생에게 제공하여 프로그램의 효과성을 평가한 연구에서는 대조군에 비해 실험군의 자기효능감 점수와 의사소통 능력이 유의하게 차이가 있는 것으로 나타났다(도지영, 신수진, 2019). 강의에서 SBAR 의사소통 교육 후, 실습에서 SBAR 의사소통 시나리오 역할극 및 간호사례기반 역할극을 단계별로 시행한 연구(노윤구, 이인숙, 2018)의 결과, SBAR 기술지식은 교육 전보다 강의식 교육 후와 역할극 실습 후 유의하게 증가하였다. 또한, 의사소통 자기효능감은 강의식 교육 후보다 역할극 실습 후 유의하게 증가하였다. 인수인계 시 의료인 간 명확한 정보 전달을 위해 간호대학생을 대상으로 SBAR를 적용한 시뮬레이션 교육에서는 의사소통 명확성, 의사소통 자신감, 임상의사결정능력이 교육 후 유의하게 증가하였음을 보고하였다(조헌하 외, 2020). 이러한 연구 결과를 통해서 위급 상황에서 간호사와 의사 간 전화 의사소통, 환자 인수인계, 팀 의사소통, 의료인의 의사소통 역량 향상을 위한 전략으로 SBAR의 사용이 중요함을 알 수 있다.

팀 훈련을 제공한 후 의사소통 향상의 효과를 평가한 연구도 수행되고 있다. 수술실의 성과 향상에 관한 연구(Forse et al., 2011)에서는 수술실 간호사, 마취과, 진료과 등으로 구성된 수술팀을 대상으로 두 달 동안 TeamSTEPPS를 적용한 결과, 수술실 의료진의 의사소통 능력의 향상, 입실시간 지연 감소, 환자만족도 증가 등의 긍정적인 효과가 있었다. 수술실 간호사를 대상으로 역량에 기반하여 팀워크 프로그램을 개발하고 적용한 연구(Ahn & Lee, 2021)에서는 교육 내용에 브리핑, 디브리핑, 인수인계 도구 등의 의사소통 전략과 기술을 포함하여 2주간 실험군에게 중재를 제공한 결과, 대조군에 비해 실험군의 팀워크 지식, 기술 및 행동, 태도 점수와 의사소통 자기효능감 점수가 유의하게 향상되었다. 또한, 질적 자료 분석 결과, 참여자들은 비효과적인 의사소통이 환자안전에 영향을 미칠 수 있음을 인식하고 팀원들과의 명확한 의사소통을 위해서 자기주장적 전략을 임상에서 사용해보는 긍정적 변화가 있었다.

6 참고문헌

김미영, 김경숙. (2018). SBAR를 이용한 의사소통이 간호사의 의사소통 인식과 환자안전에 대한 태도에 미치는 효과. 임상간호연구, 24(1), 23－33.

김복남, 황지인, 이순교, 황정해, 최윤경 등. (2016). 현장 전문가가 쓴 환자안전 실무지침서. 서울: 현문사.

김선호, 김은만, 최윤경, 이향열, 박미미, 조의영 등. (2013). 국내 병원에서 이루어지고 있는 인수인계 현황에 대한 조사연구. 임상간호연구, 19(2), 181－194.

김희정, 권소희. (2021). 개념지도와 PASS－BAR를 활용한 인수인계 교육의 효과. 기본간호학회지, 28(1), 1－10.

노윤구, 이인숙. (2018). 간호대학생의 SBAR를 이용한 단계별 의사소통 교육프로그램의 효과－시나리오와 간호사례기반 역할극을 중심으로. 한국교육학회지, 24(2), 115－126.

도지영, 신수진. (2019). 간호대학생 대상의 SBAR를 활용한 인수인계 교육 프로그램이 자기효능감, 의사소통능력과 임상수행능력에 미치는 효과. 기본간호학회지, 26(2), 117－126.

박광옥. (2015). 임상실무에서 간호사가 겪은 의사와의 의사소통 경험. 간호행정학회지, 21(1), 53－63.

신나연. (2018). SBAR를 활용한 의사소통 인수인계 시뮬레이션 기반 교육의 효과: 신규 간호사들을 대상으로. 한국간호시뮬레이션학회지, 6(2), 57－68.

신정애, 조영아. (2020). 간호간병 통합서비스 의사와 간호사 대상 의사소통 향상 교육프로그램의 개발 및 적용 효과. 대한보건연구, 46(1), 17－31.

의료기관인증평가원. (2019). 환자안전사고 주제별 보고서. p.80 https://www.kops.or.kr/portal/board/reference/boardDetail.do?bbsId＝reference&nttNo＝20000000000093 (Accessed May 30, 2022).

이정우, 박용익, 백승주, 이지언, 이혜용, 정연옥. (2014). 간호사는 의사와 어떻게 의사소통하는가?-간호사의 의사소통 경험에 대한 질적 연구-. *인문논총*, *71*(1), 345-385.

장금성, 이명하, 이태화, 김정숙, 김경화, 김미영 외. (2020). 최신간호관리학. 서울: 현문사.

정연옥, 박용익. (2015). 효율적인 인수인계 대화 수행을 위한 의사소통 규범. *텍스트언어학*, 38, 121-143.

정연옥, 석소현, 박용익, 박성철, 진정근, 백승주 등. (2014). 간호사 간 인계 의사소통 경험에 관한 내용분석. 대한의료커뮤니케이션학회지, 9(1), 61－71.

조용애, 김미경, 조명숙, 남은영. (2013). 간호사의 의료인 간 의사소통에 대한 조사연구. *임상간호연구*, 19(1), 20-32.

조헌하, 남금희, 박정숙, 정효은, 정유진. (2020). SBAR를 적용한 시뮬레이션 교육이 간호대학생의 의사소통명확성, 의사소통자신감, 임상의사결정능력에 미치는 효과. 한국산학기술학회논문지, 21(7), 73−81.

환자안전보고학습센터. (2022). 환자안전 주의경보 발령.

https://www.kops.or.kr/portal/aam/atent/atentAlarmCntrmsrDetail.do (Accessed May 30, 2022).

https://www.jointcommission.org/resources/patient−safety−topics/sentinel−event/ (Accessed February 7, 2022).

https://www.who.int/patientsafety/solutions/patientsafety/PS−Solution3.pdf (Accessed February 4, 2022).

Abbaszade, A., Assarroudi, A., Armat, M. R., Stewart, J. J., Rakhshani, M. H., Sefidi, N., et al., (2021). Evaluation of the impact of handoff based on the SBAR technique on quality of nursing care. Journal of Nursing Care Quality, 36(3), E38−e43.

Agency for Healthcare Research and Quality (2014a). TeamSTEPPS Fundamentals Course: Module 3. Communication. Available at: https://www.ahrq.gov/TeamSTEPPS/instructor/fundamentals/module3/igcommunication.html (Accessed Feburary 7, 2022).

Agency for Healthcare Research and Quality (2014b). TeamSTEPPS® Instructor Manual. Specialty Scenarios. Available at: http://www.ahrq.gov/TeamSTEPPS/instructor/scenarios/contents.html (Accessed Feburary 7, 2022).

Agency for Healthcare Research and Quality (2014c). TeamSTEPPS Fundamentals Course: Module 4. Leading teams. Available at: https://www.ahrq.gov/TeamSTEPPS/instructor/fundamentals/module4/igleadership.html (Accessed February 7, 2022).

Ahn, S., Lee, N−J. (2021). Development and evaluation of a teamwork improvement program for perioperative patient safety. Journal of Nursing Research, 29(6), e181.

Blais, K., Hayes, J. (2015). Professional nursing practice: concepts and perspectives (7th ed.). New Jersey: Pearson education.

Bukoh, M. X., Siah, C. R. (2020). A systematic review on the structured handover interventions between nurses in improving patient safety outcomes. Journal of Nursing Management, 28(3), 744−755.

Cybulski, G. R. (2013). Patient handoffs−perils and opportunities. In B. J. Youngberg (Ed.), Patient Safety Handbook (2nd ed., pp. 323−330). Massachusetts: Jones & Bartlett Learning.

Disch, J. (2009). Developing leadership skills for today. AJN Advancing Excellence in Nursing Practice Conference October 4. Chicage, IL: American Journal of Nursing.

Forse, R. A., Bramble, J. D., McQuillan, R. (2011). Team training can improve operating room performance. Surgery, 150(4), 771-778.

Gordon, J., Deland, E., Kelly, R. (2015). Let's talk about improving communication in healthcare. *Columbia Medical Review*, 1(1), 23-27.

Guttman O. T., Lazzara, E. H., Keebler, J, R., Webster, K, L., Gisick, L, M., Baker, A, L. (2021). Dissecting communication barriers in healthcare: a path to enhancing communication resiliency, reliability, and patient safety. Journal of patient safety, 17(8), e1465–e1471.

Institute for Healthcare Improvement (2004). Safety Briefings. Available at: http://www.ihi.org/resources/Pages/Tools/SafetyBriefings.aspx(Accessed February 7, 2022).

Institute of Medicine. (2004). Health literacy: a prescription to end confusion. Washington, DC: National Academies Press.

Kostoff, M., Bukhardt, C., Winter, A., Shrader, S. (2016). An interprofessional simulation using the SBAR communication tool. American Journal of Pharmaceutical Education, 80(9), 157.

Lewis, K. D., McConkey, S., Patel, S. J. (2021). Handoffs: Reducing harm through high reliability and inter–professional communication. In Patient Safety and Quality Improvement in Healthcare: A Case–Based Approach (1st ed., pp. 207–217). New York: Cham, Springer.

Mariano, M. T., Brooks, V., DiGiacomo, M. (2016). PSYCH: a mnemonic to help psychiatric residents decrease patient handoff communication errors. The Joint Commission Journal on Quality and Patient Safety, 42(7), 316–20.

Marshall, S., Harrison, J., Flanagan, B. (2009). The teaching of a structured tool improves the clarity and content of interprofessional clinical communication. *Quality and Safety in Health Care*, 18(2), 137-140.

Müller, M., Jürgens, J., Redaèlli, M., Klingberg, K., Hautz, W. E., Stock, S. (2018). Impact of the communication and patient hand–off tool SBAR on patient safety: a systematic review. BMJ open, 8(8), e022202.

Narayan, M. C. (2013). Using SBAR communications in efforts to prevent patient rehospitalizations. *Home Healthcare Now*, 31(9), 504-515.

PSNet. (2019, September 7). Handoffs and Signouts. Available at: https://psnet.ahrq.gov/primer/handoffs–and–signouts (Accessed January 28, 2022).

Riesenberg, L. A., Leitzsch, J., Little, B. W. (2009). Systematic review of handoff mnemonics literature. American Journal of Medical Quality, 24(3), 196–204.

Riley, J. B. (2020). Communication in nursing (9th ed.). Missouri: Elsevier.

Sherwood, G., Barnsteiner, J. H. (2017). Quality and safety in nursing: A competency approach to improving outcomes (2nd ed.). New Jersey: Wiley–Backwell.

Sheth, S., McCarthy, E., Kipps, A. K., Wood, M., Roth, S. J., Sharek, P. J., et al. (2016). Changes in efficiency and safety culture after integration of an I–PASS–supported handoff process. Pediatrics, 137(2), 1–9.

Stimpfel, A. W., Aiken, L, H. (2013). Hospital staff nurses' shift length associated with safety and quality of care. Journal of Nursing Care Quality, 28(2), 122–9.

The Joint Commission. (2015). Sentinel event data: root causes by event type 2004–2015. Available at:

Vermeir, P., Vandijck, D., Degroote, S., Peleman, R., Verhaeghe, R., Mortier, E., et al. (2015). Communication in healthcare: a narrative review of the literature and practical recommendations. *International Journal of Clinical Practice, 69*(11), 1257-1267.

Wachter, R., Gupta, K. (2018). The role of patients. In Understanding Patient Safety (3rd ed., pp. 403-414). New York: McGraw–Hill Education.

Wachter, R., Gupta, K. (2018). Transition and handoff errors. In Understanding Patient Safety (3rd ed., pp. 135-143). New York: McGraw–Hill Education.

World Health Organization (2007). Communication during patient hand–overs. Patient safety solutions. Available at:

World Health Organization (2009). Implementation manual WHO surgical safety checklist 2009: safe surgery saves lives. Available at: https://www.who.int/teams/integrated–health–services/patient–safety/research/safe–surgery/tool–and–resources (Accessed February 7, 2022).

World Health Organization. (2011). Patient safety curriculum guide: multi–professional edition. Available at: https://www.who.int/publications/i/item/9789241501958 (Accessed February 4, 2022).

제16장

팀워크

학 습 목 표

▶ 팀워크의 중요성을 설명할 수 있다.
▶ 팀워크를 향상시킬 수 있는 TeamSTEPPS®의 구조를 설명할 수 있다.
▶ TeamSTEPPS®에서 사용하는 팀워크를 향상시킬 수 있는 도구를 설명할 수 있다.

학 습 성 과

- 환자안전을 위해서는 모든 의료진들이 환자의 치료계획을 공유하고 팀워크를 향상시켜야 한다. 팀워크는 저절로 생기는 것이 아니고, 팀워크의 개념과 요소 및 훈련을 통해 향상할 수 있다.
- 팀워크를 훈련하기 위한 TeamSTEPPS®의 구조와 개념을 잘 파악하고 적용할 수 있다.
- 환자안전에 필요한 팀워크를 활성화할 수 있는 방안을 적용할 수 있다.

사례 : 테네리페 항공 사고

1977년 3월 27일 오후 5시 6분 56초경 KLM 소속의 암스테르담발 그란카나리아 섬행 4805편과 팬 아메리칸 항공 소속의 로스앤젤레스발 그란 카나리아 섬행 1736편이 스페인령 카나리아 제도 테네리페 섬에 있는 로스 로데오 공항(현 테네리페노르테 공항)의 활주로에서 충돌하여 탑승객 614명(KLM 234명, 팬암 380명)과 승무원 30명(KLM 14명, 팬암 16명) 중 총 583명이 사망하고 61명이 부상당한 사상 최악의 인명피해를 낸 항공 사고이다.

테네리페 노르테 공항은 말 그대로 시골 변두리에 있는 조그마한 공항이었기에 공항 규모도 작고 시설도 그다지 좋지 않았다. 활주로는 단 하나에, 레이더도 없는 이 열악한 공항은 애초부터 국제선에 취항하는 대형 여객기가 이착륙할 일도 없는 공항이었다.

게다가 하필 이 날이 주말인 탓에 테네리페 노르테 공항의 관제사는 단 2명밖에 없었다. 즉 이 두 사람은 평소와는 비교도 안 되는 수많은 비행기들의 접근, 착륙, 유도, 이륙까지 몽땅 떠맡게 되었다.

KLM기의 판 잔턴 기장은 관제탑의 이륙 허가가 내려지지 않은 상태임에도 불구하고 이륙을 감행했다. 메우스 부기장이 이륙 허가가 떨어지지 않았다는 사실을 상기시켜 줬지만 이륙 행위를 중단하지 않았으며, 이것이 참사의 직접적인 원인이다.

불안정한 교신 상황에서 앞에 짧게 들린 'OK'를 듣고 판 잔턴 기장이 이륙 허가를 받았다고 확신했을 수도 있다. 그 OK는 판 잔턴 기장이 이미 이륙을 시작하여 활주로를 달리고 있는 와중에 나온 것이며, 이 OK가 이륙 허가를 의미하는 게 아니라는 것은 명백하게 알 수 있는 사실이다. 판 잔턴 기장이 이륙을 시작했을 때 메우스 부기장이 이륙 허가를 받지 않았다고 지적하자 판 잔턴 기장은 본인도 알고 있다고 대답했다.

KLM기와 관제탑은 서로 비표준 용어로 교신했다. 물론 판 잔턴 기장이 허가 없이 이륙을 감행하는 비상식적인 상황이 발생했기 때문에 관제사들이 상황을 잘못 인지하게 된 것이며, 비표준 용어 교신은 사고의 근본 원인과는 거리가 멀다. 만약 표준 용어로 교신하였다 하더라도 동일한 상황이 발생하지 않았을 가능성은 거의 없다. 하지만 이후 비록 뜻이 통하더라도 반드시 서로 표준 용어로 교신을 하도록 규정이 변경되었다.

사건 경위를 읽어보면 각 비행기의 승무원들이 관제탑에 확인하지 않고 자기들끼리 짐작해서 결정하는 부분이 있는데, 이는 관제사들의 영어 실력 부족으로 승무원들이 관제탑과의 통신에 피로와 답답함을 느끼고 있었기 때문이다.

이 엄청난 사건을 계기로 항공업계에 승무원 자원관리(Crew Resource Management: CRM) 도입의 계기가 되었다.

1 팀워크의 개념

팀워크란 팀의 구성원이 공동의 목표를 달성하기 위해 각 역할에 따라 책임을 다하고 협력적으로 행동하는 것을 이르는 말이다(두산백과).

이전 세대에서는 오늘날보다 의료에서 팀워크가 덜 중요했을 수가 있다. 당시에는 속도는 더 느렸고, 기술은 덜 압도적이었고, 약물은 독성이 덜했고, 의료의 질과 안전성은 의사의 통제하에 있는 것처럼 보였다. 그러나, 지난 반세기 동안 의료의 복잡성이 엄청나게 증가했고, 엄청난 수의 새로운 약물도 많아지고 의료에 종사하는 종사자들의 전문성도 증가했다. 따라서 개인이 할 수 있는 일의 한계가 명확해지고 환자를 진료 및 치료하는 팀 전체의 역량에 따라 환자가 적절한 치료를 신속하고 안전하게 받을 수 있거나 그렇지 못할 수도 있다는 것이 드러났다. 예를 들어 외상 치료, 급성심근경색증 또는 뇌졸중환자 치료, 면역저하환자 치료의 결과는 담당 의사의 탁월함보다 팀워크의 질에 더 많이 좌우될 가능성이 높다고 할 수 있다.

안전과 질에 대한 팀워크의 중요성을 인식하기 위한 교훈은 항공 분야에서 얻을 수 있었다. 항공 분야의 사고는 사망자를 포함한 많은 인적/물적 피해를 불러오기 때문에 사고원인 분석과 대책 마련에 노력을 기울여 왔다. 여러 항공사고 가운데 아마도 가장 잘 알려진 비극은 1977년 카나리아 제도 테네리페의 활주로에서 두 대의 747 비행기가 충돌한 사건이다. 아직까지도 테네리페 사고는 역사상 최악의 항공사고로 남아있다. 이 사고에서 얻을 수 있는 교훈은 부하 직원이 뭔가 잘못되었다고 의심하면서도 리더에게 이러한 문제를 제기하는 것이 편하지 않을 수 있는 계층적 문화가 위험하다는 사실이다. 이후 다년간 팀워크와 커뮤니케이션 교육을 통해 항공사 승무원은 문제를 제기하는 법을 배웠고, 문제를 제기할 수 있는 환경을 만드는 방법을 조종사에게 가르쳤다. 그 결과 상업용 항공기의 안전이 눈에 띄게 향상된 바 있다. 국내에서도 마찬가지로 1997년 대한항공 801편 사고를 계기로 승무자원관리 프로그램이 전면 도입되었으며 그 이후 모든 항공사에서 시행하도록 정착되었다.

모든 조직에는 혼돈이 발생하지 않도록 구조와 계층이 필요하다. 군대에는 장군이 있어야 하고 큰 조직에는 CEO가 있어야 한다. 그러나, 이 구조와 계층이 고착되면 계층 구조가 너무 경직되어 일선 직원이 리더에게 중요한 정보를 제공하지 않거나 리더가 듣고 싶어하는 정보만 전달하게 되어 쉽게 통제 불능 상태가 될 수 있다. 리더는 시스템을 개선하는 데 필요한 정보를 놓치고, 직원은 리더가 경청하지 않고 반대 의견에 마음이 열려있지 않으며 관심조차 갖지 않는다고 믿게 된다. 이와같이 직원과 리더 사이에 있는 심리적 거리를 '권한 기울기'라고 하며 전체적인 기울기를 조직의 계층이라고 한다. 의료계는 전통적으로 대부분 의사와 다른 직원 사이의 가파른 계층 구조와 매우 큰 권한 기울기를 특징으로 가지고 있다. 사람의 생명을 다루는 직업의 특성상 조직내의 위계가 필요할 수 있으나 과도한 계층구조는 오히려 사고를 불러일으키는 원인이 되기도 한다. 예를들어 간호사나 일선 직원이 환자 진료에 있어 무언가 잘못되었다고 의심했지만 의사의 강력한 주장에(그러나 궁극적으로 잘못된 것이라면) 직면하면 환자안전의 우려를 제기하는 것이 편하지 않아 문제가 발생할 수 있다고 알려져 있다(Sexton et al., 2000).

항공분야는 군대의 영향이 강한 조직이어서 수직적인 계층구조가 매우 강한 집단이었다. 이에 비해서 의료분야는 어떠한지 비교하기 위해서 수술실 팀과 항공 승무원에게 문화, 팀워크, 계층 구조에 대해 유사한 질문을 한 연구결과는 매우 흥미롭다.

그림 16-1 Rating of teamwork with consultant surgeons

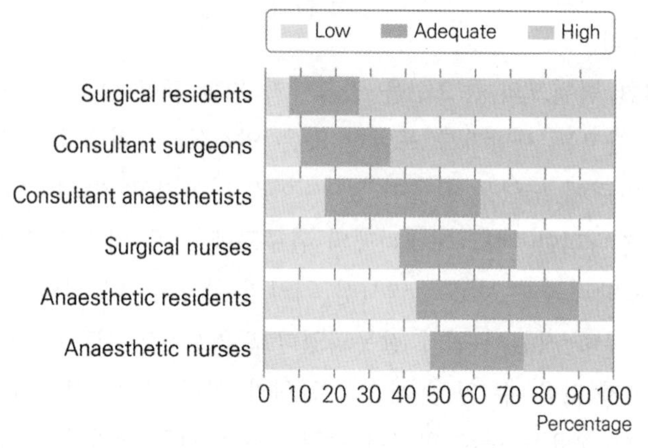

외과 의사는 수술실에서 팀워크가 강하다고 인식했지만 나머지 팀원들은 동의하지 않았다. (Sexton et al., 2000) 후속 연구에서 외과 의사, 마취과 의사 및 간호사간의 이러한 인식 차이는 다소 줄어들었지만 사라지지는 않았다(Makary et al., 2006). 일부 외과의사들의 태도는 과거 조종사가 가지고 있던 태도와 유사하다는 점을 인식하는 것이 중요하다.

의료에 팀워크 훈련프로그램을 적용하는 것은 안전 문화와 결과(outcome)를 모두 향상시킨다는 것을 알 수 있다. 바쁜 수술실에서 직원들은 외과 의사에게 중요한 우려가 되는 문제를 전달해야 하는 부담감을 안고 있을 수 있다. 의료에서 이러한 문화를 변화시키는 것은 무척 어렵다는 것을 인식하고 팀워크에 대한 교육과 훈련을 통해 개선사항을 적용해 나가야 할 것이다.

2 팀워크 훈련 방법: TeamSTEPPS®

The Joint Commission(TJC)의 적신호 사건 프로그램에 따르면 의사소통 문제는 심각한 의료사고의 근본원인 중 하나이다. 잘 기능하는 팀은 커뮤니케이션과 팀워크를 향상시키기 위해 많은 전략을 사용한다. 첫 번째는 권한 기울기를 줄이는 방법에 중점을 두는 것이다. 이러한 노력에는 리더가 자신을 소개하고 직원들과 소통하고 자신의 한계를 인정하며 팀원들의 의견을 명시적으로 환영하는 것과 같은 기술이 포함된다. 예를 들어, 외과 수술에서 타임아웃(Time-out)을 하는 것과 같다. 담당 의사는 회진을 할 때 이를 사용할 수 있다. 팀원은 업무가 끝날 때 잠시 시간을 내어 명확하게 무엇이 잘못되고 잘되었는지 논의한다. 여기서 중요한 것은 이것이 팀 행동의 가치를 강화한다는 것이다.

팀 훈련의 역사는 1979년으로 거슬러 올라간다. 당시 항공 분야에서 발생한 일련의 사고를 분석해본 결과 팀워크의 부재, 위계문화 등으로 인해서 예방할 수 있었던 사고가 발생했던 것을 보고 달 탐사 계획을 수행하고 있던 미 항공우주국(NASA)에서는 초기 형태의 승무자원 관리 (혹은 조종석 자원관리) 훈련 프로그램을 개발하였다. 1980년대에 들어서면서 유나이티드 항공을 포함한 여러 항공사에서 이를 전향적으로 받아들이기 시작하여 현재에는 거의 모든 항공사에서 의무적으로 시행하고 있다. 의료분야에서는 1995년도에 미 국방성에서 시작한 MedTeam 프로그램을 필두로 응급실, 진정마취, 수술실 등 팀워크가 중요한 부서를 대상으로 여러 팀 훈련 프로그램이 개발되었다. 이들 프로젝트의 결과를 바탕으로 그동안 밝혀진 연구 결과를 통합하여 의료의 품질과 안전성을 개선하기 위해 설계된 증거 기반의 포괄적인 팀워크 교육 시스템으로 제안된 것이 TeamSTEPPS® 이다. TeamSTEPPS®는 보건의료연구소(Agency for Healthcare Research and Quality, AHRQ)와 협력하에 국방부 환자 안전 프로그램(Department of Defense Patient Safety Program)으로 개발되었다. 2006년 AHRQ에서는 TeamSTEPPS®를 무료로 공개하여 교육 및 훈련을 시행하고 있다. 2007년에는 국가적인 전략 계획을 수립하여 지원을 확대하기 시작하여 지역별 훈련센터를 설립하고 훈련 과정을 교육할 수 있도록 하였다. 이 프로그램은 AHRQ 홈페이지에 들어가서 TeamSTEPPS®를 검색하면 내용을 확인할 수 있다. TeamSTEPPS®의 커리큘럼과 적용 사례, 마스터 코스 등의 다양한 내용이 있을뿐더러 해당 프로그램에 대한 연구 및 개발 근거자료도 찾아볼 수 있다.

그림 16-2 AHRQ TeamSTEPPS® 홈페이지

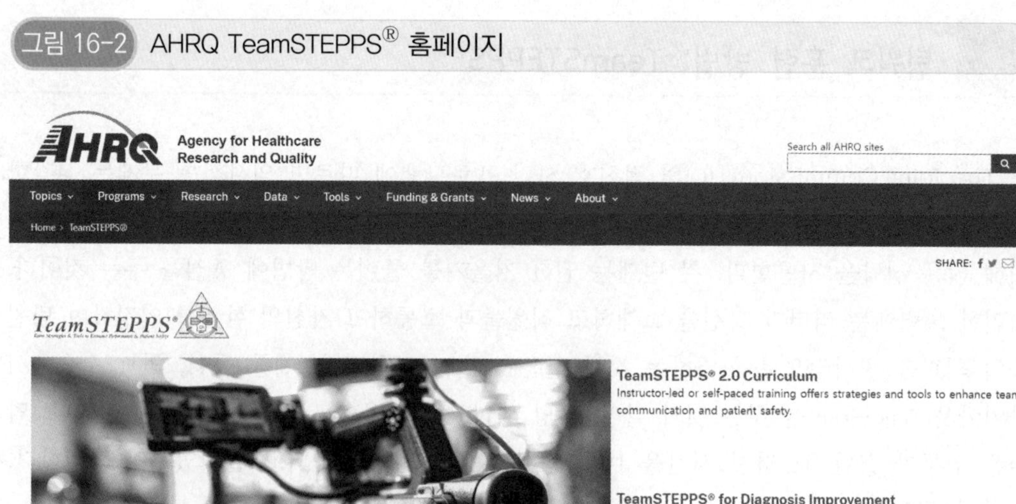

3 TeamSTEPPS®의 전략과 내용

TeamSTEPPS®의 네가지 주요 구성요소는 의사소통, 리더십, 상황모니터링, 상호지원이고 전체를 구성하는 팀 구조가 뒷받침이 되어 있어야 한다.

팀구조는 특정 역할이나 책임이 주어진 팀원들로 구성되어 있으며, 이 팀원들은 효과적인 의사소통을 통해 정보를 주고 받는다. 팀에는 누군가 리더가 되어 팀을 이끌어야 하며, 팀원들은 서로 상황을 모니터링 하면서 자발적인 지원을 하게 된다. 이러한 구조 하에서 팀의 역량을 높이고 환자와 치료에 대한 지식을 축적하며 팀구성과 협력에 대한 태도를 형성하게 된다.

그림 16-3 TeamSTEPPS® 구조

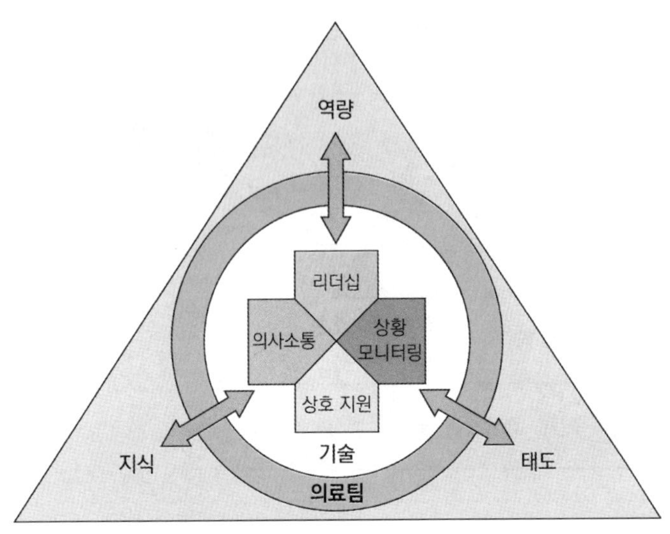

3.1 팀구조

팀에는 명확하게 정의된 팀이 존재해야 하며, 팀 구조를 이해하고 서로 어떻게 협력하는지 이해하는 것이 중요하다. 팀은 공통의 목표를 달성하기 위해 소통하는 둘 이상의 사람으로 조직된 집단을 의미한다. 여기에는 환자나 보호자도 포함될 수 있다.

환자를 돌보기 위한 팀은 여러 팀(코어팀, 응급팀, 경영 관리팀 등)으로 구성될 수 있으며, 이 중 코어 팀은 환자들을 평가하고 처치하는 모든 과정에서 환자와 가장 밀접하게 접촉하여 의료서비스를 제공하게 된다. 응급 팀은 응급상황이나 특별한 목적을 위해 여러 팀에서 차출된 의료진으로 구성된 한시적인 팀을 말한다. 신속대응팀이나 코드블루 팀을 예로 들 수 있다. 운영팀은 코어팀을 지원하는 관리팀을 말하며, 경영팀은 비전과 정책을 수립하고 조직문화 구축을 위해 직원을 격려하는 팀을 말한다. 여기서 의미하는 코어 팀은 병원의 행정 조직구성에 따른 팀과는 다를 수 있다. 많은 경우 병원에서는 조직 관리를 위해 동일 직군으로 구성된 팀을 구성한다. 예를 들어 간호사로 구성된 간호팀, 약사로 구성된 약제팀과 같이 유사한 직무를 맡은 구성원을 모아서 팀을 형성한다. 하지만 팀훈련에서 의미하는 팀은 다학제로 구성된 팀을 뜻하는 것이다. 환자를 정점으로 해서 다양한 기능을 수행하는 의료진이 함께 모여 팀을 구성하게 된다. 다학제 팀을 가장 잘 보여주는 구성으로 수술팀이 있다. 수술팀은 여러 직능을 가진 사람들 - 집도의, 보조의, 수술 간호사, 순회 간호사, 마취과 전문의, 마취 간호사, 의료기사 등 - 이 함께 모여서 한 명의 환자를 치료하는 것으로 직능별 팀과는 다른 의미가 된다.

그림 16-4 팀 구조

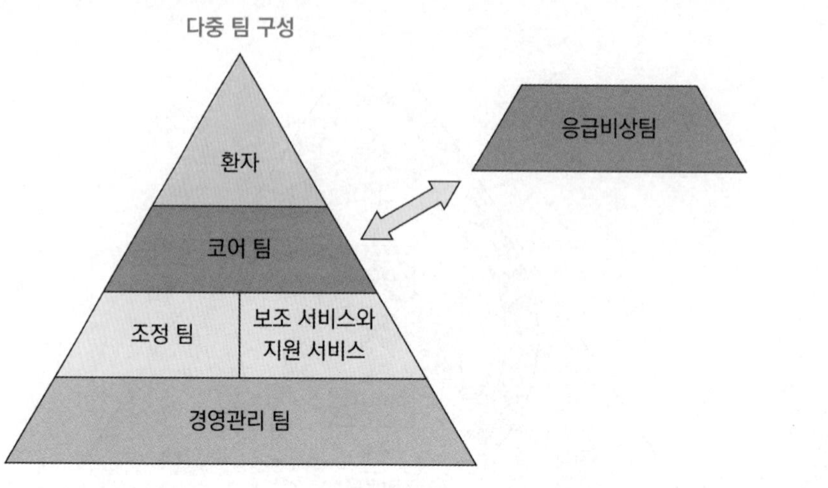

3.2 효과적인 의사소통

효과적인 의사소통은 팀 구성원이 정보를 효과적으로 전달하는 개념으로 환자안전에 있어 매우 중요하다(15장 참고). TeamSTEPPS®의 방법과 전략이 효과적인 의사소통을 통해서 전달된다. TJC에 보고된 적신호 사건의 근본원인 중에 효과적이지 않은 의사소통이 상위 순위에 있는 것을 알 수 있다. 따라서, 팀이 효과적으로 의사소통을 하지 못하면 환자안전의 위험이 높아질 수 있다.

의사소통은 개인, 부서, 조직 간에 정보가 교환되는 프로세스를 말하며 팀에서 가장 중요한 활동이다. 효과적인 의사소통의 요소는 완결성, 명확성, 간결성, 적시성이 요구된다. 팀원 간에 의사소통이 명확하지 않으면 팀 내에 정보가 공유되지 않으며, 서로에게 필요한 정보를 요청할 수 없고 특정 팀원에게 정보를 전달할 수도 없다. 효과적인 의사소통을 위해서는 의사소통을 어렵게 만드는 장애 요인을 잘 파악하여야 한다. 그 장애 요인으로 언어 장벽, 주의산만, 물리적인 거리, 성격, 업무 부하, 서로 다른 의사소통 방식, 갈등, 정보 재확인 부재, 교대 근무 등이 있다. 의사소통을 위해 정보를 잘 전달하고 받기 위한 전략이 필요하다. TeamSTEPPS®에서 제시하는 의사소통 전략에는 SBAR, 크게 외치기(call-out), 재확인(check-back), 인수인계(handoffs)가 있다.

표 16-1 TJC Root Cause(2004~2014)

2004 through 2014 (N=707) *The majority of events have multiple root causes*	
Assessment	509
Leadership	412
Communication	411
Human Factors	402
Physical Environment	252
Care Planning	149
Information Management	84
Continuum of Care	57
Patient Education	50
Special Interventions	42

[SBAR 전략]

SBAR는 팀원들이 환자의 상태를 소통할 때 표준화된 지침을 제공한다.

- Situation – 환자에게 무슨 일이 일어나고 있고 어떤 상황인가?
- Background – 의학적 과거력은 어떠한가?
- Assessment – 지금 상태는 어떠한가?
- Recommendation – 어떻게 하면 좋겠다고 생각하나?

[Call-out: 크게 외치기 전략]

크게 외치기(call – out)은 팀이 구성되어 있는 상황에서 협력하고 있을 때 주로 활용되는 기술이다. 팀 구성원의 역할이 각자 다르고 맡은 업무에 몰입하다 보면 환자의 상태나 기타 중요한 정보를 놓치기 쉬운 상황에 마주치게 된다. 이 때 전체 팀 구성원이 알아야 할 중요 정보가 있으면 이를 큰 소리로 외쳐서 팀원에게 상태를 전달하는 것이 크게 외치기(call – out) 방법이다.

병원에서 발생할 수 있는 사례로는 응급 상황이 발생했을 때 환자의 활력 징후를 큰 소리로 불러서 전체 팀원이 상황을 파악할 수 있도록 하는 행동을 들 수 있다. 또한 제세동기를 작동시키기 전에 환자에게서 떨어지도록 알려주는 행동도 크게 외치기에 해당한다. 크게 외치기는 본인의 동작을 확실히 알리는 용도로 사용되기도 한다. 예를 들어 비행기를 조종하는 경우에 기장과 부기장의 역할이 분담되어 있는 경우가 많다. 여기서 중요 장비를 조작할 때에는 본인이 한 행동을 상대방에게 알려주기 위해서 큰소리로 무슨 동작을 했는지를 말해주도록 되어 있다. 예를 들어 자동 조종 장치를 끄고 수동 조작으로 전환하는 경우에 스위치를 조작하면서 동작을 외쳐주고 다른 사람이 이를 확인하는 방식으로 의사소통을 진행하도록 되어 있다. 또한 팀 구성원 중 특정인을 지명하여 과업을 부여할 때도 다른 모든 사람이 들을 수 있도록 크게 외쳐주도록 한다. 전체 팀원에게 현재 상태를 계속 알려서 상황을 파악하고 향후에 일어날 일을 예측할 수 있도록 도와준다.

[Check-back: 재확인 전략]

재확인(check-back)은 정보 전달의 완결성을 위해서 시행하는 것으로 자기가 들은 내용을 반복하여 정확히 전달된 것이 맞는지 확인하는 과정을 거친다. 재확인은 정확한 의사소통이 중요한 조직에서 많이 활용되는 방법으로 군에서 중요 정보를 전달할 때 활용한다. 앞서 예를 들어 설명한 항공 운항에 있어서도 기장/부기장 중 한명이 시스템 주요장비를 변경하고 크게 외치기를 시행하면 상대방이 이를 재확인하여 서로 확인했음을 짚고 넘어가도록 한다. 뿐만 아니라 비행사 간의 의사소통, 비행사와 관제사간의 의사소통에도 널리 활용되고 있다. 구두로 의사전달을 하는 경우에는 발음의 차이, 주변 소음, 편향 등에 의해서 정보가 정확히 전달되지 않거나 중간에 변질될 수 있는 가능성이 상존한다. 환자안전 문제가 되어 많은 병원에서 금지하고 있는 구두처방 또한 이러한 원인으로 문제가 발생하게 되는 것이다. 처방 뿐 아니라 환자확인 정보나 검사 결과 정보, 혈액형 정보 등과 같은 중요 정보를 구두로 전달하는 경우에는 꼭 다시 확인하여 의사소통 과정이 완결되었는지를 확인해야 한다. 재확인은 보통 시간이 없다는 이유로 그리고 평소에 시행하지 않아서 어색하다는 이유로 많이 생략하고 진행되는 경우가 많다. 그러나, 중요한 정보가 하나 잘못 전달되면 중간에 이를 발견하여 수정하는 것은 매우 어렵기 때문에 매 단계에서 이를 확인하는 것을 습관화해야 한다.

[Handoff: 인수인계 전략]

병원에서는 24시간 치료를 제공하고 있기 때문에 의료진 사이의 임무교대가 필수적으로 발생하게 된다. 이렇게 치료팀이 바뀔 때 환자에 대한 중요 정보가 누락되면 치료의 연속성을 보장할 수 없고 또한 환자가 위험에 빠질 가능성도 높아지게 된다. 의료진 간의 임무교대는 어떻게 전달할 정보를 수집하여 준비하고(preparation), 수집된 정보를 전해주고(transfer), 받은 정보에 따라 우선순위를 정해서 수행을 하는(prioritize and act) 세 가지 단계로 이루어지는 복잡한 프로세스이다. 여러 의료기관에서 다양한 임무교대 방법을 제안한 바 있으나 개별적으로만 진행되는 수준으로 아직 명확한 표준절차가 확산되지는 않은 것으로 보인다. 해외의 여러 의료기관에서 인수인계의 실패로 인한 사건 사고가 보고된 바 있고, 국내에서도 군 및 민간 병원에서 어떻게 인수인계가 진행되고 있는지에 대한 연구가 있었다. 이와 같은 연구를 통해서 SBAR와 유사한 정보 전달 전략, 인수인계 방식, 의사 전달 통로, 정보 수집 방법 및 우선순위 도출 등의 여러 측면에 대한 연구가 진행된 바 있다. 그 중에서 중요한 요인을 살펴보면 정해진 시간에 인수인계를 진행할 수 있도록 시간을 확보해 주는 것과 전달받은 정보를 재확인하고 의문이 있을 경우에 쌍방향 의사소통을 할 수 있는 방법을 제공해 주는 것이 중요한 것으로 나타났다. 국내 병원에서도 인수인계를 위한 전산시스템을 도입하는 경우가 늘어나고 있는데, 효과적인 활용을 위해서는 전달해야 할 정보를 쉽게 수집하고 실시간으로 쌍방향 의사소통을 제공하는 기능이 포함되어야 할 것으로 생각된다.

3.3 리더십

팀을 이끌기 위해서는 리더십이 필요하며, 리더십은 팀의 목표를 공유하고, 치료계획을 전달하고 검토하여 팀원 모두가 그 내용을 알 수 있도록 해야 한다. 리더는 지속적으로 의사소통하면서 상황을 모니터링하고, 상호 지원이 가능하도록 하여야 한다. 효과적인 팀 리더는 치료계획을 수립하고 공유하며 수정 보완하면서 팀의 성과를 검토한다. 가지고 있는 자원을 효과적으로 배분하고 관리하며, 목표 달성에 대한 피드백을 제시한다. 팀 구성원이 서로 돕도록 하고 정보를 공유하고, 갈등 상황이 발생했을 경우 그 상황을 해결하려고 애쓰며, 팀워크의 모범을 보여야 한다.

팀을 이끌고 팀 성과를 점검하는 데 전략이 필요하다. 전략에는 브리핑, 허들, 디브리핑 전략이 있다.

[브리핑 전략]

이 전략은 계획을 공유하는 전략으로 팀미팅이라고 한다. 브리핑에서는 팀 구성원과 팀 리더를 확인하고 팀이 담당하고 있는 환자의 상태와 환자의 치료계획을 논의하고 담당자와 환자의 치료계획을 달성할 수 있는 자원을 확인하게 된다.

[허들 전략]

허들은 비정기 작전회의라고 할 수 있다. 치료계획에 수정이 필요할 때 활용된다. 환자나 팀원의 변화로 인해 계획이 변경되거나, 현재 계획에 수정이 필요할 때 허들을 소집한다.

[디브리핑 전략]

사후 평가라고도 하며 팀원에게 훌륭한 학습의 기회이기도 하다. 디브리핑에서는 주요한 이벤트에 대한 발생 이유와 그 이벤트의 성공이유와 실패이유를 분석한다. 다음번에 발생할 수도 있는 이벤트에 대한 사전 예방 활동이 될 수도 있다. 디브리핑 한다면 팀원을 비난하는 것이 아니라 잘한 것을 강화하는 데 초점을 맞추어야 한다.

3.4 상황 모니터링

상황 모니터링은 팀 내에 의사소통과 의사결정을 위해 새롭거나 변화된 정보가 있는지 모니터링 하는 것으로 팀원들의 상호 지원을 이끌어 내기위해 필요하다. 팀원들이 그들 주변에 무슨 일이 일어나고 있는지 인식하고 상황에 적응할 수 있도록 한다.

상황 모니터링의 전략으로는 'STEP'이라는 도구를 활용하며 아래 내용을 의미한다.

- Status of the patient(환자의 상태): 환자 병력, 활력징후, 투약, 검사, 치료계획 등
- Team members(팀 구성원): 피로, 업무부하, 업무 성과, 기술 숙련도, 스트레스 등
- Environment(환경): 시설, 운영 관리, 인적 자원, 의료 장비 등
- Progress toward the goal(목표를 향한 수행): 환자상태 확인, 팀 목표, 완수해야 할 업무, 치료계획의 적절성, 허들 소집 등

지속적인 상황 모니터링을 필요로 하는 가장 분명한 요건은 환자의 상태이다. 또한, 팀원들의 피로의 수준, 업무 로딩, 업무 성과, 업무 기술, 스트레스 수준 등을 모니터링 해야 한다. 의료진들도 실수할 수 있는 사람들이기 때문에 팀원들의 상태를 파악하여 환자에게 오류를 발생시키지 않도록 하는 안전 장치가 될 수 있다. 본인뿐만 아니라 팀원들의 상태를 파악할 수 있는 방법으로는 I'm SAFE 도구가 있다. 환경은 시설 안전, 인적 자원, 의료를 위한 장비 등의 자원이 적절한지 파악하는 것이며, 의료의 질에 직접적인 영향을 미칠 수 있다. 목표를 달성하기 위해 진행 과정을 모니터링 함으로써 진행 과정을 평가하고 수정 보완해야 한다.

상황 모니터링을 위해서는 의사소통을 통해 팀내 목표나, 상황, 절차 등을 공유하는 것이 중요하다. 이것을 공유 정신 모델이라고 부르는데 이 모델은 상황에 대한 효과적인 의사소통과 상호이해를 이끌어 내고, 팀원들의 상호작용과 요구를 예측하고 예상하여 공통의 노력과 목표를 만들어 내는 것이다.

3.5 상호지원

상호지원은 상황 모니터링을 통해 얻은 정보에 의존하여 팀원들이 서로를 돕도록 하는 것이다. 일반적으로 'Back-up'이라고 얘기한다. 단적으로 이야기할 때 팀워크의 목적이 바로 서로 도울 수 있는 환경을 구현하고 정착하는 것이라 할 수 있다. 팀이 최선의 능력을 발휘하기 위해서는 팀원들이 서로 돕고, 피드백을 주고 받으며, 환자의 안전이 위협받을 때 단호하게 환자를 위해서 변호를 수행해야 한다. 힘들고 어려울 때 서로 돕는 것은 당연히

해야 하는 일이고 팀워크의 기초라 할 수 있으나 실제 의료 현장에서 서로 돕기는 사실 쉽지 않은 면이 있다. 이것은 의료인의 훈련 과정에서 완벽함을 요구하고 개인의 책임과 역량을 강조하는 것과 무관하지 않다. 초급자의 경우에는 업무에 관해서 도움을 요청하게 되면 능력이 부족해 보이거나 미숙해 보일 수 있다고 생각하여 힘든 상황에서도 혼자 업무를 처리하려 하는 경향이 있다. 반면 숙련자가 동료를 도와주려 하면 참견을 하거나 남의 일에만 신경을 쓴다는 오해를 받을 수 있어 요청이 없는 상황에서 자발적으로 도움을 주는 것 또한 쉽지 않다. 이런 문제를 극복하기 위해서 요청하지 않아도 서로 도움을 제공할 수 있는 팀 분위기와 환경을 조성하는 것이 필요하고 그 기초가 되는 것이 바로 팀구조에 따른 소속의식이라 할 수 있다. 각 개인이 아니라 팀의 일원으로 환자를 돌보는 팀의 목표를 향해 함께 노력하기 때문에 어려워 보이면 자발적으로 도움을 제공해야 하고 다른 팀원이 실수를 했을 때 이를 적극적으로 지적하여 사고를 막아야 하는 것이다. 명확한 팀 구조와 공동 목표가 없이는 서로 돕는 상황을 만들기는 어렵다.

상호지원을 위한 몇 가지 팀워크 전략이 있다. 치료 과정에서 환자의 안전이 위험하다고 생각되면 환자를 위해 단호하고 정중하게 변호를 해야 한다. 이러한 상황에서는 전략이 필요한데 재노선 법칙과 CUS가 있다. 팀 내 갈등을 해소하기 위한 전략으로는 DESC가 있다.

[재도전 규칙 전략]

팀원의 문제 제기를 돕기 위해 사용하는 전략으로 치료계획인 불분명하거나 우려가 되는 점이 있을 때 팀원 서로에게 정중하게 우려를 제기하는 팀워크 문화를 만드는 것이다. 먼저 환자의 안전에 대한 의문이 있으면 질문을 하고 만약 받아들여지지 않으면 우려에 대한 주장을 다시 반복하는 것을 말한다. 여기서 재도전은 단순히 두 번 이야기 하는 것을 뜻하지 않고 우려가 해소될 때까지 계속해서 문제를 제기해야 한다는 것을 뜻한다. 재도전 법칙이 중요한 이유는 명확한 상하관계에 있어서 특히 하급자가 상급자의 생각과 다른 판단을 했을 때 문제를 제기하는 것이 쉽지 않기 때문이다. 그리고, 어렵게 한번 문제를 제기했을 때 받아들여지지 않는다면 자신의 책무는 그것으로 다한 것으로 생각하고 이후 발생할 수 있는 문제에 대해서 눈감아 버리는 경향 또한 존재한다. 의료 현장에서 실제로 재도전 규칙을 시행하는 것은 몹시 중요하므로 이것을 장려하기 위한 조직적 체계와 문화적 뒷받침, 그리고 정해진 프로토콜을 준비할 필요가 있다.

[CUS 전략]

상급자의 상황판단에 대해 동의하지 않고 그러한 상황이 환자에게 위해로 이어질 수 있다는 생각이 들었을 때 각자의 역할과 권한을 존중하면서 자신의 의견을 개진하는 방법으로 제안된 것이 CUS이다. CUS는 다음과 같은 특정한 단어를 사용하여 문제를 제기하는 것으로 이 내용을 들은 상급자는 즉각적인 판단을 멈추고 제기된 문제점에 대해서 다시 생각해서 문제를 제기한 사람의 우려가 사라질 때 까지 협의를 해야 한다.

나는 염려가 돼요!(I am Concerned!)
마음이 편치 않아요!(I am Uncomfortable!)
환자안전에 문제가 될 것 같아요! (This is a Safety issue!)

CUS가 정착된 의료기관에서는 이와 같은 문제제기가 있을 때 상급자가 이를 경청하도록 하는 문화가 존재한다. 따라서, 하급자의 입장에서 상대적으로 편안한 마음으로 우려를 표현할 수 있다는 장점이 있다.

[DESC 전략]

이것은 팀내·외적으로 갈등상황이 발생하였을 경우 사용하는 전략이다.

구체적인 상황을 설명하고, 행동이나 갈등에 대한 우려를 표현한다. 갈등 상황을 해결할 수 있는 대안을 제시하고, 대안을 적용했을 경우 결과가 어떻게 될지 말한다. 궁극적으로는 합의에 도달해야 한다.

D – Describethe specific situation 자세한 상황을 설명한다.
E – Expressyour concerns about the action 행위에 대해서 우려가 되는 점을 표시한다.
S – Suggest other alternatives 다른 대안을 제시한다.
C – Consequences should be stated 결과를 꼭 설명한다.

4 요약 및 결론

팀워크는 복잡한 현대 의료 현장에서 환자안전을 위해 반드시 필요한 전략이라고 할 수 있다. 팀워크를 향상시키기 위해서는 전략과 훈련이 필요하며 이 장에서는 TeamSTEPPS® 를 제안하였다. TeamSTEPPS®의 기술을 활용하여 환자안전을 향상시키고 오류를 줄이는 방법을 이해하고 적용할 수 있으며, 더 나아가 수평적인 안전 문화를 만들어 나가길 기대한다.

5 참고문헌

Baker, D. P., Salas, E., King, H., et al. (2005) The role of teamwork in the professional education of physicians: current status and assessment recommendations. Jt Comm J Qual Patient Saf, 31(4), 185–202.

Chu, E. S., Reid, M., Schulz, T., et al. A structured handoff program for interns. Acad Med 2009;84:347–52.

Clarke, C. M., Persaud, D. D. Leading clinical handover improvement: a change strategy to implement best practices in the acute care setting. J Patient Saf 2011;7(1):11–8.

Deering, S., Rosen, M. A., Ludi, V., et al. (2010). On the front lines of patient safety: implementation and evaluation of team training in Iraq. Jt Comm J Qual Patient Saf, 37(8), 350–6.

Ellingson, L. L. Communication, collaboration, and teamwork among health care professionals. Communication Res Trends 2002;21(3):3–21.

Flin, R., Fletcher, G., McGeorge, P., et al. Anaesthetists' attitudes to teamwork and safety. Anaesthesia 2003;58(3):233–42.

Gakhar, B., Spencer, A. L. Using direct observation, formal evaluation, and an interactive curriculum to improve the sign–out practices of internal medicine interns. Acad Med 2010;85:1182–8.

Herschel, R. T., Nemati, H., Steiger, D. Tacit to explicit knowledge conversion: knowledge exchange protocols. J Knowl Manag 2001;5(1):107–16.

Johnson, J. K., Barach, P. Patient care handovers: what will it take to ensure quality and safety during times of transition? Med J Aust 2009;190(11 Suppl):S110–2.

Mayer, C. M., Cluff, L., Lin, W. T., et al. (2011) Evaluating efforts to optimize TeamSTEPPS implementation in surgical and pediatric intensive care units. Jt Comm J Qual Patient Saf. 37(8), 365–74.

Mesmer–Magnus, J. R., DeChurch, L. Information sharing and team performance: a meta–analysis. J Appl Psychol 2009;94:535–46.

Mistry, K., Jaggers, J., Lodge, A. J., et al. Using Six Sigma® methodology to improve handoff communication in high–risk patients. In: Henriksen K, Battles J. B., Keyes M. A., et al., eds. Advances in patient safety: new directions and alternative approaches. Vol. 3: Performance and tools. Rockville, MD: Agency for Healthcare Research and Quality; 2008. AHRQ Publication No. 08–0034–3. Available at: http://www.ncbi.nlm.nih.gov/books/NBK43658/. Accessed August 20, 2013.

Nijhuis, B. G., Reinders－Messelink, H. A., de Blécourt, A. C. E., et al. (2007) A review of salient elements defining team collaboration in paediatric rehabilitation. Clin Rehabil, 21(3), 195－211.

O'Daniel, M., Rosenstein, A. H. Professional communication and team collaboration. In: Hughes RG, ed. Patient safety and quality: an evidence－based handbook for nurses. Rockville, MD: Agency for Healthcare Research and Quality; 2008. AHRQ Publication No. 08－0043－CD.

Riley W, Davis S, Miller K, et al. Didactic and simulation nontechnical skills team training to improve perinatal patient outcomes in a community hospital. Jt Comm J Qual Patient Saf 2011;37:357－64.

Salas E, Rosen M. A., Burke C. S., et al. The wisdom of collectives in organizations: an update of the teamwork competencies. In: Salas E, Goodwin GF, Burke CS, eds. Team effectiveness in complex organizations: cross－disciplinary perspectives and approaches. New York: Taylor and Francis Group; 2009. p. 39－79.

Salas E, Wilson K. A., Murphy C. E., et al. Communicating, coordinating, and cooperating when lives depend on it: tips for teamwork. Jt Comm J Qual Patient Saf 2008;34(6): 333－41.

Watcher, R. M., Gupta, K. Understanding Patient Safety, McGraw－hill, 3rd edition, 2018.

Weaver, S. J., Rosen M. A., DiazGranados D, et al. Does teamwork improve performance in the operating room? A multilevel evaluation. Jt Comm J Qual Patient Saf 2010;36(3):133－42.

제17장

환자 및 보호자의 참여

학 습 목 표

▶ 환자 및 보호자 참여의 필요성을 이해한다.
▶ 사전동의의 의미와 내용, 절차를 설명할 수 있다.
▶ 환자 및 보호자 참여를 위한 의사소통을 이해하고 설명할 수 있다.
▶ 환자 및 보호자 참여전략을 이해하고 상황에 맞게 적용할 수 있다.

학 습 성 과

- 환자 및 보호자 참여는 의료의 질의 주요한 영역 중 하나로, 환자의 선호도와 요구 및 가치를 존중하고 모든 임상적인 의사결정 시에 환자의 가치를 보장해야 한다. 임상 현장에서 사전동의는 환자가 의사결정능력이 있어야 하고, 자발적이어야 하며, 정확한 정보를 환자에게 제공하여야 하고, 환자가 이해하고, 동의하는 주요 요소를 포함하고 있어야 한다.
- 환자의 참여를 이끌어 낼 수 있는 효과적인 의사소통으로 SEGUE 틀과 SPIKES 과정을 따르면 신중하고 준비된 대화를 이끌어 갈 수 있다. 환자 및 보호자 참여전략으로는 세계보건기구의 수술안전과 손 위생에 있어 환자참여, JCI의 환자와 가족의 권리와 교육 및 Speak-up, AHRQ의 조언자로의 환자와 가족의 참여전략과 퇴원 계획 시 IDEAL 주요내용이 있다.
- NICE에서 제시하고 있는 공유적 의사결정(Shared Decision Making, SDM)은 합리적으로 환자의 의사결정을 돕는 대화로, 구체적인 SDM Aids를 질환별로 마련하고 있다. 공유적 의사결정은 질환을 이해하고, 여러 치료의 선택안을 비교하여, 환자의 관점에서 환자 본인이 비교 결정하도록 하는 과정으로 이루어진다.
- 의료체계 내에서 환자 보호자 참여도를 평가하고 환자의 문해력 평가도구를 활용함으로써 환자의 보호자 참여의 질을 향상시킬 수 있다.

사례

[사례 1][1)] : ○○○씨는 인공수정에 의한 임신 6주로 응급 초음파검사를 받게 되었다. 주치의는 자궁경부 초음파 검사를 통해 자궁외 임신임을 알게 되었다. 초음파기사[2)]는 검사 중 산부인과 의사와 검사받는 당일 혹은 다음날 진료를 받게 될 것을 알게 되자 검사결과를 ○○○씨에게 직접 주어 산부인과 의사에게 진료시 전달할 것을 안내했다. ○○○씨는 검사결과를 가지고 갔다. 밀봉된 검사결과 봉투에 '담당의사만 열람가능'이라고 쓰여져 있었고, ○○○씨는 자신이 얼마나 심각한 상태인지 혹은 즉시 담당 의사에게 보고해야 하는 상황인지 모른 채 집으로 돌아왔다. 검사결과를 집에서 열어보고 자신이 매우 위중한 상태라는 것을 알고, 산부인과 의사에게 긴급히 전화를 하게 되었고, 의사는 즉시 입원할 것을 권했다. 당일 오후 9시 입원 후 자궁외 임신파열로 인한 복부 수술을 받게 되었다.

[사례 2][3)] : ○○○ 할머니는 80세로 낙상으로 인한 골반 골절로 입원하였다. 입원 전 아들이 주로 간호를 하고 있었다. 병원에서는 ○○○할머니의 골반골절이 재활치료에 적절하지 않다고 보았고, 이에 대해 할머니에게 설명하고자 하였으나 이를 제대로 그녀의 모국어로 통역할 방법이 없었다. 아들은 어머니의 상태에 대해 이야기하기가 너무 이르다고 생각했고 한편으로 병원 측에서 엄마의 검사결과 복사본을 주지 않는 것에 대해 화가 났다. 병원이 할머니를 요양시설로 의뢰하려는 계획을 가지고 있다는 것을 알고 아들은 환자 지원서비스에 연락을 했다.

환자 지원 담당자와 할머니의 아들, 그리고 치료 팀원들 사이에 회의가 있었다. 팀 회의에서 할머니가 재활치료에 반응하는지 알아보고, 할머니의 엑스레이 검사결과를 발급하도록 하였다. 할머니는 결국 재활병동으로 가서 성공적으로 치료를 받을 수 있었다. 나중에 할머니는 집으로 퇴원하여 아들의 간호와 지역 서비스를 받게 되었다. 이러한 결과는 환자 가족과 치료팀이 향후 치료에 대한 협동적 참여를 통해 이루어질 수 있는 것이다.

---

1) Case studies-investigations. Health Care Complaints Commission Annual Report 1999-2000: 60. Sydney, New South Wales, Australia. (WHO, Patient Safety Guide, 2011, chapter 8.에서 재인용)
2) 영상의학전문 의사가 아닌 초음파 검사 업무를 전담하는 기사이다.
3) Case studies. Health Care ComplaintsCommission, 2003, 1: 11. Sydney, New South Wales, Australia. (WHO, Patient Safety Guide, 2011, chapter 8.에서 재인용)

1 서론

미국 의학한림원(Institute of Medicine, IOM)은 의료의 질의 6가지 영역을 안전성, 효과성, 환자중심성, 시의적절성, 효율성, 그리고 형평성으로 제시하였다. 이 중 환자의 중심성은 환자의 선호도와 요구 및 가치를 존중하고 이에 반응하여 의료서비스를 제공하는 것으로 모든 임상적인 의사결정시에 환자의 가치를 보장해야 함을 의미한다(Institute of Medicine, 2001).

하지만 의료서비스의 복잡성과 의료제공자의 전문성은 적절한 환자의 참여를 가져가는데 어려움을 갖고 있으며, 이는 의료제공자들 모두가 인식하고 있는 사실이다. 중증 환자처럼 건강문제가 많을수록 자신의 진료과정에 참여하고 싶어 하고 자신의 질환과 예후에 대한 정보를 많이 얻고 싶어하는데 이에 반해 적절한 의사결정 참여의 기회를 갖지 못함에 따라 갈등도 많이 있다(Iezzoni, 1997). 최근 이러한 환자들의 합리적이고 똑똑한 움직임으로 '환자 샤우팅 카페(http://www.shoutingcafe.kr/)'는 각종 환자가 경험하는 의료현장에서의 불만에 대해 단순히 위로와 격려의 차원의 넘어 공감의 영역을 확대하면서도 보건정책에 체계적으로 목소리를 낼 수 있는 공간으로 활용되고 있다.

의료서비스에서 환자의 참여는 유용한 정보를 환자뿐 아니라 의료제공자가 얻게 됨으로써 의료서비스의 효용성을 극대화할 수 있는 필수적 조건이라 할 수 있겠다.

환자 및 보호자의 참여는 기존의 가부장적 접근(paternalistic approaches)에서 환자 중심의 접근으로 발전했으며 환자와의 파트너십을 형성하는 것을 지향한다. 환자와의 파트너십 형성은 환자안전과 질 향상을 위한 전략으로 잘 알려져 있으며, 앞으로도 많은 연구 및 발전이 요구되는 영역이다. 기존의 환자 및 보호자의 참여에 관한 지침이나 연구는 진료 시점(at the point of care)에서 환자나 의료제공자의 행동에 중점을 두고 있으나, 이는 환자 참여가 의료 조직의 정책, 문화, 공공 정책의 영향을 받는다는 점을 간과하는 것이다. 진정한 환자 참여를 위해 의료 기관과 의료 시스템은 환자와의 파트너십과 협력을 지원하는 문화를 조성하고, 지지기반과 정책, 정보, 도구를 제공하여, 환자 참여의 목적이 환자 및 보호자의 요구, 선호, 역량에 부합하도록 해야 한다(Canadian Patient Safety Institute [CPSI], 2019; Carman & Workman. 2017).

이 장은 보건의료에서 환자와 가족의 참여의 중요성을 소개하고, 환자의 참여를 이끌어내는 다양한 전략 및 환자참여 방법을 다루고자 한다. 또한 의료서비스의 불확실성 가운데 피할 수 없는 의료사고에서 흔히 어려움을 갖게 되는 공개의 범위와 내용 등과 같은 주요 원칙을 살펴보게 될 것이다.

2 환자 및 보호자 참여와 사전동의

환자의 참여에서 가장 먼저 떠오는 것이 '환자 동의'이다. 흔히 이러한 동의는 환자가 자신에게 제공되는 치료나 시술에 대해 정보를 듣고 이에 동의함에 따라 절차가 진행되도록 하는 방식으로 환자의 의사결정의 권리를 드러내는 공식적 절차이기도 하다.

2.1 사전동의의 정의와 원칙

일반적으로 사전동의는 환자의 권익을 보호하고, 자율성을 존중하기 위한 수단으로 환자와 의사 공동의 의사결정 과정으로 보고 있으며, 주로 설명 동의, 설명 고지, 고지된 동의, 자발적 동의 등과 같은 뜻으로 혼용하여 사용되고 있다. 사전동의는 환자가 자신의 치료에 능동적으로 참여하는 것으로 의사와 환자의 관계가 이러한 참여에 매우 중요하게 작용한다. 이러한 동의는 서면과 구두 동의로 나눠질 수 있으며, 결정적인 서면 동의뿐 아니라 구두 동의 조차도 환자에게 제공되는 정보는 완전하고 정확해야 한다.

사전동의는 생명윤리의 원칙 중 환자 인격 존중을 기본으로 하고 있는 자율성 존중의 원칙에 근간을 두고 있다(Beauchamp & Childress, 2001). 환자가 의사의 충분한 설명을 듣고 자율적으로 동의를 한다는 것은 환자의 자기결정권의 실현이라고 할 수 있으며 헌법에서 보장하고 있는 기본 인권을 실천하는 것이기도 하다.

2.2 사전동의의 구성요소

사전동의의 과정에서 설명과 동의는 필수다. 동의를 얻기 위한 설명은 사전에 이루어져야 하고 환자의 이해를 통해 동의를 하게 되므로 이 중 한 가지라도 결여된다면 사전동의는 성립될 수 없다. 여기에 연구자에 따라서는 구성요소를 '의사결정능력', '자발성', '정보제공', '이해', '동의'의 다섯 가지로 제시하기도 한다(Knifed et al., 2008).

2.2.1 의사결정능력

의사결정능력(competence)은 제공된 정보에 대해 이해하고 이와 관련된 이익이나 위험에 대해 판단하여 합리적인 결정을 내리는 것을 의미한다(Goldsmith et al., 2008). 여기에서 의사결정능력의 판단기준은 다음과 같다(Beauchamp & Childress, 2001).

- 자신의 선호와 선택을 표현할 수 있는가?
- 자신의 상황과 그 결과가 무엇인지 이해할 수 있는가?
- 적절한 정보를 이해할 수 있는가?

- 이유를 제시할 수 있는가?
- 이유를 제시하더라도 적절한 이유인가?
- 적절한 이유를 제시해도 손해 이익과 관련된 이유를 제시할 수 있는가?
- 합리적인 결정에 도달할 수 있는가?

위의 7가지 판단 기준은 개인의 상황에 따라 달라질 수 있다.

2.2.2 자발성

자발성(voluntariness)은 어떤 강제가 없이 자유로운 동의가 이루어진다는 것을 의미한다(Knifed et al., 2008). 강제라 함은 타인에 의한 통제를 말하며 타인에 의한 통제가 없다는 것은 타인의 부당한 영향력이나 구속을 받지 않는 것을 의미한다. 이러한 타인의 통제에는 강요, 설득, 조작 등이 포함된다(공병혜 외, 2007). 강요는 통제를 위해 물리적 힘이나 협박을 하는 것으로 의사가 의도적으로 환자의 선택을 제한하는 것을 말한다. 설득은 의사가 어떤 행위의 필요성을 제시하여 환자의 동의를 구하는 것이다. 조작은 의사가 치료법을 권유할 때 긍정적인 정보를 보다 부각시켜 부정적인 정보를 간과하게 되는 경우이다.

2.2.3 정보제공

사전동의에서 정보제공(disclosure)은 환자가 올바른 결정을 하는 데 돕기 위한 조건이 된다(공병혜 외, 2007). 환자에게 설명을 통해 선택을 하도록 하는 데 있어 의사의 전문가적인 의견은 환자의 판단에 결정적인 역할을 하게 된다. 여기에서 제공되는 정보는 제안된 치료법, 기대되는 이익, 치료 시작, 치료기간, 치료비용, 다른 치료법, 치료 이익, 치료받지 않았을 때 위험이며, 치료를 제공하는 의료인 이름과 지위, 자격, 경력 등도 포함된다(Susan & Katherine, 2009).

설명할 내용과 정보제공은 환자가족이 처한 삶의 상황에 관심을 갖고 먼저 환자의 얘기에 귀를 기울이는 것이 필요하다. 환자의 질병이 담고 있는 삶의 이야기를 통해 그들의 개별적 상황을 이해하는 정서적 공감을 거쳐서 환자의 안녕과 책임감을 가지고 그들의 요구와 관심에 따라 설명의 내용과 제공방식을 달리해야 한다(공병혜 외, 2007).

설명에 있어서 의사는 주체가 되며 다른 의사로 위임되어 설명이 이루어질 수는 있으나, 의사가 아닌 간호사나 다른 직원에 의한 설명은 허용되지 않는다(이완근, 2004). 설명을 위해 환자가 충분히 자기 주도적 결정을 할 수 있도록 시간을 여유 있게 두어야 하고, 사후가 아닌 사전적 설명이 이루어져야 한다(김인숙 외, 2003).

2.2.4 이해

이해(understanding)는 환자가 제공된 정보에 대해서 수용하여 받아들이는 것으로 동의 과정에서 전문적인 용어를 사용함으로써 환자와 가족이 의미를 이해하지 못하는 경우 소통의 어려움이 있게 된다.

2.2.5 동의

동의(consent)는 외부의 어떤 통제나 영향력을 받지 않고 자발적으로 동의하는 의미로 동의의 주체는 환자만이 되며 보호자는 환자가 의사결정능력이 없거나 미성년자와 같이 동의가 불가능한 경우에만 가능하다(윤수영, 2004). 환자의 동의는 문서 또는 구두 중 하나 또는 양쪽을 모두 사용할 수 있다(Susan & Katherine, 2009). 병원에서 사전에 작성한 문서에 서명·날인하는 것만으로는 설명 의무의 이행과 유효한 동의가 될 수 없다(윤수영, 2004).

3 환자참여의 효과적 의사소통

좋은 의사소통은 양질의 의료서비스를 제공하는 데 필수적인 요소이다. 효과적인 의사소통은 환자와 의료진간에 협력적이고 지지적 관계를 유지시키며 만족도를 향상시킨다(Grant & Hawken, 2000). 환자들과 효과적으로 의사소통하기 위해 환자에게서 적절한 정보를 수집하고 진단하고 처치하는 능력이 있어야 하며 환자를 교육하고 다른 의료진과 효과적으로 상호작용해야 한다(Epstein & Hundert, 2002). 이러한 의사소통의 진행 과정은 의사소통의 개시, 정보의 수집, 환자의 화법 이해, 정보의 교환, 문제와 치료 계획에 대한 합의 및 의사소통의 종결 등으로 이루어진다(Haq et al,. 2004).

3.1 환자참여를 유도하는 의사소통의 기본틀

미국이나 유럽 등에서 효과적인 의사소통을 위한 여러 모델이 제시되었는데 그중 가장 보편적인 참여적 의사소통의 기본 틀로서 SEGUE 지침의 내용을 살펴보면 <표 17-1>과 같다(Makoul, 2001).

표 17-1 SEGUE의 의사소통 기본 틀

- 의사소통을 위한 준비(단계 설정, Set the stage)
- 소통의 내용 정의(정보 도출, Elicit information)
- 환자에게 정보 제공(정보 제공, Give information)
- 환자의 입장 이해(Understand the patient's perspective)
- 만남 종료(End the encounter)

의사소통의 시작 단계에서 환자의 이름을 부르고 환자와 인사하며, 환자가 자리에 앉을 것을 권유하고, 자신을 소개하며, 면담의 목적을 설명한다. 또한, 어느 정도 시간이 걸릴 것인지를 밝히고, 기록을 위해 환자의 동의를 구한다. 의사소통의 진행 단계에서는 긍정적인 분위기를 유지하고 환자와의 눈맞춤을 유지하면서 의사소통을 위한 개시질문을 한다. 환자의 이야기를 주의 깊게 경청하며, 언어적 비언어적 단서들에 효과적으로 반응한다. 또한 환자가 충분한 정보를 말할 수 있도록 조장하며, 필요할 때 구체적인 질문을 한다. 적절한 시점에서 환자가 당신에게 무엇을 말하고 있는지 명확하게 하며, 환자의 용기를 북돋아 준다. 의사소통의 마지막 단계에서는 환자가 말한 것을 요약하고, 추가로 할 말이 없는지 물어본다. 감사하다는 표현을 하면서 의사소통을 종결한다(Lloyd & Bor, 1996).

3.2 환자참여를 돕는 의사소통 도구

의사소통 도구로 SPIKES(Setting, Perception, Information, Knowledge, Empathy, Strategy and Summary)는 보건의료전문가들이 환자들의 삶의 마지막에 대한 좋지 않은 소식을 전할 때 도움을 주기 위해 사용된다(Bower et al., 2001). 하지만 SPIKES는 갈등, 노인, 어려운 환자, 다양한 사회·문화적 배경을 가진 사람을 접하는 다양한 상황에서 환자 및 보호자와의 의사소통을 할 때보다 일반적으로 도움을 줄 수 있다. SPIKES의 단계별 구체적인 내용은 다음과 같다.

3.2.1 단계 1: 준비

- 사생활: 민감한 주제의 논의를 위한 준비를 한다. 환자가 거리낌 없이 듣고 말할 수 있어야 한다. 보건의료전문가와 환자가 서로에게 집중하는 것이 중요하다. 텔레비전이나 라디오가 켜져 있다면, 환자에게 꺼달라고 정중히 요청해야 한다. 이러한 준비는 모든 사람이 현안의 논의에 집중할 수 있게 도와준다.
- 영향력 있는 타인의 참여: 환자에게 가족이 함께 정보를 제공받고 자신을 지지해주기 위해 같이 있어 주기를 바라는지 항상 물어보아야 한다. 약하고 취약한 계층의 사람들은 자신이 정보를 이해할 수 있도록 돕는 다른 사람을 필요로 할 수도 있다. 환자가

원할 때, 다른 사람과 같이 있을 수 있다는 것을 알려주는 것이 중요하다.

- 앉기: 앉기 전에 환자에게 허락을 구하는 것이 좋다. 환자들은 앉아 주는 의료진에게 감사하게 생각하는데, 이는 직접 의사소통을 하고 환자에게 이 사람이 급하게 가지 않아도 된다는 것을 전달하기 때문이다. 문화적으로 적절하다면 평온하게 눈을 마주치는 것이 중요하다. 때로 환자가 울면, 다른 데를 쳐다보고 환자가 자신을 다스릴 수 있는 혼자 있는 시간을 허락해 주는 것이 최선이다.
- 방식: 의료진의 중요한 역할은 환자의 이야기를 듣고, 그들이 말하고 있을 때 이야기를 중단시키지 않는 것이다. 눈을 계속해서 마주치면서 조용히 있는 것은 환자에게 당신의 관심과 흥미를 보이는 좋은 방법이다.

3.2.2 단계 2: 인식

현재 상황이 어떻게 진행되고 있다고 생각하는지 환자에게 먼저 물어보는 것도 도움이 된다. 이 질문은 의료진이 환자의 상황에 대해 환자가 어디까지 이해하고 있는지 파악할 수 있게 해준다.

3.2.3 단계 3: 정보

얼마나 많은 정보를 환자에게 알려줘야 하는지에 대해서는 각 나라마다 다른 규정을 두고 있다. 대부분의 나라와 문화에서 적용하는 일반적인 규칙은 각 환자의 정보의 요구에 보다 중점을 두고 있다. 환자들의 특성(인간성), 원하는 정도의 양, 대처 역량도 다양하다. 무엇보다 중요한 관점은 환자가 중요한 사람임을 기억하는 것이다. 각 환자가 무엇을 원하는지 알아내고, 얼마나 많은 정보를 얻기를 원하는지 밝혀내기 위해 집중해야 한다.

환자의 정보에 대한 요구는 다양하다. 환자가 심부전의 가족력을 가지고 있다면, 의사는 특정한 치료계획과 연관된 위험성에 대하여 더 오랫동안 이야기해야 하고, 환자가 느낄지 모르는 불안에 대해서도 더 신경을 써야 한다. 치료가 중요한 위해를 일으킬 수 있는 가능성이 있을 때에는 모든 환자들이 이에 대한 정보를 사전에 받아야 한다. 심지어 그 위험이 미미한 것이거나 미약한 부작용이라도 자주 발생하는 경우에도 환자들은 정보를 받아야 한다. 이 규칙을 적용하면 대부분의 전문가들이 환자의 알고자 하는 요구를 잘 충족시킬 수 있게 도와줄 것이다. 이 접근은 환자와 의료진 간의 논의를 촉진시켜 의사소통을 강화한다.

정보의 전달은 각 환자의 상황에 맞게 그리고 주의 깊게 속도를 조절하여 이루어져야 한다. 정보의 과잉은 간단한 질문을 하거나 상담의 시작 시 간단한 이야기를 하면서 피할 수 있다. 예를 들면, “제가 당신의 진단이나 치료에 대해서 충분한 정보를 드렸는지 확인하도록 하겠습니다.” 또는 “언제든지 충분한 정보를 얻었다고 생각되면 이야기해 주세요.”

환자가 매우 불안해할 때나 특히 어려운 진단명을 들었을 때에는 환자가 주어진 정보를 한 번에 이해하지 못 할 것이다. 어떤 환자는 너무 많은 정보를 원하지 않을 수도 있다. 또는 자신의 치료에 대한 의사결정을 하고 싶어 하지 않을 수도 있다. 그러나 토론, 설명, 그리고 질의 응답하는 것은 환자의 자율성을 존중하는 데 여전히 필수적이다. 어떤 환자들은 의료진과 논의하고 싶은 질문 목록을 준비하기도 한다. 이런 경우 위협적으로 느껴서는 안 되고 침착하게 각 질문을 해결해야 한다.

3.2.4 단계 4: 지식

효과적으로 의사소통하는 사람들은 어떤 충격적인 이야기를 하기 전에 항상 환자에게 암시를 준다. 이는 짧은 순간이라도 환자에게 준비할 시간을 주는 것이다. 예를 들어, "OO 씨, 불행하게도, 몇 가지 나쁜 소식이 있습니다."라고 말을 시작하는 것이다.

3.2.5 단계 5: 공감

다음의 전략들은 환자의 감정적 요구에 대해 보다 관심을 갖도록 도와준다.

- 환자의 감정을 경청하고 확인하라. 환자의 감정을 잘 모르겠으면, 다음과 같이 질문하라. "이것에 대해 어떤 감정이 드시나요?"
- 감정의 근원을 밝혀라. "이것은 받아들이기 어려운 소식입니다. 당신의 감정에 대해서 이야기하기를 원하십니까? 당신이 괜찮으시면, 상황을 파악할 수 있게 되었을 때 다시 와서 대화를 할 수 있습니다. 당신이 가지고 있는 어떤 질문에도 최선을 다해서 답하겠습니다."
- 환자의 감정을 알고 있고, 원인이 무엇인지 알고 있다는 것을 환자에게 보여라.
- 때로는 조용히 그 자리에 있으면서 환자가 정보를 받아들이고 질문을 생각해 낼 기회를 주는 것이 중요하다.

다른 사람보다 유독 다루기 힘든 환자들이 있는 것은 불가피하다. 이는 그들이 이전에 건강과 관련된 나쁜 경험이 있거나 화가 나 있을 때 발생할 수 있다. 치료를 위해 기다려야 할 때 불만스러워 할 수도 있다. 약이나 술, 또는 정신질환 때문일 수도 있다. 그런 환자를 만났을 때, 환자의 유형을 나누거나 판단하지 않도록 해야 한다.

바쁜 병원에서 특정 환자군이 차별받는 것은 드물지 않은 일이다. 환자나 환자군(예를 들어, 마약중독자)이 의료팀에 의해 분류된다면, 이러한 편견과 선호도가 객관성과 결정을 방해할 수 있다는 것을 인식하는 것이 중요하다. 왜냐하면 개인의 의견과 태도는 객관적인 임상판단을 흐리게 하고, 잘못된 치료나 진단을 내리게 하기 때문이다. 실제로 이러한 환자의 경우 최소한이 아니라 보다 많은 케어를 필요로 한다.

3.2.6 단계 6: 전략과 요약

상담의 마무리는 토의한 정보에 대한 요약으로 것이 좋다. 요약을 통해 환자는 추가적인 질문을 하거나 중요한 것을 기억할 수 있다. 끝나갈 무렵 새로운 주제가 나타난다면, 다음 상담시간을 새롭게 잡도록 한다.

4 환자 및 보호자 참여전략

환자 참여는 환자안전 및 보건의료향상에 중요한 역할을 한다. 선행 연구에 따르면, 환자의 참여는 의료 기관에서 손 위생 수행률 향상, 감염률 감소, 환자안전사고 감소, 환자-의료인간 의사소통 향상, 다학제간 팀워크 향상, 환자 건강 결과 증진, 입원 비용 절감 등에 기여 하는 것으로 나타났다(CPSI, 2019). 환자 및 보호자 참여는 목적에 따라 의료제공자가 환자와 단순히 정보를 공유하는 하위 수준부터 상위 수준의 파트너십, 협업, 의사결정 공유에 이르기까지 다양하다(CPSI, 2019). 환자의 참여는 진료 시점에서뿐만 아니라, 의료 조직 설계 및 거버넌스(organizational design and governance)와 공공 정책 수립(policy making)의 모든 수준에 걸쳐 가능하여야 한다(Carman & Workman, 2017).

4.1 진료 시점에서의 환자 참여

진료 시점에서 환자, 보호자, 의료진의 상호작용은 환자안전사고를 유발할 수 있는 치료 과정 및 시스템을 이해하는 데 필수적이다. 환자안전사고가 발생하더라도 환자, 보호자, 의료진의 협력을 통해 사고 상황의 이해와 극복, 추가 피해 방지뿐만 아니라 치료 과정과 시스템 개선이 가능하다. 진료 시점에서의 환자 참여는 환자, 보호자, 및 의료진 모두가 환자안전 향상을 위해 협력할 수 있는 중요한 기회이며(CPSI, 2019), 이는 환자의 선호도, 의료제공자의 임상적 판단 및 과학적 근거에 기반한 환자치료 결정을 가능하게 한다(Carman & Workman, 2017). 다음의 환자 참여전략을 통해 환자안전과 의료질을 향상시킬 수 있다.

4.1.1 세계보건기구

세계보건기구(WHO)에서는 환자의 참여와 임파워먼트(empowerment)를 통해 의료의 각 수준에서 환자와 보호자 그리고 지역사회의 목소리를 반영하려는 목적으로 다양한 프로그램을 제공하고 있다. 이러한 참여를 격려하는 목적은, 환자가 자신에게 제공되는 의료에 대해 주도권(ownership)을 갖고, 환자의 목소리가 의료의 일선에 반영되며, 의료제공자인 전문가들과 파트너십이 되어 안전한 의료환경을 만들기 위해서이다.

1) 수술 안전을 위한 환자 참여적 의사소통

세계보건기구에서는 환자의 참여와 임파워먼트(empowerment)를 통해 의료의 각 수준에서 환자와 보호자 그리고 지역사회의 목소리를 반영하려는 목적으로 다양한 프로그램을 제공하고 있다. 이러한 참여를 격려하는 목적은, 환자가 자신에게 제공되는 의료에 대해 주도권(ownership)을 갖고, 환자의 목소리가 의료의 일선에 반영되며, 의료제공자인 전문가들과 파트너십이 되어 안전한 의료환경을 만들기 위해서이다. 세계보건기구는 "수술 전/후 알아야 할 것들(WHO, 2015)"이라고 해서 환자 및 보호자들에게 알아야 할 주요한 정보의 목록을 제시하고 있다. 여기에는 그들을 담당하는 의료진에게 수술 전과 후에 보다 안전한 서비스를 위해 논의해야 할 것을 포함하고 있다.

표 17-2 세계보건기구에서 제시한 수술 전후 환자참여 점검표

수술을 시행하기에 앞서 의료진과 의사소통해야 할 것들	
<수술 전> 1. 이전 수술력, 마취, 그리고 현 투약상태에 대해 말하라. 2. 현재 임신이거나 수유 중인 경우 말하라. 3. 자신의 건강상태(알러지, 당뇨병, 호흡곤란, 고혈압, 불안증 등)에 대해 말하라. 4. 병원 재원일수가 얼마나 될지에 대해 물어보라. 5. 개인적으로 주의해야 할 위생지침에 대해 물어보라. 6. 통증이 어떻게 다루어질지에 대해 물어보라. 7. 수분이나 식이제한에 대해 물어보라. 8. 수술 전 피해야 할 것들에 대해 물어보라. 9. 자신의 수술부위가 어디인지 명확히 확인하라.	<수술 후> 1. 출혈, 호흡곤란, 통증, 발열, 어지러움, 구토 혹은 어떤 기대하지 않은 반응들에 대해 말하라. 2. 감염을 최소화할 수 있는 방법에 대해 물어보라. 3. 언제 음식을 섭취하고 물을 마실 수 있는지 물어보라. 4. 정상적인 활동을 언제 시작할 수 있는지 물어보라. 5. 수술 후 피해야 할 것이 있다면 무엇인지 물어보라. 6. 수술 부위 실밥을 언제 제거하는지 물어보라. 7. 처방된 약물로 인한 부작용에 대해 물어보라. 8. 추후관리를 위해 다시 내원할 일정을 확인하라.

출처: https://www.who.int/teams/integrated-health-services/patient-safety/research/safe-surgery/tool-and-resources (Accessed Nov 3, 2022)

2) 환자가 참여하는 손 위생

의료기관의 환자안전활동에 가장 빈번히 등장하는 것이 '손 위생'일 것이다. 이전까지 단지 손 위생은 감염을 줄이기 위한 의료제공자들만의 업무로 인식되어 왔던 것에 반해 이제는 세계보건기구가 환자 참여를 강조하고 있다. 궁극적으로 환자와 제공자가 다 같이 감염 예방을 강조하고 손씻기 수행을 도모해 나감으로써 진정한 환자안전 문화를 이룰 수 있기 때문이며, 환자가 자신의 서비스에 대해 의료제공자와 함께 최선의 손씻기 수행이 이루어질 수 있도록 자발적으로 나서도록 하는 것이다.

세계보건기구는 전 세계적으로 현재까지 18,365개의 의료기관이 본 캠페인에 참여하고 있으며, 캠페인에 등록하여 세계적인 캠페인에 참여함으로써 손 위생의 인식을 고취시키고 병원감염을 줄이는 데 참여할 수 있음으로 독려하고 있다(https://www.who.int/campaigns/world-hand-hygiene-day/2022 (Accessed Nov 3, 2022)).

4.1.2 치료과정에서 환자와 가족의 참여

Joint Commission International(JCI)에서는 환자와 가족이 치료과정에 참여하는 것이 환자와 가족의 권리(patient and Family Rights, PFR)이자 의무라고 하였다(JCI, 2014). 또한 이에 의료기관은 적절히 환자와 보호자가 자신의 치료과정에 참여적 의사결정을 잘할 수 있도록 적절한 정보와 교육(patient and family education, PFE)을 제공하여야 한다고 하였다.

1) 환자와 가족의 권리

환자와 가족은 참여를 통해 치료에 대한 의사결정을 하고, 치료에 대해 질문할 수 있어야 하며, 나아가 진단 및 치료를 거절할 수도 있어야 한다. 의료기관은 환자와 가족이 치료의 모든 면에 참여할 수 있도록 격려하고 지지하기 위한 정책과 절차를 개발하고 이행하여야 한다. 경영진, 의료진 및 기타 모든 직원들은 이러한 정책과 절차를 개발하는 데 함께 참여하여야 한다. 모든 직원들은 정책과 절차에 대해 훈련되고, 치료 과정에 환자와 가족이 참여할 수 있는 권리를 지지하도록 각자의 역할이 무엇인지에 대해 훈련되어야 한다. 환자와 가족이 치료 결정에 참여하기 위해서는, 검사 과정 및 확정된 진단명과 예상되는 치료방법 등과 같은 의학적 상황에 대한 기본적인 정보가 필요하다. 환자와 가족은 그들이 이러한 정보를 언제 듣게 되며, 누가 그들에게 말할 책임이 있는지 이해할 수 있어야 한다. 환자와 가족은 치료 방법에 대한 결정들의 형태와 어떻게 그 결정에 참여할 수 있는지 이해할 수 있어야 한다. 또한, 환자와 가족들은 동의가 필요한 의료기관의 절차들과 진료절차, 검사, 시술, 치료 행위가 무엇인지 이해할 필요가 있다.

2) 환자와 가족의 교육

환자와 가족 교육은 환자가 자신의 진료에 충분히 참여하고 정보에 기반한 결정을 내리는 데 도움이 된다. 의료기관 내 다양한 직원이 환자와 가족의 교육을 진행한다. 환자가 주치의 또는 간호사와 상호작용을 하는 과정에서도 교육이 이루어진다. 다른 임상직원도 재활치료나 영양치료 등 특정 서비스를 제공할 때 또는 환자의 퇴원 및 연속진료를 계획하는 과정에서 교육을 제공한다. 이처럼 많은 직원이 환자와 가족 교육에 관여하기 때문에 이러한 교육활동을 조율하고 환자의 학습 필요에 집중하는 것이 중요하다.

따라서 효과적인 교육은 환자와 가족의 학습 필요성을 평가하는 데서 시작된다. 이 평가를 통해 환자와 가족이 학습해야 할 내용을 파악할 수 있을 뿐 아니라 가장 효과적인 교육방법을 정할 수 있다. 환자가 선호하는 방법, 종교적/문화적 가치관, 읽기 및 언어 능력에 맞을 때 효과적이다. 또한 교육은 진료과정 중에 일어났을 때 영향을 받는다.

3) Speak up

The Joint Commission(TJC)에서는 주요 환자안전 활동의 하나로 환자 참여를 적극적으로 격려하는 캠페인인 "Speak Up"을 실시하고 있는데, 구체적인 내용은 <표 17-3>과 같다(https://www.jointcommission.org/topics/speak_up_campaigns.aspx).

표 17-3 TJC의 SPEAK UP 구성요소

S	Speak up 질문이나 걱정이 있으면 목소리를 내서 말하라. 이해하지 못한다면 다시 물어라. 자신의 몸에 관한 것이며 알 권리가 있다.
P	Pay attention 받고 있는 치료에 관심을 가져라. 올바른 의료기관 전문가에게 올바른 치료와 약물투여를 받고 있는지 확인하라. 짐작하지 마라.
E	Educate yourself 자신의 진단, 검사, 치료계획에 대해 배워라.
A	Ask trusted one to be your advocate 당신의 옹호자가 되도록 믿을만한 가족이나 친구에게 요청하라.
K	Know medications 자신이 어떤 약물을 왜 투여하는지 알아라.
U	Use a healthcare centers 인증받은 의료기관을 이용하라.
P	Participate in all decision about your treatment 본인의 치료 결정에 참여하라. 환자 본인은 의료팀의 중심이다.

이와 관련하여 안전사고 발생 가능성이 높은 항목 중심으로 "Speak Up" 할 수 있도록 비디오, 인포그래픽, 브로셔, 팟캐스트, 포스터 등 다양한 형태로 그 방법을 제공하고 있다.

그림 17-1 TJC: Speak Up Campaigns

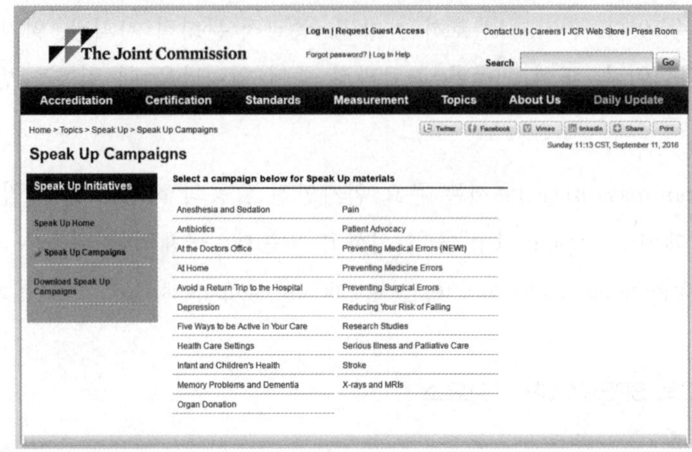

출처: The Joint Commission. 2016. Available st: https://www.jointcommission.org/topics/speak_up_campaigns.aspx (Accessed Nov 3, 2022)

4.1.3 환자 및 가족 참여 지침

보건의료연구소(Agency for Healthcare Research and Quality, AHRQ)는 의료기관의 서비스를 대하면서 환자가 언제 개입을 해야 하는지 등에 대해 연구를 통해 환자안전과 질에 있어 향상의 정도를 측정 가능하도록 하였다. 또한 환자와 보호자가 보다 적극적으로 참여하기 위해 참여 지침을 개발하고 이를 검증하여 의료기관의 업무에서 환자와 가족이 참여를 통해 의료의 질과 환자안전을 향상시키는 데 지지 역할을 할 수 있도록 근거를 제시하고 있다. 이러한 지침에는 다음이 포함된다(AHRQ, 2013c).

- 전략 1: 조언자로 환자와 가족을 업무에 참여시켜라.
- 전략 2: 질 향상을 위해 소통하라.
- 전략 3: 침상 옆에서 간호업무 보고를 실시하라.
- 전략 4: IDEAL 퇴원계획을 하라.

이들 중 전략 1과 4에 대해 보다 구체적으로 살펴보면 다음과 같다.

1) 조언자로 환자와 가족을 참여시키는 전략

진정한 조언자로서 환자와 가족이 함께 하기 위해서는 의료기관의 환경과 문화에 융통성 있게 적용될 수 있어야 한다(AHRQ, 2013a).

우선, 담당자(staff liaison)를 확인하라. 병원은 전담자를 두고 환자와 가족이 조언자로 보다 효과적으로 개입할 수 있는 여건을 마련해야 한다.

두 번째로, 환자와 보호자가 조언자로 참여할 수 있는 기회를 만들어라. 단기 프로젝트 차원이나 임시 상담가로 환자와 가족 조언자 두세 명을 위원회로 초빙하여 병원에 재원기간에 대해 무엇이 잘되었는지, 그리고 개선되어야 할 것들이 무엇인지에 대한 아이디어를 나눈다.

세 번째는, 기관장, 임상의사들, 그리고 직원들을 준비시켜라. 병원 내 공식적·비공식적 리더들을 확인하고, 어떤 방식으로 의사결정이 내려지는지를 살펴본다. 의사들과 직원들의 경험, 아이디어를 통해 참여의 전략을 만들고 환자와 가족들을 조언자로서 함께 할 수 있도록 준비를 돕는다.

네 번째는, 환자와 가족의 조언자를 모집하고 선택하고, 훈련시켜라. 환자참여를 전담하는 담당자가 환자와 가족의 조언자를 확인하여 선택하고 훈련시키는 부분이다. 가장 좋은 방법은 기관조직의 요구에 잘 부응하고 적절한 훈련 및 교육을 받을 수 있는 사람들이어야 한다. 여기에서 조언자로 참여하는 사람은 그들의 병원경험에 잘 적응하고, 이러한 경험을 효과적으로 공유하고 질 향상을 위해 열심을 가지고, 잘 경청하고 타인을 존경하고 친절하며 파트너십이 이루어질 수 있는, 함께 일하는 것을 즐기며 폭넓은 배려심이 있어야 한다고 제시하고 있다.

2) 병원에서 집으로의 연계(transitions): IDEAL 퇴원계획

병원에서 집으로 퇴원을 하기 위해 의료진으로부터 적절한 정보가 환자와 가족에게 제대로 전달되어야 위해사건 및 불필요한 재입원을 막을 수 있다. 환자와 가족을 퇴원계획과정에 참여시켜 이러한 연계가 안전하고 효과적으로 이루어지도록 해야 한다. 여기에 제시된 IDEAL은 이러한 퇴원계획에서 환자와 가족의 참여에 있어 주요한 요소를 <표 17-4>와 같이 강조하고 있다(AHRQ, 2013b).

표 17-4 IDEAL 퇴원계획의 구성 요소

I	Include	퇴원계획 과정에 환자와 가족을 완전한 파트너로 참여시켜라.
D	Discuss	가정에서의 문제를 예방하기 위해 다섯 가지 주요한 영역에 대해 환자와 가족과 의논하라. • 가정에서 어떠한 삶을 살게 될지에 대해 기술하라. • 투약에 대해 검토하라. • 문제가 되는 증상이나 문제를 강조하라. • 검사결과를 설명하라. • 추후관리 약속을 잡아라.
E	Educate	병원 재원기간 매번 있게 되는 환자의 질환 상태, 퇴원 과정, 다음 단계에 대해 환자와 가족을 그들의 언어로 교육시켜라.
A	Assess	환자 진료에서 진단, 질환상태, 다음 진료 단계에 대해 얼마나 잘 의료진이 설명했는지 평가하고 피드백을 받아라.
L	Listen to	환자와 가족의 목적, 선호도, 관찰, 그리고 관심에 대해 경청하고 존중하라.

3) 환자를 위한 진료에 참여하는 몇 가지 조언

AHRQ는 진료 예약의 전, 중, 후에 걸쳐 최선의 진료를 받기 위해 알아두어야 할 조언을 제공하고 있다. 진료시 질문해야 할 것들도 제시하고 있는데, 이러한 질문은 환자가 진료의 한 팀원으로 적극적인 역할을 하는 데 도움이 된다(AHRQ, 2011).

먼저 "진료예약 전에 알고 있어야 할 내용"은 다음과 같다.

- 환자 자신이 복약중인 모든 약을 가지고 진료실에 가지고 온다. 여기에는 처방약, 아스피린과 제산제 같은 비처방약물, 비타민, 기타 보충제 등이 있다.
- 진료를 위한 방문 전, 자신의 질문을 기록하여 온다.
- 자신의 현 건강상태, 과거 수술력, 질병을 알아야 한다.

다음은 "진료 중 질문해야 할 내용"이다.

- 자신의 증상, 건강력, 그리고 복용 중인 약물 문제들에 대해 설명하라.
- 의사가 자신에게 설명하는 것을 확실히 이해하기 위해 질문한다.
- 의사에게 지시하는 사항을 따르는 데 대한 환자 자신이 걱정하는 것을 알려준다.
- 만약 의사가 치료를 권하면 선택사항에 대해 질문한다.
- 검사가 필요하다면 어떻게 하는 것인지, 느낌이 어떤지, 준비를 위해 필요한 것이 무엇인지, 결과는 어떻게 받는지 등에 대해 질문한다.
- 처방이 필요하다면, 의사에게 자신이 임신상태인지 여부, 약물반응이 있는지, 비타민이나 기타 보충제를 먹고 있는지에 대해 설명한다.

마지막으로 "진료 후에 질문해야 할 것"들은 다음과 같다.

- 항상 의사의 지시사항을 따라야 한다.
- 만약 집에 와서 의사의 지시사항이 이해되지 않을 때는 의사에게 연락을 취한다.
- 의사나 약사에게 처방된 약물을 중단하기 전 상의한다.
- 의사에게 자신의 증상이 더 악화되거나 의사의 지시에 따르는 데 문제가 있는 경우 의사에게 연락을 한다.
- 검사를 완료하거나, 필요하여 전문의를 만나야 할 경우 진료를 약속한다.
- 검사 결과를 받았다면 의사에 연락하여 검사결과에 대해 무엇을 해야 하는지 질문한다.

4.2 의료 조직 설계 및 거버넌스에의 환자 참여

의료 조직 설계 및 거버넌스에의 환자 참여는 보다 안전하고 질높은 의료를 위한 구조 및 프로세스 구축과, 환자 중심의 정책과 절차 마련에 중요한 영향을 미친다(CPSI, 2019). 이 수준에서의 참여는 환자의 경험에 대한 기관 차원의 설문 조사를 통한 목소리 듣기, 환자를 의료 기관의 자문 위원회의 일원으로 포함 시키기, 더 나아가 환자를 안전과 질 향상 위원회의 일원으로 참여시는 것 등으로 실현될 수 있다(Carman & Workman, 2017). 이를 위해 필요한 환자와 보호자, 의료진과 환자 참여 전문가, 리더의 역할은 다음과 같다(CPSI, 2019).

4.2.1 환자와 보호자

- 환자안전과 질 향상 업무에 어떻게 참여할 수 있는지 파악하고, 자신의 역할과 기대, 목적을 명확히 한다.
- 필요 시 다양한 환자들의 관점을 제시할 수 있는 방법을 모색한다.
- 사고 분석(incident analysis)과 사고 관리(incident management) 과정에 참여할 수 있는 방법을 모색한다.
- 사고 이후 환자와 가족들이 이용 가능한 자원과 절차를 파악하며, 사고 관리 절차에 대한 질문, 우려, 개선 의견을 공유한다.

4.2.2 의료진과 환자 참여 전문가

- 환자안전에서 환자 참여가 어떻게 조직되고 자원화되는지 이해한다.
- 환자 참여에 대한 자신의 신념, 태도, 행동을 성찰한다.
- 환자 및 보호자의 피드백을 통해 본인의 환자 참여 역량과 기술을 강화한다.
- 환자 참여의 모범사례에 대해 학습하고, 옹호하며 환자 참여를 발전시킬 수 있도록 돕는다.
- 환자, 보호자, 의료제공자 모두가 효과적인 환자 참여와 관련된 정보를 알고 있는지 확인한다.
- 환자나 보호자가 목소리를 낼 수 있는 문화를 만든다.
- 환자 참여를 정기적으로 확인하고 개선 방안을 모색한다.

4.2.3 리더

- 환자 및 보호자를 파트너로 인정하고 함께 일한다.
- 환자 참여를 위한 조직의 체계, 교육, 지원을 제공한다.
- 환자 참여 구조와 기능을 정련하여 환자안전, 조직 목표, 우선순위에 기여할 수 있

도록 한다.
- 환자 참여에 대해 대내외적으로 소통한다.
- 환자 참여를 조직 전체의 환자안전과 통합하고 팀, 부서, 프로그램의 상호작용을 명확히 한다.
- 환자 참여에 필요한 시간과 자원을 적절히 할당한다.
- 환자의 안전과 질 향상 계획을 개발하기 위한 공동의 프로세스를 마련한다.
- 환자안전사고의 대응에서 환자 및 보호자의 역할에 가치를 둔다.

4.3 공공 정책 수립에의 환자 참여

공공 정책 수립에의 환자 참여는, 국공립기관에서 환자를 대상으로 의료서비스 문제에 대한 표적 집단심층 면접 등을 실시하여 환자나 보호자의 목소리를 듣거나, 연구과제의 우선순위 및 연구비 지원 결정에 환자의 의견을 활용하는 방법으로 실현될 수 있다. 더 나아가, 환자는 보건 프로그램의 자원을 할당하는 기관 위원회에서 동등한 대표권을 가짐으로써 공공 정책 수립에 참여할 수 있다(Carman & Workman, 2017).

5 공유적 의사결정

공유적 의사결정(Shared Decision Making, SDM)은 치료에 대한 의사결정과정에 환자가 적극적으로 참여하는 행위로, 환자에게 여러 치료방법들에 대한 모든 근거와 정보를 제공하고, 환자 선호도에 따라 가장 적합한 치료 대안들 중의 하나를 선택하는 것이다(https://www.england.nhs.uk/personalisedcare/shared-decision-making/(Accessed Nov 3, 2022)). 즉, 치료자와 환자가 서로 동등하고 적극적인 입장에서 타협하여 의사를 결정하는 과정이다. SDM은 치료방법에 대한 모든 위험 요인과 혜택을 환자에게 고지함으로써 진료의 윤리성을 보장하고, 진료의 질적인 향상을 가져오므로 환자의 만족도와 자존감을 증가시킬 수 있다(윤영신 외, 2014).

SDM은 환자와 함께 하는 의사결정식 대화라고 보면 된다. 한국정신사회재활협회에서는 SDM이 성공적이기 위해 거쳐야 하는 과정을 다음과 같이 제시하였다(한국정신사회재활협회, 2012).

- 먼저, 결정을 내리지 않은 상태에서 대화를 시작한다.
- 다음으로 함께 결정할 것을 제안한다.
- 대안이 될 수 있는 치료법이 있음을 설명한다.

- 다른 치료법에 대한 충분한 정보를 제공한다.
- 환자로부터 반응을 듣는다.
- 환자의 선호 사항을 확인한다.
- 타협한다.
- 함께 치료를 결정한다.
- 마지막으로 결정을 이행하기 위한 계획을 수립한다.

영국 국립보건임상연구소(The National Institute for Health and Care Excellence, NICE)에서도 이러한 의사결정 단계를 <표 17-5>와 같이 5가지의 단계로 제시하고 있다.

표 17-5 의사결정 단계

단계 1. 도입	건강문제, 치료선택 그리고 결정해야 할 것들에 대해 기술한다. 더 나아가 질환 자체에 대한 정보도 함께 제시되어야 한다.
단계 2. 선택안의 비교	여러 치료 선택사항들에 대해 공통점과 차이점에 대해 정확한 정보를 제시한다.
단계 3. 환자본인의 관점	서로 다른 치료방법에 대해 본인이 선호하거나 싫어가는 것에 대해 제시한다.
단계 4. 환자 본인의 선택	각각의 선택에 대한 장점과 단점에 대해 비교하여 선택한다.
단계 5. 환자 본인의 결정	환자 본인에게 있어 최선의 것을 선택하도록 지지한다.

영국의 NICE에서는 실제 진료과정에서 환자 및 보호자가 의료진과 함께 의사결정을 해나가는 것이 쉽지 않기 때문에 다양한 질환별로 개발된 의사결정 지원(decision aids)을 제공함으로써 임상 현장에서 SDM을 이루어갈 수 있도록 돕고 있다(NHS, 2016). 여기에서 SDM은 환자와 의료제공자 사이에 함께 최선의 선택을 이루어갈 수 있는 대화라고 볼 수 있다.

의사결정지원은 어려운 의료적 선택에 대해 의사결정을 할 수 있도록 설계되어 있다. 여기에는 의료적 문제점에 대한 모든 선택 안에 대해 양질의 정보와 본인에게 중요한 것에 대한 생각을 하도록 돕는 질문들을 포함하고 있다. 이러한 의사결정 지원을 통해 환자는 본인에게 어떤 선택이 최선인지에 대한 충분한 정보를 가지고 의사결정을 하게 된다.

6 환자참여와 문해력 평가

6.1 환자참여 평가

보건의료 현장에서 환자참여에 대한 평가가 다양하게 이루어지고 있는데, 기본적으로는 다음 세 가지 질문에 기반하고 있다 (CPSI, 2019).

- 과정: 환자와 보호자가 어떻게 참여하였는가? 무엇이 효과적이었는가? 개선되어야 할 점은 무엇인가? 참여가 의미 있었는가?
- 결과: 환자와 보호자 참여의 결과는 무엇인가?(예 도구, 전략, 학습 프로그램, 정책) 임상 실무가 향상되었는가?
- 영향: 환자와 보호자의 참여가 그들의 치료 경험에 어떻게 영향을 미쳤는가? 환자 및 보호자 참여가 안전과 질 향상, 건강 성과에 미치는 영향은 어떠한가? 긍정적인 변화에 기여하였는가?

6.2 환자안전 문해력 평가

세계보건기구에서 건강을 증진하고 유지하기 위해 정보를 이해하고 사용할 수 있도록 길을 안내해주고 개인의 능력을 결정 짓는 개인적, 인지적, 사회적 기술이며, 전형적인 보건교육 활동(Kickbusch & Nutbeam, 1998)으로 정의한 건강정보문해력에 대한 환자안전 한계에 부딪히면서 환자 참여가 환자안전에 중요한 역할을 인식하여 환자참여의 의미가 포함된 환자안전문해력(patient safety literacy)이 개발되었다.

환자안전문해력(patient safety literacy)은 환자안전을 예방하고, 발생시 위해를 최소화하기 위해 환자안전과 관련된 정보를 이해하고 실천할 수 있는 능력으로 안전한 병원생활을 위해 가져오기, 말하기, 질문하기, 확인하기를 할 수 있는 능력을 말하며 2020년 환자 및 보호자 대상 교육자료 개발 연구를 통해 개발되었다(Kim et al, 2020).

환자안전문해력(patient safety literacy) 도구는 아래와 같고, 환자안전 교육자료의 이해가 쉽지 않거나 안전한 병원생활에 도움이 되지 않았거나 스스로 실천할 수 없다면 환자안전문해력이 낮게 나타나는 것이다. 환자안전문해력(patient safety literacy) 도구는 환자 및 보호자 대상 교육자료에 대한 평가뿐만 아니라 환자안전 이행정도를 파악할 수 있어서 환자안전에 도움이 될 수 있다.

1) 귀하는 환자안전교육 자료의 문구(단어, 문장, 의미 등)가 쉬웠습니까? (이해정도)	① 전혀 쉽지 않았다. ② 쉽지 않았다. ③ 쉬웠다. ④ 매우 쉬웠다.
2) 환자안전교육 자료가 귀하의 안전한 병원생활에 도움이 되었습니까? (도움정도)	① 전혀 도움이 되지 않는다. ② 도움이 되지 않는다. ③ 도움이 된다. ④ 매우 도움이 된다.
3) 귀하는 환자안전교육 자료를 보고 스스로 실천할 수 있습니까? (실천정도)	① 항상 다른 사람의 도움이 필요하다. ② 자주 다른 사람의 도움이 필요하다. ③ 가끔 다른 사람의 도움이 필요하다. ④ 다른 사람 도움이 없이 스스로 가능하다.

7 참고문헌

공병혜, 이원희, 김인숙, 김수, 이선희. (2007). 의료현장에서의 설명동의에 대한 윤리적 고찰. *성인간호학회지, 19*(4), 556-566.

김인숙, 이명하, 하나선, 장금성, 홍윤미, 이태화 등. (2003). *최신간호관리학*. 현문사.

윤수영. (2004). 응급의학전문의들의 설명의무에 대한 인식고찰. 연세대학교 석사학위논문.

윤영신, 김명희, 박정하. (2014). 노인 암환자에서 공유의사결정 인식정도와 수술의사결정 갈등 요인. *노인간호학회지, 16*(3).

이완근. (2004). 의료행위에 있어서 의사의 설명의 의무. *대불대학교 대학원 연구 논문집, 3*, 161-181.

한국정신사회재활협회. (2012). 우리함께 결정해요! 치료자를 위한 실행 지침서.

Agency for Healthcare Research and Quality (AHRQ). (2011). Be More Involved in Your Health Care: Tips for Patients. Available at: http://www.ahrq.gov/patients-consumers/patient-involvement/ask-your-doctor/tips-and-tools/beinvolved.html

Agency for Healthcare Research and Quality (AHRQ). (2013a). Strategy 1: Working With Patients and Families as Advisors. Available at: http://www.ahrq.gov/professionals/systems/hospital/engagingfamilies/strategy1/index.html

Agency for Healthcare Research and Quality (AHRQ). (2013b). Strategy 4: Care Transitions From Hospital to Home: IDEAL Discharge Planning. Available at: http://www.ahrq.gov/professionals/systems/hospital/engagingfamilies/strategy4/index.html

Agency for Healthcare Research and Quality (AHRQ). (2013c). Guide to Patient and Family Engagement in Hospital Quality and Safety. Available at: http://www.ahrq.gov/

PROFESSIONALS/SYSTEMS/HOspital/ENGAGINGfamilies/GUIDE.HTML

Beauchamp, T. L., Childress, J. F. (2001). *Principles of Biomedical Ethics*. Oxford University Press, USA.

Bower, P., Richards, D., Lovell, K. (2001). The clinical and cost-effectiveness of self-help treatments for anxiety and depressive disorders in primary care: a systematic review. *Br J Gen Pract, 51*(471), 838-845.

Canadian Patient Safety Institute. (2019). Engaging Patients in Patient Safety: A Canadian Guide. Avaiale at: https://www.patientsafetyinstitute.ca/en/toolsResources/Patient-Engagement-in-Patient-Safety-Guide/Pages/default.aspx

Carman, K. L., Workman, T. A. (2017). Engaging patients and consumers in research evidence: applying the conceptual model of patient and family engagement. Patient education and counseling, 100(1), 25-29.

Epstein, R. M., Hundert, E. M. (2002). Defining and assessing professional competence. *JAMA, 287*(2), 226-235.

Goldsmith, L., Skirton, H., Webb, C. (2008). Informed consent to healthcare interventions in people with learning disabilities-an integrative review. *Journal of Advanced Nursing, 64*(6), 549-563.

Grant, J., Hawken S. J. (2000). What do they think of it now? Medical graduates' views of earlier training in communication skills. *Medical Teacher, 22*(3), 260-264.

Haq, C., Steele, D. J., Marchand, L., Seibert, C., Brody, D. (2004). Integrating the art and science of medical practice: innovations in teaching medical communication skills. *Family Medicine-, 36*(1; SUPP), S43-S50.

Iezzoni, L. I. (Ed.). (1997). *Risk adjustment for measuring healthcare outcomes*. Health Administration Press.

Institute of Medicine (US). Committee on Quality of Health Care in America. (2001). *Crossing the Quality Chasm: A New Health System for the 21st Century*. Washington, D.C.: National Academies Press

JCI. (2014). *Joint Commission International Accreditation Standards for Hospitals*. 5th Edition. Joint Commission Resources.

Kickbusch I, Nutbeam D. Health promotion glossary. Geneva,Switzerland: World Health Organization; 1998.

Kim, Y. S., Kim, H. A., Kim, M. S., Kim, H. S., Kwak, M. J., Chun, J., et al. How to Improve Patient Safety Literacy? Int J Environ Res Public Health. 2020 Oct 7;17(19): 7308.

Knifed, E., Lipsman, N., Mason, W., Bernstein, M. (2008). Patients' perception of the informed consent process for neurooncology clinical trials. *Neuro-oncology, 10*(3), 348-354.

Lloyd, M., Bor, R. (1996). Communication skills for medicine. New York: Churchill Livingstone.

Makoul, G. (2001). The SEGUE Framework for teaching and assessing communication skills. *Patient Education and Counseling, 45*(1), 23-34.

National Health Service (NHS). (2016). Shared Decision Making. Available at: http://sdm.rightcare.nhs.uk/pda/ (Accessed October 15, 2016)

Susan, J. W., Katherine, D. (2009). Essentials of Nursing Law and Ethics. Boston; Jones and Bartlett Publishers.

World Health Organization (WHO). (2015). What You Need to Know Before and After Surgery. Available at: http://www.who.int/patientsafety/patients_for_patient/resources/en/

제18장

환자안전사건 소통하기

학 습 목 표

▶ 환자안전사건 소통하기의 개념을 정의할 수 있다.
▶ 환자안전사건 소통하기의 중요성을 설명할 수 있다.
▶ 의료기관의 환자안전사건 소통하기 원칙을 설명할 수 있다.
▶ 의료기관의 환자안전사건 소통하기 절차를 설명할 수 있다.
▶ 환자와 보호자의 환자안전사건 소통하기 참여전략을 수행할 수 있다.

학 습 성 과

- 환자안전사건의 개선활동을 위해서는 환자안전사건 소통하기의 중요성에 대한 충분한 이해가 필요하다. 환자는 자신의 모든 진료과정에 대한 정보를 받을 권리를 가지고, 의료인은 환자의 질문에 정보를 제공할 의무를 가진다는 사실을 인지해야 한다.
- 환자안전사건 소통하기의 절차는 초기 만남을 위한 준비, 환자안전사건 소통하기 팀의 구성, 의료기관의 지원과 역할, 소통 범위의 결정, 만남 장소의 설정, 기록과 문서화 등으로 이에 따른 각자의 책임감과 의료기관 차원의 적절한 지원을 통해 고객과의 신뢰를 회복할 수 있도록 해야 한다.
- 의료기관은 환자안전사건 소통하기 과정에서 환자의 환자안전사건에 대한 설명 요구를 만족시키고, 관련 의료진을 지원할 수 있는 정책을 마련하며, 관련자 모두가 상처받지 않도록 원만한 해결을 도모하여 추후에는 이러한 일이 재발되지 않도록 예방책을 모색할 수 있어야 한다.

1 환자안전사건 소통하기의 의미

환자안전사건 소통하기(disclosure of patient safety incidents)는 환자안전사건에 대한 보건의료인과 환자와의 의사소통을 의미한다. 오류 소통하기(error disclosure)라는 용어도 사용되고 있지만, 의료오류 외에 의료오류가 명확하지 않은 위해사건에 대해서도 환자와의 소통이 필요하다는 점에서 환자안전사건 소통하기라는 용어가 좀 더 포괄적일 것이다(O'Connor et al., 2010). 환자안전사건 소통하기는 'open disclosure', 'sorry works', 'being open' 등 다양한 정책 또는 프로그램의 형태로 세계 각국에서 개발되어 시행되고 있다. 따라서 환자안전사건 소통하기는 각 국가별 지침에 따라 다양하게 정의된다. 예를 들어, 호주에서는 환자안전사건 소통하기를 '환자와 관련된 사건에 대해 환자 및 환자 보호자와의 개방적이고 지속적인 접근방식으로 의사소통하는 과정'으로 정의한다. 즉, 이러한 의사소통 과정에는 일어난 사건에 대해 유감을 표현하는 것, 환자가 이해할 수 있도록 지속적으로 설명하고, 조사 과정 중에 피드백을 환자에게 제공하는 것, 미래에 발생하는 유사한 사건을 예방하기 위해 취해지는 단계가 포함된다. 또한 사건으로부터 발생하는 어떤 정보나 환자안전 향상을 위한 진료체계의 변경과 관련한 조사에 대한 정보를 제공하는 것도 환자안전사건 소통하기 과정에 포함시킨다(ACSQHC, 2013). 아일랜드는 의료서비스를 제공하는 과정에서 발생한 환자안전사건에 대해 환자안전사건 소통회의(open disclosure meeting)에서 환자 또는 관련자들에게 공개하는 것을 환자안전사건 소통하기로 규정하고 있다. 소통회의에서는 환자 또는 관련자와의 정직하고 시의적절한 의사소통 절차를 제공하고 사건 원인과 그 영향을 설명하며 사건에 대한 유감을 표명한다. 그리고 환자 또는 관련자들에게 질문할 기회를 부여하고 그 질문에 정직하게 답변하는 것이 포함된다(HSE, 2019).

종합해보면, 환자안전사건 소통하기는 환자와 환자가족들에게 사건 발생 후 솔직하게 사건에 대하여 의사소통하는 것이며, 누구를 비난하고자 하는 것이 아니다. 정직할 것에 대한 요구는 윤리적 의무이며, 대부분 실무의 윤리규정에 문서화되어 있다. 그러나 여전히 많은 나라들은 보건의료인을 위한 환자안전사건 소통하기 지침을 아직 개발하지 않고 있다. 만약 환자안전사건 가이드라인을 개발한다면, 그 지침은 다음과 같은 질문에 답할 수 있어야 한다. "이 상황에서 할 수 있는 올바른 대처는 무엇인가?", "비슷한 상황에서 내가 원하는 것은 무엇인가?", "만약 사랑하는 사람이 위해사건을 경험했을 경우, 내가 원하는 것은 무엇인가?"

2 의료과오와 환자안전사건 소통하기

궁극적으로 환자안전사건 소통하기는 의료진과 환자 및 보호자 간 의료분쟁을 줄이기 위함이다. 그렇다면 어떤 상황에서 환자안전사건 소통하기가 필요할까? 이를 논의하기 앞서 환자안전사건과 관련된 다양한 용어들의 정의를 짚고 넘어갈 필요가 있다. 1장에서 위해사건, 중대사건, 오류, 근접오류 등 환자안전과 관련된 다양한 용어들의 개념을 살펴보았다. 여기서는 추가로 의료분쟁 및 의료소송과 관련된 용어들의 개념을 살펴보고 의료진과 환자 및 보호자 간 환자안전사건에 대한 관점의 차이를 논의하고자 한다.

먼저, 환자안전과 관련해서 가장 먼저 떠오르는 단어는 의료사고(medical accident)일 것이다. 대중적으로 의료사고는 흔히 의료과실(medical negligence)로 인식되지만, 사실 의료사고는 의료진의 과실 여부와 관계없이 환자의 진단, 검사, 치료 등 의료의 전 과정에서 사람의 생명·신체 및 재산에 대하여 피해가 발생한 경우의 일체로 정의된다(Ock, 2016). 즉, 의료사고라는 단어는 학술적으로 중립적인 개념을 가지며 위해사건과 동일한 의미로 간주된다. 우리나라 「의료사고 피해구제 및 의료분쟁 조정 등에 관한 법률」에서는 의료사고가 발생한 경우의 다툼을 의료분쟁(medical dispute)으로 정의하고 있다.

의료진이 환자에게 의료서비스를 제공할 때에는 당연히 기울여야 할 업무상 주의의무가 요구되는데, 의료사고 중에는 이러한 주의의무를 다하지 않아서 발생하는 경우가 있다. 이와 같이 의료진이 의도적으로 또는 의도하지 않은 실수로 또는 환자로부터의 사전 동의 없이 적절한 의료서비스를 제공하지 않은 것을 의료과오(medical malpractice)라고 한다(Luce, 2008). 이 중에서 의도하지 않은 실수로 인해 적절한 의료서비스가 이뤄지지 않았다면 이는 의료과실로 본다. 적절한 의료서비스가 제공되지 않았다는 것은 부적절한 의료행위가 있었거나 또는 필요한 의료행위가 누락된 것을 의미하는데, 이때 의도(intention)의 여부에 따라 의도가 없었다면 의료과실로, 고의적이었다면 의료과오로 구분해서 단어를 사용하는 경우도 있다. 하지만 일반적으로는 두 단어가 명확히 구분되지 않고 혼용되는 경우가 많다. 의료분쟁이 소송으로 이어지는 경우에는 보통 형사소송보다는 민사소송으로 진행되는 경우가 더 흔한데, 우리나라 민법은 손해배상이 목적이므로 위법한 행위의 고의와 과실을 구별하지 않는다(「민법」 제750조). 하지만 죄에 대한 처벌이 목적인 형법에서는 고의적인 위법행위에 더 큰 처벌을 요하므로 의료분쟁이 형사소송으로 진행되는 경우에는 의도에 따른 의료과실과 의료과오의 구분이 큰 의미를 가질 수 있다.

그런데 문제는 이러한 의료사고(위해사건)에 대한 의료진과 일반인 간 인식 차이가 있다는 것이다. 선행 연구에 따르면 일반인은 위해의 정도와 의료오류의 유무를 연관 지어 판단할 가능성이 높다고 알려져 있다(Ock et al., 2020). 즉, 일반인들은 발생된 위해사건이 야기한 위해가 클수록 의료오류가 동반되었다고 판단할 가능성이 높았다(표 18-1). 하지만 의료인은 위해사건으로 인한 위해의 정도와 의료오류의 유무는 별개로 판단하는 경우가 많았고 위해사건이 의료오류라고 확인된 후에야 환자 및 보호자와의 의사소통을 시도하는 경향을 나타내기 때문에(Ock et al., 2016), 위해사건이 발생했을 때 그에 대한 의사소통이 지연될 가능성이 있다.

표 18-1 일반인의 환자안전사건 유형에 따른 의료오류 유무 판단

	환자안전사건 경험								
	본인의 경험			가족에 의한 경험			전체		
	의료오류			의료오류			의료오류		
	아니요 (%)	네 (%)	p	아니요 (%)	네 (%)	p	아니요 (%)	네 (%)	p
환자안전사건 유형*									
진단 관련	4 (50.0)	4 (50.0)	0.423	7 (41.2)	10 (58.8)	0.005	11 (44.0)	14 (56.0)	0.009
약물, 수액, 수혈 관련	1 (12.5)	7 (87.5)		0 (0.0)	8 (100.0)		1 (6.3)	15 (93.8)	
환자간호 관련	0 (0.0)	0 (0.0)		1 (100.0)	0 (0.0)		1 (100.0)	0 (0.0)	
수술 및 시술 관련	3 (30.0)	7 (70.0)		0 (0.0)	12 (100.0)		3 (13.6)	19 (86.4)	
감염 관련	0 (0.0)	1 (100.0)		0 (0.0)	1 (100.0)		0 (0.0)	2 (100.0)	
환자안전사건에 의한 위해*									
없음	7 (53.9)	6 (46.2)	0.083	7 (50.0)	7 (50.0)	0.017	14 (51.9)	13 (48.2)	<0.001
회복 (1달 이내)	1 (12.5)	7 (87.5)		1 (14.3)	6 (85.7)		2 (13.3)	13 (86.7)	
회복 (1달 이상)	0 (0.0)	4 (100.0)		0 (0.0)	9 (100.0)		0 (0.0)	13 (100.0)	
장애	0 (0.0)	2 (100.0)		0 (0.0)	7 (100.0)		0 (0.0)	9 (100.0)	
응답없음	0 (0.0)	0 (0.0)		0 (0.0)	2 (100.0)		0 (0.0)	2 (100.0)	
전체*	8 (29.6)	19 (70.4)		8 (20.5)	31 (79.5)		16 (24.2)	50 (75.8)	

*사례 갯수

출처: Ock, M., Jo, M. W., Choi, E. Y., & Lee, S. I. (2020). Patient Safety Incidents Reported by the General Public in Korea: A Cross-Sectional Study. Journal of patient safety, 16(2), e90-e96. doi: 10.1097/PTS.0000000000000509

이와 같은 위해사건과 의료오류에 대한 의료인과 일반인 간 인식 차이는 의료분쟁 발생의 씨앗이 된다. 따라서 의료인은 의료분쟁을 예방하기 위해서 의료오류의 유무나 확실성보다는 위해의 정도를 먼저 고려하여 환자안전사건 소통하기를 수행할 필요가 있다. 즉, 의료오류가 동반되지 않은 것으로 보이더라도 환자에게 발생된 위해가 크다면 환자안전사건 소통하기를 수행하는 것이 의료분쟁을 예방할 수 있다. 의료오류 유무는 환자안전사건 소통하기 수행 여부의 충분조건이지만 필요조건은 아니라는 점을 염두에 두어야 할 것이다.

그렇다면 환자는 환자안전사건 소통하기를 원할까? 1994년 Vincent 등은 환자들과 환자가족들이 의료손상의 영향과 이러한 사건 후 법적 조치를 취한 이유들에 대해 조사하였다(Vincent et al., 2011). 이 연구에서 연구자들은 5개의 의료과실 소송을 담당한 원고의 회사를 통해 1992년에 법적 조치를 취한 227명의 환자와 환자가족들(전체 466명의 표본인구 중 48.7%)을 인터뷰한 결과, 응답자의 70% 이상이 고소의 원인이 된 사건들이 장기간 그들의 직장과 사회생활 및 가족관계에 영향을 준 것을 발견하였다. 또한 조사 결과에 따르면, 이러한 사건들이 평생 잊을 수 없는 심리적 상처를 주었으며, 오랜 시간 동안 지속되는 것을 보여주었다. 법적 조치에 대한 결정은 근본적으로 신체적 손상을 기반으로 했으나, 이후에는 관련 의료인과 기관의 무감각한 처리과정과 무성의한 의사소통에 의해 더 영향을 받은 것으로 나타났다. 실제 사건에 대한 설명을 들었을 때에도 15% 미만만이 만족스럽다고 인식하는 것으로 나타났다.

이러한 환자들의 경험과 인식에 대한 연구들은 위해사건 발생 후 보건의료인들이 어떠한 역할을 해야 하는지 고민하게 하였다. 소송의 이유에 대한 분석으로부터 환자들은 다음과 같은 4가지 내용들을 원하는 것으로 정리되었다.

- 진료의 표준에 대한 염려: 환자와 가족들은 향후 유사한 사건이 예방되기 원함
- 설명의 필요성: 어떻게 손상이 일어났으며, 왜 일어났는지를 알고자 함
- 보상: 실질적인 손실, 통증, 고통에 대한 보상 또는 피해자를 위한 향후의 진료를 제공하는 것
- 책임감(직원이나 조직이 그들의 행동에 대한 책임을 가진다는 신념): 환자들은 보건의료인들이 보다 정직하길 바라고, 그들이 고통 받은 외상의 심각성에 대해서 인정해주기를 원하며, 그들의 경험에서 학습한 교훈들을 잊지 않기를 원함

종합하면, 환자안전사건(특히 위해사건) 발생 이후 환자들은 무엇이 일어났는지에 대한 설명, 책임의 인정, 사과, 향후 다른 사람에게 영향을 줄 유사 사건 예방에 대한 보장, 때로는 처벌과 보상을 원한다. 따라서 환자안전사건 소통하기란 '환자안전사건이 발생했을 경우 이를 자발적으로 환자 및 보호자에게 그 사실을 설명하면서 공감을 표하고, 사건의 조사를

약속하여 그 결과에 따라 환자에게 진심어린 사과를 전달하며, 적절한 보상을 제공하고, 비슷한 유형의 사건을 반복하지 않도록 환자에게 약속하는 일련의 행위'로 정의할 수 있겠다(Ock et al., 2016). 또한 의료오류가 확인된 후에 환자안전사건 소통하기를 수행하는 것은 의료분쟁을 예방하는 데 도움이 될 수 있다. 그러나 의료오류가 없다고 판단된 경우라도 또는 의료오류로 확인되기 전이라도 환자안전사건 소통하기를 적극적으로 수행한다면 이는 의료분쟁 예방에 더 큰 도움이 될 것이다.

3 환자안전사건 소통하기의 중요성

최근 문헌 및 국제적 수행 지침, 윤리적·전문직·법적 고려 등 모든 시각에서 환자안전사건에 대하여 진솔한 소통을 권유하고 있다. 환자안전사건 소통하기는 환자, 의료진, 윤리적 관점, 조직 차원 모두에서 중요한 문제이다.

3.1 환자 중심의 관점

최근의 문헌들은 환자에게 위해가 발생될 때는 언제든지 이를 알려야 한다는 환자 중심의 관점을 기술하고 있다. 환자가 환자안전사건에 대하여 알고자 원하는 것은 다음과 같다(Gallagher et al., 2003; Manser & Staender, 2005; Harvard hospital, 2006; McGreevey, 2006; Australian Commission on Safety and Quality in Health Care, 2010; ACSQHC, 2013).

• 무슨 일이 일어났는가의 사실
• 위해를 최소화시키기 위해 취할 수 있는 전략적 단계
• 발생한 사건에 대한 보건의료기관과 보건의료인의 사과
• 앞으로 이와 비슷한 사건이 일어나지 않도록 취해질 예방 전략

환자는 환자안전사건에 대한 정보를 주지 않을 때 불안해하고, 의료기관에 대한 신뢰를 잃는다. 신뢰의 상실은 치료적 관계에 부정적인 영향을 줄 수 있다. 사실대로 환자안전사건에 대한 소통을 진행할 때 환자는 환자안전사건에 대하여 더 잘 이해할 수 있다(Gallagher et al., 2005). 환자안전사건 소통하기는 환자에 대한 존중을 보여주며, 치료결정 과정에 환자를 참여시키고, 앞으로의 적절한 임상 치료와 안전을 촉진하는 것이다. 환자안전사건 소통하기를 하지 않을 때 환자는 법적 소송을 진행하기 쉽다. 환자들이 의료소송을 진행하는 수많은 이유가 있겠지만, 환자안전사건에 대한 효과적인 의사소통과 환자안전사건 발생 후

의 적절한 조치를 취했는지 여부가 중요한 요인이다(Springer, 2005; Taylor, 2007).

환자안전사건 소통하기의 기대효과는 <표 18-2>와 같다(Ock, 2016).

표 18-2 환자안전사건 소통하기의 기대효과

- 의료소송 및 의료진 처벌 의향 감소
- 의료진에 대한 신뢰도 증가
- 의료진 추천 및 재방문 의향 증가
- 의료 질 평가 점수 증가
- 환자안전사건과 관련된 의료진의 죄의식 감소
- 의료진의 근무 만족도의 향상
- 유사한 의료오류 발생 가능성 감소
- 교육적 측면에서 모범
- 보건의료인들 간 긍정적인 관계 형성

출처: Ock, M. (2016). Evaluating the feasibility of introducing open disclosure of patient safety incidents (Doctoral dissertation). Available at: http://www.riss.kr/link?id=T14024487 (Accessed Oct 21, 2016).

3.2 윤리적 관점

보건의료인은 환자와 의사소통 시 숨김 없이 솔직해야 하는 윤리적 의무를 가진다. 대부분의 전문직 규약의 내용에는 특별히 환자안전사건 소통하기를 요구하고 있다. 환자는 자신의 모든 진료과정에 대한 정보를 받을 권리를 가지고, 의료제공자는 환자의 질문에 정보를 제공할 의무를 가진다. 다음은 미국의사협회의 의료윤리지침 중 환자안전사건 소통하기의 내용을 규정한 내용이다(표 18-3).

표 18-3 미국의사협회의 의료윤리지침에서 규정하고 있는 환자안전사건 소통하기

8.121. 실수와 피해를 조사하고 방지할 윤리적 책무
(중략) ……
(3) 의사들은 의료과실에 의한 것인지의 여부에 관계없이 해를 입은 환자에 대해 전문적이고 동정적인 주의를 기울여야 한다. 걱정의 표현은 반드시 책임의 인정일 필요는 없다. 환자가 의료과실에 의해 피해를 입었을 때 의사들은 그 과실과 유사한 사건을 방지하기 위한 수단에 대해 일반적인 설명을 제공해야 한다. 그러한 의사소통은 환자-의사 관계에 깔려있는 신뢰에 필수적이고 부담을 줄이는 데 도움을 줄 수 있다.

3.3 보건의료기관 중심의 관점

많은 의료 선진국들은 환자 진료의 질 향상을 위한 의료기관 평가를 수행하고 있고, 이러한 질 향상 프로그램의 기준에 환자안전사건 소통하기를 포함하고 있다. 뿐만 아니라 미국, 캐나다, 호주 등 여러 국가들에서 환자안전사건 소통하기의 시행 여부 또는 지침 마련

여부를 인증의 기준으로 두고 있다. 또 각 의료기관의 경험으로부터 환자안전사건에 대한 정보를 공유하기도 한다. 그러한 경험의 공유는 학습의 기회를 넓히고, 임상적 실천에 예방대책을 격려할 수 있다.

4 의료기관의 환자안전사건 소통하기 정책

의료기관은 예기치 않는 환자안전사건과 관련하여 <표 18-4>와 같은 내용을 포함하여 환자안전사건 소통하기 정책을 마련하고 있어야 한다.

표 18-4 환자안전사건 소통하기 전략

정책	내용
정책적 진술	• 정책이 무엇이고, 언제 적용되는지, 정책을 세운 의도가 무엇인지로 시작하여 긍정적인 진술문으로 작성한다. • 환자들이 숨김 없는 정직한 치료를 받고, 그들의 의학적 상태를 알 권리를 존중하고자 하는 것이다. • 예상한 결과와 유의미하게 다른 결과를 포함하여, 모든 결과에 대한 소통은 추후 의학적 치료와 관련된 결정을 환자들이 알 수 있도록 한다.
절차의 목적	• 일반적으로 환자들은 예기치 않은 결과를 포함하여, 자신의 진료와 치료의 모든 내용에 대한 알아야 한다. • 이러한 정책적 목적은 예기치 않은 치료결과에 대해 적절한 때에 환자나 가족, 또는 중요한 대리자에게 정보를 제공하기 위한 지침을 수립하는 것이다.
환자안전사건과 관련된 용어 정의	• 환자안전사건 소통하기: 진단적 검사, 의학적 치료, 외과적 치료 및 다른 중재적 치료의 결과에 관하여 정보를 전달한다. • 예기치 않은 결과: 치료나 절차의 결과로 예기하지 않았던 의미 있는 결과이다.
환자 및 의료인에 대한 지원 목록	• 환자 지원을 위한 규정을 마련하여 지원 및 자원 목록을 제시한다. • 의료인을 위한 지원 및 교육 규정을 마련하고 지원 및 자원 목록 제시한다.
환자안전사건 소통하기 절차	• 1단계(개최 시): 병원에서 적용하는 위해의 심각도 수준에 따른 환자의 위해의 정도와 함께 설명문을 간단히 진술한다. • 2단계(팀 구성): 환자안전사건 소통하기에 참여할 사람들을 정한다. • 3단계(무엇을 설명할 것인지 결정): 사건 사실과 적용되는 법적 규정 및 제한 등을 검토한다. • 4단계(어떻게 설명할 것인지 결정): 적절한 사과를 포함한 최초 만남과 분석 후 만남 등을 검토한다. • 5단계(만남 장소 결정): 사생활이 보호되고 편안하고, 방해를 받지 않는 장소를 선택한다. • 6단계(기록): 모든 과정에 대한 기록을 수행한다.

5 환자안전사건 소통하기의 원칙

보건의료인들은 환자안전사건 발생 후 이를 정확하게 환자에게 설명하기를 원할지도 모르나, 그러한 의사소통이 법적 소송으로 이어지는 것을 두려워할 수 있고, 일부에서는 화난 환자나 보호자들과 어떻게 소통할지를 어려워할 수 있다(Ock et al., 2016). 또한 보건의료인들은 환자안전사건 소통하기를 하려고 했을 때 전문가적 명성의 손상, 실직뿐만 아니라 수치심을 우려하며, 혹시 환자에게 더한 고통을 야기하는 것은 아닐지 우려할 수 있다. 환자안전사건 소통하기 절차에 대한 대상자 교육은 보건의료인들이 그러한 사건들에 대하여 좀 더 잘 소통할 수 있도록 하게 할 수 있다. 환자안전사건 소통하기는 비난을 수용하거나 비난을 분배하고자 하는 의도는 아니다. 그것은 진실성에 대한 것이며, 환자안전사건 소통하기에는 전문성이 요구된다.

하버드병원에서 제시하고 있는 환자안전사건 소통하기의 핵심원칙들은 <표 18-5>와 같다(Harvard Hospitals, 2006). 영국의 'Being Open'에서는 환자안전사건 소통하기의 문화를 형성하기 위하여 <표 18-6>의 원칙을 제시하고 있다(National Patient Safety Agency, 2009).

표 18-5 하버드병원의 환자안전사건 소통하기 원칙

- 원칙 1: 적시에 솔직한 의사소통하기
- 원칙 2: 사건에 대해 인정하기
- 원칙 3: 유감이나 사과에 대해 표현하기
- 원칙 4: 환자나 보호자의 기대에 대해 합리적으로 인식하기
- 원칙 5: 사건 관련 구성원들을 지원하기
- 원칙 6: 기밀유지하기

표 18-6 환자안전사건 소통하기의 문화 형성을 위한 원칙

- 원칙 1: 인정하기
- 원칙 2: 정직하고, 시의적절하며, 분명한 의사소통
- 원칙 3: 적절한 사과 표현
- 원칙 4: 환자 및 보호자의 기대를 인지
- 원칙 5: 전문적 지원
- 원칙 6: 위기관리 및 시스템 향상
- 원칙 7: 다학제적 책임
- 원칙 8: 임상적 관리
- 원칙 9: 비밀유지
- 원칙 10: 진료의 지속

출처: National Patient Safety Agency (NPSA). (2009). Being open. Communicating patient safety incidents with patients, their families and carers. Available at: http://www.nrls.npsa.nhs.uk/resources/collections/being-open/ ?entryid45=83726 (Accessed Oct 21, 2016).

6 환자안전사건 소통하기의 절차

위해사건으로 인한 환자의 위해가 발생했을 때, 환자안전사건 소통하기에 대한 대체적인 합의는 "환자안전사건 소통하기는 올바른 일이다"라는 것이다. 의료기관에서 환자안전사건 소통하기 정책이나 절차를 개발하고 적용하고자 할 때, 중요한 것은 환자 개인과 환자안전사건은 그 자체로 특별하다는 것을 이해해야 한다. 또한 환자안전사건 소통하기 절차는 소통이 효과적이고 개별 환자의 정보 욕구를 충족일 수 있도록 융통성을 가져야 한다. 환자안전사건의 결과로 환자에게 위해가 발생했다면, 우선적으로 환자의 치료에 만전을 기하여 위해를 완화하고 예방하는 데 즉각적인 조치를 취해야 한다(Harvard Hospitals, 2006).

환자에게 사과를 하고자 할 때는 이러한 사건이 발생한 것에 대해 진심 어린 사과를 해야 한다. "안타깝습니다(I'm sorry or We're sorry)"라는 말은 간단하지만 환자나 가족에게 존중감을 표현하고, 진심 어린 애정과 관심을 전달한다고 느끼게 하여 관계를 개선시킬 수 있다. 효과적인 사과는 개인과 개인, 집단과 집단, 나라 사이에 가장 심오한 치유 과정의 하나이다. 또한 효과적인 사과는 손상된 관계를 회복시키고, 이전에 만족스러운 관계보다 더 돈독한 관계를 만들 수도 있다(Canadian Medical Protective Association, 2008).

그림 18-1 환자안전사건의 유형에 따른 환자안전사건 소통하기의 적용

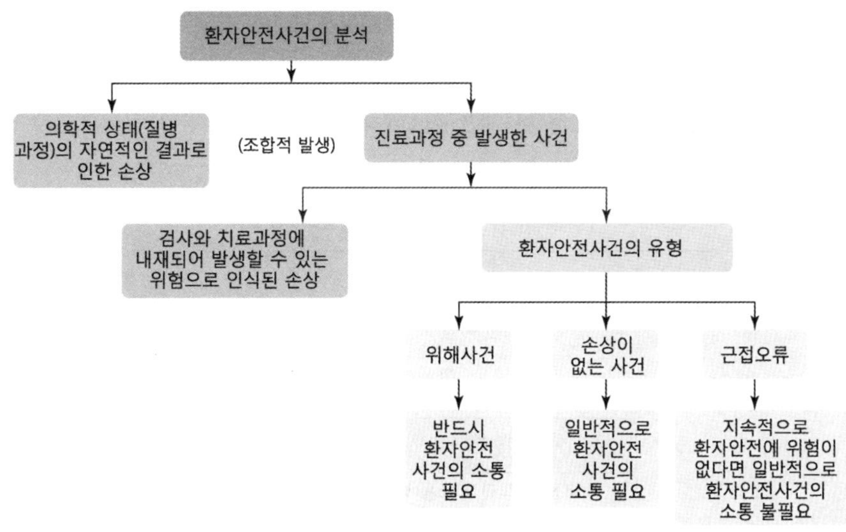

환자안전사건과 관련된 위해이거나 그로 인해 앞으로 잠재적인 위해의 위험이 있다면 반드시 그 사실을 알려야 한다. 환자안전사건 소통하기의 범위는 <그림 18-1>과 같이 판단한다.

- 진료과정 관련 손상: 기저질환이나 손상이라기보다는 보건의료 서비스 제공 과정에서 주어진 진료 계획이나 행위로 인해 발생한 위해이다.
- 검사와 치료 과정에 발생할 수 있다고 알려진 손상: 대부분의 검사와 치료 과정은 위험을 내재하고 있다. 예를 들면, 알려진 합병증, 부작용, 위해 반응 등이 그것이다. 이러한 위험은 제공하는 사람과 무관하게 발생할 수 있다.
- 환자안전사건: 어떤 사건이나 상황의 결과로 환자에게 발생한 불필요한 결과이다.
  - 위해사건: 환자에게 손상을 미친 환자안전사건이다. 예를 들면, 환자에게 잘못된 혈액을 수혈하여 용혈반응으로 환자가 사망에 이르는 경우이다.
  - 손상이 없는 사건: 환자에게 결과적으로는 손상을 입히지 않은 사건이다. 예를 들면, 혈액형이 다른 혈액을 수혈하였으나 잘못된 혈액이 수혈이 가능했던 혈액형인 경우이다.
  - 근접오류: 오류가 환자에게 수행되지 않아서 해를 입지 않은 경우이다. 예를 들면,

그림 18-2 환자안전사건 소통하기의 단계

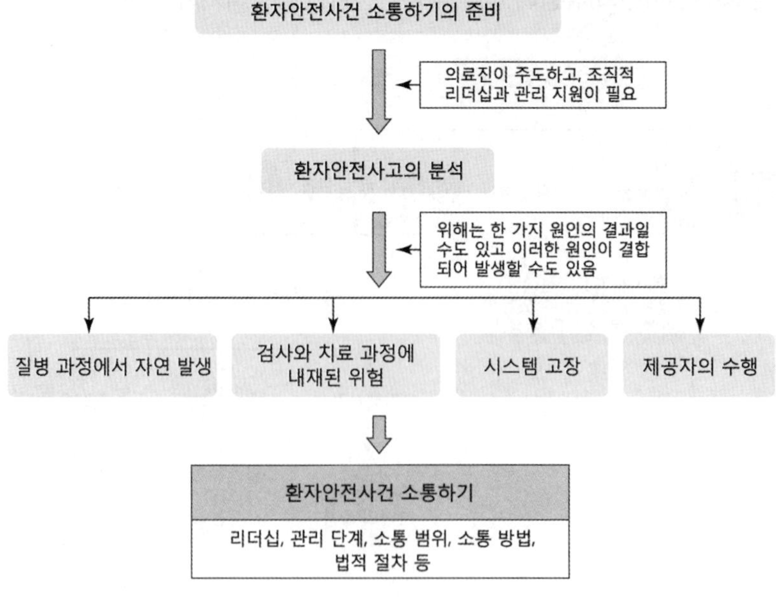

잘못된 혈액을 수혈하려고 하였으나 수혈 직전에 알아차려 수혈하지 않은 경우이다. 근접오류는 환자에게 안전 위험이 남아있는지와 같은 판단에 기초하여 자유재량에 따라 환자안전사건 소통하기 여부를 결정한다.

'환자안전사건 소통하기'라는 용어는 환자안전사건 발생 후의 의사소통을 표현하는 용어이기 때문에, 의료오류가 없는 위해사건이라도 이에 대한 환자안전사건 소통하기를 진행해야 한다. 위해를 발생시킬 수 있는 모든 원인을 찾아내기 위해 환자안전사건을 적절하게 조사하여야 한다. 이러한 조사 분석을 통해 위해의 실제적인 원인을 찾아내야 한다. 통상적인 환자안전사건 소통하기의 단계는 <그림 18-2>와 같다.

6.1 1단계: 환자안전사건 소통하기를 위한 준비

환자안전사건 소통하기를 진행하기 전에 환자안전사건과 관련된 모든 사실을 검토하는 것이 중요하다. 우선 가능한 신속하게 환자와 함께 사건이 일어난 원인에 대해 이야기한다. 환자의 요구는 즉시 처리한다. 환자나 직원, 다른 환자들이 당면한 위해로부터 보호받을 수 있다는 안심을 시킨다. 이러한 논의는 원칙적으로 의료인의 의무이다. 이때 조직 차원에서 필요한 사항을 지원한다. 환자와의 논의는 주로 현재의 의학적 상태나 더 나아가 검사나 치료과정에서 올 수 있는 위험에 초점을 맞춘다. 필요하다면 위원회가 사건에 필요한 도움을 준다. 이 밖에 논의에 포함될 중요한 요소들은 다음과 같다.

- 발생한 사건에 대한 사과
- 비난과 추측은 피하기
- 환자를 위한 감정적, 임상적, 실무적 지원에 대한 보장

모든 사람들이 어떻게, 언제, 어디서 환자안전사건 소통하기를 할 것인지 동의해야 한다. 사건과 관련이 있는 환자와 의료인의 감정적 반응을 예측하는 것도 중요하다. 궁극적으로 사전준비의 목표는 효과적이고 지지적인 환자안전사건 소통하기 논의를 촉진하는 데 있다. 의료기관 차원에서는 환자안전사건에 대한 의사소통 기술을 훈련하고 유지 가능하도록 해야 한다.

환자안전사건 소통하기 과정을 위해 관련자들이 검토해야 할 내용은 다음과 같다.

- 사건에 관한 모든 사실 정보를 모은다.
- 회의에 참여할 사람들을 결정한다. 회의에서 논의를 주도할 사람, 환자 가족과 연락할 사람, 사건에 관여된 의료인을 지원할 사람, 회의 과정을 조정할 사람 등
- 최초 만남 시 필요한 준비를 한다.

- 어떻게 해야 효과적인 환자안전사건 소통하기가 될 수 있을지, 어떤 말을 해야 할지 등 시나리오를 세심하게 계획한다.
- 만남 장소로서 사생활이 보장되고, 진행에 방해받지 않는 장소를 물색한다.
- 이 과정에 참여하는 의료진들의 감정을 파악하고, 필요하다면 도움을 준다.
- 환자의 감정을 예측하고, 가능한 모든 지원을 한다. 환자가 선택한 사람(가족, 친구, 정신적 지주 등)을 만남에 참여시킨다.
- 병원이 환자안전사건 소통하기 절차에 대한 확신이 없다면 관계 지원 서비스 기관의 도움을 받는다.

환자안전사건 소통하기 전 논의는 사건 발생 후 1~2일 이내 또는 환자와 가족이 알게 되었을 때에 더 나은 시기에 가능한 빨리 해야 한다. 다음 논의는 적절한 시기에 개최한다. 위해가 발생했을 때는 환자의 안위가 최우선 과제이다.

6.2 2단계: 준비 팀 구성

두 번째 단계는 '환자안전사건 소통하기 팀의 구성'이다. 환자안전사건 소통하기에 참여할 사람들을 선별하고, 이들에게는 환자의 요구, 상황, 환자안전사건의 형태, 위해의 중증도, 관련 법 등에 대한 정보를 제공한다.

이들 팀이 환자와 환자안전사건에 대해 이야기하기 이전에, 팀원들이 만나 각 팀원들의 견해와 환자에게 무엇을 이야기할 것인지 계획들을 미리 나눌 수 있는 기회를 갖는 것이 좋다(Jeffs et al., 2011). 이들 중 사건 당시에 환자 진료에 가장 직접적으로 참여한 사람한 사람을 리더로 뽑는다. 그러나 그 사람이 환자안전사건 소통하기에 참여할 수 없다면, 진료과장이나 환자안전실장, 행정부서장, 또는 환자안전사건 소통하기 과정을 잘 알고 있고 대인관계 기술이 좋은 사람이 리더 역할을 한다. 의료진을 대신해서 공개할 때, 위임자는 의료진이 직접적으로 공개에 나서지 못하는 이유를 세심하고, 비난하지 않고 설명해야 한다. 환자안전사건 소통하기를 이끌 리더가 고려해 할 결정사항은 다음과 같다.

- 환자가 원하는 것이 무엇인가?
- 사건을 가장 잘 알고 있는 사람은 누구인가?
- 환자나 가족과 현재 관계를 맺고 있는 의료인은 누구인가?
- 환자안전사건 소통하기에 대한 훈련을 받은 의료인은 누구인가?
- 의료인이 원하는 것은 무엇인가?
- 누가 앞으로의 예후와 진료계획을 설명할 수 있는가?

다음 만남을 위해 리더는 위의 고려사항을 염두에 두고 각각의 역할을 맡을 사람들을 정해야 한다.

환자나 가족과 의사소통을 잘할 수 있도록 환자와 환자안전사건 소통하기 팀 사이에서 연락을 담당할 사람을 정한다. 이 사람은 환자나 가족이 알고 싶어 하는 것들과 지속적인 임상적 요구들을 팀에 전달하고, 환자 또한 이 사람으로부터 정보를 전달받을 수 있도록 환자와 가족에게 쉽게 다가갈 수 있는 사람이어야 한다.

환자안전사건에 다양한 의료인들이 관련되어 있을 때는, 팀 기반 접근이 의료인과 환자를 위하여 바람직하다(Havard Hospitals, 2006). 이 사건에 가장 연관이 있는 사람들이 환자안전사건 소통하기 후 환자를 지원할 수 있도록 논의에 참여해야 한다. 실제로 의료인의 참여는 환자, 가족, 의료인 스스로에게도 유익하다. 회의에 참여한 모든 사람들은 왜 그 자리에 있는지 자신들의 역할을 명확히 이해해야 한다. 또한 환자나 가족의 정보 욕구를 만족시키고, 관계 개선에 기여할 수 있도록 역할을 다해야 한다. 환자의 일차적인 보건의료인들(의사, 간호사, 전문의 등)이 누구인지 확인해서 환자의 관리나 지속적인 진료, 추후관리를 도울 수 있도록 해야 한다.

전체 보건의료 팀이 통합되었을 때, 환자안전사건 소통하기의 질을 개선할 수 있다(Shannon et al., 2009). 가장 중요한 것은, 보건의료 팀원들은 환자/가족을 최우선으로 존중하고 환자의 바람을 유념해야 한다. 환자안전사건 소통하기 때 같이 하기 원하는 사람이 누구인지 의견을 말할 수 있도록 환자와 가족을 격려하여야 한다. 모든 상황에서 환자와 가족이 지지할 수 있는 사람을 선택할 수 있어야 한다.

6.3 3단계: 의료기관의 역할

몇몇 소송절차의 사례에 비추어 볼 때, 환자안전사건 소통하기 회의에 의료기관장이 참석하는 것이 좋을 수 있다. 중증도가 높은 위해를 입은 환자는 더욱 의료기관장이 적절한 시기에 논의에 참여하기를 기대한다(Matlow et al., 2006).

처음 환자안전사건 소통하기를 위한 의료기관의 지원은 의료인들이 환자진료를 향상시키기 위해 어떻게 의사소통하는 것이 가장 좋은 방법인지, 환자안전사건이 어떻게 발생했는지 이해시키는 데 필요한 조언과 준비를 포함한다. 이러한 의사소통 준비는 사건의 종류, 의사소통 능력, 관련된 보건의료제공 당사자가 느끼는 안정도와 스트레스 수준에 따라 변화를 주어야 한다.

의료기관은 위해의 수준에 따라 환자와 의사소통하는 수준과 행정적 반응의 수준 등 다양한 내용을 포함한 환자안전사건 소통하기 정책을 마련해야 한다. 즉, 환자안전사건 소통하기 과정에서는 누가 정보를 전달할 것인지, 환자안전사건 소통하기의 적기는 언제인지,

어떻게 논리정연하게 말할 것인지, 어떻게 손상을 개선할 것인지, 바람직하지 않은 결과의 원인을 확실히 할 것인지 등 만남의 전후와 관련된 많은 고려를 해야 한다. 의료기관은 환자안전사건으로 예기치 않은 결과가 발생했을 때, 이러한 결정을 할 수 있는 적절한 지침을 구비해야 한다.

환자안전사건 소통하기의 정책은 환자의 임상 정보 요구를 만족시키고, 관련 의료진을 지원할 수 있도록 융통성을 가져야 한다. 의료기관은 환자안전사건 소통하기 과정에서 환자와 의료인의 관계를 지원해야 한다.

처음 환자안전사건 소통하기는 일반적으로 의료인이 주도한다. 그러나 위해의 정도와 상황에 따라 의료기관장이 이를 진행하기도 한다. 분석 후 만남에서는 진료책임자나 의료기관장이 환자와의 의사소통을 이끌기도 한다. 의료기관 차원에서 환자안전위원회를 공식적으로 구성하고, 의료기관의 홈페이지나 소식지, 환자 대상 교육물 등과 같은 매체를 통해 공식적으로 알릴 필요가 있다. 의료기관은 환자안전사건 소통하기 기간 동안 감정적으로 어려운 시간을 보내고 있는 관련 구성원을 지원해 주어야 한다.

6.4 4단계: 소통 범위의 결정

처음 환자안전사건 소통하기 석상에서는 다음과 같은 내용을 포함하여 진행한다.

- 당시 알려진 동의된 위해나 사건의 사실(무슨 일이, 어떻게, 왜 발생했는지 등)
- 현 단계에서 취한 진료의 결정과 치료계획의 변화
- 사과문
- 환자가 기대할 수 있는 적절한 조치 일정을 포함한 조사 과정에 대한 요약 보고
- 중요한 조사 보고 정보를 제공하기 위한 다음 만남의 제안
- 질의응답의 시간 주기
- 필요에 따라, 환자와 가족을 지원하기 위해 정신상담 서비스, 상담, 사회복지, 환자안전옹호와 같은 실무적·감정적 지원 제공을 제의
- 필요시 향후 조사 및 치료 계획

사건 조사 수행 과정에서 사건 관련 법적 측면의 정보를 고려할 필요가 있다. 의무기록은 사실을 증명하는 법적 자료이고, 공개된다. 사건 분석의 결과로 조직이 시스템의 변화나 개선을 적용했다면 이 사실을 환자에게 알린다. 의료기관은 환자가 요구한다면 만남을 준비하고 진행한다. 의료기관은 환자의 욕구를 만족시키기 위해 시의 적절하게 정보를 제공하고, 임상 상태를 개선시키기 위해 노력해야 한다.

처음 환자안전사건 소통하기 진행한 후 환자와 보호자가 선택한 지원인력과의 만남에서

는 다음의 내용을 포함한다.

- 필요한 만큼의 임상적, 정신적 지원의 연속성
- 이전 만남에서 제공된 정보의 교정이나 보강
- 예측 가능한 범위 내에서 앞으로의 사실적인 정보
- 가능하면, 모든 사실이 밝혀졌을 때 사건에 대한 책임을 포함한 사과
- 내부 분석을 통해 문제 재발을 막기 위해 취한 조치

6.5 5단계: 대화 방법의 결정

환자안전사건 소통하기의 과정은 초기 만남 전·후와 관련된 수많은 고려가 뒤따라야 한다. 즉, 누가 정보를 전달할 것인지, 초기 만남의 가장 적기는 언제인지, 어떻게 논리정연하게 말할 것인지, 어떻게 손상을 개선할 것인지, 바람직하지 않은 결과의 원인을 확실히 할 것인지 등이 그것이다. 각 의료기관은 이러한 오류나 예기치 않은 결과가 발생했을 때, 이러한 결정을 할 수 있는 적절한 지침서를 구비해야 한다. 환자안전사건 소통하기의 과정에서 가장 큰 도전은 환자와 가족들이 어떻게 반응할 것인지가 불확실하다는 데 있다. 따라서 초기 만남 후에는 이 사건과 관련된 의사를 지지하고, 환자와 가족들의 반응에 적절하게 대처하는 후속작업이 있어야 한다.

특별히 사건이 매우 심각하다면 가능한 빨리 만남을 소집한다. 의사소통의 방향과 내용에 영향을 주는 효과적인 의사소통 전략에는 다양한 요인이 있다. 다음의 의사소통 전략과 고려사항을 환자안전사건 소통하기 시 고려해야 한다.

- 환자가 이해하기 쉬운 용어로 천천히 설명한다. 의학용어를 피하고, 환자의 걱정을 최소화하는 방법으로 전달한다.
- 환자안전사건을 입은 환자도 동의한 사실을 진술한다.
- 환자의 경험과 욕구를 이해하기 위해 경청한다.
- 환자의 심정을 잘 이해한다는 진심어린 접근(몸짓 등)을 시도한다.
- 사건 발생 후 환자의 치료 계획 및 후속 조치 등을 설명한다. 어떤 가능한 자원이 제공될 것인지 알린다.
- 질문을 위한 시간을 포함하여 논의를 위한 적절한 시간을 제공한다. 주기적으로 환자 및 가족이 의료진과 서로 이야기 할 수 있는 시간을 준다.
- 정보를 어느 정도 이해했는지 확인한다.
- 환자의 선호와 문화적 고려에도 주의를 기울인다.
- 추측 발언이나 비난을 자제한다. 사건에 대한 객관적인 검토만이 오류에 대한 편견 없는 결정을 하게 한다.

- "안타깝습니다"라는 사과의 말을 전하고, 오류에 대한 직접적인 시인은 삼간다. 사건의 분석과정에 대한 정보와 치료과정에서 환자의 기대에 대한 적절한 정보를 제공한다.

환자안전사건 소통하기의 과정은 환자의 윤리적 문화에 민감하게 접근해야 한다. 어떤 사람들이 환자의 진료 과정에 관여하고 의사소통하기를 원하는지, 그리고 그들의 의학에 대한 인식은 어떠한지, 믿음은 무엇이고, 어떤 수행을 원하는지, 좋지 않은 소식에 어떻게 대처하는지 등에 대한 기본적인 지식이 있어야 한다. 특히, 환자안전사건 소통하기 과정 동안 환자와 가족의 사건에 대한 관점과 시각이 무엇인지, 요구가 무엇인지 주의를 기울일 필요가 있다.

환자안전사건 소통하기의 스타일은 사건의 종류에 적절해야 한다. 가장 바람직한 대처방법은 '심각하지 않은 문제조차도 인정하고 10초 정도의 짧은 사과를 하는 솔직함과 정직'이다. 경우에 따라서는 오랜 기간 지속적인 지원이 필요한 환자와의 여러 차례의 만남이 필요하다는 것이다(Vincent, 2006). 의료기관은 위해를 입은 환자의 가족들을 위해 세심한 수행과 지원을 아끼지 않아야 한다. 지원인력을 투입하고, 환자나 가족의 상담을 제공하고, 환자안전사건 소통하기 과정의 시작부터 그들을 참여시켜야 한다.

초기 만남 후에 대한 지침은 다음과 같다.

- 초기 만남 후에 환자나 가족이 어떻게 반응할 것인가를 아는 것이 가장 중요하다. 환자나 가족이 이 상황에 대해 화가 나지 않도록 적절히 대응해야 한다.
- 초기 만남 후에도 무신경한 인상을 주지 않도록 한다. 이러한 일에 대해 공감하고, 유감임을 알린다. 때때로 "정말 유감입니다"라는 말을 직접한다.
- 가족의 의견을 얻은 일은 환영할 만하고 가치 있는 것이다. 늘 환자나 가족의 말에 경청한다.
- 환자나 가족이 당신이 알지 못하는 정보에 대해 질문한다면, 그 자리에서 직접 대답하지 말고, 그 정보에 대해 알고 있는 사람의 도움을 받도록 한다.
- 환자나 가족이 나중에 다른 질문이나 관심사항이 있어서 연락하고자 한다면, 어디로, 누구에게 연락할 지 연락처를 알려준다.
- 의료기관은 이러한 오류에 대한 검토와 재발 방지를 위해 '질 관리 프로그램'을 통해 문제를 해결할 것임을 환자나 가족에게 알린다.
- 어떤 경우에는, 환자나 가족에게 사건에 대한 최근 정보를 알리기 위해 처음 만남 후 48시간 내에 후속 만남을 가져야 한다.
- 소송이 취해지면 공식적인 소송 과정을 책임지는 부서에 알린다.

6.6 6단계: 만남 장소의 설정

만남을 위한 장소와 환경은 중요하다. 만남을 할 때에는 다음을 고려해야 한다.

- 참석자
- 환자가 원하는 시간과 장소
- 비밀이 유지될 수 있는 사생활 보호 장소
- 방해받지 않는 공간

6.7 7단계: 문서화와 기록

환자안전사건 소통하기 과정에서 기록을 남기는 것을 의료기관의 정책에 포함시켜야 한다. 환자안전사건 소통하기의 마무리를 위해서는 모든 사람이 논의된 것을 이해하기 위해 중요한 결정과 합의사실을 검토하는 것이 좋다. 간단하게 그동안 만남 내용을 사실적으로 기록하고, 모두가 참석한 가운데 기록을 공개하여 의무기록에 이를 삽입하기 전에 관련자들에게 검토의 기회를 제공한다. 이러한 과정은 나중에 환자안전사건 소통하기를 투명하게 하고, 다음 단계에 기틀을 제공하고, 책임을 향상시킬 것이다.

환자 진료와 의사소통의 기록을 입증하기 위해 모두 법과 규정에서 요구하는 양식과 일치하게 기록해야 한다. 또한 기록에는 다음을 포함한다(Australian Council for Safety and Quality in Healthcare, 2003; Health Quality Council of Alberta, 2006).

- 만남의 시간, 장소, 날짜
- 모든 참석자의 신분
- 일어난 모든 사실들
- 대응과 지원 제의 내용
- 질문에 대한 응답 내용
- 환자와 연락 담당자의 지정과 추후 관리 계획

6.8 요약

이상으로 환자안전사건 소통하기를 수행할 때 여러 지점에서 고려해야 할 사항을 정리해보았다. 한 번 더 이러한 내용을 짚고 넘어가 보자. 우선, 환자안전사건 소통하기 전에 이와 연관된 모든 사실을 검토하는 것이 중요하다. 대화의 적절한 참여자를 확인하고, 이들을 참여시켜야 하고, 대화에 적절한 환경이어야 한다. 처음 대화를 시작할 때, 환자와 가족이 대화에 참여할 준비가 되어 있는지 확인하는 것이 중요하다. 또한 환자와 가족의 전반적인 이해도뿐만 아니라, 의학용어에 대한 읽고 쓰는 능력과 이해능력을 평가하는 것이 중요하다. 회의를 주재하는 보건의료인은 전문적인 의학용어를 피하여 무슨 일이 있어났는지 설명해야 한다. 환자나 보호자에게 의료팀이 제공하는 정보가 너무 많거나 지나치게 단순화하지 않는 것도 중요하다. 보건의료인은 비언어적 몸짓에 유념하여 천천히 그리고 분명히 말하도록 주의하여야 한다. 현재 알려진 예후가 무엇이며, 향후 취할 조치에 대해 설명하는 것이 중요하다. 또한 보건의료인은 환자나 가족이 겪는 고통을 진심으로 공감해야 한다. 보건의료인은 환자와 가족의 진술을 주의 깊게 그리고 정중하게 경청하는 것이 중요하다. 보건의료인은 환자나 가족이 질문할 수 있는 시간적 여유를 주고, 질문의 기회를 제공하며, 그들의 질문에 가능한 완벽하게 대답을 해주고, 대화를 독점하지 않도록 주의를 기울여야 한다. 대화의 마지막에는 논의한 내용을 요약하고, 논의 중 제기 되었던 핵심 문의 사항에 대해서 다시 이야기하여야 한다. 향후 계획은 이때 확립되어야 한다. 또한 대화 내용을 적절히 기록해야 한다.

하지만 이러한 원칙들에도 불구하고 의료 현장의 실무자 입장에서 환자안전사건 소통하기를 오롯이 수행하기란 쉽지 않다. 의료 현장은 항상 예측할 수 없고 복잡하며 다양한

그림 18-3 환자안전사건 소통하기 가이드라인

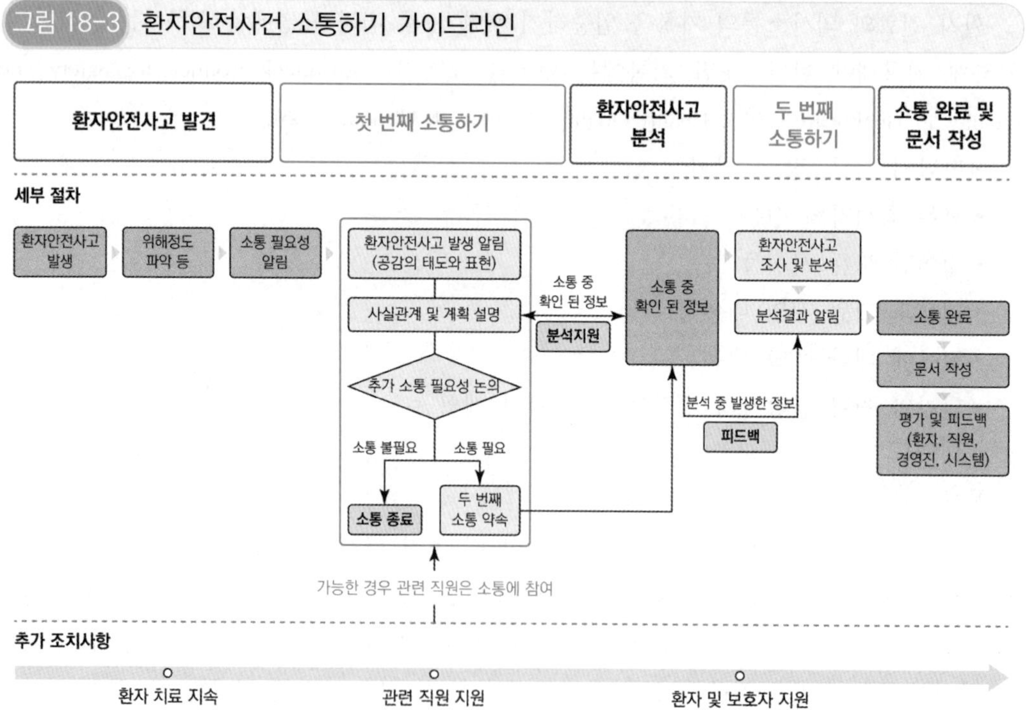

출처: 의료기관평가인증원. 보건의료인을 위한 환자안전사고 소통하기 안내서. Available at: https://www.kops.or.kr/portal/board/reference/boardDetail.do?ctgryId=0&bbsId=reference&tmplatTyCode=J&nttNo=20000000003015 (Accessed June 6, 2022).

상황들이 존재하므로 환자안전사건 소통하기가 필요한 상황인지 판단하기 어렵고 환자안전사건 소통하기가 필요한 상황이 발생하더라도 교과서적으로 매 상황을 접근하는 것이 불가능하다. 이를 극복하기 위해서는 각자의 환자안전사건 소통하기 경험을 서로 공유할 필요가 있다. 의료기관평가인증원은 <그림 18-3>과 같이 환자안전사건 소통하기의 실무를 돕기 위한 안내서를 개발 및 배포한 바 있다. 해당 안내서에는 환자안전사건 소통하기의 일반적인 절차를 소개할 뿐만 아니라 소통 사례, 표준 대화문, 나쁜 소식 전하는 절차와 방법 등도 포함되어 있어 실무에 큰 도움이 것이다. 더불어 환자안전사건 소통하기 뿐만 아니라 환자안전사건으로 인한 어려움을 겪는 1차 피해자(환자 및 보호자)와 2차 피해자(의료인)의 지원 필요성도 언급하고 있어(Pyo et al., 2019; Lee et al., 2019), 이미 발생된 환자안전사건의 포괄적인 대응책 마련을 고심하고 있는 실무 담당자 등에게도 유용할 것이다.

7 참고문헌

Australian Commission on Safety and Quality in Health Care (ACSQHC). (2003). *Open disclosure standard: A national standard for open communication in public and private hospitals, following an adverse event in healthcare.* Sydney NSW: ACSQJC.

Australian Commission on Safety and Quality in Health Care (ACSQHC). (2010). Open disclosure manager handbook. Available at: http://www.safetyandquality.gov.au/wp-content/uploads/2010/01/Open-Disclosure-Manager-Handbook-A-handbook-for-hospital-managers-to-assist-with-the-implementation-of-the-Open-Disclosure-Standard.pdf (Accessed Oct 21, 2016).

Australian Commission on Safety and Quality in Health Care (ACSQHC). (2013). Open Disclosure Framework. Commonwealth of Australia. Available at: http://www.safetyandquality.gov.au/wp-content/uploads/2013/03/Australian-Open-Disclosure-Framework-Feb-2014.pdf (Accessed Oct 21, 2016).

Canadian Medical Protective Association (CMPA). (2008). Communicating with your patient about harm: Disclosure of adverse events. Available at: https://www.cmpa-acpm.ca/en/-/disclosing-harm-from-healthcare-delivery-open-and-honest-communication-with-patients (Accessed Oct 21, 2016).

Canadian Patient Safety Institute (CPSI). (2011). Canadian disclosure guidelines being open with patients and families. Available at: http://www.patientsafetyinstitute.ca/en/

toolsResources/disclosure/Pages/default.aspx (Accessed Oct 21, 2016).

Gallagher, T. H., Levinson, W. (2005). Disclosing harmful medical errors to patients: a time for professional action. *Archives of Internal Medicine, 165*(16), 1819-1824.

Gallagher, T. H., Waterman, A. D., Ebers, A. G., Fraser, V. J., Levinson, W. (2003). Patients' attitudes regarding the disclosure of medical errors. *JAMA, 289*(8), 1001-1007.

Harvard Hospitals. (2006). When things go wrong: responding to adverse events: a consensus statement of the Harvard Hospitals. Boston: Massachusetts Coalition for the Prevention of Medical Errors.

Health Quality Council of Alberta. (2006). *Disclosure of harm to patients and families: provincial framework.* Alberta: Health Quality Council of Alberta.

HSE(Health Service Executive of Ireland) (2019). Open Disclosure Policy: Communicating with Patients Following Patient Safety Incidents. Dublin: Health Service Executive of Ireland.

Jeffs, L., Espin, S., Shannon, S. E., Levinson, W., Lingard, A. L. (2011). Not overstepping professional boundaries: The challenging role of nurses in simulated error disclosures. *J Nurs Care Qual, 26*(4), 320-327.

Lee, W., Pyo, J., Jang, S. G., Choi, J. E., Ock, M. (2019). Experiences and responses of second victims of patient safety incidents in Korea: a qualitative study. BMC health services research, 19(1), 100.

Luce, J. M. (2008). Medical Malpractice and the Chest Physician. Chest. 134(5), 1044－1050.

Manser, T., Staender, S. (2005). Aftermath of an adverse event: Supporting healthcare professionals to meet patient expectations through open disclosure. *Acta Anaesthesiol Scand, 49*(6), 728-734.

Matlow, A., Stevens, P., Harrison, C., Laxer, R. M. (2006). "Disclosure of medical errors". *Pediatr Clin North Am, 53*(6), 1091-1104.

McGreevey, M. (2006). Patients as partners: how to involve patients and families in their own care. *Oakbrook Terrace, Illinois: Joint Commission on Accreditation of Healthcare Organizations.*

National Patient Safety Agency (NPSA). (2009). Being open. Communicating patient safety incidents with patients, their families and carers. Available at: http://www.nrls.npsa.nhs.uk/ resources/collections/being-open/?entryid45=83726 (Accessed Oct 21, 2016).

O'Connor, E., Coates, H. M., Yardley, I. E., Wu, A. W. (2010). Disclosure of patient safety incidents: a comprehensive review. *Int J Qual Health Care*, 22(5), 371-379.

Ock, M. (2016). Evaluating the feasibility of introducing open disclosure of patient safety incidents (Doctoral dissertation). Available at: http://www.riss.kr/link?id=T14024487 (Accessed Oct 21, 2016).

Ock, M., Jo, M. W., Choi, E. Y., Lee, S. I. (2020). Patient Safety Incidents Reported by the General Public in Korea: A Cross－Sectional Study. Journal of patient safety, 16(2), e90 -e96.

Ock, M., Kim, H. J., Jo, M. W., Lee, S. I. (2016). Perceptions of the general public and physicians regarding open disclosure in Korea: a qualitative study. *BMC Med Ethics, 17*(1), 50.

Powell, S. K. (2006). When things go wrong: responding to adverse events: a consensus statement of the Harvard hospitals. *Professional Case Management, 11*(4), 193-194.

Pyo, J., Ock, M., Han, Y. J. (2019). Medical litigation experience of the victim of medical accident: a qualitative case study. International journal of qualitative studies on health and well－being, 14(1), 1595958.

Rosner, F., Berger, J. T., Kark, P., Potash, J., Bennett, A. J. (2000). Disclosure and prevention of medical errors. *Archives of Internal medicine, 160*(14), 2089-2092.

Sandrick, K. (1998). Codified principles enhance physician/patient communications. *Bulletin of the American College of Surgeons, 83*(11), 13-17.

Shannon, S. E., Foglia, M. B., Hardy, M., Gallagher, T. H. (2009). Disclosing errors to patients: perspectives of registered nurses. T*he Joint Commission Journal on Quality and Patient Safety, 35*(1), 5-12.

Springer, R. (2005). Disclosing unanticipated events. *Plastic Surgical Nursing, 25*(4), 199-201.

Taylor, J. (2007). *The impact of disclosure of adverse events on litigation and settlement: A review for the Canadian Patient Safety Institute*. Edmonton, Alberta: Canadian Patient Safety Institute.

Vincent, C. (2006). *Patient Safety*. Toronto; Elsevier-Churchill Livingstone.

Vincent, C., Phillips, A., Young, M. (1994). Why do people sue doctors? A study of patients and relatives taking legal action. *The Lancet, 343*(8913), 1609-1613.

제19장

의료정보기술의 활용

학 습 목 표

▶ 의료정보기술과 병원정보시스템의 종류와 기능을 이해한다.
▶ 의료정보기술이 환자안전과 의료의 질을 향상시키는 기전을 이해한다.
▶ 의료정보기술이 환자안전과 의료의 질을 향상시킨 사례를 이해한다.
▶ 의료정보기술과 관련된 오류와 대처방안을 이해한다.
▶ 의료정보기술을 환자안전과 질 향상에 활용할 수 있다.

학 습 성 과

- 우리나라 보건의료서비스체계에서 의료정보기술의 도입과정과 중요성을 이해하고, 이를 환자안전과 질 향상에 활용할 수 있다.
- 병원정보시스템의 종류와 역할을 이해하고 환자안전과 질 향상의 기전을 숙지한다.
- 다양한 의료정보기술관련 오류를 이해하고, 오류의 예방과 개선 방안을 제안할 수 있다.
- 안전한 의료정보기술을 안전하게 사용하고, 환자안전과 질 향상에 활용할 수 있는 임상적, 정책적 방안을 제안할 수 있다.

사례 : 임상의사결정지원시스템을 활용한 고위험약물 처방오류 감소

국내 A병원에서는 2008년부터 시작한 고위험약물 환자안전향상 활동을 통해, 고위험약물관련 지식과 흔히 발생하는 오류 유형을 정리하고 투약 프로토콜을 표준화하였다(Lee et al., 2014). 또한 한계용량 및 경고용량, 일일 한계용량 등을 임상상황에 맞게 재설정하였다. 이런 정보와 지식을 현장에 적용하기 위해 고위험약물 임상의사결정지원 시스템을 개발하고 처방전달시스템에 적용하였다.

대표적인 5개 고위험약물(인슐린, 고농도 염화칼륨, 와파린, 헤파린, 유로키나제)에 대하여 아래 <그림 19-1>과 같은 규칙을 이 프로그램에 적용하였다. 초기 6개월간 프로그램의 효과를 분석한 결과, 프로그램 적용 이후에는 경고용량을 초과한 피하 인슐린 처방은 33.9%에서 29.5%로 감소하였고, 한계용량을 초과한 고농도 염화칼륨 처방과 희석용액이 누락된 처방도 발생하지 않았다. 전체 5,000개 이상의 중재에 대한 로그가 남았는데, 79.1%가 처방차단에 대한 로그였다. 이러한 결과를 볼 때, 이 시스템이 처방차단 로그 건수에 해당하는 처방오류를 예방한 것으로 추정되었다.

이후 A병원은 이 프로그램의 몇몇 오류를 수정해 다른 고위험약물에도 적용해 운영하고 있다. 이는 처방시점에 오류를 예방하기 위해 경고, 차단, 권고, 정보제공 등의 다양한 지원방법을 적용하고, 프로그램의 로그 분석을 통해 처방오류를 개선한 사례이다.

그림 19-1 고위험약물 의사결정지원시스템 기능 예

기능		고위험약물				
		인슐린	염화칼륨	와파린	헤파린	유로키나제
임상지식 지원 -아이콘, 흔한 오류, 프로토콜 등		●	●	●	●	●
임상투약정보		●	●	●	●	●
고용량 주의			●		●	●
한계용량 차단 및 경고	경로에 따른 한계용량차단	●				
	일일 한계용량차단			●		
희석용액누락 의사지시 차단		●	●			
투약경로 금기					●	●
투약용액 의사지시 권고		●	●			

“로그 분석”

1 의료정보기술과 환자안전 개요

1.1 보건의료서비스와 의료정보기술

의료정보기술(Health Information Technology, HIT)은 컴퓨터와 인터넷의 등장으로 시작된 정보화사회에서, 보건의료서비스에 정보기술을 접목시키고자 발전된 특수 분야이다. 의생명정보학(Bio-Medical Informatics, BMI)은 인류의 건강향상, 보건의료 분야의 문제해결, 의사결정을 위해 데이터, 정보, 지식의 저장과 검색 및 활용을 다루는 과학분야로, 의료정보기술의 이론적 기반을 제공하고 있다. 의료정보기술과 의생명정보학은 모두 보건의료서비스의 향상, 인류의 건강 향상이라는 공통의 목표를 가지고 있다. 국내 대부분의 병원들이 처방전달시스템(Order Communication System, OCS)을 갖추고 있으며 많은 대형병원들이 전자의무기록(Electronic Medical Record, EMR)을 운영하고 있다(Yoon et al., 2012). 정부 차원에서도 진료비 청구심사, 의약품안전사용서비스(Drug Utilization Review, DUR), 국가응급환자진료정보망(National Emergency Department Information System, NEDIS) 등 컴퓨터 프로그램을 활용하는 체계를 적극적으로 도입해 왔다. 현재 의료정보기술은 국내 보건의료서비스의 필수요소로, 이의 도움이 없는 보건의료서비스를 상상하기 어렵다. 의료정보기술은 반복되는 업무를 줄여 보건의료서비스의 효율성을 향상시킬 뿐만 아니라 정보와 지식에 대한 접근성, 정보교환과 의사소통을 향상시키고, 부정확한 정보로 인한 오류를 감소시킨다(Bates & Gawande, 2003). 반면, 다양한 의료정보기술을 도입하고 운영하기 위해서는 막대한 비용이 필요하며, 의료진 또한 이 기술을 잘 사용할 수 있어야 한다(Kuperman & Gibson, 2003). 의료정보기술을 도입할 경우 진료업무흐름을 변경해야 할 경우도 있으며 대규모의 건강정보가 유출되고 전산시스템이 멈추는 경우도 발생할 수 있다(Agaku et al., 2014).

의료정보기술을 보건의료서비스에서 분리시키기 어려운 현 상황에서 임상현장에 있는 보건의료 전문인력은 이 기술이 환자안전을 향상시키는 기전과 문제점을 잘 이해하여, 병원의 환자안전 향상에 이 기술을 효과적으로 활용할 수 있어야 하며, 이와 관련된 문제를 예방하고 신속히 대처할 수 있어야 한다(Institute of Medicine, 2011). 이번 장은 의료정보기술과 병원정보시스템에 대한 소개, 환자안전 향상에 의료정보기술을 활용하는 방법과 사례, 의료정보기술관련 오류를 살펴보는 방식으로 구성하였다.

1.2 환자안전: 의료정보기술 확산 동력

일찍이 미국 의학한림원(Institute of Medicine, IOM)은 *To Err Is Human: Building a Safer Health System* 보고서에서부터 'Health IT and Patient Safety'라는 최근의 보고서에 이르기까지 일관된 입장으로, 환자안전과 의료의 질 향상에 의료정보기술을 적극적으로 활용하고 국가차원에서 의료정보시스템의 기반을 구축하라고 권고하고 있다(Kohn, Corrigan, & Donaldson, 2000; Institute of Medicine, 2011). 미국 정부는 2004년 의료기관의 낮은 전자건강기록(Electronic Health Record, EHR) 도입률을 높이기 위해, 보건부 산하에 국가의료정보기술조정국(The Office of the National Coordinator for Health Information Technology, ONC)을 설치하여 운영하고 있다. 2009년 오바마 정부는 HITECH 법(The Health Information Technology for Economic and Clinical Health Act)을 신설해, 최근까지 259억 달러의 비용을 투자하였다. 이 비용들은 "의미있는 사용(Meaningful Use)" 요건을 만족하는 전자 의무기록을 병원에 확산하는 데 사용되고 있다(Blumenthal, 2010). "의미있는 사용"이란 환자안전과 질 향상, 환자와 가족의 참여, 개인건강정보보호 등을 의미한다. 이런 노력의 결과로, 2008년 9.8%에 불과하던 기본 전자 의무기록 도입률이 2014년에는 75.5%로 급격히 상승되었다(The Office of the National Coordinator for Health Information Technology, 2015). 또한 ONC에서 "의미 있는 사용" 요건에 해당하는 전자 의무기록 시스템을 인증함으로써, 병원이 안전하고 환자중심적인 전자의무기록 시스템을 도입할 수 있도록 지원하고 있다. 보건의료연구소(Agency for Healthcare Research and Quality, AHRQ)도 의료의 질과 환자안전 향상을 위한 다양한 연구를 지원하고 있는데, 특히 의료정보기술을 활용하는 연구와 의생명정보분야 전문인력 양성을 적극적으로 지원하고 있다. AHRQ는 병원 내부의 의료정보기술에만 국한해서 지원하는 것이 아니라, 개인건강기록(Personal Health Record, PHR) 등 환자와 소비자를 위한 기술과 도구 개발까지 지원하고 있다. 환자안전은 의료정보기술 확산 동력일 뿐만 아니라 이의 발전방향을 제시하고 있는 상황이다.

2 의료정보기술과 환자안전

2.1 의료정보기술과 병원정보시스템 개요

의료정보기술은 병원정보시스템(Hospital Information System, HIS)이나 의료정보시스템(Medical Information System, MIS) 같이 병원 내에서 사용하는 기술, 정부 및 공공 보건기관을 위한 기술, 환자와 건강한 사람을 위한 기술 등으로 나눌 수 있다.

2.1.1 국내 병원정보시스템 현황

우리나라 병원정보시스템 도입률은 매우 높다(Yoon et al., 2012). 다만 우리나라는 병원정보시스템을 진료비 청구업무, 비용절감, 업무효율성 향상을 위해서 도입하였고, 환자안전과 질 향상을 위해 도입한 것은 아니었다. 환자안전과 질 향상에 의료정보기술의 역할이 강조되면서 안전한 의료정보기술에 대한 논의가 진행되고 있고, 의료정보기술을 환자안전에 활용하려는 노력이 활발히 진행되고 있다.

2015년 보건산업진흥원에서 진행한 연구에 의하면, 처방전달시스템 도입률은 상급종합병원 100%, 종합병원 98.4%, 병원 85.2%로, 전체 도입률이 91.9%이었다(한국보건산업진흥원, 2015). 전자 의무기록 전체 도입률도 83.9%로 매우 높은 수준을 보였다. PACS도 전자 의무기록과 유사하게 높은 도입률을 보이고 있다. 반면, 환자안전에 가장 도움이 된다고 알려진 임상의사결정지원시스템(Clinical Decision Support System, CDSS)은 상급종합병원 31.6%, 종합병원 6.8%, 병원 1.3%로, 전체 도입률이 6.0%에 그쳤다. 이처럼 임상의사결정지원시스템은 앞의 세 개 시스템의 도입률과 큰 차이를 보이고 있어, 환자안전을 위한 병원정보시스템을 구축하기 위해서는 많은 노력과 시간이 필요하다는 것을 알 수 있다(표 19-1). 또한, 병원정보시스템의 장애를 경험하지 않은 병원은 전체 2.6%에 불과해 대부분의 병원이 전산장애를 경험하고 있다. 병원업무의 연속성과 환자안전을 위해 재난복구시스템과 전산재난훈련이 필요한 상황이다.

표 19-1 국내 주요 병원정보시스템 도입 현황 (한국보건산업진흥원, 2015)

의료정보시스템	상급종합병원	종합병원	병원	전체(N=467)
OCS	100%	98.4%	85.2%	91.9%
EMR	100%	90.6%	75.9%	83.9%
PACS	100%	99.0%	72.2%	85.4%
CDSS	31.6%	6.8%	1.3%	6.0%

출처: 한국보건산업진흥원. (2015). 1차년도 보건의료정보화를 위한 진료정보교류 기반 구축 및 활성화 연구보고서. Available at: https://www.khidi.or.kr/board/view?linkId=178054&menuId=MENU00085 (Accessed Sep 17, 2016).

상기 결과를 보면, 우리나라 의료정보기술 도입률은 매우 높지만 이를 환자안전에 잘 활용하기 위해서는 앞으로도 지속적으로 많은 투자와 연구가 필요하다는 것을 알 수 있다.

2.1.2 병원정보시스템

병원정보시스템은 간단히 정의하면, 진료 및 진료지원체계를 전산화한 병원 자동화 시스템이다. 전자 의무기록, 처방전달시스템, 영상정보 저장 및 전송 시스템(Picture Archieving and Communication System, PACS), 진단검사정보시스템(Laboratory Information System, LIS) 등이 여기에 포함된다(표 19-2).

표 19-2 주요 의료정보기술과 설명

의료정보기술	영문	설명
병원정보시스템	Hospital Information System(HIS)	진료 및 진료지원체계를 전산화시킨 병원 자동화 시스템
전자 의무기록	Electronic Medical Record(EMR)	환자의 진료기록을 전산 매체에 저장하여 컴퓨터를 통해 사용자가 쉽게 활용하도록 지원하는 시스템
전자건강기록	Electronic Health Record(EHR)	의료기관의 진료정보를 교류할 수 있는 시스템으로 EMR보다 광범위한 개념이지만 EMR과 혼용하여 사용
처방전달시스템	Order Communication System(OCS)	의사 처방정보와 이를 수행한 결과를 병원 내 부서에 연결시켜주는 정보시스템
영상정보 저장 및 전송 시스템	Picture Archieving and Communication System (PACS)	의료영상을 디지털 상태로 획득, 저장, 전송하고 의료진들이 컴퓨터를 이용해 이를 조회, 검색, 판독할 수 있도록 지원하는 포괄적인 디지털 영상관리 및 전송시스템
임상의사결정 지원시스템	Clinical Decision Support System(CDSS)	의료진과 환자, 또는 그 외 건강한 개개인에게 의료지식과 임상정보를 의사결정과정에 제공함으로써 건강증진과 보건의료서비스 향상에 기여하고자 하는 시스템
바코드시스템	Bar-code System	바코드를 활용해 환자와 검체를 식별함으로써 병원 업무 효율성과 안전성에 기여하는 시스템
현장진료기술	Point of Care Technology(POCT)	현장에서 직접 검사하고 진단함으로써, 업무 효율성을 향상시키는 기술
데이터 웨어하우스	Data Warehouse(DW)	기간시스템(병원정보시스템)의 데이터베이스에 축적된 데이터를 공통의 형식으로 변환해서 보고와 분석 목적으로 운영하는 데이터베이스
개인건강기록	Personal Health Record (PHR)	다양한 의료기관으로부터 제공되는 개인의 진료정보와 개인 스스로 기록한 건강기록을 통합적이고 포괄적인 관점에서 바라본 개인의 평생건강기록
모바일헬스	Mobile Health (m-health)	PDA(Personal Digital Assistant), 스마트폰, 환자감시장치, 휴대용 기기(wearable devices) 등의 모바일 기기를 활용해 건강향상을 도모하는 보건의료서비스

2.2 의료정보기술은 어떻게 환자안전을 향상시킬 수 있나?

미국 The Joint Commission(TJC)이 1995~2004년까지 분석한 자료에 의하면 적신호사건의 근본원인 중 가장 많은 것이 의사소통의 오류였다(Timmons, K., 2005). 의료정보기술은 의사소통을 향상시키고, 정보와 지식에 대한 접근성을 높이며, 중요한 정보를 알리고, 복잡한 계산을 지원하고, 비정상 결과를 실시간으로 감시하고, 보건의료인의 의사결정을 지원함으로써 환자안전을 향상시킬 수 있다(Bates & Gawande, 2003). 의료정보와 환자안전 전문가들은 의료정보기술이 의료진 사이의 의사소통과 환자정보에 대한 접근성을 향상시켜 오류를 줄일 수 있다고 한다(Furukawa, 2011; Yamamoto & Khan, 2006). 의료정보기술들이 환자안전과 질 향상에 기여하는 기전은 개별 기술들의 특성에 따라 다르다(표 19-3).

표 19-3 의료정보기술과 환자안전과 질 향상 기전 예

의료정보기술	환자안전과 질 향상 기전
전자 의무기록	정보 접근성 향상, 입력 오류 방지, 필수 항목 입력, 인수-인계 노트
처방전달시스템	정확한 처방, 약물 용량 오류 방지, 약물-약물 상호작용, 중복 처방 예방, 자동계산
임상의사결정지원시스템	약물 관련 의사결정지원시스템, 조영제 부작용 감시, 위험검사 결과 보고(Critical value report), 전산화된 임상진료지침
바코드 시스템	환자 확인, 약품/검체/혈액 확인
현장진료기술	신속한 검사, 환자 및 검체 확인
데이터 웨어하우스	항생제 처방, 오염된 혈액배양검사, 임상 질 지표 모니터링, 중증도 및 체류시간 모니터링
개인건강기록	환자의 검사결과, 복약 용량/설명/일정, 증상 일지 등을 통해 환자가 위험 검사 결과값을 확인, 과용량 및 부작용 확인
모바일 데이터	모바일 EMR 사용으로 정보접근성 제고, 의료진간 원격 협진, PHR 사용으로 환자 자가관리 및 위해사건 감시, 만성질환 자가관리
사물인터넷	실시간 감시, 상호작용
증강현실/가상현실	정보접근성 개선, 체험, 탈감작
기능성 게임	재미, 집중, 시나리오, 탈감작
인공지능/빅데이터	진단 향상, 예측, 정확성, 고위험 선별 및 예측

2.2.1 전자 의무기록

의무기록은 환자 건강정보의 저장소로 보건의료인 사이의 의사소통의 기본도구이다. 이의 전산화는 이들의 의사소통을 향상시키는 데 큰 역할을 한다(표 19-4). 처방, 투약, 조제, 검사, 간호, 자문, 판독 등의 업무를 할 때, 같은 기록을 동시에 보고 환자의 문제를 공유할 수 있기 때문에 환자안전을 향상시킬 수 있다(Kern et al., 2013). 전자 의무기록의 알레르기, 감염위험 등의 경고를 통해 위해사례를 줄일 수 있다. 전자 의무기록에 저장된 자료를 잘 활용하면 고위험환자를 선별해 신속한 처치를 할 수 있으며, 위해사례를 자동으로 검출해서 위해의 심각성을 낮출 수 있다(Evans et al., 2015; Evans et al., 2016). 또한, 진단 정확성을 높이고 근거기반의 진료지원을 활용해 환자안전을 향상시킬 수 있다(Kern et al., 2013). 다만, 전자 의무기록을 이용해 의사결정을 지원하기 위해서는 용어표준화와 구조화가 필요하다. 아직 많은 병원들이 전자 의무기록 용어표준화의 구조화를 충분히 구현하지 못하고 있다.

표 19-4 전자 의무기록의 장점과 단점

장점	단점
접근성 향상 • 언제 어디서나 필요한 자료를 찾을 수 있음 • 병원 내 모든 의료진이 동일한 자료를 공유 • 필요한 부분의 정보를 빨리 찾을 수 있음 • 다양한 형태로의 데이터 검색이 가능	접근제어의 복잡성 • 허가되지 않은 사용자에 대한 접근제어가 어려움 • 의무기록에 대한 접근내역을 관리해야 함 • 대용량의 개인건강정보가 유출될 수 있음
의무기록의 질 향상 • 자료의 표준화로 이용자가 이해하기 쉬움 • 입력 오류 방지 • 필수항목의 기록 유도	의무기록 질 관리 문제 • '복사 및 붙여넣기' 기능으로 중복기록 양산 • 용어표준화 부족으로 의사결정지원에 한계 • 과도한 필수항목으로 업무 효율성 저하
임상활동 지원 • EMR 기반 질 향상 활동 지원 • 의무기록 검토를 위한 불필요한 활동 감소 • 진료에 관련된 다양한 통계 추출 가능	임상활동 지원의 어려움 • 입력자와 활용자가 상이해 서식개발에 이견이 있을 수 있음 • 다른 부서의 연구자료에 대한 접근제어가 어려움
의무기록 관리의 효율성 • 의무기록 대출, 배송 등의 업무 개선 • 종이차트와 달리 분실될 위험이 없음 • 차트 보관을 위한 물리적인 공간 최소화	관리의 어려움 • 접근제어, 저장, 백업, 재난복구시스템 등의 구축에 많은 비용 소요 • 정보유출의 위험성 증가

2.2.2 처방전달시스템

처방전달시스템(OCS)은 국내에서 주로 사용하는 용어로, 대부분의 국가에서는 의사처방전산입력시스템(Computerized Physician/Provider Order Entry, CPOE)이라고 한다. 대부분의 진료업무는 의사지시(order)에서 시작되고 처방전달시스템을 통해 진행하기 때문에, 이것은 병원정보시스템의 핵심이다. 이 시스템은 처방전달의 자동화에서 오는 효율성 및 비용절감 효과와 함께 환자안전 향상에 큰 역할을 한다. 수기에서 발생하는 오류를 줄이고 의사지시를 정확하게 전달함으로써 의사소통을 향상시킨다(Koppel et al., 2005). 과용량, 약물상호작용, 알레르기, 연령금기, 임부금기 등의 경고를 통해 의사지시에서 발생하는 오류를 줄인다(Bates et al., 1998). 심각한 검사결과를 신속히 보고하고, 약물위해사건 보고 및 경고시스템과 연계해 약물위해사건을 줄여줄 수 있다. 특정 질병에 대하여 오더세트(order set)와 진료계획표(clinical pathway, critical pathway)를 적용해 근거기반의 진료를 지원할 수 있다. 임상의사결정지원시스템과 함께 사용할 경우, 의사지시가 발생하는 시점에서 중재를 하기 때문에 환자안전 향상 효과는 더 크다. 처방입력시스템에 임상의사결정지원시스템(clinical decision support system, CDSS)을 적용해 심각한 투약오류를 55~83% 정도까지 감소시켰다는 보고들이 있다(Bates & Gawande, 2003; Kuperman & Gibson, 2003).

2.2.3 임상의사결정지원시스템

의료진은 환자와 질병에 대한 정보와 지식을 모으고, 이를 사례에 따라 분석하고 추론해 의사결정을 한다. 이 단계를 지원하는 것이 임상의사결정지원시스템이다. 의사결정 과정은 가치, 문맥, 감정, 지식, 경험, 피로와 스트레스, 인지적 비뚤림(bias) 등 다양한 요인에 의해 영향을 받는다. 특히, 인지와 진단에 영향을 미치는 비뚤림은 30여 가지가 있다(Croskerry, 2003). 임상의사결정지원시스템은 이렇게 의사결정에 영향을 미치는 요인들과 비뚤림을 제거해 의사결정을 지원함으로써 환자안전을 향상시킨다.

임상의사결정지원시스템은 과용량, 약물상호작용, 알레르기 경고 등의 간단한 기능에서부터 근거기반의 환자 특이적인 권고안을 제공하는 전산화된 임상진료지침(computerized clinical practice guideline) 등과 같은 복잡한 기능을 제공한다. 전산화된 임상진료지침은 전자 의무기록과 처방전달시스템의 자료와 임상지식베이스(clinical knowledge-base)를 활용하는데, 이의 정확도는 전무의무기록 및 처방전달시스템의 구조화와 임상지식베이스의 구현 정도에 따라 달라지며, 사용자의 입력을 요청하는 정도도 달라진다. 항생제처방지원, 병원감염감시, 심부정맥혈전증 예방, 수술 전 항생제 사용, 중환자실 혈당조절 프로토콜, 항암 프로토콜, 심정지 고위험환자 예측, 재입원환자 예측, 낙상 환자평가 등 환자안전을 향상시킨다고 알려진 다양한 임상의사결정지원시스템이 있다(Evans et al., 2016; Evans et al., 2015). 최근엔 임상의사결정지원시스템에 환자감시장치 자료를 활용하기도 하며, 기존 병원데이터를 인공지능으로 분석해서 보다 정확한 알고리즘을 만들고 있다(Evans et al., 2015; Kate et al., 2016). 임상의사결정지원시스템의 대상과 도구 또한 다양화되고 있다. 현재는 의료진만이 아니라 환자와 가족, 소비자로 대상이 확대되고, PC만이 아니라 태블릿이나 스마트폰 등의 모바일 기기로도 임상의사결정지원시스템이 제공되어 의사결정이 필요한 시점에서 바로 지원할 수 있게 되었다(Valero et al., 2014).

이렇게 임상의사결정지원시스템이 환자안전 향상에 핵심역할을 하지만, 임상지식베이스를 관리하고 이를 전산화하고 지속적인 감시를 통해 오류를 줄이고 시스템을 개선해야 한다(Bates et al., 2003). 임상의사결정지원시스템은 의료진의 업무흐름을 방해할 수 있고 자율성을 해칠 수 있기 때문에, 개발과 평가에 의료진이 반드시 참여해야 한다. 의료진의 순응도를 높이고 업무효율성을 보장하기 위해서는, 효과적인 임상의사결정지원시스템(clinical decision support system, CDSS)을 위한 고려사항을 충분히 숙지하여 개발하고 적용해야 한다(표 19-5)(Bates et al., 2003).

표 19-5 효과적인 임상의사결정지원시스템을 위한 10가지 고려사항

1. 속도가 가장 중요하다
2. 사용자의 필요를 예측해 실시간으로 제공한다
3. 사용자 업무흐름에 맞춘다
4. 작은 것이 커다란 차이를 만들 수 있다
5. 의사는 업무흐름을 멈추게 하면 강력히 저항한다
6. 진행 방향을 변경해주는 것이 더 낫다
7. 단순한 중재가 가장 잘 듣는다
8. 추가적인 정보는 반드시 필요할 때만 묻는다
9. 효과를 감시하고 피드백을 받고 반응을 보인다
10. 임상지식베이스 시스템을 계속 관리하고 개선한다

출처: Bates, D. W. et al. (2003). “Ten commandments for effective clinical decision support: making the practice of evidence-based medicine a reality.” *J Am Med Inform Assoc, 10*(6), 523-530.

2.2.4 바코드와 현장진료기술

병원에서 발생하는 위해의 약 50%는 진료현장(Point-of-Care, POC)에서 발생한다(Dubin, 2010). 바코드는 환자, 약물, 검체를 정확히 확인해주기 때문에 다른 병원정보시스템과 연계할 경우, 업무의 효율성과 함께 환자안전을 향상시킬 수 있다. 환자인식 팔찌에 바코드를 붙이고 환자식별, 투약, 검사 등에 활용하면 오인으로 인한 오류를 줄일 수 있다. 최근의 메타분석 연구에 의하면 바코드 투약시스템 도입으로 약 57%의 투약오류를 감소시켰다고 한다(Khammarnia, Kassani, & Eslahi, 2015). 최근엔 QR(Quick Response) 코드, RFID(Radio-Frequency IDentification) 등도 바코드 대신 활용되고 있으며, 바코드를 모바일기기에서 인식하고 활용하는 기술도 등장하였다. 최근 국내 중소병원에서도 투약과 환자확인에 모바일기기와 바코드를 활용하는 사례가 늘고 있다. 바코드와 현장진료기술은 검사, 투약, 시술을 하는 시점에서 활용되고, 정확한 확인을 도와준다는 점에서 향후 진료현장에서 더 폭넓게 사용될 것이다.

2.2.5 데이터 웨어하우스

병원의 운영시스템은 실시간 서비스를 하기 때문에 이를 분석 목적으로 사용하면, 불필요한 부하가 발생하고 오류 가능성이 증가한다. 데이터 웨어하우스는 병원정보시스템의 데이터베이스에 축적된 데이터를 보고와 분석 목적으로 운영하기 위해 재구성한 분석용 데이터베이스이다. 최근엔 병원 이외에서 획득한 데이터, 연구관련 데이터들을 연계하고 통합하여 운영하기도 한다. 이 시스템은 그 자체보다는 위해사건의 감시, 항생제 처방 현황, 질지표관리 등에 활용되어 환자안전 향상에 기여한다(Yoo et al., 2014). 자발적 환자안전 보고

시스템은 보고자료에 대한 신뢰성은 높지만 보고율이 낮다. 반면, 전자 의무기록을 활용하면 환자안전사건을 자동적으로 발견해서 고위험 상태를 탐지할 수 있다. 데이터 웨어하우스는 병원정보시스템에 저장된 자료를 이런 목적으로 분석할 때 유용한 시스템이다. 기존에 질 향상 활동을 위한 자료들은 담당부서에서 직접 작성하고 분석해 왔으나, 최근엔 이런 자료들이 방대해지면서 기존 방식으로 자료를 획득하고 분석하기 위해서는 많은 시간과 인력이 필요해졌다. 많은 병원들이 이런 상황을 데이터 웨어하우스를 활용해 대처하고 있으며 국내 몇몇 병원들도 질 지표 관리에 데이터 웨어하우스를 활용하고 있다(Yoo et al., 2014). 최근 빅데이터와 인공지능 기반의 예측모델이 의료계의 주목을 받고 있는데, 병원의 빅데이터 연구는 데이터 웨어하우스를 활용해야 한다. 2020년 보건의료정보 현황조사에 의하면 국내 상급종합병원의 임상 데이터 웨어하우스 구축률은 59.5%에 이르렀다(한국보건의료정보원, 2021).

사례 : 데이터 웨어하우스를 활용한 임상지표 Clinical Indicator 시스템 (Yoo et al., 2014)

국내 B병원에서는 개원 초기부터 임상지표(Clinical Indicator, CI)를 효과적이면서도 효율적으로 측정하고 관리하고 있다. 2005년부터 데이터 웨어하우스를 활용해 예방적 항생제 적정사용, 평균입원기간, 월별 사망률, 재입원율 등을 관리하는 임상지표 모니터링시스템을 개발해 질 향상 활동에 적용해 오고 있다. 초기에 12개에 불과했던 전산화된 CI는 2012년에는 299개로 늘어났다. 지속적인 임상지표 모니터링시스템 개발과 운영을 위해 Task-force 팀을 구성하고 진료부서와 협의를 통해 CI를 개발하고, 그 결과를 공유해 왔다. 그 결과, 아미노글리코사이드계와 3세대 세팔로스포린계 항생제 처방률이 2% 이하로 떨어졌고, 평균입원기간이 2005년 7.9일이었던 것이 2013년엔 5.8일로 떨어졌다(그림 19-2). 또한 자료수집과 분석에 소요되는 시간과 노력이 감소하였다.

이 사례는 전자 의무기록 시스템에서 생성한 자료를 데이터 웨어하우스를 통해 수집하고 분석해 환자안전과 질 향상에 활용한 대표적인 예이다.

그림 19-2 임상지표 모니터링 도입 이후의 예방적 항생제 병용 투여율 감소 추이

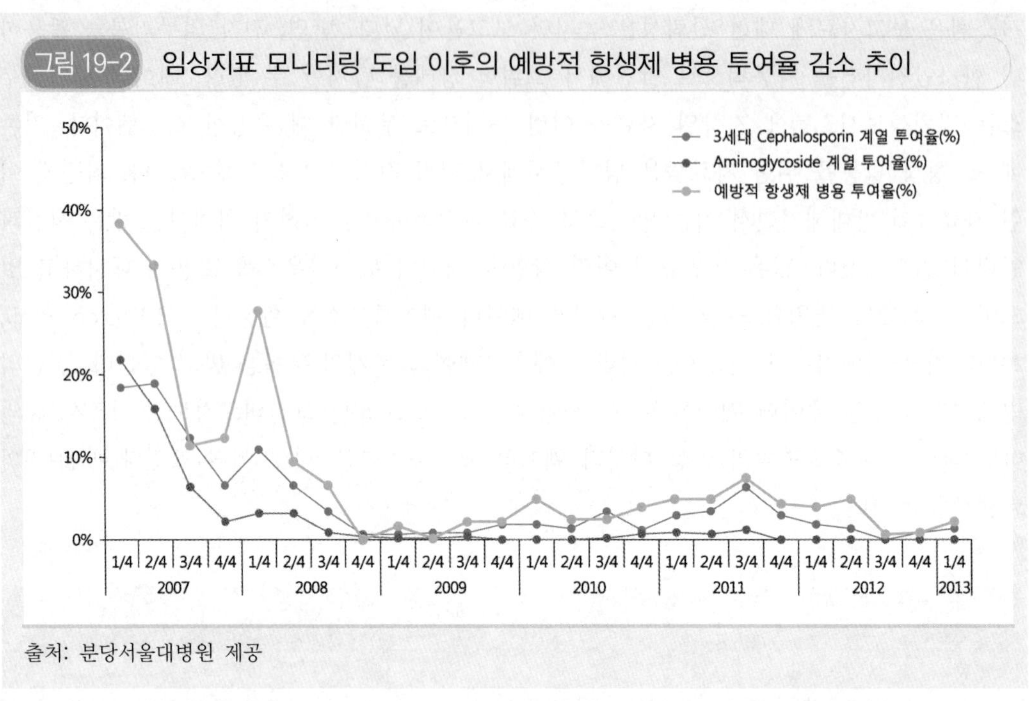

출처: 분당서울대병원 제공

2.2.6 개인건강기록과 모바일헬스

개인건강기록은 환자에게 자신의 건강정보를 제공하고 개인 스스로의 기록을 통합적으로 관리할 수 있게 하는 것으로 환자참여와 환자중심성이 강조된다. 환자에게 진단명, 검사결과, 투약정보 등을 제공하고 자기관리를 할 수 있게 함으로써, '환자'라는 자원을 적극적으로 활용해 환자안전을 향상시킬 수 있다(Henriksen et al., 2008). 개인건강기록의 기대효과는 다양한 이해관계자들을 대상으로 제시된 바가 있고 관련 연구들이 진행되고 있다(표 19-6). 개인건강기록은 약물안전에 특히 효과적이고 전자 의무기록의 오류 발견에 유용하다는 보고가 있다(Neves et al., 2020; Dendere et al., 2019). 입원환자 대상의 PHR의 효과를 분석한 한 문헌검토에서도 약물 순응도, 환자만족도, 환자안전, 환자참여 등에서 긍정 효과들이 관찰되었다(Dendere et al., 2019).

2017년 OECD에서 발표한 국가별 개인건강기록 현황 조사에서, 참여국 38개국 중 절반이상에서 환자가 자신의 건강데이터에 접근할 수 있었다(Oderkirk, 2017). 호주의 MyHealthRecord, 핀란드의 Kanta 등이 국가차원의 개인건강기록 서비스로 널리 알려져 있으며, 영국은 모바일앱을 통해 개인건강기록 서비스를 제공하고 있다. 이들 국가에서 개인건강기록에 COVID－19 자가모니터링과 COVID－19 여권 기능을 도입해 그 적용율이 급격히 상승했다(Lee JH, 2022).

미국은 의료기관이 웹사이트를 통해 환자의 건강정보를 제공하는 환자포털 서비스를 제공해 오고 있는데, 이 서비스가 Apple사의 'Health Record'와 연계된다. 미국은 2014년부터 전자 의무기록시스템의 인증기준에 환자포털이 구축되도록 하였고, 2021년부터는 법으로 환자들이 자신의 데이터에 접근하고 공유할 수 있게 하였다(Salmi et al., 2021). 2020년 설문조사에 의하면 미국 성인의 39.5%가 지난 1년간 자신의 의무기록에 1번 이상 접근했다고 한다(Health Information National Trend Survey, 2021).

표 19-6 개인건강기록의 잠재적인 기대효과

이해당사자	기대효과
환자/소비자	건강관리활동 지원, 건강관리 인식 향상, 적시에 적절한 질병예방활동 지원, 건강 및 치료 관련 의사결정지원, 의료인과 의사소통 강화, 의료인이 제공한 정보의 정확성 검증, 만성질환관리를 위한 자가모니터링 지원, 처방정보 이해 및 적절한 처치 지원, 의료기관간 진료의 연속성, 의료보험 지불액 관리, 중복검사 감소, 약물 및 알레르기 부작용 감소, 온라인 예약 관리, 가상방문 등을 통한 의료인과 접속 증대
의료서비스 제공자	환자 및 다른 의료인의 의무기록에 접속, 잠재적 약물상호작용 및 알레르기에 대한 이해 증진, 중복검사 감소, 치료 목적 및 건강관리에 관한 보다 많은 정보를 환자에게 제공, 환자가 편리하게 특정 건강정보에 접속 가능, 환자관련 문서화 및 환자와 커뮤니케이션 증진
보험회사	보험처리 및 정보공개 등 고객서비스 증진, 보험 간 고객 정보의 이동성 증대, 건강증진 및 예방적 건강관리 지원, 보험 수혜자에 대한 교육 및 정보 제공
보건 정부기관	건강증진 및 질병예방 활동 강화, 국민 건강수준 향상, 건강교육 기회 확대

출처: National Committee on Vital and Health Statistics(2005, Sept 9). September 9, 2005 Letter report to the Secretary on Personal Health Record (PHR) systems. https://ncvhs.hhs.gov/rrp/september-9-2005-letter-report- to-the-secretary-on-personal-health-record-phr-systems/ (Acessed date: Sep 06, 2022)

우리나라는 상급종합병원의 65%가 모바일 개인건강기록 서비스를 제공하고 있다(한국보건의료정보원, 2021). 그러나 대부분 환자 편의기능을 중심으로 서비스를 제공하고 있고, 환자의 진료정보를 제공하는 비중은 높지 않다. 특히, 진료정보를 내려받을 수 있는 기회는 매우 적다. 다만 2021년부터 국가 개인건강기록 서비스를 제공하기 위한 '마이헬스웨이' 프로젝트가 추진되고 '나의 건강기록'이라는 모바일 앱이 출시되어 향후 국가차원의 개인건강기록 서비스가 충분히 제공될 것으로 보인다(보건복지부, 2021).

2.2.7 모바일헬스

모바일헬스는 스마트폰 등의 무선 기기를 활용해 보건의료서비스를 제공하는 것을 의미한다. 2G 휴대폰을 비롯해, 스마트폰, 스마트워치, 다양한 사물인터넷(Internet of Things)이 이 서비스에 활용된다. 전 세계적으로 4G 스마트폰의 보급률은 80%를 넘는다(International

Telecommunication Union, 2020). 스마트폰은 접근성, 이동성, 연결성이 보장되고 강력한 계산능력을 보유하고 있다. 다양한 앱 서비스가 스마트폰을 통해 제공되고 IoT와 연결된다. 환자용 앱은 개인건강기록과 연계시켜 이 둘의 효과를 증가시킬 수 있다. 병원에서도 바코드, NFC(Near Field Communication), 현장진료기술(POCT)을 전자 의무기록과 연계해 활용해 환자안전 향상에 효과적으로 사용할 수 있다(Landman et al., 2014).

2.2.8 인공지능과 빅데이터

인공지능과 빅데이터는 최근 보건의료계의 주목을 가장 많이 받는 기술이다. 이 기술이 환자안전과 질 향상에 크게 기여할 것으로 기대를 받고 있지만 그 근거가 창출되기 위해서는 충분한 시간이 필요하다. 실제 임상현장에 실시간으로 활용되는 인공지능 솔루션은 드물다. 출판된 많은 사례들은 소규모 연구결과에 근거한다. 인공지능이 환자안전에 기여하는 효과를 분석한 한 연구에서는 약물위해사건에 적용된 것이 가장 많았다(Choudhury & Asan, 2020). 그 외 임상보고서, 임상경고 등에 적용되고 있다.

인공지능과 빅데이터는 약물위해사건, 급성악화, 진단오류, 낙상, 의료관련 감염, 욕창, 수술합병증, 정맥혈전증 등의 예방에 큰 기여를 할 것으로 기대를 받고 있다(Bates et al., 2021). 환자안전과 관련된 인공지능 연구는 대부분 단일 의료기관의 후향적 데이터에 대한 적용 결과로, 전향적인 다기관 연구결과가 필요하다. 약물위해사건에서 인공지능 기술이 기대를 모으고 있는 이유는, 기존의 규칙기반의 임상의사결정지원시스템의 한계에 있다. 기존 임상의사결정지원시스템은 의료진이 지식을 정리하고 이를 컴퓨터가 읽을 수 있도록 규칙으로 변경해 주어야 한다. 지식과 규칙을 지속적으로 관리할 필요가 있으며 규칙이 없으면 경고가 생성되지 못한다. 반면, 인공지능은 데이터를 토대로 의사결정을 지원하는 장점을 가지고 있다. 이스라엘 회사에서 개발된 한 인공지능기반 약물관련 임상의사결정지원시스템은 기존의 경고부담을 획기적으로 낮추고 높은 임상타당도를 보여 큰 기대를 받고 있다(Segal et al., 2019). 환자의 급성악화를 예측하기 위해 의료기관은 조기대응팀(rapid response team)을 운영하고 있다. 급성악화 예측을 위해 환자의 생체징후를 활용하는 modified early warning score나 national early warning score 등을 사용하고 있는데, 이들의 정확도에 한계가 있다. 따라서 인공지능기반의 급성악화 예측 모델 개발 연구들이 활발하게 진행되고 있다. 국내 의료기관에서도 다기관 연구에서 정확도와 예측 시간에서 좋은 결과를 낸 연구가 보고되었다(Kwon et al., 2018). 급성악화 예측의 또 다른 문제는 생체징후들이 적시에 제공되지 않고 간호사들의 입력에 의존한다는 한계가 있으나 다양한 의료용 웨어러블 기기들이 승인을 받아 생체징후의 실시간 감시에 활용되는 연구들이 진행되고 있다.

2.3 의료정보기술관련 오류

의료정보기술이 환자안전 향상을 위한 도구로 도입되어 유의한 결과들을 내고 있지만, 이로 인한 심각한 오류들도 보고되고 있다. 전원공급이 되지 않아 병원정보시스템이 마비되면, 심각한 오류가 동시에 대규모로 발생할 수 있다(Kilbridge, 2003). 진료현장의 특성을 반영하지 못한 상업용 병원정보시스템 도입으로 의사소통의 실패, 다른 환자에게 처방 입력, 경고 피로 등도 발생하고 있다(Anderson, 2009). 안전하다고 여기는 바코드기술 역시, 바코드가 뒤바뀌거나 여러 바코드를 동시에 스캔하는 우회 현상으로 인한 오류들이 많이 보고되었다. 따라서, 의료정보기술이 병원에 쓰이기 위해서는 믿을 수 있고 안전한 기술이라는 보증이 필요하다. 의료정보기술이 병원에 적용되기 위해서는 시스템 안정성, 기능성, 사용성과 안전성, 보안 및 개인정보보호기능 등이 보장되어야 한다(The Office of the National Coordinator for Health Information Technology, 2013).

2.3.1 의료정보기술관련 오류 현황

의료정보기술관련 오류(Health-IT related error)는 의료정보기술이 환자 위해 발생에 최소한 일부분이라도 기여하거나 의료정보기술이 환자에게 심각한 위해를 야기할 수 있는 사건을 의미한다(Weiner et al., 2007; Institute of Medicine, 2011). 의료정보기술이 위해의 예방을 효과적으로 차단하지 못하는 경우도 포함하며, 대부분은 의료정보기술이 위해의 기여요인으로 작용한다. 의료정보전문가들과 환자안전전문가들은 의료정보기술관련 오류를 사회기술적 차원 모델(socio-technical dimension)을 도입해 분류하고 분석하고 있다. 오류 유형을 8가지 차원으로 분류하고 대응방안들을 모색해, 의료정보기술을 보다 안전하고 환자안전을 향상시키는 데 활용할 수 있도록 많은 노력을 기울이고 있다(Sittig, 2011; Middleton et al., 2013).

국내 환자안전 보고학습시스템(KOPS) 자료 분석 연구에서 의료정보기술관련 오류가 분석에 선별된 보고서의 10.4%를 차지하고 오류의 94.0%(2,503/2,664)가 의료정보기술로 예방가능한 것으로 보고되었다(그림 19-3)(Cho et al., 2021). 의료정보기술이 오류를 효과적으로 차단하지 못한 것으로 이 기술이 안전하게 설계되고 적용되었다면 예방할 수 있었던 오류가 많았다는 것을 의미한다. 사건유형으로는 투약오류가 82.3%를 차지했고 위해의 정도로는 '위해 없음'이 90.4%였다. 다만 이 결과는 KOPS에 보고된 것을 바탕으로 한 것으로 실제 의료정보기술관련 오류 현황을 제공하지는 못한다.

그림 19-3 환자안전보고학습시스템 자료의 의료정보기술관련 오류

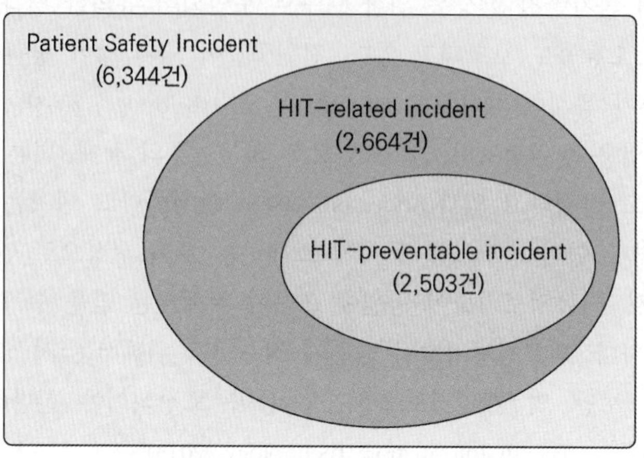

2.3.2 의료정보기술관련 오류 유형

1) 하드웨어와 소프트웨어

병원정보시스템이 멈추면 환자안전이 심각하게 위협을 받는다. 컴퓨터나 네트워크가 작동을 하지 않을 수 있고, 입력된 데이터가 서버의 장애로 제대로 저장되지 않을 수 있다(Kilbridge, 2003). 서버 장애로 병동에서 처방을 할 수 없게 되고 처방된 정보가 관련 부서로 전달되지도 못한다. 따라서 의료기관은 정보시스템 장애에 대한 대책, 백업시스템, 재난복구시스템을 갖추고 일상적인 훈련을 통해 이런 상황에 적극적으로 대처해야 한다(Hiller, Bone, & Timmins, 2015).

2) 임상 컨텐츠

상용 프로그램 중에는 병원이 필요한 컨텐츠가 부족한 경우가 있다. 병원이 비용 문제로 처방전달시스템이나 임상의사결정지원시스템 전체를 도입하기 보다는 일부분을 도입한 경우에도 이런 문제가 발생한다(Sittig, 2011). 예로, Amoxacilin이 항생제 목록에 빠져있어 처방을 못 할 수 있고, 고위험약물의 경고량과 한계량이 부적절하게 설정되어 있거나 경고가 발생하지 않아 심각한 오류가 발생할 수 있다(Lee et al., 2014). 또한, 의사 처방을 자유기술문(free-text)으로 입력하는 경우 오류가 발생할 위험이 크다. 따라서 새로운 시스템을 도입하거나 개선하려는 경우, 적용 전에 광범위한 테스트를 수행해야 하며 도입 초기에 오류를 모니터링하며 사용자의 피드백을 적극적으로 받아 대처해야 한다.

3) 인간-컴퓨터 인터페이스

인간-컴퓨터 인터페이스는 사용자가 보고, 만지고, 듣는 시스템의 모든 측면이라고 할 수 있다. 컴퓨터 화면, 키보드, 마우스 등이 이에 해당된다. 전자 의무기록이나 처방전달 시스템 화면이 환자이름이나 등록번호 등을 부분적으로 보여주거나 처방 용량을 일부만 보여준다면, 유사한 이름을 가진 다른 환자에게 고용량의 약을 처방할 수 있다(Horsky, Kuperman, & Patel, 2005; Koppel et al., 2005). 환자목록의 아래위 여백이 너무 좁으면 다른 환자를 선택할 확률이 높아진다. 한 화면에 너무 많은 정보를 담거나 너무 많은 색깔을 사용하면 정보 과부하(information overload)가 발생하고 사용자의 피로도가 증가한다. 관련이 있는 데이터를 모아두지 않고 흩어 놓으면 사용자의 생산성이 떨어지게 된다. 미국 TJC가 의료정보기술관련 적신호사건을 사회기술적 차원(socio-technical dimension) 모델에 근거해 분석한 자료에 의하면, 인간-컴퓨터 인터페이스로 인한 오류가 가장 많았다(표 19-7)(The Joint Commission, 2015).

표 19-7 의료정보기술관련 오류의 사회기술적 차원과 TJC 적신호사건 분석 자료

사회기술적 차원	설명	TJC 적신호사건 분석
하드웨어 및 소프트웨어	임상 프로그램 및 기기를 지원하고 운영하기 위한 컴퓨팅 인프라	6%
임상 컨텐츠	임상 프로그램의 내용을 구성하는 텍스트, 숫자, 이미지 데이터	23%
인간-컴퓨터 인터페이스	사용자들이 보고, 만지고, 듣고, 상호작용하는 기술의 모든 측면	33%
사람	기술과 상호작용하는 모든 사용자	6%
업무흐름과 의사소통	환자진료를 효과적으로 운영하도록 보장하는 과정들	24%
내부조직 특성	정책, 과정, 업무환경, 문화	6%
외부 규칙과 규제	업무를 지원하거나 제한하는 정부의 규제	1%
시스템 측정 및 감시	의료정보기술의 적용과 사용의 의도적/비의도적 결과를 평가하는 프로세스	1%

출처: The Joint Commission (2015). Sentinel Event Alert Issue 54. Safe use of health information technology. Available at http://www.jointcommission.org/assets/1/18/SEA_54.pdf (Accessed September 17, 2016).

이런 문제를 해결하기 위해서는 새로운 의료정보기술을 도입할 때 사용성을 확인해야 하며, 사용성 평가를 수행해야 한다. 또한 이미 도입된 시스템의 경우, 사용성 평가 결과에 따라 개선해 나가야 한다.

4) 업무흐름과 의사소통

이상검사결과보고(Critical Value Reporting, CVR)의 경우, 위험하고 심각한 검사결과를 의료진에게 경고를 해주는 시스템이지만, 실제로 의료진이 이 경고를 받고 어떤 실행을 했는지 추적하는 과정도 필요하다. 또한 환자가 응급실에서 처방받은 약이 입원해서도 계속 처방되어야 할 경우, 입원처방에 자동으로 등록이 되거나 입원환자를 담당하는 의료진이 이 약을 처방해 주어야 한다. 특히 병원에서 서로 다른 상업용 의료정보기술을 도입하는 경우, 이 시스템 사이의 자료전송에 오류가 발생할 가능성이 높다. 업무흐름에 대한 이해와 의사소통 오류의 가능성을 고려한 시스템 설계가 필요하다.

5) 경고피로와 경고무시

임상의사결정지원시스템은 앞서 설명한 바와 같이 의료진의 업무와 흐름을 중단시킬 수 있기 때문에 신중하게 적용하여야 한다. 경고가 너무 많이 발생하는 경우, 의료진은 피로를 느끼게 되고 경고를 무시하게 되며, 심지어는 심각한 경고마저 무시해 환자안전에 심각한 문제가 발생할 수 있다(Anderson, 2009). 이런 문제는 병원의 다른 의료기기에서도 발생한다. 과도한 경고로 인해, 의료진들이 경고음이 항상 울리는 환경에서 진료를 하면 경고의 효과가 사라지게 된다. 2012년 ECRI(Emergency Care Research Institute)는 “Top 10 Health Technology Hazards”에서 경고피로를 가장 첫 번째로 선정하였다(Emergency Care Research Institute, 2012).

약물상호작용, 약물-알레르기 상호작용 경고의 경우, 중증도에 따라서 정보만 보여주거나 경고를 발생시키거나 처방을 불가능하게 하는 다양한 방법을 활용해야 한다. 특히, 처방불가 혹은 입력불가(hard-stop) 기능을 적용할 때는 병원 내 의료진과의 협의를 통해 결정해야 한다(Bates, 2010). 또한 경고무시 자료를 저장해서 경고의 적절성, 사용자의 수용성, 사용자 패턴 분석을 통해 사용자의 수용성을 높이는 방향으로 재설계해야 한다(Cho et al., 2014).

3 환자안전을 위한 의료정보기술의 요건

미국 의학한림원은 2011년 진료현장에서 의료정보기술을 안전하게 사용하고, 환자안전을 향상시키기 위해 사용하도록 미국 정부와 이해관계자에게 10가지 권고안을 제안하였다(Institute of Medicine, 2011). 미국 국가의료정보조정국(ONC)은 “의미 있는” 전자 의무기록 인증, 전자 의무기록의 사용성 평가와 점수 공개, ‘안전향상 디자인(Safety Enhanced Design)’

등의 정책으로 미국 의학한림원의 권고를 받아들이고 미국 전자 의무기록 인증 기준에 사용성 항목을 포함시켰다.

우리나라도 그동안 전자 의무기록의 표준 기능과 안전성에 대한 기준이 부재해 전자 의무기록 시스템마다 큰 차이가 있었다. 2020년부터 국가 차원의 전자 의무기록 인증제도를 시작했고 환자안전과 관련된 항목이 포함되었다. 다만, 안전성 항목이 제한적이고 사용성 등에 대한 내용이 부족한 실정이다(한국보건의료정보원, 2021). 병원정보시스템과 전자 의무기록 시스템에 대한 의존도가 큰 국내 현황을 고려해 병원정보시스템의 안전성을 평가하고 환자안전에 적극적으로 활용하는 방안과 전략을 국가차원에서 구축해야 하며, 이와 관련된 연구를 활성화해서 안전한 정보기술을 병원이 사용할 수 있도록 해야 한다.

3.1 의료정보기술관련 오류보고시스템

의료정보기술이 오류를 유발할 수 있고 오류의 기여요인으로 작용할 수 있기 때문에, 다른 보건의료서비스와 마찬가지로 의료정보기술관련 오류에 대한 보고체계가 필요하다(Middleton et al., 2013). AHRQ는 환자안전 보고시스템의 표준화와 구조화를 위해 개발한 공통양식(Common format)을 2012년에 개편하여(Common format version 1.2), 의료정보기술관련 오류 항목을 추가하여 이와 관련된 보다 상세한 정보를 모은 바가 있다(Institute of Medicine, 2013). 한 환자안전기구(Patient Safety Organization, PSO)의 자료에 의하면, 의료정보기술관련 오류가 전체의 4.2%로, 그중 33%가 투약과 관련이 있었으며 60%가 환자에게 도달한 '사건(Incident)'이었다. 의사소통 문제(49.5%), 가용성이나 정확성 등의 데이터 문제(42.3%), 부주의(33.8%), 물리적 환경(9.4%) 등이 주요 기여요인이었다(Mardon et al., 2014). 이런 보고체계와 자료는 의료정보기술을 더 안전하게 만드는 데 활용되어 더 안전한 기술이 병원에 적용될 기회를 넓혀준다.

우리나라는 2016년 7월「환자안전법」이 시행되면서, 국가차원에서 환자안전보고학습시스템을 갖추게 되었다. '전산 장애'라는 사건 분류가 있으나 실제 이 항목으로 분류되는 사건은 매우 적어 환자안전보고학습시스템에 의료정보기술관련 오류보고 양식을 표준화하고 상세화해서 보다 안전한 기술을 병원에 적용할 기회를 만들어가야 한다.

3.2 환자안전을 위한 의료정보기술의 과제

우리나라는 병원정보시스템의 도입률이 매우 높고 병원업무가 의료정보기술에 매우 의존적이기 때문에, 안전한 의료정보기술 사용은 환자안전과 직결된 문제이다. 기술적으로는 약물, 알레르기, 검사결과, 문제목록들을 표준화하고 구조화해서 환자안전 향상에 효과적으로 활용할 수 있게 해야 한다. 또한 외부시스템과의 정보교환을 용이하게 만들어 외부의 환자정보를 진료에 쉽게 활용할 수 있도록 해야 한다.

연구 측면에서는, 국내 의료정보기술과 관련된 오류 현황을 파악할 수 있는 구조와 조사가 필요하다. 의료정보기술관련 오류를 쉽게 인지할 수 있는 도구와 이러한 오류로 인한 위험을 관리할 수 있는 방안, 현재의 병원정보시스템을 환자안전의 측면에서 평가하고 개선할 기술, 병원정보시스템을 활용한 환자안전사건 예방 기술의 개발도 필요하다(Evans et al., 2016; Kate et al., 2016). 모바일헬스, 빅데이터, 인공지능 등 새롭게 등장하는 기술을 환자안전과 질 향상을 위해 활용할 계획과, 이를 개발하고 운영할 인력양성 또한 필요하다.

제도적이나 정책적으로는 앞서 언급한 의료정보기술관련 오류를 수집하고 분석하고 개선안을 내놓을 수 있는 보고시스템을 개발하고 운영해야 한다. 병원 내에서는 병원정보시스템의 자료를 환자안전과 질 향상에 활용하는 정책, 전자 의무기록의 안전한 '복사 및 붙이기(copy & paste)'에 대한 정책(Scruth & Soriano, 2016), 환자의 건강정보보호를 위한 정책 등이 필요하다. 국가차원에서 안전한 의료정보기술에 대한 인증이나 이를 위한 장기적인 정책이 환자안전의 향상을 위해 필요한 상황이다. 전자 의무기록의 사용성과 안전성 권고안을 국가 차원에서 마련해 의료기관과 의료정보기술 개발 회사가 참조할 수 있도록 해야 한다.

4 참고문헌

보건복지부. (2021, Feb 24). 국민 건강증진 및 의료서비스 혁신을 위한 '마이 헬스웨이(의료분야 마이데이터)' 도입방안. http://www.mohw.go.kr/upload/viewer/skin/doc.html? fn=1614133536871_20210224112537.hwp&rs=/upload/viewer/result/202112/

한국보건산업진흥원. (2015). 1차년도 보건의료정보화를 위한 진료정보교류 기반 구축 및 활성화 연구보고서. Available at https://www.khidi.or.kr/board/view?linkId=178054&menuId=MENU00085 (Accessed Sep 17, 2016).

한국보건의료정보원. (2021). 2020년 보건의료정보화 실태조사 결과보고서.

한국보건의료정보원. (2021). 전자 의무기록인증 표준. Available at https://emrcert.mohw.go.kr/ menu.es?mid=a10102010000.

Agaku, I. T. et al. (2014). Concern about security and privacy, and perceived control over collection and use of health information are related to withholding of health information from healthcare providers. *J Am Med Inform Assoc, 21*(2), 374-378. doi: 10.1136/amiajnl-2013-002079

Anderson, H. J. (2009). Avoiding 'alert fatigue'. *Health Data Manag, 17*(10), 42.

Bates, D. W. (2010). CPOE and clinical decision support in hospitals: getting the benefits: comment on "Unintended effects of a computerized physician order entry nearly hard-stop alert to prevent a drug interaction." *Arch Intern Med, 170*(17), 1583-1584. doi: 10.1001/archinternmed.2010.325

Bates, D. W. et al. (1998). Effect of computerized physician order entry and a team intervention on prevention of serious medication errors. *Jama, 280*(15), 1311-1316.

Bates, D. W. et al. (2003). Ten commandments for effective clinical decision support: making the practice of evidence-based medicine a reality. *J Am Med Inform Assoc, 10*(6), 523-530. doi: 10.1197/jamia.M1370

Bates, D. W. et al. (2021). The potential of artificial intelligence to improve patient safety: a scoping review. Npj Digital Medicine, 4(1), 54.

Bates, D. W., Gawande, A. A. (2003). Improving safety with information technology. *N Engl J Med, 348*(25), 2526-2534. doi: 10.1056/NEJMsa020847

Blumenthal, D. (2010). Launching HITECH. *New England Journal of Medicine, 362*(5), 382-385. doi: doi: 10.1056/NEJMp0912825

Cho, D. B., Lee, Y., Lee, W., Lee, E. S., Lee, J. H. (2021). Analyzing Health Information Technology and Electronic Medical Record System–Related Patient Safety Incidents Using Data from the Korea Patient Safety Reporting and Learning System. Quality Improvement in Health Care, 27(2), 57–72.

Cho, I. et al. (2014). Evaluation of a Korean version of a tool for assessing the incorporation of human factors into a medication-related decision support system: the I-MeDeSA. *Appl Clin Inform, 5*(2), 571-588.

Choudhury, A., Asan, O. (2020). Role of artificial intelligence in patient safety outcomes: systematic literature review.JMIR medical informatics, 8(7), e18599.

Croskerry, P. (2003). "The importance of cognitive errors in diagnosis and strategies to minimize them." *Acad Med, 78*(8), 775-780.

Dubin, C. H. (2010). "Bar-code scanning at four health care facilities in the u.s." *P t, 35*(4), 212-233.

Emergency Care Research Institute. (2012). "Top 10 health technology hazards for 2013." *Health Devices, 41*(11), 342-365.

Emergency Care Research Institute. (2013). "Lessons Learned From Health It Error Reporting" Available at https://www.ecri.org/Resources/HIT/Lessons_Learned_from_Health_IT_Error_ Reporting(TechNation).pdf (Accessed Sep 17, 2016).

Evans, R. S. et al. (2015). Automated detection of physiologic deterioration in hospitalized patients. *J Am Med Inform Assoc, 22*(2), 350-360. doi: 10.1136/amiajnl-2014-002816

Evans, R. S. et al. (2016). Automated identification and predictive tools to help identify high-risk heart failure patients: pilot evaluation. *J Am Med Inform Assoc*, 23(5), 872–878. doi: 10.1093/jamia/ocv197

Furukawa, M. F. (2011). Electronic medical records and the efficiency of hospital emergency departments. *Med Care Res Rev, 68*(1), 75-95. doi: 10.1177/ 1077558710372108

Health Information National Trend Survey. (2021, Apr). Trends and Disparities in Patient Portal Use. HINTS Briefs. 45. https://hints.cancer.gov/docs/Briefs/HINTS_Brief_45.pdf

Henriksen, K. et al. (2008). Personal Health Records to Improve Health Information Exchange and Patient Safety. *Advances in Patient Safety*. RockVille(MD). AHRQ. Available at http:// eutils.ncbi.nlm.nih.gov/entrez/eutils/elink.fcgi?dbfrom=pubmed&id=21249955&retmode=ref&cmd=prlinks (Accessed Sep 17, 2016).

Hiller, M., Bone, E. A., Timmins, M. L. (2015). "Healthcare system resiliency: The case for taking disaster plans further - Part 2." *J Bus Contin Emer Plan, 8*(4), 356-375.

Horsky, J., Kuperman, G. J., Patel, V. L. (2005). "Comprehensive Analysis of a Medication Dosing Error Related to CPOE." *Journal of the American Medical Informatics Association, 12*(4), 377-382.

Institute of Medicine. (2011). *Health IT and patient safety: building safer systems for better care:* National Academies Press.

International Telecommunication Union. (2020). Measuring Digital Development: Facts and Figures 2020. https://www.itu.int/en/ITU-D/Statistics/Documents/facts/FactsFigures2020.pdf

International Telecommunication Union. (2020). Measuring Digital Development: Facts and Figures 2020. https://www.itu.int/en/ITU-D/Statistics/Documents/facts/FactsFigures2020.pdf

Kate, R. J. et al. (2016). "Prediction and detection models for acute kidney injury in hospitalized older adults." *BMC Med Inform Decis Mak, 16*, 39. doi: 10.1186/s12911-016-0277-4

Kern, L. M. et al. (2013). "Electronic health records and ambulatory quality of care." *J Gen Intern Med, 28*(4), 496-503. doi: 10.1007/s11606-012-2237-8

Khammarnia, M., Kassani, A., Eslahi, M. (2015). The Efficacy of Patients' Wristband Bar-code on Prevention of Medical Errors: A Meta-analysis Study. *Appl Clin Inform, 6*(4), 716-727. doi: 10.4338/aci-2015-06-r-0077

Kilbridge, P. (2003). "Computer crash—lessons from a system failure." *N Engl J Med, 348*(10), 881-882. doi: 10.1056/NEJMp030010

Kohn, L. T., Corrigan, J. M., Donaldson, M. S. (2000). *To err is human: building a safer health system* (Vol. 627): National Academies Press.

Koppel, R. et al. (2005). "Role of computerized physician order entry systems in facilitating medication errors." *JAMA: the journal of the American Medical Association, 293*(10),

1197-1203.

Kuperman, G. J., Gibson, R. F. (2003). Computer physician order entry: benefits, costs, and issues. *Annals of internal medicine, 139*(1), 31-39.

Kwon, J. M., Lee, Y., Lee, Y., Lee, S., Park, J. (2018). An algorithm based on deep learning for predicting in-hospital cardiac arrest. Journal of the American Heart Association, 7(13), e008678.

Landman, A. et al. (2014). Efficiency and usability of a near field communication-enabled tablet for medication administration. *JMIR Mhealth Uhealth, 2*(2), e26. doi: 10.2196/mhealth.3215

Lee, J. et al. (2014). "Impact of a clinical decision support system for high-alert medications on the prevention of prescription errors." *Int J Med Inform, 83*(12), 929-940.

Lee, J. H. (2022). Era of Personal Health Records in Korea. Healthcare Informatics Research, 28(1), 1－2.

Mardon, R. et al. (2014). "Health information technology adverse event reporting: analysis of two databases." Washington, DC: Office of the National Coordinator for Health IT; 2014 [updated November 25]. Available at https://www.healthit.gov/sites/default/files/Health_IT_PSO_Analysis_Final_Report_11-25-14.pdf (Accessed Sep 17, 2016).

Middleton, B. et al. (2013). Enhancing patient safety and quality of care by improving the usability of electronic health record systems: recommendations from AMIA. *J Am Med Inform Assoc, 20*(e1), e2-8. doi: 10.1136/amiajnl-2012-001458

Oderkirk, J. (2017). Readiness of electronic health record systems to contribute to national health information and research. https://www.oecd－ilibrary.org/social－issues－migration－ health/readiness－of－electronic－health－record－systems－to－contribute－to－national－health－ information－and－research_9e296bf3－en

Salmi, L., Blease, C., Hägglund, M., Walker, J., DesRoches, C. M. (2021). US policy requires immediate release of records to patients. BMJ, 372, n426. https://doi.org/10.1136/bmj.n426

Scruth, E. A., Soriano, R. (2016). "Quality Documentation in the Electronic Medical Record: Ensuring Safe Practice of Copy and Paste." *Clin Nurse Spec, 30*(4), 190-193. doi: 10.1097/nur.0000000000000214

Segal, G., Segev, A., Brom, A., Lifshitz, Y., Wasserstrum, Y., Zimlichman, E. (2019). Reducing drug prescription errors and adverse drug events by application of a probabilistic, machine－learning based clinical decision support system in an inpatient setting. Journal of the American Medical Informatics Association, 26(12), 1560－1565.

Sittig Df, S. H. (2011). "Defining health information technology-related errors: New developments since to err is human." *Archives of Internal Medicine, 171*(14), 1281-

1284. doi: 10.1001/archinternmed.2011.327

The Joint Commission (2015). Sentinel Event Alert Issue 54. Safe use of health information technology. Available at http://www.jointcommission.org/assets/1/18/SEA_54.pdf (Accessed September 17, 2016).

The Office of the National Coordinator for Health Information Technology. (2013). Health Information Technology Patient Safety Action and Surveillance Plan. Available at https://www.healthit.gov/sites/default/files/safety_plan_master.pdf (Accessed Sep 17, 2016).

The Office of the National Coordinator for Health Information Technology. (2015). Adoption of Electronic Health Record Systems among U.S. Non-Federal Acute Care Hospitals: 2008-2014. Available at https://www.healthit.gov/sites/default/files/data-brief/2014Hos- pitalAdoptionDataBrief.pdf (Accessed Sep 17, 2016).

Timmons, K. (2005). WHO World Alliance for Patient Safety. Available at http://apps.who.int/patientsafety/events/05/KarenTimmons.pdf?ua=1 (Accessed September 17, 2016).

Valero, M. A. et al. (2014). "Integration of multisensor hybrid reasoners to support personal autonomy in the smart home." *Sensors (Basel), 14*(9), 17313-17330. doi: 10.3390/s140917313

Weiner, J. P., Kfuri, T., Chan, K., Fowles, J. B. (2007). "e-Iatrogenesis": the most critical unintended consequence of CPOE and other HIT. Journal of the American Medical Informatics Association, 14(3), 387-388.

Yamamoto, L. G., Khan, A. N. (2006). "Challenges of electronic medical record implementation in the emergency department." *Pediatr Emerg Care, 22*(3), 184-191; quiz 192. doi: 10.1097/01.pec.0000203821.02045.69

Yoo, S. et al. (2014). "Electronically implemented clinical indicators based on a data warehouse in a tertiary hospital: its clinical benefit and effectiveness." *Int J Med Inform, 83*(7), 507-516. doi: 10.1016/j.ijmedinf.2014.04.001

Yoon, D. et al. (2012). "Adoption of electronic health records in Korean tertiary teaching and general hospitals." *Int J Med Inform, 81*(3), 196-203. doi: 10.1016/j.ijmedinf.2011.12.002

제20장

임상 위험관리

학 습 목 표

- ▶ 임상 위험관리의 필요성을 설명할 수 있다.
- ▶ 임상 위험관리의 발전과정을 설명할 수 있다.
- ▶ 임상 위험관리 과정을 설명할 수 있다.
- ▶ 임상영역별 요구되는 위험관리 상황을 설명할 수 있다.
- ▶ 임상 위험관리를 위한 사례를 이해하고 실무에 위험관리 과정을 적용할 수 있다.

학 습 성 과

- 환자안전을 위한 개선 활동을 위해서는 임상 위험관리에 대한 이해가 요구된다. 1900년대 산업에서 시작된 위험관리의 모델을 도입하여 사용되기 시작한 임상 위험관리는 아직 보건의료분야에 깊숙이 뿌리박고 있지는 못하다. 따라서 이의 개념에 대한 이해를 공유할 필요가 있다.
- 임상 위험관리는 환자, 병원 직원, 의료진 및 방문객에게 손상을 초래할 수 있는 영역을 발견하고, 이러한 손상의 발생 가능성을 극소화하며, 재정적 및 기타 측면에서 손상으로 인하여 발생할 수 있는 병원의 위험과 손실을 줄이려는 노력으로 정의할 수 있다. 따라서 이를 수행하기 위한 그 과정들을 이해하고 실제 활용할 수 있어야 한다.
- 다양한 임상 영역에서 발생할 수 있는 위험을 파악하고 임상 위험관리를 수행하기 위해서는 이에 대한 실례를 통해 기본 이해를 도모하고, 우리가 처한 실무환경에서 이를 적용할 수 있는 방안을 모색할 수 있어야 한다.

1 개요

임상 위험관리(clinical risk management)는 위험을 판단하고 이후 확인된 위험을 고려하여 적절한 계획을 수립하기 위한 지속적이고 역동적인 과정으로 정의된다(Boland, 2010). 1900년대 산업에서 시작된 위험관리는 1970년대 초 은행과 보험서비스에서 본격적으로 사용되었고, 보건의료분야에서는 1970년대 중반 미국의 병원에서 가장 먼저 도입된 것으로 보고 있다(Singh & Ghatala, 2012). 일반 산업 분야에서의 위험관리는 조직의 재정적 손실에 초점을 맞추고 있지만 보건의료에서의 위험관리는 재정적 측면뿐 아니라 환자 진료에 있어 부정적 결과를 최소화하기 위한 노력까지 포함한다. 임상 위험관리는 환자, 병원 직원, 의료진 및 방문객에게 손상을 초래할 수 있는 영역을 발견하고, 이러한 손상의 발생 가능성을 극소화하며, 재정적 및 기타 측면에서 손상으로 인하여 발생할 수 있는 병원의 위험과 손실을 줄이려는 노력으로 정의할 수 있다.

이해를 돕기 위해 의료의 질 관리와 위험관리의 차이점을 간단히 언급하면 다음과 같다. 의료의 질 관리는 환자를 보호하고 양질의 의료 제공에 초점을 맞추고 있는 반면, 위험관리는 병원의 자산을 보호하는 데 중점을 둔다. 의료의 질 관리 과정은 표준의 설정, 표준에 대한 순응도의 평가, 표준에 맞지 않는 진료 상황의 발견 및 교정으로 이루어지며 환자의 진료 과정과 결과가 긍정적이 되도록 촉진하는 데 관심을 둔다. 이에 반해 위험관리는 해로운 사건의 발생 감소를 주된 목적으로 한다. 또한, 의료의 질 관리에서는 대개의 경우 후향적으로 수집한 자료들에 근거하여 문제를 발견하여 개선 활동을 하고 있으나, 위험관리에서는 주로 심각한 결과를 초래할 가능성이 있거나 결과가 발생한 단일 사건, 즉 적신호 사건에 초점을 맞추어 즉각적인 조사와 조치를 취한다는 점에서 차이가 있다.

의료의 질 관리와 위험관리가 활동의 목적이나 과정에 이러한 차이가 있음에도 불구하고 양질의 의료를 제공하기 위해서는 양자 모두 환자에 있어 최선의 이익을 지향하는 활동이라는 점에서 의료의 질 관리와 환자 진료에 있어서의 위험관리, 즉 임상 위험관리는 불가분의 관계를 가지고 있다. 최근 미국에서의 임상 위험관리 활동은 의료 오류에 초점을 맞추고 있으며, 미국 의학한림원(Institute of Medicine, IOM)은 그 이유들을 다음과 같이 정리하고 있다(Kohn et al., 2000).

- 오류로 인하여 환자에게 매우 큰 손상, 고통 및 사망이 발생한다.
- 보건의료제공에 있어서의 오류는 이로 인하여 환자에게 손상이 발생하든 아니면 손상의 위험에 노출되든 모든 사람이 이러한 일이 발생하지 않아야 한다는 점에 의견을 같이 하고 있다.

- 오류는 일반인들이 쉽게 이해할 수 있다.
- 보건의료 분야에서 안전 문제를 다루는 데 이용할 수 있는 방대한 양의 지식과 매우 성공적인 경험이 이미 다른 산업 분야에 축적되어 있다.
- 보건의료제공체계가 급속하게 발전하고 있으며 이의 재설계가 진행되고 있다. 이에 따라 개선이 일어날 수도 있을 뿐만 아니라 새로운 위해가 나타날 수도 있다.

이러한 주장들은 우리나라에도 동일하게 적용될 수 있을 것이다. 우리나라의 경우에는 사회의 인식이나 법적·제도적인 장애 요인 때문에 의료제공자들이 의료에서의 오류에 관한 문제들을 공개적으로 논의하는 것을 금기시하여 왔다. 이에 따라 우리나라에서 진료 제공 과정에서의 오류의 발생 규모와 그 결과, 유형, 해결 방법 등에 대한 실증적인 자료의 축적이 매우 미흡한 실정이다(Lee, 2001).

2 임상 위험관리의 발전과정[1)]

병원에서의 위험관리 개념은 의료의 질에 대한 병원과 의료인의 책임을 강조하는 법원의 결정에 따라 1970년대 중반이후 미국에서 시작되었다(Mills, 1977). 공식적인 위험관리 프로그램은 미국의 모든 의료기관과 병원 인증을 위한 필수조건이다. 오늘날 임상 위험관리의 주요 목표는 환자 진료의 향상이지만, 위험관리의 발전은 소송과정에서 진화된 개념이라 할 수 있다. 즉, 소송으로 이어질 손상 사건에 대한 보상과 예방을 어떻게 해야만 하는가에 대한 질문에서 시작된다. 이에 대한 대답은 위험의 정도에 따라 달라진다. 손상의 위험은 무엇인지, 사건의 발생으로 손상은 얼마나 심각한지, 사고 발생은 예방할 수 있는지, 예방 활동은 비용을 절감할 수 있는지, 손상은 처음부터 예방할 수 있는지, 예방활동의 비용은 손상으로 야기된 비용의 부담을 초과하는지, 사회적 비용이 고려되어야 하는지 등이다. 이 질문들은 상해 소송이 반복적으로 야기되는 모든 산업에 적용되는 사항이다(Brennan et al., 1991).

2.1 미국에서의 위험관리 역사

위험관리의 초점은 의료 소송의 내용에 크게 의존한다. 1960년대 이전만 해도 의료관련 소송은 병원이나 간호사에 대한 불만사항이 대부분이었다. 당시 법조계 전문가들은 임상

1) 임상 위험관리의 발전과정은 Mills & Bolschwing(1995)의 “Clinical risk management: experiences from the United States”을 토대로 작성되었다.

의학적인 의사결정에 대한 충분한 지식이 없었기 때문에 의사와 관련된 의료 소송은 거의 없었다. 1950년대 중반 의료산업에 있어 위험관리 프로그램의 개발은 환자의 낙상, 치료 오류, 잘못된 환자 식별이나 수술 후 거즈 미제거 등이었다(Ludlam, 1991). 병원 소송으로 인한 가장 큰 손실이 수술 후 거즈 미제거에서 발생했기 때문에 주로 이 문제를 해소하기 위한 부분에 노력을 기울였다. 분석 결과, 수술 중 거즈 계수의 방법이 보편적인 방법을 따름에도 불구하고 비효과적이었다고 지적되었다. 이로 인해 피부 봉합시의 세 번째 거즈 계수가 권고되었고, 이 결과 수술 후 거즈 잔존율과 소송 건의 급격한 감소로 이어졌다. 흥미롭게도 이와 유사한 도구 계수의 분석에서는 비록 수술 중 복강 내 도구의 잔존 문제가 일부 예방될지는 몰라도 이로 인한 수술시간의 지연은 과도한 역효과를 야기할 수 있다는 결론을 내렸었다. 따라서 위험과 이익의 균형은 임상 위험관리의 발전에 있어 주요 요소가 되었다.

2.2 사고보고시스템

보고된 소송 건을 제외하고는 의료 위험과 관련된 데이터를 얻을 수 있는 방법은 거의 없었다. 가장 먼저 사건보고시스템을 도입한 기관은 캘리포니아 병원협회였다. 당시만 하더라도 단순하게 환자의 주변에서 발생되는 비일상적인 사건에 대해 간호사를 대상으로 설문하였고, 이를 통해 환자의 낙상이 빈번하게 발생됨을 알게 되었다. 그 결과 침상 난간(side-rail)이 달린 침대를 구입하게 되었으나 오히려 위해가 더 커지게 된 문제를 발생시켰다. 전과 비교할 때 환자가 침상 바닥으로 떨어지는 빈도는 줄어들었으나 침상 난간으로 인해 더 심각한 손상이 발생되었고, 낙상을 방지하기 위한 낮은 침대는 간호사들이 환자를 돌볼 때 허리를 구부리게 됨으로 인한 문제가 발생되었다. 이에 간호사의 요통 발생에 따른 불만과 심각한 낙상으로 인한 부상은 침대 높이를 조절하는 기술의 요구로 이어졌고 이것이 오늘날 전동 침대의 개발을 이끌게 되었다.

이 시기의 또 다른 문제는 영상의학과나 수술실 또는 다른 특별 부서로 환자를 이송할 때 생기는 손상에 대한 것이었다. 환자는 자신의 차트(의무기록)와 떨어져 이송되었고, 또한 종종 환자는 진정상태에 있었기 때문에 환자 식별이 정확히 이루어지기 어려웠다. 이로 인한 문제가 사건보고시스템을 통해 수집되었고, 환자 손목에 팔찌를 이용한 식별자 도입이 추진되었다. 그러나 수술실에서는 마취를 위한 혈관요법을 수행하기 위해 종종 손목 밴드를 잘라야 했고 이로 인해 환자 식별의 문제가 여전히 발생되었다. 이에 그 필요성을 충족하기 위해 손목 밴드는 느슨하게 만드므로 환자 식별의 중요성이 제대로 권고될 수 있었다.

그러나 사건보고시스템은 미국에서 의료 소송을 야기하는 원인이 되었다. 소송의 원인이 되는 사고의 발생뿐 아니라 잠재적인 문제발생에 대한 조기 경보 시스템으로써 작동하게 되었다. 침대에서 낙상한 환자에 있어 상해에 따른 보상뿐 아니라 해결책 마련을 위한 소송이 유발되었고, 부상을 당하지 않았지만 이를 예방해야 할 책임을 병원에 묻게 되었다.

2.3 보고에 대한 저항 극복하기

임상 위험관리의 결과를 포함하여 병원과 간호의 위험관리의 확대에 대한 저항이 발생되었다. 질 분석과 관리에 대한 정보를 검토하는 과정에서 의료인에게 불리한 결과를 보고하지 않는 여러 이유들이 발견되었다. 따라서 사건보고를 담당할 간호사를 선정하게 되었다. 이들은 오랜 기간 동안 비임상 문제를 보고하는 데 훈련되었으나, 임상적 보고는 그 결과가 제대로 보고되지 않음을 알고 있는 의사들은 간호사들이 이에 부적절하다고 불만을 제기하였다. 의사들은 자신들이 스스로 보고해야 한다고 생각했고, 그래서 정부는 합리적으로 사건 발생과 동시에 기초적인 데이터를 수집하는 문제를 해결하기 위해 의사와 간호사 모두와 만나 논의하였다. 이에 따라 전화를 이용한 사건 보고를 위한 핫라인이 설치되었다. 의사들은 보고서를 쓰기보다는 이 방법을 선호했고, 특히 결과가 심각할수록 더욱 그런 경향을 보였다. 의사들이 핫라인을 주로 이용하였고 이를 통해 정보 요청에 대한 데이터 수집 시스템을 발전시켰다. 물론 병원의 핫라인을 관리하는데 훈련된 인력의 추가적인 시간이나 노력이 요구되지만 위험관리를 위한 방법 등이 향상되었다. 의사의 경우 보고 시스템에 구두보고로만 참여하지만 간호사의 경우는 보고 요구사항에 따라 좀 더 자세히 서면으로 보고하게 하였다.

3 임상 위험관리 과정2)

의료기관 내에서의 진료와 관련된 환자안전 관리 활동을 '임상 위험관리'라고 하며, 이러한 활동은 위험의 발견, 분석 및 통제로 구성된다. 첫 번째 단계인 위험 발견 단계에서는 내부 사건 보고, 환자의 민원, 의료 분쟁 자료 등을 통하여 의료기관 내에 어떠한 위험이 존재하는지를 파악한다. 두 번째 단계인 위험 분석 단계에서는 발견된 문제에 대하여 사후에 원인을 분석하여 개선방안을 도출하는 근본원인분석(root cause analysis, RCA)과 사건이 발생하기 전에 진료 프로세스를 검토하여 위험요소를 찾아 개선방안을 마련하는 고장유형 및 영향분석(failure mode and effects analysis, FMEA)을 주로 사용한다. 마지막 단계인 위험

2) 임상 위험관리 과정은 2005년 서호주 주정부에서 발간한 "Clinical Risk Management Guidelines for the Western Australian Health System"을 토대로 작성되었다.

그림 20-1 임상 위험관리 과정

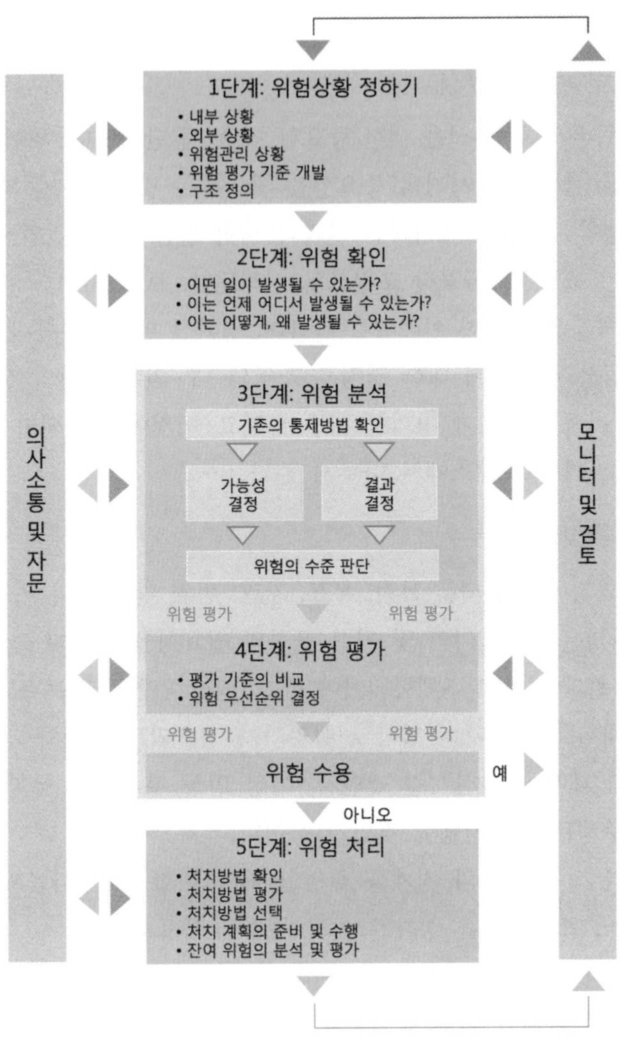

출처: Department of Health Government of Western Australia. (2005). Clinical Risk Management Guidelines for the Western Australian Health System.

통제 단계에서는 사건의 예방, 조기발견 및 피해를 최소화할 수 있는 방안들을 실제로 적용하고 그 효과를 검증하는 PDCA(plan-do-check-act) 사이클을 거치게 된다(그림 20-1). 환자안전 개선 방법들 중 기능 강제(forcing function), 처방 입력의 전산화와 임상적 의사결정 지원 시스템, 점검표, 인수인계의 표준화, 모의훈련 등과 같은 시스템적 접근법들이 개인적인 접근법에 비하여 효과가 큰 것으로 알려져 있다(Philpin, 2006). 환자안전의 향상을 위해서는 의료기관들이 이와 같은 시스템적 접근을 통하여 임상 위험관리 활동을 체계적으로 수행할 필요가 있다.

3.1 1단계: 위험상황 정하기

위험의 상황 수립은 위험 분석을 위한 중요한 첫 번째 단계이다. 위험의 틀을 정하지 않고는 임의로 주어진 불확실한 사건의 중요성을 확인하는 것은 불가능하다. 이는 내·외부 영향으로 인해 발생할 수 있는 잠재적인 결과와 위험 활동의 목적, 임상 위험관리 프로세스가 수행해야 하는 조직 및 환경적 조건으로 정의된다. 보건 서비스 관리자는 임상 위험관리의 효과와 그 과정을 명확히 이해하여야 하며, 명확한 매개변수를 선택해야 한다. 매개변수가 합의되면 임상적 위험에 대한 결정은 조직의 내·외부 환경의 상황 내에서 이루어져야 한다. 조직은 이를 명확하게 정의할 책무가 있고, 이것이 결정되면 그 의미 있는 상황에 대해 임상 위험관리 프로세스에서 다루게 된다.

3.1.1 임상 위험관리의 상황 수립

임상 위험관리 과정이 적용되는 목적, 목표, 전략, 범위 및 조건과 조직 내 부서 등이 정해져야 한다. 이 과정은 비용, 이익 및 기회 균형의 필요성을 충분히 고려하여 수행되어야만 한다. 필요한 자원과 정보도 구체화되어야 한다. 임상 위험관리 프로그램의 범위와 깊이가 정해지면 보건서비스 관리자는 임상 위험관리가 적용되는 범위와 경계를 설정해야 한다. 예를 들어 조직 내부에 확산시킬 것인지, 특정 임상 부서에만 국한할 것인지, 아니면 일부 기능이나 프로젝트로서 진행할 것인지 등이다.

임상 위험관리의 적용 범위와 경계를 설정할 때 고려할 점은 다음과 같다.

- 조직, 프로세스, 프로젝트를 정하고 이의 목적과 목표를 수립
- 그 결정에 대한 특성을 구체화
- 시간과 장소의 관점에서 사업 활동이나 기능의 범위를 정의
- 범위와 목표, 자원 및 필요한 연구 등을 파악
- 임상 위험관리 활동의 깊이와 폭을 정의

3.1.2 외부 상황 파악

외부 상황을 파악하는 첫 번째 단계는 이에 관련된 이해관계자가 누구이며, 당신의 조직에서 그들과 어떤 관계를 갖고 있는가를 아는 것이다. 조직의 위험관리 과정에서는 조직의 목표와 이익뿐 아니라 어떤 위협이나 기회가 있을 것인지도 고려해야 한다. 이를 위한 상황을 제시하면 다음과 같다.

- 경제, 법 규제, 금융 및 정치적 환경
  - 서비스 중단을 최소화
  - 산업 보건 및 안전에 관한 요구사항
  - 재정 운영에 있어 사용 자금의 가용성 및 제한점
  - 보건복지부장관에 의해 규정된 전략 방향과 시간적 한계
  - 인력 측면에서 노동조합의 요구사항
- 조직의 강점, 약점, 기회와 위협요건
- 외부 이해관계자와 주요 업무관계자
  - 자금의 공급자
  - 고객 또는 환자의 요구사항

적절한 임상 위험관리 기준과 의사소통 전략들은 외부의 위협과 기회에 대응하는 조직이 사용할 수 있도록 개발되어져야 한다(임상 위험관리 과정의 적절성에 대한 내용은 4단계 참조). 임상 위험관리와 책임에 대한 영역은 명확히 정의되어져야 한다.

3.1.3 내부 상황 파악

외부 상황을 파악했던 과정에서와 마찬가지로 이 단계에서도 내부 관계자가 누구인지, 내부관계자의 요구사항을 파악하는 것에서 시작해야 한다. 이는 임상 위험관리 과정을 수행하기 위해서 조직의 문화, 계층구조, 재정 및 인적 자원의 역량뿐 아니라 성취하여야 할 목적과 목표 및 전략 등을 통해 조직 자체를 이해하는 과정이다. 고려해야 할 몇 가지 실례는 다음과 같다.

- 조직 문화가 이미 조직 관리의 개념과 전략을 채택했는지 여부
- 위험관리 과정을 수행할 수 있는 재정적 자원이 있는지
- 주요 내부 관계자를 지원하고 있는지? 만약 아니라면 그 이유
- 조직의 목적과 목표는 임상 위험관리를 우선적으로 포함하는지

주요 내부 관계자 중의 하나는 보건복지부이다. 보건 서비스 관리자는 보건복지부의 전반적 목적과 목표, 가치, 정책과 전략에 기여하는 방법을 구별해야만 한다. 이것이 조직의 임상 위험의 허용여부를 결정하고 통제하고 관리하는 방안의 기초를 형성하는 기준을 정의하는데 도움을 줄 수 있다.

3.2 2단계: 임상 위험 확인

잘 구조화된 체계적 관리를 사용하여 위험이 포괄적으로 관리되도록 하는 것은 중요하다. 모든 물질적 위험이 조직의 통제하에 있는지 여부를 확인하여야 한다. 시간의 흐름에 따라 국가, 보건체계, 조직, 부서단위 또는 팀 수준에서 모든 유의한 임상 위험이 확인되고 평가되고 처리되고 모니터링될 필요가 있다. 그러나 이 과정을 시작하기 위해서 위협이 될 수 있는 내·외부 임상 위험을 확인하고 우선순위를 정하는 것이 보건 서비스를 위해 필수적이다. 공공 보건 시스템은 보건의료를 제공하는 과정에서 관련된 다양한 영역에서 위험에 노출될 수 있다.

임상 위험들을 살펴보면 다음과 같다.

- 서비스가 제공되는 물리적 환경
- 운영 관리 활동과 통제
- 인간의 행동
- 전략적 관리
- 자연적 사건
- 정치적 환경
- 기술과 기술적인 문제들

보건 서비스 주체는 다음과 같은 사항을 확인해야 한다.

- 위해를 일으킬 가능성이 있는 임상 위험의 원인
- 발생된 위해사건과 이에 대한 조직 또는 내·외부 이해관계자의 영향
- 임상적 위험이나 사건에 대한 결과나 영향을 확인
- 임상적 위험이나 사건 발생에 기여하는 요인
- 임상적 위험이 발생되는 장소나 시간

조직에서 임상 위험을 효과적으로 확인하기 위해 다음과 같은 전략을 따라야만 한다. 첫째, 내·외부 이해관계자의 관점에서 모든 임상적 위험의 원인을 조사한다. 이를 통해 조직은 위험의 가능성과 위험의 결과로 만들어지는 각 원인의 기여도를 고려할 수 있다. 또한 이 단계에서 더 논의될 위험을 분석해야 한다. 임상 위험을 확인하는 방법은 <표 20-1>에 기술하였다. 이 평가의 결과는 임상 위험 확인 시트(clinical risk identification worksheet)에 기록되어져야 한다(Department of Health Government of Western Australia, 2005). 모든 새로운 프로젝트의 범위, 평가와 변화 관리 활동을 위험 확인 과정에 통합해야 한다. 또한

표 20-1 임상 위험을 확인하는 방법들

적신호 사건 보고서	불평 불만 자료
목표 데이터	의학 및 법적 자료
작업분류 체계 분석	작전 모델링
면담/포커스 그룹 인터뷰	흐름도, 시스템 설계 검토, 시스템 분석, 시스템 엔지니어링 기법, 위험성 및 운용성 분석
감사 또는 물리적 조사	의사결정 나무 분석
동등 계층간, 산업그룹과 전문협회의 통신망	조사, 설문지, 델파이 기법
지역, 주, 연방 또는 해외 경험을 검토	강점, 약점, 기회, 위협의 SWOT 분석
브레인스토밍	과거 사건 및 불평 분석 (위로금 혜택 사례는 제외)

출처: Department of Health Government of Western Australia. (2005). Clinical Risk Management Guidelines for the Western Australian Health System.

외부 및 비보험 위험을 확인하고 검토해야 한다. 이는 새로운 또는 이전에 확인되지 않은 임상적 위험을 확인하는 데 도움이 될 것이다. 둘째, 가능성과 결과를 이해하는 다음 관계에서 조직에 도움을 줄 수 있는 양질의 정보를 제공해야 한다. 그 정보는 적절해야 하며, 이해 가능해야 하고, 정확하고 적시성이 있어야 한다. 정보 자원에 접근 가능해야 하며, 새로운 필요한 정보를 개발할 수 있어야 한다. 마지막으로, 관리자와 임상 위험관리에 관련된 직원이 검토되고 있는 정책, 프로젝트, 기능이나 활동에 대한 지식이 있는지 확인해야 한다. 이는 외부뿐 아니라 기관 내부에서 경험, 지식과 전문성을 갖추어야 할 필요가 있다.

3.3 3단계: 임상 위험 분석

이는 위험의 특성을 이해하기 위한 체계적 과정과 주요 큰 위험으로부터 작고 경미한 위험을 분리하기 위한 위험의 수준 추정과 그들의 평가와 처치를 지원하기 위한 자료를 제공하는 단계이다. 위험 분석에는 임상 위험에 대한 기존 통제, 위험이 사건을 일으킬 경우 결과의 심각성 및 가능성의 정도를 고려하는 것이 포함된다. 임상적 위험의 측정과 순위 선정은 <표 20-2>와 <표 20-3> 및 <표 20-4>를 이용한다. 영향력이 낮은 임상적 위험이 제외될 수 있도록 예비분석이 수행되어야 한다. 제외된 위험은 문서화한다.

3.3.1 유형 분석

위험의 결과와 가능성을 계산하는 데 사용될 수 있는 방법은 세 가지가 있다. 첫째는 정량적 방법으로 이는 정보를 수집하는 데 가장 정확한 방법이 될 수 있다. 예를 들어 데이터는 의료 시술의 정량적 위험 수준과 특정 상황에서 악화되는 질병의 가능성과 결과를 정의하는 데 유용하다. 임상적 위험을 분석하는 양적 방법의 실례는 다음과 같다.

- 확률 분석(probability analysis)
- 시뮬레이션/컴퓨터 모델링(simulation/computer modelling)
- 수명주기 비용 분석(life-cycle cost analysis)
- 결함수 분석과 사건수 분석(fault tree and event tree analysis)
- 결과 분석(consequence analysis)
- 통계/수적 분석(statistical/numerical analysis)
- 의사 결정 나무(decision trees)
- 영향 다이어그램(influence diagrams)

둘째는 정성적 방법이다. 비록 정량적 데이터는 가장 정확한 정보를 제공하지만 이는 항상 이용할 수 없기 때문에 정성적 또는 준 정량적 분석 방법이 더 적절할 수 있다. 질적 방법론은 지식에 기초하여 위험의 수준을 계산하기 위해 관리자 자신이 가진 경험과 판단과 직관을 활용한다. 질적인 방법의 실례는 다음과 같다.

- 질적 매핑(qualitative mapping)
- 구조화된 면담과 설문(structured interviews/questionnaires)
- 전문가와 그의 판단(specialist and expert judgement)
- 동료 검토와 토론(peer review and/or discussion)
- 산업 및 전문 단체와의 연결망(networking with industry and professional associations)
- 브레인스토밍(brainstorming)
- 다학제적 그룹을 이용한 평가(evaluation using multi-disciplinary groups)
- 벤치마킹(bench-marking)
- 관심분야 전문가들과의 구조화된 면담(structured interviews with experts in the area of interest)

임상 위험 수준을 확인하기 위해 질적 방법론을 사용하는 관리자는 조직의 위험 기준, 조직적 상황을 올바로 이해할 수 있도록 자신의 요구에 적합한 매핑 표(mapping table)를 설정해야 한다.

셋째는 준 정량적 방법으로 높음, 중간 또는 낮음과 같은 순위적 어휘를 이용하여 번호를 할당한다. 순위는 정보가 정량적으로 처리할 수 있는 적절한 숫자 척도를 보여주어야 한다. 준 정량적 방법을 사용할 경우 관리자는 초기 순위적 어휘에 포함된 미세한 수준의 결과에 대해 해석하지 않아야 한다. 또한, 평가자는 정밀성을 제공하기 위해 숫자를 사용하지 않아야 한다.

3.3.2 기존 통제의 적절성을 확인

임상 위험을 분석하는 첫 번째 단계는 기존 관리방법과 기술 시스템 및 절차의 적절성을 확인하고, 그 효과와 적절성을 평가하는 것이다. <표 20-2>의 통제의 적절성 평가 기준을 사용하여 조직 통제의 효과를 평가할 수 있다. 또한, 검토과정에서 오류에 대한 기존 절차의 약점과 오류 가능성을 확인해야 한다. 이를 통해 조직은 오류 발생 가능성을 줄이기 위한 적절한 모니터링 과정을 도입하여 위험 처리를 개선하는 메커니즘을 설정할 수 있다. 관리자는 올바른 절차에 따라 사람들이 늘 올바르게 수행하고 있어 통제가 항상 잘 작동할 것이라고 가정해서는 안 된다. 이 평가 결과는 임상 위험 확인 시트에 기록되어져야 한다.

통제의 적절성을 확인하는 주요 질문들

- 위험을 완화하기 위해 어떤 통제가 작동됩니까?
- 통제로 인해 위험이 발생되지 않을 때 그 이유는 무엇입니까?
- 사용할 수 있는 적절한 대안은 무엇입니까?

표 20-2 통제의 적절성 평가 등급

수준	설명	상태 점검
E	우수	적소에서 종합적으로 효과적인 통제가 이루어지고 있으며, 소통되고 준수되며 유지되고 모니터되고 있음. 검토와 검증이 정규적으로 수행됨. 모든 것이 실행가능하고, 수행될 것이 수행되고 있음
A	적절	만족스럽게 효과적인 통제 절차가 적소에서 유지되고 있으며, 특정 환경과 소통되고 준수되고 있음. 주기적인 검토가 수행되고 있음
I	부적절	통제가 적소에 실제적으로 수행되지 않고, 효과적이지 않으며, 소통되지 않고 준수하지도 않음. 검토가 수행되지 않음
U	불분명	통제 및 상태를 알 수 없음

출처: Department of Health Government of Western Australia. (2004). Clinical Risk Management Guidelines for the Western Australian Health System.

3.3.3 발생 가능성

확인된 위험의 각 발생 가능성은 <표 20-3>을 이용하여 계산할 수 있다. 먼저 오른쪽 열에 설명된 대로 위험 발생의 기대 또는 실제 빈도를 고려해야 한다. 둘째, 위험과 가능성의 수준을 결정해야 한다. <표 20-5>의 위험 사정 매트릭스를 활용하여 위험의 결과와 심각도를 계산함으로 위험의 가능성을 파악할 수 있다. 이 평가 결과는 임상 위험 확인 시트에 기록해야 한다.

표 20-3 발생 가능성 수준

수준	발생 가능성	기대 또는 실제 기대빈도
1	거의 없음	10년간 1회 정도 발생
2	드문	5~10년간 최소 1회 발생
3	있음	3~5년간 최소 1회 발생
4	자주	1~3년간 최소 1회 발생
5	거의 확실	매년 1회 이상 발생

출처: Department of Health Government of Western Australia. (2005). Clinical Risk Management Guidelines for the Western Australian Health System.

3.3.4 임상 위험의 결과

위험의 수준은 검토 중인 프로그램/영역 내에서 확인된 위험에 각각 적용되는 결과와 가능성 간의 관계에 의해 정의된다. 위험이 사고를 초래하는 경우 <표 20-4>의 결과 범주 분석을 활용하여 확인된 각 임상 위험의 잠재적 결과를 결정한다. 결과 범주를 검토하고, 주어진 통제의 기존 수준에서 기대할 수 있는 위험의 실제적인 심각도를 결정한다. 사용되는 척도의 수준은 1에서 5까지이다. 이 설명자는 <표 20-5>의 위험 평가 매트릭스를 이용하여 위험의 결과와 심각도를 계산하기 위해 다음 단계에서 사용된다.

표 20-4 결과 범주 유형

수준	설명	건강에 미치는 영향 (환자, 직원, 대중, 계약자 등)	중요 서비스 중단	예산 집행	보험 전 사건당 재정 손실 채무	조직의 목적 또는 결과	이슈에 대한 평판과 이미지	KPI 변이	미준수
1	사소	• 단지 간단한 구급처치만 필요	• 의존적 작업에 육체적 중단 불필요	• 일시적으로 예산의 1%	5,000 달러 미만	• 미미한 영향	• 노출우려 없음 • 잘못 없음 • 신속해결됨 • 영향 없음	2% 미만 감소	• 절차의 위반사항 없음 • 관리수준은 신뢰적임 • 영향 없음
2	경미	• 일상적 의학적 주의만 요구 • 정상적인 신체 및 정신 건강 또는 기능에 일시적인 감소 • 최대 2주 이내 치료	• 단기간 및 일시적인 작업의 중지 • 하루 정도면 미처리 업무 해결 • 공공에 대한 영향 없음	• 일시적으로 예산의 1~2%	5,000~10,000 달러	• 일부 지연	• 노출우려 없음 • 잘못 없음 • 부서별 신속히 해결 • 무시할 영향	2~5% 미만	• 위반, 이의/불만 제기 • 조사에 있어 미미한 위해 • 관리 수준은 신뢰적임
3	보통	• 의학적 주의 요구가 증가되는 수준 • 정상적인 신체 및 정신 건강 또는 기능의 장기적 감소 또는 손실 • 2주~3개월간의 치료	• 중등 기간의 일시적인 작업 중지 • 미처리 업무로 추가 작업이 요구되거나 초과근무 • 관리가능한 영향	• 일시적으로 예산의 2~5%	10,000~300만 달러	• 물리적인 지연 발생 • 목표 수행 성취의 경계 수준	• 반복적일 경우 노출 우려 • 더딘 해결 • 행정적 문의/브리핑	5~15% 미만	• 부주의 위반 • 신뢰성 근거 부족 • 수행 검토 시도 • 물질적 피해 발생
4	중대	• 심각한 건강의 위기 및 손상 • 장기간 기능 감소 • 3개월 정도 결근	• 장기간 작업 중지 • 추가적인 지원 필요 • 관리 지원 요구 • 수행 기준 타협	• 일시적으로 예산의 5~10% 또는 회계연도 이내 회복되지 않는 물질적 초과	300만 달러~2천만 달러	• 분명한 지연 발생 • 목표 수행에 미치지 못함	• 주요면 소개 • 반복 노출 • 위법이거나 대중 또는 주요 그룹에 영향하는 해결되지 않는 복잡성 발생 • 행정기관이 관여함	15~30%	• 고의적 위반 또는 중과실 • 중대한 위해 • 공적 조사 • 징계 조치 • 행정당국 개입
5	재난	• 의도된 위험에 관련된 다발적이고 중증의 건상 위기/손상 또는 사망	• 불확정적인 장기간의 작업 중지 • 관리할 수 없는 영향 • 수행 불가능 하여 다른 사람을 임명해야 함	• 일시적으로 예산의 10% 이상 또는 회계연도 이내 회복되지 않음 • 직원이나 재정적으로 중요한 서비스에 지불할 수 없음	2천만 달러 이상	• 목표/결과의 성취가 불가능 • 전체적으로 수행 실패 발생	• 최대, 다양한 높은 수준의 노출 • 행정기관이 직접적으로 개입 • 신뢰 및 공공/주요 이해관계자의 지원 손실	30% 이상	• 심각한 고의적 위반 • 형사적 과실 또는 법적 문제 야기 • 중대한 처벌과 아울러 소송이나 검찰 기소 조치 • 해임이나 장관 문책

출처: Department of Health Government of Western Australia. (2005). Clinical Risk Management Guidelines for the Western Australian Health System.

표 20-5 위험 평가 매트릭스

발생 가능성	결과수준				
	사소(1)	경미 (2)	보통 (3)	중대 (4)	재난 (5)
거의 없음 (1)	낮음 1	낮음 2	낮음 3	보통 4	보통 5
드뭄 (2)	낮음 2	낮음 4	보통 6	보통 8	높음 10
있음 (3)	낮음 3	보통 6	보통 9	높음 12	높음 15
자주 (4)	낮음 4	보통 8	높음 12	높음 16	최고 높음 20
거의 확실 (5)	보통 5	높음 10	높음 15	최고 높음 20	최고 높음 25

출처: Department of Health Government of Western Australia. (2005). Clinical Risk Management Guidelines for the Western Australian Health System.

3.3.5 임상 위험수준의 결정

확인된 각 임상적 위험의 가능성과 결과가 결정되면, 다음 단계는 위험의 수준을 결정하는 것이다. 이때 기록된 임상 위험 확인 시트를 이용할 수 있다. 임상적 위험 평가 매트릭스는 보건 서비스의 위험 수준을 결정하는 데 사용되는 도구이다. 결과적으로 가장 높은 위험 문제는 조직의 개선을 위한 가장 큰 기회를 제공할 수 있으며, 조직의 프로세스가 재설계될 수 있다면 미래의 위험을 예방할 수 있다.

조직이 여러 가지 극단적인 위험을 확인했다면, 첫째로 주어진 이용 가능한 자원을 활용하여 위험의 우선순위를 조사하고 처리해야 한다. 조직은 결과의 가능성의 축을 따라 수치 등급을 적용하여 위험의 우선순위를 적용할 수 있다. 이는 <표 20-6>을 참고하면 된다.

3.3.6 조치에 대한 책임

각 조직의 최고 경영자는 임상적 위험의 특정 수준에 대한 관리 책임이 있으며, 업무위임이 이루어져야 한다. 이를 위임받는 책임자는 분명하게 의사소통하여야 하고 정기적으로 검토하여야 한다. <표 20-6>은 책임과 조치의 실례와 그 수준에 따라 확인된 임상적 위험을 다루는 자격에 대한 방법의 실례를 제공한다.

표 20-6 위험관리에 따른 책임범위

위험 수준	통제 수용과 함께 적합한 수용	바람직한 관리 수준
낮은 위험	예(충분한 또는 우수한 통제를 동반한)	부서 단위, 임상 부서 관리자
보통 위험	예(충분한 또는 우수한 통제를 동반한)	지점, 이사회, 병원, 지역 관리자
높은 위험	아니오	지부, 건강서비스 지역 관리자
최고 위험	아니오	최고관리자, 행정관리자 및 사무총장

출처: Department of Health Government of Western Australia. (2005). Clinical Risk Management Guidelines for the Western Australian Health System.

위험분석의 주요 질문은 다음과 같다.

- 잠재적인 또는 바람직하지 않은 위험의 결과를 예방, 감지, 또는 억제하거나 감소시키기 위한 현재 시스템 및 통제는 무엇입니까?
- 위험이 발생할 잠재적 가능성은 어떠합니까?
- 위험이 발생할 경우 잠재적인 결과와 영향은 무엇입니까?
- 위험을 증가시키거나 감소시킬 수 있는 요인은 무엇입니까?
- 어떤 요소를 추가하고 모델링해야 합니까?
- 분석 및 가정의 한계는 무엇입니까?
- 분석이 사실이 아닐 가능성과 결과에 한계가 있습니까?
- 조직은 가능성과 결과에 대한 판단에 얼마나 자신이 있습니까?

3.4 4단계: 임상 위험의 평가와 우선순위

위험 평가와 우선순위는 이전에 설정된 위험 기준과 분석과정에서 발견된 위험 수준을 비교하고 추가 조치에 대한 위험의 우선순위 목록을 개발하는 것을 포함한다. 임상 위험관리 과정의 일환으로서 보건 서비스는 1단계에서 설정된 위험 기준에 대해 확인된 임상 위험을 검토해야만 한다. 임상적 위험은 그 상황과 허용 여부를 결정해야 한다. 만약 임상 위험이 허용된다면, 이는 5단계에서 처리해야 할 위험으로 분류되지 않는다. 허용가능한 임상 위험으로 정했다고 해서 해당 위험을 간과해도 된다는 의미는 아니다.

3.4.1 임상 위험 평가 기준

임상 위험의 평가 기준을 설정할 때 보건 서비스는 조직의 내·외부 환경의 다양한 분야에서 수용할 수 있는 준비가 된 임상 위험 수준을 식별해야만 한다. 위험 기준은 조직이 관리해야만 하는 위험을 결정하는 도구로 위험을 측정하고 순위화하는 데 사용된다. 위험 평가 기준은 내·외부 인식과 법적 요구사항에 영향을 받을 수 있다. 안전 및 질 향상 활동을 수행하는 부서로부터 지원을 받을 수 있다. 위험 수용과 처리에 관한 결정은 임상, 관리, 기술, 재정, 사회, 인도주의나 다른 기준에 기초할 수 있다. 이는 종종 조직의 내부 정책과 목적, 목표 및 이해관계자의 관심에 따라 달라질 수 있다.

3.4.2 임상 위험의 허용수준을 결정

수용 가능한 임상 위험을 결정할 때 임상적 위험의 가치와 정책과 프로그램, 절차 또는 활동의 중요성이 고려된다. 이러한 위험 평가는 조직이 각각의 위험과 잠재적 비용에 미치는 영향, 이점과 기회를 통해 통제의 수준에 따라 정해지게 된다. 또한, 다른 이해 관계자에 의한 잠재적 영향과 위험요소도 고려되어야만 한다. 허용될 수 있는 임상 위험은 다음과 같다.

- 위험의 가능성과 결과가 너무 낮아 오히려 특별한 처치를 수행함이 부적절한 경우
- 위험을 제거하기 위한 관리방법이 없는 경우
- 기회의 가치가 위협의 조건보다 더 큰 경우

3.5 5단계: 임상 위험의 처리

임상 위험의 처리는 위험 관리와 선택요건을 검토하고 위험 처리 계획을 준비하고 이를 수행하는 선택사항의 범위를 결정하는 것이다. 임상 위험의 처리는 확인된 위험을 다루는 활동에 대해 설명한다. 임상 위험 관리는 임상적 위험 관리 과정의 전체를 설명한다(그림 20-2).

3.5.1 대안적 처치 선택

4단계의 임상적 위험 처리는 위험의 3가지 평가와 우선순위에서 조직이 허용할 수 없는 위험을 치료하기 위한 선택사항에 대한 것이다.

- 위험 피하기: 임상 위험관리는 위험 회피 활동이 아님에 유의해야 한다. 조직에 위험이 덜한 다른 활동을 선택하거나 원하는 업무를 완료하기 위해 덜 위험한 방법이나 절차를 선택함이 바람직하다. 건강 서비스는 조직, 개인에 대한 손실 및 피해의 가능성을 줄이기 위해 적절한 위험 관리 과정을 구현해야 한다.
- 위험 수준을 감소하기: 위험 수준을 줄이는 것은 위험의 발생 가능성과 결과 모두를 포함해야 한다. 건강 서비스는 기존의 통제방법이나 다른 추가적인 방법을 강화함으로 임상 위험의 가능성을 줄일 수 있다. 이를 위한 방법으로 문서화된 정책, 절차, 질 보증, 교육, 감독 및 환경 모니터링 등이 포함된다.
- 임상 위험을 전환하기: 임상 위험을 전환할 때 다른 사람 및 부서와 위험을 공유하는 것을 포함할 수 있다. 원칙적으로 효과적으로 위험을 통제하기 위해 계약, 법, 행정적

그림 20-2 임상 위험 처리 과정

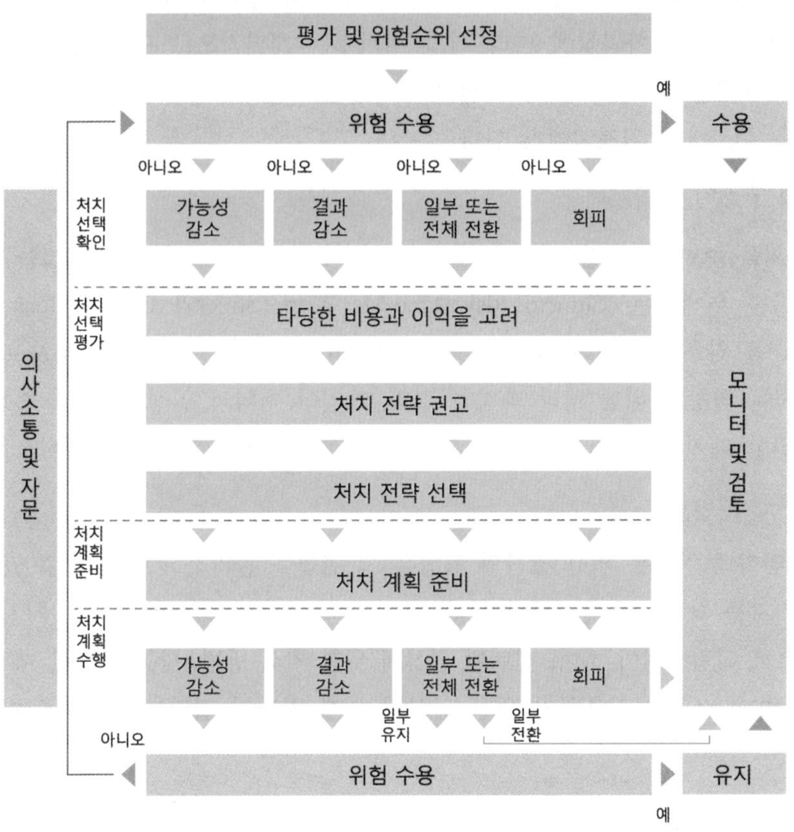

출처: Department of Health Government of Western Australia. (2005). Clinical Risk Management Guidelines for the Western Australian Health System.

절차 및 보험 등을 활용할 수 있다.

- 임상 위험에 대한 배상 보험에 가입하기: 의료 배상 보험은 의료관련 법률이나 법률 서비스 부서를 통해 조정된다.
- 임상 위험을 보유하기: 조직 내에서 임상 위험의 유지는 다른 조직으로 위험을 전환하거나 감소하는 활동이 불가능하거나 너무 비용이 많이 들거나 할 때 발생될 수 있다. 이는 3단계에서 수용 가능하지 않을 때 일반적으로 고려된다. 결정 및 이론적 근거는 신중하게 문서화되어야 한다. 유지된 임상 위험은 중심적으로 임상 위험 등록 모니터되어야 하고 비상 계획이 개발되어야 한다.

3.5.2 처치 선택사항을 평가하기

각각의 대안적 처치 선택사항은 임상적 위험 감소의 정도와 이점 또는 기회에 기초하여 평가되어져야 한다. 평가과정에 따라 건강 서비스는 개별적으로 또는 통합적으로 대안적 처치 선택에 적용할 수 있다. 가장 적절한 처치방법의 선택은 각 선택 대안들이 가지는 이점과 비용을 비교하여 결정되어야 한다.

3.5.3 처치 계획 준비하기

처치 계획을 준비할 때 건강 서비스는 선택한 치료 대안을 구현하는 방법을 문서화해야만 한다. 이를 위해서는 'Clinical Risk Analysis Work Sheet와 Clinical Risk Treatment Action Plan'을 참조하면 된다(Department of Health Government of Western Australia, 2005). 이는 기대하는 임상적 위험 처리 과정의 결과, 개인적 책임과 일정, 예산과 측정방법과 모니터링을 위한 메커니즘, 처리 과정의 결과를 검토하는 방법 등이 포함된다.

3.5.4 처치 계획을 수행하기

임상적 위험의 처리를 위한 조직의 책임은 그 위험을 관리하고 통제할 수 있는 데 가장 적합한 관리자를 지정하여 유지해야 한다. 보건 서비스는 임상적 위험 관리 처치 활동 계획을 효과적으로 확립하여야 하며, 선택된 임상적 위험 처리 방법, 활동을 위한 개인적 책임과 의무 및 특별한 결과를 산출하기 위한 임상적 위험 처리의 결과를 모니터링하여야 한다.

4 임상 위험관리를 위한 사례 해결 방법론

4.1 고장유형 및 영향분석 사례

고장유형 및 영향분석(Failure Mode and Effect Analysis, FMEA)이란, 문제가 발생하기 전에 이들 문제를 규명하고 예방하기 위해 사용하는 체계적인 방법으로, 사전적인 예방활동의 필요성이 대두되면서 산업영역에 적용되어 오던 FMEA 기법을 보건의료 프로세스에도 적용한 것이다. FMEA 기법은 프로세스의 잠재적인 취약점과 위험성을 전향적으로 평가한 뒤 우선순위를 매겨 치명도가 높은 프로세스를 선정하는 방법이며, 치명도가 높은 프로세스에 대한 위험도 감소를 위한 재설계 계획을 수립하고 재설계된 프로세스의 위험성을 평가하는 과정으로 진행된다(김복남 외, 2016).

4.1.1 고위험 프로세스 선정

과거에 조영제 과민반응의 경험이 있던 환자에 대해 조영제 사용 CT, MRI 검사 시행 전

전처치를 위한 프로세스를 점검하여 조영제 과민반응 재발을 예방하고자 고장유형 및 영향분석 주제로 선정하였다.

4.1.2 팀 구성

고장유형 및 영향분석을 위하여 조영제 과민반응 재발예방 TFT를 구성하였다.

표 20-7 조영제 과민반응 재발예방 TFT 구성 예시

팀장	• 혈액종양내과 교수
프로세스 전문가	• 알레르기내과 교수 및 전임의, 영상의학과 교수
촉진자	• 질 향상 팀
팀원	• 응급의학과, 외과, 신경외과 교수 • 질 향상 팀원, 의료정보운영팀원, 전산실팀원

4.1.3 프로세스 그리기

그림 20-3 조영제 과민반응 재발예방 프로세스

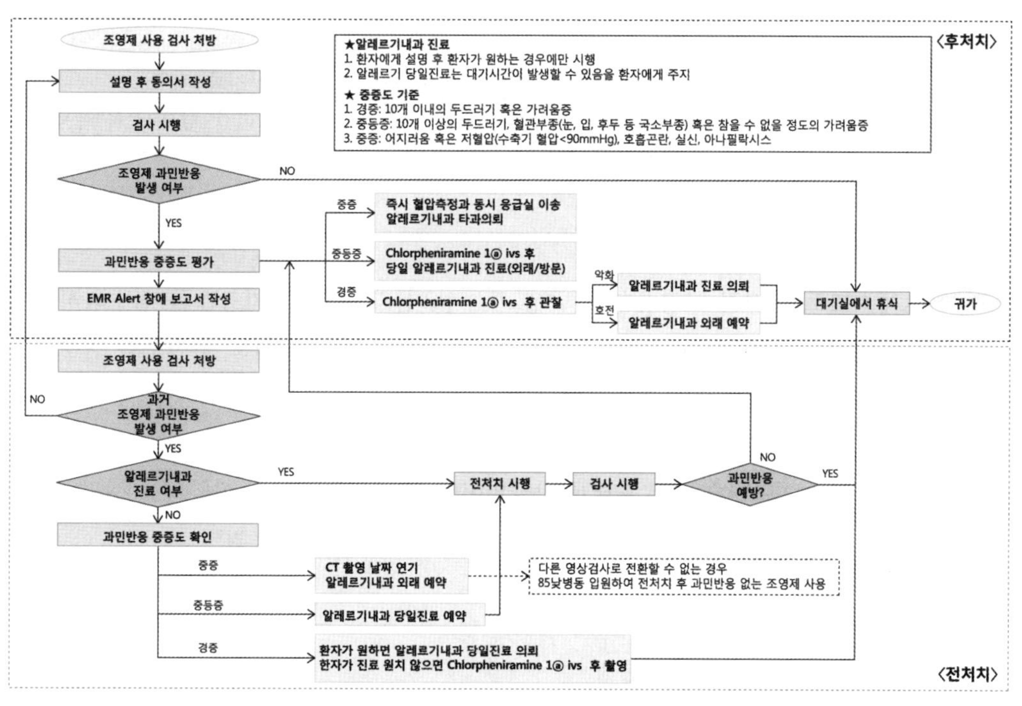

4.1.4 잠재적 고장유형 Brainstorming 및 영향 확인

각 프로세스별로 잠재적 고장유형이 미치는 영향에 대해 확인하였다.

표 20-8 조영제 과민반응 발생 후 대응 프로세스별 잠재적 고장유형이 미치는 영향

프로세스	잠재적 고장유형	고장유형의 영향
조영제 사용 검사 처방 (담당의)	• 다른 사람에게 처방 • 다른 검사 처방(조영제 사용 필요 없는 검사 대신 발행) • 처방 누락	• 검사/치료 지연 • 환자의 경제적 손실 • 병원의 경제적 손실
설명 후 동의서 작성	• 조영제 사용 검사에 대한 설명 누락	• 치료 지연
과거 조영제 부작용 발생 여부 확인(인턴, 담당의 등)	• 확인 과정 누락 • 잘못된 정보 수집(면담기술 차이) • 수집된 정보 작성 누락	• 조영제 부작용 발생 • 검사/치료 지연 • 적절한 처방 불가능 • 의료진간 정보 공유 누락
전처치 시행	• 전처치 시행 누락	• 조영제 부작용 발생 • 검사/치료 지연
검사 시행, 과민반응 발생 관찰	• 후처치 시행 미숙	• 치료 지연
과민반응 중증도 평가	• 과민반응 중증도 평가 누락 • 평가 점검표 부재	• 정확한 평가 이루어지지 않음 • 적절한 처방 불가능
알레르기내과 진료의뢰	• 환자 및 보호자가 원하지 않음 • 타과의뢰 누락 • 환자 및 보호자 외래 방문 누락	• 정확한 평가 이루어지지 않음 • 적절한 처방 불가능 • 검사/치료 지연
보고서 작성	• 보고서 작성 누락 • 결과기록 오류	• 의료진간 정보 공유 누락 • 잘못된 결과 공유됨

4.1.5 우선순위 정하기

각 프로세스별로 잠재적 고장유형의 발생 가능성, 심각성, 발견 가능성을 점수화하여 위험도 우선순위 점수(Risk Priority Number, RPN)를 산출하여 가장 위험도 우선순위 점수가 높은 단계 및 잠재적 고장유형을 확인하였다.

표 20-9 조영제 과민반응 대응 프로세스별 위험도 점수 산출

프로세스	잠재적 고장유형	발생 가능성(1)	심각성(2)	발견 가능성(3)	RPN (1×2×3)	CI (ΣRPN)
조영제 사용 검사 처방(담당의)	다른 사람에게 처방	3	3	3	27	45
	다른 검사 처방(조영제 사용 필요 없는 검사 대신 발행)	5	3	1	15	
	처방 누락	3	1	1	3	
설명 후 동의서 작성	조영제 사용 검사에 대한 설명 누락	1	3	3	9	9

프로세스	잠재적 고장유형	발생 가능성(1)	심각성(2)	발견 가능성(3)	RPN (1×2×3)	CI (ΣRPN)
과거 조영제 부작용 발생 여부 확인 (인턴, 담당의 등)	확인 과정 누락	3	6	5	90	225
	잘못된 정보 수집(면담기술 차이)	3	3	5	45	
	수집된 정보 작성 누락	3	6	5	90	
전처치 시행	전처치 시행 누락	7	8	5	280	280
검사 시행, 과민 반응 발생 관찰	후처치 시행 미숙	5	8	3	120	120
과민반응 중증도 평가	과민반응 중증도 평가 누락	3	8	3	72	90
	평가 점검표 부재	3	6	1	18	
알레르기내과 진료 의뢰	환자 및 보호자가 원하지 않음	3	6	1	18	352
	타과의뢰 누락	7	8	5	280	
	환자 및 보호자 외래 방문 누락	3	6	3	54	
보고서 작성	보고서 작성 누락	3	6	3	54	222
	결과기록 오류	3	8	7	168	

4.1.6 근본원인 확인하기

우선순위화 된 잠재적 고장유형의 근본원인을 확인하기 위해 근본원인분석을 시행하였다.

그림 20-4 조영제 과민반응 재발 근본원인분석

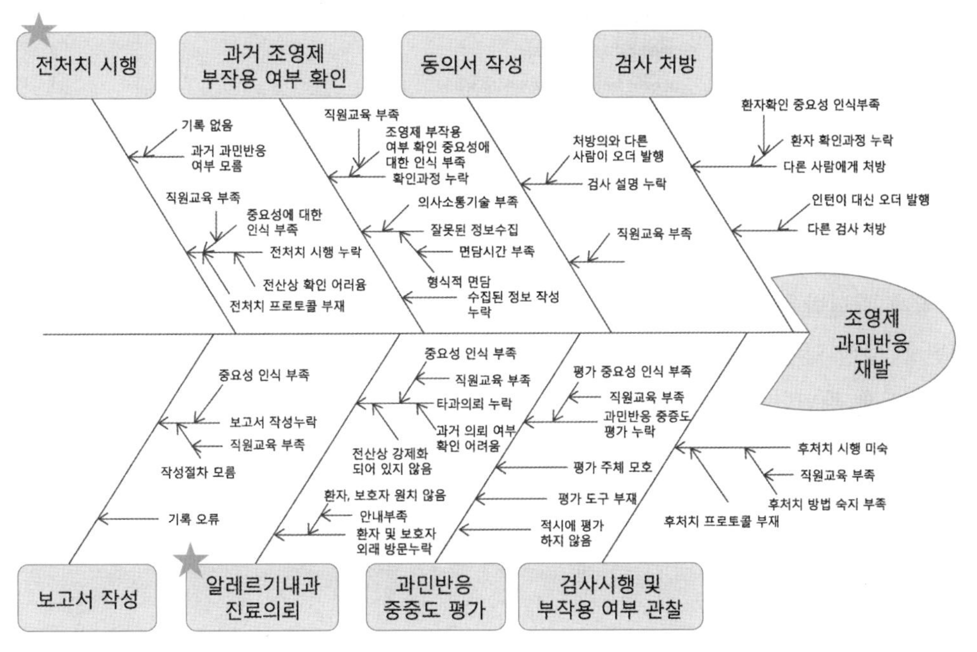

4.1.7 프로세스 재설계

조영제 과민반응 재발예방을 위하여 위험도 우선순위 점수가 높은 전처치 시행, 알레르기내과 타과 의뢰 단계의 잠재적 고장유형을 개선할 수 있도록 프로세스를 재설계하였다.

그림 20-5 조영제 과민반응 재발예방 프로세스 재설계

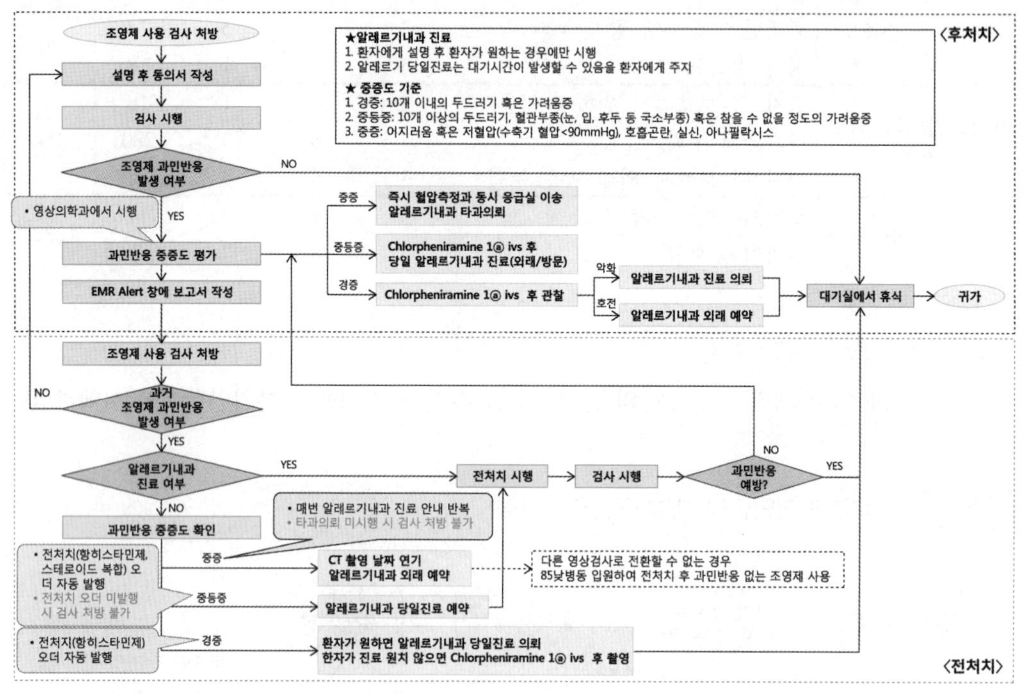

4.1.8 새로운 프로세스의 분석 및 검증(개선활동)

조영제 과민반응 발생 후 예방체계 마련을 위하여 전산 프로그램을 개발하였다. 조영제 과민반응 발생 당일 영상의학과에서 과민반응의 중증도를 평가 및 기록할 수 있도록 하였으며, 조영제 과민반응 중증도가 입력된 환자에게 다음 조영제 사용 CT, MRI 오더 발행 시 과민반응이 있었던 환자임을 알려주는 팝업이 생성되도록 하였다. 전처치 처방 누락 예방 및 의료진의 불편함을 최소화하기 위해 안내 팝업 선택으로 중증도에 따라 자동으로 전처치 약물 오더가 발행되고, 중증 과민반응 대상자일 경우 알레르기내과에 의뢰되도록 전산 구현하였다.

4.1.9 재설계한 프로세스의 실행 및 모니터링

개선활동 실행 여부를 확인하기 위해 약물유해반응센터에서 조영제 과민반응 중증도 입력 여부를 확인하였으며, 과민반응이 있었던 환자의 의무기록을 확인하여 중증도가 올바르게 평가되었는지 모니터링하였다. 또한 과민반응이 있던 환자에게 전처치 시행 후 효과를 평가하였다.

4.2 근본원인분석 사례

근본원인분석(Root Cause Analysis, RCA)이란, 의료기관의 문화, 절차, 규정, 임상 과정과 관련된 적신호사건의 기반 원인에 대하여 심층적인 조사를 하는 것이다. 근본원인분석은 비난보다는 탐구와 문제 해결의 정신으로 수행되어야만 한다. 사건을 심도 있게 검토하기 위하여 문화적 환경, 직원 교육, 정보 관리, 의사소통 등 여러 원인들을 증명하고 이해하고 기술해야 한다. 즉, 근본원인분석은 적신호사건의 행위에 잠재되어 있는 원인 요인을 확인하는 과정이라 할 수 있다(JCR, 2005).

4.2.1 개요

- 위암 4기 진단을 받은 55세 남자 환자로 항암치료를 위해 내과병동에 입원함
- 입원 후 40일 경, 더 이상의 적극적인 치료가 불가하다고 판단되어 보호자와 함께 연고지 근처의 호스피스 병원 전원을 논의하였음
- 전원 예정일에 3층에 위치한 병동 다용도실 창문에서 투신함
- 다발성 골절로 중환자실에 입실함

4.2.2 근본원인분석 준비

■ 1단계: 팀 구성

구분	상세 내용	사례 적용
필수 요소	• 리더십의 인정과 지원 • 필요한 자원을 제공하려는 리더십의 확고한 의지 • 변화를 제시하고 구현하기 위한 팀의 권위와 위엄	
팀 구성	• 사건 또는 문제와 가장 가깝게 관련된 사람들 • 잠재적인 변화의 구현에 결정적으로 중요한 사람들 • 존경받고 신뢰할 수 있는 폭 넓은 지식을 갖춘 리더 • 의사결정 권한을 갖고 있는 사람 • 다양한 지식을 갖고 있는 사람	담당간호사, 주치의, 특진 교수, 부서 관리자, 사회사업가, 질 향상 부서장, 부원장 수준의 리더십 대표, 환자안전 관련 학자(자문) 등
팀 기능을 위한 기본 방침	• 리더는 개인의 오류를 찾는 것이 아닌 시스템의 개선을 목표로 한다. • 회의 시간, 날짜, 장소를 지정하여 모두 참석할 수 있게 하고 계획대로 진행한다. • 모든 참여자들이 기여할 수 있고 서로 존중하는 분위기에서 발언할 기회를 준다. • 각각 동의하지 않는 점에 대해 공개적으로 토의할 것을 인정하고 받아들인다.	

■ 2단계: 문제 정의

구분	상세 내용	사례 적용
초기 단계	문제 또는 사건에 대해 간단하게 정의	환자가 투신하여 자살 시도
분석영역 선택	The Joint Commission(TJC)의 적신호사건 데이터베이스로부터 얻을 수 있는 정보 활용	입원 환자의 자살 시도
위험지점 규명	오류가 쉽게 일어날 수 있는 특정 부분	환자의 자살 위험성 평가
목표선언문 구성	전반적인 전략을 개발하기 위해서 팀은 무엇이 목표인지 명확히 표현	목표는 입원환자의 자살위험성 평가의 질을 높이는 것이다. (중략) 자살 고위험 환자의 98~100% 이상에 대해서 적절한 평가를 하는 것이 목표이다.
보고 메커니즘	적절한 사람이 적절한 시기에 적절한 정보를 받는 것을 보장하기 위함	환자안전위원회에서 상세 내용 보고

■ 3단계: 문제 연구

구분	상세 내용	사례 적용
정보수집 방법	• 증인의 진술과 관찰: 탐색질문, 추적질문, 코멘트질문 등 개방형 질문 시행 • 물리적 증거: 초기 단계에 수집 • 문서 증거: 의무기록, 회의록, 의사소통 내용, 인적 자원관련 문서 등	• 사건 관련 직원(담당간호사, 주치의 등) 대상 인터뷰 시행 • 자살과 관련된 시설물 확인 • 의무기록, 환자의 사회심리학적 분석 자료, 사건 전 의료인의 모든 기록
문헌 고찰	• 현 사건에 대한 중요한 정보 획득, 다른 의료기관의 경험 확인, 가능한 근본원인과 개선전략 확인 등	• 타병원의 자살위험성 평가와 관련된 지침 및 절차 벤치마킹, 온라인 문헌검색으로 자살위험성 평가 프로토콜 검색, 관련 협회나 학회에서 제공하는 자료 검토 등
성과측정 도구	• 근접원인을 찾고 무슨 일이 일어났고 왜 일어났는지를 찾는 데 도움이 됨	• 브레인스토밍, 순서도, 인과관계도, 간트 챠트, 타임라인 등

4.2.3 근접원인 규명

■ 4단계: 무엇이 일어났는가 확인

구분	상세 내용	사례 적용
사건에 대한 간단한 설명	사건의 세부사항은 무엇인가? 간단히 두세 문장으로 기술한다.	말기 암으로 입원 치료 중인 55세 남자 환자가 3층 병동 다용도실에서 투신, 발견 즉시 처치 후 중환자실 이송
언제, 어디서?	그 사건이 일어난 것은 언제, 어디에서인가? (장소, 날짜, 요일, 시간)	3층 병동 다용도실, 0000년 0월 0일 00시경
사건에 의해 영향을 받은 분야	어떤 분야가 이 사건의 영향을 받았는가?	간호, 환자평가 절차, 전원서비스, 시설 등

■ 5단계: 절차적 기여요인 규명하기

구분	상세 내용	사례 적용
근접 원인 확인	• 사건에서 어떤 과정 및 단계가 관련되었나? • 설계된 과정에는 어떤 단계들이 있는가? • 오류를 예방하기 위해 현재 무엇을 해야 하는가? • 오류가 있을 때 부정적인 결과를 방지하기 위해 현재 무엇을 해야 하는가?	• 브레인스토밍, 순서도, 인과관계도, 결점나무 분석, 장애요인 분석 등을 통해 사건이 "왜" 일어났는지 확인 • 자살 고위험 환자를 의료진이 미리 파악하지 못함

〈순서도〉

입원 → 환자 초기평가 "자살 고위험 환자를 파악하지 못함" → 입원 치료(투약, 처치 등) "보호자 또는 의료진 간 의사소통이 비효율적임" → 호스피스 병원 전원 결정 "환자의 심리상태 변화에 민감하게 반응하지 못함" → 퇴원

■ 6단계: 다른 기여요인 확인

구분	상세 내용	사례 적용
추가 범주	인적요인	• 의료인 교육 및 오리엔테이션 부족 • 시설물 안전 관리 미비 등
	장비요인	• 환자 평가 결과를 의무기록에서 공유하기 어려움 등
	환경요인	• 환자가 투신할 수 있는 위험한 환경 등

■ 7단계: 측정

구분	상세 내용	사례 적용
측정 목표	• 성과수준을 평가하는 데 도움을 줌 • 개선행위가 필요한지 결정함 • 실제로 개선되었는지 확인하는 데 도움을 줌	• 자살 고위험 환자 중 자가진단을 시행한 환자 비율 • 환자 자살사건 발생 건수 등

■ 8단계: 임시변화의 설계 및 도입

구분	상세 내용	사례 적용
개선활동	• 근본원인분석팀은 변화를 설계하고 도입하는 초기 분석이 끝날 때까지 기다릴 필요가 없음 • "왜?"라고 묻는 과정 동안에 잠재적인 중재방안이 나타나는데, 임시 변화는 즉각적인 위험을 줄이기 위하여 적절할 뿐 아니라 꼭 필요한 것일 수 있음	• 입원한 말기암환자에게 '자살 고위험 환자 자가진단 도구'를 활용하여 자살 위험성 평가, 담당 의료진 결과 공유 • 다용도실 창문 정비

4.2.4 근본원인 규명

■ 9단계: 관련 시스템 확인

구분	상세 내용	사례 적용
근본원인 분석 매트릭스 활용	TJC에서 제공하는 자료로, 특정 유형의 적신호사건에 대한 근본원인분석의 최소 범위를 제공	• 행동 평가 과정 • 환자 관찰 절차 • 진료의 연속성 • 정보의 이용가능성 • 보안 시스템과 과정 • 물리적 평가 과정 • 치료계획 과정 • 직원배치 수준 • 물리적 환경 • 직원 간의 의사소통 • 환자 및 가족과의 의사소통 • 직원의 오리엔테이션 및 훈련 • 직원 능력평가 및 자격 등

■ 10단계: 근본원인의 목록 추리기

구분	상세 내용	사례 적용
근본원인 기준 적용	• 원인이 존재하지 않았더라면 그 문제는 일어나지 않았을 것인가? (예) • 원인이 교정·제거된다면 동일한 요인으로 문제가 재발하지 않을 것인가? (예) • 원인이 교정·제거된다면 비슷한 상황의 사건이 재발하지 않을 것인가? (예)	• 적절한 환자 평가가 이루어지지 않음 • 직원간의 의사소통이 효율적이지 않음 • 정보의 이용가능성이 떨어짐 • 원내 환경이 안전하지 않음 • 보안 시스템이 적절히 가동되지 않음

■ 11단계: 근본원인 확인 및 상호관계 강조

4.2.5 개선활동의 설계 및 도입

■ 12단계: 위험성 감소전략 탐색 및 규명

구분	상세 내용	사례 적용
위험성 감소 전략 발견	• 오류 예방을 위한 공학적 접근 사용 • 잘못될 수 있거나 잘못될 것이라는 전제로 시작 • 가장 안전한 시스템을 만들기 쉽도록 설계 • 오류를 저지르기 어렵게 만드는 시스템 설계 • 가능한 최대한으로 중복 시스템을 구성 • 가능하면 언제든지 오류에 안전한 설계 사용 • 절차 단순화, 표준화, 자동화 • 엄격하게 강화된 훈련과 역량평가과정을 보장 • 근접오류 보고에 대해 징계하지 않을 것을 보장 • 위험지점을 제거	• 환자 평가 절차를 수정하고 준수 • 직원 배치방법 업데이트 • 자살 위험요소에 대한 직원 교육 • 보안대책을 재설계 또는 개정 • 안전하지 않은 원내 환경 정비 • 환자 가족에게 자살 위험요소 교육 • 자살 가능성에 대해 교대시 인계 • 갑자기 증세가 좋아지면 의심할 것 • 모든 분야에서 환자를 고려 • 모든 해결책에 직원을 포함

■ 13단계: 개선행위 개발

구분	상세 내용	사례 적용
개선행위 확인을 위한 접근방법	• 문제와 원인의 모든 측면에 친숙해져야 함 • 몇 개의 초기 해결책을 만들어 냄 • 해결책 도입을 위해 필요한 것이 무엇인가를 분명히 정의하기 위한 상세 내용을 취합 • 제안되었던 해결책을 평가 • 객관적으로 시험하고 해결책을 수정 • 잠재적인 해결책의 최종목록을 개발	• 자살 위험성에 대한 평가 기준 검토 • 보호자와 의사소통하는 방법 확인 • 평가결과가 의료진 사이에서 어떻게 공유되는지 평가 • 시설 안전 담당자에 의해 원내에서 자살과 관련된 위험한 환경 평가 • 관련 규정 및 지침 확인 및 수정 등

■ 14단계: 제안된 개선행위의 평가

구분	상세 내용	사례 적용
개선활동 평가	• 조직의 능력 내에서의 성공 가능성 • 조직의 목적과의 조화 가능성 • 다른 위해효과를 발생하게 할 가능성 • 리더십/직원/의사에 대한 수용성 • 도입에 대한 장애요인 • 위험성 • 신뢰성 • 도입 시점 • 장기적인 해결책 • 비용 • 측정 가능성	• 위험한 원내 환경 개·보수 검토 • EMR에서 환자가 스스로 스트레스 및 우울 상태를 자가진단하여 자살 위험성을 평가하고 관련 의료진 간 공유하기 위한 적절한 방법 검토: 프로그램 개발에 참여할 수 있는 전문가, 소요시간, 비용, 평가결과 공유 범위 설정, 정신과적 문제에 대한 법적인 문제 자문 등

■ 15단계: 설계개선

구분	상세 내용	사례 적용
구현계획 통합	프로젝트의 각 단계와 전체 프로젝트를 위한 일정표는 어떠한가?	• 위험한 환경 개·보수: 즉시 시행 • 자살위험 평가 관련 의무기록 개발 및 적용: 2개월 이내 • 모든 개선활동에 대한 효과 평가: 6개월 이내 • 개선활동 설계, 적용, 평가까지 총 6개월 소요
	프로젝트 평가에서 점검지점, 통제지점 또는 주요 이정표는 어디가 될 것인가?	• 위험한 원내 환경 개·보수 완료 시점 • 자살위험 평가 의무기록 초안 구성 시점 • 자살위험 평가 의무기록 시범 적용 시점 • 시범 적용 효과 평가 시점 • 전병원 확대적용 시점 • 개선활동 전반에 대한 평가 시점
	각 단계 또는 주요 이정표의 책임자는 누구인가?	• 환경 관련: 건축/시설파트 • 자살위험 평가 의무기록 개발: 의무기록팀, 정신건강의학과 • 자살위험 평가 의무기록 적용: 의무기록팀, QA팀 • 개선활동 효과 평가: QA팀, 진료부원장
	개선활동에 어떤 직원이 관련될 것인가?	• 건축/시설파트, 의무기록팀, 질 향상 부서, 전 진료과, 간호부, 진료부원장 등
	그들의 책임의 성격과 범위는 무엇이 될 것인가?	

■ 16단계: 활동계획이 받아들여지도록 보장

구분	상세 내용	사례 적용
적절한 활동계획을 위한 기준	• 위험감소를 위한 변화를 하거나 변화를 하지 않는 논리적 근거를 제시 • 구현에 대한 책임이 누구에게 있는지 확인 • 활동이 언제 구현될 것인지 확인 • 활동의 효과성은 어떻게 평가될 것인지 확인	• 책임자: 환자안전위원회 및 근본원인 분석팀 리더 • 구현: 환경개선-즉시, 의무기록 개발시범적용 및 효과분석 후 확대적용 • 효과 평가: 6개월 후

■ 17단계: 개선계획의 도입

유사사례 발생 예방을 위하여 환자의 자살 위험성 평가를 위하여 자가진단 형태의 우울증 선별검사를 시행하고, 자살 고위험 환자의 결과를 주치의 등 관련 의료진이 공유할 수 있도록 스트레스·우울 자가진단 프로그램을 수정하기로 하였다. 또한, 난간 재정비, 옥상 출입문 자동개폐장치 설치 등 시설적 보완을 계획하였다.

■ 18단계: 효과적인 척도의 개발 및 성공보장

구분	상세 내용	사례 적용
수준 높은 측정법 개발	• 무엇을 측정할 것인가? 개선과 관련이 있어야 하고 목표의 성공을 정당화할 수 있어야 함	• 자살 고위험 환자 평가 시행 비율 • 원내 환자 자살사건 발생 건수
특정한 목표 설정	• 데이터 수집 이전에 팀에 의해서 정해져야 함	• 평가 시행비율: 100%(환자의 강한 거부 등 제외조건 고려) • 사건 발생 건수: 0건
책임자 선정	• 누가 측정에 대한 책임을 져야 하는가? 정보관리 전문가와 측정되는 과정의 시행 책임자 선정	• 질 향상 부서 • 의무기록팀 • 진료부원장

■ 19단계: 도입과 개선노력에 대한 평가

개선활동 후 현재까지 유사한 사례가 발생하지 않았다.

■ 20단계: 추가행동

구분	상세 내용	사례 적용
개선노력 경진	• 보고 메커니즘에 따라 결과를 전달 • 절차와 과정을 재편성해서 일상의 작업에서 개선행위가 실현될 수 있게 함 • 필요한 훈련을 시행하여 모든 직원들이 새로운 절차나 과정에 대해 알 수 있도록 함 • 개선의 효과가 지속되는지를 감시하기 위한 계획을 설정 • 개선이 가능한 다른 분야를 확인	• 환자안전위원회에 상세 내용 보고 • 환자 스스로 손쉽게 자신의 심리상태를 자가진단할 수 있는 장비 마련 • 병동 간호사, 의사 대상 교육 • 자살 고위험 환자 평가 결과 분기별 분석, 실제 정신건강의학과 진료 여부 확인 등 • 외래 환자 확대 적용

■ 21단계: 결과의 전달

구분	상세 내용
사건 기술	문제 정의와 유기적으로 연결된 정보를 포함, 사건 관련 영역과 사실을 강조
분석의 범위	팀 구성원, 목적, 사건을 분석하기 위해 사용된 기법에 대해 기술
근접원인과 즉각적인 대응	사건을 촉발시킨 상황, 확인된 근접원인, 특정 대응전략을 기술, 사건 후에 즉시 구현된 활동에 대해 서술
근본원인	근본원인을 결정하기 위해 수행된 분석을 기술, 확인된 근본원인을 목록화
개선활동과 추적계획	각각의 근본원인에 대한 개선활동 및 효과 평가를 위한 데이터와 일정 기술

5 임상영역별 위험관리

5.1 마취 영역에서의 위험관리

5.1.1 개요

본질적으로 마취상태는 안전하지 않은 상황에 놓여있다. 마취된 환자에게는 마취의사나 다른 보건의료인의 활동 또는 비활동, 마취 장비의 부재나 기능부전 및 고장 등과 같은 많은 연관된 요인에 의한 합병증 발생 위험이 존재한다. 또한, 환자는 심혈관계나 호흡기계에 영향을 미치는 마취약물의 부작용을 경험할 수 있다. 무의식 상태는 기도 폐쇄, 폐나 말단 부위 손상을 감지하지 못하게 할 수 있고, 약물에 의한 근육 이완은 인공호흡기의 사용 요구, 산소와 이산화탄소의 가스 교환과 같은 가장 기본적인 삶의 기능을 마취 장비와 마취의사에 의존해야 하는 환자의 상태로 만들게 된다. 마취의사는 의도적으로 저혈압을 유지하거나 한쪽 폐만 이용한 환기를 유도하는 등 생리적인 기능을 변경할 수 있다. 이러한 마취 영역에서의 다양한 위험 상황과 환경은 임상 위험관리의 필요성을 강조하게 된다.

5.1.2 병원에서의 사례와 관리

사례 : 마취 후 뇌 손상

프로포폴과 미다졸람으로 마취유도를 한 후 소음순 절제술 중 적정 투여량보다 과도한 양의 마취제를 투여하고 호흡관리를 제대로 하지 못하는 등의 과실이 있고, 마취수술 당시 을에게 뇌 손상을 일으킬 만한 다른 원인이 없었으므로, 특별한 사정이 없는 한 갑의 과실과 을의 뇌 손상, 나아가 사망 사이에 상당인과관계가 있다고 추정되고, 한편 병 병원 의료진의 수액 과다 투여 등 과실도 을의 뇌 손상 및 사망의 원인이 되었으므로, 갑의 행위와 병 병원 의료진의 행위는 각기 독립하여 불법행위의 요건을 갖추고 있으면서 객관적으로 관련되고 공동하여 위법하게 을에게 손해를 가한 것으로 공동 불법행위의 관계에 있다. 원심이 갑에게 을의 사망 손해 전부에 대한 손해배상 책임을 인정한 것은 법리에 의한 것으로 수긍할 수 있다.

자료원: 대법원 판례(2012)

2016년 TJC의 연례보고에 의하면 2004년부터 2015년까지 마취/진정과 관련된 적신호사건을 총 113건으로 보고하고 있다. 그 근본원인으로 105건이 의사소통, 92건이 환자사정, 90건이 인적요인으로 지적하고 있다. 마취/진정과 관련된 오류의 예방을 위해 Pitetti 등(2006)은 TJC에서 권고한 표준화된 마취/진정 프로토콜을 개발하여 2001~2004년까지 총 14,386명에게 적용한 결과 유해사건을 유의하게 감소시킬 수 있었다고 한다. 이와 같이 표준화된 마취/진정 프로토콜의 준수가 중요함에도, 아직 많은 병원들에서 의료제공자나 약물의 사용 그리고 시술에 따라 모니터링의 수준이 다양하고, 소아의 마취/진정에 있어 미국 소아학회의 지침을 52%의 병원에서만 준수하고 있다고 지적하고 있다(Langhan et al., 2012).

대한의사협회(2013)에서는 '병의원에서 진정주사제의 안전한 사용과 중독 예방'에서 진정의 합병증과 응급상황에 대처할 수 있는 주 시술의사와 시술 중 환자상태를 전반적으로 감시할 수 있는 보조 시술자를 확보하고, 외래 시술이 가능하도록 신체적, 정신적, 사회적으로 준비된 환자를 대상으로 환자 및 보호자의 동의서를 받고, 시술 중 환자감시 및 응급상황에 대처할 장비를 구비하고, 시술 후 환자 회복 감시 및 퇴원기준 마련을 안전한 진정제 사용의 전제조건으로 명시하며 이를 준수할 것을 강조하고 있다.

5.2 중환자실 영역에서의 위험관리

5.2.1 개요

첨단 장비를 갖추고 중환자를 집중 관리하는 중환자실은 현대 의료의 필수적인 구성요소 중 하나이다. 중환자실에서의 적극적인 진단 및 치료는 생명이 위독한 환자에게 행해진다. 이에 일반 환자에게는 입원기간 중 발생되지 않는 사망이나 합병증에 대한 문제들이 중환자실에서는 높게 발생되게 된다. 따라서 중환자실에서 환자안전과 위험관리는 매우 중요한 이슈이다.

5.2.2 병원에서의 사례와 관리

중환자실에서의 오류는 다른 영역과 다르며 관리에 대한 책임의 정도도 크다. Valentin 외(2006)의 연구에 따르면 205개 병원의 중환자실 재원 환자 총 1,913명 중 391명 환자에게서 584건의 오류가 보고되었다. 투약관련 오류가 136명, Indwelling Lines(정·동맥관 및 배액관 등)의 의도하지 않는 제거 및 부적절한 분리의 오류가 158건, 장비 고장이 112건, 인공기도 관련 건을 47건으로 분류하며, 이러한 오류의 예방과 조기발견을 위한 노력이 요구된다고 강조하고 있다. Valentin 등(2009)은 주사약에 초점을 둔 추후 연구에서 환자 100명당 74.5명에서 오류를 발견하였다. 오류 중 3/4은 보고를 누락하였고, 오류로 인한 사망률은 1% 정도였다. 중환자실에서의 오류감소 방안에 대한 많은 논쟁이 있으나 Hugonnet 등(2007)과 Valentin 등(2009)은 환자 대 간호사 비율을 낮추면 감염률과 투약오류를 낮출 수 있다고 보고하고 있다. 또한 치료과정에서의 팀워크, 협조와 의사소통은 1999년부터 제기되어 Philpin(2006)에 의해 그 중요성이 더욱 강조되었다.

사례 : 기관 내 삽관 관리소홀로 인한 저산소성 뇌손상

폐부종 진단 하 중환자실에서 기계호흡장치를 통한 치료를 받던 중 산소포화도 및 심박동이 저하되어 심폐소생술 및 인공호흡기 부착을 시도하였으나 산소가 공급되지 않아 기관지에 삽입된 관을 교체했고, 교체된 관을 확인한 결과 관 끝 부위가 가래로 막혀있었고, 이후 저산소성 뇌손상이 발생하였다. 이에 대해 수시로 산소포화도를 모니터링하고 활력징후를 측정하는 등의 주의가 요구되며 중환자실의 관리책임의 정도가 크므로 보상이 가능하다.

자료원: 소비자원 피해구제(2013)

중환자실의 오류 중 Valentin 등(2006)의 연구에서 보여지듯, 인공기도 관리는 중환자실에서 강조되고 있는 분야 중 하나이다. Ali 등(2012)이 1년간의 중환자실 내의 부주의한 기도삽관으로 인한 적신호사건을 전향적 관찰 연구한 결과 12.9%(36건)가 좌측 폐 허탈에 이르게 한 것으로 나타났다. 병원의 적신호사건 규정에 따라 문제의 인식, 공유 그리고 정기적인 기도관의 위치 확인을 포함한 개선활동을 진행하였다. 부적절한 인공기도 위치의 조기 인식과 교정이 합병증 예방에 도움을 주며, 부주의한 기도삽관의 합병증을 적신호사건으로 규정할 것을 제안하였다. 관련된 과의 기도관의 올바른 위치 확인 방법을 교육프로그램에 포함하고, 인공기도의 위치 확인을 활력징후 모니터하는 방법과 마찬가지로 정기적으로 점검할 것을 강조하고 있다.

중환자실에서 약 4%의 빈도로 발생하는 기관 내 삽관이탈(의도하지 않은 발관과 환자 스스로의 발관)은 폐 감염 합병증 위험과 기관절개술 필요성을 높이고, 인공호흡기 치료 기간과 중환자실 입원기간 및 병원 입원기간을 연장시킨다(Fontenot et al., 2015).

Julie 외(2012)에 의하면 기관 내 삽관이탈의 위험요소는 의식의 변화, 마취 및 진정제 사용, 억제대 사용, 간호사의 업무가중, 일시적 정신혼미, 부적절한 기도관 고정과 지연된 인공호흡기 위닝(ventilator weaning)으로 보고, 이를 감소시키는 방안으로 억제대의 적용보다는 환자와 간호사의 비율을 낮추는 것과 자료의 추적관리, 그리고 직원교육 등의 질 향상 활동이 효과적이라 보고하고 있다.

사례 : 비위관 삽입 환자 관리

중환자실에서 비위관은 기관내관 또는 기관절개관을 유지 중인 환자의 약물 투여 및 영양공급, 위의 심한 출혈 세척, 위의 압력 감소 등의 치료적 목적으로 자주 사용된다. 중환자의 경우 무의식, 치료적 진정 등의 상태로 비위관 삽입 시 환자의 협조가 어려운 경우가 대부분으로 기도로 잘못 삽입되는 경우 흡인의 위험성이 있어 적절한 관리가 필요하다.

비위관 삽입 후, 위치를 확인하는 전통적인 방법은 청진, 공기방울 확인, 흡인물 성상(색) 확인 등이 있다. 연구에 따르면 전통적인 방법으로 확인한 비위관 삽입의 2%는 기도 내에 잘못 위치하며, 기관내관 또는 기관절개관이 기도 내에 비위관이 잘못 삽입되는 것을 막을 수는 없다. 의식저하 환자, 기침이나 구개 반사(gag reflex) 저하 환자, 협조가 되지 않는 환자 등 대부분의 중환자실 환자는 고위험 환자로 분류된다. 비위관 삽입을 정확히 확인할 수 있는 방법은 흉부 혹은 복부 X-ray 검사를 통한 영상 확인, 위내시경, X선 투시법, 흡인물의 pH 확인 등이 있으며, Pennsylvania Patient Safety Authority는 비위관이 기도 내로 삽입되는 위험을 최소화하기 위한 알고리즘을 개발, 권고하고 있다(Authority, P. P. S., 2006).

5.3 소아 및 신생아 영역에서의 위험관리

5.3.1 개요

환자에게 위해를 끼치지 않는 의료실무의 영역은 없지만 소아 및 신생아 영역에서는 일반적으로 그 위험의 기회가 더 증대된다. 검사 및 치료의 모든 측면에서 어린 소아일수록 더욱 어려우며, 위해의 결과는 환아의 전 일생에 걸친 문제로 나타날 수도 있기 때문이다. 법의 관점에서 바라보면 소아과의사는 이중의 위험이 있다. 첫째, 의사나 보건당국은 아이의 연령이 성인이 될 때까지 또는 독립적인 생활을 영위할 수 없는 경우 모든 연령에서 의료과실에 대한 소송을 경험할 수 있다. 둘째, 법적 지원의 원칙은 아동의 이익을 기반으로 하기 때문에 법적 증거가 없는 한 제소되는 위해사건이 될 수 있다. 따라서 소아전문의의 경우 환자와 자신에 대한 위험을 의식하고 관심을 가져야 함이 명백하다. 보호자의 높은 기대에 비해, 다른 분야의 의사보다 소아전문의가 위해사건에 더 민감하다고 예상되지 않기 때문에 이 분야에서의 위험관리의 중요성은 더욱 크다고 할 수 있다.

5.3.2 병원에서의 사례와 관리

사례 : 알콜 소독 후 수술 시 전기소작기에 의한 화상

생후 11개월 된 영아의 탈장수술을 위해 전신마취 후 수술부위를 중심으로 배 부분까지 1차로 베타딘, 2차로 알콜, 3차로 증류수를 이용하여 각각 소독한 후 수술용 칼로 환자의 피부를 절개하고 전기소작기 사용 중 환자의 하복부, 우측서혜부, 고환부위에 불꽃을 발생케 하여 이로 인한 화염화상(심재성 2~3도)을 입게 하였으므로 「형법」 제268조에 의하여 벌금에 처한다.

자료원: 부산지방법원 판례(2009)

소아 및 신생아 영역의 오류에 관한 연구들은 전반적인 역학적 연구보다는 분야별로 이루어지는 경우가 많다. 미국의 Association of Women's Health, Obstetric and Neonatal Nurses에서는 'Small Size, Big Risk(2010)'에서 소아 및 신생아는 성인에 비하여 작고 약하기 때문에 이에 대한 관리를 강조하고 있다. Khan 등(2016)의 연구에서는 입원한 소아의 부모 383명을 조사한 결과 34명의 부모가 37건을 보고하였고, 이 중 23건(62%)이 의학적 오류인 것으로 밝혀졌다. 7건(30%)은 예방 가능한 위해사건으로 이러한 결과는 재원일수를 2일 이상 증가시켰고, 비용도 건당 10만 달러 이상 상승시킨 것으로 분석하였다. Glenn 등(2008)은 미국의 12개 어린이병원의 960개의 의무기록을 무작위로 선정하여 검토한 결과 2,388개의 투약처방 중 107개의 위해사건을 발견하였다. 이 중 예방 가능한 건은 22%, 조기 발견 가능한 건은 17.8%이며, 위해사건의 97%는 경미하고 일시적이라고 보고하였다. Kunac 등(2009)은 520명 환자의 투약 관련 처방 3,160건을 조사한 결과 67건을 위해사건으로 분류하고, 이 중 56.7%가 예방 가능한 사건이었다고 한다. TJC(2016) 연례보고에서는 적신호 사건을 영아유괴, 다른 가족에게 영아퇴원, 그리고 신생아의 고빌리루빈혈증의 세 가지 영역으로 구분하고 2004년부터 2015년까지 각각 31건, 3건, 8건으로 보고하고 있다.

오류를 감소시키기 위한 활동으로는 환자안전을 위한 일반적인 활동 외에, 예방접종 시 소아라는 특이성이 반영된 전산시스템의 활용과 처방오류 예방을 위한 의사의 교육 의무화가 유의하였다고 한다(Rogers et al., 2016). Kim 등(2006)은 전산화된 항암제 처방 프로그램을 적용하여 오류를 감소하였다고 보고하였다. 2015년 「환자안전법」 제정을 촉발시킨 빈크리스틴 투약오류 사례는 의료기관평가인증원에서 '안전한 척수강 내 약물투여를 위한 지침'을 통하여 척수강 내 약물투여 안전관리를 위한 지침 및 모니터링 방안을 제정하여 배포하였다. 대한병원협회에서도 빈크리스틴 투약오류를 예방하기 위해 ① 투여 전 의사와 전문간호사의 이중확인, ② 숙달된 의사의 투여와 투여 현장에 경험있는 간호사의 배석, ③ 빈크리스틴 약제와 혼동할 수 있는 약제를 함께 운반하지 않을 것, ④ 투여 직전에 의사와 간호사가 최종 확인을 할 것을 권고하였다.

사례 : 소아 정맥주사 관리

만 10개월 남아가 독감으로 입원, 오른쪽 손등에 정맥관을 삽입하여 수액 치료를 받은 후 퇴원 시 정맥관 제거 과정에서 오른쪽 엄지 손가락 부위에 압박소견이 확인되었음. 이후 주사부위 압박 손상 진단받았고, 손등에 1.7×0.6cm 크기의 흉터가 남았음.

자료원: 의료분쟁조정중재원 조정 사례(2016)

소아에게 정맥주사요법은 입원부터 퇴원까지 거의 피할 수 없이 빈번하고 반복적으로 이루어지는데, 아무리 숙련된 의료인이 정맥주사를 실시하더라도 그와 관련된 합병증은 발생할 수 있다(성세희, 2007). 조직 궤양이나 괴사, 동맥가압이나 혈관경련, 통증, 근육괴사 등 발생 가능한 여러 가지 합병증으로 인해 환자는 영구적인 손상을 입을 수도 있으며(Rosenthal, 2003), 소아의 발달상 문제 및 질병의 상태를 더 악화시키거나 입원 기간 및 회복 과정을 지연시키는 과정을 초래할 수 있다.

신생아를 포함한 소아는 성인보다 피하층이 두껍고 혈관이 약해(Reynolds, 2007) 정맥주사 삽입과 유지가 훨씬 어렵기 때문에 성인 환자를 대상으로 하는 평가 도구를 소아에 맞춰 변경할 필요가 있다(Pop, 2012). 소아 정맥주사 관리 방안으로는 근무조당 2회 이상으로 정맥주사 부위 확인 절차 강화, 필요시 수시 관찰과 기록(Thayer, 2012; MacCullen, 2006), 환아의 정맥주사 삽입 부위에 대한 정보를 효과적으로 공유하기 위한 바늘 크기, 용도, 투여하는 약물 종류 등을 포함한 점검표 마련 등이 권고된다(Gorski, 2012). 또한 대부분의 소아 및 신생아는 정맥주사 유지를 위해 arm board로 삽입 부위를 지지한 후 테이프로 여러 차례 고정하고 있으나, 오히려 테이프로 인해 정맥주사 삽입 부위의 확인이 어려울 수 있으므로 투명한 드레싱 테이프와 소아용 arm splint 도입이 효과적일 수 있다.

5.4 응급의학 영역에서의 위험관리

5.4.1 개요

응급의학은 급성질환이나 손상으로 인한 신체의 이상에 대한 응급진료를 전문적으로 담당하여 환자의 생명을 구하고, 환자 상태를 최단시간 내에 정상 내지는 이에 가까운 상태로 회복시켜 계속되는 치료나 수술, 재활의 치료 효과를 높이고 이에 관련되는 학술적 연구를 수행하는 의학으로서 다른 분야에 비해 상대적으로 새로운, 1970년대 중반 이후 대두된 전문 분야이다. 응급실을 방문하는 환자의 수가 급격하게 증가하면서 응급실에서 근무하는 직원에게 있어 업무에 대한 압박은 매우 큰 부담으로 작용하게 된다. 비록 응급실에 내원하는 환자의 90% 정도가 한 번의 치료를 통해 귀가할 수 있지만, 종종 생명이 위독한 경우가 있어 이에 효율적으로 대처해야만 한다. 응급실은 24시간 대기상태에 있고, 모든 연령의 환자가 다양한 상태로 내원하기 때문에 이러한 광범위한 조건들은 상황을 더욱 악화시킬 수 있는 요인이 된다.

5.4.2 병원에서의 사례와 관리

사례 : 호흡부전 원인 감별 소홀

A 씨는 2018년 왼쪽 시야가 흐려지는 증상으로 B 병원 응급실에 내원했고, 당일에는 산소포화도 96~98%를 유지했으나 다음날 92~95%로 감소했다. 이에 동맥혈 가스분석검사를 시행한 후 비강을 통해 산소 1L 를 공급하였고 A 씨는 산소포화도 95~98%를 유지했다. 이틀 후 A 씨는 산소 1L 공급 중에도 산소포화도가 92%로 떨어졌고 산소 공급을 증량했지만 손톱에 청색증이 나타났다. 이후 산소포화도가 떨어져 앰부배깅과 심장마사지, 에피네프린 투여 등이 이루어졌지만 그 다음날 결국 사망했다. 재판부는 "B 병원이 산소포화도가 저하된 이유를 감별하기 위한 검사를 소홀히 하고, 호흡양상을 면밀히 감시하지 않았으며, 앰부배깅으로 산소공급이 잘 이뤄지지 않음에도 신속하게 기관 내 삽관을 시행하지 않은 과실이 있다"고 판단했다.

자료원: 서울중앙지방법원 판례(2021)

응급의학 영역에서의 오류는 다양한 건강문제를 가진 많은 수의 환자를 짧은 시간 내에 적절한 치료 및 전원을 결정해야 하는 과정에서 발생하는 경우가 특징적이며, 오류 발생률도 높다. 응급실에서의 오류 보고율이 낮음(Friedman, 2008)에도 불구하고, Fordyce 등(2003)은 '바쁜 응급실에서의 오류'라는 연구에서 1,935명의 환자 중 346명(100명당 18명)에게서 오류가 발생되었으며, 전체 오류 중 2%가 환자에게 유해한 결과를 초래하였다고 한다. Camargo 등(2012)의 응급실 투약오류에 관한 연구에 의하면 9,821명 중 402건(4.1%)의 위해사건이 발생하였고, 532건(5.4%)의 근접오류가 발생하였다. 위해사건의 37%와 근접오류 모두는 예방 가능하다고 보고하였다. 2014년 TJC에서는 치료지연으로 인한 적신호 사건 73건 중 48건이 사망에 이른 것으로 보고하였다. 더불어 보건의료연구소(Agency for Healthcare Research and Quality, AHRQ)에서는 진단오류의 28%가 사망 혹은 영구적 장애에 이른다고 하였다.

응급실 오류 감소를 위한 활동의 특징 중 하나는 triage에 대한 부분이다. 잘못된 환자사정은 응급실에서의 주요한 사건 중 하나로 인식되기 때문인데, Guzzo(2012)의 연구에서는 이로 인해 발생한 적신호사건에 대해 RCA를 통하여 triage 간호사를 위한 별도의 교육과정을 마련하고 시행함으로써 위해사건을 줄일 수 있었다고 보고하였다. 응급실에서의 인적요인은 경험과 훈련, 근무번의 유형과 피로, 경계와 긴장, 스트레스 등을 포함한다. 위의 국내사례와 같이 응급실의 전문인력이 부족하여 오류가 발생하기도 한다. 진료지연으로 인한 오류의 예방을 위해 TJC(2015)에서는 신중히 생각하고, 환자의 정보를 정확하고 시기적절하게 의사소통할 수 있도록 의료정보 기술을 향상시키고, 환자의 모든 문제를 목록화하고, 의료제공자간의 의사소통을 향상시키고, 문제해결 시 리더십의 참여, 진단 검사 시 검사시간과 결과보고 과정의 구조화된 관리에 초점을 두고, 치료에 있어 접근성을 향상시키고, 표준화된 의사소통 도구를 사용할 것을 권고하고 있다.

사례 : 응급환자 이송안전시스템 구축

응급실에서는 입원과 진단을 위한 다양한 검사 시행으로 응급환자의 이송이 빈번히 이루어지는데, 이송 중에 활력징후 불안정, 의식저하 등 예상치 못한 응급상황이 발생할 수 있으며, 적시에 적절한 대처가 이루어지지 않을 경우 환자의 생명에 치명적인 결과를 초래할 수 있어 응급환자의 안전하고 효과적인 이송을 위한 관리체계 마련이 필요하다.

최희강(2011)은 상태 변화를 예측하기 어려운 응급환자는 주의 깊은 관찰과 신속한 대처가 요구되며, 특히 이송 시에는 의료진과 각종 장비나 물품이 가까이에 있지 않아 응급상황 발생 시 환자 생명에 치명적인 결과를 일으킬 수 있다고 하였다. 이송 중 환자안전을 위해 '응급실 환자 이송안전시스템'을 제시하였는데, 응급실 환자 이송 시 의사 동반 기준 마련, 이송 전 문제가 발생할 수 있는 사항의 누락 없는 점검을 위한 간호사용 이송안전상태 점검표 개발 및 적용, 의사가 동반하지 않는 이송 중 응급상황 발생 시 환자 이송원의 능동적 대처를 위한 환자 이송원 대상의 환자 이송안전 교육 및 기본 심폐소생술 교육 등이 포함되어 있다. 특히, 의사 동반 기준으로는 기관삽관 여부, 호흡수, 산소포화도, 의식상태, 혈압, 출혈 여부 등을 고려하였다.

5.5 외과 영역에서의 위험관리

5.5.1 개요

수술에 있어 위험은 항상 존재하지만 이에 대한 문제는 비교적 최근에서야 인식되기 시작하였다. 치료방법으로서 수술이 제공될 때마다 다른 치료법에 비해 위험의 문제가 대두된다. 외과적 의사결정 방법은 개인의 경험과 직관보다 점점 더 발전하고 있다. 그러나 일부 상황에서는 외과적 의사결정 그 자체가 수술의 기술적 측면이 더 복잡해지면서 도전과제가 되고 있다. 모든 수술의 절차는 외과의에게는 합병증을 야기하는 작업 위험이 될 수 있다. 수술로 인한 위험은 환자에게 주요한 질병이나 사망에 이르게 하는 위해를 줄 수 있다. 또한 수술로 인한 사망률은 수술 종류에 따라 다르게 인식될 수 있다. 예를 들어 동맥류 파열 환자에게 50%의 수술 사망률은 수용될 수 있는 반면, 충수염 환자에서 5%의 수술 사망률은 용납될 수 없을 만큼 높다. 이에 수술의 위험 측면과 의사결정에 미치는 영향에 대해 논의할 필요가 있다. 고전적인 관점에서 이는 집도의와 마취의 영역에서의 문제라고 인식되지만, 이는 모든 임상의사의 관점에서 보면 진료과정에서의 복잡성에 대한 문제로 인식되기 때문이다.

5.5.2 병원에서의 사례와 관리

사례 : 폐절제 수술 후 바늘 잔존

2010년 동네의원에서 가슴에 보형물을 삽입하는 가슴성형수술을 받고 나서 오른쪽 겨드랑이 부분에 통증 호소, 마취통증의학과 및 타병원서 진료를 받았지만 통증이 계속되자 2011년 내과의원에서 가슴 X-ray 촬영 및 초음파 검사 시행 후 이물질 진단을 받음. 대학병원에서 이물질 제거술을 받았으며, 19cm 크기의 배액관을 제거함.

자료원: 수원지방법원 (2011)

2016년 TJC 보고에 의하면 외과 관련된 적신호 사건보고 중 가장 많은 건은 잘못된 환자 및 부위 수술(1,215건), 의도치 않은 이물질의 잔존(1,103건), 수술 중 혹은 수술 후 합병증(924건)의 순서이다.

위 사례는 의도치 않은 이물질의 잔존건으로, 수술 후 이물질 잔존은 환자에게 유해할 뿐 아니라 의료비용을 상승시킨다. 최근 펜실베니아 환자안전국의 보고에 따르면 치료와 법률 관련 비용까지 포함하여 건당 평균 166,000달러, Regenbogen 외(2009)의 연구에서도 건당 200,000달러 이상의 비용이 지불되는 것으로 보고 있다. TJC의 보고에서도 2005년부터 2012년까지 772건이 발생하여 이 중 16명은 사망하였고, 이 중 95%의 환자가 추가적 치료를 필요로 하였고 재원기간을 연장시켰다고 한다.

의도치 않은 이물질의 잔존을 예방하는 일반적인 방법으로는 수술에 집중할 수 있는 적절한 수술실 환경을 조성하고, 계수과정을 표준화하여 수술부위 봉합 이전에 조직적인 계수 확인과 X-Ray 활용 등이 있다(Elizabeth et al., 2012). 구체적 사례로는 Children's Hospital Boston (2009)의 질 향상 활동을 들 수 있다. 이 병원에서는 의도치 않은 이물질 잔존 예방을 당해의 가장 우선되는 활동으로 지정하고 수술방의 위험관리자가 지속적으로 구두 또는 서면으로 피드백하고, 방사선 파트와 협업함으로써 계수 불일치 건수와 비용을 50% 감소시켰다고 한다.

5.6 산과 영역에서의 위험관리

5.6.1 개요

산과는 특별한 전문분야이다. 산과영역에서의 핵심 업무는 의료의 개입 없이 성공적으로 생리적인 분만과정을 종료하는 것이다. 그렇지 못할 경우 그 결과는 의학적으로, 정서적으로, 경제적으로 최악의 상태일 수 있다. 임신 및 출산에 관련된 위험들은 수년에 걸쳐 바뀌어져 왔고, 지속적으로 재평가되고 있다. 그러나 아직도 이러한 위험들의 중요성에 대해서는 전문가, 소비자와 정책 입안자들에게 제대로 인식되지 못하고 있으며, 관련 연구도 부족한 상태이다. 산과 전문의는 주로 고위험 임신과 분만을 담당해왔고, 반면 조산사는 정상 임신과 출산을 다루어왔다. 이러한 두 전문가 그룹들은 산과영역의 위험에 대해 서로 다른 인식을 가질 가능성이 높다. 소비자의 관점은 개인적 또는 가족의 경험과 공공 매체를 통해 주어진 출산관련 정보에 영향을 받을 것이다. 또한, 정책 입안자들은 연구된 결과에 따라 이해할 것이다. 부분적으로 이러한 차이점 때문에 산과 전문의와 조산사와의 유대관계는 항상 좋지는 않아 왔다. 산과 영역에서의 위험을 줄이기 위해 위험이 측정되고 인식을 같이 해야만 그 복잡한 문제들을 해결할 수 있다. 실무적인 수준에서, 산과적 오류가 발생되고 있다는 충분한 근거가 있다. 따라서 위험 감소를 위해 문제영역에 초점을 맞추어 오류의 유형을 확인하고 분석해야 하며, 이에 초점을 맞추어 임상 실무의 개선이 이끌어져야 한다.

5.6.2 병원에서의 사례와 관리

사례 : 임신중독증

한 여성이 임신 초기부터 정기적으로 산부인과에서 산전진찰을 받았다. 임신 28주까지 혈압과 체중 및 태아의 발육상태가 정상이었으나 이후부터 두통과 부종이 발생하여 진료를 두 차례 추가로 받았으며, 일주일 후 체중 증가와 단백뇨 증상이 있어 자간전증 경증의 의증으로 진단 후 귀가조치 받았다. 다음날 아침 하혈을 일으켜 내원하였는데 이미 태반조기박리, 양막조기파수로 태아의 생명이 위급한 상황에 이르러 응급제왕절개술을 실시하여 1.2kg의 신생아를 분만하였으나 10분 뒤 사망하였다.

자료원: 대법원 판례(2013)

2016년 TJC의 연례보고에 의하면 산과 관련한 적신호 사건은 2004부터 2015년까지 총 131건으로 2015년 한 해 동안 6건 보고하고 있다. 연방정부 보건 통계에 의하면 2006년 주산기 사망률을 분만 10만 건당 13.3명으로 보고하고, 주원인으로 출혈과 자간증, 폐색전증 등으로 보고 있다. Clark(2008)은 6년간 124개 병원의 1,500만 건의 분만을 조사하여 주산기 사망의 일부는 예방할 수 있다고 하였다. Berg(2005)와 Gella(2004)는 사망원인의 다양성에도 불구하고 28~50% 가량이 예방가능하다고 보고하였다. 멕시코의 푸에블라 주의 36개 병원에서 1996년부터 2005년까지 10년간 산모 사망 건수는 총 74건으로 10만 명당 약 63명으로, 이 중 73%는 예방가능하다고 한다. 주원인으로는 자간증이 20건, 출혈이 16건이며, 자간증의 비율이 높아지는 추세로 이는 산모의 나이와 경산, 산전 관리 등이 관련된 요인으로 분석된다(Hernandez et al., 2007).

주산기 사망은 여성이 병원에 입원하기 전 혹은 입원 시 그리고 퇴원 후 발생하기 때문에 임신에 대한 정보는 적절한 진단과 치료에 영향을 준다. 이런 이유로 TJC에서는 2010년 Sentinel Event Alert(Issue 44)를 통해 주산기 사망률 감소를 위해 다음의 세 가지 사항을 권고하고 있다. 첫째, 임신으로 인한 위험요소를 교육하고 이를 의사소통할 것, 둘째, 산모의 활력증후와 출혈이나 자간전증과 같은 임상적 상태 변화를 식별하고 적절한 대처가 가능하도록 프로토콜을 개발하고 사용할 것, 셋째, 응급실에서는 증상여부와 상관없이 임신과 최근 출산 가능성에 대해 문진해야 함을 교육할 것을 강조하였다.

5.7 입원병동 영역에서의 위험관리

5.7.1 개요

지난 30~40년에 걸쳐 일반 입원병동의 돌봄서비스의 형태는 극적으로 변화되어 왔다. 수십 명의 환자를 돌보던 시스템에서 이제는 소수의 입원환자만을 책임지는 형태가 되었고, 입원에서 퇴원까지의 모든 과정에 대해 전반적인 책임을 갖고 과거병력과 치료 과정, 환자뿐 아니라 가족들의 질병에 관한 사항들을 포함하여 모든 것이 기록되고 있다. 빠르게 발전하는 의료기술과 의학적 치료로 인해 현재는 이중적인 주변 효과(edge-effect)가 발생되고 있다. 환자의 질병은 만성적이 되었고, 자신의 질병이 신속히 낫기를 기대하고, 보다 첨단화된 기술의 적용을 원하고 있다. 이로 인해 의료서비스는 점점 세분화되어져 가고 여러 단계를 거쳐 치료의 과정이 이루어진다. 그러나 대부분의 환자는 이러한 진료의 여러 단계에 대해 이해하지 못하며, 중재적 의료행위에 대한 전문적 치료의 세분화는 위해사건의 위험을 불가피하게 증가시키고 있다.

5.7.2 병원에서의 사례와 관리

TJC(2016)에 의하면 2004년부터 2015년까지 내과와 관련된 오류는 투약(587건)과 감염(189건) 관련 오류의 빈도수가 많았다. 이 두 가지 오류를 감소 또는 예방하기 위해 미국의 국가 환자안전 목표(National Patient Safety Goal, NPSG)를 통하여 지속적이고 엄격하게 관리할 것을 강조하고 있다.

사례 : 알콜의존증 환자의 낙상

병원 의료진이 09 : 58경 원고1에게 미다졸람 4㎖를 주사한 후 10 : 01경부터 10 : 10까지 약 9분간 상부 소화관 내시경 검사를 시행하고, 10 : 15경 원고1을 회복실로 이동시킨 뒤, 10 : 20경 원고1이 회복실에서 의식이 충분히 회복되지 않은 상태에서 머리가 위치한 침대 앞쪽 방향으로 베개와 함께 위 침대에서 떨어진 사안에서, 재판부는 다음과 같이 피고 병원의 업무상 과실을 인정하고, 원고들의 청구를 일부 인용하는 승소판결을 하였다(피고의 책임비율 50%).

자료원: 대구고등법원 판례(2017)

위의 사례인 낙상(806건)은 자살(952건)과 함께 TJC에서 가장 발생률을 높게 보고하고 있는 오류 중의 하나이다. 낙상 후 손상에 이르는 비율은 30~50%(Shekelle et al., 2013)로, 이로 인하여 소요되는 평균비용은 14,000달러로 추산하고 입원기간도 평균 6.3일가량 연장시킨다(Wong et al., 2011)는 연구 결과가 있다. 낙상 발생의 예방과 감소를 위해 그동안 많은 질 향상 활동이 진행되어 왔고 어느 정도 성과가 있었으나 아직도 지속적으로 발생하고 있다. TJC에서 제안한 전략은 표준화된 사정도구로 낙상 위험요소를 식별하고, 개개인에게 발견된 위험요소에 맞춤화된 중재를 제공하며 더불어 체계적인 보고와 분석을 포함한 활동이다.

미국에서 자살률은 증가 추세로 지금은 열 번째 사망원인으로 보고되고 있다. 사망 전 일년 이내에 병원에서 진료를 받은 사람이 대부분임에도 의료인들은 종종 자살에 대한 개인의 생각을 인지하지 못하곤 한다(Ahmedani et al., 2013). TJC에서는 2010년부터 2014년까지 병원에서 치료 중 혹은 퇴원 후 72시간 내 자살한 환자수는 1,089명으로, 대부분 불충분한 환자평가를 그 근본원인으로 보고 있다.

사례 : 심근경색의 부적절한 처치로 사망

내원 3일 전 호흡곤란, 식은땀, 구토, 가슴이 답답한 증상으로 쓰러진 후 말이 어눌한 상태로 2014. 4. 23. 피신청인 병원에 내원하여 좌측 중대뇌동맥 뇌경색 진단 하에 입원치료 중, 같은 달 26. 병실에서 쓰러진 채 발견되어 심폐소생술을 받았으나 사망함. 병원 의료진이 심근경색증 여부의 진단 및 이를 위한 검사를 소홀히 한 과실로 인해 망인이 제때에 적절한 조치를 받지 못함으로써 사망에 이르게 되었다고 봄이 상당하다.

자료원: 한국소비자원 조정(2016)

심폐정지 환자의 60~84%는 발생 6~8시간 전, 비정상 신체징후 또는 혈액검사상의 변화가 나타나는 것이 발견되면서, 악화 징후의 면밀한 관찰과 신속대응의 중요성이 강조되고 있다. 이런 이유로 미국에서는 1990년경 병원 내 심정지와 비계획적 중환자실 입실을 예방하기 위해 신속대응시스템(rapid response system, RRS)가 운영되기 시작하였고, 국내에서는 2009년경 처음으로 신속대응팀이 생겨났다(주혜진 등, 2012). 현재는 서울대학교병원, 삼성서울병원, 세브란스병원, 분당서울대학교병원 등 국내 10여 개의 병원에서 여러 형태의 신속대응팀(rapid response team)이 운영되고 있다. 신속대응팀의 역할은 병동 급성환자 조기 발견, 병동에서의 신속 대응, 원내 심폐소생술 지원 등으로, 여러 연구를 통해 신속대응시스템이 병원 사망률 및 CPR 발생 감소에 기여한다고 증명되었다(Maharaj 등, 2015). 2015년 업데이트된 AHA(American Heart Association)의 CPR 지침은 '성인 환자인 경우 신속대응팀 체계를 통해 특히 일반 치료병동에서 심정지 발생을 효과적으로 감소시킬 수 있다'고 기술하고 있으며, 신속대응팀 운영을 권고하고 있다.

6 참고문헌

Ahmedani B. K., et al. (2013). Health care contacts in the year before suicide death. *J General Internal Medicine,* DOI: 10.1007/s11606-014-2767-3

Ali S. et al. (2012). Inadvertent endobronchial intubation: A sentinel event. *Saudi J Anaesth,* 6(3), 259-262.

Authority P. P. S. (2006). Confirming Feeding Tube Placement: Old Habits Die Hard. *Pennsylvania Patient Safety Advisory.* 3(4), 23-30.

Berg C. J., et al. (2015). Preventability of Pregnancy-Related Deaths: Result of a State-wide Review. *Obstetrics & Gynecology,* 106(6), 1228-34.

Boland B. (2010). *Clinical risk assessment and management for individual service users.* Hertfordshire Partnership NHS Foundation Trust.

Brennan, T. A., Leape, L. L., Laird N. M. et al. (1991). Evidence of adverse events and negligence in hospitalized patients. *New England Journal of Medicine,* 324(6), 370-376.

Choi, H. K. (2011). 응급환자 이송 안전을 위한 개선전략. 한국의료질 향상학회 초록.

Clark C. J., et al. (2008). Maternal Death in the 21st century: Causes, prevention, and relationship to Caesarean delivery. *American Journal of Obstetrics & Gynecology,* 199(1), 91-92.

Department of Health Government of Western Australia. (2005). Available at: http://ww2.health.wa.gov.au/~/media/Files/Corporate/general%20documents/Quality/PDF/Clinical_risk_man_guidelines_wa.ashx (Accessed October 15, 2016).

Department of Health Government of Western Australia. (2005). Available at: http://ww2.health.wa.gov.au/~/media/Files/Corporate/general%20documents/Quality/PDF/Clinical_risk_man_guidelines_wa.ashx (Accessed October 15, 2016).

Department of Health, Government of Western Australia. (2005). *Clinical Risk Management Guidelines for the Western Australian Health System.* Perth: Western Australia.

Department of Health. (2005). Health Risk Management General Procedures Manual. Available at: http://intranet.health.wa.gov.au/RiskManagement/manual/index.cfm(접속 안 됨)

Elisabeth K. N., Cornelia Martin, Anne J. M. (2012). Patients Count on It: An Initiative to Reduce Incorrect Counts and Prevent Retained Surgical Items. *AORN J,* 1, 109-121.

Fontenot A, et al. (2015). Revisiting endotracheal self-extubation in the surgical and trauma intensive care unit: are they all fine? *J Crit Care,* 30, 1222-6.

Fordyce J, et al. (2006). Errors in a Busy Emergency Department. *Annals of Emergency*

Medicine, 42(3), 324-333.

Friedman S. M., Provan D., Moore S., Hanneman K. (2008). Errors, near misses and adverse events in the emergency department: what can patients tell us? *CJEM,* 10(5), 421-7.

Gella S. E. et al. (2004). The continuum of maternal morbidity and mortality: Factors associate with severity. *American Journal of Obstetrics & Gynecology,* 191(3), 939-944.

Gorski L. A. (2012). Recommendations for Frequency of Assessment of the Short Peripheral Catheter Site. *Journal of Infusion Nursing,* 35(5), 290-2.

Guzzo A, et al. (2012). Improving quality through clinical risk management: a triage sentinel event analysis. *Intern Emerg Med,* 7, 275-280.

Haines T, et al. (2013). Cost effectiveness of patient education for the prevention of fall in hospital: economic evaluation from a randomized controlled trial. *BMC Medicine,* DOI: 10.1186/1741-7015-11-135

Hernandez Penafiel, J. A., Lopez Farfan, J. A., Ramos Alvarez G., Lopez Colombo A. (2007). Analysis of death maternal cases during a 10-year period. *Ginecol Obstet Mex,* 75(2), 61-67.

Hugonnet S, et al. (2007). The effect of workload on infection risk in critically ill patients. *Cri Care Med,* 35, 76-81.

Joo, H. J., et al. (2012). 일개 종합병원의 조기대응팀의 활동에 사용되는 스크리닝 시스템의 유용성. *대한중환자의학회지,* 27(3), 151-156.

Julie, N. K., Valerie, A. E. (2012). Self/Unplanned Extubation Safety, Surveilance, and Monitoring of the Mechanically Ventilated Patient. *Crit Care Nurs Clin N Am,* 24, 469-479.

Khan A, et al. (2016). Parent-Reported Errors and Adverse Events in Hospitalized Children. *JAMA Pediatr.* 170(4), e154608.

Kim, B. N., Hwang, J. I., Lee, S. K., et al. (2016). 현장전문가가 쓴 환자안전실무지침서. Hyunmoon.

Kim, G. R., et al. (2006). Error Reduction in Pediatric Chemotherapy. *Arch Pediatr Adolesc Med,* 160, 495-498.

Kohn, L. T., Corrigan, J. M., Donaldson, M. S. (2000). *To error is human: Building a safer health system.* Washington (DC): National Academies Press.

Kunac, D. L., Kennedy J., Austin N., Reith D. (2009). Incidence, preventability, and impact of Adverse Drug Events(ADEs) and potential ADEs in hospitalized children in New Zealand: a prospective observational cohort study. *Pediatr Drugs,* 11(3), 153-60.

Langhan, M. L., et al. (2012). Physiologic Monitoring Practices During Pediatric Procedural Sedation: a Report From the Pediatric Sedation Research Consortium. *Arch Pediatr Adolesc Med,* 166(11), 990-998.

Lee, S. I. (2001). 의료의 질과 위험관리. *한국의료QA학회지,* 8(1), 96-106.

Ludlam, J. E. (1991). *A personal history of the California hospital association insurance program.* In: Dunlap HB, ed. Fifts sears. Glendale, California: Bright Publishers, 176-196.

Maharaj R., Raffaele I., Wendon J. (2015). Rapid response system: a systematic review and meta-anaysis. *Critical Care,* 19(1), 254.

McCullen K. L., Pieper B. (2006). A retrospective chart review of risk factors for extravasation among neonates receiving peripheral intravascular fluids. *J Wound Ostomy Continence Nurs,* 33, 133-9.

Mills, D. H. (ed.). (1977). *Report ott the medical insurance feasibility studs.* San Francisco: Sutter Publications.

Mills, D. H., von Bolschwing, G. E. (1995). Clinical risk management: experiences from the United States. *Quality in Health Care,* 4(2), 90-96.

Philpin, S. (2006). Handing Over: transmission of information between nurses in an intensive therapy unit. *Nusing in Critical Care,* 11(2), 86-93.

Pitetti R, et al. (2006). Effect on Hospital-Wide Sedation Practices After Implementation of the 2001 JCAHO Procedural Sedation and Anesthesia Guidelines: *Arch Pediatr Adolesc Med,* 160(2), 211-216.

Pop, R. S. (2012). A Pediatric Peripheral Intravenous Infiltration Assessment Tool. *Journal of Infusion Nursing,* 35(4) 243-8.

Regenbogen, S. E., et al. (2009). Prevention of retained surgical sponges: A decision-analytic model predicting relative cost-effectiveness. *Surgery,* 145, 527-35.

Reynolds, B. C. (2007). Neonatal extravasation injury: Case report. *Infant,* 3(6), 230-232.

Rogers, J., Sebastian, S., Cotton, W., Pippin, C., Merandi, J. (2016). Reduction of immunization errors through practitioner education and addition of age-specific alerts in the electronic prescribing system. American Journal of Health-System Pharmacy, 73(11).

Root cause analysis in health care 3rd edition. (2005). Joint Commission Resources.

Sanasaro, P. J., Mills, D. H. (1991). A critique of the use of generic screens in quality assessment. *Journal of the American Medical Association,* 265(15), 1977-1981.

Shekelle, P. G., et al. (2013). Making health care safer II: An updated critical analysis of the evidence for patient safety practices. *Evid Rep Technol Assess,* 211, 1-945.

Singh B., Ghatala, M. H. (2012). Risk Management in Hospitals. *International Journal of Innovation, Management and Technology,* 3(4); 417-421.

Singh, B., Ghatala, M. H. (2012). Risk Management in Hospitals. *International Journal of Innovation, Management and Technology,* 3(4), 417-421.

Standards Australia. (2001). HB 228: 2001 Risk Management Guidelines companion to

AS/NZS 4360: 1999.

Standards Australia. (2004). Australian/New Zealand Standard on Risk Management AS/NZS 4360: 2004.

Standards Australia. (2004). HB 436: 2004 Risk Management Guidelines companion to AS/NZS 4360: 2004.

Sung, S. H., Kim, H. S. (2007). 소아 정맥주사 침윤발생 위험요인 분석. *Clinical Nursing Research,* 13(2), 61-72.

Takata, G. S., et al. (2008). Development, Testing, and Findings of a Pediatric-Focused Trigger Tool to Identify Medication-Related Haarm in US Chilldren's Hopitals. *PEDIATRICS,* 121, 927-935.

Thayer D. (2012). Skin Damage Associated With Intravenous Therapy. *Journal of Infusion Nursing.* 35(6), 390-401.

Valentin A, et al. (2006). Patient safety in intensive care: results from the multinational Sentinel Events Evaluation(SEE) study. *Intensive Care Med,* 32, 1591-1598.

Valentin A, et al. (2009). Errors in the administration of parenteral drugs-an urgent safety issue in intensive care units. Results from a multinational, prospective study. *Br Med J,* 338, b814.

Vincent C. (2001). *Clinicalrisk Management: Enhancing patient safety.* 2nd eds. London, UK, BMJ.

Wong, C. A., et al. (2011). The Cost of Serious Fall-Related Injuries at Three Midwestern Hospital. *The Joint Commission Journal on Quality and Patient Safety*, 37(2), 81-87.

Woodfin, H. History of health care risk management programs, in *Core Risk Services, Inc., Sandy, Utah, n.d.*

제21장

환자안전사건 보고시스템 활성화

학 습 목 표

- ▶ 환자안전사건 보고의 중요성에 대해 이해한다.
- ▶ 국내에서 시행되고 있는 환자안전 관련 보고시스템을 설명할 수 있다.
- ▶ 우리나라 「환자안전법」상 환자안전사고 보고학습시스템의 보고 방법을 알고, 시행할 수 있다.
- ▶ 환자안전사건 보고 장애 요인 및 활성화 방안을 설명할 수 있다.

학 습 성 과

- 환자안전사건의 보고를 시행하기 위해서는 환자안전 관련 보고시스템 및 보고 방법을 알고, 보고서 양식을 작성할 수 있어야 한다.
- 환자안전사건 보고의 활성화를 위해서는 환자안전사건 보고의 중요성, 보고 장애 요인 및 활성화 방안에 대한 전반적인 이해가 필요하다.

사례 : 환자안전사건 보고 및 주의경보 발령 사례[1)]

환자안전 보고학습시스템은 2021년 12월 10일, 환자 확인 오류와 관련된 환자안전 주의경보를 발령하였다.

사례 1은 다음과 같다. 구토, 설사 등의 증상으로 오전에 응급실을 내원한 A 환자가 치료 후 귀가하였는데, 이후에도 증상이 지속되어 당일 오후 응급실에 다시 내원하였다. 행정업무 부서에서 A 환자의 접수를 전산으로 처리하던 중 생년월일이 같은 동명이인으로 검색된 2명의 환자 중 B환자로 잘못 접수하였다. 이후 의료진이 환자를 진료하면서 B 환자의 전산에는 오전에 응급실을 방문한 진료기록이 없어 원인을 찾던 중, 환자 접수 과정에서 오류가 발생하였음을 인지하였다.

사례 2는 A 환자의 이름과 생년월일을 확인한 후, 생년월일이 같은 동명이인인 B 환자로 잘못 접수하였고, A 환자는 B 환자의 차트로 외래 진료를 본 후 귀가한 사례이다. 이후 외래에서 A 환자에게 진료예약 문자를 발송하였으나 B 환자에게 문자가 발송되어 환자 확인 오류를 인지하였다.

이와 같은 환자 확인 오류는 2019년 제1차 환자안전 주의경보가 발령된 이후에도 지속적으로 발생하였고, 2021년 12월 '환자 확인 오류 발생<외래 진료 및 입원 접수 시 생년월일이 같은 동명이인 환자>' 환자안전 주의경보가 발령되었다.

'재발방지를 위한 권고사항'은 외래 진료 및 입원 접수 시와 전산 환경, 환자 및 환자 보호자 측면으로 구분되어 제시되었다.

---

1) 환자안전보고학습시스템의 주의경보 발령(환자 확인 오류 발생 <외래 진료 및 입원 접수 시 생년월일이 같은 동명이인 환자>, 발령일: 2021년 12월 10일(금)) 내용을 요약·정리하였다.

1 환자안전사건 보고 및 보고시스템

1.1 환자안전사건 보고

환자안전사건을 효과적으로 관리하기 위해서는 환자안전과 관련된 문제를 발견하고, 원인을 이해하며, 개선방안을 도출하여 적용하는 것이 필요하다(이상일, 2020). 진료 과정에서 발생하는 실수 또는 이미 경험한 사건을 통해 학습하지 않는 것은 환자안전의 향상을 위한 노력을 무산시키는 일이다. 발생한 사건에 대한 조사 및 분석을 시행하지 않는 것, 학습한 내용을 공유하지 않음으로 인해 많은 의료기관에서 같은 또는 유사한 오류가 반복되며, 환자들은 예방 가능한 오류로 인해 위해를 입고 있다. 이러한 문제를 해결하기 위한 하나의 방안이 보고이다(WHO, 2005). 환자안전사건 보고란 향후 발생가능한 환자안전사건의 위험을 감소시키기 위해 의료기관 내부 또는 외부의 적절한 경로를 통해 환자안전사건에 대한 정보를 전달하는 것이다.[2)]

환자안전사건 보고의 주요한 목적은 경험을 통한 학습이다(Leape, 2002). 환자안전사건 보고를 통하여 진료과정의 어느 부분에서 문제가 있는지에 대한 정보를 제공받을 수 있으므로, 추후 발생 가능한 위해를 감소시키기 위한 변화 및 개선이 필요한 부분의 확인이 가능하다(WHO, 2005). 또한 환자안전사건 보고를 통해 의료인의 태도 및 인식 변화, 지식 등을 향상시킬 수 있다(Anderson et al., 2013).

1.2 환자안전 보고시스템

보고시스템은 다섯 가지 주요 기능, 공공의 책임, 관련된 환자 및 가족에 대한 대응, 의사소통 주의경보 경로, 보건의료 내 위해의 바로미터, 학습 및 개선을 위한 기반 중 하나 이상의 기능을 수행한다(WHO, 2020).

환자안전 보고시스템의 가장 중요한 점은 보고되는 종류와 관련된 미래에 발생할 위해를 감소시키는 데 있어 확실하게 효율적이어야 한다. 보고 및 학습시스템에 대한 10가지 사실(표 21-1)에는 학습, 환자안전문화, 집계 및 체계적인 통찰력, 원인, 조사, 개선 등이 포함되며, 보고된 정보의 분석 및 조사, 참여, 개선을 통한 학습이 환자안전 보고시스템의 중요한 역할이라는 것을 알 수 있다. 궁극적으로 안전을 개선하기 위해서는 의료서비스가 조직되는 방식의 실질적인 변화가 발생해야 하며, 학습은 광범위한 사람들의 참여 및 적극적인 변화를 포함하는 참여 과정으로 보아야 한다(WHO, 2020).

2) Canadian Patient Safety Institute | Home / Tools & Resources / Patient Safety and Incident Management Toolkit / Glossary. Available from: https://www.patientsafetyinstitute.ca/en/toolsResources/PatientSafetyIncidentManagementToolkit/Pages/Glossary.aspx Accessed on July 16, 2022.

표 21-1 보고 및 학습시스템에 대한 10가지 사실

학습(Learning)	보고시스템은 단순히 실패를 공유하는 수단이 아니라 안전을 개선하기 위한 학습을 제공해야 함
환자안전문화 (Safety culture)	임상의료현장의 직원은 책임과 보복으로부터 보호되고, 후속 조사 및 개선에 참여하고, 환자와 관련된 위험이 감소하는 것을 확인할 수 있는 경우 보고함; 일부 지역에서는 사건 데이터 및 조사와 관련된 보고서가 법원에 공개되지 않음
데이터의 한계 (Limitations of data)	과소보고는 의료 및 다른 분야에서 발생함; 이로 인해 환자안전사건 보고의 가치가 경시되어서는 안됨. 사건 보고는 사건과 관련된 또는 제3자의 관점에서 시스템에 대한 시각을 제공함
WHO 보고모델 (WHO reporting model)	환자안전사건 보고 및 학습시스템을 위한 WHO의 Minimal Information Model은 구조화된 정보의 포착 및 서술형으로 작성한 요소를 모두 포함하여 사건 보고를 위해 필요한 최소한의 데이터 요소를 식별하는 데 도움이 됨
집계 및 체계적인 통찰력 (Aggregation and systemic insights)	사건 보고의 집계는 정책 및 절차를 변화하는 데 도움이 되는 체계적인 통찰력을 생성하는 방향으로 분류 시스템을 사용하여야 함
원인 (Causation)	사건 보고서는 위해의 원인과 잠재적 예방 가능성에 대한 통찰력을 제공할 수 있지만 결정적인 관점이라고 볼 수는 없음; 추가 정보 수집, 검토, 조사, 분석은 사건의 원인과 상호관계(어떻게? 왜?)를 확인하는 데 필요함
조사 (Investigation)	높은 수준의 조사 및 조치 계획이 지속적으로 부족하면 의료 내에서 효과적인 위해 감소를 방해하는 경우가 많음
대규모 및 소규모 시스템(Large-and small-scale systems)	국가 수준 또는 대규모 보건의료조직에서 포괄적인 대규모 환자안전사건 보고시스템을 구축하고 유지·관리하려면 기술적 전문성과 자원이 필요함. 조직의 안전문화와 최소 기준의 필수 지침 원칙을 타협해서는 안 되지만 더 작은 규모로 시작하는 것도 고려할 수 있음
개선 (Improvement)	미래의 피해를 방지할 해결책을 찾고 설계하는 것은 어려움. 이 절차에는 두가지 중요한 부분이 있는데, 첫째, 중재 자체("기술적" 부분)와 둘째, 현대 의료를 구성하는 복잡한 조직 및 시스템 내 개입의 구현("변화 관리" 부분)이 있음
환자 및 가족 (Patients and families)	피할 수 있는 위해를 입은 환자와 가족의 참여는 환자안전을 개선하는 데 중요하고 가치가 있음

출처: World Health Organization (2020). Patient Safety Incident Reporting and Learning Systems: Technical report and guidance. Geneva: World Health Organization.

1.2.1 성공적인 보고시스템

성공적인 보고시스템은 위험의 가시화와 위해 예방이라는 두 가지 기본 원칙을 기반으로 한다(WHO, 2020). 경험을 통한 학습이라는 보고의 목적을 달성하기 위해서는 보고시스템이 효과적으로 운영되어야 한다. 보고시스템은 해당 사건에 대한 중요한 정보를 포함하고 있는 개별 보고 자료를 활용하여 사건에 대한 분석, 환류, 학습, 교훈을 공유하는 역할을 하여야 한다. 이러한 효과적인 보고시스템은 오류의 발생을 예방하기 위해서 취해야 하는 안전한 행동이 무엇인지 알 수 있게 하며, 궁극적으로는 안전 문화를 형성할 수 있도록 한다(WHO, 2005). 몇몇 보고시스템은 보고된 자료를 바탕으로 하여 환자안전사건의 발생 현황 및 경향 등의 파악만을 시행하기도 한다. 하지만 보고 건수가 급증하는 등 특정 사건의 발생 양상에 따라, 해당 사건에 대한 조사 및 개선책의 공유가 필요하다는 것을 인지할 수 있기 때문에 이러한 현황 및 경향 파악 또한 중요하다(울산대학교 산학협력단, 2013).

의료오류 발생의 감소는 국제적인 관심사로, 여러 국가들은 의료오류 및 사건의 발생을 감소시키기 위하여 노력하였다. 세계보건기구(WHO)는 World Alliance for Patient Safety를 발족하여 환자안전을 위한 노력을 촉진하고자 하였다(WHO, 2003). World Alliance for Patient Safety에서는 보고시스템의 운영을 위한 지침을 제작하여 배포하였는데 성공적인 보고시스템이 갖추어야 할 요인으로 비처벌성, 독립성, 기밀성, 전문적 분석, 적시성, 시스템 지향성, 반응성을 강조하고 있다(WHO, 2005, 표 21-2).

먼저 비처벌성은 자신이 사건에 대한 정보를 보고함으로써 자신 혹은 사건과 관련된 다른 사람이 비난 혹은 처벌 등 불이익을 받을지도 모른다는 두려움이 없어야 한다는 것이다. 사건 보고로 인하여 개인에게의 비난이 없어야 하고 범죄자라는 낙인이 없어야 한다. 두려움 및 비난에 대한 걱정을 제거하기 위해 보고시스템에서는 보고된 사건과 관련이 있는 환자 및 의료제공자, 그리고 보고자에 대하여 식별이 불가능하도록 하는 등 기밀성을 유지하여 보고자에 대한 보호 조치를 취하여야 한다. 또한 연장선으로 보고시스템은 보고자 또는 사건 관련 기관을 처벌할 수 있는 권한을 가진 기관으로부터 독립되어 있어야 한

표 21-2 성공적인 보고시스템의 특징

비처벌성	보고로 인하여 자신 혹은 다른 사람이 처벌을 받을지도 모른다는 두려움이 없어야 함
기밀성	환자, 보고자, 기관의 정보를 식별할 수 없어야 함
독립성	보고체계는 보고자 또는 기관을 처벌할 권한을 가진 당국으로부터 독립되어 있어야 함
전문적 분석	임상적 상황을 이해하고 있으며 시스템에 내재되어 있는 원인을 인식하는 훈련을 받은 전문가가 보고서를 분석하여야 함
적시성	환자보고서를 신속하게 분석하여, (특히 심각한 위해인 경우) 알아야 할 사람들에게 권고안을 빨리 전파하여야 함
시스템 지향성	권고안은 개인의 행위보다는 시스템, 프로세스, 또는 제품의 변화에 초점을 맞추어야 함
반응성	보고서를 받는 기관은 권고안을 전파할 능력을 갖추고 있어야 하며, 보고에 참여하는 기관들은 가능한 경우에는 언제나 권고안을 실행할 의지가 있어야 함

출처: World Health Organization. (2005). World alliance for patient safety: WHO draft guidelines for adverse event reporting and learning systems: from information to action. World Health Organization. https://apps.who.int/iris/handle/10665/69797 (Accessed September 7, 2022).

다. 보고시스템과 처벌 권한을 가진 당국 사이에 보안체계가 형성되어 유지하는 것은 어려운 일이지만 보고에 대한 신뢰를 유지하기 위해서는 필수적인 요인이다. 보고시스템은 보고된 자료의 분석을 통해 도출해 낸 환자안전 향상을 위한 권고안을 전파할 수 있는 능력을 갖추어야 하며, 보고에 참여하는 기관 및 보건의료인은 가능한 한 언제나 제공받은 권고안을 실행할 의지가 있어야 한다. 이에 사건 관련 자료가 보고되면 해당 자료에 대한 환류를 위하여 전문적인 분석을 시행하여야 하며, 도출해낸 권고안을 시기적절하게 전파하여야 한다. 의료인들은 자신들이 한 보고가 의미 있게 다루어져 의료 환경의 개선으로 이어졌다는 것을 인지할 때 긍정적인 변화를 보인다(Wallace, 2010). 권고안은 개인의 행위보다는 시스템, 프로세스 또는 제품의 변화에 초점을 두는 시스템적인 차원으로 접근을 하여야 한다(WHO, 2005).

또한 명확한 안전 관련 의제 설정, 관련 직원에게 정보 전달, 위험의 해결을 위한 책임 할당, 분석 및 개선 프로세스에 직원을 참여시킴, 실행 가능하고 실용적인 정보의 생성이 의료현장에서의 안전을 개선하는 것을 지원할 수 있다(WHO, 2020).

1.2.2 환자안전사건 보고와 관련된 다양한 문제

이처럼 환자안전의 개선을 위해 환자안전사건 보고는 필수적이고 매우 중요하지만, 환자안전사건을 보고하고 분석하는 시스템은 완벽하지 않다(Macrae, 2016; WHO, 2020). 이에 환자안전 보고와 관련된 문제들을 살펴볼 필요가 있다.

먼저 보고를 해야 하는 사건의 기준과 관련된 논의가 필요하다. 포괄적인 정의를 사용하여 보고기준을 정하게 되면, 주요한 사건에 집중하고 우선순위를 수립해야 할 중요한 기회를 놓칠 수 있다. 환자안전사건 보고 기준을 설정할 시에는 환자안전과 관련된 여러 가지 문제 상황을 발견할 수 있는 가능성 등을 고려하여야 한다(Macrae, 2016).

환자안전사건 보고서의 기본적인 목적은 보건의료 시스템의 근본적인 위험을 식별하고 새로운 위험을 감지하며, 추가적인 심도있는 분석의 필요성을 결정하는 것이다. 이에 사건 보고서의 내용으로는 세부적이고 많은 정보를 필요로 하지 않으며, 중요한 사건의 경우에는 심층 조사를 통해 의료의 질을 향상시켜야 한다. 단순히 정보를 수집하고 피드백을 제공하는 것이 아니라, 사건과 관련된 대화의 장을 제공하고 조사에 참여하며, 안전을 개선하도록 장려하는 기회를 제공해야 한다. 이러한 학습 과정을 통해 보건의료 시스템에 대한 이해와 시스템을 개선하기 위한 인프라를 제공할 수 있다(Macrae, 2016).

1.3 환자안전사건 보고시스템의 분류

환자안전사건 보고시스템은 보고의 강제성에 따라 자발적 보고시스템과 의무적 보고시스템으로 분류할 수 있다. 또한 보고시스템의 운영 주체에 따라 기관 내부에서의 보고시스템(internal reporting system)과 기관 외부로의 보고시스템(external reporting system)으로 구분할 수 있다.

1.3.1 보고의 강제성에 따른 분류

환자안전사건 보고에 강제성이 있는지 여부에 따라 자발적 보고와 의무적 보고로 분류할 수 있다.

먼저 자발적 보고시스템을 활용하여 환자안전에 영향을 미칠 수 있는 정보들을 공유할 수 있다(Institute of Medicine, 2000). 자발적 보고는 개별 의료인들로 하여금 환자안전사건을 인지하도록 할 수 있으며, 질 향상 과정, 피드백 과정 등 관련 절차에 참여하도록 하여 의료인의 태도 및 행동의 변화를 유도할 수 있다(Heavner & Siner, 2015).

영국, 덴마크 등 보고시스템을 운영하고 있는 국가들은 근접오류의 경우에는 자발적 보고를 시행하고 있다. 우리나라는 환자안전사고가 발생 또는 발생할 우려가 있다는 것을 알게 될 경우 보고할 수 있다는 내용의 자발적 보고를 규정하고 있다.

자발적 보고가 환자안전의 향상이 주요 목적이라면, 의무적 보고는 보건의료인들로 하여금 책임을 지도록 하는 것이 주요한 목적이다. 이로 인해 의무적 보고시스템은 심각한 위해나 사망 등과 같은 오류를 주로 보고받으며, 이러한 심각한 위해나 사망은 전체 환자안전사건 중 많은 부분을 차지하지는 않지만 시스템상의 중요한 결함을 알려주는 신호일 수 있다(Institute of Medicine, 2000).

영국의 경우에는 꼭 보고되어야 하는 사건들을 'Never Events'로 지정 및 발표하며, 해당 사건들은 국가수준에서 관리될 수 있도록 시스템을 운영하고 있다(NHS Improvement, 2018). 덴마크에서는 보건의료전문가의 경우 심각한 위해사건은 의무적으로 보고를 하여야 한다(PSQCWG, 2014). 우리나라도 2022년 1월부터 사망 또는 심각한 신체적·정신적 손상 발생 등 의무보고의 대상이 되는 환자안전사고가 발생한 경우, 지체 없이 의무적으로 보고하도록 하고 있다(환자안전법 제14조, 2020.1.29. 개정).

환자안전을 위한 정보 제공이라는 목적과 보건의료인들이 행위에 대한 책임을 지도록 하는 목적이 양립할 수 없는 것은 아니지만, 동시에 두 가지 목적을 달성하는 것은 매우 어려운 일이다. 자발적 보고와 의무적 보고는 모두 중요하므로 학습과 책임 사이에서 균형을 유지하는 것이 요구된다(Institute of Medicine, 2000; Ock et al., 2015).

1.3.2 운영 주체에 따른 분류

환자안전사건 보고시스템을 운영 주체에 따라 분류하면, 기관 내부 보고시스템과 기관 외부 보고시스템으로 나눌 수 있다.

기관 내부 보고시스템은 기관 외부 보고시스템에 비하여 좀 더 먼저 구축되어, 많은 의료기관에서 오랫동안 환자안전사건 보고시스템을 유지해오고 있다. 이러한 내부 보고시스템은 의료의 질 향상과 안전을 개선하기 위한 도구 중 핵심적인 역할을 하고 있다. 내부 보고시스템은 관련 당사자들의 사건에 대한 인지를 확보할 수 있고, 의료오류를 예방하는 과정들을 모니터링할 수 있다(Leape, 2002).

하지만 단일기관의 보고시스템보다 보고시스템의 규모를 확대하게 된다면 오류의 경향을 발견하기가 더 쉬워지기 때문에(Institute of Medicine, 2000), 기관 간 사건 발생의 정보를 공유할 수 있는 기관 외부 보고시스템을 갖출 필요가 있다. 기관 외부 보고시스템을 통해 개별 기관에서 오류를 예방한 방식과 관련된 정보 공유, 오류의 경향 파악 및 주의를 기울일 필요가 있는 위해 파악, 표준지침에 대한 권고 등이 가능하다(Flowers & Riley, 2002).

2 국내 환자안전사건 보고시스템

우리나라에서 시행 중인 환자안전 관련 보고시스템으로는 각 의료기관에서 개별적으로 운영 중인 기관 내부 보고시스템과 환자안전사고 보고학습시스템,[3] 의약품이상사례보고시스템, 한국혈액감시체계, 전국의료관련감염감시체계(Korean Nosocomial Infections Surveillance System, KONIS)등의 기관 외부 보고시스템이 있다.

2.1 기관 내부 보고시스템

국내 의료기관의 환자안전 보고시스템은 의료기관 인증과 연계되어 확대·개발되어 온 것으로 볼 수 있다. 의료기관인증 조사기준[4]에 따라 의료기관 차원의 적신호사건, 근접오

3) 우리나라 「환자안전법」에는 '환자안전사고' 및 '환자안전사고 보고학습시스템'이라는 표현을 사용하고 있으나, 대부분의 나라에서는 환자안전과 관련하여 '사고' 대신 '사건'이라는 표현을 사용하고 있다(이상일, 2016). 또한 국립국어원에 따르면 '사고'란 '뜻밖에 일어난 불행한 일, 사람에게 해를 입혔거나 말썽을 일으킨 나쁜 짓'이며, '사건'은 '사회적으로 문제를 일으키거나 주목을 받을 만한 뜻밖의 일'이다. 본 장에서는 「환자안전법」상 운영되는 보고학습시스템 및 관련 내용을 다룰 경우에는 법률에 규정되어 있는 '환자안전사고' 및 '환자안전사고 보고학습시스템'이라는 용어를 사용하였고, 그 외에는 '환자안전사건'이라는 용어를 사용하였다.

4) 의료기관인증 조사 기준 중 환자안전사건 관리 관련 조사항목

류, 위해사건에 대한 정의 및 관리 절차에 대한 규정(지침)을 마련하여 관리하도록 하고 있다. 대부분의 의료기관에서 내부 보고시스템은 전산시스템을 활용하여 운영하고 있다.

이 장에서는 실제로 의료기관에서 운영되고 있는 보고 및 관리 절차를 소개하고자 한다.

먼저 환자안전사건 보고절차이다. 환자안전 관련 사건이 발생한 경우 환자의 상태를 확인하고 조치(응급처치 포함)를 취한 뒤, 관련 직원이 보고 기한 내에 환자안전사건 보고서를 작성하도록 하고 있다. 환자의 사망, 심각한 신체·심리적 손상이 발생한 경우 해당 의료진은 환자/보호자에게 진료과정에서 발생한 내용, 치료계획 등을 설명한다. 또한 부서 보고라인에 따라 보고를 하고, 비용이 발생하는 경우에는 법무팀에 전달한다. 보고서가 작성되면 자동으로 환자안전/QI부서로 자동 보고되어 환자안전전담자가 보고서를 검토한다. 중대한 환자안전사고는 의무보고 대상으로 200병상 이상의 병원급 의료기관(종합병원의 경우 100병상 이상)은 환자안전 보고학습시스템에 해당 사실을 보고해야 한다.

의료기관인증 조사기준에 의하면 환자안전 관련 사건의 예방을 위해 보고된 사건의 원인분석 및 개선활동을 시행하여야 한다(보건복지부, 의료기관평가인증원, 2021). 이와 같이 보고된 이후의 사건 관리는 사건의 종류에 따라 다르게 진행될 수 있다(그림 21-3). 보고기한 내 환자안전/QI부서에 구두 혹은 서면으로 보고된 적신호 사건인 경우 최대한 신속하게 유관부서와 함께 팀을 구성하여 근본원인분석 및 개선 계획 수립하여 개선활동을 실시하며 경영진 보고 후 직원과 공유한다. 위해사건이나 근접오류는 오류유형 등을 분석하여 위험관리체계에 따른 고장유형영향분석(FMEA)을 진행하고 개선활동을 실시한다.

이처럼 환자안전사건의 원인을 분석하여 해당부서와 함께 개선방안 수립 및 개선활동을 실시하고, 이후 경영진 보고가 완료되면 직원들과 전자 의무기록, 인트라넷 등을 통해 사례 및 개선활동을 공유한다. 이것은 오류로부터 배우며 같은 오류가 발생하지 않도록 하기 위함이다.

실제 의료기관에서 시행되고 있는 환자안전사건 종류별 보고자, 보고기한, 분석 및 개선, 보고 및 공유 절차는 <그림 21-1, 21-2>와 같으며, 환자안전사건을 사전에 예방하기 위해서 의료기관 내 근접오류 보고를 독려하고, 해당부서의 적극적인 참여가 이루어질 때 개선활동이 지속적으로 유지될 수 있다.

- 의료기관 차원의 환자안전사건 관리 절차
- 직원은 환자안전사건의 정의를 알고 발생 시 보고
- 보고된 환자안전사건 분석
- 분석결과에 따라 개선활동 수행
- 환자안전사건에 대한 결과를 경영진에게 보고하고 관련 직원과 공유
- 적신호사건 발생 시 환자와 보호자에게 관련 정보 제공
- 환자안전 주의경보 발령 시 관련 직원과 공유

그림 21-1 환자안전 보고절차 예시 1

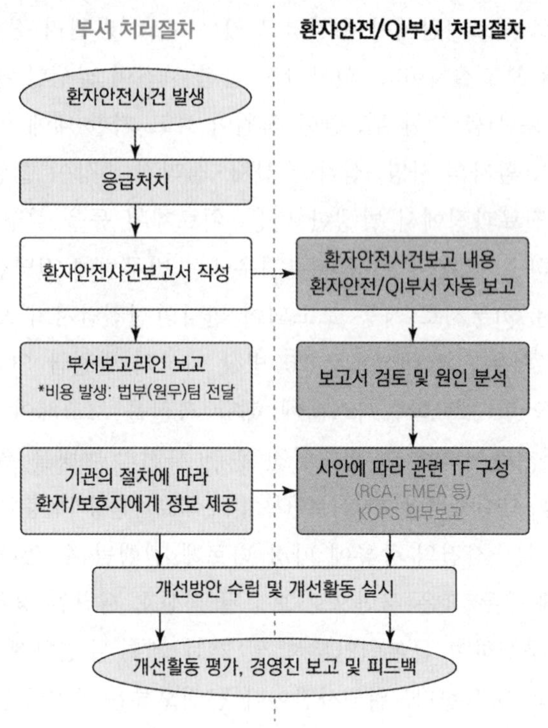

그림 21-2 환자안전 보고절차 예시 2

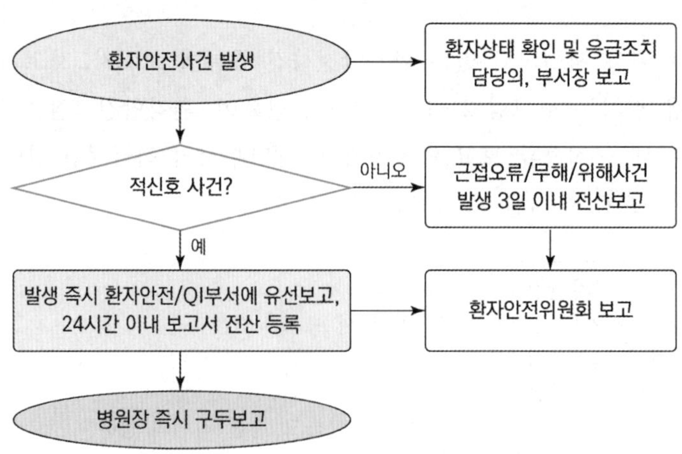

그림 21-3 환자안전사건 관리 체계

구분	위해사건	근접오류	적신호사건
정의	환자의 기저질환에 기인하지 않는 모든 형태의 상해나 손상 발생	일어날 뻔한 사건을 미리 발견한 오류	위해사건으로 인한 환자의 사망, 심각한 신체 · 심리적 손상 발생
환자안전사고 발생 시	사고발생 → 응급처치 → 보고서 작성 *환자안전/QI부서: 자동접수됨 *부서 내: 보고서 출력 또는 부서보고라인 보고 *보상, 감면 등 비용이 발생되는 건은 법무팀(원무팀) 전달		
보고자	가능한 사건 발생과 직접적 관련이 있는 직원이 보고 or 사안에 따라 관련 직원이 보고		
보고기한	72시간 이내	72시간 이내	구두 24시간 이내 서면 48시간 이내
분석 및 개선	오류유형분석, 위험관리체계에 따른 고장유형영향분석(FMEA) & 개선활동 실시		45일 이내 근본원인분석(RCA) & 개선활동 실시
보고 및 공유	결과를 경영진에게 보고하고 관련직원과 공유		

2.2 기관 외부 보고시스템

우리나라에서 현재 시행되고 있는 환자안전 관련 외부 보고시스템으로는 「환자안전법」상 구축 및 운영되는 환자안전사고 보고학습시스템과 의약품이상사례보고시스템, 한국혈액감시체계, 전국의료관련감염감시체계(Korean Nosocomial Infections Surveillance System, KONIS), 의료기기 부작용 보고 등이 있다.

2.2.1 환자안전사고 보고학습시스템

정맥에 투여하여야 할 빈크리스틴을 척수강 내로 투여하여 백혈병 환아가 사망한 투약 오류 사건을 계기로 국내에는 2015년 1월 「환자안전법」이 제정되었고 2016년 7월 29일부터 시행되고 있다. 우리나라 「환자안전법」에 의하면 보건복지부장관은 환자안전을 위하여 환자안전사고에 관한 정보와 지표 개발을 위해 수집 또는 기관으로부터 제공받은 환자안전사고 관련 자료의 조사와 연구, 공유 등을 위하여 환자안전사고 보고·학습시스템을 구축·운영하여야 한다. 「환자안전법」 시행령 제8조에 따라 보건복지부장관은 환자안전사고 보고학습시스템을 중앙환자안전센터에 위탁한다.

1) 보고대상 및 보고자

「환자안전법」에 따른 우리나라 환자안전사고 보고는 자율보고와 의무보고의 형태로 운영되고 있다. 먼저 자율보고는 환자안전사고를 발생시켰거나 발생한 사실을 알게 된 또는 발생할 것이 예상된다고 판단한 보건의료인, 보건의료기관의 장, 전담인력, 환자, 환자 보호자는 보건복지부장관에게 그 사실을 보고할 수 있다. 보고대상은 보건의료서비스를 제공하는 과정에서 사망, 장애, 장해, 추가적인 치료가 필요하거나 필요할 것으로 예상되는 손상이나 질병 등 위해가 발생하였거나 발생할 우려가 있는 사고이다.[5] 따라서 위해사고뿐만 아니라 근접오류까지 보고대상에 포함이 된다.

2021년 1월 30일부터 200병상 이상인 병원급 의료기관(종합병원인 경우에는 100병상 이상)은 다음 중 어느 하나에 해당하는 환자안전사고가 발생하면 의료기관의 장이 보건복지부장관에게 그 사실을 지체 없이 보고하여야 한다. 첫째, 「의료법」 제24조의2제1항에 따라 설명하고 동의를 받은 내용과 다른 내용의 수술, 수혈, 전신마취로 환자가 사망하거나 심각한 신체적·정신적 손상을 입은 환자안전사고가 발생한 경우, 둘째, 진료기록과 다른 의약품이 투여되거나 용량 또는 경로가 진료기록과 다르게 투여되어 환자가 사망하거나 심각한 신체적·정신적 손상을 입은 환자안전사고가 발생한 경우, 셋째, 다른 환자나 부위의 수술로 환자안전사고가 발생한 경우, 넷째, 의료기관 내에서 신체적 폭력으로 인해 환자가 사망하거나 심각한 신체적·정신적 손상을 입은 경우이다.

2) 보고방법

환자안전사고를 보고하려는 사람은 환자안전사고 보고서 서식을 작성하여 환자안전사고 보고학습시스템을 통하여 보건복지부장관에게 제출해야 한다. 환자안전사고 보고서는 환자·환자 보호자 제출용과 보건의료인·보건의료기관장·전담인력 제출용으로 구분되어 있다.

3) 익명보장

보고학습시스템에 자율보고된 환자안전사고에 대한 정보는 환자안전사고의 사실관계에 대한 확인을 의미하는 검증을 한 후, 개인식별이 가능한 부분의 삭제가 이루어진다. 보건복지부장관은 검증을 위해 필요하다고 인정하는 경우에는 환자안전사고 보고자, 「환자안전법」 제15조제1항 각 호의 기관[6]에 관련 자료 및 의견의 제출을 요청할 수 있으며, 검증을 하는

---

5) 「환자안전법」 제2조(정의) 이 법에서 사용하는 용어의 뜻은 다음과 같다.
   1. "환자안전사고"란 「보건의료기본법」 제3조 제3호의 보건의료인(이하 "보건의료인"이라 한다)이 환자에게 보건의료서비스를 제공하는 과정에서 환자안전에 보건복지부령으로 정하는 위해(危害)가 발생하였거나 발생할 우려가 있는 사고를 말한다.

6) 제15조(환자안전지표 개발을 위한 자료의 요청) ①보건복지부장관은 환자안전지표의 개발을 위하여 보건복지부령으로 정하는 자료를 다음 각 호의 기관의 장에게 요청할 수 있다.

경우에는 특별한 사유가 없으면 14일 이내에 끝내야 한다.

4) 주의경보 발령

보건복지부장관은 환자안전사고가 새로운 유형이거나 환자안전에 중대한 위해가 발생할 우려가 있는 등 다음과 같은 경우 주의경보를 보건의료기관에 발령하여야 한다. 첫째, 환자안전을 해칠 우려가 높은 새로운 유형의 환자안전사고가 발생한 경우, 둘째, 환자안전에 중대한 위해가 발생할 우려가 있는 환자안전사고가 발생한 경우, 셋째, 동일하거나 유사한 유형의 사고가 보고학습시스템에 급격히 증가하는 경우, 넷째, 그 밖에 환자안전을 해칠 우려가 매우 크고 그 영향이 광범위할 것으로 예상되어 주의경보 발령이 필요하다고 보건복지부장관이 인정하는 경우이다. 또한 필요한 경우 보건의료기관에 개선 또는 시정을 권고할 수 있다.

5) 환류

환자안전 보고학습시스템은 수집된 정보의 체계적 관리 및 환자안전정보데이터베이스를 구축한다. 환자안전사고에 대하여 개별 의료기관에 대한 피드백은 제공하지 않지만 거시적인 개선활동을 수행한다. 구축된 데이터베이스를 활용하여 환자안전사고 현황 및 경향성 파악, 새롭게 발생한 위험요인 발견 및 분석, 위험저감 정책 수립 등 환자안전정보 분석 업무를 수행하며, 국가 단위에서 사고발생 정보 및 재발방지대책을 공유한다. 그리고 체계적인 정보 분석 및 심층연구 수행을 통해 정부의 환자안전 및 의료 질 향상을 위한 정책 수립 근거를 제공한다(보건복지부, 의료기관평가인증원, 2016). 또한 환자안전 보고학습시스템에 접수된 환자안전사고와 관련하여, 국가 및 기관 차원에서 이루어져야 하는 활동이 「환자안전법」에 규정되어 있다. 국가환자안전위원회[7]는 환자안전사고 보고내용의 분석 결과 활용 및 공개에 대한 내용을 심의하여야 한다. 또한 의료기관에서 설치·운영하는 환자안전위원회[8]의 업무로 환자안전사고의 예방 및 재발 방지를 위한 계획 수립 및 시행, 환자안전사고 보고 활성화에 대한 사항이 규정되어 있다.

---

1. 「국민건강보험법」에 따른 국민건강보험공단
2. 「국민건강보험법」에 따른 건강보험심사평가원
3. 「의료사고 피해구제 및 의료분쟁 조정 등에 관한 법률」에 따른 한국의료분쟁조정중재원
4. 「소비자기본법」에 따른 한국소비자원
5. 그 밖에 환자안전에 관한 자료를 보유하고 있는 대통령령으로 정하는 기관

7) 환자안전 및 의료 질 향상을 위한 주요 시책, 환자안전사고 예방 및 재발 방지에 관한 사업계획 및 추진방법, 환자안전사고 보고 내용의 분석 결과 활용 및 공개 등을 심의하기 위해 보건복지부에 국가환자안전위원회를 두고 매년 1회 이상 개최하여야 한다(「환자안전법」 제8조).

8) 병상 수가 200병상 이상인 병원급 의료기관(종합병원인 경우에는 100병상 이상)은 환자안전 및 의료 질 향상을 위해 환자안전위원회를 설치 및 운영하여야 한다(「환자안전법」 제11조, 「환자안전법」 시행규칙 제5조).

2.2.2 기타 환자안전 관련 보고시스템

1) 의약품이상사례보고시스템

한국의약품안전관리원(http://www.drugsafe.or.kr/ko/index.do)은 의약품 이상사례 발생에 대한 정보를 보고 및 관리하기 위해 의약품이상사례보고시스템(Korea Adverse Event Reporting System, KAERS)을 운영하고 있다. 이와 관련하여 자세한 내용은 '6장 국가적 약물안전 감시체계'에서 소개하고 있으므로, 이 장에서는 보고와 관련된 내용만 간략히 언급하였다.

보고대상이 되는 이상사례란 의약품 등을 투여하거나 사용하는 과정에서 발생한 바람직하지 않고 의도되지 않은 징후, 증상 또는 질병을 말한다. 보고자는 일반인(소비자), 의약전문가, 지역의약품안전센터[9] 등이다. 이상사례 보고는 온라인보고(의약품안전나라 의약품통합정보시스템)와 전화(한국의약품안전관리원 상담전화 등으로 직접 신고)로 할 수 있으며, 한국의약품안전관리원 홈페이지에 보고방법이 안내되어 있다.

2) 한국혈액감시체계[10]

한국혈액감시체계란 의료기관의 혈액 수급현황을 모니터링하기 위한 혈액수급감시체계와 수혈 관련 오류 및 증상 발생 관련 현황을 감시하기 위한 수혈안전감시체계를 통합하여 운영 중인 감시체계이다. 특히 수혈안전감시체계는 수혈과 관련된 오류 및 증상의 발생을 보고하는 감시체계이며, 이러한 현황을 분석하여 수혈의 안전성을 강화하고자 한다.

수혈안전감시체계에 참여를 위해서는 수혈안전감시 홈페이지에 참여기관 신청을 하고, 의료기관은 수혈 특이사항 발생 시 발생일로부터 4주 이내에 홈페이지를 통해 수혈 특이사항 보고서를 입력 및 등록한다.

3) 전국의료관련감염감시체계[11]

2006년 대한병원감염관리학회는 질병관리본부(현, 질병관리청)와 함께 중환자실 부문과 수술부위 감염에 대하여 전국의료관련감염감시체계(Korean Nosocomial Infections Surveillance System, KONIS)를 출범하였다. 현재는 중환자실 모듈, 수술부위감염 모듈, 신생아중환자실 모듈, 손 위생 및 중심정맥관관련 혈류감염예방 모듈, 요양병원 모듈로 확대하여 운영하고 있다.

---

9) 우리나라는 지역별로 '지역의약품안전센터'를 지정하여 센터에서 수집한 이상사례를 한국의약품안전관리원 및 식품의약품안전처에서 관리하는 약물감시시스템을 운영하고 있다.

10) 보건복지부 국립장기조직혈액관리원. Available from: https://www.konos.go.kr/page/subPage.do?page=sub1_3_5_2 Accessed on June 7, 2022.

11) KONIS system. 대한의료관련감염관리학회. Available from:http://konis.cafe24.com/xe/ Accessed on June 7, 2022.

2022년 기준, 전국의료관련감염감시체계(Korean Nosocomial Infections Surveillance System, KONIS) 참여 기관 대상은 종합병원 및 100병상 이상 병원 등으로서 감염관리실을 운영하는 의료기관이며, 모집분야는 6개 지표(① 중환자실 감시, ② 수술부위감염 감시, ③ 신생아중환자실 감시, ④ 손 위생 감시, ⑤ 중심정맥관관련 혈류감염예방 감시, ⑥ 요양병원 감시)이다.

구체적으로 각 모듈별 참여기준 및 요건을 살펴보면, 중환자실 감시, 수술부위 감시, 신생아중환자실 감시는 종합병원 및 100병상 이상 병원으로서 감염관리실을 운영하는 의료기관이다. 손 위생 감시와 중심정맥관관련 혈류감염예방 감시는 종합병원 및 병원으로서 감염관리실을 운영하는 의료기관이며, 요양병원 감시는 요양병원으로서 감염관리실을 운영하는 의료기관(의료관련감염감시 담당자(겸임가능) 지정이 가능한 의료기관)이다.

4) 의료기기 부작용 보고

의료기기 부작용 등 안전성정보 관리 제도는 의료기기를 취급하고 사용할 시 인지되는 안전과 관련된 정보를 체계적이고 효율적으로 수집·분석·평가하여 적절한 대책을 강구하고자 하는 제도이며, 이를 통해 국민 보건의 위해를 방지하고자 한다(식품의약품안전처 의료기기안전국, 식품의약품안전처 의료기기 전자민원창구 홈페이지[12]).

「의료기기법」 제31조 제1항에 따라 의료기기취급자는 의료기기를 사용하는 도중에 사망 또는 인체에 심각한 부작용이 발생하였거나 발생할 우려가 있음을 인지한 경우에는 이를 식품의약품안전처장에게 보고하고 그 기록을 유지하여야 한다. 보고 대상은 중대한 이상사례, 예상하지 못한 이상사례, 중대한 이상사례가 발생하지는 않았으나 재발할 경우 중대한 이상사례를 초래할 수 있는 사례, 의료기기와의 연관성이 확실하지 않으나 중대한 이상사례가 발생한 사례, 외국 정부의 의료기기 안전성 관련 조치에 관한 자료 등이다. 사망이나 생명에 위협을 주는 부작용은 7일 이내, 입원 또는 입원기간의 연장이 필요한 경우, 회복이 불가능하거나 심각한 불구 또는 기능 저하를 초래하는 경우, 선천적 기형 또는 이상을 초래하는 경우에는 15일 이내에 보고하여야 한다(「의료기기법」 시행규칙 제51조제1항). 의료인 및 환자, 의료기기소비자는 의료기기 부작용 보고의 법적 의무대상자는 아니지만 이상사례를 알게 된 경우 자발적 보고를 할 수 있다.

한국의료기기안전정보원은 보고된 이상사례의 수집과 분석, 평가를 위한 자료제출을 요구하고, 분석 및 평가한 결과를 식품의약품안전처에 보고한다. 식품의약품안전처는 평가결과에 따라 안전성 정보를 제공하거나 회수, 제조·판매 업무 정지 등의 조치를 취한다(식품의약품안전처, 2021). 의료기기 안전성 정보 관리체계는 <그림 21-4>와 같다.

12) https://emed.mfds.go.kr/

그림 21-4 의료기기 안전성 정보 관리체계

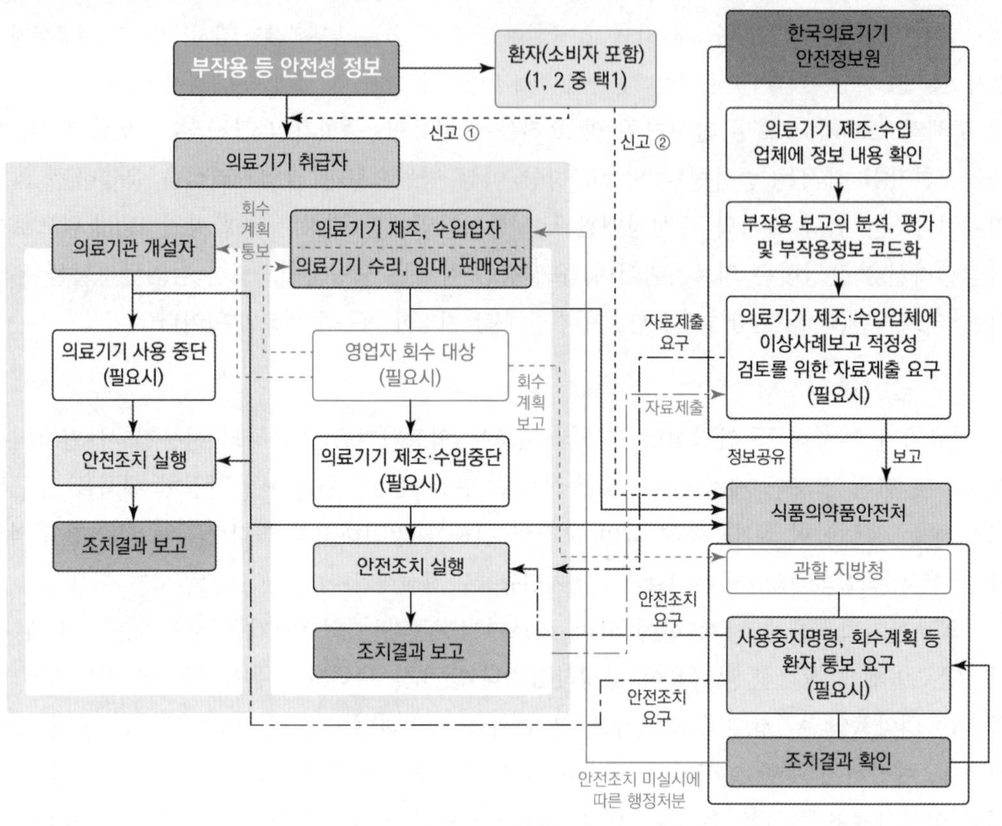

출처: 식품의약품안전처. (2021). 의료기기 부작용 등 안전성 정보 업무처리 지침[공무원 지침서]

3 환자안전사건 보고 활성화

3.1 환자안전사건 보고에 대한 인식 및 보고 현황

의료인들은 전반적으로 환자안전사건 보고의 필요성과 효과에 대해 긍정적인 인식을 갖고 있다(Kingston et al., 2004; 강민아 외, 2005; Anderson et al., 2013; Lee et al., 2018). 그러나 보고 관련 인식, 태도 또는 환자안전사건 및 투약오류 보고율 등을 조사한 연구들에 따르면,[13] 보고에 대한 의료인의 긍정적인 인식과는 달리 환자안전사건 보고는 잘 이루어지지 않고 있다(Stanhope et al., 1999; Lawton & Parker, 2002).

호주에서 실시된 연구에서는 잠재적으로 환자에게 위해를 발생시킬 수 있는 임상적으로 중요한 처방오류의 1.3%만이 병원 보고시스템에 보고된 것으로 나타났다(Westbrook et al., 2015). 타이완의 간호사를 대상으로 한 연구(Yung et al., 2016)에서는 투약오류의 88.9%가 구두 보고로 이루어졌고, 기관의 전산시스템을 통해 보고된 것은 19.0%에 불과하였다.

우리나라도 환자안전사건 보고와 관련된 어려움이 존재하며, 환자에게 위해를 미친 정도, 보고자의 직종 등에 따라서 보고 인식 및 태도, 장애요인 등에 차이가 존재한다(Lee et al., 2018; Yoon et al, 2022).

대학병원 간호사를 대상으로 사건보고 불이행 경험에 대한 연구를 시행한 결과, 참여자의 76.5%가 보고 불이행 경험이 있었다고 나타났다(김기경 외, 2006). 서울시 소재 8개 3차 의료기관 간호사를 대상으로 조사한 연구에 의하면, 환자에게 위해가 발생한 경우 90.5%가 항상 또는 대부분 보고한다고 응답하였다. 하지만 환자에게 해가 될 수 없는 경우 또는 환자에게 해가 될 수 있었으나 그렇지 않았던 경우는 항상 또는 대부분 보고한다고 응답한 대상자가 각각 63.3%, 63.0%였다(김정은 외, 2007). 남문희(2010)의 연구에서는 환자에게 위해가 발생한 경우 보고한다고 응답한 대상자는 76.6%, 근접오류의 경우 보고한다고 응답한 대상자는 48.5~56.9%였다. 의사와 간호사의 사건보고에 대한 태도와 사건보고의도 관련요인을 연구한 김혜선(2011)에 의하면, 대상자의 46.5%가 사건보고를 한 경험이 있었고 직종별로는 의사가 23.0%, 간호사는 67.0%였다. 중소병원 환자안전 전담인력을 대상으로 한 연구에서도 기관 내 환자안전사건 보고 관리 업무가 전담인력의 주 업무임에도 불구하고, 환자안전사건 보고가 잘 이루어지지 않고 분석 및 조사과정에서의 협조 부족이 어려움으로 드러났다(Yoon et al, 2022).

투약오류 보고율을 살펴보면, 오춘애 외(2007)는 투약오류 발생 가능성이 높은 근무경력 1년 미만의 신규간호사를 대상으로 투약오류 보고율을 조사하였는데, 투약오류 경험자 중 투약오류를 보고한 비율은 46.3%였다. 나병진(2010)의 연구에서도 투약오류를 보고하였다고 응답한 대학병원에 근무하는 간호사는 58.9%였다. 마찬가지로 대학병원 간호사를 대상으로 연구한 이영숙(2015)의 연구에서 최근 1년 이내에 투약오류를 경험한 간호사 중 80.6%가 보고를 하지 않았다고 응답하였다.

3.2 보고 장애 요인 및 활성화 방안

환자안전사건 보고에는 다양한 장애 요인이 존재하며, 이로 인해 의료인은 환자안전사건 보고를 어려워한다. 보고가 원활하게 이루어지지 않으면 환자안전사건의 파악이 어려워지며, 보고를 통해 학습할 수 있는 기회를 잃게 된다. 따라서 환자안전사건 보고의 장애 요

13) 국가, 연구대상 및 방법에 따른 결과의 차이가 존재한다.

인을 파악하고 개선하는 것이 필요하다(Moumtzoglou, 2010).

Barach와 Small(2000)은 환자안전 보고시스템의 성공을 좌우하는 요인들을 법·문화·규제·재정 측면으로 장애 요인/활성화 요인으로 분류하여 분석하였다. 또한 요인들이 개인, 기관 및 사회 수준에서 영향을 미치고 있다는 점을 반영하여 <표 21-3>과 같이 제시하였다. 이와 같은 보고 장애 요인을 이해하는 것이 환자안전사건 보고를 활성화하기 위한 첫번째 단계라고 할 수 있으며, 본 장에서는 Barach와 Small(2000)이 제시한 법·문화·규제·재정 측면의 장애 요인 중 주요한 요인과 활성화 방안을 다루고 있다.

표 21-3 법·문화·규제·재정 측면 보고 장애 요인 및 활성화 방안

	개인	기관	사회
법			
장애 요인	보복에 대한 우려, 신뢰의 부족	소송, 비용, 신뢰를 약화시키는 제재, 부정적인 평판에 대한 우려	동료평가, 기밀성, 다기관 데이터베이스에 대한 법적 장애
활성화 방안	기밀 보장 및 면제 제공	기밀 보장 및 면제 제공	책임의 명확화, 보고체계의 강화
문화			
장애 요인	개개인의 직종, 침묵 규약, 동료를 곤란한 상황에 처하게 하는 것에 대한 우려, 회의적인 태도, 추가 업무	조직의 차이, 병폐적, 관료적, 관행에 따르고자 하는 문화, 깊게 알고 싶어 하지 않는 경향(쉬쉬하는 경향)	환자안전사건 소통하기에 대한 일반적인 경향, 의료사고 보도로 인한 불신, 전문직종 종사자에 대한 불신, 시스템의 효과에 대한 교육 부족
활성화 방안	전문직관의 향상: 박애주의적 성향, 진실성, 교육, 카타르시스	안전과 질 부분에서 선두주자가 되는 것이 경영에 도움이 됨	지역사회 관계 강화, 신뢰 구축, 의료서비스 및 투명성 향상
규제			
장애 요인	소송, 보험료의 상승, 조사 및 비난의 우려, 면허 정지, 수입 감소	조직마다의 규제가 있으며, 외부에서는 내부의 문제를 이해할 수 없음	보다 효과적인 규제의 필요, 자원집약적
활성화 방안	예방, 규칙 준수	비난이 발생할 수 있다는 사실에 대한 인지	규정에 대한 신뢰 향상, 공적 책무성(책임성)의 강화
재정			
장애 요인	명성 실추, 실직, 추가 업무	자원 낭비, 잠재적 수입의 감소, 진료 계약, 비용효과적이지 않음	부가적인 세금 비용 소모, 관료적인 의무의 증가
활성화 방안	안전이 비용을 절감시킬 수 있음	의료 질 및 안전과 관련된 평판의 향상	의료시스템에 대한 신뢰 향상

출처: Barach, P., Small, S. D. (2000). "Reporting and preventing medical mishaps: lessons from non-medical near miss reporting systems". *British Medical Journal*, 320, 759-763.

3.2.1 법

1) 소송에 대한 우려

의료인, 특히 의사들에게 중요한 환자안전사건 보고 장애 요인은 의료소송에 대한 우려이다(Uribe et al., 2002; Jeffe et al., 2004; Kingston et al., 2004; Waring, 2005; Hashemi, Nasrabadi & Asghari, 2012).

환자안전사건을 보고하는 의료인들의 의료소송에 대한 우려를 감소시키기 위해서는 보고자 및 보고 자료에 대한 법적인 보호가 필요하다. 미국의 환자안전법은 환자안전자료(Patient Safety Work Product)와 관련하여 개인 정보의 비밀유지와 법적 보호에 대한 특권을 규정하고 있다. 이 법에서 보호되는 환자안전자료(Patient Safety Work Product)는 환자안전기구(Patient Safety Organization, PSO)에 보고 및 환자안전 활동을 위해 수집되거나 개발되어 환자안전단체에 제공된 자료이다.[14)]

2) 기밀성

보고자, 사건과 관련된 내용 등 보고와 관련된 정보의 기밀성이 보장되지 않는 것이 보고 장애 요인이다(Uribe et al., 2002; Jeffe et al., 2004; Yoon et al., 2022). 우리나라 상급종합병원에서 근무하는 간호사와 전공의를 대상으로 의료기관 내 보고시스템에 보고 시 장애요인을 조사한 결과, 부서 내·외부의 익명성 보장 결여가 장애 요인으로 파악되었다. 부서 내부 차원에서는 크게 두 가지 경우에 익명성이 보장되지 않았다. 첫째, 선임이나 중간 관리자와 사건에 대한 논의 및 의사소통 과정, 둘째, 보고된 사건을 공유하는 과정이었다. 부서 외부 차원에서는 부서에서 보고된 사건이 다른 부서와 공유되고, 상급자들에게 보고되는 과정에서 익명성이 보장되지 않았다(이원, 2016).

우리나라 「환자안전법」에는 보고된 환자안전사건의 식별가능 정보 삭제가 규정되어 있다. 보고의 활성화를 위해 보고 내용에 대한 검증 절차 이후 개인과 의료기관을 식별할 수 있는 정보를 복구가 불가능한 상태로 완전히 삭제하여야 한다. 이 과정을 통해 보고학습시스템에 보고된 내용의 비밀을 유지한다.

3) 부정적인 평판에 대한 우려

환자안전사건 보고로 인해 해당 의료기관에 대한 부정적인 평판이 형성되는 것에 대한 우려가 존재한다.

영국에서는 보고를 많이 하는 의료기관을 긍정적인 환자안전사건 보고 문화가 형성되어 있는 기관으로 일반 대중들에게 공표하고 있다(NHS Choices, 2014). 이와 같은 방법을 통해

14) Agency for Healthcare Research and Quality. Available from: https://pso.ahrq.gov/faq/what-is-patient-safety-work-product Accessed on October 14, 2022

사회적으로 환자안전사건 보고와 관련된 긍정적인 문화를 조성하는 것이 필요하다.

3.2.2 문화

1) 회의적인 태도

환자안전사건 보고에 대한 회의적인 태도가 존재한다. 먼저 환자안전사건 보고에 대한 관심이 부족하다(Poorolajal, Rezaie & Aghighi, 2015). 그리고 보고를 통해 보고자가 얻을 수 있는 이익이 부족하기 때문에 보고 동기 유발이 되지 않으며(Uribe et al., 2002; Elder et al., 2007), 효과적인 피드백이 부족한 것이 장애요인이다(Hamed & Konstantinidis, 2022). 또한 보고가 의료 질 향상에 기여하는 바가 거의 없다고 생각하는 것도 보고의 장애 요인이다(Uribe et al., 2002; Waring, 2005). 관리자들은 보고를 통한 확실한 개선 또는 향상이 없기 때문에, 직원들에게 환자안전사건을 보고하도록 격려하는 것이 어렵다고 하였다(Kingston et al., 2004; Brubacher et al., 2011; Hooper et al., 2015).

환자안전사건 보고에 대한 의료인의 태도 변화를 위해 보고의 필요성 및 유용성에 대한 교육, 보고 관련 홍보 활동, 의료인에게 실질적으로 도움이 되는 피드백 및 인센티브 제공 등의 보고 활성화 방안 시행이 필요하다.

환자안전사건 보고가 환자안전 및 의료 질 향상에 기여하는 부분과 조직 또는 환자에게 제공하는 이익 등을 의료인에게 홍보 및 교육하고 관련된 정보를 제공해야 한다(Uribe et al., 2002). 국내 몇몇 의료기관들에서는 주로 보고를 많이 한 부서 및 근접오류 보고자에 대한 포상, 우수 사례 발표 등 인센티브를 제공하는 방식으로 보고시스템 장려를 위한 활동을 시행하고 있다. 그리고 보고시스템에 대한 홍보, 교육 등 캠페인을 자체적으로 시행하고 있다(연세대학교, 2015). 전국의료관련감염감시체계의 경우 소속 의료기관의 자료와 전체 감염률에 대한 자료 열람이 가능하며, 이에 연구자들은 제공받은 자료를 활용하여 해당 기관의 감염관리 정책에 반영할 수 있다. 이와 같이 보고자에게 보고와 관련된 명확한 이익을 제공하여 보고를 활성화시켜야 한다(Elder et al., 2007).

2) 추가 업무 발생

환자안전사건을 보고하기 위해 보고서 작성과 같은 추가적인 업무가 발생하며, 이러한 추가 업무 발생으로 인해 업무량이 증가하는 것이 보고의 장애 요인이다(Uribe et al., 2002; Brubacher et al., 2011). 복잡한 보고서 양식도 보고를 어렵게 한다. 특히 박스(☑)에 체크하도록 되어 있는 보고서 양식의 경우에는 제시된 항목들 중 보고자가 가장 적합한 항목을 골라야 하는데, 의료인들은 적합한 항목을 고르기 위해 시간을 소모하기보다는 사건의 간략한 개요를 쓰는 방식을 더 선호한다(Brubacher et al., 2011).

보고와 관련된 추가 업무를 감소시키고 보고를 활성화하기 위해서는 보고서 양식의 개선이 이루어져야 한다(Kingston et al., 2004; Brubacher et al., 2011; Hooper et al., 2015). 그리고 환자안전사건 보고와 관련된 명확한 지침 제시가 필요하다(Jeffe et al., 2004). 우리나라 환자안전보고학습시스템은 홈페이지에 「환자안전법」 시행 관련 운영 매뉴얼과 환자안전보고 관련 가이드라인 등이 게시하여 보고자들이 참고할 수 있도록 하고 있다. 특히 보고 관련 매뉴얼에는 보고의 목적, 보고내용, 환자안전사고 보고서식 작성 시 참고사항, 보고방법 및 절차가 자세하게 기술되어 있다.

3) 내부 논의 선호

의료인은 환자안전사건 관련 당사자나 관련 부서 등 사건이 발생한 부서 내부에서 해당 내용을 논의하는 것으로 충분하며, 환자안전관리부서 등 외부로 사건을 보고하는 것을 선호하지 않는 경향이 있다(Kingston et al., 2004; Hooper et al., 2015). 의사들은 환자안전사건이 발생하면 관련 당사자들과 의사소통하여 내부에서 해결할 수 있다고 하였다(Kingston et al., 2004). 또한 내부 차원에서 해결하는 것이 보고절차를 통해 공식적으로 보고하는 것보다 즉각적이고 가시적으로 환자안전사건을 해결할 수 있기 때문에 더 효율적이라고 하였다(Hooper et al., 2015).

이와 같은 내부 논의 선호를 극복하기 위해 보고된 환자안전사건을 환자안전 및 의료질 향상 차원에서 분석하여야 하며(Uribe et al., 2002), 관련 전문 지식 및 의료 환경에 대해 충분히 이해하고 있는 전문가가 분석하여야 한다(Waring, 2005). 이러한 과정을 통해 업무절차 개선 또는 시스템 변화 등이 이루어져야 하며, 보고를 통해 긍정적인 변화가 일어난 사례의 공유가 필요하다.

3.2.3 규제

1) 면허와 관련된 규제

면허 정지, 면허 취소 등과 같이 면허 관련 규제에 대한 우려가 환자안전사건 보고 장애요인이다.

「환자안전법」 제14조에 의하면 환자안전사건을 발생시킨 사람이 보고학습시스템에 자율보고한 경우 보건의료 관계 법령에 따른 행정처분을 감경 또는 면제받을 수 있다. 환자안전 보고학습시스템은 운영업무를 위탁받은 의료기관평가인증원의 홈페이지에 행정처분 감경 및 면제 내용에 대해 안내하고 있다. 보고 활성화를 위해 홈페이지 안내뿐만 아니라 이러한 내용에 대해 의료인들에게 홍보하고 교육하는 것도 필요하다(Kingston et al., 2014).

2) 개별적인 조직의 규제 및 절차의 존재

기관 내 보고시스템을 운영하는 대부분의 의료기관들은 내부 차원에서 보고받은 사건에 대한 분석을 시행하고 있으며, 그에 따른 개선활동을 수행하고 있다(연세대학교, 2015). 또한 대부분의 개별 의료기관에서는 조직의 규제 및 절차가 존재한다. 외부기관에 환자안전사건을 보고하고 이후 피드백 등을 제공받을 시 외부에서는 개별 의료기관의 내부 사정을 잘 알지 못하기 때문에 적절하지 않은 피드백을 제공받을 수 있다.

이러한 장애 요인을 극복하기 위해서는 외부 기관에서 의료기관의 사건을 조사하려고 하기보다는 의료기관 자체의 분석 및 개선활동 수행이 가능하도록 도와주는 방안이 적절하다. 따라서 환자안전사고 보고학습시스템의 보고를 활성화하기 위해서는 보고학습시스템에 적극적으로 보고를 시행하고 참여하는 기관들을 대상으로 분석 도구 제공, 정기적인 교육 등을 시행하여 인센티브를 제공하는 것이 필요하다(연세대학교, 2015). 중앙환자안전센터는 보건의료기관의 자체 역량 강화를 위한 환자안전 현장지원 사업 등을 진행하고 있다.

3.2.4 재정

1) 수입의 감소

잠재적인 수입이 감소하거나 추가 비용 발생 등과 같은 경제적인 손실이 보고 장애 요인이다. 한 연구에 참여한 간호사는 보고 장애 요인으로 보고 이후 발생하는 경제적 손실에 대한 우려를 언급하였는데, 자신만의 실수가 아니었음에도 불구하고 보상금을 지불한 경험이 있다고 하였다(Hashemi, Nasrabadi & Asghari, 2012).

이와 같은 경제적인 손실에 대한 우려를 감소시키기 위해서는 보고자에 대한 보호와 함께 환자안전사건 보고에 대한 인식 개선이 함께 이루어져야 한다.

2) 실직

인사고과나 개인의 평가에 부정적인 영향을 미치는 것에 대한 우려도 환자안전사건 보고의 장애 요인이다(Uribe et al., 2002; Kingston et al., 2004; Jeffe et al., 2004). 환자안전사건을 보고한 뒤 그에 따른 책임으로 해고될지도 모른다는 우려도 존재한다(Uribe et al., 2002; Kingston et al., 2004; Brubacher et al., 2011; Hashemi, Nasrabadi & Asghari, 2012).

보고로 인해 발생하는 부정적인 영향과 같은 장애 요인은 익명성, 면허와 관련된 규제, 소송에 대한 우려 등 다양한 장애 요인들이 관련되어 있기 때문에 앞서 언급한 바와 같이 철저한 익명 보장, 법적인 보호 등의 활성화 방안을 시행해야 한다.

4 참고문헌

강민아, 김정은, 안경애, 김윤, 김석화. (2005). 환자안전 문화와 의료과오 보고에 대한 의사의 인식과 태도. *보건행정학회지*, 15(4), 110-135.

김기경, 송말순, 이계숙, 허혜경. (2006). 병원 간호사의 사건보고 불이행 경험여부에 영향을 미치는 요인. *간호행정학회지*, 12(3), 454-463.

김정은, 강민아, 안경애, 성영희. (2007). 환자안전과 관련된 병원문화와 의료과오 보고에 대한 간호사의 인식조사. *임상간호연구*, 13(3), 169-179.

나병진. (2010). 간호사가 인지하는 병원의 안전분위기와 투약오류 보고장애. 석사학위논문, 전남대학교.

남문희. (2010). 부산지역 간호사의 환자안전과 안전간호활동에 대한 인식. 박사학위논문, 인제대학교.

대한병원감염관리학회. (2014). KONIS Manual 2014. 씨드커뮤니케이션.

보건복지부, 의료기관평가인증원. (2016). 2016「환자안전법」 운영 매뉴얼. 보건복지부, 의료기관평가인증원.

보건복지부, 의료기관평가인증원. (2021). 4주기 급성기병원 인증기준. 서울: 보건복지부, 의료기관평가인증원.

식품의약품안전처 의료기기 전자민원창구. Available at: https://emed.mfds.go.kr/#!CEFAF01F010 (Accessed September 14, 2016).

식품의약품안전처 의료기기안전국. Available at: http://www.mfds.go.kr/medicaldevice/ index.do?nMenuCode=12 (Accessed September 14, 2016).

식품의약품안전처. (2021). 의료기기 부작용 등 안전성 정보 업무처리 지침[공무원 지침서]. 식품의약품안전처.

연세대학교 의료법윤리학연구원. (2015). 보고학습시스템의 설치 및 운영방안 연구. 한국보건산업진흥원.

오춘애, 윤혜상. (2007). 신규 간호사의 투약오류 인지 및 경험에 대한 조사 연구. *기본간호학회지*, 14(1), 6-17.

울산대학교 산학협력단. (2013). 환자안전 증진을 위한 제도적 개선 방안 개발. 질병관리본부.

이상일. (2020). 환자안전 관리의 현황과 과제. 약학회지, 64(3), 179-184.

이영숙. (2015). 간호사가 인지한 안전 분위기 및 수간호사의 변혁적 리더십과 투약오류 보고장애와의 관련성. 석사학위논문, 조선대학교.

이원. (2016). 상급종합병원의 환자안전사건 보고 활성화 방안 연구: 보고 장애 요인에 대한 의료인 심층면접을 중심으로. 박사학위논문, 연세대학교.

한국법제연구원. (2007). 최신외국법제정보 2007-1. 미국 2005년 환자안전 및 치료개선법. 한국

법제연구원.

Anderson, J. E., Kodate, N., Walters, R., Dodds, A. (2013). Can incident reporting improve safety? Healthcare practitioners' views of the effectiveness of incident reporting. *International Journal for Quality in Health Care,* 25(2), 141-50. doi: 10.1093/intqhc/mzs081

Barach, P., Small, S. D. (2000). Reporting and preventing medical mishaps: lessons from non-medical near miss reporting systems. *British Medical Journal*, 320, 759-763.

Brubacher, J. R., Hunte, G. S., Hamilton, L., & Taylor, A. (2011). Barriers to and incentives for safety event reporting in emergency departments. *Healthc Q,* 14(3), 57-65.

Elder, N. C., Graham, D., Brandt, E., & Hickner, J. (2007). Barriers and motivators for making error reports from family medicine offices: a report from the American Academy of Family Physicians National Research Network (AAFP NRN). *The Journal of the American Board of Family Medicine*, 20(2), 115-123.

Flowers, Lynda, Trish Riley. (2000). How states are responding to medical errors: an analysis of recent state legislative proposals. Portland, Me.: National Academy for State Health Policy 재인용: Leape, Lucian L. (2002). "Reporting of adverse events". *N Engl J Med,* 347(20), 1633-1638.

Hamed, M. M. M., Konstantinidis, S. (2022). Barriers to incident reporting among nurses: a qualitative systematic review. Western Journal of Nursing Research, 44(5), 506–523.

Hashemi, F., Nasrabadi, A. N., Asghari, F. (2012). Factors associated with reporting nursing errors in Iran: a qualitative study. *BMC nursing*, 11(1), 20.

Heavner, Jason J., and Jonathan M. Siner. (2015). Adverse event reporting and quality improvement in the intensive care unit. *Clinics in Chest Medicine,* 36(3), 461-67. doi: 10.1016/j.ccm.2015.05.005

Hooper, P., Kocman, D., Carr, S., Tarrant, C. (2015). Junior doctors' views on reporting concerns about patient safety: a qualitative study. *Postgraduate Medical Journal*, 91(1075), 251-256.

Institute of Medicine Committee on Quality of Health Care in America; Kohn, L. T., Corrigan, J. M., Donaldson, M. S. editors. (2000). *To err is human: building a safer health system.* Washington, DC: National Academies Press, 이상일 역(2010), 사람은 누구나 잘못할 수 있다: 보다 안전한 의료 시스템의 구축. 서울: 이퍼블릭.

Jeffe, D. B., Dunagan, W. C., Garbutt, J., Burroughs, T. E., Gallagher, T. H., Hill, P. R., et al. (2004). Using focus groups to understand physicians' and nurses' perspectives on error reporting in hospitals. *The Joint Commission Journal on Quality and Patient Safety*, 30(9), 471-479.

Kingston, M. J., Evans, S. M., Smith, B. J., Berry, J. G. (2004). Attitudes of doctors and nurses towards incident reporting: a qualitative analysis. *MEDICAL JOURNAL OF AUSTRALIA.*, 181, 36-39.

Lawton, R., Parker, D. (2002). Barriers to incident reporting in a healthcare system. *Quality and Safety in Health Care*, 11(1), 15-18.

Leape, Lucian L. (2002). Reporting of adverse events. *N Engl J Med,* 347(20), 1633-1638.

Lee, W., Kim, S. Y., Lee, S. I., Lee, S. G., Kim, H. C., Kim, I. (2018). Barriers to reporting of patient safety incidents in tertiary hospitals: A qualitative study of nurses and resident physicians in South Korea. *The International Journal of Health Planning and Management*, 33(4), 1178–1188.

Macrae, C. (2016). The problem with incident reporting. *BMJ quality & safety*, 25(2), 71–75.

Moumtzoglou, A. (2010). Factors impeding nurses from reporting adverse events. *Journal of Nursing Management*, 18(5), 542-547. doi: 10.1111/j.1365-2834.2010.01049.x

NHS Choices. (2014). Patient safety in the NHS. Available at: http://www.nhs.uk/NHSEngland/thenhs/patient-safety/Pages/patient-safety-indicators.aspx (Accessed September 22, 2016).

NHS Improvement. (2018). Never Events policy and framework – Revised January 2018. Available at: https://webarchive.nationalarchives.gov.uk/ukgwa/20200707050656/https://improvement.nhs.uk/resources/never–events–policy–and–framework/

Ock, Minsu, Sang-il Lee, Jang Han Kim, and Jae-ho Lee. (2015). What Should We Consider for Establishing a National Patient Safety Reporting System?. *J Health Tech Assess,* 3(1), 4-16.

Poorolajal, J., Rezaie, S., Aghighi, N. (2015). Barriers to medical error reporting. *International Journal of Preventive Medicine*, 6. 7:6:97. doi: 10.4.03/2008-7802.166608.

PSQCWG. (2014). *Key findings and recommendations on reporting and learning systems for patient safety incidents across Europe*. European Commission, Patient Safety and Quality of Care working group. Available at: http://buonepratiche.agenas.it/documents/More/8.pdf (Accessed August 17, 2022)

Stanhope, N., Crowley-Murphy, M., Vincent, C., O'Connor, A. M., Taylor-Adams, S. E. (1999). An evaluation of adverse incident reporting. *Journal of Evaluation in Clinical Practice*, 5(1), 5-12.

Uribe, C. L., Schweikhart, S. B., Pathak, D. S., Marsh, G. B., Fraley, R. R. (2002). Perceived barriers to medical-error reporting: an exploratory investigation. *Journal of Healthcare Management*, 47(4), 263.

Waring, J. J. (2005). Beyond blame: cultural barriers to medical incident reporting. *Social science & medicine*, 60(9), 1927-1935.

Westbrook, J. I., Li, L., Lehnbom, E. C., Baysari, M. T., Braithwaite, J., Burke, R., Conn, C.,

Day, R. O. (2015). What are incident reports telling us? A comparative study at two Australian hospitals of medication errors identified at audit, detected by staff and reported to an incident system. *International Journal for Quality in Health Care*, 27(1), 1-9. doi: 10.1093/intqhc/mzu098

World Health Organization (2020). Patient Safety Incident Reporting and Learning Systems: Technical report and guidance. Geneva: World Health Organization.

World Health Organization. (2003). Executive Board 113th Session agenda item 8.6 EB113/37. 4 December 2003.

World Health Organization. (2005). *WHO draft guidelines for adverse event reporting and learning systems. From Information to action.* Geneva: World Health Organization.

Yoon, Y. S., Lee, W., Kang, S., Kim, I. S., Jang, S. G. (2022). Working Experience of Managers Who Are Responsible for Promoting and Monitoring Patient Safety in South Korea: Focusing on Small-and Medium-Sized Hospitals. Journal of Patient Safety, 18(4), 365-369.

Yung, H. P., Yu, S., Chu, C., Hou, I., Tang, F. I. (2016). Nurses' attitudes and perceived barriers to the reporting of medication administration errors. *Journal of Nursing Management*, 24(5), 580-588. doi: 10.1111/jonm.1236

제22장

환자안전 교육 및 훈련

학 습 목 표

▶ 전반적인 환자안전 교육관리를 설명할 수 있다.
▶ 교육대상에 따라 필요한 환자안전교육을 설명할 수 있다.
▶ 국내외 환자안전 교육 및 훈련을 이해할 수 있다.

학 습 성 과

- 환자안전 교육관리를 위해 교육목표를 정하고 교육관리, 방법, 대상에 따른 적절한 교육 프로그램 개발할 수 있다.
- 환자안전 교육 및 훈련을 통하여 의료현장에 적용할 수 있다.

사례[1)]

서울의 A대학병원 분만실 앞, 한 산부인과 교수가 난처한 표정으로 서 있다. 이날 예정돼 있던 인턴들의 분만 참관이 급작스럽게 취소됐기 때문이다. 분만을 앞둔 산모 가족이 불과 1시간 전에 수련의들의 참관을 돌연 거부한 것이다.

이처럼 환자들의 권리 의식이 강화되고 능숙한 의사를 요구하는 상황에서 수련의들의 임상술기 교육 기회는 줄어들고 있다. 수련의들도 안전환 환경에서 구체적인 반복 실습을 통해 전문성을 키우고 싶은 욕구가 이전보다 강해졌다.

이런 측면에서 2000년대 초반부터 본격화된 '시뮬레이션 기반의 의학교육'이 주목받고 있다. 특히 내부 장기와 인지 능력이 프로그램된 고기능 환자 마네킹이 등장하면서 수련의 교육에 일대 변화가 예고되고 있다.

---

1) 가상 의료환경에서 진짜 의학을 배운다. 라포르시안. 서의규 기자. 2012.04.17.

1 개요

의료기관에서 일하는 보건의료인들은 급속히 변화하는 환경에서 일을 하게 되고 이전에 하지 않았던 새로운 업무를 접하는 경우가 많다. 대부분의 오류는 단순히 한 가지 원인에 의해서 발생하기보다는 구조적, 과정적 측면에서 복잡하게 연루되어 발생하는 경우가 흔하다. 그러므로 기본 안전교육뿐만 아니라 업무와 관련된 의료 환경을 체계적으로 분석하여 문제점에 대한 반복적인 교육이 필요하다. 최근에 환자안전이 큰 이슈로 떠오르면서 의료인뿐만 아니라 의료기관에 실습을 나오는 학생들을 포함하여 안전에 대한 전반적인 개념과 대처방안을 체계적으로 훈련하는 교육이 요구되고 있다. 특히 환자안전을 실천하는 데 필요한 의사소통, 팀워크와 리더십 등의 기술을 포함한 통합적인 교육이 필요하며 조직의 리더는 이러한 안전 학습이 잘 관리될 수 있는 교육환경을 만드는 것이 필요하다.

또한, 환자안전사건은 의료인 개인보다는 의료기관조직의 문제로 발생하는 경우가 더 많아 환자안전문화의 조성이 무엇보다도 중요하게 인식되고 있다. 환자안전문화는 환자안전 전담자뿐만 아니라 의사, 간호사, 리더십 등 전 직원이 함께 만들어 가야 하며, 이러한 환자안전문화 조성에 환자안전교육이 중요한 역할을 하고 있다. 의료기관은 환자안전을 위한 지식, 기술, 태도 등의 교육을 통해 직원의 역량을 강화하고 잘못된 관행이나 규정을 변화시키고 환자안전중심의 의료기관을 기대할 수 있다.

2 환자안전 교육관리

의료기관은 다양한 환자안전교육과정을 꾸준히 운영하고 개선해 나가는 것은 매우 어렵다. 학계, 협회, 병원계와 인증원 등이 공동으로 다양한 수준의 환자안전교육과정을 개발하고 운영하는 교육프로그램들을 참여하는 것도 환자안전을 이해하고 전문가를 양성하는 데 도움이 될 것이라고 생각된다.

하지만 의료기관평가인증 기준 7장과 10장에서는 환자안전교육을 필수항목으로 지정하여 교육하고 관리하도록 요구하는 교육들을 실시하기 위해서는 교육해야 할 주제 선정, 교육방법, 교육효과 평가 등 의료기관 내 자체 교육프로그램 개발 및 관리가 필요하다.

2.1 교육주제 선정

교육주제를 선정하기 위해서는 환자안전교육에 대한 목표를 정하고, 기존에 실시한 환자안전교육 주제가 무엇이며, 기 실시된 교육에 대한 평가 결과가 어떠했는지를 파악하여 내용을 보강하거나 수강자의 교육 요구에 따른 새로운 교육주제를 선정한다.

2.2 교육방법

2.2.1 온라인 교육(e-learning)

정보통신기술을 활용하여 언제, 어디서나, 누구나 원하는 수준별 맞춤형 학습을 할 수 있다는 장점이 있고, 관리자 측면에서도 다양한 교육 콘텐츠 개발 및 교육 이수 관리가 편한 반면 교육에 대한 학습수준을 파악하기 어렵다는 단점이 있다.

2.2.2 오프라인 교육

- 집체교육: 직원들을 모아 놓고 교육을 실시하는 것으로 원내외 교육이 있다. 온라인 교육의 단점을 보완하기 위해 병행할 필요가 있다.
- 맞춤형 교육: 직원의 수준 또는 부서별 특성을 고려한 교육을 말하며 맞춤형 1:1 교육, 부서 맞춤형 교육 등이 있다. 맞춤형 교육은 직원 또는 부서의 요구에 맞춰 교육계획을 함으로써 교육 효과 및 만족도가 매우 높다.
- 세미나: 외부교육 참석에 대한 수적 제한과 비용문제를 해결하기 위해 외부 전문가를 원내로 초정하여 많은 직원들이 교육을 받을 수 있도록 한다.

2.2.3 시뮬레이션 교육

시뮬레이션 기반 교육이라는 것은 교육적 메시지 전달을 높이기 위한 목적으로, 시뮬레이션에 대한 다양한 도구들이 사용되는 임상 시나리오를 이용하여 교육시키는 모든 것을 말하며, 풀 스케일 시뮬레이터(full-scale simulator), 매크로시뮬레이터(macrosimulator), 마네킹 기반 시뮬레이터(mannequin based simulator), 통합시뮬레이터(integrated simulator) 등의 용어를 쓰고 있다. 시뮬레이터들은 시뮬레이션에 사용되는 도구나 사용되는 장소 등, 여러 기준에 의해 분류된다. 크게 단순 술기 모형이나 카데바, 동물 부분 장기를 사용하는 경우를 단순기능 도구를 사용한 시뮬레이션이라고 하며, 컴퓨터 등의 기계가 들어가는 경우를 고기능 도구를 사용한 시뮬레이션이라고 한다. 이러한 고기능 도구를 사용한 시뮬레이션에는 컴퓨터 화면만을 이용하는 가상현실 시뮬레이션, 컴퓨터 화면과 함께 술기 도구가 함께 통합된 외과 술기 시뮬레이션, 실제 인체 사이즈의 고충실도 마네킹 환자 시뮬레이터를 사용한 것 등 다양한 형태들이 있다. 고충실도 환자 마네킹 시뮬레이터는 항공 시뮬레이터에서 많은 영감을 받았다. 그러나 교육 대상자가 기계 안으로 들어가면 외부 장치를 볼 수 없는 항공 시뮬레이터와 달리, 환자 마네킹 시뮬레이터는 외부에서 교육생이 마네킹을 보고 만지고 느껴야 하는 특수성으로 교육의 효과가 좋으나, 환자 크기 이상의 공간을 확보할 수 없는 경우에는 내부에 설치할 수 있는 기계적 장치가 제한되었다. 이러한 이유로 고충실도 환자 마네킹 시뮬레이터는 그 교육 목적에 따라 내부에 다른 기능의 장치를 가지는 다양한 형태로 개발되었다. 국내 고성능 시뮬레이터의 사용과 보급은 2003년을 전후로 시작되었다. 2003년 연세의대에서 응급의학과 전공의 교육 및 본과 3, 4학년의 학부교육에 고성능 시뮬레이터가 처음 사용되었고, 2004년 제주 한라대학에서 고성능 시뮬레이터를 최초로 간호학과, 응급구조학과 학생교육에 사용하였다. 고충실도 시뮬레이터를 사용하면 드문 질환뿐만 아니라, 일상적으로 흔한 질환에 대한 내과적 혹은 외과적 경험을 포함한 여러 형태의 경험을 얻을 수 있다. 이러한 시뮬레이션 기반 교육은 임상술기 및 해당 분야의 전문가가 되기 위한 기간을 최대한 좁혀 줌으로써, 궁극적으로 환자안전에 기여하고 의료진에게도 스스로 지적, 윤리적 만족감 등을 얻을 수 있다(임태호, 2012).

이러한 시뮬레이션 교육이 의료기관 내 환자안전 교육 및 훈련에도 사용되고 있으며, 그 대표적인 사례가 심폐소생술(CPR) 교육이다.

2.3 교육효과 평가

환자안전교육의 효과를 높이기 위해서는 교육자의 역량을 평가하는 것도 중요하며 그 평가방법은 다음과 같다.

- 설문(survey): 조사를 하거나 통계자료를 얻기 위하여 작성하는 것으로 질문은 주관적인 것을 피하고 객관적이며 조사에 합당한 내용으로 구성하며 교육자의 수에 상관없이 쉽게 접근할 수 있는 방법이다.
- 포커스 그룹 인터뷰(focus group interview): 어떤 특정 목적을 위해서 준비된 환제를 그 목적에 따라 모여진 소수인(5~6인)의 그룹에서 이야기하는 과정으로 교육자들을 포커스 그룹 인터뷰를 통해 태도, 기술, 지식정도를 파악할 수 있다. 또한 피교육자들과 포커스 그룹 인터뷰를 통해 실무와 교육의 차이, 교육효과, 실무적용 정도, 교육요구도를 확인할 수 있다.
- 대면회의(face-to-face meeting): 개별 미팅을 통해 교육자의 태도, 기술, 지식정도를 파악할 뿐만 아니라 교육의 중요성과 의도를 설명할 수 있다.
- 동료평가(peer group review): 중립적인 평가가 가능한 전문가들에게 교육효과에 대한 의견을 들을 수 있다.

3 환자안전 교육대상

호주의 환자안전교육체계(Australian Patient Safety Education Framework, APSEF)는 환자안전 교육대상에 따라 교육의 내용에 차이를 두고 교육대상에 따른 목표를 설정하였다.

레벨 1은 모든 보건의료 종사자로 환자안전에 대한 기초 지식, 기술, 행동과 태도를 설명할 수 있어야 하고, 레벨 2는 임상 현장에서 환자 치료를 직접 제공하는 직원으로 감독자의 지시에 따라 수행하는 보건의료 전문가, 관리자급이나 감독 역할을 하거나 임상적 책임이 높은 사람을 대상으로 원활한 의사소통과 팀워크를 위해 어떤 역할을 하는지를 설명할 수 있어야 한다. 레벨 3는 관리자나 감독으로서 책임을 지는 보건의료 전문가나 임상적 책임이 높은 임상과장을 대상으로 직원이 환자와 보호자가 자신의 치료에 참여할 수 있는 기회를 극대화할 수 있는 방법을 설명할 수 있어야 하고, 레벨 4는 의료기관 전체에 대한 책임이 있는 의료기관장 또는 행정 지도자는 그들에게 필요한 지식, 기술, 태도와 행동을 설명할 수 있어야 한다.

3.1 경영진

의료기관평가인증, JCI 등 인증에서 환자안전에 대한 경영진 교육을 중요하게 인식하여 교육대상자에 경영진을 따로 언급하였다. 이는 환자안전문화 구축에 리더십의 역할이 매우 중요하게 인식함을 알 수 있다. 환자안전과 관련된 의료기관 내 프로세스 개선, 인력과 예산 투입에 대한 의사결정은 경영진의 의지가 매우 중요하다. 환자안전에 대한 인식을 고취시키기 위해 경영진을 위한 특성화된 교육이 필요하다.

- 환자안전활동의 대부분이 조직의 리더들이 내리는 결정으로부터 시작되기 때문에, 조직의 리더십의 참여가 매우 중요하다.
- 의료기관은 환자안전문화를 향상시키기 위해서는 리더십이 선행되어야 한다.
- 경영진의 환자안전에 대한 인식을 전환하고 리더십이 보장되기 위해서는 경영진을 위한 환자안전교육과정이 필요하다.
- 미국의 보건의료향상연구소(Institute for Healthcare Improvement, IHI)나 National Patient Safety Foundation(NPSF) 등은 경영진을 위한 프로그램을 제공하고 있지만, 국내의 경우에는 전문가그룹인터뷰 결과에서와 같이 '환자안전전문가'가 드물고 경영진을 위한 양질의 환자안전교육과정이 전무한 상태이다. 미국의 IHI나 NPSF 등의 경영진을 위한 프로그램을 국내 상황에 맞게 도입하거나 국내에서 경영진을 위한 프로그램을 개발하여 운영하는 것이 필요하다.

• 미국은 의료기관의 최고 경영층을 대상으로 Agency for Health Research and Quality, Veterans Health Administration 등 교육프로그램들을 제공하고 있다.

3.2 환자안전 전담인력

의료기관 내 환자안전문화 정착을 위해서는 환자안전 전담인력에 대한 교육이 우선 이루어져야 한다. 환자안전 전담인력은 「환자안전법」 시행규칙 제10조에 의해 교육을 받아야 한다.

3.2.1 전담인력을 위한 환자안전활동에 관한 교육 내용

• 환자안전 관련 법령에 관한 사항
• 환자안전사고의 정보의 수집·분석에 관한 사항
• 환자안전기준 및 환자안전지표에 관한 사항
• 환자안전사고의 예방 및 재발 방지에 관한 사항
• 「보건의료기본법」 제3조 제3호에 따른 보건의료인 및 환자와의 소통·협조에 관한 사항
• 환자 및 환자보호자의 환자안전활동에 관한 사항
• 환자안전에 관한 외국의 제도 및 사례에 관한 사항
• 그 밖에 보건복지부장관이 환자안전 및 의료 질 향상을 위하여 필요하다고 인정하는 사항

3.2.2 교육방법

• 대면교육 또는 정보통신기기를 통한 온라인 교육
• 다만, 전담인력으로 새로 배치된 경우에는 6개월 이내에 대면교육 실시

3.2.3 교육시간

• 신규 배치자 교육: 전담인력으로 새로 배치된 경우에는 6개월 이내에 24시간 이상 이수
• 보수교육: 매년 12시간 이상
• 특별교육: 법 제13조 제2항에 정기 교육 외에 환자안전을 위하여 필요하다고 명하는 경우

3.3 환자안전리더

환자안전활동은 담당부서의 직원만 추진하고 운영하기는 매우 어렵다. 환자안전은 경영진부터 환자안전 담당부서, 진료과 등 전 부서가 함께 동참해야만 환자안전활동이 가능하다. 진료과 및 부서별 환자안전 담당자, 환자안전매니저 등 전담부서 외에 환자안전을 총괄

하여 관리할 수 있는 환자안전리더 그룹을 형성하고 운영하는 것이 필요하다. 이들 리더 그룹을 위해 세미나나 워크숍 등을 통해 환자안전 원인과 개선활동 방안을 도출해 낼 수 있는 근본원인분석(RCA)과 고장유형 및 영향분석(failure mode and effects analysis, FMEA)에 대한 교육이 필요하다.

3.4 의료진

임상의료진, 특히 의사들에 대한 환자안전교육은 국내에서 걸음마 단계에 있다. 의사들은 진료팀의 리더로 활동하고 환자진료에 핵심역할을 함에도 불구하고 이들에 대한 환자안전교육은 국내에서 정립되어 있지 않다. 미국의 전공의교육 인증기관인 Accreditation Council for Graduate Medical Education(ACGME)은 2014년부터 새로운 인증프로그램인 Clinical Learning Environment Review(CLER)을 도입하고 6개 주요 평가영역에 환자안전과 의료의 질 영역을 추가하였다(Weiss et al., 2013). 전공의와 펠로우는 환자안전 교육과 함께 실습을 해야 한다. 환자안전문화 형성과 환자안전활동에서 의사들의 참여가 매우 중요하다는 점에서, 임상부서 의사들에 대한 환자안전교육 틀이 정립되고 교육이 수행될 필요가 있다.

3.4.1 의료진 환자안전교육 현황

의료진 대상의 환자안전교육 현황은 출판되는 문헌, 단기 환자안전교육과정, 학위과정, 임상의료진대상의 교육과정 등으로 나누어 확인해 볼 수 있다.

1) 환자안전교육 문헌

2010년대 이후 전 세계적으로 환자안전교육과 교육방법에 대한 연구가 활성화되고 있다(그림 22-1). 미국 ACGME에서 환자안전과 의료의 질 분야를 교육인증의 주요 영역으로 선정한 이후, 임상현장에서의 환자안전교육의 문제, 실례와 결과, 발전방향 등에 대한 논문들이 출판되고 있으며 개별 임상영역에서의 환자안전교육 커리큘럼들이 제시되고 있다. 또한 임상의료진을 위한 교재들이 다양한 주제로 출판되고 있다. 2016년에 출간된 “Washington Manual of Patient Safety and Quality Improvement”(Fondahn et al., 2016) 등이 대표적인 예이다(표 22-1).

그림 22-1 환자안전 교육과 연구

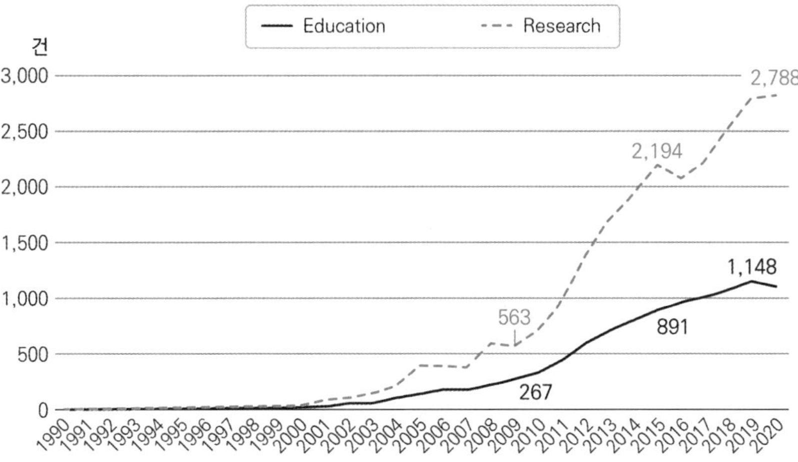

출처: Pubmed에서 “Patient Safety Research”와 "Patient Safety Education”으로 검색한 결과 (1990~2020, human, 2021.06.23.).

표 22-1 의료진을 위한 환자안전교육 교재 예

년도	책제목
2017	New Horizons in Patient Safety: Understanding Communication: Case Studies for Physicians
2017	Organizing Patient Safety: Failsafe Fantasies and Pragmatic Practices
2017	Patient Safety: Investigating and Reporting Serious Clinical Incidents
2017	Quality and Safety in Nursing: A Competency Approach to Improving Outcomes
2017	Rethinking Patient Safety
2017	Understanding Patient Safety, Third Edition
2016	Introduction to Health Care Quality: Theory, Methods, and Tools
2016	High Reliability Organizations: A Healthcare Handbook for Patient Safety & Quality
2016	Quality and Safety in Anesthesia and Perioperative Care
2016	Washington Manual of Patient Safety and Quality Improvement
2015	Case Studies in Patient Safety: Foundations for Core Competencies
2014	Pediatric Patient Safety and Quality Improvement
2014	Patient Safety: A Case-Based Comprehensive Guide
2013	Patient Safety and Managing Risk in Nursing
2012	Innovating for Patient Safety in Medicine (Becoming Tomorrow’s Doctors Series)
2012	Quality and Safety for Transformational Nursing: Core Competencies
2011	Multi-professional Patient Safety Curriculum Guide
2009	Patient Safety in Emergency Medicine
2009	Pediatric Patient Safety in the Emergency Department

2) 학위과정

2021년에 환자안전 석사학위과정에 대한 연구에 의하면, 전 세계적으로 신뢰할 만한 과정은 25개 정도가 있다. 북미에 65%로 가장 많은 비중을 차지하고 유럽과 아시아(1개)가 그 뒤를 따른다(Tekian et al, 2021). 과정은 평균 12개월로 12~36개월에 걸쳐 있는데, 56%가 온라인 과정이고 22%가 대면과정이다. 실제 석사과정을 제공하는 웹사이트에서는 이보다 훨씬 많으나 교과과정이 환자안전교육에 합당한 것은 제한적이다. 환자안전과 질 향상 전공학위 과정이 많아지면서, 북미의 석사학위 인증기관인 Commission on the Accreditation of Healthcare Management Education(CAHME)은 2019년 환자안전과 의료의 질 대학원 인증 프로그램 표준을 발표하고 인증작업을 시작하였다(Oglesby et al., 2021).

3) 전공의와 전임의 환자안전교육

북미지역에서 임상과 수련의들에 대한 환자안전과 질 향상 교육은 2014년부터 의무화되었다. 이 교육은 2년마다 수련과정을 평가할 때 현장에서 감사를 받게 된다. ACGME의 환자안전과 의료의 질 교육은 위해사건과 근접오류 보고, 환자안전사건 조사 및 후속 조치에 대한 수련 경험, 전공의 및 동료 교육과 사건 공개 경험, 질 향상 교육, 질 향상 프로젝트에 수련의 참여 등이 있다(표 22-2). ACGME의 CLER 프로그램이 시작된 이후, 임상영역에서 환자안전교육 교재들이 출판되고, 교육 효과와 문제, 발전방향에 대한 연구결과들이 활발히 출판되고 있다.

표 22-2 ACGME CLER 프로그램 중 환자안전과 의료의 질 항목 설명 (2017년)

영역	내용
환자안전	• 부작용 보고, close-calls(근접오류) • 환자안전교육 • 안전문화 • 환자안전 조사 및 후속 조치에 대한 수련 경험 • 환자안전에 대한 레지던트 및 동료 참여의 임상 현장 모니터링 • 레지던트 및 동료 교육 및 사건 공개 경험
의료의 질	• 질 개선 교육 • QI 프로젝트에 수련의 참여 • 수련의는 질 지표에 대한 데이터를 받음 • 수련의는 질 개선을 위한 계획에 참여

출처: https://www.acgme.org/Portals/0/PFAssets/ProgramRequirements/2017CPRSectionVIImplementationTable.pdf

임상현장의 전공의 교육과정에 대한 한 연구에서는 질 향상 활동에 전공의를 포함할 때의 문제로 조직의 우선순위와 전공의가 확인한 문제와의 차이, 질 향상 모델과 연구와 의 차이에 대한 혼란, 질 향상 프로젝트를 시작하고 관리하기 위한 지식 부족, 로테이션으로 인한 질 향상 활동 장애, 교수진의 환자안전과 질 향상 과학과 방법에 대한 전문 지식 부족 등을 지적하였다(Massagli et al., 2018)(그림 22-2).

그림 22-2 전공의의 환자안전과 질 향상 활동 참여의 문제와 기회

	QI 활동에 전공의를 포함할 때의 문제	전공의 QI 활동 훈련 개선 기회
기관	• 데이터 수집 또는 구현을 위한 자원 • 조직 우선 순위 vs. 전공의가 확인한 문제	• 보장된 교육시간과 경험적 학습으로 종단 QI 커리큘럼을 적용 • 시스템 기반 사고를 강조하고 기존 프로그램 및 이니셔티브에 전공의를 포함 • 핵심 개념을 전공의 범위의 특정 사례와 연결 • 레지던트의 임상 또는 학문 분야와 관련된 프로젝트를 장려 • 전공의 인센티브 (인증 실행 개선 활동 유지를 위해 전공의 준비) • 저널 클럽에 QI 논문 포함 • 멘토링 경험을 위한 역량을 구축하기 위한 교수 개발 수행 • 성공적인 전략 또는 프로젝트의 결과를 제시하여 저년차 전공의가 실용적인 사례를 보고 교수진이 QI 활동을 지원하고 참여하도록 동기를 부여 • QI 장학금 및 간행물에 전공의 및 교수진 참여
전공의	• QI 모델과 연구의 엄격함에 대한 혼란 • QI 프로젝트를 시작하고 관리하기위한 지식 부족 • 근무 시간 내에 다른 교육 또는 임상 활동 중에서 QI 활동 우선 순위 지정 • 환자 돌봄 개선과 기관의 비용 절약을 위한 QI 활동의 가치에 대한 회의 • 블록 로테이션은 종단 활동을 어렵게 함	
교수	• 품질 및 안전 과학/방법에 대한 전문 지식 부족 • 감독/멘토링을 위한 교수 능력 부족 • 학술 활동으로서 교수진에 대한 가치	

출처: Massagli, T. L., Zumsteg, J. M., & Osorio, M. B. (2018). Quality improvement education in residency training: a review. American journal of physical medicine & rehabilitation, 97(9), 673–678.

환자안전 펠로우십 과정은 북미지역에서 시작해 현재는 다양한 기관에서 제공하고 있다. 의료진만을 대상으로 하는 과정과 병원의 다양한 직종을 대상으로 하는 과정 등이 있고 기간도 6개월에서 2년으로 다양하다. 미국 보훈청은 199년부터 "National Quality Scholars Fellowship Program"을 다양한 전문가를 대상으로 2년 과정으로 제공해 2009년까지 75명의 전문가를 양성했다(Splaine et al, 2009). 미국의 Health Research and Educational Trust는 미국국가환자안전재단, 미국병원협회 등과 협력하여 2002년부터 2010대 중반까지 "Patient Safety Leadership Fellowship"을 운영해 다양한 영역의 환자안전전문가를 양성했다(Bohr, 2007). 하버드대학은 병원과 연계해 임상활동과 질 향상 활동을 병행하는 2년간의 임상 펠로우 제도를 2012년부터 운영하고 있다(Gandhi et al., 2016).

4) 국내 의료진대상 환자안전교육 현황

국내 다양한 기관에서 환자안전 전담자를 대상으로 하는 교육이 운영되고 있고, 단기 과정들이 다양한 의료진을 대상으로 개설되고 있다. 국내 의과대학에서 학생들을 대상으로 강원대, 서울대, 연세대 등에서 환자안전교육과정 운영 사례가 있으나 대학원 과정 사례는 드문 상황이다. 울산대 대학원에서 의료진을 대상으로 환자안전 과정을 2019년부터 운영하고 있다. 간호사 대상으로는 서울대와 연세대에서 환자안전과 질 향상 과목이 개설된 것이 있다. 울산대 임상간호리더 석사과정이 임상현장의 환자안전과 질 향상 전담 역할자인 상급전문 간호사 육성을 목적으로 운영하고 있다. 그러나 국내에 '환자안전과 질 향상' 전문 학위과정을 운영하는 사례는 아직 없는 상황이다.

국내에 전문학위과정은 없지만 '환자안전'을 주제어로 학위논문을 검색하면 많은 석사, 박사 학위 논문이 나온다(그림 22-3). 실제 국내 보건의료계에서 환자안전 관련 전문인력은 양성되고 있으나 학위과정과 전문인력 양성에 대한 논의는 미흡한 상황이다.

그림 22-3 국내 환자안전 석박사 논문 현황

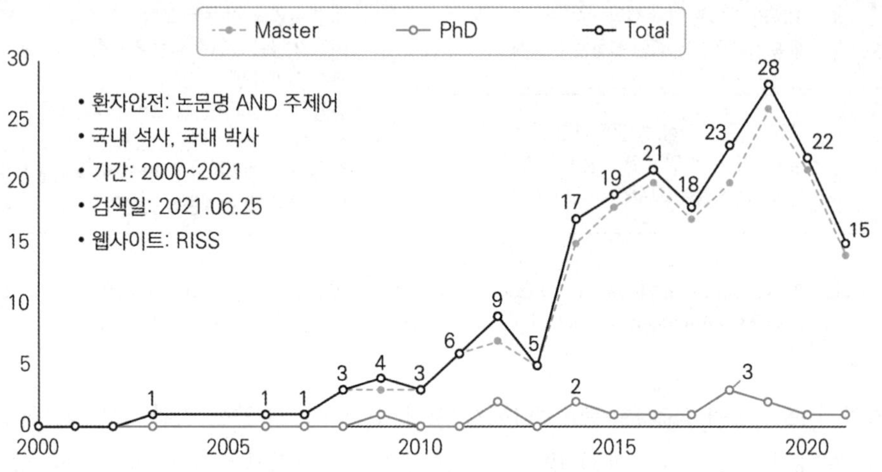

3.4.2 의료진 대상 환자안전교육 사례

울산대학교 의과대학원에서 2019년부터 "환자안전: 개념, 실행, 연구"라는 과정을 의학과, 의공학과, 의과학과 학생들을 대상으로 개설해 운영해 오고 있다. 3학점 공통과정으로 한 학기 운영된다. 학습주제를 '개념', '문제 확인 및 실행', '기술, 예방 및 연구'라는 세 개의 범주로 나누어 관련 분야의 전문가들이 교육을 진행한다(그림 22-4). 이 과정은 해외의 환자안전교육 틀을 분석하고 교육대상자 설문, 국내 전문가 자문을 거친 후 개발되었다. 매년 50명 이상의 대학원생이 수강을 하고 있다.

그림 22-4 울산대 대학원 "환자안전: 개념, 실행, 연구" 교육 내용

개념	• 환자안전: 개념과 이해 • 환자안전문화: 국내 의료기관의 환자안전문화 향상 활동 • 환자안전 보고학습시스템과 환자안전 지원체계
문제 확인, 실행	• 환자확인 오류 • 수술 안전 • 중환자실의 환자안전과 신속대응팀 • 투약 안전 • 인간공학과 의료기기 안전 • 환자안전과 의료정보기술
기술, 예방, 연구	• 환자안전 향상을 위한 도구: RCA, FMEA • 임상 위험관리 • 환자안전과 환자 및 보호자의 참여 • 효과적인 의사소통과 팀워크: TeamStepps • 환자안전사건 소통하기: Disclosure • 환자안전연구

3.4.3 의료진의 환자안전역량 향상

국내의 환자안전교육은 의료기관의 환자안전 담당자 양성에 집중되어 있고, 다양한 수준의 환자안전전문 역량 강화 프로그램은 부족한 상황이다. 환자안전과 질 향상을 위해서는 다양한 수준의 환자안전 전문역량이 강화될 필요가 있다. 이를 위해서는 환자안전과 교육의 미래상이 제시되어야 하며, 국가환자안전계획에 전문역량 강화 계획이 포함되어야 한다. 예비의료인에서부터 전문교수진에 이르는 역량 강화에는 다양한 정부부처, 의료기관, 학회 및 협회의 협력이 필요하며, 환자안전교육 방향과 활성화 계획이 수립되어야 한다. 장기적인 계획과 이를 실행하고 조정할 수 있는 구심점 역할을 담당할 '환자안전지원센터'가 필요하다.

3.5 예비보건의료인

예비보건의료인의 양성 과정에서 환자안전에 대한 이해를 높여 배출하는 것은 환자안전을 위한 필수 사항이다. 예비보건의료인들이 임상근무 전 환자안전 기본 개념을 습득하고 역량을 갖출 수 있도록 보건의료 관련 학부의 환자안전교육 과정을 개설하고 운영할 필요가 있다. 이를 위해서는 예비보건의료인, 교육 제공자, 환자안전 전문가 등의 교육수요를 파악하고 그에 맞는 예비보건의료인(의과대학/간호대학/약학대학) 대상 환자안전 교육과정이 설계되어야 하며 개발된 교육과정의 적용을 통해 그 효과가 입증되어야 한다.

보건복지부가 「제1차 환자안전종합계획(2018~2022)」에서 보건의료 관련 학부에 환자안전교육과정을 개설·운영할 계획을 발표함에 따라 각 대학에서 활용할 수 있는 '예비보건의료인을 위한 환자안전 교육과정' 개발의 필요성이 강조되었다. 이에 김소윤 외(2021)의 연구보고서에서 예비보건의료인 대상(의과대학, 간호대학, 약학대학) 교육과정을 개발하였고, 보고서의 내용을 일부 발췌 및 수정하여 인용하였다.

3.5.1 국외 예비보건의료인 대상 환자안전교육 현황

3.5.1.1 WHO 환자안전 커리큘럼 가이드 (WHO, 2011)

세계보건기구(WHO)에서는 2011년 보건의료인 학부 교과과정에서 환자안전교육의 성공적인 통합을 지원하기 위한 '환자안전 커리큘럼 가이드(Multi-professional Patient Safety Curriculum Guide)'를 마련하였다. 이를 통해 전공과 무관한 모든 보건의료 학생들에게 효과적인 환자안전교육을 제공할 수 있는 토대가 마련되었다.

WHO 환자안전 커리큘럼 가이드는 총 11개의 학습주제로 구성되어 있으며(표 22-3), 각 주제들은 60~90분 수업에 적당한 내용들로 설계되어 있다. 개별 교육자들의 특정 필요 및 상황, 활용 가능한 자원에 맞게 수정하여 활용할 수 있도록 가이드를 제공하고 있다.

표 22-3 WHO 환자안전 커리큘럼 가이드 (WHO, 2011)

주제	교육내용	주제	교육내용
1	환자안전이란?	7	케어 개선을 우한 질 향상 기법
2	환자안전에서 인적요인을 적용하는 것이 왜 중요한가?	8	환자와 보호자의 참여
3	환자 케어 시스템과 복잡함의 영향 이해하기	9	감염 예방과 관리
4	효과적인 팀원 되기	10	환자안전과 침습적 절차
5	위해 예방을 위해 오류에서 배우기	11	약물 안전 향상
6	임상 위험의 이해와 관리		

3.5.1.2 IHI Open School Patient Safety Curriculum (IHI, 2020)

미국 IHI는 2008년부터 IHI open school을 운영하고 있으며, 의학, 간호학, 공중보건, 약학, 보건행정학, 치의학 및 기타 보건의료분야 학생들에게 의료 질 향상 및 환자안전에 대해 학습할 기회를 제공하고 있다. IHI open school은 Improvement capability, patient safety, person-and family-centred care, triple aim for populations, leadership 등과 관련한 30개 이상의 온라인 코스를 제공하고 있다. 환자안전(patient safety) 커리큘럼의 세부 내용은 아래와 같으며 코스별 약 1시간 15분 분량으로 구성되어 있다.

표 22-4 IHI Open school patient safety curriculum

Course	Lessons	Objectives
PS 101: Introduction to Patient Safety	1. Understanding Adverse Events and Patient Safety 2. Your Role in a Culture of Safety 3. Your Role in Building Safer, More Reliable Systems	1. Summarize why it is essential to improve patient safety. 2. Describe a framework for improving the safety of health care systems. 3. Identify four key elements of a culture of safety. 4. Explain why systematic learning from error and unintended events is the best response to ensuring patient safety.
PS 102: From Error to Harm	1. The Swiss Cheese Model 2. Understanding Unsafe Acts 3. A Closer Look at Harm	1. Explain the Swiss cheese model of error. 2. Define active failures and latent error and discuss their roles in causing harm. 3. List the main types of unsafe acts utilizing James Reason's classification system. 4. Explain why patient safety experts recommend focusing less on reducing errors and more on reducing harm.
PS 103: Human Factors and Safety	1. Understanding the Science of Human Factors 2. Design Principles to Reduce Human Error 3. The Risks and Rewards of Technology	1. Explain how human factors principles apply to health care. 2. Describe how changes to processes can mitigate the effects of factors that contribute to error. 3. Define simplification, standardization, constraints, forcing functions, and redundancies. 4. Discuss the risks and benefits of using technology to improve patient safety

Course	Lessons	Objectives
PS 104: Teamwork and Communication	1. Fundamentals of Teamwork and Communication 2. Tools and Techniques for Effective Communication 3. Safety During Transitions Across the Continuum of Care	1. Explain how individual behavior and team dynamics in health care can make care safer or less safe. 2. Use structured communication techniques to improve communication within health care. 3. Specify possible interventions to improve patient safety and reduce risk during times of transition.
PS 105: Responding to Adverse Events	1. Responding to an Adverse Event: A Step-by-Step Approach 2. Communication, Apology, and Resolution 3. The Impact of Adverse Events on Caregivers: The Second Victim	1. Describe four steps to take following an adverse event. 2. Explain how to communicate effectively about bad news and when you should apologize. 3. Discuss the impact of adverse events on providers.
PS 201: Root Cause Analyses and Actions	1. Preparing for Root Cause Analyses and Actions 2. Conducting Root Cause Analyses 3. Actions to Build Safer Systems	1. Explain how adverse events and near misses can be used as learning opportunities. 2. Determine which events are appropriate for Root Cause Analyses and Actions (RCA Squared). 3. Describe a timeline of activities for the RCA Squared review period. 4. Describe activities that should take place during the action period of RCA Squared.
PS 202: Achieving Total Systems Safety	1. Eight Recommendations for Total Systems Safety 2. Supporting the Health Care Workforce 3. Partnering with Patients and Families	1. List eight recommendations for leaders to accelerate patient safety and prevent harm. 2. Explain three key recommendations for promoting safety among the health care workforce. 3. Identify five strategies that empower patient and family engagement in patient safety
PS 203: Pursuing Professional Accountability and a Just Culture	1. A Just Culture Case Study 2. Building a Culture of Safety 3. Understanding and Improving Organizational Culture	1. Discuss your opinions on one hospital's response to a serious adverse event. 2. Describe six domains of a culture of safety. 3. Explain how to use quantitative and qualitative data to assess the culture of an organization

3.5.2 국내 예비보건의료인 대상 환자안전 교육 현황

문헌고찰에 따른 국내대학 내에서 2006년부터 2014년 동안 시행되었던 환자안전 관련 교육 프로그램은 아래 표와 같다.

표 22-5 국내 예비보건의료인 대상 환자안전 교육 현황

구분	서울대학교 의과대학	경희대학교 의·간·한의과대학	인제대학교 의과대학	강원대학교 의과대학
저자(연도)	명선정 외(2012)	황지인 외(2016)	노혜린 외(2014)	노혜린 외(2008)
실시시기(년)	2010	2014	2013	2006
교육시간 (교육 주 수/ 주당 시간/ 총 교육시간)	5일 (1주/40시간/40시간)	1일 (약 6시간)	3일 (1주/21시간 /21시간)	8주 (8주/1시간/8시간)
교육대상	의과대학 본과 2학년	의 · 한의과대학 본과 4학년 간호대학 4학년	의과대학 본과 3학년	의과대학 본과 3학년
실시학기	–	–	–	2학기
교육방법	• 강의 • 토론 • Interactive lecture	• 강의 • 온라인 강의 • 시청각 자료 • 토론 • Interactive lecture • Case – based learning	• 시청각자료 이용한 Interactive lecture • 케이스 토론 • 소그룹 실습 • 패널 토의 • 역할극 • 표준화 환자 시뮬레이션	• 사례를 토대로 한 소그룹 토의
평가방법(환자안전에 대한 역량 변화, 인식평가 조사 포함)	• essay • 객관식 문제 • 지필시험	• 설문조사	• 설문조사	• 설문조사
평가시기	프로그램 시행 전/후	프로그램 시행 후	프로그램 시행 전/후	프로그램 시행 직후

3.5.3 예비보건의료인 대상 환자안전 교육 설계: 교육자료

3.5.3.1 환자안전교육 공통 교육자료

국내외 예비보건의료인 대상 환자안전 교육 현황 조사와 환자안전교육 담당자들의 교육 요구도 분석, 환자안전과 관련된 교수진을 대상으로 한 주요 정보제공자 면담, 보건의료인을 대상으로 한 초점집단인터뷰에서 도출된 수요를 분석하여 교육 주제, 학습목표, 교육 내용, 운영 방식 등이 설계되었다.

모든 전공분야에서 공통적으로 학습하여야 하는 내용 위주의 교육자료 개발이 우선적으로 시행될 필요가 있어 총 7개의 챕터로 구성된 공통 교육자료 목차를 구성하여 교육자료가 개발되었다(표 22-6).

표 22-6 예비보건의료인 대상 환자안전 공통 교육자료 목차

Chapter	내용	Chapter	내용
1	환자안전의 개념	5	환자안전 의사소통
2	인적요인과 시스템적 접근	6	환자참여
3	환자안전 관련 법제도	7	환자안전사건 대응
4	환자안전 관리		

문헌고찰, 설문조사, 자문회의 등을 통해 논의된 교육컨텐츠, 교육대상, 교육운영방안 등을 종합하여 모듈별로 교안이 설계되었다. 교안은 모듈1부터 모듈7까지 각 모듈별로 주

그림 22-5 모듈별 교안 예시: 모듈1. 환자안전의 개념

<table>
<tr><td>No</td><td>1</td><td>모듈명</td><td colspan="5">환자안전의 개념</td></tr>
<tr><td colspan="2">구분</td><td>기본교육</td><td>교육대상</td><td colspan="2">1, 2학년</td><td>소요시간</td><td>40분</td></tr>
<tr><td colspan="2">추천 운영유형</td><td colspan="6">강의, 온라인교육, 토의</td></tr>
<tr><td colspan="2">교육목표</td><td colspan="6">• 환자안전의 정의와 중요성을 설명할 수 있다.
• 환자안전과 관련된 주요개념을 설명할 수 있다.
• 환자안전사건 발생에 대한 개념을 이해한다.</td></tr>
<tr><td colspan="2">교육내용</td><td colspan="6">• 환자안전의 배경 및 중요성
• 환자안전의 정의와 주요개념
• 환자안전사건 정의, 분류
• 환자안전사건 발생의 이해</td></tr>
<tr><td colspan="2">기존 교과목
활용 예시</td><td colspan="6">(의대) 의료관리학
(간호대) 간호관리학
(약대) –</td></tr>
<tr><td colspan="2">평가방안</td><td colspan="6">• 포트폴리오
• 사례 기반 토의 (CBD, Case based discussion)
• 객관적 구조화 임상 시험 (OSCE)</td></tr>
<tr><td colspan="2" rowspan="3">연계</td><td>WHO
환자안전
커리큘럼</td><td colspan="5">• 주제1: 환자안전이란
• 주제2: 환자안전에서 인적요인을 적용하는 것이 왜 중요한가
• 주제5: 위해예방을 위해 오류에서 배우기</td></tr>
<tr><td>호주
환자안전
커리큘럼
(APSEF)</td><td colspan="5">• 위해사건 및 근접오류 발견, 예방 및 관리하기
–보건의료 오류 이해하기
• 안전하게 일하기
–인적요인(human factor) 이해하기</td></tr>
<tr><td>환자안전
개념과 적용
(KSPS)</td><td colspan="5">• 제1장: 환자안전의 개념적 이해</td></tr>
</table>

제, 교육목표, 교육내용, 교육운영방안, WHO 환자안전교육 가이드라인과의 연계, 현 대학 커리큘럼과의 연계 등이 종합적으로 정리되어 있다(그림 22-5). 예비보건의료인 대상 환자안전 공통 교육자료의 예시는 <그림 22-6>과 같다.

그림 22-6 예비보건의료인 대상 환자안전 공통 교육자료 샘플 PPT

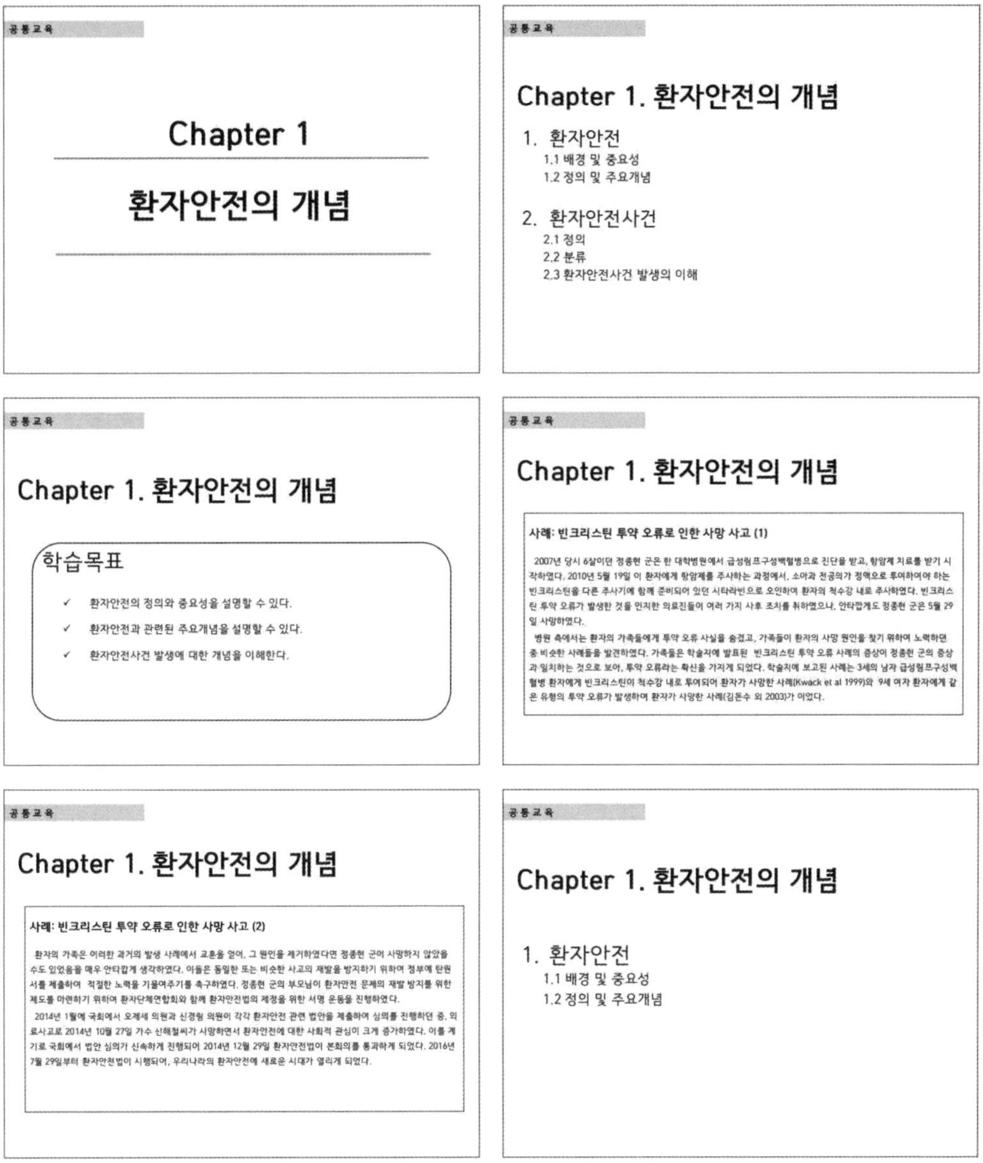

공통교육

Chapter 1

환자안전의 개념

공통교육

Chapter 1. 환자안전의 개념

1. 환자안전
   1.1 배경 및 중요성
   1.2 정의 및 주요개념
2. 환자안전사건
   2.1 정의
   2.2 분류
   2.3 환자안전사건 발생의 이해

공통교육

Chapter 1. 환자안전의 개념

학습목표

✓ 환자안전의 정의와 중요성을 설명할 수 있다.
✓ 환자안전과 관련된 주요개념을 설명할 수 있다.
✓ 환자안전사건 발생에 대한 개념을 이해한다.

공통교육

Chapter 1. 환자안전의 개념

사례: 빈크리스틴 투약 오류로 인한 사망 사고 (1)

2007년 당시 6살이던 정종현 군은 한 대학병원에서 급성림프구성백혈병으로 진단을 받고, 항암제 치료를 받기 시작하였다. 2010년 5월 19일 이 환자에게 항암제를 주사하는 과정에서, 소아과 전공의가 정맥으로 투여하여야 하는 빈크리스틴을 다른 주사기에 함께 준비되어 있던 시타라빈으로 오인하여 환자의 척수강 내로 주사하였다. 빈크리스틴 투약 오류가 발생한 것을 인지한 의료진들이 여러 가지 사후 조치를 취하였으나, 안타깝게도 정종현 군은 5월 29일 사망하였다.

병원 측에서는 환자의 가족들에게 투약 오류 사실을 숨겼고, 가족들이 환자의 사망 원인을 찾기 위하여 노력하던 중 비슷한 사례들을 발견하였다. 가족들은 학술지에 발표된 빈크리스틴 투약 오류 사례의 증상이 정종현 군의 증상과 일치하는 것으로 보아, 투약 오류라는 확신을 가지게 되었다. 학술지에 보고된 사례는 3세의 남자 급성림프구성백혈병 환자에게 빈크리스틴이 척수강 내로 투여되어 환자가 사망한 사례(Kwack et al 1999)와 9세 여자 환자에게 같은 유형의 투약 오류가 발생하여 환자가 사망한 사례(김돈수 외 2003)가 이었다.

공통교육

Chapter 1. 환자안전의 개념

사례: 빈크리스틴 투약 오류로 인한 사망 사고 (2)

환자의 가족은 이러한 과거의 발생 사례에서 교훈을 얻어, 그 원인을 제거하였다면 정종현 군이 사망하지 않았을 수도 있었음을 매우 안타깝게 생각하였다. 이들은 동일한 또는 비슷한 사고의 재발을 방지하기 위하여 정부에 탄원서를 제출하여 적절한 노력을 기울여주기를 촉구하였다. 정종현 군의 부모님이 환자안전 문제의 재발 방지를 위한 제도를 마련하기 위하여 환자단체연합회와 함께 환자안전법의 제정을 위한 서명 운동을 진행하였다.

2014년 1월에 국회에서 오제세 의원과 신경림 의원이 각각 환자안전 관련 법안을 제출하여 심의를 진행하던 중, 의료사고로 2014년 10월 27일 가수 신해철씨가 사망하면서 환자안전에 대한 사회적 관심이 크게 증가하였다. 이를 계기로 국회에서 법안 심의가 신속하게 진행되어 2014년 12월 29일 환자안전법이 본회의를 통과하게 되었다. 2016년 7월 29일부터 환자안전법이 시행되어, 우리나라의 환자안전에 새로운 시대가 열리게 되었다.

공통교육

Chapter 1. 환자안전의 개념

1. 환자안전
   1.1 배경 및 중요성
   1.2 정의 및 주요개념

3.5.3.2 분야별 환자안전 추가 교육자료

분야별(의과대학, 간호대학, 약학대학)로 세분화된 교육자료를 개발하였다. 의과대학, 간호대학, 약학대학에 공통으로 교육이 필요한 주제는 '의료감염관리에서의 환자안전', '투약오류에서의 환자안전'이었다. 해당 주제들은 모든 분야에 공통으로 교육이 필요하지만, 분야별 특성을 반영한 사례 소개가 필요하며, 활동수칙, 예방활동 등의 내용의 차별화 등을 고려하여 <표 22-7>과 같은 분야별 추가 교육내용을 제시하였다.

표 22-7 분야별 환자안전 추가 교육자료 목차

목차/대학	환자안전 분야별 추가 교육자료 목차		
	의과대학	간호대학	약학대학
Chapter 1	의료감염관리에서의 환자안전	의료감염관리에서의 환자안전	의료감염관리에서의 환자안전
Chapter 2	투약오류에서의 환자안전	투약오류에서의 환자안전	투약오류에서의 환자안전
Chapter 3	침습적 술기에서의 환자안전	수혈과 환자안전	조제오류 및 무균조제에서의 환자안전
Chapter 4	–	낙상과 환자안전	복약상담과 환자안전

3.5.4 예비보건의료인 대상 환자안전 교육 설계: 커리큘럼 운영방안

개발된 환자안전 교육모듈이 현재 교과목과의 연계성을 확인하기 위해 현 의과대학, 간호대학, 약학대학의 교육과정을 정리하였다(그림 22-7, 22-8, 22-9). 의과대학, 간호대학, 약학대학의 커리큘럼 모두 교과목들로 밀도 높게 구성되어 있어 새로운 교과목을 추가하는 것에 어려움이 있었다. 따라서 환자안전 교육을 별도의 교과목으로 도입하는 것보다 기존 교과목에 환자안전을 통합하는 것이 가장 부담이 적고 현실적인 방안으로 볼 수 있다. 하지만 의과대학이나 약학대학의 경우, 환자안전과 관련된 교과목 자체가 없는 경우가 있고 있더라도 필수과목이 아니라는 한계가 존재한다. 특히 약학대학의 경우, 환자안전 컨텐츠를 통합할 수 있는 기반이 미흡한 상황이므로 기존 교과목에 환자안전 컨텐츠를 통합하거나 강화하는 방안이 현실적으로 불가능할 수 있다.

그림 22-7 환자안전교육 모듈과 간호대학 교과과정의 매핑

영역	주제	교육내용	간호대학 1, 2학년	간호대학 3, 4학년	비고
기본교육	1. 환자안전의 개념	• 환자안전의 정의 및 주요개념		● **간호관리학(통제)**	
		• 환자안전사건 발생의 이해		● **간호관리학(통제)**	
	2. 인적요인과 시스템적 접근	• 인적요인의 중요성 및 실무적용 방법		● **간호관리학(통제)**	
		• 보건의료의 시스템적 접근에 대한 이해		● **간호관리학(통제)**	
	3. 환자안전사건 법제도	• 환자안전 관련 국내 법제도		◎ **간호관리학(통제)**	→ only 환자안전법, 인증제도
		• 환자안전 관련 국외 법제도		◎ **간호관리학(통제)**	→ only 환자안전법, 인증제도
	4. 환자안전 관리	• 환자안전사건 보고의 중요성 및 목적		● **간호관리학(통제)**	
		• 환자안전사건 보고 방법		● **간호관리학(통제)**	
		• 환자안전사건의 분석 및 환류체계		● **간호관리학(통제)**	
	5. 환자안전 의사소통	• 효과적인 의사소통의 중요성	● 커뮤니케이션(전기)	● **간호관리학(지휘)**	
		• 의사소통의 유형 및 기능	● 커뮤니케이션(전기)	● **간호관리학(지휘)**	
		• 보건의료인 간 의사소통 향상방안			
	6. 환자참여	• 환자중심성과 환자참여	◎ 간호윤리 (환자의 권리)(선/기)		→ 거의 관련 내용 없음
		• 환자참여와 의사소통 방안			
		• 환자 및 보호자 참여전략			
	7. 환자안전사건 대응	• 법제도적 측면에서 사건 대응방법		◎ **간호관리학 (RN법적책무)**	→ RN의 민형사상책임 정도 소개 (환자안전개념 연계X)
		• 환자안전사건 소통하기의 개념과 중요성			
		• 환자안전사건 소통하기의 원칙과 절차			
심화교육		• 의료관련감염에서의 환자안전	● **기본간호학 (핵심간호기술)**	● **간호관리학 (간호단위관리)**	
		• 투약오류에서의 환자안전	● **기본간호학 실습**		
		• 낙상 및 수혈에서의 환자안전			

국가시험 출제 대상인 경우 bold, underline 처리
● 교육모듈 내용을 모두 담고 있는 경우
◎ 교육모듈 내용을 일부만 담고 있는 경우

[참고자료]
알기 쉽고 현장감 있는 간호관리학. 2020. 현문사.
최신 기본간호학 Ⅰ, Ⅱ. 2019. 수문사.
간호윤리학과 전문직 3판. 2015. 현문사.
서울대, 연세대 등 일부 학교 홈페이지 내 교육과정 참조

그림 22-8 환자안전교육 모듈과 의과대학 교과과정의 매핑

영역	주제	교육내용	의과대학 본1, 2학년	의과대학 본3, 4학년
기본교육	1. 환자안전의 개념	• 환자안전의 정의 및 주요개념	**<u>◎의료관리</u>** → 주로 의료 질 관리	
		• 환자안전사건 발생의 이해		
	2. 인적요인과 시스템적 접근	• 인적요인의 중요성 및 실무적용 방법		
		• 보건의료의 시스템적 접근에 대한 이해		
	3. 환자안전사건 법제도	• 환자안전 관련 국내 법제도		
		• 환자안전 관련 국외 법제도		
	4. 환자안전 관리	• 환자안전사건 보고의 중요성 및 목적		
		• 환자안전사건 보고 방법		
		• 환자안전사건의 분석 및 환류체계		
	5. 환자안전 의사소통	• 효과적인 의사소통의 중요성	● 의료커뮤니케이션	
		• 의사소통의 유형 및 기능		
		• 보건의료인 간 의사소통 향상방안		
	6. 환자참여	• 환자중심성과 환자참여	● 의료윤리/환자의사 사회 등 → 학교마다 개설 과목 이름은 상이, 다루는 내용은 유사함 ● 의료커뮤니케이션	
		• 환자참여와 의사소통 방안		
		• 환자 및 보호자 참여전략		
	7. 환자안전사건 대응	• 법제도적 측면에서 사건 대응방법	???	
		• 환자안전사건 소통하기의 개념과 중요성	● 의료커뮤니케이션	
		• 환자안전사건 소통하기의 원칙과 절차		
심화교육		• 의료관련감염에서의 환자안전	**<u>● 기본술기, 각종 개론에서의 학습</u>**	**<u>● 각론에서의 개별심화학습</u>**
		• 투약오류에서의 환자안전		
		• 침습적 술기에서의 환자안전		

국가시험 출제 대상인 경우 bold, underline 처리
● 교육모듈 내용을 모두 담고 있는 경우
◎ 교육모듈 내용을 일부만 담고 있는 경우

[참고자료]
의료커뮤니케이션. 2012. 학지사.
서울대, 연세대 등 일부 학교 홈페이지 내 교육과정 참조

그림 22-9 환자안전교육 모듈과 약학대학 교과과정의 매핑

영역	주제	교육내용	약학대학	
			3, 4학년	5, 6학년
기본 교육	1. 환자안전의 개념	• 환자안전의 정의 및 주요개념		
		• 환자안전사건 발생의 이해		
	2. 인적요인과 시스템적 접근	• 인적요인의 중요성 및 실무적용 방법		
		• 보건의료의 시스템적 접근에 대한 이해		
	3. 환자안전사건 법제도	• 환자안전 관련 국내 법제도		**◎<u>의약관계법규</u>** **◎<u>의약품 품질관리학</u>** → 의약품 제조업, 수입, 취급 등에 대한 법규 일부
		• 환자안전 관련 국외 법제도		
	4. 환자안전 관리	• 환자안전사건 보고의 중요성 및 목적		
		• 환자안전사건 보고 방법		
		• 환자안전사건의 분석 및 환류체계		
	5. 환자안전 의사소통	• 효과적인 의사소통의 중요성		
		• 의사소통의 유형 및 기능		
		• 보건의료인 간 의사소통 향상방안		
	6. 환자참여	• 환자중심성과 환자참여	◎약사윤리(환자의 자율성) → 서울대 case ◎사회약학(약사윤리, 의사소통) → 경희대 case	
		• 환자참여와 의사소통 방안		
		• 환자 및 보호자 참여전략		
	7. 환자안전사건 대응	• 법제도적 측면에서 사건 대응방법		
		• 환자안전사건 소통하기의 개념과 중요성		
		• 환자안전사건 소통하기의 원칙과 절차		
심화교육		• 의료관련감염에서의 환자안전		
		• 투약오류에서의 환자안전	**●<u>임상약학개론</u>**	**●<u>각종 실무실습(임상, 지역약국, 임상약학 등)</u>** **●<u>약무실습개론(복약지도, 처방전 검토 등)</u>**
		• 조제오류 및 무균조제에서의 환자안전		
		• 복약상담과 환자안전		

국가시험 출제 대상인 경우 bold, underline 처리
● 교육모듈 내용을 모두 담고 있는 경우
◎ 교육모듈 내용을 일부만 담고 있는 경우

[참고자료]
사례중심의 약학윤리(2판). 2014. 범문에듀케이션
약학입문. 2012. 신일북스
서울대, 연세대 등 일부 학교 홈페이지 내 교육과정

3.5.5 예비보건의료인 대상 환자안전 교육 설계: 평가도구

'Patient safety competency self-evaluation(PSCSE) Tool'은 태도(14개 항목), 지식(6개 항목) 및 기술(21개 항목)의 3가지 하위 척도로 5점 리커트 척도로 평가되는 41개 항목으로 구성된 도구이다. 간호대학생만을 대상으로 개발된 PSCSE tool을 의·간·약학대학생 모두를 대상으로 개발된 환자안전 교육자료에 맞춰 수정 보완되었다. 최종적으로 기본정보, 환자안전 지식·기술·태도, 그리고 교육 수준 및 만족도(사후 조사에만 포함)가 조사항목으로 사전 설문지는 40개 문항, 사후 설문지는 의과대학생용 55개, 간·약학대상용 설문지의 경우 53개 문항으로 구성되어 있다.

3.6 환자 및 보호자

3.6.1 환자 및 보호자 교육 관련 연구(환자 및 보호자 대상 교육자료 개발 연구 보고서, 김윤숙, 2020)

2000년부터 2019년 3월까지 환자 및 보호자 교육 관련 연구를 검색한 결과 총 44편의 문헌이 확인되었다.

---

(1) Coudeyre, E., et al. (2002). "Beneficial effects of information leaflets before spinal steroid injection." *Joint Bone Spine* 69(6): 597-603.

(2) Cuttler, S. J., et al. (2017). "Reducing medical-surgical inpatient falls and injuries with videos, icons and alarms." BMJ Open Qual 6(2): e000119.

(3) Denny, M. C., et al. (2017). "Video-based educational intervention associated with improved stroke literacy, self-efficacy, and patient satisfaction." PLoS ONE 12(3): e0171952.

(4) Dilles, A., et al. (2011). "Comparison of a computer assisted learning program to standard education tools in hospitalized heart failure patients." Eur J Cardiovasc Nurs 10(3): 187-193.

(5) Faller, H., et al. (2009). "Effectiveness of education for gastric cancer patients: a controlled prospective trial comparing interactive vs. lecture-based programs." Patient Educ Couns 76(1): 91-98.

(6) Giuliano, C., et al. (2017). "Can a Short Video Improve Apixaban Knowledge in an Inpatient Setting?" P t 42(4): 256-260.

(7) Gravely, S. S., et al. (2011). "Comparison of three types of diabetic foot ulcer education plans to determine patient recall of education." J Vasc Nurs 29(3): 113-119.

(8) Haines, T. P., et al. (2011). "Patient education to prevent falls among older hospital inpatients: a randomized controlled trial." Arch Intern Med 171(6): 516-524.

(9) Hill, A. M., et al. (2009). "A randomized trial comparing digital video disc with written delivery of falls prevention education for older patients in hospital." J Am Geriatr Soc 57(8): 1458-1463.

(10) Huang, M. C., et al. (2017). "The effectiveness of multimedia education for patients with type 2 diabetes mellitus." Journal of Advanced Nursing (John Wiley & Sons, Inc.) 73(4): 943-954.

(11) Kim, J. J., et al. (2015). "Use of an iPad to Provide Warfarin Video Education to Hospitalized Patients." J Patient Saf 11(3): 160–165.
(12) Knighton, S. C., et al. (2018). "Use of a verbal electronic audio reminder with a patient hand hygiene bundle to increase independent patient hand hygiene practices of older adults in an acute care setting." American Journal of Infection Control 46(6): 610–616.
(13) Kubiak, T., et al. (2006). "Evaluation of a self–management–based patient education program for the treatment and prevention of hypoglycemia–related problems in type 1 diabetes." Patient Education & Counseling 60(2): 228–234.
(14) Kuhlenschmidt, M. L., et al. (2016). "Tailoring Education to Perceived Fall Risk in Hospitalized Patients With Cancer: A Randomized, Controlled Trial." Clinical Journal of Oncology Nursing 20(1): 84–89.
(15) Marini, B. L., et al. (2014). "The effects of an informational video on patient knowledge, satisfaction and compliance with venous thromboembolism prophylaxis: a pilot study." Patient Educ Couns 96(2): 264–267.
(16) Meng, K., et al. (2016). "The impact of a self–management patient education program for patients with chronic heart failure undergoing inpatient cardiac rehabilitation." Patient education and counseling 99(7): 1190-1197.
(17) Meng, K., et al. (2014). "Evaluation of a standardized patient education program for inpatient cardiac rehabilitation: impact on illness knowledge and self–management behaviors up to 1 year." Health Educ Res 29(2): 235–246.
(18) Mountain, A. D., et al. (2010). "Ability of people with stroke to learn powered wheelchair skills: a pilot study." Arch Phys Med Rehabil 91(4): 596–601.
(19) Musekamp, G., et al. (2019). "Evaluation of a self–management patient education programme for fibromyalgia–results of a cluster–RCT in inpatient rehabilitation." Health Educ Res.
(20) O'Brien, F., et al. (2014). "Improving knowledge, attitudes and beliefs about acute coronary syndrome through an individualized educational intervention: a randomized controlled trial." Patient education and counseling 96(2): 179-187.
(21) Opsahl, A. G., et al. (2017). "Outcomes of Adding Patient and Family Engagement Education to Fall Prevention Bundled Interventions." J Nurs Care Qual 32(3): 252–258.
(22) Perneger, T. V., et al. (2002). "Effect of patient education on self–management skills and health status in patients with asthma: a randomized trial." Am J Med 113(1): 7–14.
(23) Polack, J., et al. (2008). "Evaluation of different methods of providing medication–related education to patients following myocardial infarction." Canadian Pharmacists Journal 141(4): 241–247.
(24) Prabhakaran, L., et al. (2006). "Impact of an asthma education programme on patients' knowledge, inhaler technique and compliance to treatment." Singapore Med J 47(3): 225–231.
(25) Press, V. G., et al. (2016). "Effectiveness of Interventions to Teach Metered–Dose and Diskus Inhaler Techniques. A Randomized Trial." Ann Am Thorac Soc 13(6): 816–824.
(26) Rachmani, R., et al. (2005). "Treatment of high–risk patients with diabetes: motivation and teaching intervention: a randomized, prospective 8–year follow–up study." Journal of the american society of nephrology : JASN 16 Suppl 1: S22-26.
(27) Reusch, A., et al. (2016). "Self–management education for rehabilitation inpatients suffering from inflammatory bowel disease: a cluster–randomized controlled trial." Health Educ Res 31(6): 782–791.
(28) Sauve, N., et al. (2008). "The impact of an educational pamphlet on knowledge and

anxiety in women with preeclampsia." Obstet Med 1(1): 11－17.

(29) Schrecengost, A. (2001). "Do humorous preoperative teaching strategies work?" AORN Journal 74(5): 683－689.

(30) Schweier, R., et al. (2016). "Dissemination strategies and adherence predictors for web－based interventions－how efficient are patient education sessions and email reminders?" Health Educ Res 31(3): 384－394.

(31) Seo, H. W. (2019). "Effects of the frequency of ostomy management reinforcement education on self－care knowledge, self－efficacy, and ability of stoma appliance change among Korean hospitalised ostomates." International Wound Journal 16: 21－28.

(32) Sheard, C. and P. Garrud (2006). "Evaluation of generic patient information: effects on health outcomes, knowledge and satisfaction." Patient Education & Counseling 61(1): 43－47.

(33) Shen, Q., et al. (2006). "Evaluation of a medication education program for elderly hospital in－patients." Geriatr Nurs 27(3): 184－192.

(34) Shen, Q., et al. (2018). "Nurse－Led Self－Management Educational Intervention Improves Symptoms of Patients With Functional Constipation." Western Journal of Nursing Research 40(6): 874－888.

(35) Simmons, D., et al. (2015). "Effectiveness of a multidisciplinary team approach to the prevention of readmission for acute glycaemic events." Diabet Med 32(10): 1361－1367.

(36) Sinha, S., et al. (2018). "What to expect that you're not expecting: A pilot video education intervention to improve patient self－efficacy surrounding discharge medication barriers." Health Informatics J: 1460458218796644.

(37) Siudak, Z., et al. (2018). ""Heart without smoke" educational campaign － the role of patient education in secondary prevention of cardiovascular disease." Kardiol Pol 76(1): 125－129.

(38) Skidmore, E. R., et al. (2008). "Do clinical rehabilitation education programs really improve stroke－related knowledge?" Am J Phys Med Rehabil 87(8): 637－641.

(39) Uribe－Leitz, T., et al. (2015). "Evaluating three methods to encourage mentally competent older adults to assess their driving behavior." J Trauma Acute Care Surg 79(1): 125－131.

(40) Voller, H., et al. (2004). "Self management of oral anticoagulation with the IN Ratio system: impact of a structured teaching program on patient's knowledge of medical background and procedures." Eur J Cardiovasc Prev Rehabil 11(5): 442－447.

(41) Wan, L. H., et al. (2018). "The Efficacy of a Comprehensive Reminder System to Improve Health Behaviors and Blood Pressure Control in Hypertensive Ischemic Stroke Patients: A Randomized Controlled Trial." The Journal of cardiovascular nursing 33(6): 509－517.

(42) White, M., et al. (2013). "Is "teach－back" associated with knowledge retention and hospital readmission in hospitalized heart failure patients?" J Cardiovasc Nurs 28(2): 137－146.

(43) Wilson, M. E., et al. (2015). "A video to improve patient and surrogate understanding of cardiopulmonary resuscitation choices in the ICU: A randomized controlled trial." Critical Care Medicine 43(3): 621－629.

(44) Yong Tai, W., et al. (2015). "Immediate video feedback on ramp, wheelie, and curb wheelchair skill training for persons with spinal cord injury." Journal of Rehabilitation Research & Development 52(4): 421－430.

44편 논문은 총 16개 국가에서 수행된 연구가 포함되었으며, 미국이 18편(40.9%)로 가장 많았고, 독일 7편(15.9%), 호주 3편(6.8%) 등의 순이었으며, 국내 연구도 1편 포함되었다.

Author	Year	Country	Type	Design	Setting	Sample
Schrecengost	2001	USA	RCT	Experimental two-group pretest/post test design	297-bed federal teaching facilityin west-central Florida	Patients undergoing nonemergent coronary artery bypass graft or valve surgery 50 (IG:27, CG:23)
Coudeyre et al	2002	France	NRS	Alternate month design	Two departments ofatertiarycareteachinghospital	Patients (>=18 yr) suffering from low back pain and hospitalized for steroid injection 123 (Leaflet group:52, CG:71)
Perneger et al	2002	Switzerl	RCT	Randomized clinical trial	Geneva University Hospital	Patients hospitalized for asthma 131 (IG:66, CG:65)
Voller at al	2004	Germany	NRS	Prospective multicenter study	3 teaching centers: a department of cardiovascular surgery, and inpatient rehabilitation center and anticoagulation clinic	Patients(>=18 yr) with indications for long-term oral anticoagulation 76
Rachmani et al	2005	Israel	RCT	Randomized, prospective study	Meir Hospital	Patients who had type 2 diabetes, hypertension, and dyslipidemia and referred for consultation to the diabetes clinic 141 (IG:71, CG:70)
Kubiak et al	2006	Germany	NRS	Observational controlled pre-post trial without randomization	Diabetes Clinic, Diabetes Center Mergentheim	Inpatients with long-standing type 1 diabetes 207 (IG:105, CG:102)

Author	Year	Country	Type	Design	Setting	Sample
Prabhakaran et al	2006	Singapore	NRS	A before- and after study design	A university-affiliated urban hospital	Patients admitted for an exacerbation of asthma 97 (IG:67, CG:30)
Sheard & Garrud	2006	UK	RCT	Randomized controlled trial	South Birmingham	Elective surgical patients (>=18 yr) 109 (IG:54, CG:55)
Shen et al	2006	Australia	NRS	Non-randomized controlled trial (SIGN)*	Bankstown-Lidcombe Hospital, the 450-bed teaching hospital of the Iniversity of New South Wales	Patients (>=65 yr) admitted to geriatric wards (acute, rehabilitation and psychiatry) 60
Polack et al	2008	Canada	RCT	Randomized controlled trial	400-bed teaching institution, the Royal University Hospital in Saskatoon, Saskatchewan	Patients who were admitted with a non-ST elevation MI or ST elevation MI and discharged 14 (pre-discharge pharmacist education= 5;post-discharge pharmacist education= 4;usual care=5)
Sauve et al	2008	USA	RCT	Randomized controlled trial (single blinded)	Women & Infants' Hospital of Rhode Island	Pregnant women hospitalized for suspected or proven preeclampsia 100
Skidmore et al	2008	USA	NRS	A single-group, pre test-post test design	An inpatient rehabilitation hospital	Patients admitted to an inpatient rehabilitation hospital with diagnosis of ischemic stroke 34
Faller et al	2009	Germany	NRS	A prospective, controlled trial	The rehabilitation clinic "Ob oder Tauber" in Bed Mergentheim	Gastric cancer patients treated with gastrectomy/high resection 121 (Interactive: 61, Lecture:60)

Author	Year	Country	Type	Design	Setting	Sample
Hill et al	2009	Australia	RCT	A two-group randomized trial with a quasi-experimental control group	Geriatric, medical, and orthopedic wards in Perth and Brisbane	Inpatients (>=60 yr) 222 (DVD:49, Workbook:51, CG:122)
Mountain et al	2010	Canada	NRS	A prospective, uncontrolled pilot study using within-participant comparisons	Rehabilitation center	Stroke patients 10
Dilles et al	2011	Belgium	NRS	A non-randomized quasi-experimental design	Four cardiology units at the University Hospitals of Leuven	In-hospital heart failure patients (>=18 yr) 37 (Intervention:21, Usualcare:16)
Gravely et al	2011	USA	NRS	Non-randomized controlled trial (SIGN)*	A large not-for-profit university medical center acute care hospital	Diabetic patients (>=18 yr) under the care of the vascular surgery physician team 23 (Video:8, Combined:9, Written:6)
Haines et al	2011	Australia	RCT	A 3-group randomized controlled trial	2 Australian hospitals	Older patients admitted to a mixture of acute (orthopedic, respiratory, and medical) and subacute (geriatric and neurorehabilitation) hospital wards 1206 (IG:424-Materialonly, 401-Completeprogram, CG:381)
White et al	2013	USA	NRS	Prospective cohort study design	University of California, San Francisco, Medical Center	Hospitalized heart failure patients (>=65 yr) 276

Author	Year	Country	Type	Design	Setting	Sample
Marini et al	2014	USA	RCT	A randomized, controlled trial	A single−center, an adult medicine service at the University of Michigan Hospital	Adult patients receiving pharmacological or mechanical VTE prophylaxis 56(IG:20, CG:36)
Meng et al	2014	Germany	NRS	A multicenter quasi experimental, sequential cohort design	Not described	Patients with coronary heart disease 434(IG:220, CG:214)
O'Brien et al	2014	Ireland	RCT	A multi−site, randomized controlled trial	Coronary care units and cardiology wards of five tertiary hospitals in Dublin	Patients with a diagnosis of ACS 1136(IG:551, CG:585)
Kim et al	2015	USA	NRS	Non−randomized controlled trial (SIGN)*	A large academic medical center	Patients (>=18 yr) who were on warfarin 40
Simmons et al	2015	UK	NRS	Non−randomized controlled trial (SIGN)*	Addenbrookes Hospital, Cambridge	Patients admitted, with either hyperglycaemia or hypoglycaemia, with at least one previous admission in the previous 2 years 50
Uribe−Leitz et al	2015	USA	RCT	Randomized pilot study	A Level 1 trauma center	Inpatients admitted for surgical and medical services 113(BNI38, AAA36, OR39)
Yong Tai et al	2015	USA	RCT	Randomized controlled trial (SIGN)*	Shepherd Center in Atlanta, Georgia	inpatients with SCI between thoracic (T)1 and lumbar (L)1 who had newly become full−time manual wheelchair users 18

Author	Year	Country	Type	Design	Setting	Sample
Wilson et al	2015	USA	RCT	Randomized, unblinded, parallel group trial	24-bed medical ICU of single tertiary referral center	Patients and surrogate decision makers in the ICU 200 (Video:100, Usual Care:100)
Kuhlenschmidt et al	2016	USA	RCT	Two group, prospective, randomized controlled design	An adult bone marrow transplantation unit (University Hospitals Case Medical Center)	Hospitalized hematology/oncology patients 91(IG:44, CG:47)
Meng et al	2016	Germany	RCT	A multicentre cluster randomized controlled trial	Four cardiac rehabilitation clinics	Patient with chronic systolic heart failure (ICD-10: I50), left ventricular ejection fraction (LVEF) of 40, and New York Heart Association (NYHA) functional classification II or III 475(IG:248, CG:227)
Press et al	2016	USA	RCT	Block-stratified randomized clinical trial	Two urban academic hospitals	Patients (>=18 yr) with asthma or COPD 120 (BriefIntervention:58, Teach-to-Goal:62)
Reusch et al	2016	Germany	RCT	large, cluster-randomized, controlled, prospective study	rehabilitation centers	Patients with IBD (ICD-10 K50, K51, K52) 540
Schweier et al	2016	Germany	NRS	Sequential controlled trial	7 German inpatient rehabilitation centers	Patients with CHD or CBP 571 (IG:258, CG:313)
Cuttler et al	2017	USA	NRS	Performance improvement study with historic control	Four medical-surgical units in one US public acute care hospital	Adult medical-surgical inpatients units during the 7-year period Unknown (1215patient falls)

Author	Year	Country	Type	Design	Setting	Sample
Denny et al	2017	USA	NRS	A prospective study using a pre- and post-test design	The stroke service at Memorial Hermann Hospital - Texas Medical Center (MHH-TMC) in Houston, Texas	Patients (>=18 yr) with AIS or ICH 93
Giuliano et al	2017	USA	NRS	Prospective, quasi-experimental study	St. John Hospital and Medical Center, a 772-bed community teaching hospital in Detroit, Michigan	Patients (18-90 yr) receiving apixaban 33
Huang et al	2017	Taiwan	RCT	Randomized repeated measures experimental study design	Taiwan hospital	Patients with type 2 diabetes 42 (Multimedia education:21, Regular education:21)
Opsahl et al	2017	USA	NRS	Quality improvement project; quasi-experimental; pretest-posttest design	92 bed acute care facility, Franciscan St. Francis Health Mooresville Hospital (FSFHM); 2 orthopedic and medical-surgical units	Patients from two orthopedic and medical-surgical units; all nursing staff 2148
Knighton et al	2018	USA	RCT	A 2-group comparative effectiveness study	An urban Veteran Affairs hospital	Patients (>=55 yr) with nonemergent lower extremity surgery (orthopedic or podiatry) <8 hours prior to enrollment 75 (IG:41, CG:34)
Shen et al	2018	China	RCT	Randomized controlled trial (SIGN)*	Hospital	Patients (>=18 yr) with functional constipation 66(IG:33, CG:33)

Author	Year	Country	Type	Design	Setting	Sample
Siudak et al	2018	Poland	NRS	Non-randomized controlled trial (SIGN)*	Centre for Invasive Cardiology, Angiology, and Electrotherapy in Pinczow	Patients with acute myocardial infarction within the "Heart without smoke" campaign 100
Wan et al	2018	China	RCT	Randomized controlled trial (multicenter, assessor-blinded, parallel-group, experimental design)	5 neurology departments in 3 major general hospitals	Hypertensive ischemic stroke patients 158(IG:80, CG:78)
Musekamp et al	2019	Germany	RCT	Multicentre cluster-randomized controlled trial	three German inpatient rehabilitation centres	Adult patients with FMS (ICD-10: M79.7) 583(IG:302, CG:281)
Seo	2019	Korea	RCT	An equivalent control group pretest-post-test design	A university-affiliated hospital with 800 sick beds in Seoul	Ostomates with stoma surgery 60(IG1:20, IG2:20, CG:20)
Sinha et al	2019	USA	NRS	A single-arm intervention feasibility trial (pilot study)	The general medicine service at New York-Presbyterian Hospital/Weill Cornell Medicine	Medical inpatients (>=18 yr) 40

연구의 교육 내용은 심장질환, 뇌졸중, 당뇨, 천식 등의 질환과 관련된 자가관리 교육이 가장 많았고, 투약 교육, 낙상 예방 교육 등이 빈번하였다. 또한 수술 환자교육, 일반적인 입원 및 퇴원 시 교육, 휠체어 사용 훈련, 재활 교육, VTE 예방 교육, 손 위생 교육 등이 있었다.

표 22-8 환자안전 교육 내용

저자(연도) 국가	교육 내용
Schrecengost (2001) USA	유머를 사용한 수술전 환자(개심술환자) 교육
Coudeyre et al (2002) France	형광투시하 스테로이드 주사에 대한 환자(만성요통환자) 교육
Perneger et al (2002) Switzerland	상호작용적 천식 환자교육 (천식악화 증상, 투약목적, 자가관리의 3개 세션)
Voller at al (2004) Germany	항응고제 사용 교육(INR 자가관리 지식 향상)
Rachmani et al (2005) Israel	당뇨 환자 환자참여 프로그램 (생활습관, 검사기록, 혈압, HbA1c)
Kubiak et al (2006) Germany	당뇨 환자 교육－자가관리(저혈당 대처)
Prabhakaran et al (2006) Singapore	상호작용적, 개별화된 천식 환자 교육
Sheard & Garrud (2006) UK	수술 환자 교육(수술예약, 마취, 수술전평가, 회복)
Shen et al (2006) Australia	퇴원시 투약교육
Polack et al (2008) Canada	post MI 투약교육(퇴원시 및 퇴원후)
Sauve et al (2008) USA	임산부(preeclampsia) 교육
Skidmore et al (2008) USA	뇌졸중 환자 교육(유인물, 토론)
Faller et al (2009) Germnay	위암환자(위절제술) 포괄적 재활 교육
Hill et al (2009) Australia	낙상예방교육(DVD)
Mountain et al (2010) Canada	휠체어 사용 교육
Dilles et al (2011) Belgium	상호작용적 심장질환교육(CD－ROM, 8개 모듈)
Gravely et al (2011) USA	당뇨 환자 발관리 교육 (비디오, 비디오＋교육자료)
Haines et al (2011) Australia	낙상예방교육(비디오, 유인물)
White et al (2013) USA	심부전 환자의 자가관리 관련 지식 향상/재입원율 관리 위한 TEACH BACK 방법 적용 교육
Marini et al (2014) USA	VTE예방교육(비디오)
Meng et al (2014) Germany	심장질환(관상동맥질환) 교육
O'Brien et al (2014) Ireland	Acute coronary syndrome 개별화된 환자 교육
Kim et al (2015) USA	항응고제 사용(와파린, INR 등) 교육(비디오)
Simmons et al (2015) UK	당뇨 환자 교육－정신건강 중재

저자(연도) 국가	교육 내용
Uribe-Leitz et al (2015) USA	운전자교육(변화관리)-협상 면담, 유인물, 온라인
Yong Tai et al (2015) USA	휠체어 사용 교육
Wilson et al (2015) USA	내과계 중환자실에서의 CPR 시행 결정 위한 이해도 향상 교육-비디오
Kuhlenschmidt et al (2016) USA	낙상예방교육(비디오, 유인물, 토의)
Meng et al (2016) Germany	심부전 환자 자가관리 교육
Press et al (2016) USA	천식, COPD 교육: 2개 교육전략 (목표설정기반- METERED-DOSE, DISKUS INHALDER 법)
Reusch et al (2016) Germany	염증성대장질환 자가관리 교육
Schweier et al (2016) Germany	만성요통환자/관상동맥질환 환자의 생활양식 변화교육 (웹사용 강화를 위한 교육 세션과 이메일 리마인더)
Cuttler et al (2017) USA	낙상예방관리
Denny et al (2017) USA	뇌졸중 교육-애니메이션 사용
Giuliano et al (2017) USA	투약(apixaban) 교육(비디오 활용)
Huang et al (2017) Taiwan	당뇨 환자 교육-멀티미디어 건강교육 프로그램 (주사, 혈당 관리, 시나리오 등)
Opsahl et al (2017) USA	낙상 예방 교육(환자가족참여교육 비디오)
Knighton et al (2018) USA	손 위생 교육-애니메이션 Ipad (전자식 오디오 리마인더 활용)
Shen et al (2018) China	기능성변비 환자 자가관리 교육
Siudak et al (2018) Poland	금연교육
Wan et al (2018) China	허혈성 뇌졸중 환자 교육 (건강행위/혈압조절 향상 포괄적 리마인더 시스템)
Musekamp et al (2019) Germany	Fibromyalgia syndrome (FMS) 자가관리 교육
Seo (2019) Korea	장루관리 교육
Sinha et al (2019) USA	퇴원시 투약 관리 교육(비디오)

또한 퇴원 후 교육까지 포함하여 확대된 교육을 실시하는 연구도 있었고, 문헌 중에서 환자안전 관련성이 높은 연구는 10편 정도로서 낙상예방, VTE예방, 손 위생, 투약교육 등이 해당되었다. 이외에도 환자 교육 내용의 일부로 환자안전 위험 요소나 환자 위험 관리 등을 포함하고 있었다. 교육 방법으로, 입원 중 교육팀이나 간호사가 제공하는 대면 교육(개별, 강의식)이 보편적이었으며, 유인물 등 교육책자나, 비디오, interactive CD-ROM 등이 활용되었다.

3.6.2 환자 및 보호자 교육 자료 사례

환자 및 보호자 대상 교육자료 개발 연구를 통해 '환자안전을 위한 4가지 약속'이 개발되었다(Kim et al, 2020).

그림 22-10 환자안전을 위한 4가지 약속

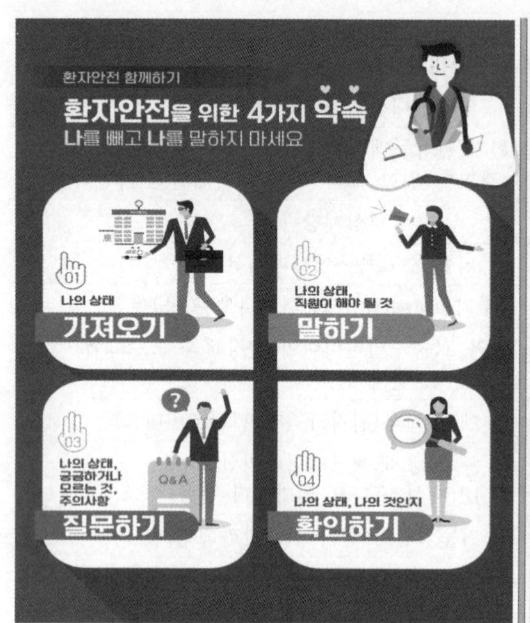
환자안전 함께하기
환자안전을 위한 4가지 약속
나를 빼고 나를 말하지 마세요
01
나의 상태
가져오기
02
나의 상태,
직원이 해야 될 것
말하기
03
나의 상태,
궁금하거나
모르는 것,
주의사항
Q&A
질문하기
04
나의 상태, 나의 것인지
확인하기

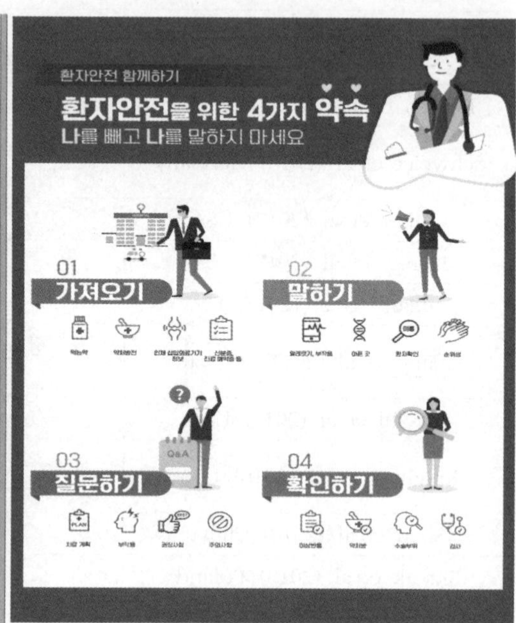
환자안전 함께하기
환자안전을 위한 4가지 약속
나를 빼고 나를 말하지 마세요
01
가져오기
02
말하기
03
Q&A
질문하기
04
확인하기

4 환자안전교육과 훈련 현황

4.1 국내 사례

4.1.1 대한환자안전학회

대한환자안전학회는 2013년 창립 후 환자안전을 위한 환자안전사건과 뉴스, 칼럼, 워크숍, 학술대회 등을 통해 연구와 최신 정보를 제공하고 있다.

대한환자안전학회는 환자안전이라는 무거운 주제를 실무에서 적용 가능한 학술대회 및 환자안전 세미나 프로그램을 구성하기 위해 다직종의 환자안전 전문가로 구성되어 있다.

4.1.2 대한환자안전질향상간호사회

대한환자안전질향상간호사회는 2000년 설립 이후 질 향상과 환자안전 전담자의 전문성 강화를 위한 지식체를 개발하고 전문지식 공유를 통해 의료의 질 향상과 환자안전에 기여하는 것을 목적으로 하고 있다. 대한환자안전질향상간호사회는 의료기관 수준에 따라 질 향상과 환자안전 전담자를 위해 현장 적용이 바로 가능한 프로그램을 구성하였다. 그 내용으로는 환자안전방법론(고장유형 및 영향분석, 근본원인분석), 환자안전 지표관리 실무, QI활동단계와 QI도구 사용의 실제, 안전사건 분석방법, 환자안전개선 사례 중심의 교육 등이 있다.

또한, 대한환자안전질향상간호사회에서는 2016년 의료기관에서 환자안전교육 시 참고할 수 있는 '현장전문가가 쓴 환자안전실무지침서'를 발간하였다.

2021년부터 환자안전질 향상 실무 자격 인정증, 환자안전 전문 자격 인정증, 질 향상 전문 자격 인정증 프로그램을 개발하여 온라인으로 운영하고 있다. 각 자격 인정증은 40시간 교육과정을 이수한 경우 부여되고 환자안전질 향상 실무 자격 인정증은 연 8시간, 환자안전 전문 자격 인정증과 질 향상 전문 자격 인정증은 연 16시간 보수 교육을 들었을 때 4년 동안 그 자격이 인정된다.

4.1.3 한국의료질향상학회

한국의료질향상학회는 1994년 창립 이래 보건의료관련 다양한 직종의 회원을 대상으로 회원연수교육 및 학술대회를 정기적으로 개최하며 회원 간의 교류 및 양질의 교육을 수강할 수 있는 자리를 마련하고 있다. 전국적인 규모의 회원을 대상으로 환자안전에 관한 특강 및 개선사례를 발표하고 의사와 간호사를 대상으로 환자안전, 연수교육을 개최하고 있다.

4.1.4 의료기관평가인증원

의료기관평가인증원은 조사위원을 대상으로 환자안전과 질 향상을 위한 기준교육, 보수교육, 심화교육을 실시하고 있다. 2012년 의료기관평가인증원은 의료 현장에서 필요한 환자안전관리를 위한 주요 이론과 실제를 학습하여 환자안전관리자로서의 기본 역량을 갖추고, 그 역량을 바탕으로 의료기관에서 환자안전관리를 쉽게 수행할 수 있는 역량을 갖춘 전문가를 양성하고, 환자안전 전문가로서 의료기관에서의 환자안전과 질 향상을 위한 핵심 인력이 되어 인증을 주도적으로 준비할 수 있도록 유도하기 위해 직종에 상관없이 보건의료종사자면 누구나 교육을 들을 수 있도록 프로그램을 개발·운영하였으나 현재는 운영하고 있지 않다.

4.1.5 대한병원협회

대한병원협회는 모바일, 온라인, 오프라인 등 다양한 방법으로 의료의 질 향상 및 환자안전에 대한 교육을 시행하고 있으며, 현재 환자안전 전담인력 교육프로그램을 운영하고 있다.

4.1.6 의료기관 내 환자안전교육

의료기관마다 환자안전교육의 방법과 내용은 매우 다양하다(김석화, 2011).

- 의사 대상으로 환자안전의 최신 지견 및 사례 공유: 진료과 컨퍼런스, 전공의 수련교육과정 등
- 간호사 대상으로 투약관련 오류를 줄이기 위한 1:1 반복훈련, 프리셉터를 활용한 투약교육(pre-test 후 2주, 4주, 6주 후 post-test), 환자안전 사례 교육
- 지원 및 행정직원 대상으로 의료행위뿐만 아니라 현장에서 관심만 있으면 발견할 수 있는 근접오류 유형 교육 및 환자안전사건에 관심 가지기: 부서별 맞춤교육
- 환자안전 지킴이(부서별 환자안전관리 담당자) 대상 워크숍
- 환자안전에 관심이 있는 직원을 대상: 정규 교육(환자안전은 내가 지킨다 4주 프로그램: 주 1회 1시간), 환자안전 토론회(실무에서 경험한 근접오류 발표 및 개선활동 방안)
- 직원대상 환자안전 기본 교육: 집체교육, 사이버 연수원의 온라인 교육
- 환자안전주간행사, 캠페인, 환자안전 사례 발표회 등을 통한 환자안전관심 모으기
- 환자안전소식, 환자안전 보고서, 규정 공유 등을 통해 정보 알려주기

4.1.7 기타

대한간호협회, 건강보험심사평가원, 한국보건산업진흥원, 한국의료분쟁조정중재원 등은 QI교육과정을 통해 환자안전교육을 진행하고 있다.

- 대한간호협회: 보수교육주제로 환자안전 관련 주제인 투약, 수혈, 낙상, 욕창 등 개선사례 및 방안을 교육하고 있다.
- 건강보험심사평가원: 요양기간을 대상으로 QI과정을 개설하여 질 향상과 환자안전, 질지표 및 감염관리 등에 대한 교육을 제공하고 있으며, 2007년부터 매월 발간되는 뉴스레터를 통하여 각 의료기관의 환자안전시스템 및 모니터링에 대한 정보를 공유하고 있다.
- 한국보건산업진흥원: CQI 초급과정을 통하여 환자안전개념 및 안전관리 실제를 매년 교육하고 있다.
- 한국의료분쟁조정중재원: 환자안전담당자를 대상으로 의료분쟁사례 및 개선방안에 대한 교육 및 정보를 공유하고 있다.

4.2 국외 사례

4.2.1 세계보건기구

WHO Patient safety는 2004년부터 개인과 기관이 환자안전에 대한 지식 및 이해를 향상시킬 수 있는 교육 및 훈련 자료와 도구를 개발하여 제공하고 있다.

1) 세계보건기구 환자안전교육 지침(WHO Patient Safety Curriculum for Medical Schools)

2009년 발간된 세계보건기구 환자안전교육 지침은 환자안전을 가르칠 교육자를 위한 내용(Part A)과 실제 교육 시 사용할 수 있는 교육자료, 사례, 참고자료 등을 포함한 Part B로 구성되어 있다(WHO, 2009; 이영미, 2009).

- Part A(Teacher's Guide): 배경, 교육주제 선정과정, 교육목표, 교육내용, 교육하기, 의학교육과정에 환자안전을 어떻게 통합할 것인지, 환자안전교육과 배움을 위한 기본 원리, 환자안전 평가방법, 환자안전교육 평가방법, 웹 기반과 도구와 리소스, 환자안전을 이해시키기 위한 지원 활동, 환자안전교육 육성 및 참여방법 등 실제적으로 교육과정을 운영하면서 필요한 내용들이 상세히 수록되어 있다.
- Part B(Curriculum Guide Topics): 환자안전 개념, 인적요인과 환자안전, 환자안전 증진을 위한 시스템적 접근, 효과적인 팀 접근, 오류로부터 배우기, 임상적 위험인자 이해와 관리, 질 향상(QI) 방법, 환자와 보호자의 참여, 감염관리, 환자안전과 침습적 시술, 안전한 의약품 사용 등 11개 주제로 구성되어 있다. 각 주제별로 학생이나 전공의 교육 시 바로 적용할 수 있는 교육정보, 매체, 참고문헌, 환자사례 등이 실려 있다. 특히 환자사례는 각 지역 대표들이 실제 각 나라에서 발생했던 사례들을 모아서 개발하였으며 국내 실제사례(투약사고, 의료인 간 의사소통 장애, 의학적 실수 보고하기, 환자가족에게 의료오류 설명하기 등)도 포함되어 있다.

2) Patient Safety Curriculum Guide: Multi-professional

환자안전은 특정 건강관리자에 국한된 것 아니라 모든 건강관리자가 환자안전에 대한 역량을 갖춰야 한다는 전제로 2011년 발간된 WHO Patient Safety Curriculum Guide(Multi-professional Edition)은 시스템과 팀접근 방식으로 건강관리자들의 개별 업무를 이해함으로써 환자안전교육을 통합된 방법으로 전달하고, 의료의 질을 향상시키기 위한 환자안전교육에 대한 요구를 촉진하는 내용을 담고 있다(WHO, 2011).

- 치의학, 의학, 조산학, 간호학, 약학이 있는 대학과 학교에 환자안전을 가르칠 수 있도록 자료를 제공하고 있다.
- 교육대상자용 책자는 물론, 강사용 슬라이드 및 강의 안내 자료까지 소개하고 있다.

- 교육 분야에서 환자안전은 새로운 개념이다. 환자안전 교육과정을 개발하는 방법, 강의 및 평가방법 등에 대한 기본 원칙과 방안을 제시하고 있다. 세계보건기구의 교육자료는 현재의 교육과정에 통합하기 쉽고, 필요에 따라 유동적으로 구성할 수 있으며 다른 문화나 환경에 쉽게 적용할 수 있도록 설계되어 있다.

- 교육내용

① Topic 1: 환자안전이란 무엇인가?
의도적으로 환자에게 해를 끼치고자 하지 않아도 위해사건이 발생하는 이유를 설명하고 있다. 선진국의 경우에는 보건의료의 복잡성으로 위해사건이 발생하고 다양한 직종의 의료 공급자가 진료에 참여하기 때문에 적시에 정보 공유가 되지 않으면 안전을 보장하기 어렵다. 반면에 개발도상국은 인력 및 재정부족, 부적절한 시스템, 인력대비 과다한 환자 수, 장비부족, 청결하지 못한 환경 등으로 환자안전에 문제가 발생한다는 내용으로 되어 있다.

② Topic 2: 왜 인적요인을 환자안전에 적용해야만 하는가?
인간공학은 생활하고 일하는 환경, 도구, 인간과의 상호작용을 연구하는 분야로 이에 대한 이해를 통해 환자안전 성과를 향상시킬 수 있다. 커뮤니케이션, 팀워크, 조직문화 등 인간과 인간의 상호작용과 인간과 기계의 상호작용 이해를 통해 환자안전 향상 방안을 모색하며, 항공이나 군사 분야에서 인간공학을 활용하여 시스템과 서비스의 질을 향상시킨 사례를 공유하고, 시스템의 문제, 의사소통의 문제의 원인과 과정을 이해하여 위해사건을 감소시킬 수 있는 방안을 모색하며, 인간공학적 측면에서 시스템의 재설계, 과정의 단순화와 표준화, 의사소통 향상, 장비 재설계 등을 통한 성공 사례를 제시하고 있다.

③ Topic 3: 시스템에 대한 이해와 시스템의 복잡성이 환자에게 치료에 미치는 영향
의료기관의 다양한 인간관계와 의료체계의 복잡성을 설명하고 시스템 접근법에 대한 개념 소개와 타 산업분야에서 시스템 접근법 활용 사례를 제시하였다.

④ Topic 4: 효과적인 팀워크
의료 질 향상 또는 비용절감 측면에서 다학제 간 팀 운영의 유용성, 다학제 팀의 효과적인 운영을 통한 오류의 감소와 의료 질 향상, 의사소통 문제로 인한 진단, 치료, 퇴원지연 등이 포함되어 있으며, 환자와 보호자는 물론 팀의 일원으로 효과적인 팀 운영과 의사소통 기법을 소법을 소개하고 있다.

⑤ Topic 5: 위해사건을 예방하기 위해 오류로부터 배우기
시스템의 문제가 왜 발생했는지와 오류 발생 원인을 이해하고 오류로부터의 학습을 통한 예방활동, 효과적인 보고체계, 시스템 및 개인 접근법, 비난문화의 영향 등을 소개하고 있다.

⑥ Topic 6: 임상에서 발생하는 위험에 대한 이해과 관리
위해의 심각성을 높이는 환경을 인지하고 예방과 위해를 최소화할 수 있는 방안, 위험관리의 전략적 활용 등을 소개하고 있다.

⑦ Topic 7: 진료의 질을 개선하기 위해 질 향상 활동 방법 사용하기
진료과정을 어떻게 단계화가 될 수 있는지를 이해하고 가각의 단계가 서로 어떻게 연결되는지를 이해하여야 질 향상 방법론을 이해할 수 있게 질 향상 기본이론, 도구, 활동, 기법 등을 소개하고 있다.

⑧ Topic 8: 환자와 보호자의 참여
환자와 보호자가 환자안전의 향상에 도움을 줄 수 있음과 이해가 필요함을 강조하였고, 일반적

으로 의료제공자들은 환자의 증상, 통증, 의약품정보, 선호도, 위험에 대한 태도 등에 대한 정보를 제대로 활용하지 못함으로써 환자 치료결과에 부정적 영향을 줌을 소개하고 있다.

⑨ **Topic 9: 감염 예방과 관리**
의료기과 획득 감염을 예방하고 관리하는 것은 전 세계적인 문제이고, 환자가 경험하는 위해사건의 주요인이므로 이미 개발된 많은 지침이나 프로토콜을 준수하는 것이 중요함을 강조하였다.

⑩ **Topic 10: 환자안전과 침습적 시술**
잘못된 환자, 잘못된 부위, 잘못된 수술을 시행하는 주요 원인을 이해하고 문제를 최소화하기 위해서는 수술 전 점검표나 프로토콜 같은 효과적인 의사소통 방법을 제시하였다.

⑪ **Topic 11: 투약오류 개선활동**
처방, 조제, 투여 각 단계별 위험 요인과 그에 따른 개선활동 방안을 제시하고 있다.

3) Training leaders in Patient Safety Research

세계보건기구 환자안전활동의 훈련지도자는 변화를 위한 리더를 기르는 것을 환자안전 연구를 위한 핵심 역량으로 다루고 있다. 환자안전에 대한 위해는 보건의료에서 연구를 수행하고 변화를 주도하는 나라의 교육적 수준 등의 제한된 능력에 의해 악화될 수 있기 때문에 환자안전 연구를 위한 핵심역량을 가장 우선순위로 정하고, 연구방법과 과학적 능력을 강화하는 도구를 개발하였다. 환자안전 영역에서 대학원 연구자와 실무자에 대한 교육훈련 프로그램의 개발을 지도할 뿐만 아니라, 환자안전의 과학, 역학과 보건서비스 연구를 위한 방법론, 그리고 지식 번역을 위한 원리 등 핵심역량의 필수 요인을 다루고 있다.

4) Introductory Course of Patient Safety

환자안전 연구의 기본 구성요소를 소개하는 일련의 무료 온라인 프로그램으로 방송을 통한 교육을 제공하고 있으며 의료기관과 일차의료시설에서의 사건의 중증도를 이해하는 것은 환자안전을 위한 첫걸음이기 때문에 보건의료 전문가와 연구원들이 흥미 있어 하는 환자안전 문제를 식별하는 8가지 세션의 방법을 소개하여 환자안전 연구의 핵심 원리를 이해할 수 있게 돕고 있다(표 22-9).

5) Patient Safety Research: A guide for developing training programmes

이 지침서는 환자안전 연구 분야의 교육과정 구축, 교육 및 훈련에 대한 개념을 포괄적으로 제공하는 환자안전 교육프로그램 개발을 위한 지침서이다. 이 지침서는 환자안전에 대한 기본적인 지식이 있는 교육과정 개발자 및 교육 프로그램 개발 기관은 물론 교육자를 대상으로 환자안전 교육 프로그램 개발에 필요한 내용으로 구성되어 있다. 그 내용으로는 환자안전에 대한 세계적인 범위, 환자안전교육개발을 위한 4단계, 지식, 기술, 태도 등에 대한 핵심역량, 교육프로그램 사례 등이다.

표 22-9 온라인 과정의 8가지 세션

Session 1	환자안전의 개념: 환자안전정의, 세계적 이슈 등이 실무 사례가 함께 제시되어 이해를 돕고 있음
Session 2	Patient Safety 연구의 5단계 설명함: "measuring harm", "understanding causes", "identifying solutions", "evaluating impact" 와 "translating evidence into safer health care"
Session 3	"measuring harm" 방법 소개
Session 4	"understanding causes"의 우선순위 선정
Session 5	"identifying solutions": 환자안전개선활동 소개
Session 6	"evaluating impact": 개선활동 효과 평가
Session 7	"translating evidence into safer health care": 연구 결과 해석 방법 소개
Session 8	참여자의 질문과 의견을 반영하여 이전 단계를 검토함

출처: Available at: http://www.who.int/patientsafety/research/online_course/en/ (Accessed October, 15. 2016).

교육프로그램을 개발하기 위해서는 아래의 사항을 고려한다.

- 학습자의 요구, 시간, 자원 등을 고려한 핵심 역량 도출
- 핵심역량별로 목표를 설정하고 적합한 교육방법을 결정: 강의, 소규모 토론, 역할극 등
- 강사와 강의방법(온라인 또는 오프라인) 결정
- 프로그램의 내용 구성
- 학습자의 교육정도를 파악할 수 있는 평가방안 마련: 지식, 시범, 프로젝트 수행 등
- 교육프로그램 평가 방안 마련

6) WHO Surgical Safety Checklist and Implementation manuel

수술실에서 환자안전을 위한 점검표와 매뉴얼을 만들어 수술 전·중·후 확인 사항을 제시하고 있다. 점검표는 타임아웃(Time-out), 로그인, 로그아웃의 3단계를 소개하고 있으며 매뉴얼은 의료기관에서 지속적으로 점검표를 수행할 수 있는 방안을 제시하고 있다.

4.2.2 보건의료향상연구소(Institute for Healthcare Improvement, IHI)

IHI는 환자안전분야의 전문가들을 양성시키기 위해 학생, 레지던트, 전문가를 위한 온라인 및 단기교육 등 다양한 프로그램들을 제공하고 있다. 의대, 간호대, 치대, 약대, 보건대 학생 등 미래의 전문가들에게는 무료로, 전문가들에게 유료로 교육을 제공하고 있다.

환자안전분야는 환자안전의 기본개념, 인간공학과 안전, 팀워크와 의사소통, 근본원인과 시스템 분석, 부작용 후 환자와의 의사소통, 안전문화에 대한 내용을 포함하고 있다.

1) IHI Open School

IHI Open School은 환자안전에 전문가 양성을 위한 온라인 및 집체 교육에서는 필수적

인 교육과 도구를 제공하고, Open School에 신청하게 되면 학교, 기관 및 의료기관에서 소속된 250,000명 이상의 학습자와 교류가 가능하게 된다. IHI Open School Course는 ACCME(Accreditation Council for Continuing Medical Education)과 American Nurses Credential Center's Commission on Accreditation에 의해 인증받은 기관으로 의사와 간호사들을 대상으로 연수교육을 제공하고 해당 교육에 평점을 부여한다.

IHI Open School Course는 Improvement Capability, Patient Safety, Leadership, Personand Family-Centered Care, Quality Cost and Value, Triple Aim for Populations, Graduate Medical Education로 구성되어 있다.

IHI Open School Course 온라인 프로그램은 아래와 같다.[2)]

2) In-Person Training

Upcoming in-person seminar와 training리스트이며 필요한 교육을 요청받아 제공할 수도 있다.

3) Virtual Training

매년 15개 이상 Virtual Training 프로그램에는 전문가 코칭을 받은 팀이 현장에서 적용할 수 있도록 개선 기술을 포함하였다.

4) ON DEMAND PRESENTATIONS

수요자 맞춤형 교육으로 질 향상 모델소개, 데이터 수집 설계와 변이, 효과적인 팀워크, 위원회, 임상 실무 간호사의 역량 강화, 정확한 환자의 정확한 치료, 변이를 이해하기 위한 런차트와 관리도의 활용법 등을 포함하고 있다.

5) 리더십을 위한 프로그램

IHI는 의료기관 내 경영진들이 환자안전과 의료의 질 개선에 기여할 수 있는 방법들을 제시하고 있다.

- Getting boards on board: Engaging governing boards in quality and safety
- Getting boards on-board: Leadership engagement key to reaching quality goals
- How-to Guide: Governance Leadership(Get Boards on Boards)
  - ① 의료의 질을 향상시키고 위해를 감소시키기 위해 의료기관 경영진이 수행해야 하는 6가지 핵심 리더십 활동을 권장함
  - ② 목적을 설정함: 그해에 달성할 구체적인 위해 감소 목표를 설정함
  - ③ 자료를 구하고 이야기를 들음: 환자안전사건 자료를 수집하고 이 사건들이 일어

2) http://app.ihi.org/lms/onlinelearning.aspx

난 과정을 이해함

④ 시스템 차원의 지표를 설정하고 모니터함

⑤ 환자, 정책, 문화를 변화시킴: 환자안전문화를 만들어 냄

⑥ 경영진이 먼저 배우고 시작함

⑦ 경영진의 책임성을 수립함

- Leadership Guide to patient Safety
- Leadership Response to Sentinel Event: Respectful, Effective Crisis Management

4.2.3 National Patient Safety Foundation(NPSF)

독립적이고 비영리 목적의 기구로 1997년 설립된 이후로 환자에게 제공되는 의료의 안전을 향상시키기 위해 활동하고 있다. 히포크라테스 선언 "Above All, Do No Harm"이 반영되어 환자안전이 보건의료 질 관리의 중점이 되어야 한다고 하였고, 과학적 지식의 통합과 개발을 지원하는 하부구조는 환자안전의 향상에 필수적이며, 의료제공자, 조직 그리고 일반인 사이의 지속적인 학습과 의사소통에 환자가 참여하는 것은 환자안전의 기본이라고 하였다. NPSF는 위해로부터 환자와 의료진을 보호하기 위하여 환자안전 전문자격인증 프로그램 및 환자안전 온라인 교육프로그램을 운영하고 있다(김석화, 2011).

1) Certification Board for Professionals in Patient Safety(CBPPS)

환자안전 전문가를 위한 인증위원회는 환자의 안전에 대한 역량과 전문성을 엄격하고 포괄적인 자격 심사과정을 감독하기 위한 위원회이다. 이 위원회의 주요 책임은 환자안전에 대한 이론과 실제에서 자신의 역량을 입증할 수 있는 프로세스와 근거기반의 시험을 개발하고 운영하는 것이다.

환자안전 전문가 자격(CPPS, Certification for Professionals in Patient Safety)은 환자안전 전문가, 임상 및 비임상 의료 종사자, 경영진 등 의료분야 또는 보건의료산업분야에 근무하는 사람을 대상으로 하며 자격은 3년간 유지된다. 학사학위 이상이면서 3년 이상 실무 경험이 있거나 전문학사이면서 5년 이상 실무 경험이 있으면 응시가 가능하다.

2) NPSF Online Learning(http://www.npsf.org/?page=onlinecourses)

CME(Continuing Medical Education)의 인증을 받은 프로그램으로 10개의 모듈로 구성된 유료 교육과정이다.

표 22-10 Online Patient Safety Curriculum: Module content

Module	Topic
1	The Science of Patient Safety
2	Advancing Patient Safety through Systems Thinking & Design
3	Identifying and Mitigating Patient Safety Risk
4	Balancing Systems and Individual Accountability in a Safety Culture
5	Increasing Patient Safety Awareness and Practice among Clinicians and Staff
6	Strategies for Engaging Executive and Clinical Leaders
7	Principles and Strategies for Patient and Family Engagement
8	Methods for Measuring Performance and Clinical Outcomes
9	The Role of Health Information Technology in Patient Safety
10	The National Landscape: Policy, Regulation and the Environment

출처: Available at: http://www.npsf.org/?page=onlinecourses (Accessed October, 15. 2016).

3) NPSF Professional Learning Series

- NPSF 전문 교육 시리즈는 오늘날의 온라인 교육 환경에서의 지속적 교육과 동료 협력 관계의 결과로 보건의료 전문성을 제공하고 있음
- 프로그램은 환자안전에서 대두되는 문제들을 해결하기 위한 우수한 자원을 제공함
- 교육의 이점
  - ① 환자안전교육을 위한 입증된 자료 확립
  - ② 전문자문위원회와 함께하는 Q & A
  - ③ 최상의 실무 공유와 협력
  - ④ 참석자의 수에 제한 없는 평생 교육 학점

4.2.4 National Association for Healthcare Quality(NAHQ)

의료의 질과 환자안전분야에서 일하는 전문가를 양성하는 프로그램인 CPHQ(Certified Professional in Healthcare Quality)은 자발적 자격인증 프로그램으로 미국 국립자격기관에 의해 인증을 받는 것으로 자격을 얻기 위해서는 CPHQ 시험을 통과해야 하고 자격을 취득한 경우에는 자신의 이름 뒤에는 CPHQ라는 명칭을 사용할 수 있다. 현재 질 관리 분야에 종사하는지 여부는 CPHQ 자격을 유지하는 데 필수 요구조건은 아니며 자격유지를 위해서는 2년간 30시간의 교육을 이수했음을 증명하면 된다. NHQ에서는 시험 준비에 도움이 되는 책자를 발간하여 자기학습이 가능하도록 하고 있으며 시험 준비를 위한 자체평가시험치 2일간의 집중 교육도 운영하는 등 초보자도 CPHQ 시험을 준비할 수 있도록 지원하고 있다. 이외에도 1일 보건의료 질 향상 입문과정을 통해 질 향상과 환자안전의 기본원칙과 방

법론, 도구에 대한 기본 교육을 시행하고 있다.

4.2.5 International Board for Quality in Healthcare(IBQH)

영국에서 의료의 질과 환자안전 분야 전문가임을 인정하는 자격 프로그램인 IBQH는 특별한 교육이나 사전에 요구되는 경험이 없고, 보건의료 분야에서 일하는 사람이면 누구나 지원이 가능하다. 시험에 합격한 경우에는 IBHQ의 개인자격번호와 개인카드를 발급받게 되며 또한 이름 뒤에 IBQH를 명시할 수 있다.

4.2.6 National Patient Safety Education Framework(APSEF)

호주의 APSEF에서는 clinical communications, cognitive impairment, colonoscopy safety and quality, credentialism for health professionals, end-of-life care, falls prevention, general practice accreditation, healthcare associated infection, information strategy, knee pain, medication safety, mental health, open disclosure, patient and consumer centred care, patient identification, primary health care, prioritizing clinical practice guideline development, recognizing and responding to clinical deterioration, safety in E-health, shared decision making 등 환자안전과 질 향상과 관련된 지침서들을 제공하고 있다.

호주의 환자안전교육체계는 근거기반으로 개발된 7개의 범주에 22개의 주제를 다루고 있고, 각 주제마다 교육목적, 지식, 성과 등 3가지 학습 영역으로 구분되어 있다.

호주의 환자안전교육체계인 7개 범주의 22개 주제는 <표 22-11>과 같다.

표 22-11 호주의 환자안전교육체계

1. Communicating effectively
   1.1 Involving patients and carers as partners in health care
   1.2 Communicating risk
   1.3 Communicating honestly with patients after an adverse event (open disclosure)
   1.4 Obtaining consent
   1.5 Being culturally respectful and knowledgeable
2. Identifying, preventing and managing adverse events and near misses.
   2.1 Recognising, reporting and managing adverse events and near misses
   2.2 Managing risk
   2.3 Understanding health care adverse events and near misses
   2.4 Managing complaints
3. Using evidence and information
   3.1 Employing best available evidence-based practice
   3.2 Using information technology to enhance safety
4. Working safely
   4.1 Being a team player and showing leadership
   4.2 Understanding human factors
   4.3 Understanding complex organisations
   4.4 Providing continuity of care
   4.5 Managing fatigue and stress
5. Being ethical
   5.1 Maintaining fi tness to work or practice
   5.2 Professional and ethical behaviour
6. Continuing learning
   6.1 Being a workplace learner
   6.2 Being a workplace teacher
7. Specific issues
   7.1 Preventing wrong site, wrong procedure and wrong patient treatment
   7.2 Medicating safely

4.2.7 Canadian Patient Safety Institute

캐나다 CPSI는 비영리기관으로 2003년 환자안전 향상을 목적으로 설립된 기구로 환자안전을 의료인 교육과정에 포함시키기 위해 2006년부터 2년간 3단계에 걸쳐 환자안전 향상에 필요한 역량을 정의하고 역량개발을 위해 필요한 교육 내용과 자료를 개발하였다.

1단계에서는 의과대학, 간호대학, 약학대학, 물리 및 작업치료 대학의 학장들에게 요구도 조사를 실시하여 학부교육과정에 포함시킬 수 있는 개념중심의 환자안전 교육내용을 도출하였다.

2단계에서는 다학제 전문가, 의학 학회 단체, 교육전문가, 환자안전 전문가 등의 자문을 통해 환자안전 역량 개발을 위한 기본 틀과 7개 영역의 교육 내용을 개발하였다.

3단계는 2008년부터 현재까지 실제 적용하는 단계로 지속적인 평가를 통해 수정·보완되고 있다.

환자안전 역량 강화를 위해 6개 영역을 개발하고 각 영역마다 필요한 지식, 기술, 태도에 대한 내용이 구체적으로 기술되어 있다.

- 영역 1: Contribute to a Culture of Patient Safety
- 영역 2: Work in Teams for Patient Safety
- 영역 3: Communicate Effectively for Patient Safety
- 영역 4: Manage Safety Risks
- 영역 5: Optimize Human and Environmental Factors
- 영역 6: Recognize, Respond to and Disclose Adverse Events

환자안전교육과정은 크게 5가지로 구분하여 운영하고 있다.

1) Effective Governance for Quality and Patient Safety Program

최고 경영자, 질 향상과 환자안전 관리자, 임상과장을 위해 개발된 프로그램으로 근거기반의 질 향상, 환자안전개선활동, 성과 관리를 하도록 설계되었다. 질 향상과 환자안전을 위한 리더의 주 역할, 진료의 질을 측정할 수 있는 방법, 질 향상과 환자안전 문화 구축 및 유지 방법, 질 향상과 환자안전 관련 조직의 리더들이 개선활동 참여에 도움을 줄 수 있는 도구, 구로, 과정 및 우선순위 파악하는 방법들이 제시되어 있다.

2) Canadian Patient Safety Officer Course

의료기관에서 환자안전교육 프로그램을 책임지는 보건의료전문가 또는 리더들을 대상으로 하는 4일간의 교육과정으로 환자안전 방안을 개발하기 위한 정보, 도구, 기술 등을 제공하고, 조직 내 환자안전 문화를 조성할 수 있는 역량을 개발하는 것으로 목표로 한다. 온라인과 오프라인으로 이루어져 있다.

- 환자안전 프로그램을 개발하기 위한 기술과 방법의 활용
- 환자안전과 관련된 시스템적 원인
- 환자안전과 관련된 인적 원인
- 고위험 진료과정의 이해
- 환자안전문화의 조성과 강화를 위한 전략
- 환자안전을 향상시키기 위한 커뮤니케이션, 팀워크, 조직문화
- 환자안전 관련 이슈

3) Patient Safety Education Program(PSEP): Canada

기본적인 환자안전개선방안을 실제 의료기관에 적용하고 통합하기 위한 강사 양성 프로그램으로 2일 과정을 이수하고 나면 PSEP 자격을 취득할 수 있다. 교육은 성인학습이론과 행동변화이론을 근거로 아래 모듈로 구성하였다.

〈Plenary modules: 환자안전과 관련된 역사와 개념 소개〉

- Plenary 1: Gaps in Patient Safety: A Call to Action
- Plenary 2: External Influences: Issues of Law, Capacity, and Policy
- Plenary 3: What is Patient Safety?: A Conceptual Framework
- Plenary 4: Advancing Patient Safety: How to Teach and Implement Practice

〈Core modules: 환자안전 증진을 위해 의료제공자들이 반드시 알아야 하는 기본 지식〉

- Module 1: Systems Thinking: Moving Beyond Blame to Safety
- Module 2: Human Factors Design: Applications for Healthcare
- Module 3: Communication: Building Understanding with Patients and Caregivers
- Module 4: Teamwork: Being an Effective Team Member
- Module 5: Organization and Culture
- Module 6: Technology: Impact on Patient Safety
- Module 7a: Patients as Partners: Engaging Patients and Families: Patient and Family Centred Care
- Module 7b: Patients as Partners: Engaging Patients and Families in the Disclosure Process
- Module 8: Leadership: Everybody's Job
- Module 9: Methods for Improving Safety
- Module 14: Medication Reconciliation
- Module 15: Capacity Building: Transferring PSEP-Canada Knowledge to your Organization
- Module 16: Canadian Incident Analysis Framework
- Module 17a: How to Build and Embed Patient Safety and Quality Content into Curricula/Education Programs

〈Cluster modules: 임상현장에서 환자안전〉

- Module 10: Intensive Care
- Module 10a: Rapid Response Teams
- Module 10b: Using Improvement Bundles
- Module 10c: Emergency Department
- Module 11: Long-Term Care
- Module 11a: Palliative Care
- Module 12: Interventional Care
- Module 12a: Perioperative Care
- Module 12b: Infection Control
- Module 12c: Medication Safety
- Module 13: Mental Health Care
- Module 13: Mental Health Care: An Introduction to Patient Safety Issues
- Module 13a: Preventing Suicide and Self-Harm
- Module 13b: Absconding and Missing Patients
- Module 13c: Diminishing Violence and Aggressive Behaviour
- Module 13d: Seclusion and Restraint

4) Simulation Network

환자 중심의 시뮬레이션의 범위, 적절한 사용, 교육 및 연구를 위한 지침 시뮬레이션 기반 교육프로그램을 제공하고 있다.

5) Advancing Safety for Patients In Residency Education

의사를 대상으로 환자안전 및 질 향상에 대해 4일간 집중 교육 후 자격증을 수여하는 국가 자격 프로그램이다.

5 참고문헌

김대호. (2011). 인적오류에 대응하는 항공분야의 노력과 발전방향. *Journal of the Ergonomics Society of Korea*, 30(1), 29-39.

김복남, 황지인, 이순교, 황정해, 최윤경 등. (2016). *현장전문가가 쓴 환자안전실무지침서*. 현문사, 52-53.

김석화. (2011). *의료기관의 환자안전 활동 지원방안*. 의료기관평가인증원&서울대학교병원.

김소윤 등. (2021). 예비보건의료인 환자안전 교육과정 개발연구. 한국보건산업진흥원. 라이프융합서비스개발사업 제4세부 연구보고서.

박상식. (2015). CRM(Crew Resource Management) 훈련에 관한 연구: 항공사 훈련 사례들을 중심으로. *항공진흥 통권*, 63(1), 131-146.

이영미. (2009). 환자안전 의학교육과정, *Korean J Med Educ*, 21(3), 217-228.

임태호. (2012). 고충실도 시뮬레이터를 활용한 의학교육. *Hanyang Medical Reviews*, 32(1), 45-50.

Bohr, D. (2007). The Patient Safety Leadership Fellowship: Creating Change Agents. Prescriptions for Excellence in Health Care Newsletter Supplement, 1(1), 5.

Fondahn, E., De Fer, T. M., Lane, M., Vannucci, A. (2016). Washington manual of patient safety and quality improvement. Lippincott Williams & Wilkins.

Institute for Healthcare Improvement. (2020). IHI Open School Online Courses: Curriculum Overview. http://www.ihi.org/education/IHIOpenSchool/Courses/Documents/CourseCatalog.pdf

Kim, Y. S., Kim, H. A., Kim, M. S., Kim, H. S., Kwak, M. J., Chun, J., et al. (2020). How to Improve Patient Safety Literacy? *Int J Environ Res Public Health*. 7;17(19):7308.

Oglesby, W. H., Hall, A. G., Valenta, A. L., Harwood, K. J., McCaughey, D., Feldman, S., et al. (2021). Accrediting Graduate Programs in Healthcare Quality and Safety. American Journal of Medical Quality, 36(6), 441.

Splaine, M. E., Ogrinc, G., Gilman, S. C., Aron, D. C., Estrada, C., Rosenthal, G. E., et al. (2009). The department of veterans affairs national quality scholars fellowship program: experience from 10 years of training quality scholars. Academic medicine: journal of the Association of American Medical Colleges, 84(12), 1741.

Tekian, A. et al. (2021). Master's Programs in Patient Safety and Health Care Quality Worldwide. Journal of Patient Safety, 17(1), 63–67.

Weiss, K. B., Bagian, J. P., Nasca, T. J. (2013). The clinical learning environment: the foundation of graduate medical education. Jama, 309(16), 1687–1688.

WHO & WHO Patient Safety. (2011). Patient safety curriculum guide: multi–professional edition. World Health Organization. https://apps.who.int/iris/handle/10665/44641

WHO. (2009). WHO Patient Safety Curriculum Guide for Medical Schools.

WHO. (2011). WHO Patient Safety Curriculum Guide (Multi-professional Edition).

제23장

환자안전연구

학 습 목 표

- ▶ 환자안전연구의 중요성을 이해한다.
- ▶ 환자안전연구의 유형을 이해한다.
- ▶ 환자안전연구 역량을 이해한다.
- ▶ 환자안전연구와 질 향상 활동의 차이와 환자안전연구 윤리를 이해한다.
- ▶ 국내 환자안전연구 현황을 이해한다.

학 습 성 과

- 환자안전연구의 중요성과 환자안전연구와 관련된 이슈를 이해하고 연구설계에 반영할 수 있다.
- 환자안전연구 유형과 방법, 역량을 이해하고 환자안전연구 수행에 적용할 수 있다.
- 환자안전연구와 질 향상 활동에 요구되는 윤리를 준수한다.
- 국내에 필요한 환자안전연구를 계획하고 수행할 수 있다.

사례 : 네덜란드의 SURPASS(SURgical PAtient Safety System) 연구(de Vries et al., 2009)

세계보건기구(WHO) 수술안전 체크리스트는 간단하고 적용하기 쉬운 장점이 있지만 수술실 밖에서 시작되는 문제를 발견하고 해결하는 데 한계가 있다. 수술관련 사건의 50% 이상이 수술실 밖에서 발생한다. 이와 같은 문제를 인식하고 세계보건기구 체크리스트보다 포괄적인 체크리스트인 SURgical PAtient Safety System(SURPASS)이 네덜란드에서 개발되어 검증되었다. 이 체크리스트는 입원에서 퇴원까지의 단계에서, 각 단계의 점검자와 점검항목을 정했다.

각 단계의 점검자는 다음과 같다. 수술 전 병동단계에서 병동 의사가 9개, 외과의사가 4개, 마취과의사가 6개, 병동간호사가 6개 항목을 점검한다. 수술실에서 수술 전 단계에서는 모두 3개, 외과의사 3개, 마취의사 5개, 수술실 보조자가 1개 항목을 점검한다. 수술 후 회복실이나 중환자실에서는 외과의사가 5개, 마취과의사가 4개를 점검한다. 회복실/중환자실을 떠나 병동으로 전동을 가는 단계에서는 마취과의사가 5개 항목을 점검한다. 병동에서 퇴원 단계에서는 병동 의사가 9개의 항목을 점검한다.

표 23-1 WHO surgical checklist와 SURPASS와의 비교

	WHO 체크리스트	SURPASS
장소	수술실	병동, 수술 대기실, 수술실, 회복실
시기	수술 직전-수술 직후	입원(입원 전)에서 퇴원 후
관련 직원	외과의사, 마취의사, 스크럽 간호사	병동 의사, 병동 간호사, 외과의사, 마취의사, 스크럽 간호사, 회복실 간호사
적용	상대적으로 쉬움	상대적으로 어려움
범위	제한적	광범위

네덜란드의 11개 병원에서 시행된 효과 연구에 따르면 사망률이 절반으로 감소하고(1.5 → 0.8%, 0.7% 절대 위험 감소), 합병증이 1/3(27.3% → 16.7%, 10.6 절대 위험감소)로 감소했다. 수술환자 경로의 모든 단계에서 잠재적으로 유해한 많은 사건을 차단하는데, 대부분의 사건은 수술 전 및 수술 후 단계에서 차단되었다. 디지털 SURPASS 응용프로그램을 병원정보시스템과 연결하여 사용 및 구현을 더욱 단순화시켰다. 또한 SURPASS 체크리스트를 사용하여 수술실의 예방적 항생제 사용 시기 및 준수 수준이 향상되었다.

1 환자안전연구 개요

1.1 환자안전연구의 중요성

환자안전 문제의 파악, 해결방법과 가이드라인 개발, 임상현장 적용을 위해서는 관련된 자료와 근거가 필요하다. 문제파악을 위한 올바른 방법론이 필요하고, 해결방법의 효과와 가이드라인의 근거가 명확해야 현장에 안전하고 효과적으로 적용할 수 있다. 환자안전 문제 해결을 위해 현장에 적용하고 있는 중재방법들의 근거들은 낮은 수준에서부터 높은 수준까지 다양하다. 근거가 낮은 해결방법들은 연구를 통해 새로운 근거들이 제시되면 높은 수준으로 올라가거나 현장에서 퇴출된다. 세계보건기구(WHO)는 2019년부터 웹사이트에 '환자안전과 관련된 10가지 사실'이라는 기사를 게시하고 있는데, 이 사실은 연구결과에 근거를 두고 있으며, 이 사실은 새로운 연구결과를 토대로 갱신되고 있다(표 23-2)(WHO, 2019).

환자안전 문제의 새로운 해법은 연구결과가 뒷받침해주어야 한다. 연구를 수행하고 그 결과를 임상현장에 적용하기까지에는 많은 시간과 자원이 소요되기 때문에, 연구 설계 단계에서부터 올바른 방법론을 적용할 필요가 있다.

표 23-2 환자안전과 관련된 10가지 사실

1. 병원에 있는 동안 환자 10명 중 1명이 위해를 입는다.
2. 환자의 위해는 전 세계적으로 이환 및 사망의 14번째 주요 원인이다.
3. 약물위해사건으로 연간 전 세계 의료 지출의 약 1%에 해당하는 420억 달러의 추가 비용 지출(임금손실, 생산성, 건강관리 비용 제외)이 발생한다.
4. 의료비의 15%는 위해사건을 처리하는 데 낭비된다.
5. 환자안전사건을 줄이기 위한 투자는 상당한 재정적 절감으로 이어질 수 있다(미국).
6. 병원 감염은 입원 환자 100명 중 14명에게 영향을 미친다.
7. 매년 100만 명 이상의 환자가 수술 합병증으로 사망한다.
8. 부정확하거나 지연된 진단은 모든 치료 환경에 영향을 미치고 엄청난 수의 환자에게 위해를 준다.
9. 방사선 사용으로 건강관리가 향상되었지만 방사선에 대한 노출은 공중 보건 및 안전 문제이다.
10. 행정 오류(원무오류)는 1차 진료의 모든 의료오류의 최대 절반을 차지한다.

출처: World Health Organization. (2019). 10 facts on patient safety. https://www.who.int/news-room/facts-in-pictures/detail/patient-safety

1.2 환자안전연구와 관련된 이슈

환자안전연구는 환자안전이 세계적인 보건의료계의 쟁점으로 등장한 이후 활발히 진행되고 있으나 다른 임상분야에 비해 양과 질에서 초기 성장단계에 있다. 환자안전연구의 영역은 문제의 확인에서부터 개선 전략의 확산에 이르기까지 다양하다. 환자안전 분야의 개념, 연구방법, 자료 공개 등 많은 부분에서 개선점이 있으며 다른 임상분야와 마찬가지로 중재방법의 근거 확보에 어려움이 있다.

1.2.1 다양한 개념과 정의

환자안전연구와 개별 연구들을 비교하기 위해서는 주요용어에 대한 개념과 정의가 어느 정도 일치해야 한다. 그러나 위해, 위해사건, 의료오류 등에 대하여 다양한 정의가 있다. 한 문헌에 의하면, '오류(error)'에 대하여 17개 이상의 정의가 있으며, '위해사건(adverse event)'도 14개 정도의 정의가 있다고 한다(Runciman, 2006). 문헌들에 의하면, 오류, 투약오류, 낙상, 예방가능성 등에 대한 다양한 정의들이 존재하고 있다(Hakkarainen et al., 2012). 환자안전보고학습시스템에 따라 사건유형에 근접오류를 포함시키기도 하고 제외시키기도 한다. 한 개념에 대한 다양한 정의는 전체 사건 발생 규모에 대한 정확한 추정을 어렵게 하고 연구결과 비교에도 영향을 미친다. 세계보건기구는 2009년 환자안전 국제분류체계(International Classification for Patient Safety, ICPS)를 제안해 개념과 분류를 표준화할 것을 제안했고, 한글 번역도 출판되었다(Runciman et al., 2009; Kim et al., 2009). 이 분류체계는 환자안전연구, 환자안전사건 분류 등에서 활용되고 있으나 상이한 개념과 정의 문제를 충분히 해결하지는 못하고 있다.

1.2.2 연구의 편중

환자안전연구를 위한 재원, 문화, 역량은 국가별로 상의하다. 환자안전연구는 환자안전이 국가차원의 문제로 대두된 선진국에 편중되어 있다. 연구역량과 재원이 있는 선진국에서 환자안전연구를 많이 수행하는 것은 당연할 수 있지만, 연구결과나 근거가 선진국에 국한되는 문제가 있다. 저개발국가에서의 환자안전연구 활성화를 지원하는 노력들이 있으나 연구가 편중된 문제를 해결하기까지는 긴 시간이 걸릴 것으로 보인다. 저개발국가에서의 연구활성화를 위한 다양한 지원이 이루어지고 있으나 아직까지 선진국의 연구결과와 근거에 많이 의존하고 있다. 우리나라도 환자안전연구가 걸음마 단계에 있는 상황으로 2019년에 처음으로 국가차원에서 환자안전사건 현황조사가 시행되었다(Kim et al., 2021).

1.2.3 환자안전사건의 공개와 투명성

환자안전연구의 첫 단계는 '위해의 규모'를 측정하는 것이다. 그러나 환자안전사건은 환자안전문화가 성숙되거나 법적 뒷받침이 없으면 공개되거나 분석되기 어렵다. 의료기관에서 발생한 환자안전사건 자료가 투명하게 제공되지 않으면, 그 규모를 측정하기 어렵다. 우리나라에서 국가차원에서 환자안전사건 현황조사가 늦어진 것도 이런 문제에 기인한 바가 크다. 특히, 중대사건에 대한 연구는 이런 이유로 더 어렵다. 국내에서는 「환자안전법」이 개정되면서 5년마다 환자안전사건 현황조사가 법의 뒷받침을 받아 수행될 수 있게 되었다.

1.2.4 다양한 임상환경과 근거

연구에는 재원의 한계 등으로 특정 임상환경과 단계를 설정하고 진행한다. 이 결과를 다른 임상환경과 단계에 바로 적용하기 어려운 문제가 있다. 예를 들어, 낙상과 관련된 권고사항은 장기요양시설이나 지역사회거주 노인에게 적용되는 것이 많다. 이런 권고사항은 급성기 입원 환경에는 적절하지 않다. 드물게 발생하는 환자안전사건 유형에 대하여 중재방법을 수행하고 근거를 창출할 때 많은 난관을 겪게 된다. 다른 환자를 포함한 다른 부위 수술은 약 10만 건의 수술당 1건, 수술후 체내 이물질 잔류는 8천 건당 1건 정도 발생한다고 알려져 있다. 이들에 대하여 새로운 중재방법을 개발하고 효과를 증명하기 위해서는 다양한 수술방법과 환경 등을 고려하면 많은 환자와 장기간의 연구가 필요하다(표 23-3)(Scarlat, 2015).

표 23-3 수술 분야에서 환자안전연구의 한계

한계	해결할 문제
• 환자안전사건 발생 • 수술 사건은 짧은 연구기간 내에서 매우 적게 발생	• 환자안전에 관한 다기관 연구의 설계 및 성능 세계적 문화 생성 • 새로운 통계적 평가 방법 개발
• 환자안전 연구를 위한 외과의사의 시간 및 재정 자원	• 외과 수련 중 연구 훈련 요구사항 확립 • 연구원 급여 개선 • 전국/국제 보조금 프로그램
• 안전 문제에 대한 장기 조사	• 삶의 질(QoL) 및 환자안전에 대한 수술 합병증 결과의 장기 조사
• 복잡한 연구 설계 및 방법의 숙달	• 임상 및 과학적으로 전문성 향상
• 연구 품질; 종종 품질관리(QM) 요구와 혼동	• 안전 문제에 대한 혁신적인 연구; 혁신적인 분석 방법 개발
• 임상의 및 연구자로서의 이중 기능에 관한 (대학) 외과의사의 태도	• 연구에서 외과의사의 역할 정의("외과의사" 또는 "연구의사"). • 환자안전 연구 및 기술에 대한 조기 교육

출처: Scarlat, M. M. (2015). Philip H. Stahel, Cyril Mauffrey (eds): Patient Safety in Surgery.

1.3 환자안전연구 주요 주제와 우선순위

1.3.1 환자안전연구 주요 주제

환자안전연구 분야의 주제들을 분석한 한 논문은 23개의 주제를 구조, 과정, 결과로 나누어 정리했다(Jha et al., 2010). 구조에서는 '조직 결정 요인 및 잠재적 실패', '안전문화', '부적절한 훈련 및 교육, 인력 문제' 등의 주제가, 과정에서는 '오진으로 인한 진료 과정의 오류', '환자안전의 측정', '안전하지 않은 주입 관행' 등의 주제가, 결과에서는 다양한 유형과 취약계층에서의 '위해사건', '환자안전에서 환자의 목소리를 반영하는 방법' 등의 주제가 정리되었다(표 23-4). 다만, 이 주제는 대부분이 선진국의 연구를 분석한 것이다. 이 연구의 저자들은 전 세계적으로 더 안전하고 효과적인 진료를 제공하기 위해서는 선진국뿐만 아니라 다른 국가들에서의 안전 문제에 관한 문제의 범위와 해결 방안을 찾기 위한 노력이 필요하다고 제언하고 있다.

표 23-4 환자안전연구의 주요 주제

구조	과정	결과
1. 조직 결정 요인 및 잠재적 실패 2. 구조적 책무성: 인증 및 규정을 사용하여 환자안전 향상 3. 안전문화 4. 부적절한 훈련 및 교육, 인력 문제 5. 스트레스와 피로 6. 생산 압력 7. 적절한 지식 및 지식의 가용성 부족, 지식 이전 8. 인적공학이 없는 장치, 절차	1. 오진으로 인한 진료 과정의 오류 2. 부실한 검사 후속 조치를 통한 치료 과정의 오류 3. 구조 및 치료 과정의 오류: 위조 및 표준 이하 약물 4. 환자안전 측정 5. 프로세스 오류: 안전하지 않은 주입 관행	1. 위해사건: 의료기기로 인한 위해사례 및 손상 2. 위해사건: 약물 3. 위해사건: 환자 손상, 수술 4. 위해사건: 건강관리관련 감염 5. 위해사건: 안전하지 않은 혈액 제품 6. 임산부 및 신생아의 환자안전 7. 노인의 환자안전 우려 8. 위해사건: 병원 낙상 9. 손상: 욕창 및 욕창 궤양 10. 환자안전 의제에 환자의 목소리를 반영하는 방법

출처: Jha, A. K., Prasopa–Plaizier, N., Larizgoitia, I. A., & Bates, D. W. (2010). Patient safety research: an overview of the global evidence. BMJ Quality & Safety, 19(1), 42–47.

1.3.2 환자안전연구 우선순위

환자안전연구에 투여할 수 있는 자원과 시간이 제한되어 있기 때문에, 환자안전연구에서 우선순위를 선정해 역량을 집중할 필요가 있다. 해외의 다양한 기관들이 환자안전연구 우선순위를 선정하는 연구들을 수행해왔고, 국내에서도 유사한 연구가 수행된 바가 있다(김수경 등, 2016). 미국 보건의료연구소(Agency for Healthcare Research and Quality, AHRQ)의 근거기반 진료센터는 개별 환자안전활동의 근거 수준과 연구의 우선순위를 설정한 바 있다(Leape et al., 2002). 세계보건기구도 선진국, 중진국, 개발도상국의 환자안전연구의 우선순위를 선정하였다(Bates et al., 2009). 선진국에서는 의사소통과 조정의 결여, 잠재적 실패가 1, 2위의 우선순위를 보인 반면, 중진국과 개발도상국에서는 문제의 확인, 현장에서 효과적인 중재의 개발과 위해 감소 전략의 비용-효과 연구가 1, 2위의 우선순위를 차지했다. 환자안전연구의 우선순위 연구는 보건의료계 전반에서 개별 임상영역과 진료 수준에서 진행되고 있다(Plin et al., 2015; Morris et al., 2018; Hoffman et al., 2019).

영국에서 수행된 일차의료에서의 환자안전연구의 우선순위로 '취약계층의 환자안전을 어떻게 보장할 수 있는가', '정신 건강과 신체 건강 모두에 문제가 있는 환자를 치료하려면 어떻게 해야 하나', '1차와 2차 진료 간의 안전한 의사소통과 진료 조정을 어떻게 개선할 수 있는가' 등이 선정되었다(표 23-5)(Morris et al., 2018).

표 23-5 일차의료에서의 환자안전연구 우선순위 예

사회에서 가장 취약한 사람들(허약한 사람, 정신건강 문제나 인지장애가 있는 사람)의 환자안전을 어떻게 보장할 수 있는가?
한 가지 상태가 아니라 정신 건강과 신체 건강을 함께 치료하는 전체 환자가 치료되도록 하려면 어떻게 해야 하나?
1차 진료와 2차 진료 간의 안전한 의사소통과 진료 조정을 어떻게 개선할 수 있는가?
작업 강도, 작업 시간 및 직원 수준이 환자안전사건/근접오류에 영향을 미치는 방식은 무엇인가?
치료의 연속성은 환자안전에 어떤 영향을 미치는가?
환자는 상담 중에 전달된 정보를 얼마나 잘 이해하고 있는가?
자살 위험이 있는 사람들을 확인하고 지원하기 위해 1차 진료는 무엇을 할 수 있는가?
어떤 유형의 개업의(일 개업의, 고급 간호사, 개업 간호사)가 어떤 유형의 환자(급성 질환, 급성 또는 만성 복합 상병)를 보는 것이 가장 안전한가?
환자 의료기록 내의 정보를 개인정보를 보호하고 안전 및 치료 품질을 개선하는 방식으로 환자와 의료 제공자가 사용할 수 있도록 하려면 어떻게 해야 하나?
집에서 안전한 복합 치료를 허용하기 위해 위험을 어떻게 완화할 수 있나?

출처: Morris, R. L., Stocks, S. J., Alam, R., Taylor, S., Rolfe, C., Glover, S. W., ... & Campbell, S. M. (2018). Identifying primary care patient safety research priorities in the UK: a James Lind Alliance Priority Setting Partnership. BMJ open, 8(2), e020870.

응급의료에서의 환자안전연구 우선순위는 환자안전 문제를 식별하는 방법, 환자안전과 관련된 인간 및 환경 요인 이해, 환자의 관점, 환자안전을 향상하기 위한 중재의 범주로 나누어 '응급 환자의 위해사건을 식별하고 이해하기 위한 방법 개발 및 평가', 응급실의 도전적인 환경에서 사람들이 어떻게 진료하는지를 이해하기 위한 기초 작업', '환자안전사건을 감지, 보고 및 예방하는 데 있어 환자와 가족의 역할을 탐색', '환자안전사건에 대한 의료제공자 보고 및 피드백의 영향 평가' 등이 선정되었다(표 23-6)(Plin et al., 2015).

환자안전연구 우선순위는 보건의료체계 전반에서 제안되었으나, 국가와 진료영역에 따라 이해관계자들의 인식이 다르기 때문에, 각 환경에 맞게 적용될 필요가 있다. 향후 진료영역과 대상자에 따라 환자안전연구 우선순위에 대한 논의는 구체화될 것으로 보인다.

표 23-6 응급의료에서 환자안전연구 우선순위 예

I. 환자안전 문제를 식별하는 방법
• 응급 환자의 위해사건을 식별하고 이해하기 위한 방법 개발 및 평가 • 계획되지 않은 의료 이용을 초래하는 응급실 진료의 문제를 식별하고 이해하는 방법의 개발 및 평가 • 근접오류를 식별하고 이해하는 방법의 개발 및 평가 • 응급의료에서의 진단오류를 식별하고 이해하는 방법의 개발 및 평가 • 환자안전사건을 식별하고 이해하는 방법의 개발 및 평가
II. 환자안전과 관련된 인간 및 환경 요인 이해
• 응급실의 도전적인 환경에서 사람들이 어떻게 진료하는지를 이해하기 위한 기초 작업 • 시스템 요인이 응급실에서 환자안전사건에 미치는 영향 이해 • 환자 진료의 연속체 전반에 걸친 조정/전환 문제의 영향 이해 • 위해사건으로 이어지는 가장 중요한 선행 사건과 불안전한 상황 이해
III. 환자의 관점
• 환자안전사건을 감지, 보고 및 예방하는 데 있어 환자와 가족의 역할을 탐색
IV. 환자안전을 향상하기 위한 중재
• 환자안전사건에 대한 의료제공자 보고 및 피드백의 영향 평가 • 환자안전사건에 대한 시뮬레이션의 영향 평가 • 환자안전사건에 대한 인지지원 중재의 영향 평가 • 환자 진료 연속체 전반에 걸쳐 조정/전환 문제를 해결하기 위한 중재 개발 및 평가

출처: Plint, A. C., Stang, A. S., & Calder, L. A. (2015). Priorities in Patient Safety Research in Emergency Medicine Consensus Panel. Establishing research priorities for patient safety in emergency medicine: a multidisciplinary consensus panel. Int J Emerg Med, 8(1), 5.

2 환자안전연구 유형과 역량

2.1 환자안전연구 유형

보다 안전한 진료를 위해서는 안전 문제의 성격과 규모와 그 기여 요인을 더 잘 이해할 수 있는 체계적인 접근 방식과 방법론이 필요하다. 환자안전연구는 진료, 교육 및 훈련과 함께 안전한 보건의료를 위한 필수 구성 요소이다. 현재 환자안전연구는 초기 성장단계로 양과 질에서 많은 발전이 필요하다. 특히, 병원 이외의 환경이나 저개발국가에서의 연구나 근거는 매우 제한적이다.

세계보건기구는 환자안전연구 역량 강화를 위해 다양한 영역에서 가이드를 제공하고 있다. 환자안전연구를 '위해의 측정, 원인에 대한 이해, 해결방법 확인, 영향 평가, 근거를 더 안전한 진료로 이행'이라는 다섯 단계로 분류하고 이를 순환고리 형태로 제시하였다(그림 23-1)(WHO, 2021).

그림 23-1 세계보건기구 환자안전연구 유형과 순환 고리

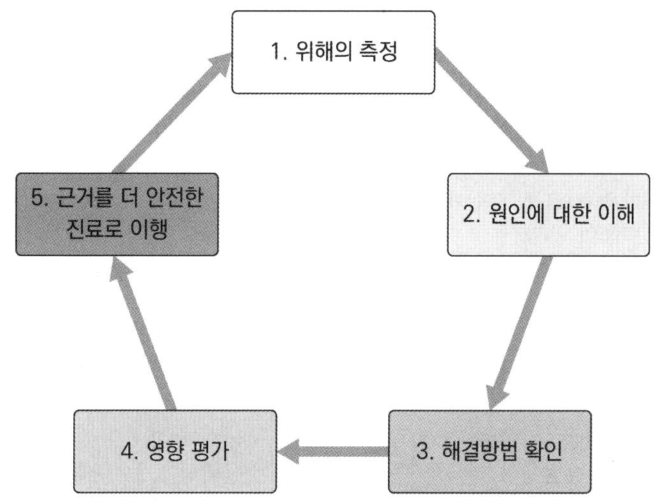

2.1.1 위해의 측정(Measuring harm)

환자안전 문제를 확인하는 것은 연구의 첫 단계이다. 위해의 규모가 어느 정도인지를 확인하는 단계이다. 미국 의학한림원(Institute of Medicine, IOM)이 「To Err is Human」 보고

서에서 환자안전 문제의 심각성과 함께 개선 방향을 제시한 이후, 2000년대 초에 미국을 비롯한 선진국에서 이 첫 단계 연구가 많이 진행되었다(Institute of Medicine, 1999). 몇몇 저개발국가와 홍콩, 일본에서도 이 단계의 연구가 수행되었다. 국내에선 소규모 시범연구가 있었고, 2019년 의료기관평가인증원에서 15개 공공의료원을 대상으로 환자안전사건 규모를 확인하는 연구를 수행하였다(의료기관평가인증원, 2020).

위해를 측정하기 위해서 이환 및 사망사례를 검토하는 방법, 부검자료를 활용하는 방법, 의료소송 자료를 분석하는 방법, 오류보고시스템을 분석하는 방법, 행정자료를 분석하는 방법, 의무기록을 검토하는 방법, 환자진료를 직접 관찰하는 방법들이 활용된다(표 23-7). 이들 방법은 모두 장점과 단점이 있어 수행하려는 연구의 성격과 자원 등을 고려해 선택해야 한다. 오류보고시스템을 활용하는 방법은 잠재적 오류를 확인할 수 있고 시간에 따른

표 23-7 위해의 측정과 관련된 연구 방법의 장점과 단점

방법	장점	단점
이환 및 사망사례 집담회 및 부검	• 잠재적 오류 확인 • 보건의료인에게 친숙	• 사후해석편향(hindsight bias) 및 보고편향 가능성 • 진단적 오류에 초점
의료과오 소송 분석	• 다양한 관점을 제공 • 잠재적 오류 확인	• 사후해석편향(hindsight bias) 및 보고편향 가능성 • 비표준화된 자료원
오류 보고 시스템	• 잠재적 오류 확인 • 시간에 따른 다양한 관점 제공 • 일상적인 운영의 일부가 될 수 있음	• 사후해석편향(hindsight bias) 및 보고편향 가능성
행정자료 분석	• 가용 자료를 손쉽게 사용함 • 비용이 적게 듦	• 불완전하고 부정확한 자료에 의존 • 임상 맥락과 분리
의무기록 검토	• 가용 자료를 손쉽게 사용 • 흔히 사용	• 위해사건에 대한 판단을 신뢰할 수 없음 • 높은 비용 • 불완전한 의무기록 • 사후해석편향(hindsight bias) 및 보고 편향 가능성
환자 진료 관찰	• 정확하고 정밀할 수 있음 • 다른 방법에서 획득할 수 없는 자료를 제공 • 가시적 오류(active error)를 더 많이 확인할 수 있음	• 높은 비용 • 신뢰성 있는 관찰자 훈련이 어려움 • 호손 효과(Hawthorne affect)의 가능성 • 비밀유지에 대한 우려 • 정보의 양이 너무 많을 수 있음 • 사후해석편향(hindsight bias) 및 보고편향 가능성 • 잠재적 오류를 발견하지 못함
임상 감시시스템	• 위해사건에 대하여 정확할 수 있음	• 높은 비용 • 잠재적 오류를 발견하지 못함

다양한 관점을 제공할 수 있고, 일상적인 운영의 일부가 될 수 있는 장점이 있다. 그러나 사후해석편향과 보고편향 가능성이 있으며, 자율보고시스템은 실제 발생하는 사건에 비해 보고가 낮은 문제가 있다. 의무기록검토 연구는 자료를 손쉽게 사용할 수 있어 흔히 사용하지만, 위해사건 판단이 어렵고 비용이 많이 들고 의무기록이 불완전한 경우가 많다. 또한 사후해석편향과 보고편향 가능성이 있다.

위해를 측정하는 단계의 연구로는 Harvard Medical Practice Study가 잘 알려져 있다(Brennan et al., 1991). 이 연구방법을 활용해 호주, 영국, 뉴질랜드, 스페인, 네덜란드 등에서 유사한 연구가 수행되었다(Wilson et al., 1995; Vincent et al., 2001). 국내에서도 위해의 규모를 측정한 연구가 수행되었다(Kim et al., 2022). 국내 연구에서 입원의 위해사건 비율은 7.2%와 8.3%로 보고되었다(표 23-8). 위해를 측정하는 연구방법이 다양하기 때문에 위해사건의 발생 비율을 직접적으로 비교하기는 어렵다.

표 23-8 국가별 위해의 측정 연구와 위해사건 분율

국가	저자	조사 대상 기간	입원건수	위해사건 분율 (입원의 %)
미국	Brennan et al., 1991; Leape et al., 1991	1984	30,195	3.7
미국	Thomas et al., 2000	1992	14,052	2.9
오스트레일리아	Wilson et al., 1995	1992	14,179	16.6
영국	Vincent et al., 2001	1999	1,014	10.8
덴마크	Schiøler et al., 2001	1998	1,097	9.0
뉴질랜드	Davis et al., 2002	1998	6,579	11.2
캐나다	Baker et al., 2004	2000	3,745	7.5
일본	Sakaguchi et al., 2005	2002	250	11.5
프랑스	Michel et al., 2007	2004	8,754	6.6*
영국	Sari et al., 2007	2004	1,006	8.7
스페인	Aranaz-Andres et al., 2008	2005	5,624	8.4
네덜란드	Zegers et al., 2009	2006	7,926	5.7
스웨덴	Soop et al., 2009	2006	1,967	12.4
브라질	Mendes et al., 2009	2003	1,103	7.6
튀니지	Letaief et al., 2010	2005	620	10.0
라틴아메리카	Aranaz-Andrés et al., 2011	2007	11,379	10.5
포르투갈	Sousa et al., 2014	2009	1,669	11.1
우리나라	Kim et al. 2022	2019	7,500	9.9

* 재원기간 1,000일당

2.1.2 원인에 대한 이해(Understanding causes)

환자안전연구의 두 번째 단계로 사건의 원인을 찾는 연구이다. 임상 현장에서는 문제 사례 및 사망 사례 검토나 근본원인분석과 같은 방법을 사용하는데, 이들은 주로 단일한 사건을 대상으로 한다. 사건 관련 요인을 가시적인 오류와 원인에 잠재되어 있는 근본원인에서 찾는 방식이다. 환자안전사건의 원인을 이해하는 두 번째 방법은 다양한 다수의 사건들을 모아서 접근하는 방법이다. 의료진들을 대상으로 설문이나 인터뷰를 수행하는 방법, 기여요인을 찾기 위해 기존 자료를 분석하는 방법, 오류보고시스템이나 관찰연구를 통해 전향적으로 자료를 수집하는 방법 등이 활용된다. 전공의들이 실제로 진료 과정 중에 오류나 실수를 통해서 무엇을 배우고 있는지에 관한 것을 설문조사를 할 수 있고(Wu et al., 1991), 의료분쟁 자료를 활용해 진단오류 문제를 분석할 수 있다(Ghandhi et al., 2006). 다양한 자료를 활용해 간호사와 환자 수 비율과 수술 사망률과의 관련성을 분석할 수 있다(Aiken et al., 2002).

2.1.3 해결 방법 확인(Identifying solutions)

세 번째 환자안전문제의 해법을 찾는 연구는 크게 두 가지 유형으로 나뉜다. 손 위생과 같이 이미 해법을 알고 있는 경우와 원인은 알려져 있지만 해법이 알려져 있지 않은 경우이다. 이 유형의 경우 전후 비교(pre-post), 무작위 임상시험, 군집 무작위 배정 방법들이 활용된다. 일반적으로 중재의 효과는 시스템에 변화를 줄 때 보다 효과적으로 알려져 있다. 자동화나 강제 기능 도입이 대표적이다(Henriksen et al., 2008).

환자안전문제 해결방법을 찾는 연구로는 Michigan ICU Study를 들 수 있다(Pronovost et al., 2006). 이 연구는 미국 미시간 주의 중환자실 103개의 중재효과를 보고한 것인데, 기존에 의료관련 감염에 효과가 있다고 알려진 방법을 함께 적용하는 번들 접근법을 적용했다. 연구결과 카테터관련 혈류감염이 기존보다 1/3로 감소했다. 이후 미국을 비롯한 많은 국가의 중환자실에서 번들 접근법을 적용하고 있다.

2.1.4 영향 평가(Evaluating impact)

이 단계는 환자안전문제의 개선 방안을 적용해서 그 효과와 영향을 평가하는 것이다. 환자안전이 개선되었다는 것을 확인하기 위해서 환자안전사건이나 위해의 빈도를 직접 측정할 수 있고, 적절한 진료가 제공되는 정도를 측정할 수 있다. 새로운 프로그램과 정책에 따른 진료형태의 변화를 관찰하거나 환자안전문화의 개선을 평가할 수 있다. 영향 평가는 결과뿐만 아니라 구조와 과정을 포함한다. 직접적 관찰이나 간접적인 측정 방법을 활용하며, 비용 분석, 비용-효과 분석 방법 등도 활용된다.

적절한 행위 빈도를 파악하는 방법의 예는 의료진들이 손 위생을 수행하는 빈도를 파악하는 것이다. 새로운 정책과 프로그램이 도입된 후 진료 형태의 변화를 평가하기 위해서 직원의 지식을 평가하거나 이 정책과 프로그램이 적절하게 사용되는지를 측정할 수 있다.

환자안전문화의 개선를 평가하기 위해서 일반적으로 설문지를 사용한다. Safety Attitudes Questionnaire(SAQ), Hospital Survey on Patient Safety Culture(HSOPS), Safety Climate Survey(SCS) 등의 설문지가 있다(Lee et al., 2015).

2.1.5 근거를 더 안전한 진료로 이행(Translating evidence to safer care)

이 단계는 기존에 알려져 있는 근거나 지식을 활용해서 환자 진료에 이를 적용하는 중개 연구이다. 의학적 근거를 진료에 적용하는 것은 4단계로 나누어 볼 수 있다(Pronovost et al., 2008). 근거를 요약하고, 중재를 적용할 때의 현장의 장애요인을 찾고, 성능을 측정하고, 모든 환자들이 이런 중재를 받을 수 있도록 하는 단계이다. 이 연구의 대표적인 예가 앞서 환자안전문제 해결에서 소개한 Michigan ICU Study이다. 존스홉킨스병원 중환자실에서 카테터관련 혈류감염이 획기적으로 감소했다는 연구결과가 알려지면서 미시건 지역과 미국 중환자실 전역으로 번들 접근법이 확산되었다. 지금은 전 세계 중환자실에서 이를 적용하고 있다. 세계보건기구의 수술안전 체크리스트도 환자안전 중개 연구의 좋은 예로, 소규모 연구를 통해서 근거를 창출하고 전 세계로 수술안전 체크리스트를 일상 진료에 적용했다(Haynes et al., 2009).

2.2 환자안전연구 역량

환자안전을 위해서는 이를 수행하는 개인과 집단의 역량이 갖추어져야 한다. 환자안전연구 활성화를 위해서도 충분한 역량이 필요하다. 환자안전 역량과 관련된 연구는 호주, 캐나다, 세계보건기구 등에서 2000년대 중반에 수행되기 시작했다. 세계보건기구는 환자안전연구 역량을 향상시키기 위한 다양한 활동을 수행하고 있다. 2008년 환자안전연구: 교육프로그램 개발 가이드(Patient Safety Research A guide for developing training programmes)를 출판하고 2010년에는 환자안전연구 핵심역량을 다양한 전문가의 의견을 수렴해 발표했다(World Health Organization, 2008; Andermann et al., 2011).

환자안전연구 핵심역량은 세 가지로 나누어 볼 수 있다. 첫 번째는 환자안전에 대한 기본적인 역량이고 두 번째는 연구수행에 대한 역량, 세 번째는 지식을 현장에 적용하는 데 필요한 역량이다(표 23-9). 임상의료진이 환자안전연구 핵심역량을 함량하는 데 몇 가지 어려운 점이 있다. 다른 부위 수술이나 이물질 잔류 등은 상대적으로 적은 빈도로 발생한다. 문제를 발견하고 중재방법을 적용하고 그 효과를 증명하고 확산시키는 데 많은 난관에 직면하게 된다. 역량 함량과 연구 수행을 위한 재정 확보에 어려움이 있고 바쁜 임상진료 중에 체계적인 방법론을 적용해 환자안전연구를 수행하는 문제도 있다. 또한 위해사건에 대한 투명한 데이터를 확보하고 활용하는 문제가 있다. 환자안전연구 역량 함량에 많은 난관이 있지만 근거기반의 현장의 문제해결을 위해서는 임상의료진의 양질의 역량이 필요하다. 핵심역량을 배양하기 위한 다양한 정책과 지원이 필요한 상황이다.

표 23-9 환자안전연구 핵심역량

1. 특정 사회, 문화 및 경제 상황에서 환자안전 과학의 기본 개념을 설명한다.	1.1. 인적 요소 및 조직 이론을 포함한 기본 정의 및 기본 개념 1.2. 안전하지 않은 진료의 부담 1.3. 안전문화의 중요성 1.4. 진료팀에서 효과적인 의사소통 및 협업의 중요성 1.5. 의료의 질과 안전을 향상시키기위한 근거기반 전략의 사용 1.6. 위해 요소와 위험의 식별 및 관리 1.7. 안전한 진료를 위한 환경 조성의 중요성 1.8. 보다 안전한 진료를 위해 환자가 파트너가 되도록 교육하고 권한을 부여하는 것의 중요성
2. 환자안전연구를 설계하고 수행한다.	2.1. 기존 연구 근거를 검색, 평가 및 합성한다. 2.2. 연구목표 정의부터 시작하여 연구과정에 환자와 보호자를 참여시킨다. 2.3. 중요한 지식 격차를 해결하려는 연구 질문을 확인한다. 2.4. 연구 질문에 답하기 위해, 적절한 질적 또는 양적 연구설계를 선택한다. 2.5. 체계적인 접근, 유효한 방법론 및 정보기술을 사용하여 연구를 수행한다. 2.6. 유효하고 신뢰할 수 있는 데이터 측정 및 데이터 분석 기술을 사용한다. 2.7. 학제간 연구팀 및 연구를 위한 지원 환경을 조성한다. 2.8. 연구 제안서를 작성한다. 2.9. 연구비를 조달한다. 2.10. 연구 프로젝트를 관리한다. 2.11. 연구 조사 결과 작성하고 핵심 메시지를 전파한다. 2.12. 타당도 및 자원 요구사항뿐만 아니라 중재의 영향을 평가한다. 2.13. 모니터링 및 감시에 사용하기 위한 환자안전지표를 확인하고 평가한다. 2.14. 연구에서 전문성과 윤리적 행동을 준수한다.
3. 환자의 안전한 진료를 개선하기 위해 연구 근거를 이행하는 과정에 참여한다.	3.1. 연구 근거를 평가하고 특정 사회, 문화 및 경제 상황에 적용한다. 3.2. 연구 근거를 환자안전을 옹호하기 위해 사용한다. 3.3. 의료서비스의 안전을 위한 목표와 우선순위를 정의한다. 3.4. 연구 근거를 위해를 줄이는 정책 및 진료로 이행한다. 3.5. 변화의 장벽 극복을 위해 주요 이해 관계자와 파트너가 된다. 3.6. 안전 향상을 위해 표준과 법적 프레임워크 홍보한다. 3.7. 보다 안전한 진료를 지원하는 시스템 구축을 위해 변화를 제도화한다. 3.8. 지식의 이행을 위해 재무 정보를 적용한다. 3.9. 리더십, 교육 및 안전 기술을 홍보한다.

3 환자안전연구 윤리와 질 향상 활동

3.1 환자안전연구 윤리

환자안전연구는 다른 임상연구과 마찬가지로 환자에게 위해를 야기할 수 있다. 환자안전활동 중에는 연구와 구분하기 어려운 것도 있다. 환자안전연구가 활성화되면서 윤리적 문제들이 제기되었다. 세계보건기구는 2013년에 이 질문들에 대하여 연구윤리가이드를 제안하였다(World Health Organization, 2013). 환자안전활동에 대한 윤리적 질문들로는 '어떤 환자안전 프로젝트가 연구윤리위원회 검토가 필요한 연구로 간주되어야 하는가', '환자안전연구에는 어떤 유형의 위험이 있는가', '환자안전 연구의 위험을 줄이기 위해 환자 및/또는 제공자를 위해 어떤 보호 조치를 취해야 하는가' 등이 있다. 세계보건기구는 윤리가이드의 첫 번째로 '방법론에 관계없이 연구에 해당하는 모든 환자안전활동은 연구윤리위원회에 제출해야 한다'고 명시하고 있다. 두 번째로 '환자안전활동은 윤리적 검토가 필요한 연구의 정의를 충족하지 못하더라도 일부 상황에서는 환자와 의료제공자에게 최소한의 위험 이상을 초래할 수 있다'고 명시하고 있다(표 23-10).

표 23-10 세계보건기구의 환자안전연구 윤리가이드 예

구분	내용
윤리가이드 1	방법론에 관계없이 연구에 해당하는 모든 환자안전 활동은 연구윤리위원회에 제출해야 한다.
윤리가이드 2	환자안전 활동은 윤리적 검토가 필요한 연구의 정의를 충족하지 못하더라도 일부 상황에서는 환자와 의료제공자에게 최소한의 위험 이상을 초래할 수 있다.
윤리가이드 3	다음 요소가 모두 존재하는 경우 환자안전연구는 최소한의 위험으로 간주될 수 있다. • 중재는 환자에 대한 임상 관리 또는 치료 계획을 수정하지 않는다. • 데이터를 개별적으로 식별할 수 없거나 데이터의 기밀성 침해에 대한 적절한 보호가 이루어지고 있다. • 중재로 인해 환자의 복지와 안전에 위험을 초래하는 것에 대하여, 직원이 기존 책임에서 벗어나지 않는다. • 해당 법률, 제도 또는 현지 문화적 맥락에서 특정 환경에서 연구를 수행하는 것이 환자에게 더 높은 위험을 초래한다는 것을 암시하는 것이 없다. • 환자안전 활동이 적용되지 않는 것과 비교하여 환자, 제공자 또는 기관에 대한 위험수준의 증가를 시사하는 것이 없다.

출처: World Health Organization. (2013), Ethical issues in patient safety research: interpreting existing guidance. World Health Organization.

윤리가이드 2에 따르면 환자안전활동이 최소 위험이상이면 제3자 검토가 필요하다. 환자안전연구는 최소 위험 이상이면 연구윤리위원회(IRB)의 검토가 필요하고 그 이하이면 연구윤리위원회의 심의면제에 해당된다. 연구윤리위회가 심의면제 여부를 판단한다(그림 23-2).

그림 23-2 환자안전연구와 활동의 윤리적 검토 순서도

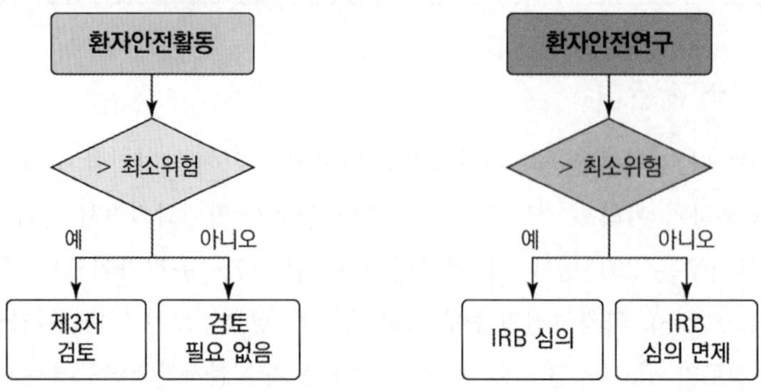

출처: World Health Organization. (2013), Ethical issues in patient safety research: interpreting existing guidance.

3.2 환자안전연구와 질 향상 활동

환자안전연구와 의료 질 향상은 환자안전이라는 공동의 목표가 있으나 목적이나 방법에는 차이가 있다. 환자안전연구는 새로운 지식을 발견하고자 하며 편향을 제어하고 가능한 많은 데이터를 수집하고 결과를 얻는 데 장시간을 소요한다. 맹검, 무작위 배정 등 편향을 제어하기 위한 조정을 하는데, 이때 윤리적 문제가 제기된다. 반면 질 향상 활동은 새로운 지식을 일상 진료에 적용하는 것을 목표로 한다. 순차적이고 관찰 가능한 시험을 적용하며 시험을 하면서 편향을 안정화시킨다. 속도를 중요하게 고려해 소규모 시험으로 개선 속도를 빠르게 한다(표 23-11). 의료 질 향상 활동을 연구결과로 발표하기 위해서는 설계단계에서 이를 고려해야 한다.

표 23-11 환자안전연구와 의료 질 향상 활동의 차이

	연구를 위한 측정	학습 및 프로세스 개선을 위한 측정
목적	새로운 지식 발견	새로운 지식을 일상 진료에 적용
방법	하나의 맹검 테스트	많은 순차적이고 관찰 가능한 테스트
편향	편향에 대해 가능한 많이 제어	테스트를 하면서 편향을 안정화
자료	가능한 한 많은 데이터를 수집	다른 순환을 배우고 완료할 수 있는 만큼의 충분한 데이터 수집
기간	결과를 얻는 데 오랜 시간이 걸릴 수 있음	중요한 변화에 대한 소규모 테스트로 개선 속도 가속화

출처: Institute for Healthcare Improvement. Science of Improvement: Establishing Measures. Available at: http://www.ihi.org/resources/Pages/HowtoImprove/ScienceofImprovementEstablishingMeasures.aspx

4 국내 환자안전연구

우리나라의 환자안전 관련 논문을 KoreaMed 사이트에서 'Patient Safety'로 검색하면 한 해 50건 이하가 검색된다. 미국 Pubmed 사이트의 검색 결과와 비교해 보면 100배 정도 차이가 난다(그림 23-3). Pubmed의 경우 2000년대 초반부터 환자안전 관련 논문이 급증하고 있는데 우리나라는 2010년대 초반 이후 환자안전 논문 출판이 급증하고 있다.

우리나라에서는 소규모 연구과제로 산발적으로 환자안전연구가 지원되던 중 2015년에 처음으로 '환자안전'을 주제로 국가 연구개발(R&D) 사업공고가 나왔다. 환자안전체계 구축 기반 연구를 통해 환자안전연구에 대한 중요도, 우선순위를 검토하는 연구도 진행되었다(김수경 등, 2016). 2019년에는 국가 차원에서 환자안전사건의 규모를 측정하는 연구도 수행되었고, 1차 환자안전종합계획에 환자안전 연구개발 활성화 계획도 담겨 있다. 아직까지 국가의 환자안전 연구개발 사업 규모가 작고 환자안전 연구개발에 대한 평가도 필요한 상황이다.

그림 23-3 국내 '환자안전' 논문 현황

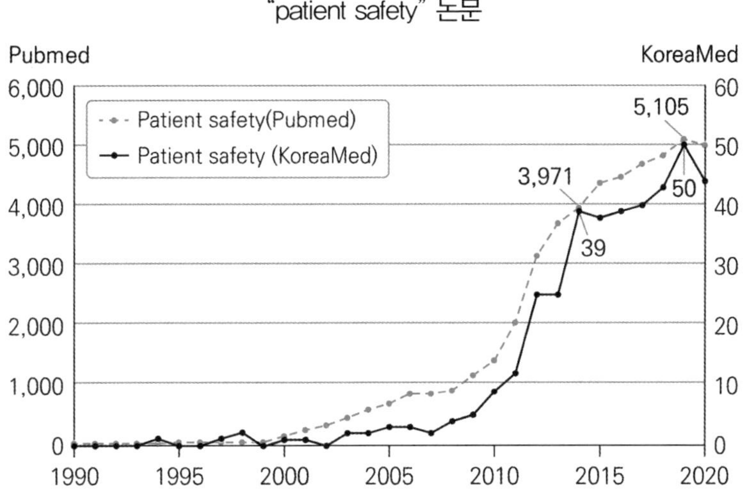

출처: KoreaMed.org, 검색어: "patient safety", 2021년 11월 22일

4.1 환자안전연구 우선순위

'환자안전체계 구축기반연구'에서 해외 사례와 같이 환자안전연구의 우선순위를 전문가들을 대상으로 조사하였다(김수경 등, 2016). 우리나라에서는 '의사소통 및 연계 결여'가 최우선순위로 선택되었다. 다음으로 '환자안전문화 결여 및 문책 과정', '적절한 안전 지표 개발', '의료관련 감염', '약물위해사건 및 투약오류' 등이 다음 순위로 선정되었다(표 23-12). 환자안전연구의 우선순위는 국가별, 영역별에 따라 문제 현황이 다르기 때문에 국가별로

표 23-12 환자안전연구 우선순위 주제

No	주제	평균	중앙값
1	의사소통 및 연계 결여	8.50	8.50
2	환자안전문화 결여 및 문책 과정	7.70	8.00
3	적절한 안전 지표 개발	7.35	7.00
4	의료 관련 감염	7.10	7.00
5	약물위해사건 및 투약오류	7.05	7.00
6	잠재된 조직적 결함	7.05	7.00
7	위해 감소 전략의 비용-효과성	7.00	7.00
8	안전 보고의 적절성 결여	6.95	7.00
9	업무량이 환자안전에 미치는 영향	6.85	7.00
10	환자안전 문제의 범위와 특성	6.50	7.00
11	의료정보기술, 의료정보체계	6.40	6.00
12	의료기기 관련 위해 사건	6.35	6.00
13	부적절한 검사 후 추적 관리	6.35	6.00
14	부적절한 역량, 훈련 그리고 기술	6.30	6.50
15	수술관련 오류	6.20	6.00
16	환자 확인	6.20	6.00
17	부적절한 인력 배치	6.20	6.00
18	오진	6.15	6.50
19	낙상	6.10	6.00
20	투약 조정(지참약 관리 포함)	6.10	6.00
21	위해사건 인지 결여	6.05	6.50
22	적절한 지식 및 지식 확산 결여	6.05	6.00
23	의료기기 설계와 운영에 인적 요인에 대한 고려 부족	6.00	6.00

출처: 김수경, 이상일, 이진이, 박정수, 강신희, 고은비 등(2016). 환자안전체계 구축 기반연구, 연구결과보고서, 1(2), pp. 1-122.

차이가 날 수 있으나 '연구주제 선정에 환자의 역할'은 외국에 비해 상당히 낮게 선정되어 있다(표 23-13). 세계적으로 환자중심의 보건의료서비스가 강조되는 상황에서 '환자의 역할'을 되새겨 볼 필요가 있다. '약물위해사건 및 투약오류', '안전보고의 적절성 기여', '업무량이 환자안전에 미치는 영향' 등은 외국에 비해 높은 순위로 선정되어 국내의 문제현황을 간접적으로 반영해 주고 있다. 인간공학과 인적요소에 대한 우선순위는 선진국에서는 높지만 우리나라에서는 조금 낮다. 문제해결에 인간공학적 방법론이 강조되고 있어 향후 우리나라에서도 이 우선순위에 대한 변화가 있을 것으로 보인다.

표 23-13 해외와 국내 환자안전연구 우선순위 비교표

주제	우선순위		
	선진국	중진국	우리나라
의사소통 및 연계 결여	1	5	1
잠재된 조직적 결함	2	9	6
환자안전문화 결여 및 문책 과정	3	6	2
위해 감소 전략의 비용−효과성	4	2	7
적절한 안전 지표 개발	5	10	3
의료기기 설계와 운영에 인적 요인에 대한 고려 부족	6	28	25
의료정보기술, 의료정보체계	7	19	11
연구주제 선정에 환자의 역할	8	14	38
설계 및 운영에 인적 요소 고려가 없는 장치	9	29	23
약물위해사건 및 투약오류	10	12	5

출처: 김수경, 이상일, 이진이, 박정수, 강신희, 고은비 등(2016), 환자안전체계 구축 기반연구, 연구결과보고서, 1(2), pp. 1−122.

4.2 환자안전연구 정부 지원

보건의료계의 연구는 연구자주도, 민간기관이나 정부 지원으로 수행된다. 연구자 개인이 많은 비용을 들여 큰 규모의 연구를 수행하기 어렵기 때문에, 환자안전연구가 활성화되기 위해서는 민간기관이나 정부의 지원이 확대될 필요가 있다. 해외의 경우, 정부의 지원과 함께 민간기관에서의 지원도 활발하다. 국내에서는 환자안전 민간기관이 규모가 작아 연구를 지원하는 데 어려움이 있다. 정부의 체계적인 지원이 필요한 상황이다. 우리나라의 정부 지원의 타당성을 검토하는 한 연구에서 환자안전연구 우선순위와 실제 연구개발 지원 규모를 비교하였다(이원 등, 2018). 결론적으로 우선순위와 연구비 지원은 관련이 없었다(표 23-14). 최우선순위로 선정된 '의사소통 및 연계 결여'와 다음 순위인 '환자안전문화 결여 및

문책 과정'에 대한 연구비 지원은 없었다. 정부지원은 '의료정보기술'과 '약물위해사건 및 투약오류'에 집중되어 있었다. 현장에서 우선시하는 문제 해결에 정부가 적절하게 지원하지 못하고 있다. 이 연구는 연구과제 분류에 대한 연구자들의 주관적 평가라는 한계가 있지만 전문가들의 우선순위와 정부지원의 비대칭 문제가 있어 향후 보다 객관적 평가와 함께 우선순위에 대한 우선 지원 정책이 필요하다는 것을 강조했다.

표 23-14 환자안전연구 우선순위와 정부지원 연구비

주제	우선순위		
	KHIDI	NTIS	총연구비(백만원)
의사소통 및 연계 결여	0	0	0
환자안전문화 결여 및 문책 과정	0	0	0
적절한 안전 지표 개발	0	1	49
의료 관련 감염	1	2	119
약물위해사건 및 투약오류	6	8	630
잠재된 조직적 결함	1	1	60
위해 감소 전략의 비용-효과성	0	0	0
안전 보고의 적절성 결여	0	1	100
업무량이 환자안전에 미치는 영향	0	1	100
환자안전 문제의 범위와 특성	0	2	326
의료정보기술, 의료정보체계	6	11	2,255

* KHIDI: Korea Health Industry Development Institute, NTIS: National Science & Technology Information Service

출처: 이원, 최지은, 장승경, 표지희, 옥민수 & 이상일(2018), 정부 지원 환자안전 연구의 타당성 검토, 보건의료기술평가, 6(1), pp. 57-70.

5 참고문헌

김수경, 이상일, 이진이, 박정수, 강신희, 고은비 등. (2016). 환자안전체계 구축 기반연구. 연구결과보고서, 1(2), pp. 1-122.

의료기관평가인증원. (2020). 2019년 환자안전사고 실태조사 보고서.

이원, 최지은, 장승경, 표지희, 옥민수, 이상일. (2018). 정부 지원 환자안전 연구의 타당성 검토. 보건의료기술평가, 6(1), pp. 57-70.

Aiken, L. H., Clarke, S. P., Sloane, D. M., Sochalski, J., Silber, J. H. (2002). Hospital nurse staffing and patient mortality, nurse burnout, and job dissatisfaction. JAMA, 288(16), 1987 – 1993.

Andermann, A., Ginsburg, L., Norton, P., Arora, N., Bates, D., Wu, A., et al. (2011). Core competencies for patient safety research: a cornerstone for global capacity strengthening. BMJ quality & safety, 20(1), pp. 96 – 101.

Bates, D. W., Larizgoitia, I., Prasopa – Plaizier, N., Jha, A. K. (2009). Global priorities for patient safety research. BMJ, 338:b1775.

Brennan, T. A., Leape, L. L., Laird, N. M., Hebert, L., Localio, A. R., Lawthers, A. G., et al. (1991). Incidence of adverse events and negligence in hospitalized patients: results of the Harvard Medical Practice Study I. New England journal of medicine, 324(6), 370 – 376.

de Vries, E. N., Hollmann, M. W., Smorenburg, S. M., Gouma, D. J., Boermeester, M. A. (2009). Development and validation of the SURgical PAtient Safety System(SURPASS) checklist. BMJ Quality & Safety, 18(2), pp. 121 – 126.

Gandhi, T. K., Kachalia, A., Thomas, E. J., Puopolo, A. L., Yoon, C., Brennan, T. A., et al. (2006). Missed and delayed diagnoses in the ambulatory setting: a study of closed malpractice claims. Annals of Internal Medicine, 145(7), 488 – 496.

Hakkarainen, K. M., Sundell, K. A., Petzold, M., Hägg, S. (2012). Methods for assessing the preventability of adverse drug events. Drug safety, 35(2), 105 – 126.

Haynes, A. B., Weiser, T. G., Berry, W. R., Lipsitz, S. R., Breizat, A. H. S., Dellinger, E. P., et al. (2009). A surgical safety checklist to reduce morbidity and mortality in a global population. New England Journal of Medicine, 360(5), 491 – 499.

Henriksen, K., Battles, J. B., Keyes, M. A., Grady, M. L. (2008). Advances in patient safety: New directions and alternative approaches. AHRQ Publication, (08 – 0034). Rockvilles MD. AHRQ

Hoffman, J. M., Keeling, N. J., Forrest, C. B., Tubbs – Cooley, H. L., Moore, E., Oehler, E., et al. (2019). Priorities for pediatric patient safety research. Pediatrics, 143(2).

Institute of Medicine (US) Committee on Quality of Health Care in America; Kohn LT, Corrigan JM, Donaldson MS, editors. (2000). To Err is Human: Building a Safer Health System. Washington (DC): National Academies Press (US). Available from: https://www.ncbi.nlm.nih.gov/books/NBK225182/ doi: 10.17226/9728

Jha, A. K., Prasopa – Plaizier, N., Larizgoitia, I. A., Bates, D. W. (2010). Patient safety research: an overview of the global evidence. BMJ Quality & Safety, 19(1), 42 – 47.

Kim, J., Lee, J., Lee, S. (2009). A Korean version of the WHO international classification for patient safety: A validity study. Journal of Korean Society of Medical Informatics, 15(4), 381 – 392.

Kim, M. J., Seo, H. J., Koo, H. M., Ock, M., Hwang, J. I., Lee, S. I. (2022). The Korea National Patient Safety Incidents Inquiry Survey: Characteristics of Adverse Events Identified Through Medical Records Review in Regional Public Hospitals. Journal of Patient Safety, 18(5), 382-388.

Leape, L. L., Berwick, D. M., Bates, D. W. (2002). What practices will most improve safety?: evidence-based medicine meets patient safety. JAMA, 288(4), 501-507.

Lee, G. S., Park, M. J., Na, H. R., & Jeong, H. J. (2015). A Strategy for Administration and Application of a Patient Safety Culture Survey. Quality Improvement in Health Care, 21(1), 80-95.

Morris, R. L., Stocks, S. J., Alam, R., Taylor, S., Rolfe, C., Glover, S. W., et al. (2018). Identifying primary care patient safety research priorities in the UK: a James Lind Alliance Priority Setting Partnership. BMJ open, 8(2), e020870.

Plint, A. C., Stang, A. S., Calder, L. A. (2015). Priorities in Patient Safety Research in Emergency Medicine Consensus Panel. Establishing research priorities for patient safety in emergency medicine: a multidisciplinary consensus panel. Int J Emerg Med, 8(1), 5.

Pronovost, P. J., Berenholtz, S. M., Needham, D. M. (2008). Translating evidence into practice: a model for large scale knowledge translation. BMJ, 6;337:a1714. doi: 10.1136/bmj.a1714.

Pronovost, P., Needham, D., Berenholtz, S., Sinopoli, D., Chu, H., Cosgrove, S., et al. (2006). An intervention to decrease catheter-related bloodstream infections in the ICU. New England journal of medicine, 355(26), 2725-2732.

Runciman, W. B. (2006). Shared meanings: preferred terms and definitions for safety and quality concepts. Medical Journal of Australia, 184(S10), S41-3. doi: 10.5694/j.1326-5377.2006.tb00360.x.

Runciman, W., Hibbert, P., Thomson, R., Van Der Schaaf, T., Sherman, H., Lewalle, P. (2009). Towards an International Classification for Patient Safety: key concepts and terms. International journal for quality in health care, 21(1), 18-26.

Scarlat, M. M. (2015). Philip F. Stahel and Cyril Mauffrey(eds). Patient Safety in Surgery. Heidelberg/New York: Springer.

Vincent, C., Neale, G., Woloshynowych, M. (2001). Adverse events in British hospitals: preliminary retrospective record review. BMJ, 322(7285), 517-519.

Wilson, R. M., Runciman, W. B., Gibberd, R. W., Harrison, B. T., Newby, L., Hamilton, J. D. (1995). The quality in Australian health care study. Medical journal of Australia, 163(9), 458-471.

World Health Organization. (2012). Patient safety research: a guide for developing training programmes. World Health organization. Retrieved from https://apps.who.int/iris/handle/

10665/75359

World Health Organization. (2013). Ethical issues in patient safety research: interpreting existing guidance. World Health Organization. Retrieved from https://apps.who.int/iris/bitstream/handle/10665/85371/9789241505475_eng.pdf;jsessionid=EAC2009F22BB7459BC533AEC8B830A86?sequence=1

World Health Organization. (2019). 10 facts on patient safety. Retrieved from https://www.who.int/news-room/facts-in-pictures/detail/patient-safety

World Health Organization. (2021). Patient safety research course. Retrieved from https://www.who.int/teams/integrated-health-services/patient-safety/guidance/patient-safety-research-course

Wu, A. W., Folkman, S., McPhee, S. J., Lo, B. (1991). Do house officers learn from their mistakes?. JAMA, 265(16), 2089-2094.

| 찾아보기

ㄱ

가시적 오류 / 9, 14
가시적 원인 / 9
감염 조절 / 254
감염관리 / 167, 188
감염관리실무자 / 165
감염관리위원회 / 165
개인건강기록 / 281, 428, 436
개인적 접근법 / 9, 14
거버넌스 / 393
결정보조 / 92
경고무시 / 442
경고피로 / 442
고농도전해질 / 152
고위험의약품 / 152
고장유형 및 영향분석 / 468
공감 / 420
공유 정신 모델 / 372
공유적 의사결정 / 394
공정문화 / 320
과다진료 / 5
과밀화 / 269
과소진료 / 5
과실성 위해사건 / 6
과오진료 / 5
관점 / 418
구두 처방 / 152
국가 환자안전 보고학습 시스템 / 43
국가환자안전운영위원회 / 31
국립환자안전청 / 42
국제환자안전기준 / 83
군집 무작위 배정 / 586
권위기울기 / 364
규정 / 102
규제과학센터 / 138
근거기반 실무 / 319
근거기반의학 / 86
근거를 더 안전한 진료로 이행(Translating evidence to safer care) / 587
근본원인분석 / 471, 473, 586
근접양립성 / 228
근접오류 / 8, 90, 404
기관 내부 보고시스템 / 504
기관 외부 보고시스템 / 504
기관지 삽관 혹 기관지 내관(airway and airway procedure) / 251, 254
기획 단계의 오류 / 7
긴급보고 / 85
깜박 잊음(lapse) / 7

ㄴ

낙상 / 194
낙상 고위험 표식 / 199
낙상 고위험 환자 / 197
낙상 예방 / 197
낙상 위험 평가 / 195
너싱홈 안전 / 37
누락진단 / 84

ㄷ

다면적인 위험 평가 / 196
대면회의 / 527
데이터 웨어하우스 / 434
도움요청기준(calling criteria) / 247
동료평가 / 527
디브리핑 / 350, 371

ㄹ

리더십 / 311, 317, 366, 371
리더십 워크라운드 / 317

ㅁ

마약류통합정보관리센터 / 136

마취 환자안전기구 / 293
맞춤형 교육 / 526
모바일헬스 / 437
무과실 오류 / 273
무과실 원인 / 87
무모한 행동 / 320, 321
무작위 임상시험 / 586
무해사건 / 8
문제 사례 및 사망 사례 검토 / 586
문해력 평가 / 396
미국 마취과학회(American Society of Anesthesiologists, ASA) / 293

ㅂ

바코드 / 434
병원정보시스템 / 427
보고문화 / 319
보고시스템 / 499
보고하여야 할 중대사건 / 7
부작위(不作爲)의 오류 / 7
브리핑/디브리핑 / 109, 350, 371
비기술적 측면의 능력 / 98
비난 / 417
비수술실 마취 / 298, 299
비용-효과 분석 / 586
빅데이터 / 438

ㅅ

사건보고시스템 / 453
사과 / 411, 417
사망 및 이환 사례 집담회 / 110
사물인터넷(Internet of Things) / 437
사용성/사용성 평가/사용성 평가 원칙 / 229
사용오류 / 221
사전동의 / 380
상호지원 / 366
상황모니터링 / 366
세계 환자안전의 날(World Patient Safety Day) / 24
세계보건기구 / 24
소통(communication) / 254, 411, 413
손 위생 / 170, 174, 175, 177, 183
손상 / 412
수술 전후 환자참여 점검표 / 387
순간적 실수 / 7
스위스 치즈 모형 / 14
승무원 자원관리(Crew Resource Management: CRM) / 362
시뮬레이션 교육 / 526
시뮬레이션 팀훈련 / 318
시스템 접근 / 9, 14, 319, 320
신속대응시스템 / 245, 491
신속대응팀(rapid response team, RRT) / 248, 491
실행 단계의 오류 / 7
심폐소생술 하지 않기(Do-Not-Resuscitate, DNR) / 251

ㅇ

안전 문화(safety culture) / 41
안전관리의 시대 / 15
안전교육 / 319
안전문화 / 307
안전성정보 관리 제도 / 511
안전에 대한 우선순위 / 312
안전의 양파 / 13
안전지식 / 312
안전행동 / 311
약물감시 / 121
약물안전 / 297
약물역학연구 / 132
약물위해사건 / 438
약물조정 / 157
업무단위 포괄적 안전사업 / 35
업무분석 / 225
영상정보 저장 및 전송 시스템 / 429
영향 평가(Evaluating impact) / 586
예방이 가능한 위해사건 / 6
예비보건의료인 / 536
예후 / 420
오류 / 7, 404
오류생성조건 / 273
오진 / 84
온라인 교육 / 526
외치기 / 348

요양급여 적정성 평가 / 55
욕창 / 201
욕창 위험 평가 / 202
용어 / 417
원내 사망률 / 251
원인에 대한 이해(Understanding causes) / 586
위기일발 / 8
위반 / 7
위해 없는 투약(Medication Without Harm) / 28
위해사건 / 6, 98, 403, 404, 411
위해사건보고시스템 / 144
위해성관리계획 / 129
위해의 측정(Measuring harm) / 583
위험관리 / 451
위험행동 / 321
유감 / 403
윤리적 문화 / 418
융통성 / 416
응급의료체계 / 263
의료 기구 및 장비(medical device and equipment) / 254
의료과실, 의료과오 / 404
의료관련 감염(healthcare-associated infections, HCAIs) / 167, 168, 172, 173
의료기관 감염관리 / 68
의료기관 인증 / 54
의료기기 사용오류 / 225
의료기기 안전문제 / 219
의료분쟁, 의료사고 / 404, 405, 406
의료소송 / 75, 407
의료오류 / 403, 405
의료윤리지침 / 408
의료인간 / 333
의료정보기술 / 427
의료정보기술관련 오류 / 439
의료정보시스템 / 428
의료질평가지원금 / 54
의무기록검토 연구 / 585
의무 보고 / 503, 508
의미있는 사용(Meaningful Use) / 428
의사결정 단계 / 395
의사결정능력(competence) / 380
의사소통 / 318, 335, 366, 403
의사소통 도구 SPIKES / 383
의사소통 오류 / 100, 334
의사처방전산입력시스템 / 156, 432
의약품부작용 / 147
의약품부작용피해구제사업 / 136
의약품부작용피해구제제도 / 126
의약품의료기기종합기구 / 125
의약품이상사례보고시스템 / 131, 510
의약품재평가 / 127
이상검사결과보고(Critical Value Reporting, CVR) / 442
이상검사소견 / 85
인간 정보처리 모델 / 227
인간-기계 인터페이스 / 225
인공지능 / 438
인력 구조 (infrastructure and staffing) / 254
인수인계(handoffs) / 280, 341, 368
인식오류 / 226
인적오류 / 14, 225, 320, 321
인적요인의 시대 / 15
인지 성향 / 275
인지 작업분석 / 225
인지적 오류 / 83, 84, 226, 273
임상 위험관리 / 451, 454
임상의사결정지원시스템(CDSS) / 156, 281, 429
임상적 추론 / 84
임상적 평가 및 조사(clinical assessment and investigations) / 254

ㅈ

자기주장 / 352
자동화약품공급캐비닛 / 157
자발성(voluntariness) / 381
자발적 보고 / 503
자발적부작용보고/신고제도 / 126, 129
자율보고 / 508
작업기억 / 228
작위(作爲)의 오류 / 7
잠재적 조건 / 9, 14
장기기억 / 228
재도전 규칙/법칙 / 350, 373
재발 방지 / 418
재심사제도 / 127
재확인(check－back) / 349, 368
적신호 사건 / 7

전국의료관련감염감시체계 / 510
전산화된 임상진료지침 / 433
전신마취 / 293, 294, 296
전자건강기록(Electronic Health Record, EHR) / 428
전자 의무기록 / 92, 427
전자 의무기록 인증제도 / 443
전자 의무기록시스템 / 281
절차적 오류 / 83
접근 및 이송(access and transfer) / 254
정맥혈전색전증 / 207
정맥혈전증 예방 / 209
정보 과부하(information overload) / 441
정보제공(disclosure) / 381
정시의 예방(On－Time Prevention) / 37
정종현 / 4
조기결론오류 / 91
조기경보점수(New Early Warning Score, NEWS) / 247
조기대응팀(rapid response team) / 438
조직문화 / 307
조치 / 420
주의 / 227, 418
주의 사항 전달 / 109
주의산만 / 298
주의의무 / 404
중대사건 / 6, 404
중대한 환자안전사건(serious incident) / 44
중증도분류 / 269
중환자관리전환프로그램 / 248
중환자관리확장프로그램 / 248
중환자실, 이송, 입실, 재입실 / 251, 254
지역의약품안전센터 / 131
지연진단 / 84
지원 / 416
지침/지침서 / 102, 416, 417
직관적 과정 / 85
진단검사정보시스템(Laboratory Information System, LIS) / 429
진단오류 / 36, 83, 273
진료응급팀(medical emergency team, MET) / 248
진료정보교류 / 281
진술 / 417
진정 / 294, 295, 296, 297
집체교육 / 526
징벌문화(blame culture) / 41

ㅊ

착오 / 7
처방전달시스템(Order Communication System, OCS) / 427
첨단바이오의약품 / 138
첨단재생의료 / 138
체계적 과정 / 85
체계적 오류 / 84
체계적 원인 / 87
체크리스트 / 299
추론기술 / 86
추적 기능 / 279
치료 프로코콜 실행(implementation of care) / 254
치료과정에서 환자와 가족의 참여 / 388
침습적 시술 / 97, 98

ㅋ

크게 외치기(call－out) / 368
키포브-해리스 수정법안 / 122

ㅌ

타임아웃(Time－out) / 91, 109
탈리도마이드 / 127
투약오류(medication error) / 4, 143, 254, 298
틀린 진단 / 84
팀워크 / 318, 363

ㅍ

파괴적인 행위 / 320
패혈증 사망률 / 251
편견 / 417
편향 / 275
포커스 그룹 인터뷰 / 527
표준주의지침(precautions-standard) / 170, 171, 182, 183

표준화 / 319
표준화된 인수인계 / 343
품목갱신제도 / 128
품질 불량 비용 / 5
피해자 / 421

ㅎ

하인리히 법칙 / 8
학습문화 / 319
한국의료분쟁조정중재원 / 73
한국의약품안전관리원 / 130
한국혈액감시체계 / 510
항생제 내성세균 극복 사업(Combating Antimicrobial Resistant Bacteria, CARB) / 33
항암화학요법제 / 155
항응고제 / 152
해결 방법 확인(Identifying solutions) / 586
행동오류 / 226
현장진료기술(POCT) / 438
형성평가 / 233
호흡저하 / 299
혼동주의 의약품 / 158
확인 절차 / 108
확정편향 / 86
환자 및 보호자의 참여 / 377
환자 사고(patient accident) / 254
환자 중심 / 407
환자감시장치 / 281
환자안전 국제분류체계(International Classification for Patient Safety, ICPS) / 578
환자안전기구(Patient Safety Organizations, PSO) / 32
환자안전문화 / 309
환자안전문화 구축 전략 / 317
환자안전문화 번들 / 325
환자안전문화 측정 / 312
환자안전법 / 4, 16, 59
환자안전보고학습시스템 / 143
환자안전사건 / 6, 403, 412
환자안전사건 보고 / 499
환자안전사건 소통하기 / 403, 414, 416, 420
환자안전사고 보고학습시스템 / 507
환자안전연구 / 578
환자안전연구 역량 / 587
환자안전위원회 / 318, 416
환자안전지표(Patient Safety Indicators, PSIs) / 35
환자중심 케어 / 323
환자참여 평가 / 396
회신시간 / 85
효과적인 의사소통 / 331, 382
후속 조치 / 417

기타

Agency for Healthcare Research and Quality, AHRQ / 29, 365
An organization with a memory / 10, 40
APSF / 293, 295, 298
ASA / 293
BCMA(barcode−assisted medication administraion) / 157
being open / 403
Braden scale / 202
Canadian Patient Safety Institute / 569
Certification Board for Professionals in Patient Safety(CBPPS) / 566
CUS / 349, 373
DESC 전략 / 373, 374, 349
DUR / 133
HAND OFF / 344
Harvard Medical Practice Study / 11, 585
Hendrich Ⅱ 낙상 위험 모델 / 195
Hospital Survey on Patient Safety Culture(HSOPS) / 310, 314
I−PASS / 345
IDEAL 퇴원계획 / 391
IHI Open School / 564
In-Person Training / 565
Kanta / 436
look−alike/sound−alike(LASA) / 158
MedTeam / 365
Michigan ICU Study / 586
Morse 낙상 척도 / 195
MyHealthRecord / 436
National Association for Healthcare Quality(NAHQ) / 567
National Patient Safety Education

Framework(APSEF) / 568
Never Event / 44, 503
NFC(Near Field Communication) / 438
Norton Scale / 202
NPSF Online Learning / 566
open disclosure / 403
Patient Safety Education Program(PSEP) / 571
PRN(pro re nata) 처방 / 152
PSCSE tool / 546
PSYCH / 344, 345
PUSH / 203
QR(Quick Response) 코드 / 434
RFID(Radio-Frequency IDentification) / 434
Safety Attitude Questionnaire(SAQ) / 310
SBAR / 318, 341, 345, 346, 347, 354, 368
SEGUE의 의사소통 / 383
SIGNOUTS / 344
sorry works / 403
Speak up / 389
TeamSTEPPS / 355, 361, 365
To Err Is Human: Building a Safer Health System / 10
TPN(total parenteral nutrition) 자동조제기 / 157
Virtual Training / 565
Waterlow scale / 202
WHO-웁살라모니터링센터 / 121
5 Rights / 146, 155

| 학회 소개

대한환자안전학회는 환자안전 분야의 연구자 모임이었던 환자안전연구회(2008년 11월 7일 출범)를 계승하여 정기적인 연구 모임, 학술대회 등을 통해 환자안전에 대한 연구 결과와 최신 정보를 제공하고 있다. 대한환자안전학회는 2015년 5월 18일에 창립총회와 학술대회를 개최하였으며, 학계, 의료계 및 관련 분야에서 환자안전의 교육, 연구, 실무 등을 담당하고 있는 여러 직종의 전문가들로 구성되어 있다. 대한환자안전학회는 환자안전법을 주제로 한 학술대회를 여러 차례 개최하여 외국의 환자안전의 환자안전 제도와 환자안전법에 대한 검토를 통해 우리나라의 환자안전법이 나아가야 할 방향을 제시한 바 있다. 또한 2015년부터는 환자안전법의 하위 법령 내용에 대한 제언을 하고 실무에서 환자안전을 개선하는데 도움이 되는 내용을 공유하는 등, 시의적절한 학술 활동을 통해 환자안전 향상을 위해 힘쓰고 있다. 2016년 7월 29일부터 시행되고 있는 환자안전법이 우리나라에 빠른 시일 내에 정착할 수 있도록 환자안전 업무를 담당하고 있는 실무자들은 물론 환자안전에 관심을 가지고 있는 다양한 분야의 사람들을 위한 길라잡이로 환자안전의 개념과 적용을 소개하는 이 교재를 발간하게 되었다.

저자약력

이상일

서울대학교 의과대학을 졸업하고 동 대학원에서 의학 박사를 하버드보건대학원에서 보건학 석사를 취득하였다. 울산대학교 의과대학 교수(휴직 중)이며, 현재 국민건강보험공단 급여상임이사로 재직하고 있다. 대한민국 의학한림원 정회원으로, 대한환자안전학회, 한국의료질향상학회, 한국보건의료기술평가학회, 건강정책학회 회장을 역임하였다.

김수경

서울대학교 약학대학을 졸업하고 동 대학교 보건대학원을 졸업한 보건학 박사이다. 건강보험심사평가원과 한국보건의료연구원에서 건강보험 및 의료기술평가, 환자안전 정책연구를 수행하였다. 현재 대한약사회 환자안전약물관리본부 부본부장이며, 대한환자안전학회 이사이다.

이미진

보건학 박사이다. 연세대학교 일반대학원 의료법윤리학합협동과정을 졸업하였다. 현재 아주대학교 의과대학 인문사회의학교실에 재직 중이며, 한국의료법학회 교육이사를 맡고 있다.

김소윤

예방의학전문의이자 보건학 박사이다. 연세대학교 의과대학을 졸업하고, 동 대학교 보건학과에서 석사와 박사 학위를 취득하였다. 현재 연세대학교 의과대학에 재직 중이며, 한국의료법학회 회장, 대한환자안전학회 부회장 등을 맡고 있다.

구홍모

산부인과 전문의이다. 연세대학교 원주의과대학을 졸업하였다. 현재 의료기관평가인증원에 재직 중이며, 중앙환자안전센터장을 맡고 있다.

이 원

중앙대학교 간호학과를 졸업하고 연세대학교 대학원 의료법윤리학협동과정에서 보건학 박사를 취득하였다. 현재 중앙대학교 간호학과 교수로 재직 중이며, 대한환자안전학회 총무이사를 맡고 있다.

염호기

인제의과대학을 졸업하고 동 대학원에서 의학 박사를 취득하였다. 인제 의대에서 교수이면서 미국 콜로라도 주립 병원에서 중환자의학 연구교수로 연수하였다. 의료기관평가인증원에서 인증사업실장으로 의료의 질과 환자안전과 인연을 맺었다. 대한환자안전학회, 한국의료질향상학회, 대한수면학회 회장을 역임하였다. 대한의학회 정책이사 대한의사협회 정책이사, 대한의사협회 코로나19 대책 전문위원장으로 활동하고 있다.

김석화

성형외과 전문의이며 박사이다. 서울대학교 의과대학을 졸업하고 동 대학원에서 석사와 박사 학위를 취득하였다. 현재 차의과학대학교 분당차병원에서 임상교수로 재직 중이다. 대한환자안전학회 명예회장을 맡고 있다.

선 욱

인제의과대학을 졸업하고 고신대학교 의학대학원에서 의학박사를 취득하였다. 인제의대교수이면서 미국 성형외과학회 국제회원이다. 인제대학교 부산백병원 진료부원장, 의료기관평가인증추진단 자문위원을 역임하였고 대한환자안전학회 이사로 활동하고 있으며 지식경제부 기술표준원 산업표준심의회 전문위원 및 부산고등법원 민사조정위원, 두개안면성형외과학회 회장을 맡고 있다.

정수연

의사이자 의학 박사이다. 경상대학교 의과대학을 졸업하고 동 대학원에서 석사와 박사 학위를 취득하였다. 현재 충북대학교 의과대학 겸임교수 및 드림cis에 재직 중이며, 대한약물위해관리학회 부회장을 맡고 있다. 또한 국립독성연구원, 식약처, 한국의약품안전관리원에서 본부장으로 근무하였다.

박병주

서울의대를 졸업한 후 모교 예방의학교실에서 예방의학전공의 수련을 받았고, 서울대 보건대학원에서 보건학 석사, 모교에서 의학 박사 학위를 취득하였다. 모교에서 교수로 재직하다가 정년퇴임한 후 명예교수가 되었다. 약물역학위해관리학회와 보건의료기술평가학회 및 대한환자안전학회 창립에 참여하였고, 한국역학회, 대한예방의학회 및 대한보건협회 회장을 역임하였다. 현재 대한민국의학한림원 부원장을 맡고 있다.

윤정이

중앙대학교 약학과를 졸업하고, 동 대학원에서 석사를 수료하였다. 서울성모병원 조제팀장으로 재직 중이며 한국병원약사회 환자안전질향상위원회 위원장을 맡고 있다.

손은선

병원약사이자 약학 박사이다. 세브란스병원 약무국장으로 재직 중이고, 한국병원약사회 부회장, 대한약사회 보험이사 등을 맡고 있다.

김지인

간호학 박사로 현재 대구보건대학교 대외부총장이자 간호학과 교수로 재직 중이다. 한국고등직업교육원 대학기관평가인증조사위원, 한국여성간호학회 교육위원 등을 맡고 있다.

강선주

간호사이며 간호학 박사, 법학 박사이다. 국군간호사관학교를 졸업하고 연세대학교에서 간호관리학 석사, 서울대학교에서 간호학 박사 및 연세대 법대 법학사, 대전대학교에서 법학 석사와 박사 학위를 취득하였다. 현재 연세대 보건대학원 글로벌보건학과 감염병대응 전공지도교수로 재직 중이며, 국제보건의료학회, 한국의료법학회 이사 및 (사)국제한인간호재단 김모임포럼 실행위원장 등을 맡고 있다.

황지인

서울대학교 의과대학 간호학과를 졸업하고 동 대학원에서 석사와 박사 학위를 취득하였다. 또한 미국 뉴욕시 Columbia University에서 의료정보학 석사 학위를 취득하였다. 서울대학교병원 QA전담, 한국보건산업진흥원 책임연구원으로 근무한 바 있다. 현재 경희대학교 간호과학대학에 재직 중이며, 대한환자안전학회, 한국의료질향상학회, 대한환자안전질향상간호사회 이사 등을 맡고 있다.

김철규

간호사이자 간호학 박사이다. 서울대학교 간호대학을 졸업하고 동 대학원에서 석사와 박사 학위를 취득하였다. 현재 충북대학교 간호학과에 교수로 재직 중이며, 대한환자안전학회 편집이사, 한국간호교육학회 교육이사 등을 맡고 있다.

박태준

서울대학교 공과대학에서 학부와 석사를 마치고 미국 퍼듀대학교에서 산업공학으로 박사 학위를 취득하였다. 현재 숭실대학교 산업정보시스템 공학과 교수로 재직 중이고 대한인간공학회 부회장, 대한환자안전학회, 한국의료질향상학회 이사를 맡고 있다.

홍상범

울산대학교 의과대학, 서울아산병원 중환자실 교수이다. 부산대학교 의대를 졸업하고 박사를 취득하였다. 대한중환자학회 이사이며, 신속대응시스템 회장을 역임하고 있다.

이재호

서울대학교 의과대학을 졸업하고 울산대학교 대학원에서 의학 박사를 취득하였다. 현재 울산대학교 의과대학 교수로 재직 중이며, 대한환자안전학회 부회장, 대한의료정보학회 이사장, 대한응급의료정보 연구회 회장 등을 역임하였다.

이의선

응급의학과 전문의이다. 울산대학교 대학원에서 예방의학 박사를 수료했다. 현재 아산케이의원 대표원장으로 근무 중이며, 대한응급의학의사회와 대한환자안전학회에서 이사를 맡고 있다.

조수영

마취통증의학과 전문의이다. 이화여자대학교 의과대학을 졸업하고 동 대학원에서 석사와 박사 학위를 취득하였다. 이화여자대학교 의과대학에서 조교수로 근무 중이며 대한환자안전학회 이사로 활동 중이다.

최윤경

간호학 박사로 한국보건산업진흥원과 건강보험심사평가원에서 질평가 사업에 참여하였다. 현재 한국방송통신대학교 간호학과 교수로 재직 중이며, 한국의료질향상학회와 대한환자안전학회 학술이사, 대한환자안전질향상간호사회 연구이사 등을 맡고 있다.

이순교

간호학 박사로 서울대학교 간호학과를 졸업하였다. 현재 서울아산병원 고객만족팀 팀장으로 재직 중이며, 대한환자안전학회 재무이사, 한국의료질향상학회 기획이사 등을 맡고 있다.

정연이

서울대학교 간호학과를 졸업하고 동 대학원에서 석사, 박사 학위를 취득하였다. 대한환자안전질향상간호사회 회장, 한국의료질향상학회 부회장을 역임하였다. 현재 대한환자안전학회 감사를 맡고 있다.

이남주

간호사이자 간호학 박사이다. 고려대학교 간호대학을 졸업하고, Columbia University School of Nursing에사 석사(FNP)와 박사 학위를 취득했다. 현재 서울대학교 간호대학에 재직 중이며, 대한환자안전학회 이사를 맡고 있다.

장해나

간호사이자 간호학 박사이다. 서울대학교 간호대학을 졸업하고 동 대학원에서 석사와 박사 학위를 취득하였다. 현재 동아대학교 간호학부에서 조교수로 재직 중이다.

안신애

간호사이자 간호학 박사이다. 한양대학교 간호학과를 졸업하고 서울대학교에서 박사 학위를 취득하였다. 현재 원광대학교 간호학과에서 조교수로 재직 중이다.

박인영

연세대학교 간호대학을 졸업하고 동 대학원에서 석사 학위를 취득하였다. 현재 연세의료원 강남세브란스병원에서 QI 팀장으로 재직 중이며, 대한질향상간호사회와 대한환자안전학회 이사를 맡고 있다.

황정해

서울대 간호대학 졸업과 서울대 보건대학원 석박사를 취득하였다. 서울대병원 질향상전담부서와 건강보험심사평가원 질평가연구직을 거쳤으며, 대한환자안전질향상간호사회 회장을 역임하였다. 현재 한양사이버대학교 보건행정학과 교수로 재직 중이며, 한국의료질향상학회와 대한환자안전학회 간행이사를 맡고 있다.

김윤숙

간호사이자 간호학 박사이다. 한양대학교 간호학과를 졸업하고 동 대학원에서 석사와 박사 학위를 취득하였다, 현재 건국대학교병원 PSQI팀 팀장으로 재직 중이며, 대한환자안전질향상간호사회 부회장, 한국의료질향상학회 학술이사를 맡고 있다.

이승은

간호사이자 간호학 박사이다. 연세대학교 간호대학을 졸업하고, University of British Columbia School of Nursing에서 석사, University of Illinois at Chicago College of Nursing에서 박사 학위를, University of Illinois at Chicago College of Medicine에서 Graduate certificate in patient safety, error science, and full disclosure를 취득하였다. 현재 연세대학교 간호대학에 재직 중이며, 한국간호행정학회와 대한환자안전학회 이사를 맡고 있다.

김은경

보건학 박사로 한국의료관리연구원, 한국보건산업진흥원에서 의료기관평가, 의료질향상 및 환자안전 관련 정책연구를 수행하였다. 대한환자안전질향상간호사회 회장, 한국간호행정학회 이사 등을 역임하였다. 현재 충북대학교 간호학과의 교수로 재직 중이다.

옥민수

울산대학교 의과대학을 졸업하고 동 대학원에서 의학 박사를 취득하였다. 현재 울산대학교병원 예방의학과 조교수로 재직 중이고, 울산 공공보건의료지원단장 등을 맡고 있다. 대한환자안전학회 총무이사, 한국의료질향상학회 간행이사로 활동 중이다.

최성경

중앙대학교 간호학과를 졸업하고 연세대학교에서 보건학 박사 학위를 취득하였다. 현재 가톨릭관동대학교 간호학과 교수로 재직 중이며 간호법교육학회 총무이사를 맡고 있다.

김정은

간호사이자 간호학 박사이다. 서울대학교 간호대학을 졸업하고 동 대학원에서 석사와 박사 학위를 취득하였다. 서울대학교 간호대학에서 교수로 재직하고 정년퇴임하여 현재 서울대학교 명예교수이다. 대한의료정보학회 부회장, 대한환자안전학회 부회장 등을 역임하였다.

박성희

간호학 박사로 현재 순천향대학교 간호학과에서 부교수로 재직 중이다. 대한환자안전학회에서 국제이사, 한국의료질향상학회 무임소 이사 및 대한환자안전및질향상간호사회 연구이사를 맡고 있다.

송명희

간호사이자 보건학 석사이다. 연세대학교 간호학과를 졸업하고, 보건대학원에서 석사 학위를 취득하였다. 현재 세브란스병원 환자안전팀에 재직 중이며, 대한환자안전질향상간호사회 기획 및 정책이사를 맡고 있다.

조은주

간호사이자 간호학 석사이다. 서울대학교 간호학과를 졸업하고 동 대학원에서 석사 학위를 취득하였다. 현재 서울대병원 QPS팀장으로 재직 중이며 대한환자안전학회 교육이사, 한국의료질향상학회 기획위원으로 활동 중이다.

문석균

중앙대학교 의과대학을 졸업하고 동 대학원에서 의학 석사와 의학 박사를 취득하였다. 현재 중앙대학교 의과대학 이비인후과 교수로 재직 중이다. 중앙대학교병원 고객혁신실장, 대한의사협회 의료정책연구소 연구조정실장, 대한청각학회 총무이사, 한국보건행정학회 정책이사를 맡고 있다.

서보영

간호사이자 간호학 석사수료이다. 중앙대학교 간호학과를 졸업하고, 동 대학원에서 석사를 수료하였다. 현재 중앙대학교병원 고객혁신팀장으로 재직 중이며, 대한질향상간호사회 교육이사를 맡고 있다.

장승경

보건학 박사이다. 중앙대학교 간호학과를 졸업한 후 연세대학교에서 의료법윤리학을 세부전공으로 보건학 박사 학위를 취득하였다. 현재 중앙대학교 간호학과에서 시간강사로 재직 중이며, 중앙대학교 교육공학 박사과정 중에 있다.

제 2 판
환자안전 개념과 적용

초판발행 2016년 12월 9일
제2판발행 2023년 1월 2일
중판발행 2024년 2월 28일

엮은이 대한환자안전학회 이상일
펴낸이 안종만 · 안상준

편 집 김민조
기획/마케팅 조성호
표지디자인 이소연
제 작 고철민 · 조영환

펴낸곳 (주) 박영사
서울특별시 금천구 가산디지털2로 53, 210호(가산동, 한라시그마밸리)
등록 1959. 3. 11. 제300-1959-1호(倫)
전 화 02)733-6771
f a x 02)736-4818
e-mail pys@pybook.co.kr
homepage www.pybook.co.kr
ISBN 979-11-303-1606-2 93510

정 가 38,000원